Personale Medizin

Gerhard Danzer

Personale Medizin

Zur Anthropologie von Krankheit und Gesundheit

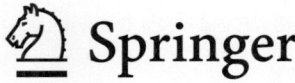

Gerhard Danzer
Medizinische Klinik mit Schwerpunkt Psychosomatik
Charité Campus Mitte
Berlin, Deutschland

Klinikum Schloss Lütgenhof
Akutklinik für Personale Medizin
Dassow, Deutschland

ISBN 978-3-662-63134-8   ISBN 978-3-662-63135-5 (eBook)
https://doi.org/10.1007/978-3-662-63135-5

Die Deutsche Nationalbibliothek verzeichnet diese Publikation in der Deutschen Nationalbibliografie; detaillierte bibliografische Daten sind im Internet über http://dnb.d-nb.de abrufbar.

© Der/die Herausgeber bzw. der/die Autor(en), exklusiv lizenziert durch Springer-Verlag GmbH, DE, ein Teil von Springer Nature 2021

Das Werk einschließlich aller seiner Teile ist urheberrechtlich geschützt. Jede Verwertung, die nicht ausdrücklich vom Urheberrechtsgesetz zugelassen ist, bedarf der vorherigen Zustimmung der Verlage. Das gilt insbesondere für Vervielfältigungen, Bearbeitungen, Übersetzungen, Mikroverfilmungen und die Einspeicherung und Verarbeitung in elektronischen Systemen.

Die Wiedergabe von allgemein beschreibenden Bezeichnungen, Marken, Unternehmensnamen etc. in diesem Werk bedeutet nicht, dass diese frei durch jedermann benutzt werden dürfen. Die Berechtigung zur Benutzung unterliegt, auch ohne gesonderten Hinweis hierzu, den Regeln des Markenrechts. Die Rechte des jeweiligen Zeicheninhabers sind zu beachten.

Der Verlag, die Autoren und die Herausgeber gehen davon aus, dass die Angaben und Informationen in diesem Werk zum Zeitpunkt der Veröffentlichung vollständig und korrekt sind. Weder der Verlag, noch die Autoren oder die Herausgeber übernehmen, ausdrücklich oder implizit, Gewähr für den Inhalt des Werkes, etwaige Fehler oder Äußerungen. Der Verlag bleibt im Hinblick auf geografische Zuordnungen und Gebietsbezeichnungen in veröffentlichten Karten und Institutionsadressen neutral.

Planung: Renate Scheddin

Springer ist ein Imprint der eingetragenen Gesellschaft Springer-Verlag GmbH, DE und ist ein Teil von Springer Nature.
Die Anschrift der Gesellschaft ist: Heidelberger Platz 3, 14197 Berlin, Germany

Vorwort zur zweiten Auflage

Als vor fast einem Jahrzehnt die erste Auflage dieses Buches im Huber-Verlag (Bern) erschienen ist, klang die Bezeichnung *Personale Medizin* für die meisten Leser neu- und fremdartig zugleich. Dem Titel war nicht so ohne Weiteres zu entnehmen, ob es sich um eine Heilkunde für Personal oder aber um eine Person-zentrierte Medizin handeln sollte. Inzwischen ist der Begriff wie auch der Inhalt der Personalen Medizin etablierter, und nicht wenige Patientinnen und Patienten verstehen darunter ebenso wie Ärztinnen und Ärzte, Psychologinnen und Psychologen eine Heilkunde von Personen für Personen.

Weil sich in den letzten zehn Jahren die Konzepte der Personalen Medizin, ähnlich wie die gesamte Schulmedizin, weiterentwickelt haben, erachte ich es als angebracht, eine zweite, komplett überarbeitete und mit wesentlich neuen Kapiteln versehene Auflage dieses Buches vorzulegen. Da während des letzten Jahrzehnts im Springer-Verlag (Heidelberg) fünf weitere Bücher von mir erschienen sind, bot es sich an, die Zweitauflage nicht mehr im Huber-Verlag, sondern im Springer-Verlag zu publizieren.

Dem Huber-Verlag danke ich sehr für die hervorragende Betreuung der Erstauflage, ebenso wie ich dem Springer-Verlag (insbesondere Frau Renate Scheddin und Frau Dr. Horlacher) zu großem Dank bezüglich der exzellenten Kooperation bei diesem wie auch bei den vorhergehenden Buchprojekten verpflichtet bin. Und bei Ihnen, den Lesern, bedanke ich mich für Ihre Bereitschaft, sich mit einer Medizin der Zukunft zu befassen, die aufgrund ihrer Person-Zentriertheit zu Recht mit dem Adjektiv *human* versehen wird.

Potsdam Gerhard Danzer
Sommer 2021

Inhaltsverzeichnis

Teil I Einleitung

1 Was ist und wozu braucht man Personale Medizin? 3
    1.1   Philosophie und Anthropologie 4
    1.2   Tiefenpsychologie 5
    1.3   Psychosomatik und Psychiatrie 6
    1.4   Humanismus und Skepsis, Kulturanalyse und Kulturkritik 7
    1.5   Die Entwicklung der Personalen Medizin I 8
    1.6   Die Entwicklung der Personalen Medizin II 10
    1.7   Inhalt und Gliederung des vorliegenden Bandes 11
    Literatur 13

Teil II Theorie der Personalen Medizin: Die Person

2 Person und Personale Medizin 17
    2.1   Terminologische Vorbemerkungen 18
    2.2   Annäherung an den Person-Begriff I 19
    2.3   Annäherung an den Person-Begriff II 20
    2.4   Anfänge der Personalen Medizin 21
    2.5   Person ist kein Faktum, sondern ein Fakultativum 23
    2.6   Personen sollten wir nicht nur erklären, sondern auch verstehen 24
    2.7   Personen sind leibhaftig 25
    2.8   Personen sind Individuen 26
    2.9   Person-Sein erstreckt sich in der Zeit 27
    2.10   Personen erinnern sich 28
    2.11   Person-Sein erwächst im Transzendieren 30
    2.12   Person-Sein ist mit Gefühls- und Wertmächtigkeit assoziiert 30
    2.13   Personen wachsen in der Sphäre vorausspringender Fürsorge 32
    2.14   Personen sind Du-sagende Iche 33
    2.15   Personen sind Sinnsucher 35
    2.16   Personen sind am objektiven und objektivierten Geist orientiert 36

	2.17	Personen sind Ja- und Neinsager zugleich	37
	2.18	Personen suchen Heimat im Bereich von Sprache und Symbolen	39
	Literatur		40

3 Leib und Seele, Körper und Geist ... 43
	3.1	Res cogitans und res extensa?	44
	3.2	Organismus oder L'homme machine?	45
	3.3	Merken und Wirken	45
	3.4	Die Intentionalität	46
	3.5	Der Leib als Natur, die sich selbst bedenkt	47
	3.6	Der Leib – ein Handschuh?	48
	3.7	Leiben und leben	48
	3.8	Der Leib als Lebensträger	49
	3.9	Mensch und Tier	50
	3.10	Der Mensch – ein besonderes Tier?	50
	3.11	Der Leib als Kreuzung von Natur und Kultur	51
	3.12	Der Mensch ist, was er in seiner Welt ist	52
	3.13	Der Leib als Träger und Gestalter von Situationen	52
	3.14	Körper und Leib – der Doppelaspekt der menschlichen Existenz	53
	3.15	Verdrängter Leib und manipulierter Körper	54
	3.16	Der Leib als Medium der Kommunikation	56
	3.17	Anthropologie des Ausdrucks	57
	3.18	Stimme und Blick	57
	3.19	Greifen und Begreifen	58
	3.20	Eros und Sexus	59
	3.21	Leib und Raum	60
	3.22	Leib und Zeit	61
	3.23	Leib und Selbst-Sein	62
	3.24	Ich und Es	62
	3.25	Leib und Embodiment	63
	3.26	Conclusio	64
	Literatur		64

4 Krankheit und Gesundheit ... 67
	4.1	Krankheit, Gesundheit und das Maschinenmodell	67
	4.2	Krankheit, Gesundheit und die Vis vitalis	68
	4.3	Verborgene Gesundheit und verborgene Krankheit	69
	4.4	Normalität und Normativität	71
	4.5	Individuelle Krankheit und individuelle Gesundheit	72
	4.6	Gesundheit ist überwundene Krankheit und gefährdete Gesundheit	74
	4.7	Freiheit und Ordnung, Form und Gestalt	75
	4.8	Gesundheit, Krankheit und das Fremde	77

4.9	Gesundheit, Krankheit und die Sprache.	78
4.10	Gesundheit und Krankheit als Anthropinon.	80
	Literatur.	82

5 Organismus, Morphe und Funktion ... 85
5.1	Funktionalisten *versus* Morphologen.	86
5.2	Funktionalisten *und* Morphologen.	86
5.3	Biologische Funktionen.	88
5.4	Aspekt-dualistische Einstellung.	89
5.5	Psychosoziale Funktionen.	89
5.6	Geistige Funktionen.	90
5.7	Psychoanalytische Entwicklungskonzepte.	90
5.8	Individualpsychologische Entwicklungskonzepte.	91
5.9	Die Sozialisation des Organismus.	93
5.10	Morphe und Funktion der Sinnesorgane.	95
5.11	Das Hören.	96
5.12	Das Sehen.	97
5.13	Der Mensch – Ein Animal symbolicum.	98
5.14	Der Mensch – Ein Gestalt-Wahrnehmer.	98
5.15	Wahrnehmung und Wirklichkeit.	99
5.16	Vom Sinn der Sinne.	100
	Literatur.	102

Teil III Theorie der Personalen Medizin: Arzt und Patient

6 Vom Symptom zur Diagnose zur Therapie. ... 105
6.1	Symptome, Zeichen und Symbole.	106
6.2	Befund und Befindlichkeit.	107
6.3	Diagnostik von Kranken – nicht nur von Krankheiten.	107
6.4	Krankheit als Symbol?.	109
6.5	Anamnese und Geschichtlichkeit.	110
6.6	Biografische Medizin.	111
6.7	Patient-Sein bedeutet pathisch sein und gnostisch werden.	112
6.8	Befindlichkeit und Befund.	114
6.9	Nomothetisch-erklärende Diagnostik.	114
6.10	Idiographisch-verstehende Diagnostik.	116
6.11	Bi-perspektivische Simultandiagnostik.	117
6.12	Die Hermeneutik.	118
6.13	Der hermeneutische Zirkel.	119
6.14	Hermeneutik ist Diagnostik und Therapie zugleich.	120
6.15	Beispiel einer anagogischen Diagnostik und Therapie.	121
	Literatur.	122

7	Helfen, Hilfsbereitschaft und Empathie	123
	7.1 Altruismus	124
	7.2 Egoistischer Darwinismus	124
	7.3 Homo homini lupus	125
	7.4 Amour de soi und Amour propre	126
	7.5 Das radikal Böse	126
	7.6 Edel sei der Mensch, hilfreich und gut	127
	7.7 Herr und Knecht	127
	7.8 Fürsorge, Pflege und Solidarität	128
	7.9 Ist der Mensch ein narzisstisches, triebhaftes Wesen?	129
	7.10 Verfügt der Mensch über Gemeinschaftsgefühl und Sozialinteresse?	130
	7.11 Kindheit und Gesellschaft	131
	7.12 Malevolent Transformation of Personality	131
	7.13 Wertorientierung des Menschen	132
	7.14 Die hilflosen Helfer	133
	7.15 Gibt es reinen Altruismus?	134
	7.16 Einspringende und vorausspringende Fürsorge	134
	7.17 Empathie und Gefühlsansteckung	135
	7.18 Nachahmung, Einfühlung, Spiegelneurone	136
	7.19 Vom Wesen der Empathie	137
	7.20 Der liebende Blick	138
	7.21 Zwischenresümee	139
	7.22 Gestalt-Wahrnehmung, lädierte und prägnante Gestalt	139
	7.23 Conclusio	140
	Literatur	141
8	Arzt und Patient und Patient und Arzt	143
	8.1 Heiler und Schamane	144
	8.2 Systematiker und Empiriker	145
	8.3 Paracelsus	146
	8.4 Die romantische Medizin	147
	8.5 Positivismus, Materialismus und die Medizin	147
	8.6 Die psychologische Medizin	148
	8.7 Die Psychosomatik	149
	8.8 Sozialmedizin und Prävention	150
	8.9 Medizin und Politik	151
	8.10 Medizin und Philosophie	152
	8.11 Der Patient	153
	8.12 Patientenrolle und Krankheitsgewinn	154
	8.13 Patientenrolle – Autonomie und Abhängigkeit	155
	8.14 Arzt-Patienten-Kommunikation	156
	8.15 Die technizistische Medizin	156

	8.16	Das erotische Arzt-Patienten-Verhältnis	157
	8.17	Conclusio	158
	Literatur		159

9 Sagbares, Unsagbares, Unsägliches – Zur Rhetorik der Arzt-Patienten-Beziehung ... 161

- 9.1 Wer kommuniziert mit wem in der Medizin? ... 162
- 9.2 Logos, Pathos, Ethos ... 163
- 9.3 Sprachspiele und Idiolekt ... 164
- 9.4 Organsprache und Organdialekt ... 165
- 9.5 Körperzentrierte Kommunikation ... 166
- 9.6 Hören mit dem dritten Ohr ... 167
- 9.7 Sprechen mit der zweiten Stimme ... 167
- 9.8 Überzeugen statt Überreden ... 168
- 9.9 Placebo statt Nocebo ... 169
- 9.10 Partizipation statt Paternalismus ... 169
- 9.11 Rede statt Gerede ... 170
- 9.12 Docere, delectare, movere ... 171
- 9.13 Dialog und Sprachkritik ... 171
- 9.14 Narrativbasierte Medizin ... 172
- 9.15 Erzähl-Ebene I: Der Organismus ... 173
- 9.16 Erzähl-Ebene II: Die Krankheit ... 175
- 9.17 Erzähl-Ebene III: Der Kranke ... 175
- 9.18 Erzähl-Ebene IV: Der Kranke und sein Arzt ... 176
- 9.19 Erzähl-Ebene V: Kranker, Krankheit und Kultur ... 177
- 9.20 Conclusio ... 178
- Literatur ... 179

Teil IV Theorie der Personalen Medizin: Die Medizin

10 Von der evidenzbasierten über die narrative zur verstehenden Medizin ... 183

- 10.1 Evidenzbasierte Medizin ... 184
- 10.2 Der Begriff Evidenz ... 184
- 10.3 Skeptische Fragen I an EBM ... 185
- 10.4 Skeptische Fragen II an EBM ... 187
- 10.5 Narrativbasierte Medizin ... 188
- 10.6 Die Hermeneutik ... 189
- 10.7 Der hermeneutische Zirkel ... 189
- 10.8 Technik der Hermeneutik als Wissenschaft von den Individualitäten ... 191
- 10.9 Wesentliches Thema I der Hermeneutik: das lebensweltliche Apriori ... 192
- 10.10 Wesentliches Thema II der Hermeneutik: Selbstaufklärungszuwachs von Diagnostikern und Therapeuten ... 193

	10.11	Wir wird man Hermeneutiker?.	194
	10.12	Von der *Technik* des Verstehens zur *Kunst* des Verstehens.	195
	10.13	Missverstehen als unabdingbarer Bestandteil des Verstehens	196
	10.14	Fragen als Wirklichkeit aufschließendes Verstehen.	197
	10.15	Verstehende Medizin als Universalhermeneutik	198
	Literatur.		199

11 Der Raum, die Räume, die Medizin 201

	11.1	Der Raum und die Räume	202
	11.2	Das große Glück des Innen	204
	11.3	Aus innen wird außen wird innen	205
	11.4	Der Raum der Ordination.	206
	11.5	Luzides I: Räume der Diagnostik	208
	11.6	Luzides II: Innen kehrt sich nach außen	209
	11.7	Sakrales I: Räume der Therapie.	210
	11.8	Sakrales II: Räume für die Zentralorgane	211
	11.9	Das Nicht-Ich: Räume der Separation	213
	11.10	Räume des Abschieds	215
	Literatur.		216

12 Chronos, Kairos und die Medizin 217

	12.1	Zeit als zerteilte Bewegung	218
	12.2	Die Medizin, Gott Chronos und die Chronologie	218
	12.3	Die Medizin, Gott Kairos und die Kairologie	219
	12.4	Physikalische, biologische und psychologische Zeit.	220
	12.5	Die Zeit der Reifung: Nesthocker und Nestflüchter	221
	12.6	Drei Zeitdimensionen: Vergangenheit, Gegenwart, Zukunft.	222
	12.7	Lebenszeit und Lebenswelt	223
	12.8	Die gestundete Zeit	224
	12.9	Augenblicke und Werdens-Prozess	225
	12.10	Dauer und Identität	226
	12.11	Moi intérieur und Moi conventionnel	227
	12.12	Ich-selbst-Sein und Man-selbst-Sein	228
	12.13	Makrobiotik als Antwort auf die vergehende Zeit	229
	12.14	Verlorene, vergeudete, vertriebene Zeit.	230
	12.15	Die Krise	231
	12.16	Die Prognose	232
	12.17	Das Leben ist kurz, die Kunst indes lang.	233
	12.18	Das Wartezimmer des Arztes und der Wartesaal des Lebens.	234
	12.19	Humane Empörung und Ungeduld: Beenden wir das Warten!	235
	Literatur.		236

13 Der Mythos lebt ... auch in der Schulmedizin 239
13.1 Der Begriff des Mythos 240
13.2 Mythen in Philosophie und Psychoanalyse 241
13.3 Mythen in der Literatur 242
13.4 Mythen in der Medizin: Asklepios. 243
13.5 Mythen in der Medizin: Hygieia 244
13.6 Heldenmythen in der Medizin 246
13.7 Der Mythos von Prometheus 247
13.8 Der Mythos von Epimetheus und der Büchse der Pandora 249
13.9 Vom Mythos zum Logos – Giovanni Boccaccios Dekameron 250
13.10 Eros und Thanatos 252
13.11 Der Mythos des Sisyphos. 252
13.12 Conclusio 254
Literatur. 255

Teil V   Praxis der Personalen Medizin: Biomedizinisch-morphologische Störungen

14 Münchhausen – Oder warum man sich nicht am eigenen Leib aus dem Sumpf quälen kann. 259
14.1 Häufigkeit und Vorkommen von Autodestruktion 260
14.2 Symptomatologie und Klassifikation: offene Selbstschädigung 261
14.3 Symptomatologie und Klassifikation: Artefakt-Krankheiten. 262
14.4 Symptomatologie und Klassifikation: Münchhausen-Syndrom 263
14.5 Fallbeispiel einer Patientin mit Autodestruktionserkrankung 263
14.6 Biografisches 264
14.7 Behandlungsverlauf 265
14.8 Begleitsymptome und -krankheiten bei Autodestruktion 265
14.9 Essstörungen 266
14.10 Promiskuität, Prostitution, Paraphilien 266
14.11 Abhängigkeit und Sucht. 267
14.12 Antisoziale Tendenz 267
14.13 Depression und Suizidalität 268
14.14 Vom Wert und Unwert des eigenen Körpers 269
14.15 Der anästhesierte Körper: Ich blute, also bin ich 269
14.16 Vom heimatlosen Wohnen im eigenen Körper. 270
14.17 Opfer werden Täter und Täter werden Opfer. 271
14.18 Vom Gedächtnis des eigenen Körpers 272
14.19 Von der Sprache des eigenen Körpers 273
14.20 Von der Macht des ohnmächtigen Körpers 274
14.21 Conclusio 276
Literatur. 277

15 Ist Krebs tatsächlich der König aller Krankheiten? – Zur Anthropologie des Bösen ... 279

- 15.1 Zur Biologie von Malignomen ... 280
- 15.2 Der Wirt ... 281
- 15.3 Die Umwelt ... 283
- 15.4 Wirt und Umwelt ... 284
- 15.5 Psychosoziale Aspekte bei Malignom-Erkrankungen ... 285
- 15.6 Krebs als Folge von Sexualstauung? ... 285
- 15.7 Krebs als Symbol? ... 286
- 15.8 Krebs als Folge von defizitärer Individuation? ... 287
- 15.9 Die Krebs-Persönlichkeit ... 288
- 15.10 Der Coping-Stil ... 289
- 15.11 Skeptische Psychoonkologie ... 290
- 15.12 Psychoneuroimmunologie und immunologische Surveillance ... 290
- 15.13 Zur Anthropologie des Bösen und der malignen Erkrankungen ... 291
- 15.14 Das Naturböse ... 292
- 15.15 Das personifizierte Böse ... 293
- 15.16 Das moralisch Böse ... 294
- 15.17 Sigmund Freud und das Böse ... 295
- 15.18 Krebs und das Böse ... 295
- 15.19 Krebs und das Tragische ... 296
- Literatur ... 297

16 Das Herz ist ein einsamer Jäger – Zur Anthropologie des menschlichen Zentralorgans ... 299

- 16.1 Der Kreislauf ... 300
- 16.2 Arterielle Hypertonie (Bluthochdruck) ... 302
- 16.3 Hypertonie als Bereitstellungsreaktion ... 303
- 16.4 Die Situationshypertonie ... 303
- 16.5 Hypertonie als Abnutzungserkrankung ... 304
- 16.6 Hypertonie als menschliche Erkrankung ... 304
- 16.7 Hypertonie als existenzielle Klaustrophobie ... 305
- 16.8 Zur Anthropologie der Hypertonie ... 305
- 16.9 Zur Therapie der Hypertonie ... 307
- 16.10 Das Herz ... 308
- 16.11 Soziale Risiko-Konstellationen ... 309
- 16.12 Psychische Risiko-Konstellationen ... 310
- 16.13 Biopsychosoziale Risiko-Konstellationen ... 311
- 16.14 Biografische Risiko-Konstellationen ... 312
- 16.15 Zur Anthropologie des Herz-Kreislauf-Systems ... 313
- 16.16 Anthropo-biologisches Profil des Herzens ... 314
- 16.17 Punctum saliens ... 315
- Literatur ... 317

17 Der Mensch als Prothesengott – Zur Mythologie und Anthropologie der Hightech-Medizin 319
- 17.1 Die Technik 320
- 17.2 Beherrsche den Raum, beherrsche die Zeit! 321
- 17.3 Homo faber und Homo scientificus 322
- 17.4 Medizin und Technik 323
- 17.5 Was ist und wie entsteht menschliches Leben? 324
- 17.6 Gemachtes und Gewordenes 325
- 17.7 Was ist menschliche Identität? 326
- 17.8 Das Dorian-Gray-Syndrom 327
- 17.9 Mein, dein, unser? 328
- 17.10 Das Eigene und das Fremde. 329
- 17.11 Wer beherrscht wen? 330
- 17.12 Zur Archäologie des ärztlichen und des Patienten-Blicks 331
- 17.13 Was ist der menschliche Tod? 333
- 17.14 Das Anrecht auf den eigenen Tod 334
- 17.15 Conclusio 335
- Literatur. 336

Teil VI Psychosozial-funktionelle Störungen

18 Muss Lampe vergessen! – Vom Nutzen und Nachteil des Erinnerns für das menschliche Dasein 341
- 18.1 Die Krankheit des Vergessens 342
- 18.2 Ich habe mich selbst verloren. 344
- 18.3 Die Krankheit des Erinnerns 344
- 18.4 Posttraumatische Belastungsstörung 345
- 18.5 Symptome einer PTSD 346
- 18.6 Formen und biologische Grundlagen des Gedächtnisses. 347
- 18.7 Psychologie und Anthropologie des menschlichen Gedächtnisses 349
- 18.8 Vom Nutzen und Nachteil der Erinnerung für das Leben 349
- 18.9 Habituelles und reines Gedächtnis. 351
- 18.10 Die Selbstvergessenheit 351
- 18.11 Gedächtnis und Psychoanalyse I 352
- 18.12 Gedächtnis und Psychoanalyse II 353
- 18.13 Gedächtnis und Individualpsychologie I 355
- 18.14 Gedächtnis und Individualpsychologie II 355
- 18.15 Gedächtnis und Authentizität. 356
- 18.16 Gedächtnis und Weltoffenheit 357
- Literatur. 358

19 Oh doch, meine Suppe ess' ich liebend gern! – Zur Anthropologie und Psychosomatik von Essstörungen 359

19.1	Epidemiologie der Adipositas	360
19.2	Einteilung und Epidemiologie von Essstörungen	361
19.3	Physiologie, Psychologie und Anthropologie des Essens	362
19.4	Anorexia nervosa I: Symptomatologie und Ätiologie	364
19.5	Anorexia nervosa II: Ideale, Werte und Affekte.	366
19.6	Bulimia nervosa I: Symptomatologie und Ätiologie	367
19.7	Bulimia nervosa II: Suchtverhalten und Affekt	368
19.8	Bulimia nervosa III: Zeiterleben und Wesensmitte	369
19.9	Bulimia nervosa IV: Der bulimiforme Lebensstil	370
19.10	Adipositas I: Skizzen ihrer Kulturgeschichte.	371
19.11	Adipositas II: frühe Ätiologie- und Pathologie-Konzepte	372
19.12	Adipositas III: heutige Anthropologie-, Ätiologie- und Pathologie-Konzepte.	373
19.13	Adipositas IV: Konservative Therapie-Ansätze	375
19.14	Adipositas V: Bariatrische Therapie-Ansätze	376
19.15	Adipositas VI: Personale Therapie-Ansätze	377
Literatur.		378

20 Die sedierte Republik – Zur Biologie, Psychologie und Anthropologie von Ekstase, Rausch und Sucht. 381

20.1	Epidemiologische Daten zur Sucht	382
20.2	Neurobiologische Grundlagen der Sucht.	383
20.3	Was ist und was bedeutet Sucht?	384
20.4	Ekstase und Rausch: Dionysos	384
20.5	Das Ordinäre und das Extraordinäre	386
20.6	Der Höfling und der Bauer.	386
20.7	Ideologische Narkotika und Konsumrausch	387
20.8	Sucht und Sexualität	389
20.9	Bewusstseinserweiterung und Sucht	389
20.10	Abhängigkeit und Sucht.	391
20.11	Gourmet und Gourmand	391
20.12	Sucht und das existenziell-humanistische Gewissen	392
20.13	Hic et nunc – Hier ist Rhodos, jetzt wird getanzt	394
20.14	Sucht und Transzendenz	395
20.15	Sucht und magisches Denken	395
20.16	Sucht und radikale Einsamkeit.	396
20.17	Legalisierung von Drogen?	397
20.18	Sucht und Werthorizont	398
20.19	Conclusio	399
Literatur.		399

21 Kurz ist die Freude, und ewig währt der Schmerz! – Zur Biologie, Psychologie und Anthropologie von Schmerzzuständen 401
21.1 Zur Biologie von Schmerzzuständen 402
21.2 Rezeptoren, Transmitter und Kerngebiete 403
21.3 Spinales Gate-Control-System 404
21.4 Zur Psychologie von Schmerzzuständen 405
21.5 Schmerz und Affekt 405
21.6 Schmerz und Lust 406
21.7 Schmerz und Depression 407
21.8 Schmerz und Dissoziation 408
21.9 Schmerz und Selbstwertregulation 408
21.10 Schmerz und Alexithymie 409
21.11 Schmerz und Krankheitsgewinn 410
21.12 Schmerz und Kommunikation 410
21.13 Subjektivität des Schmerzes 411
21.14 Zur Anthropologie des Schmerzes 412
21.15 Schmerz und exzentrische Positionalität 413
21.16 Schmerz und die Conditio humana 414
21.17 Zur Therapie von Schmerzzuständen 415
21.18 Personale Aspekte der Schmerztherapie 416
21.19 Kulturelle Aspekte der Schmerztherapie 417
Literatur 418

Teil VII Soziokulturell-geistige Störungen

22 Partout das eigene Selbst nicht wahrhaben wollen – Über das allgemeinste Mangelsyndrom im menschlichen Dasein 423
22.1 Das Thema der Selbstverwirklichung 424
22.2 Res non naturales 425
22.3 Tugend und Maß 425
22.4 Existenzielle Bedürfnisse und Selbstverwirklichung 426
22.5 Der Mensch ist ein Werden und kein Sein 427
22.6 Montaignes Turm 428
22.7 Allgemeine und individuelle Lebensaufgaben 429
22.8 Besondere Lebensaufgaben 429
22.9 Die anthropologische Proportion 430
22.10 Peer Gynt und das Problem der Selbstrealisation 431
22.11 Frau Alving und das Problem der Selbstrealisation 432
22.12 Selbsterkenntnis und Selbstrealisation bei S. Freud und J.-P. Sartre ... 433
22.13 Selbstverwirklichung und Weltoffenheit 434
22.14 Selbstverwirklichung und autonome Urteilskraft 435
22.15 Selbstverwirklichung und das reale Leben 436

	22.16	Selbstverwirklichung: Leben und gelebt werden.	437
	22.17	Selbstverwirklichung: Ideale und Werte	437
	22.18	Das allgemeine Ich.	438
	22.19	Das seltene Ich.	439
	Literatur.		440

23 Haben, Werden, Sein – Über individuelle und kulturelle Hürden der Person-Werdung. 441

	23.1	Arthur Schopenhauer: Aphorismen zur Lebensweisheit	442
	23.2	Friedrich Nietzsche und der zukünftige Mensch	443
	23.3	Henri Bergson: Elan vital.	444
	23.4	Ernst Bloch: Das Prinzip Hoffnung	445
	23.5	Gabriel Marcel: Sein und Haben	446
	23.6	Jean-Paul Sartre: Das Sein und das Nichts	447
	23.7	Sigmund Freud: Triebschicksal und Sublimierung	448
	23.8	Carl Gustav Jung: Individuation und das kollektive Unbewusste	450
	23.9	Hans im Glück.	451
	23.10	Wie scheint doch alles Werdende so krank	452
	23.11	Werden, Wachsen und Vergehen	453
	23.12	Geld, Besitz und Analität.	453
	23.13	Geld – ein mysterium tremendum et fascinans	454
	23.14	Homo faber und Homo ludens.	455
	23.15	Homo viator.	455
	23.16	Archaischer Torso Apollos.	456
	23.17	Das erschöpfte Selbst.	457
	23.18	Alfred Adler: Common sense.	458
	23.19	Denken, Sprechen und Verstehen.	459
	23.20	Eros, Sexus und Gefühl	460
	Literatur.		461

24 Macht der, der nichts macht, wirklich nichts verkehrt? – Der Hamlet-Komplex. 463

	24.1	Melancholie in Kunst und Literatur.	464
	24.2	Wer war Hamlet?.	465
	24.3	War Hamlet melancholisch?	466
	24.4	Hamlets zögernde Attitüde.	467
	24.5	Wie aber Hamlet, seinen Charakter und das ganze Drama verstehen?	467
	24.6	Hamlet in Sigmund Freuds Traumdeutung	468
	24.7	Hamlet und der männliche Protest (Alfred Adler).	468
	24.8	Hamlet und die psychologische Typenlehre C.G. Jungs	469
	24.9	Hamlet und die ödipale Konfliktsituation (Otto Rank)	471
	24.10	War Hamlet ein femininer Homosexueller (Ernest Jones)?.	472
	24.11	Hamlet als Subjekt in der Krise.	472

24.12	Affektive Tönung I: Rache	474
24.13	Affektive Tönung II: Misstrauen und Paranoia	474
24.14	Affektive Tönung III: Hetero- und Autodestruktion	475
24.15	Affektive Tönung IV: Alle und alles verschlingender Wahn	475
24.16	Shakespeare und sein Hamlet	476
24.17	Hamlets tragisches Schicksal	477
24.18	War Hamlet krank, und wenn ja, woran litt er?	478
24.19	Der Hamlet-Komplex I	478
24.20	Der Hamlet-Komplex II	479
24.21	Der Hamlet-Komplex III	480
24.22	Überwindung und Überwachsen des Hamlet-Komplexes	481
	Literatur	482

25 Die Schweizer Krankheit – Versuche über Heimweh, Sehnsucht, Utopie ... 483

25.1	Zur Symptomatologie des Heimwehs und des Fernwehs	484
25.2	Sehnsucht in der Psychoanalyse (S. Freud)	485
25.3	Sehnsucht in der Psychoanalyse (O. Rank)	486
25.4	Sehnsucht in der Romantik	487
25.5	Sehnsucht in der Klassik	488
25.6	Sehnsucht bei Heinrich Heine	489
25.7	Sehnsucht, Sucht und Schmerz	490
25.8	Sehnsucht in der Philosophie Platons	491
25.9	Sehnsucht in der Philosophie Friedrich Nietzsches	492
25.10	Sehnsucht in der Philosophie Ernst Blochs	493
25.11	Utopia – Sehnsucht nach einer besseren Welt	493
25.12	Dystopia – Aus Sehnsucht wird Horror	494
25.13	Sehnsucht, Kunst und Kultur	495
25.14	Sehnsucht nach Überwindung des Seins-Mangels	496
25.15	Sehnsucht nach Selbstwerdung und Identität	497
25.16	Sehnsucht in Goethes *Faust*	498
25.17	Sehnsucht in Hartmann von Aues *Erec*	498
25.18	Conclusio	499
	Literatur	499

Autorenverzeichnis ... 501
Stichwortverzeichnis ... 505

Teil I
Einleitung

Was ist und wozu braucht man Personale Medizin?

Inhaltsverzeichnis

1.1	Philosophie und Anthropologie	4
1.2	Tiefenpsychologie	5
1.3	Psychosomatik und Psychiatrie	6
1.4	Humanismus und Skepsis, Kulturanalyse und Kulturkritik	7
1.5	Die Entwicklung der Personalen Medizin I	8
1.6	Die Entwicklung der Personalen Medizin II	10
1.7	Inhalt und Gliederung des vorliegenden Bandes	11
Literatur		13

Personale Medizin ist Heilkunde von Personen für Personen. Sie umfasst Ärzte ebenso wie Patienten, die im Medizinalsystem Handelnden ebenso wie die von ihnen Behandelten. Eine solche Form der Medizin bezieht die Aus- und Weiterbildung von Ärztinnen und Ärzten, Pflegenden, klinischen Psychologen, Physiotherapeuten etc. mit ein, und sie verändert Ätiologie-Modelle ebenso wie diagnostisch-therapeutische Gepflogenheiten. Auch die ökonomischen Dimensionen werden von einer Personalisierung der Medizin berührt – wobei diese Gesichtspunkte im Zusammenhang des vorliegenden Buches kaum Erwähnung finden.

Personale Medizin ist zuallererst Schul- und in keinerlei Hinsicht Para- oder Alternativmedizin. Die Tradition und die Errungenschaften der abendländisch naturwissenschaftlichen Heilkunde bilden das Fundament der Personalen Medizin. Sie ist als Ergänzung der, keineswegs jedoch als Konkurrenzunternehmen zur etablierten somatischen Medizin konzipiert. Wer Personale Medizin lernen und betreiben will, tut gut daran, über eine solide Aus- und Weiterbildung in der Schulmedizin zu verfügen.

Personale Medizin ist kein bloßes Schlagwort, sondern Programm. Schlagworte mutieren (zumindest im politischen Raum) leicht zu Slogans, bei denen es um Deutungshoheit oder Kampfbegriffe geht – und nicht um die prägnante begriffliche Zuspitzung komplexer Debatten. Im ungünstigen Fall werden aus Schlagworten sogar Totschlag-Argumente, die Reflexionen und Diskussionen nicht anheizen, sondern abwürgen.

Anders idealiter die Programme: Sie verfügen über Vergangenheit und Zukunft, die einen gegenwärtigen Diskurs prägen. Programmatische Richtungen und Ziele werden immer wieder neu ausgehandelt, und die Veränderung von Grundsätzen und Leitlinien eines Programms gehören zu ihren zentralen Qualitäten. Innovationen und Metamorphosen, nicht aber dogmatisches Nachbeten oder Befolgen machen Programme letztlich zu veritablen Orientierungs- und Gestaltungshilfen für das Leben.

Personale Medizin als Programm hat eine illustre Vergangenheit, eine muntere Gegenwart und eine hoffnungsfroh stimmende Zukunft. Über ihre terminologische Elternschaft wird gestritten – die meisten Experten sind jedoch der Meinung, dass der Schweizer Arzt Paul Tournier (1898–1986) mit seiner *Medicine de la personne*[1] das Erstbenennungsrecht für sich reklamieren darf.

1.1 Philosophie und Anthropologie

Interessanter als die begriffliche ist die inhaltliche Tradition der Personalen Medizin. Im ersten Drittel des 20. Jahrhunderts gab es eine von Künstlern, Philosophen und Wissenschaftlern angestoßene Personalismus-Debatte, die sich bevorzugt außerhalb der Medizin abspielte. Bekannt geworden ist in diesem Zusammenhang der Philosoph Emmanuel Mounier (1905–1950) mit seinem 1932 gegründeten Journal *Esprit*, das er als „personalistisches Blatt im Kampf gegen die etablierte Unordnung" verstanden wissen wollte. 1936 publizierte er sein Hauptwerk *Das personalistische Manifest*,[2] mit dem er eine Definition von Person liefern und darüber hinaus das Fundament einer personalistischen Gesellschaftsordnung legen wollte.

Im deutschsprachigen Raum waren es Philosophen wie Nicolai Hartmann und Max Scheler, Psychologen wie William Stern und Ärzte wie Friedrich Kraus, Theodor Brugsch (beide Berlin) und Oswald Schwarz aus Wien, die sich um die Beschreibung von Person und Personalität bemühten. Die Letzteren versuchten, diese Begriffe in die medizinische Diagnostik und Therapie einzubeziehen – was in der Regel nur auf der theoretisch-literarischen Ebene von Erfolg gekrönt war.

Diese eben erwähnten frühen Vertreter des Personalismus waren stark von Lebensphilosophie (Friedrich Nietzsche, Wilhelm Dilthey, Henri Bergson), Phänomenologie (Edmund Husserl, Maurice Merleau-Ponty) und Existenzphilosophie (Sören Kierkegaard, Martin Heidegger, Karl Jaspers, Jean-Paul Sartre) beeinflusst. Daneben integrierten sie

---

[1] Tournier, P.: Medicine de la personne (1940), Neuchatel – Paris 1942.
[2] Mounier, E.: Das personalistische Manifest (1936), Zürich o.J.

Modelle und Forschungsergebnisse der damals modernen Biologie (Hans Driesch, Adolf Portmann, Johann Jakob von Uexküll) und der aufkommenden Anthropologie (Helmuth Plessner, Frederic Buytendijk, Arnold Gehlen).

Zu den Phänomenen und Themen, die von diesen Anthropologen, Philosophen, Biologen und Ärzten bedacht und erforscht wurden, zählten: Krankheit und Gesundheit; Helfen und Heilen; das Verhältnis von Leib und Seele; Freiheit und Determination; Zufall und Schicksal; Leben und Sterben; das Erleben von Zeitdimensionen und Identität; Bewusstsein und Selbstbewusstsein; Pflege, Sorge und Fürsorge; Selbstwerdung und Selbstentfremdung.

Diese Fragen und Problemfelder sind relevant für die Personale Medizin. In diversen Kapiteln wird gezeigt, dass alle ärztlich-medizinischen Aktivitäten – von der Diagnostik bis zur Therapie, von der Formulierung ätiologischer und pathogenetischer Modelle bis zu ethischen Diskussionen – von impliziten anthropologischen Vorannahmen und Überzeugungen untermalt sind. Diese explizit zu machen und, wenn möglich, reflektiert in ärztliches, psychologisches, pflegerisches Denken und Handeln zu integrieren gehört mit zu den Aufgaben einer Personalen Heilkunde.

1.2 Tiefenpsychologie

Als weitere maßgebliche Ideengeberin der Personalen Medizin (neben der Philosophie und Anthropologie) erwies sich im 20. Jahrhundert die Tiefenpsychologie. Sigmund Freud, Alfred Adler und C.G. Jung waren die Gründergestalten dieser neuartigen Seelenkunde, die es sich zum Ziel setzte, die Einflüsse des Unbewussten auf den Menschen zu erforschen.[3]

Die tiefenpsychologischen Schulrichtungen von Freud, Adler, Jung und von ihren Schülern (z. B. Karen Horney, Erik H. Erikson, Erich Fromm, Frieda Fromm-Reichmann, Harry Stack Sullivan, Harald Schultz-Hencke, Donald Winnicott) unterscheiden sich im Hinblick auf ihre inhaltliche Ausgestaltung. Sie bekennen sich jedoch zur einheitlichen Grundaussage, dass das Unbewusste (wie immer dies im Detail charakterisiert wird) als wesentliche, psychodynamisch wirksame Größe den Einzelnen wie auch die Beziehungen der Menschen untereinander maßgeblich prägt.

Wer nach den Forschungsarbeiten von Freud, Adler, Jung und ihrer Schüler den *Homo sapiens* unter Ausklammerung des Unbewussten beschreiben will, wirkt wie ein leichtsinniger Arktisfahrer, der sich lediglich mit den sichtbaren Anteilen von Eisbergen beschäftigt und irgendwann überrascht feststellen muss, dass sein Schiff mit einem viel größeren, aber unsichtbaren (unbewussten) Anteil eines Eisbergs kollidiert ist.

Die Personale Medizin berücksichtigt in ihren ätiologischen sowie diagnostischen und therapeutischen Vorstellungen das Phänomen des Unbewussten. Bei der Entstehung wie beim Verlauf von Krankheiten spielen unbewusste, von Patienten wie von Ärztinnen und

---

[3] Siehe hierzu Ellenberger, H.: Die Entdeckung des Unbewussten (1973), Zürich 2005.

Ärzten oftmals nicht erkannte oder benannte Aspekte eine Rolle. Darüber hinaus gehören die häufig zu wenig reflektierten (also un- oder halbbewussten) Facetten der Arzt-Patienten-Beziehung ebenfalls zum Gebiet tiefenpsychologischer Diagnostik innerhalb der Heilkunde – wobei diese Facetten nicht nur bei den psychotherapeutischen, sondern in allen Arzt-Patienten-Beziehungen anzutreffen sind.

1.3 Psychosomatik und Psychiatrie

Die Psychosomatik sowie die anthropologisch und psychodynamisch orientierte Psychiatrie haben im 20. Jahrhundert wertvolle Beiträge zur Person-Debatte geliefert. Ausgehend vom *Homo patiens* wurde der *Homo sapiens* (und *vice versa*) ins Visier genommen und dessen Bild um empirisch abgesicherte Befunde ergänzt und bereichert.

Vor allem die Psychosomatik imponierte dabei weithin als Vorform der Personalen Medizin. Mit ihren Vertretern Ludolf von Krehl, Viktor von Weizsäcker, Kurt Goldstein, Gustav von Bergmann und Arthur Jores (die alle aus der inneren Medizin oder Neurologie stammten) sowie mit Georg Groddeck, Franz Alexander, Flanders Dunbar und Alexander Mitscherlich (die aus der Tiefenpsychologie zur Psychosomatik stießen) entwickelte sie eine Theorie und Praxis der Heilkunde, der es nicht nur um Krankheiten, sondern um kranke Menschen und Personen[4] ging und die bei Diagnostik und Behandlung von Erkrankungen körperliche, seelische und soziale Gesichtspunkte berücksichtigte.

Mit dem biopsychosozialen Modell[5] erweiterte die Psychosomatik ihr wissenschaftliches, diagnostisches und therapeutisches Gesichtsfeld beträchtlich, sodass man als eine ihrer bleibenden Leistungen zu Recht die Einführung des Subjekts in die Medizin (Viktor von Weizsäcker) ansieht. Flankiert wurden ihre Bemühungen von Stressforschern wie Walter Cannon, Hans Selye und Richard Lazarus sowie von philosophisch geschulten Psychiatern wie Erwin Straus, Viktor Emil von Gebsattel, Eugen Minkowski, Ronald D. Laing, Medard Boss und Ludwig Binswanger (Daseinsanalyse). Eine Fülle innovativer Beschreibungen des Menschen in Krankheit und Gesundheit geht auf ihre Initiative zurück.

Seit wenigen Jahrzehnten eröffnen sich – bedingt durch eine Reihe neuartiger medizinischer Untersuchungsmethoden – Möglichkeiten, diese theoretischen Konzepte aus Philosophie, Anthropologie, Psychosomatik, Tiefenpsychologie, Psychiatrie mit molekularbiologischen, genetischen und neurowissenschaftlichen Befunden zu verknüpfen. Damit wandelt sich das Bild vom Menschen erneut, wobei der Personalen Medizin unter anderem die Aufgabe zufällt, Plattformen für die Integration von klinischen Handlungen und Haltungen, wissenschaftlichen Forschungsergebnissen und philosophischer Reflexion bereitzustellen.

---

[4] Siehe hierzu Christian, P.: Das Person-Verständnis im modernen medizinischen Denken, Tübingen 1952.
[5] Siehe hierzu Köhle, K., Herzog, W., Joraschky, P. et al. (Hrsg.): Uexküll – Psychosomatische Medizin – Theoretische Modelle und klinische Praxis, 8. Auflage, München 2018.

1.4 Humanismus und Skepsis, Kulturanalyse und Kulturkritik

So sehr sich Psychologie, Tiefenpsychologie, Psychosomatik, Psychiatrie um eine Klärung (unbewusster) biopsychosozialer Zusammenhänge bei Genese und Verlauf von Krankheiten verdient gemacht haben, so sehr muss man ihnen attestieren, die geistig-kulturellen Aspekte von Krankheit und Gesundheit in einem zu geringen Ausmaß bedacht zu haben. Bis auf Ausnahmen tauchen bei Vertretern der Psychosomatik und Psychiatrie Begriffe wie personaler (subjektiver), objektiver und objektivierter Geist, Vernunft, Logos und Kultur zu wenig auf.

Wie in Kap. 2 ausführlich erläutert, zeichnen sich Menschen durch je eigene Kultur- und Bildungsschicksale aus, die wesentlich das Niveau ihrer Personalität mitbestimmen. Diese Einflüsse sind neben körperlichen und psychosozialen Aspekten essenziell für das Verständnis der einzelnen Person, ihres Krankheits- und Gesundheitsstatus. Eine entsprechende Diagnostik und eventuelle Behandlung bei allfälligen Erkrankungen sollte daher tunlichst nicht verabsäumt werden.

Für eine derartige Diagnostik (und Therapie) sind kulturanalytische und kulturkritische Methoden und Einstellungen nötig – eine Methodik, die bevorzugt in den Kulturwissenschaften beheimatet ist und in der Medizin partiell erlernt und implementiert werden muss. Viele Kulturwissenschaftler beziehen sich auf humanistische Welt- und Menschensichten, bei denen *Homo sapiens* weder übermenschlichen Mächten und Wahrheiten noch untermenschlichen Zielsetzungen und Zwecken geopfert und unterstellt wird. Dem Humanismus geht es um Formen der Existenz, die weitgehend frei von Selbstentfremdung den Einzelnen möglichst hohe Grade an Selbstbestimmung und Person-Entwicklung zugestehen.

Als prominente Vertreter des Humanismus galten in der Epoche der Renaissance Dante, Petrarca, Pico della Mirandola, Michel de Montaigne, Thomas Morus und Erasmus von Rotterdam. Ende des 18. Jahrhunderts entwickelte sich der Neuhumanismus, der von der Wiederentdeckung von Idealen und Werten der griechischen und römischen Antike geprägt war. Goethe, Schiller, Herder, Wieland, die Brüder Humboldt sowie Lessing sind in diesem Zusammenhang zu nennen. Im 20. Jahrhundert wurde mit dem Begriff Humanismus ein bestimmter Bildungskanon gekennzeichnet; daneben hat ihn Jean-Paul Sartre in *L'Existentialisme est un humanisme*[6] im ursprünglich emanzipatorischen Sinn des Wortes verwendet.

Neben einer humanistischen Einstellung ist für Kulturanalyse und -kritik eine skeptische Haltung grundwesentlich. Diese lässt sich etwa bei Linkshegelianern und Vertretern der Vorurteils- und Ideologiekritik lernen. Von Francis Bacon (1561–1626), dem Vater der Vorurteils- und Idolen-Kritik, über Jean-Jacques Rousseau, Ludwig Feuerbach, Max Stirner und Friedrich Nietzsche bis hin zu Sigmund Freud und Max Horkheimer[7] reicht

---

[6] Sartre, J.-P.: Der Existenzialismus ist ein Humanismus (1946), in: Der Existentialismus ist ein Humanismus und andere philosophische Essays, Reinbek bei Hamburg 2007.

[7] Horkheimer, M.: Über das Vorurteil, Köln 1963.

die Reihe der skeptischen Ideologiekritiker, die für eine Personale Medizin als methodische und weltanschauliche Ergänzung in Betracht kommen.[8]

1.5 Die Entwicklung der Personalen Medizin I

In den letzten zwei Jahrzehnten machte vorrangig im angelsächsischen Raum punktuell eine literarisch-wissenschaftliche Richtung der Heilkunde von sich reden, die als *Person-centered Medicine* firmiert[9, 10, 11] – wobei der Begriff gelegentlich auch als *Patient-centered Medicine*[2, 13] in den Jahren zuvor schon Verwendung fand,[14] ohne damit die Intentionen und Qualitäten der Personalen Medizin vollumfänglich abzubilden.[15] Auch die Personale Pflege (*Person-centered Care*),[16] die in mancher Hinsicht die personalen Aspekte von Patienten und Pflegenden früher und konsequenter erörtert hat als *Person-centered Medicine*, stellt für sich genommen zwar einen sehr wichtigen, aber eben nur einen Teilbereich der Personalen Medizin das. Letztere bezieht sich maßgeblich und grundlegend auf den Terminus der Person, wobei sich Personen (siehe ausführlich dazu Kap. 2) unter anderem durch Bezugnahme auf Sinn, Wert und Bedeutung auszeichnen:

> A person is an embodied, purposeful, thinking, feeling, emotional, reflective, relational, human individual always in action, responsive to meaning, and whose life in all spheres points both outward and inward. Virtually all of a person's actions – volitional, habitual, instinctual, or automatic – are based on meanings.[17]

---

[8] Siehe hierzu Bollenbeck, G.: Eine Geschichte der Kulturkritik – Von Rousseau bis Günther Anders, München 2007.

[9] Barnard, D., Dayringer, R. & Cassel, C. K.: Toward a person-centered medicine: Religious studies in the medical curriculum, Academic Medicine, 70 (1995), S. 806–813.

[10] Mezzich, J. et al.: Toward person-centered medicine: from disease to patient to person, Mont Sinai J of Med 77 (2010), S. 304–306.

[11] Mezzich, J. et al. (Hrsg.): Person Centered Psychiatry, Switzerland 2016.

[12] Bardes, Ch. L.: Defining Patient-Centered Medicine, N Engl J Med 366 (2012) S. 782–783.

[13] Stewart, M. et al.: Patient-centered Medicine – Transforming the Clinical Method, second Edition, Abingdon 2003.

[14] Balint, E.: The Possibilities of Patient-Centered Medicine, J R Coll Gen Pract (1969), S. 269–276.

[15] Van Staden, W.: Six differences between Person-centered Medicine and Patient-centered Medicine, ICPCM Newsletter, February 2020, https://personcenteredmedicine.org/doc/newsletter-feb-2020.pdf.

[16] Entwistle, V.A. & Watt, I.S.: Treating Patients as Persons: A Capabilities Approach to Support Delivery of Person-Centered Care, Am J Bioeth 13 (2013), S. 29–39.

[17] Cassel, E.J.: The Person in Medicine, in: International Journal of Integrated Care 10 (2010), S. 50 [Eine Person ist ein verkörpertes, zweckorientiertes, denkendes, fühlendes, emotionales, reflektierendes menschliches Individuum, immer in Aktion, auf Sinn und Bedeutung bezogen, dessen Leben in allen Momenten sowohl nach außen als auch nach innen gerichtet ist. Alle Handlungen einer Person – wertbezogene, habituelle, instinkthafte oder automatische – basieren auf Sinn und Bedeutung.]

Seit 2008 finden in Genf und seit 2013 in verschiedenen Städten weltweit jährlich *Conferences on Person-Centered Medicine* mit unterschiedlichen Schwerpunktthemen statt, die vom *International College of Person-Centered Medicine* veranstaltet werden. 2011 wurde als Periodikum das *International Journal of Person-Centered Medicine* (Buckingham, United Kingdom) begründet, das als Forum für den wissenschaftlichen Austausch von theoretischen Konzepten und Überlegungen, von klinisch-praktischen Initiativen sowie von Fragen der Lehre, Aus- und Weiterbildung in *Person-Centered Medicine* dient.[18]

Im Zusammenhang mit *Person-centered Medicine* wird oftmals auf jene Bereiche der Medizin und ihrer Nachbardisziplinen verwiesen, die als *Medical Humanities* bezeichnet werden. Im angelsächsischen Sprachraum wird die Geschichte der Medizin ebenso wie die Ethik, die medizinische Psychologie und Soziologie, Psychoedukation, Literatur, Terminologie, Epistemologie, Anthropologie sowie die Philosophie der Medizin darunter subsumiert.[19] Diese verschiedenen geistes- und kulturwissenschaftlichen Fächer und Disziplinen unterstützen mit ihren Forschungsmethoden und -ergebnissen die Personale Medizin und tragen wesentlich zu deren Profil-Bildung auf theoretischer Ebene bei (Theorie der Humanmedizin).

Zu differenzieren von der Personalen Medizin ist die so genannte personalisierte Medizin (*personalized medicine*).[20] Darunter versteht man eine auf das jeweilige Individuum zugeschnittene Form der (Pharmako-)Therapie. Ausgangspunkt für die personalisierte Medizin sind das Genom der betreffenden Patienten sowie ihre dadurch bedingten individuellen Reaktionsmuster (z. B. aufgrund von unterschiedlichen Enzymmustern) auf diverse Pharmaka. Auch Behandlungen mit individuellen Implantaten oder Prothesen fallen unter den Begriff der personalisierten Medizin.

Im deutschsprachigen Raum gab es in den letzten Jahrzehnten nur wenige Initiativen, die von den diversen Initiatoren der Tiefenpsychologie, Psychosomatik oder auch dynamisch-anthropologischen Psychiatrie in der ersten Hälfte des 20. Jahrhunderts formulierten Vorformen und Modelle einer personalen Heilkunde (z. B. biografische Medizin der Heidelberger Schule der Psychosomatik) aufzugreifen und weiterzuentwickeln.

Eine Ausnahme stellt die literarisch-klinische Arbeit Josef Rattners in Berlin dar. Seit vielen Jahren verfolgt er mit Publikationen und der von ihm begründeten Großgruppentherapie das Thema des Personalismus, den er als Leitbegriff für die Pädagogik und Psychotherapie ebenso wie für die Medizin[21] erachtet. Aus der Fülle von Veröffentlichungen sei

---

[18] Mezzich JE, Appleyard J, Botbol M, Salloum IM, Perales A.: Ibero-American Perspectives on Person-centered Medicine, Medical Education 7 (2017), S. 73–79.

[19] Marcum, J.A.: An Introductory Philosophy of Medicine – Humanizing Modern Medicine, New York 2008.

[20] Schleidgen, S., Klingler, C., Bertram, T., Rogowski, W.H. & Marckmann, G.: What is personalized medicine: sharpening a vague term based on a systematic literature review, BMC Med Ethics 14 (2013), https://doi.org/10.1186/1472-6939-14-55.

[21] Rattner, J. und Danzer, G.: Medizinische Anthropologie – Ansätze einer personalen Heilkunde, Frankfurt am Main 1997.

in diesem Zusammenhang auf die achtbändige *Enzyklopädie der Psychoanalyse*[22] hingewiesen, in der ein weit ausholender Brückenschlag zwischen der Tiefenpsychologie und den Human- und Kulturwissenschaften gelungen ist – wobei der Begriff der Person im Zentrum der Überlegungen steht.

1.6 Die Entwicklung der Personalen Medizin II

Ich habe das große Glück, seit Jahrzehnten Schüler und Mitarbeiter von Josef Rattner zu sein und als Juniorpartner mit ihm zusammen viele literarische Projekte verwirklicht zu haben. Dabei wurde ich auf die Spur des Personalismus gesetzt, der meine Arbeit und Identität als Internist, Diplompsychologe, Psychotherapeut und Psychosomatiker sowie meine wissenschaftlichen, anthropologischen und kulturanalytischen Interessen und Veröffentlichungen stark prägte.

Seit Anfang der 90er-Jahre des letzten Jahrhunderts ergab sich für mich jahrzehntelang die Möglichkeit, zuerst als leitender Oberarzt und später dann als Stiftungsprofessor im Rahmen der Medizinischen Klinik mit Schwerpunkt Psychosomatik an der Charité in Berlin verschiedene Gesichtspunkte der Personalen Medizin theoretisch zu formulieren und im klinischen Alltag einer Universitätsklinik zu erproben. Wenn sich diese Gesichtspunkte als sinnvoll erwiesen, wurden sie in die Diagnostik- und Therapieabläufe der dortigen Psychosomatik implementiert.

Seit Anfang der 2000er-Jahre wurde die theoretische und praktisch-klinische Entwicklung der Personalen Medizin daneben an den Ruppiner Kliniken im Land Brandenburg weiter fortgeführt. An diesem Schwerpunkt-Krankenhaus bestand bis 2019 unter meiner Leitung eine in die anderen somatischen Fächer gut integrierte Medizinische Klinik für Psychosomatik mit vorrangiger Orientierung an Personaler Medizin. Aufgrund des lange Zeit überaus innovativen und kooperativen Klimas der Gesamteinrichtung der Ruppiner Kliniken strahlte das Milieu der Personalen Medizin auch auf die unterschiedlichen anderen medizinischen Disziplinen aus.

2014 gelang es, die Medizinische Hochschule Brandenburg (MHB) zu gründen, die im Sommersemester 2015 die ersten Studierenden in den Studiengängen Humanmedizin und Psychologie (Bachelor, später auch Master) immatrikuliert hat. Als Hochschulklinika firmieren seit Gründung dieser Hochschule die Ruppiner Kliniken sowie das Städtische Klinikum Brandenburg an der Havel und einige Kliniken der Immanuel-Diakonie.

Das Gesamtkonzept der MHB wie auch einzelne Curricula waren ursprünglich an Personaler Medizin und Personaler Psychologie orientiert. Den Gründervätern und -Müttern dieser Universität (zu denen auch ich zählte) schwebte eine Bildungseinrichtung vor, die viele jener Qualitäten und Ideale in sich vereinen sollte, die die Universitäten vor Jahrzehnten oder Jahrhunderten (zumindest im nostalgischen Rückblick) aufgewiesen haben: Orientierung an Aufklärung und Humanismus; emotionale sowie intellektuelle Generosi-

---

[22] Rattner, J. und Danzer, G.: Enzyklopädie der Psychoanalyse in acht Bänden, Würzburg 2009 ff.

tät; Liberalität; produktiver Streit der Gegensätze; Achtung vor der Individualität und Integrität einer jeden Person. Uns war bewusst, dass zwischen solcher Idealität und der Realität des gelebten Ethos oftmals erhebliche Lücken klaffen; und wir ahnten, dass es unseren Nachfolgern in der Leitung der MHB schwerfallen würde, Ideale, Spirit, Milieu, Atmosphäre von ehemals, aus unserer Gründungszeit, konstruktiv und im Sinne des Personalismus weiterzuentwickeln.

Seit 2020 wird die Personale Medizin in einem nochmals anderen Rahmen verwirklicht: im Klinikum Schloss Lütgenhof im Nordwesten von Mecklenburg-Vorpommern, für das ich in der Konzeptphase sowie als Ärztlicher Direktor tätig war und verantwortlich bin. Diese Akutklinik hat sich von ihrer Philosophie, ihrem Milieu, dem Team, ihrer inhaltlichen Schwerpunktsetzung von ihren Ursprüngen an der Personalen Medizin verschrieben. Patienten mit Problemen bei ihrer Krankheitsverarbeitung nach und bei körperlichen Erkrankungen (Koronare Herzerkrankung, metabolisches Syndrom, Malignom-Erkrankung, autoimmunologische Prozesse), aber ebenso auch mit chronifizierten Schmerz-Syndromen oder mit Stressfolge-Erkrankungen werden in dieser Klinik nach den Prinzipien der Personalen Medizin diagnostiziert und therapiert (http://www.klinikum-schloss-luetgenhof.de).

Aus klinischen, lehrenden Zusammenhängen erwuchsen im letzten Jahrzehnt Publikationen von mir, die sich dem Thema Personalismus und Personale Medizin widmen: *Wer sind wir? – Anthropologie im 20. Jahrhundert;*[23] *Personale Medizin;*[24] *Europa, deine Frauen – Beiträge zu einer weiblichen Kulturgeschichte;*[25] *Identität – Über die allmähliche Verfertigung unseres Ichs durch das Leben;*[26] *Voilà, un homme! – Über Goethe, die Menschen und das Leben;*[27] *Wie wäre es, ein Mensch zu sein? – Über das Humane für eine Welt von morgen.*[28] Daneben finden sich dazu Informationen unter https://www.personale-medizin.de.

1.7 Inhalt und Gliederung des vorliegenden Bandes

Das Buch ist in sechs Kapitelblöcke unterteilt. Die ersten drei Blöcke konzentrieren sich auf theoretische Fragen (was ist Krankheit und Gesundheit? was ist ein Patient? was ist eine Person? was sind Seele und Leib?). Die letzten drei Blöcke hingegen beantworten

---

[23] Danzer, G.: Wer sind wir? – Anthropologie im 20. Jahrhundert, Heidelberg 2011.
[24] Danzer, G.: Personale Medizin, erste Auflage, Bern 2012.
[25] Danzer, G.: Europa, deine Frauen – Beiträge zu einer weiblichen Kulturgeschichte, Heidelberg 2015.
[26] Danzer, G.: Identität – Über die allmähliche Verfertigung unseres Ichs durch das Leben, Heidelberg 2017.
[27] Danzer, G.: Voilà, un homme! – Über Goethe, die Menschen und das Leben, Heidelberg 2019.
[28] Danzer, G.: Wie wäre es, ein Mensch zu sein? – Über das Humane für eine Welt von morgen, Heidelberg 2020.

klinische Fragen (was bedeuten Schmerz, Ess-Störungen, Herzinfarkt, Krebserkrankungen usw. im Hinblick auf Personale Medizin?).

Alle Kapitel sind in einer verständlichen, auch für Nicht-Mediziner nachvollziehbaren Sprache verfasst. Personale Medizin zielt auf möglichst umfassende Emanzipation, Aufklärung und Partizipation von Patienten ab – eine Zielsetzung, die nur erreicht werden kann, wenn Letztere auch verstehen, was mit ihnen im Diagnose- und Therapieprozess geschieht und welche theoretischen Überlegungen zu Krankheit und Gesundheit die Ärzte und weitere, im Medizinal-System Tätige bewegt.

In den Kapiteln mit klinischen Schwerpunkten wird bei diversen Krankheitsbildern jeweils ihre biomedizinische, psychosoziale und geistig-kulturelle Dimension im Hinblick auf Entstehung und Verlauf, Diagnostik und Therapie erörtert. Dabei wird keine Vollständigkeit, sondern eine exemplarische Darstellung von Krankheits- und Gesundheitszuständen des Menschen angestrebt.

Themenblock vier handelt Krankheiten mit vorwiegend körperlichen Symptomen und organpathologischen Befunden (Krebserkrankungen, Herzinfarkt, autodestruktive Störungen) ab. Der nächste Block widmet sich Störungsbildern mit Funktionsanomalien (Essstörungen, Abhängigkeits- und Suchterkrankungen, Schmerzstörungen, Gedächtnisstörungen). Block sechs wendet sich soziokulturellen und geistigen Themen zu, die vielen Menschen als problematisch erscheinen, von ihnen jedoch meist nicht als Störung oder Krankheit erlebt werden. Trotzdem gehören diese Aspekte zum Diagnose- und Therapiespektrum der Personalen Medizin.

Der Bogen der Ausführungen spannt sich demnach von der Molekularbiologie (z. B. bei Essstörungen) bis zur Kulturanalyse (in Form des Hamlet-Komplexes). Obwohl kein Arzt oder Psychologe in allen diesen Sphären über Kenntnisse wie die jeweiligen Spezialisten verfügen kann, erscheint es meiner Ansicht nach wichtig, das Gesichtsfeld der Personalen Medizin möglichst uneingeschränkt zu belassen. Es macht den Gewinn des Spezialistentums aus, im Detail außerordentlich exakte Kenntnisse in Anschlag bringen zu können – gleichzeitig bedeutet diese Vertiefung auf einige wenige Probleme in der Regel einen Verlust an Zusammenhangswissen.

Personen dürfen und sollen jedoch im Zusammenhang wie auch im Detail untersucht und behandelt werden. Dieser Perspektivwechsel vom Großen (Gesamtorganismus, Lebenswelt, Geschichte, Biografie, Kultur, Gesellschaft) zum Kleinen (Morphe und Funktion eines Organs oder einer Zelle; einzelne Erinnerungen, Wahrnehmungen, Emotionen, Gedanken) und *retour* macht den Reiz und zugleich aber auch die Schwierigkeit der Personalen Medizin aus.

Trotz des relativ breiten Horizonts, vor den die Personale Medizin im vorliegenden Buch gestellt wird, gibt es thematische Auslassungen. So werden Fragen der Medizin-Ökonomie, -Epistemologie (Erkenntnistheorie) und -Ethik nur am Rande oder gar nicht behandelt. Dennoch meine ich, dass die folgenden Seiten mit Gewinn als Skizze der Personalen Medizin gelesen werden können, die als programmatisch für die Heilkunde des 21. Jahrhunderts gelten kann und von der ich mich freue, wenn andere sie weiter ausführen und entwickeln.

Literatur

Adler, R. et al. (Hrsg.): Thure von Uexküll – Psychosomatische Medizin – Modelle ärztlichen Denkens und Handelns, 7. Auflage, München 2011
Balint, E.: The Possibilities of Patient-Centered Medicine, J R Coll Gen Pract (1969), S. 269–276
Bardes, Ch. L.: Defining Patient-Centered Medicine, N Engl J Med 366 (2012) S. 782–783
Barnard, D., Dayringer, R. & Cassel, C. K.: Toward a person-centered medicine: Religious studies in the medical curriculum, Academic Medicine, 70 (1995), S. 806–813
Bollenbeck, G.: Eine Geschichte der Kulturkritik – Von Rousseau bis Günther Anders, München 2007
Cassell, E.J.: The person in medicine, in: International Journal of Integrated Care 10 (2010)
Christian, P.: Das Person-Verständnis im modernen medizinischen Denken, Tübingen 1952
Danzer, G.: Wer sind wir? – Anthropologie im 20. Jahrhundert – Ideen und Theorien für die Formel des Menschen, Heidelberg 2011
Danzer, G.: Personale Medizin, erste Auflage, Bern 2012
Danzer, G.: Europa, deine Frauen – Beiträge zu einer weiblichen Kulturgeschichte, Heidelberg 2015
Danzer, G.: Identität – Über die allmähliche Verfertigung unseres Ichs durch das Leben, Heidelberg 2017
Danzer, G.: Voilà, un homme! – Über Goethe, die Menschen und das Leben, Heidelberg 2019
Danzer, G.: Wie wäre es, ein Mensch zu sein? – Über das Humane für eine Welt von morgen, Heidelberg 2020
Danzer, G.: https://www.personale-medizin.de. Zugegriffen am 03.08. 2021
Ellenberger, H.: Die Entdeckung des Unbewussten (1973), Zürich 2005
Entwistle, V.A. & Watt, I.S.: Treating Patients as Persons: A Capabilities Approach to Support Delivery of Person-Centered Care, Am J Bioeth 13 (2013), S. 29–39
Horkheimer, M.: Über das Vorurteil, Köln 1963
Köhle, K., Herzog, W., Joraschky, P. et al. (Hrsg.): Uexküll – Psychosomatische Medizin – Theoretische Modelle und klinische Praxis, 8. Auflage, München 2018
Marcum, J.A.: An Introductory Philosophy of Medicine – Humanizing Modern Medicine, New York 2008
Mezzich, J. et al.: Toward person-centered medicine: from disease to patient to person, Mont Sinai J of Med 77 (2010), S. 304–306
Mezzich, J. et al. (Hrsg.): Person Centered Psychiatry, Switzerland 2016
Mezzich JE, Appleyard J, Botbol M, Salloum IM, Perales A.: Ibero-American Perspectives on Person-centered Medicine, Medical Education 7 (2017), S. 73–79
Mounier, E.: Das personalistische Manifest (1936), Zürich o.J.
Rattner, J. und Danzer, G.: Medizinische Anthropologie – Ansätze einer personalen Heilkunde, Frankfurt am Main 1997
Rattner, J. und Danzer, G.: Enzyklopädie der Psychoanalyse in acht Bänden, Würzburg 2009ff.
Sartre, J.-P.: Der Existentialismus ist ein Humanismus und andere philosophische Essays, Reinbek bei Hamburg 2007
Schischkoff, G.: Philosophisches Wörterbuch, begründet von Heinrich Schmidt, 22. Auflage, Stuttgart 1990
Schleidgen, S., Klingler, C., Bertram, T., Rogowski, W.H. & Marckmann, G.: What is personalized medicine: sharpening a vague term based on a systematic literature review, BMC Med Ethics 14 (2013), https://doi.org/10.1186/1472-6939-14-55
van Staden, W.: Six differences between Person-centered Medicine and Patient-centered Medicine, ICPCM Newsletter, February 2020, https://personcenteredmedicine.org/doc/newsletter-feb-2020.pdf
Stewart, M. et al.: Patient-centered Medicine – Transforming the Clinical Method, second Edition, Abingdon 2003
Tournier, P.: Medicine de la personne (1940), Neuchatel – Paris 1942

Teil II

Theorie der Personalen Medizin: Die Person

Person und Personale Medizin

2

Inhaltsverzeichnis

2.1	Terminologische Vorbemerkungen	18
2.2	Annäherung an den Person-Begriff I	19
2.3	Annäherung an den Person-Begriff II	20
2.4	Anfänge der Personalen Medizin	21
2.5	Person ist kein Faktum, sondern ein Fakultativum	23
2.6	Personen sollten wir nicht nur erklären, sondern auch verstehen	24
2.7	Personen sind leibhaftig	25
2.8	Personen sind Individuen	26
2.9	Person-Sein erstreckt sich in der Zeit	27
2.10	Personen erinnern sich	28
2.11	Person-Sein erwächst im Transzendieren	30
2.12	Person-Sein ist mit Gefühls- und Wertmächtigkeit assoziiert	30
2.13	Personen wachsen in der Sphäre vorausspringender Fürsorge	32
2.14	Personen sind Du-sagende Iche	33
2.15	Personen sind Sinnsucher	35
2.16	Personen sind am objektiven und objektivierten Geist orientiert	36
2.17	Personen sind Ja- und Neinsager zugleich	37
2.18	Personen suchen Heimat im Bereich von Sprache und Symbolen	39
Literatur		40

„Was Ohrfeigen sind, weiß jeder", meinte Heinrich Heine, „was jedoch die Liebe ist, kann keiner beschreiben." Es sei dahingestellt, ob Heine mit dieser Einschätzung richtig lag; schließlich hat er selbst eine Reihe von Gedichten verfasst, von denen die Experten überzeugt sind, dass sie das Wesen der Liebe trefflich wiedergeben.

Überträgt man aber Heines Diktum auf unser Thema, erhält seine Formulierung eine gewisse Berechtigung. Was Ohrfeigen sind, weiß tatsächlich fast jeder; wie jedoch eine

Person definiert wird, ist schwerer in Erfahrung zu bringen. Einen noch höheren Schwierigkeitsgrad bedeutet es, wenn man die Frage klären will, wie Personalität entwickelt werden kann. Ähnlich komplex stellt sich das Problem dar, wenn wir es auf die Medizin anwenden und nach den Grundrissen einer personalen Heilkunde fragen.

2.1 Terminologische Vorbemerkungen

Bei der Beschäftigung mit Person und Personalität bemerkt man rasch, dass diese Begriffe im Deutschen wie auch in anderen Sprachen vieldeutig gebraucht werden. Der Terminus Person stammt ursprünglich aus dem Lateinischen und bedeutet so viel wie „das Hindurchtönende". Angespielt wurde damit in der Antike auf den Schauspieler im Theater, der sich eine Maske vor das Gesicht hielt, um so seine Rolle zu verdeutlichen, und dessen Stimme durch diese Maske hindurch zu vernehmen war.

Neben dem Begriff der Person finden als ähnlich, synonym oder auch abgegrenzt dazu Termini wie Selbst, Ich, Subjekt, Persönlichkeit, Identität oder Individualität Verwendung. Es füllt dicke Bücher, die Überlappungen und Unterschiede zwischen diesen Begriffen zu erfassen, ohne dass damit bereits eine allgemein anerkannte Definition von Person gegeben wäre. Im Gegenteil: Die Hauptvertreter der philosophischen, psychologischen und medizinischen Anthropologie im 20. Jahrhundert (Max Scheler, Nicolai Hartmann, Helmuth Plessner, Karl Löwith, Ludwig Binswanger, Emmanuel Mounier, William Stern) nehmen hinsichtlich der Beschreibung einer Person einander widersprechende Positionen ein. Auf dieses terminologisch-definitorische Tohuwabohu machte der Philosoph Michael Theunissen schon vor Jahren in *Skeptische Betrachtungen über den anthropologischen Personbegriff* aufmerksam:

> Hier erscheint die Person als Individuum, dort als dessen Gegenteil. Zwischen Person und Subjekt erblickt der eine gar keinen Unterschied, der andere eine unüberbrückbare Kluft. Für den einen fallen Personalität und Ichheit zusammen, für den anderen berühren sie sich nicht einmal. Während dieser, wenn er Person sagt, das Selbst meint, versteht jener darunter dasjenige, was es im Selbstwerden zu überwinden gilt.[1]

Wir berücksichtigen diese Debatte über Begriffe und Definitionen nur am Rande.[2] Viel mehr interessiert eine inhaltliche Klärung von Personalität und Person-Sein im

---

[1] Theunissen, M.: Skeptische Betrachtungen über den anthropologischen Personbegriff, in: Rombach, H. (Hrsg.): Die Frage nach dem Menschen – Aufriss einer philosophischen Anthropologie, Freiburg 1966, S. 465.

[2] Siehe hierzu: Diehl, U.: Personalität und Humanität, Heidelberg 1999; Kannetzky, F. und Tegtmeyer, H.: (Hrsg.): Personalität – Studien zu einem Schlüsselbegriff der Philosophie, Leipzig 2007; Kobusch, Th.: Die Entdeckung der Person – Metaphysik der Freiheit und modernes Menschenbild, Darmstadt 1997; Lugmayer, K.: Philosophie der Person, Frankfurt am Main 2009; Putallaz, F.-X. und Schumacher, B.N. (Hrsg.): Der Mensch und die Person, Darmstadt 2008; Quante, M.: Personale Identität, Paderborn 1999; Kalckreuth, M. von: Philosophie der Personalität, Hamburg 2021.

2.2 Annäherung an den Person-Begriff I

Hinblick auf medizinische Belange: Wie muss eine Heilkunde beschaffen sein, wenn sie Personen (und nicht lediglich kranke oder gesunde Körper) diagnostizieren und therapieren will?

2.2 Annäherung an den Person-Begriff I

Wenn ein Mensch geboren wird, kommt ein potenzieller Jemand und kein bloßes Etwas auf die Welt.[3] Die personalen Qualitäten dieses Neugeborenen sind in vielerlei Hinsicht noch rudimentär, entwickeln sich im Laufe von Jahren und sind einem Enkulturations- und Sozialisationsprozess unterworfen.

Ein Neugeborenes wird oft als menschliches Wesen (*Human Being*) bezeichnet. An ihm dominieren materiell-anatomische, physiologische und biochemische Aspekte (Körper; *Body; Soma*) sowie seelische und soziale Phänomene. Unter den ihm zuteilwerdenden Sozialisations- und Umwelt-Bedingungen (Eltern-Kind-Beziehung, gesellschaftliche, ökonomische, kulturelle Verhältnisse) entwickelt sich daraus ein Selbst (Charakter; *Self*). An ihm lassen sich biologische und psychosoziale sowie beginnend auch intellektuell-geistige Besonderheiten (Seele, *Psyche*) beobachten.[4]

Ab dem zweiten und dritten Lebensjahr zeigen sich in der Regel erste Anzeichen eines Ichbewusstseins, und die weitere Entwicklung des Menschen ermöglicht die Ausbildung von Individualität und Persönlichkeit. Grundlage dafür sind die (relative) Emanzipation von der Primärfamilie, Kontakte mit der *Peergroup* und das Hineinwachsen in die soziokulturelle Umgebung. Dabei kommt es zunehmend zur Ausbildung von Subjektivität sowie eines umfassenderen Ich- oder Selbstbewusstseins.[5]

Die folgenden Entwicklungsschritte, die im günstigen Fall während der Kindheit und Jugend eines Menschen angelegt sind, ermöglichen die Induktion und das Wachstum von Personalität (s. Abb. 2.1). Entscheidend ist, dass sich der Einzelne in zunehmendem Maß auf die Dimensionen von umgebender Kultur, Geistigkeit und Intellektualität (*Culture; Mind*) ausrichtet.

---

[3] Siehe hierzu Spaemann, R.: Personen – Versuche über den Unterschied zwischen „etwas" und „jemand" (1996), Stuttgart 1998.
[4] Siehe hierzu Bowlby, J.: Frühe Bindung und kindliche Entwicklung (1953), München 2001; Mahler, M.S. et al: Die psychische Geburt des Menschen (1975), Frankfurt am Main 1980; Spitz, R.: Die Entstehung der ersten Objektbeziehungen (1954), Stuttgart 1973; Stern, D.: Tagebuch eines Babys (1990), München 1995; Winnicott, D.: Die menschliche Natur (1988), Stuttgart 1994.
[5] Siehe hierzu etwa Erikson, E.H.: Kindheit und Gesellschaft (1950), Stuttgart 1987; Kohlberg, L.: Die Psychologie der Moralentwicklung (1968 ff.), Frankfurt am Main 1997; Piaget, J.: Biologie und Erkenntnis (1967), Frankfurt am Main 1992.

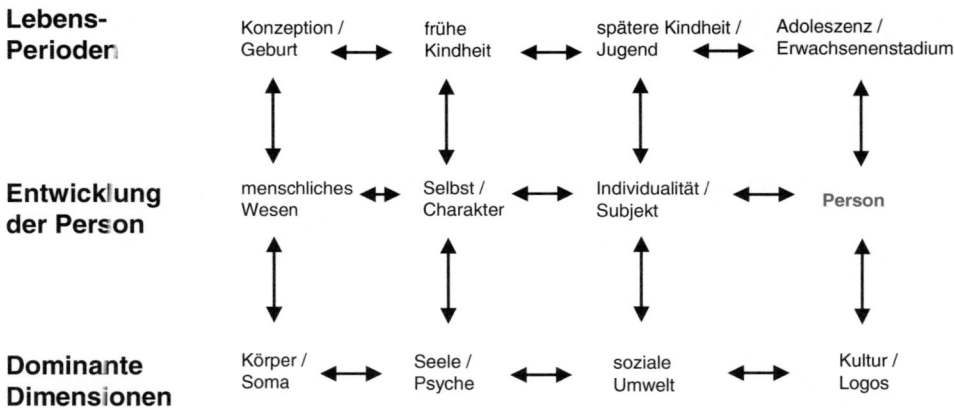

Abb. 2.1 Darstellung des Person-Begriffs I

Abb. 2.2 Darstellung des Person-Begriffs II

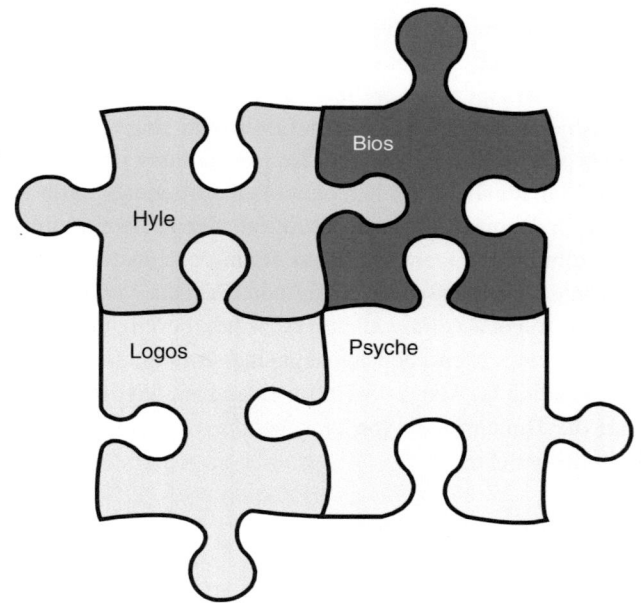

2.3 Annäherung an den Person-Begriff II

An Personen können vier Dimensionen, Funktionen oder Aspekte beobachtet, beschrieben sowie (in der Medizin) eventuell diagnostiziert und therapiert werden: Materie (Stoff; *Hyle*), Leben (*Bios*), Seele (*Psyche*) und Geist (*Logos*) (s. Abb. 2.2). Diese Aspekte kommen beim Menschen nie separiert vor[6] – eine Unterscheidung erfolgt hier vielmehr

---

[6] Siehe hierzu Kather, R.: Person – Die Begründung menschlicher Identität, Darmstadt 2007.

aufgrund didaktischer und pragmatischer Überlegungen. Die einzelnen Funktionen dürfen jedoch nicht mit ontologischen Zuordnungen oder Substanzen (der Körper, die Seele, der Geist) gleichgesetzt oder verwechselt werden.

Personen kann man als belebte Materie sowie beseelte und vergeistigte Biologie begreifen, wobei es legitim ist, von materialisiertem Geist oder verkörperter Seele zu sprechen. In den letzten Jahren hat sich für diesen Sachverhalt der englische Begriff *embodiment* (Verkörperung)[7] eingebürgert. Mit ihm wird auf das Faktum angespielt, dass es keinen autark vor sich hindenkenden Geist gibt, sondern dass mentale Prozesse sich in einem Organismus (nicht nur in einem Gehirn) ereignen und auf diesen angewiesen sind. Vor allem in der Philosophie des französischen Denkers Maurice Merleau-Ponty spielt der Gedanke des verkörperten Geistes eine wesentliche Rolle.[8]

2.4 Anfänge der Personalen Medizin

Für die Medizin bedeutet diese erste annähernde Beschreibung einer Person, dass sie in Bezug auf ihre Präventions-, Ätiologie-, Diagnose- und Therapiekonzepte Weitungen und Ergänzungen ihrer tradierten Modelle vornehmen muss, wenn sie denn Personen in den eben skizzierten Dimensionen erkennen, beraten und behandeln will.

Vor allem im 19. Jahrhundert orientierte sich die Medizin im Zuge der aufkommenden Naturwissenschaften bevorzugt an den Dimensionen *Hyle* und *Bios*. Nach der Phase der romantischen Medizin um 1800 war dies eine wahre Wohltat, da man in der Heilkunde nun auf Empirie und Positivismus statt auf spekulative Glaubenssätze bauen konnte. Parallel mit der Fokussierung auf den Körper als belebte Materie (Schlagwort *l'homme machine*) wurden beinahe regelhaft psychosoziale und geistige Aspekte von Patienten vernachlässigt.

Um 1900 war innerhalb der Medizin eine Art Paradigmenwechsel zu beobachten. Nicht mehr die seelenlosen Körper (wie noch in den Jahrzehnten zuvor), sondern die körperlosen Seelen evozierten nun die anhaltende Aufmerksamkeit der damals modernen Mediziner. Sigmund Freud und nach ihm die Schar der Tiefenpsychologen und psychologisch arbeitenden Ärzte waren bestrebt, die Dimensionen von *Psyche* und *Logos* bei ihren Klienten zu erfassen und nötigenfalls zu behandeln. Mehr oder minder dezidiert wurden dabei somatische Aspekte der Patienten ausgeklammert.

Wenig später versuchten die Vertreter einer psychosomatischen Medizin, weder seelenlose Körper noch körperlose Seelen, sondern Bios *und* Psyche ihrer Patienten in der Ätiologie, Diagnose und Therapie von Krankheiten zu berücksichtigen. Neben der Integration biografischer und psychosozialer Faktoren bei der Entstehung, beim Verlauf und

---

[7] Siehe hierzu etwa Krois, J.M. et al. (Hrsg.): Embodiment in Cognition and Culture, Amsterdam 2007; Gallagher, S.: How the Body shapes the Mind, Oxford 2005.
[8] Merleau-Ponty, M.: Phänomenologie der Wahrnehmung (1964), Berlin 1966.

bei der Behandlung von Krankheiten formulierten Psychosomatiker wertvolle und innovative anthropologische Beiträge über den Menschen (Schlagwort biopsychosozial).[9]

Bei allen begrüßenswerten Fortschritten des biopsychosozialen Krankheits-, Gesundheits- und Anthropologiekonzepts sind in ihm jedoch die geistig-kulturellen Facetten des Menschen (*Logos*) unterrepräsentiert. Viele Psychosomatiker (sofern man überhaupt von *den* Psychosomatikern sprechen darf) bemühen sich um eine Würdigung und Erfassung ihrer Patienten als Charaktere, Individuen, Selbst oder Persönlichkeiten. Viktor von Weizsäcker hat dementsprechend die Einführung des Subjekts in die Heilkunde als eine der wesentlichen Leistungen der psychosomatischen Medizin bezeichnet.[10]

Die Personale Medizin versucht, über das Subjekt hinaus auch die Person in die Heilkunde einzuführen. Damit sind jene Gesichtspunkte und Funktionen von Menschen gemeint, die neben den biopsychosozialen auch die geistig-kulturellen Aspekte (*Logos*) umfassen. Letztere sollten in den Präventions-, Ätiologie-, Diagnose- und Therapiekonzepten der Medizin ebenfalls mitberücksichtigt werden.

Den Begriff und erste Überlegungen zu einer Personalen Medizin gibt es bereits seit dem ersten Drittel des letzten Jahrhunderts. So hat der Wiener Urologe und Philosoph Oswald Schwarz, den man spaßeshalber als Urosophen titulierte, in seiner *Medizinischen Anthropologie – Eine wissenschaftstheoretische Grundlegung der Medizin* (1929) auf die Notwendigkeit hingewiesen, Patienten nicht nur biomedizinisch, sondern auch in Bezug auf ihre Personalität zu diagnostizieren und zu therapieren.

Einige Jahre später publizierte der Schweizer Arzt und Schriftsteller Paul Tournier sein Buch *Médicine de la personne* (1940). Darin vertrat er einen christlich angehauchten Personalismus, wie er kurz zuvor von dem französischen Linkskatholiken und Philosophen Emmanuel Mounier (1905–1950) in *Das personalistische Manifest* (1936) entworfen worden war. Tournier leistete mit seinen Texten Beiträge für die Integration von biologischen, psychologischen, sozialen und spirituellen Aspekten bei der Beurteilung von Krankheit und Gesundheit, obschon sich seine religiöse Sicht auf das Thema des Personalismus nicht durchgesetzt hat.

In den letzten Jahren zeichnet sich – ausgehend von Paul Tournier – eine Bewegung innerhalb der angloamerikanischen Ärzteschaft ab, die sich der Entwicklung einer *person-centered medicine* verschrieben hat. Wie sehr dabei pragmatisch auf eine *holistic medicine* abgehoben oder aber die Tradition etwa des kontinentaleuropäischen Personalismus (z. B. bei William Stern, Max Scheler, Nicolai Hartmann) aufgegriffen wird, ist noch nicht entschieden.[11]

---

[9] Siehe hierzu etwa Uexküll, Th. und Wesiack, W.: Theorie der Humanmedizin – Grundlagen ärztlichen Denkens und Handelns, 2. Auflage, München 1991.

[10] Weizsäcker, V.v.: Der Gestaltkreis – Theorie der Einheit von Wahrnehmen und Bewegen (1947), in: Gesammelte Schriften 4, Frankfurt am Main 1997.

[11] Siehe hierzu etwa Casell, E.J.: The person in medicine; Hoff, P.: Historical perspectives on person-centered medicine and psychiatry; Mezzich, J.E. et al: Introduction to conceptual explorations on person-centered medicine – alle in: International Journal of Integrated Care (Volume 10) January 2010.

2.5 Person ist kein Faktum, sondern ein Fakultativum

Was verstehen wir in unserem Zusammenhang unter Person und Personaler Medizin? Ein erster Befund, den man im Umgang mit dem Thema Personalität erheben kann, besteht darin, dass es sich bei ihr nicht um eine fixe und gegebene Größe, sondern um eine variable Möglichkeit handelt. Weite und Umfang der Personalität bei ein und demselben Individuum sind Schwankungen unterworfen. Sozialisationsbedingungen, lebensgeschichtliche Ereignisse, situative Einflüsse, Stimmungen sowie Krankheit und Gesundheit tragen dazu bei, das personale Niveau zu erhöhen oder sinken zu lassen.

Der Philosoph Hermann Schmitz (1928–2021) sprach in diesem Kontext vom permanenten Wechsel zwischen personaler Emanzipation und Regression. Die Person konstelliert und emanzipiert sich in mehr oder minder großen Ausmaßen von ihrer „primitiven Gegenwart im chaotischen Mannigfaltigen" und erobert sich Fähigkeiten der Reflexion und Vernunft, ohne dass diese auf Dauer gesichert sind. Immer wieder ereignen sich personale Regressionen (z. B. Schlaf, Rausch, Affekte, Panik, Schwäche, Schmerz, Lachen, Weinen), die uns in verschieden großem Ausmaß in die primitive Gegenwart zurückversetzen.[12]

Die Entfaltung und Stabilisierung des personalen Niveaus sind des Weiteren von tragfähigen und anregenden Kontakten zu Mitmenschen abhängig, die den Einzelnen als Person erkennen, anerkennen, verstehen und entsprechend behandeln. Im entgegengesetzten Fall schrumpfen die Dimensionen der Personalität möglicherweise erheblich, wenn Einzelne in Person-widrige soziale Umstände geraten.

Dies hat Konsequenzen für die Medizin. Sobald Patienten das Medizinal-System aufsuchen, haben Ärzte, Pflegende, Therapeuten es mit dem Faktum ihrer Körper zu tun, und diesem Faktum werden sie in der Regel gerecht, wenn sie eine solide Aus- und Weiterbildung hinsichtlich der somatischen Belange des menschlichen Organismus absolviert haben. Ob sie jedoch über das Faktum der Patienten-Körper hinaus auch das Fakultativum ihrer jeweiligen Person erspüren, ist nicht sicher. Dazu sind Ärzte, Pflegende, Therapeuten und nicht zuletzt auch Verwaltungs-Mitarbeiter nötig, die in der Lage sind, Personalität bei sich selbst und am Gegenüber wahrzunehmen, gelten zu lassen und als Thema ihrer Obhut zu begreifen. Personale Medizin bedeutet und ereignet sich als Medizin von Personen für Personen.

Nicolai Hartmann hat in seiner *Ethik*[13] das Konzept des liebenden Blicks eingeführt, das in der Umsetzung dieser Aufgabe hilfreich sein kann. Dieses Konzept beschreibt Liebe als Erkenntnisvorgang, bei dem der andere im Zentrum seiner sozialen und geistigen Welt hinsichtlich seiner momentanen Realität wie auch seiner zukünftigen Potentialität wahrgenommen wird. Diese Erkenntnisart ist dem Philosophen zufolge die Grundlage für eine umfassende Akzeptanz eines Gegenübers.

Den liebenden Blick wollte Hartmann nicht mit einem süßlichen, verklärenden oder illusionären Blick verwechselt wissen. Voraussetzung dafür, beim anderen dessen Ent-

---

[12] Siehe hierzu Schmitz, H.: Die Person (1980), Bonn 2005.
[13] Hartmann, N.: Ethik (1926), Berlin 1962.

wicklungspotential adäquat einschätzen zu können, ist vielmehr eine tiefe Verwurzelung im Realitätsprinzip, die Ermutigung und Förderung des Gegenübers an der richtigen Stelle und im richtigen Ausmaß erlaubt und vor Verkennung schützt. Die Fähigkeit zur Realitätsprüfung darf als ebenso wesentliches Lernziel bei der Ausbildung von Ärzten, Pflegenden, Therapeuten berücksichtigt werden wie deren Fähigkeit, im Gegenüber dessen potenzielle Entwicklungen zu erspüren.

2.6 Personen sollten wir nicht nur erklären, sondern auch verstehen

Vor über 100 Jahren hat Wilhelm Dilthey in den *Ideen über eine beschreibende und zergliedernde Psychologie*[14] den oft zitierten Gedanken formuliert, dass in den Naturwissenschaften erklärend und in den Geisteswissenschaften verstehend vorgegangen wird, um zu wissenschaftlichen Ergebnissen zu kommen. Ausgehend von dieser Unterscheidung war er bemüht, die Hermeneutik (die Kunst des richtigen Auslegens und Interpretierens) als Fundament geisteswissenschaftlicher Methodologie auszuarbeiten.

Hinsichtlich der methodischen Ausrichtung der Personalen Medizin können wir bei Dilthey und seinen Nachfolgern in der Hermeneutik (z.B. bei Hans-Georg Gadamer in *Wahrheit und Methode*[15] oder bei Jürgen Habermas in *Erkenntnis und Interesse)*[16] Anleihen nehmen. Eine Medizin, die kranke Personen und nicht bloß Krankheiten diagnostizieren und therapieren will, muss erklärend und verstehend zugleich vorgehen. Erklärend, um die somatischen Befunde in Maß und Zahl erheben zu können, die uns Auskunft über den Zustand eines Organismus geben; und verstehend, um die psychosozialen und geistigen Aspekte wahrzunehmen und einzuordnen, welche die Personalität des Patienten widerspiegeln.

Einen derartigen Zugang zum Patienten als Person nennen wir bi-perspektivisch (s. Abb. 2.3). Die eine Perspektive legt uns anatomische, physiologische und biochemische Strukturen, Prozesse und Mechanismen frei (*Hyle* und *Bios*); die andere Perspektive erlaubt es, bei demselben Patienten und hinsichtlich desselben Symptoms lebensgeschichtlichen Sinn und situative Bedeutung zu erkennen (*Psyche* und *Logos*). Diese beiden Perspektiven ergänzen einander und gelangen im günstigen Fall im dauernden Wechsel zur Anwendung, sodass einseitige Fixierungen auf *entweder* körperlich *oder* seelisch krank vermieden werden.

Der Heidelberger Psychosomatiker Viktor von Weizsäcker hat in diesem Zusammenhang vom Drehtürprinzip gesprochen und betont, dass sich Arzt und Patient zum jeweiligen Zeitpunkt immer nur entweder im somatisch-biologischen oder aber im seelisch-

---

[14] Dilthey, W.: Ideen über eine beschreibende und zergliedernde Psychologie (1894), in: Gesammelte Schriften V, Göttingen 1990.

[15] Gadamer, H.-G.: Wahrheit und Methode (1960), Tübingen 1986.

[16] Habermas, J.: Erkenntnis und Interesse (1968), Frankfurt am Main 1988.

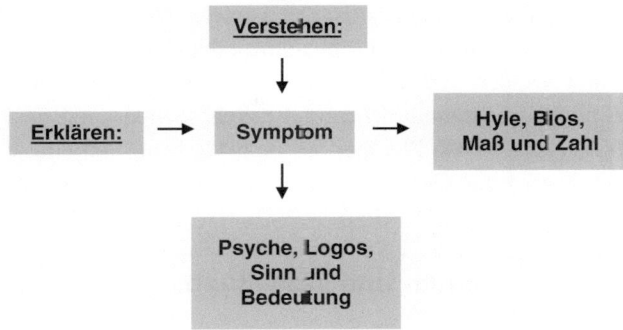

Abb. 2.3 Bi-perspektivischer Zugang zum Patienten

geistigen Raum aufhalten können. Beide Räume sind wie mit einer Drehtür verbunden, und es sei schon viel gewonnen, wenn sich beide Protagonisten – Arzt und Patient – jeweils gemeinsam von dem einen in den anderen Raum bewegen.

Häufig jedoch sind die diagnostischen und therapeutischen Räume von Arzt und Patient getrennt, und oft genug ist die Beweglichkeit der sie verbindenden Drehtür eingeschränkt – eine Einschränkung, zu der nicht nur der jeweilige Diagnostiker und Therapeut, sondern auch institutionelle und strukturelle Belange innerhalb des Medizinal-Systems beitragen. So sind Aus-, Fort- und Weiterbildung von Ärzten, Pflegenden, Therapeuten häufig dem somatisch-naturwissenschaftlichen Paradigma verpflichtet und vernachlässigen psychosoziale und soziokulturelle Dimensionen von Krankheit und Gesundheit. Analoges gilt für Psychotherapeuten, die in ihrer Sozialisation nicht selten nur mit psychosozialen anthropologischen Konzepten unter Ausklammerung biomedizinischer Belange konfrontiert werden.

2.7 Personen sind leibhaftig

Um nicht in derlei Fallen zu tappen oder den Anschein zu erwecken, Personen würden sich lediglich durch Vernunft, Selbstbewusstsein und Identitätsempfinden auszeichnen, sei an dieser Stelle nochmals betont, dass alle personalen Aspekte und Qualitäten am Menschen stets inkarniert (verleiblicht) sind.

Dies bedeutet, dass z. B. Denken, Erinnern, Werten, Urteilen, Fühlen und Sprechen nicht bloß als mentale Prozesse einer Person zu erklären sind, die auf die Hardware des Gehirns zurückgreift und ansonsten eine distanzierte und beobachtende Position zu ihrer biologischen Basis einnimmt. Eine derartige Trennung wirkt artifiziell; am ehesten wird sie in jenen Zuständen angestrebt, die Helmuth Plessner als exzentrische Position bezeichnet hat.[17]

In solchen Momenten nämlich, so Plessner, erleben und bedenken Menschen ihren eigenen Körper beinahe wie ein Gegenüber – sie haben einen Körper, ähnlich wie man

---

[17] Plessner, H.: Die Stufen des Organischen und der Mensch (1928), Berlin 1975.

andere Gegenstände besitzt. Doch solche Zustände wechseln mit Phasen des zentrischen Daseins, in denen sich der Einzelne leibhaftig empfindet – er ist Leib. Dieser Wechsel von Körper-Haben und Leib-Sein verweist auf die grundsätzliche, nicht hintergehbare Verleiblichung (Embodiment) aller psychosozialen und geistig-kulturellen Phänomene des Menschen. Neben Plessner hat auch Merleau-Ponty diese nicht aufhebbare Verflechtung von Körper und Geist, Leib und Seele eindrücklich geschildert.[18]

2.8 Personen sind Individuen

Sobald wir Menschen als Personen wahrnehmen und behandeln, anerkennen wir sie als Individuen. Nicht das Allgemeine und Generelle, sondern das Spezifische und Besondere eines Menschen steht dabei zur Disposition. Personen sind, wie Kunstwerke, einzigartig und unverwechselbar; wie an diesen lassen sich an ihnen Stil, Ausdruck, Gestalt, Sujet, Farbigkeit, Rhythmus, Tempus, Proportionen, Melodie, Harmonie, Lautstärke erkennen und unterscheiden.

Individuelles menschliches Leben gleicht dem künstlerischen Spiel; oftmals liegt es jenseits der Vernünftigkeit des praktischen Lebens sowie außerhalb der Sphäre von Notdurft und Nutzen. Friedrich Schiller vertrat in *Über die ästhetische Erziehung des Menschen in einer Reihe von Briefen* (1793/94) die Ansicht: „Der Mensch spielt nur, wo er in voller Bedeutung des Wortes Mensch ist, und er ist nur da ganz Mensch, wo er spielt."[19] – wobei der Dichter vor allem auf das kreatürliche Spiel der Kunst abhob. Analog argumentierte der niederländische Kulturhistoriker Johan Huizinga in *Homo ludens – Vom Ursprung der Kultur im Spiel*,[20] in dem er das Spiel als Anthropinon bezeichnete.

Fehlen dem Einzelnen die Freiräume künstlerisch-kreatürlicher und spielerischer Lebensgestaltung und nähert er seine Existenz auf Dauer dem dumpf-monotonen Rhythmus von Maschinen oder Institutionen an, läuft er Gefahr, seine Individualität zu reduzieren und möglicherweise an Leib und Seele zu erkranken. Wer jedoch seinem individuellen Wesen Ausdruck verleiht und die Spanne seines Daseins dem Programm der individuellen Lebenskunst widmet, scheint prädestiniert, sich dem Pol der Gesundheit anzunähern bzw. das jeweilige Niveau an Gesundheit, das sein Organismus ihm ermöglicht, zu verwirklichen.

Gesundheit wie Krankheit können daher als Variablen interpretiert werden, die vom individuellen Gestaltungswillen sowie von der Expansions- und Auffassungskraft und der Weltoffenheit des Einzelnen mitabhängen. Weil jedoch – wie es im Mittelalter hieß – das Individuum *ineffabile* (also unausschöpfbar) ist, müssen seine gesamten Lebensumstände

---

[18] Merleau-Ponty, M.: Das Sichtbare und das Unsichtbare (1964), München 1986.

[19] Schiller, F.: Über die ästhetische Erziehung des Menschen in einer Reihe von Briefen (1793/94), in: Sämtliche Werke V, Darmstadt 1993, S. 618.

[20] Huizinga, J.: Homo ludens – Vom Ursprung der Kultur im Spiel (1938), Reinbek bei Hamburg 1987.

inklusive seiner Krankheits- und Gesundheitszustände als komplex und letztlich unauslotbar aufgefasst werden.

Dies zu betonen scheint wichtig, weil im Zeitalter von *Evidence based Medicine* (EBM) und *Diagnosis related Groups* (DRG) die Tradition des Individualisierens, die bereits in der Medizin der griechischen Antike begründet wurde, in Gefahr gerät. Patienten erleben sich zu Recht als in ihren subjektiven und individuellen Belangen zu wenig wahrgenommen und verstanden, wenn sie lediglich in typische Diagnoseeinheiten und evaluierte Behandlungspfade eingeordnet werden und dabei vergessen wird, dass es sich bei ihnen (einen Begriff Weizsäckers gebrauchend) immer um „Subjekte in der Krise"[21] handelt.

2.9 Person-Sein erstreckt sich in der Zeit

Personen leben nicht nur in der Gegenwart, sondern in einer Synthese von Vergangenheit, Gegenwart und Zukunft. Diese drei Modalitäten der Zeitlichkeit bedingen einander gegenseitig; die Gegenwart erschließt uns Vergangenheit und Zukunft und öffnet Chancen der Veränderung von Welt und eigener Person; die Zukunft lässt uns Gegenwart und Vergangenheit in ihrem Lichte sehen; die Vergangenheit ragt allemal in Gegenwart und Zukunft hinein. Was die Zeit ist, wird seit Jahrtausenden bedacht und erforscht. Bekannt ist die Definition von Aristoteles, mit der er die Zeit als zerteilte Bewegung charakterisierte. Ebenfalls oft zitiert wird die Aussage von Augustinus, der auf die Frage, was denn die Zeit sei, sinngemäß geantwortet haben soll: „Eben wusste ich es noch. Aber in dem Moment, wo ich jetzt gefragt werde, habe ich es vergessen."

Im 20. Jahrhundert wurde das Wesen der Zeit sowohl in der Physik als auch in den Sozialwissenschaften und der Philosophie ausführlich diskutiert. Dabei wird in der Regel die physikalisch-objektive Raum-Zeit von der erlebten subjektiven Zeit unterschieden. Letztere spielt etwa in den Philosophien von Henri Bergson[22] und Martin Heidegger[23] ebenso wie in der Dichtkunst (z. B. in Marcel Prousts *Auf der Suche nach der verlorenen Zeit*) eine zentrale Rolle.

Das Niveau der Personalität eines Menschen hängt von dessen Umgang mit seiner subjektiven Zeit ab.[24] Menschen mit hohen personalen Niveaus verfügen in der Regel über einen weiten Zeithorizont, wodurch sie in allen Zeitdimensionen stark verankert sind. Als wesentlich erscheint die Aufgabe des Einzelnen, die Dimensionen der Zeitlichkeit (Vergangenheit, Gegenwart, Zukunft) bei sich zur Synthese zu bringen und die Momente des Lebens in einen konsistenten Sinnzusammenhang einzustellen.

---

[21] siehe hierzu Weizsäcker, V. v.: Körpergeschehen und Neurose (1940), in: Gesammelte Schriften 6, Frankfurt am Main 1986.

[22] Bergson, H.: Materie und Gedächtnis (1896), Hamburg 1991.

[23] Heidegger, M.: Sein und Zeit (1927), Tübingen 1986.

[24] Bieri, P.: Zeiterfahrung und Personalität, in: Burger, H. (Hrsg.): Zeit, Natur und Mensch. Berlin 1986.

Gesundheit entsteht und erhält sich auf der Basis der jeweiligen biologischen Gegebenheiten am ehesten, wenn Menschen die Gegenwart aufgrund eigener Zukunftsentwürfe gestalten und ihre Vergangenheit als Erfahrung verwerten. Jedes bloße Versinken in der Vergangenheit, jedes Suchen nach der verlorenen Zeit, das nicht an der Bewältigung von Gegenwart und Zukunft ausgerichtet ist, kann – wie dies bei Depressionen zu beobachten ist[25] – Zeichen oder aber auch Ursache für Erkrankungen sein. Die Zukunft ist dagegen diejenige zeitliche Dimension, welche dem Menschen Freiheit, Metamorphose und Glück verheißen kann.

Die Personale Medizin sollte daher imstande sein, das subjektive Zeiterleben ihrer Patienten als ernstzunehmenden Aspekt der Diagnostik zu begreifen, als pathogenen oder salutogenen Faktor einzuordnen und in der Therapie zu berücksichtigen. Die Behandlung etwa einer Depression bedeutet, dem Erkrankten dabei zu helfen, die zeitlichen Dimensionen von Gegenwart und Zukunft in ihrem Wert und ihrer Bedeutung für ihn wieder erfahrbar werden zu lassen.[26]

2.10 Personen erinnern sich

Wie eben angedeutet, hängt das personale Niveau eines Menschen entscheidend von seiner Fähigkeit ab, sich zu erinnern und seine eigene wie auch die Geschichte seiner Gesellschaft und Kultur in einen geordneten Zusammenhang einstellen zu können. Nach Friedrich Nietzsche macht erst das umfängliche Erinnerungsvermögen und Gedächtnis den Menschen zum Menschen und bewirkt, dass wir nicht wie die Tiere „kurz angepflockt an den Pflock des Augenblicks" vegetieren.[27]

Selbst wenn wir Tieren heutzutage ein bedeutend höheres Maß an Erinnerungsfähigkeit attestieren, als dies zu Zeiten von Nietzsche üblich war, stimmen wir mit dem Philosophen insofern überein, als wir das episodische Gedächtnis (autobiografisch komplexe Erinnerungen, von Henri Bergson auch als reines Gedächtnis tituliert) als exquisite Form des Memorierens auffassen, die es (aller Wahrscheinlichkeit nach) bevorzugt beim Menschen gibt.

---

[25] Gebsattel, V. v.: Störungen des Werdens und des Zeiterlebens im Rahmen psychiatrischer Erkrankungen, in: Prolegomena einer medizinischen Anthropologie, Berlin 1954; Straus, E.: Das Zeiterlebnis in der endogenen Depression und in der psychopathischen Verstimmung (1928), in: Psychologie der menschlichen Welt, Berlin 1960.

[26] Binswanger, L.: Melancholie und Manie (1960), in: Ausgewählte Werke Band 4, Der Mensch in der Psychiatrie, Heidelberg 1994.

[27] Nietzsche, F.: Vom Nutzen und Nachteil der Historie für das Leben (1872), in: KSA 1, München Berlin 1988, S. 248.

2.10 Personen erinnern sich

Größere Lücken oder sogar Leerstellen dieses episodischen und autobiografischen Gedächtnisses spielen bei der Entstehung und/oder der Chronifizierung von psychosozialen Störungen (Neurosen) nicht selten eine gewichtige Rolle. Für das Bewusstsein zugänglich sind dann in der Regel überwiegend nichts- oder wenig sagende Erinnerungsinhalte oder Deck-Erinnerungen, denen die Aufgabe zukommt, die unangenehmen Vorkommnisse der eigenen Lebensgeschichte zuzudecken, zu schönen und zu kaschieren.

Es gehört mit zu den bleibenden Verdiensten Freuds, in diesen Zusammenhängen die gesundheitsförderlichen Effekte von Erinnerungen (und damit der Evokation der zeitlichen Dimension der Vergangenheit) nachgewiesen zu haben. Die psychoanalytische Rekonstruktion der eigenen Biografie soll den Patienten in die Lage versetzen, Verdrängtes und Vergessenes aus den dunklen Winkeln des Nicht-wahrnehmen-oder-erinnern-Könnens ins hellere Licht der Öffentlichkeit und Kommunikation zu bringen. Damit gewinnt der Einzelne wieder zunehmende Souveränität über seine persönliche und kollektive Geschichte und seine Geworfenheit.[28] Das Verständnis des individuellen Geworden-Seins und der allgemeinen Geschichte aber ist eine wesentliche Voraussetzung, die Zukunft und den eigenen Entwurf sinnvoll zu gestalten.

Ausgehend von Freuds psychoanalytischer Erinnerungsarbeit hat Richard Siebeck, neben Weizsäcker ein weiterer prominenter Vertreter der Heidelberger Schule der Psychosomatik, in seinem Hauptwerk *Medizin in Bewegung*[29] eine von ihm so bezeichnete biografische Medizin gefordert und in Ansätzen realisiert. Darunter verstand er eine Heilkunde, die die Krankheiten des Individuums in seinen jeweiligen Lebenslauf einzuordnen und Verbindungslinien zwischen biografischen Geschehnissen und dem Erlebnis einer Krankengeschichte herzustellen vermag.

Eine solche Form der Medizin nähert sich einer Definition Wilhelm Diltheys an, der davon gesprochen hatte, dass das Wesen und die Hauptaufgabe der Geisteswissenschaften darin bestehen, inhaltliche und strukturelle Zusammenhänge von Singularitäten nachzuzeichnen und herzustellen – Geisteswissenschaften waren für ihn gleichbedeutend mit Zusammenhangswissenschaften.

Personale Medizin zielt in ihrer Diagnostik und Therapie auf die (Re-)Konstruktion ebensolcher Zusammenhänge zwischen Biologie und Biografie, Physiologie und Psychologie eines Patienten ab. Es spielen dabei neben kausalen auch die finalen Gesichtspunkte eine gewichtige Rolle. Krankheit und Gesundheit weisen Ursachen (Kausalität) wie auch Zwecke und Ziele (Finalität) auf. Vor diesem Hintergrund sollten Diagnose und Therapie darauf abzielen, neben einer *restitutio ad integrum* auch eine *restitutio ad personam* zu ermöglichen.

---

[28] Siehe hierzu Heidegger, M.: Sein und Zeit (1927), Tübingen 1986.
[29] Siebeck, R.: Medizin in Bewegung – Klinische Erkenntnisse und ärztliche Aufgabe (1949), Stuttgart 1983.

2.11 Person-Sein erwächst im Transzendieren

Jean-Paul Sartre zitierte in *Ist der Existentialismus ein Humanismus?* mit Zustimmung einen Satz des französischen Essayisten Francis Ponge: „Der Mensch ist die Zukunft des Menschen!"[30] Damit wollte er zum Ausdruck bringen, dass die wesentliche zeitliche Dimension für uns Menschen die Zukunft ist, in die hinein wir uns entwerfen und vorstellen können und sollen und die zumindest in Maßen Gestaltungsspielraum und Veränderungspotential bereithält.

Dies bedeutet eine Aufforderung zur steten Transzendenz unseres *Status quo*. Die Person ist ein Werden und kein Sein, und es entspricht ihrem Wesen, sich im Aufbruch und in der Veränderung entwickeln und verwirklichen zu können. In dieser Hinsicht kann Stillstand oftmals bereits Rückschritt bedeuten. Statik statt Dynamik, Regression statt Progression gelten zu Recht als Krankheiten auslösende oder anzeigende Faktoren; sie verhindern beinahe regelhaft das Wachstum der Person und tragen eventuell sogar zu ihrer Schwächung bei.

Derartige Überlegungen zeitigen Konsequenzen für eine Personale Medizin. Wenn Menschen das Niveau ihrer Personalität bevorzugt in der Veränderung und Transzendenz hochhalten und bewahren können, sollte das Medizinal-System nicht durch Fixierungen und Arretierungen aller Art seinen Patienten die personale Form des Existierens erschweren. Solche Festlegungen erfolgen beispielsweise im Bereich der Diagnostik, wobei in unserem Zusammenhang vor allem Diagnosen im Bereich der Psychiatrie und Psychosomatik ins Gewicht fallen.

Immer wieder lässt sich beobachten, dass Diagnoseformulierungen beschimpfenden oder entwertenden Charakter aufweisen und die Chance eines Individuums auf Metamorphose und Entwicklung einschränken. So kann man Diagnosen wie „Infantil-narzisstische Persönlichkeit" oder „oral-sadistischer Charakter" wohl kaum als die Transzendenz des Betreffenden stimulierende Art der Beschreibung von Personen begreifen.

2.12 Person-Sein ist mit Gefühls- und Wertmächtigkeit assoziiert

Eine wesentliche Funktion der Person bilden ihre Emotionen. Diese sind ein Gefüge von Akten, durch die Welt und Mensch miteinander verflochten sind. Der Umfang einer Person bemisst sich unter anderem daran, wie viele Weltbezüge (zu Mitmenschen, Sachverhalten, Problemen) sie mittels ihrer Emotionalität wahrnimmt und verwirklicht.

Die Person gründet im Wert-Erlebnis. Werte und Gefühle hängen innerlich eng zusammen, was in der Formel Max Schelers (z. B. in *Wesen und Formen der Sympathie)*[31] zum Ausdruck kommt, Fühlen sei Werterkennen. Je gefühlsreicher der Mensch, umso mehr

---

[30] Sartre, J.-P.: Ist der Existentialismus ein Humanismus? (1946), in: Drei Essays, Frankfurt am Main – Berlin 1968, S. 17.

[31] Scheler, M.: Wesen und Formen der Sympathie (1913), Bonn 1985.

2.12 Person-Sein ist mit Gefühls- und Wertmächtigkeit assoziiert

Werte kann er empfinden und realisieren; je mehr Werte ein Mensch wahrnimmt, umso eher wird er lebendige Gefühle haben. Was Nahrung für den Körper und Beziehung für die Seele ist, sind Werte für die Geistigkeit und letztlich für die Personalität eines Menschen. Als Wertkenner und Wertträger gewinnt die menschliche Person ein hohes Maß an Entfaltung.

Gefühle sind hauptsächlich dafür verantwortlich, dass Menschen sich in Situationen begeben und sich mit anderen Menschen und der Welt verschränken. Die Person existiert in Situationen und gerät in immer neue Konstellationen, zu denen sie aktiv Stellung bezieht. Immer muss sie sich entscheiden, wie sie sich selbst und die Welt definieren und behandeln will; auch Unentschiedenheit ist eine Form von Entscheidung.

Weist ein Mensch merkliche und lange vorherrschende Einengungen hinsichtlich seines Wert-Erlebens, seiner Gefühlsmächtigkeit und seiner situativen Kompetenzen auf, entwickelt er Verstimmungen und Affekte, die ihrerseits wieder zu Krankheiten aller Art beitragen können. Vor allem die Veränderungen des vegetativen Nervensystems, das bei Affekten häufig in Dysbalance gerät, wirken oft wie Einfallstore für krankhafte funktionelle und im Laufe der Zeit morphologische Veränderungen des Organismus.[32] In gewisser Weise nahm Friedrich Schiller solche Erkenntnisse schon vor Jahrhunderten vorweg, als er formulierte: „Es ist der Geist, der sich den Körper baut."[33]

Wollen Ärzte und andere Diagnostiker im Hinblick auf die Ätiologie und die Pathogenese von Erkrankungen umfängliche Ursachenforschung betreiben, dürfen sie bei ihren Patienten auch deren Wertehierarchie und Emotionalität (Stimmungen, Verstimmungen, Gefühle, Affekte) beurteilen. Wie oft kommt es vor, dass Funktionsstörungen z. B. des Herz-Kreislauf-Systems (in Form von Bluthochdruck, Herzrasen, Palpitationen) oder des Gastrointestinaltrakts (in Form von Schmerz, Übelkeit, Durchfall, Verstopfung) Ausdruck von Affekten wie Angst, Ärger, Groll, Neid oder Ressentiment sind – und wie selten wird nach derlei Emotionen und den dazu gehörigen Wertempfindungen im medizinischen Alltag gefahndet!

Wertwahrnehmung, Wertrealisierung, Emotion und organismischer Zustand des Menschen sind eins. So haben schon frühe Forschungen zur menschlichen Emotionalität (Charles Darwin) und später der Psychologen Stanley Schachter und Jerome Singer[34] sowie des Anthropologen Paul Ekman gezeigt, wie sehr körperliche Veränderungen (Spannungszustände mimischer Muskulatur, des Bewegungsapparats) von den Betreffenden als veränderter emotionaler und axiologischer (die Werte betreffender) Status erlebt werden.[35]

---

[32] Siehe hierzu etwa Rüegg, J.C.: Mind & Body – Wie unser Gehirn die Gesundheit beeinflusst, Stuttgart 2010.

[33] Schiller, F.: Wallensteins Tod (1799), in: Sämtliche Werke Band II, Darmstadt 1981, S. 472.

[34] Schachter, S. und Singer, J.: Cognitive, social, and physiological determinants of emotional states, in: Psychology Review. 69, 1962, S. 379–399.

[35] Siehe hierzu etwa Ekman, P.: Gesichtsausdruck und Gefühl – 20 Jahre Forschung von Paul Ekman, Paderborn 1988; Meuter, N.: Anthropologie des Ausdrucks – Die Expressivität des Menschen zwischen Natur und Kultur, München 2006.

Eine Diagnostik von Wertehierarchien, Emotionen und körperlichen Zuständen setzt Diagnostiker voraus, die selbst wert- und gefühlsmächtig sind und die Entwicklung ihrer eigenen Personalität in dieser Hinsicht ernst nehmen. Das intuitive Erspüren und das bewusste Einordnen von Wertorientierungen sowie situativer und emotionaler Differenziertheit eines Menschen geschehen jeweils von Person zu Person, und nur derjenige, der diesbezüglich bei sich selbst einigermaßen weite Horizonte zu entfalten versucht, kann mit Aussicht auf Erfolg andere einschätzen und beurteilen.

2.13 Personen wachsen in der Sphäre vorausspringender Fürsorge

Die Formel der vorausspringenden Fürsorge stammt aus der Philosophie Martin Heideggers. In *Sein und Zeit* (1927) hat der Schwarzwälder Denker sogenannte Existentiale (Wesenseigentümlichkeiten) beschrieben, die das menschliche Leben charakterisieren und das anthropologische Profil des *Homo sapiens* wiedergeben. Zu den erwähnten Existentialen gehören die Zeitlichkeit und Räumlichkeit, das In-der-Welt-Sein, die Gestimmtheit und Weltoffenheit eines Menschen sowie seine Sorge und Fürsorge.

Unter Sorge verstand Heidegger nicht die Tatsache, dass wir alle im Schnitt täglich kleine oder mittlere Sorgen mit uns herumschleppen. Sorgen sollten wir uns dem Philosophen nach vielmehr um die Entfaltung unserer Person und des Ich-selbst-Seins (Eigentlichkeit der Existenz), was keiner Selbstverständlichkeit gleichkommt.

Im Gegenteil: Viele Menschen sind dem Modus des uneigentlichen Existierens und dem Man-selbst-Sein verfallen und leben den Meinungen und Konventionen der Majorität und Öffentlichkeit gemäß. Ihre Originalität und Individualität erstreckt sich häufig auf Äußerlichkeiten und Narzissmen oder wird mit Trotz und Pseudoautonomie verwechselt.

Nun lebt der Einzelne nicht alleine, sondern im engen Austausch mit der Sozietät. Das Faktum, dass es neben ihm auch Mitmenschen gibt, verpflichtet ihn nach Heidegger, sich nicht nur um das eigene Ich-selbst-Sein (Sorge), sondern auch um die anderen in Form der Fürsorge zu kümmern. Fürsorge bedeutet dabei, den Prozess der Selbstwerdung des Mitmenschen zu unterstützen, ohne ihm die Möglichkeiten sowie die Last und Bürde der Individuation abzunehmen.

Fürsorge sollte bevorzugt den Charakter vorausspringender und nicht einspringender Fürsorge annehmen. Die vorausspringende Fürsorge beabsichtigt, den Mitmenschen in die Lage zu versetzen, seine Existenz im Sinne des Ich-selbst-Seins zu gestalten. Die einspringende Fürsorge hingegen bedeutet oftmals eine Art von Verwöhnung, die Abhängigkeit und Unselbstständigkeit des Verwöhnten nach sich zieht.

In der Medizin treffen Ärztinnen, Pflegende, Therapeuten häufig auf Patienten, denen sie aufgrund von Krankheit und Leid verständlicherweise mit einspringender Fürsorge begegnen. In vielen Fällen ist dies zumindest zu Beginn von Erkrankungen indiziert und notwendig. Im weiteren Verlauf einer Krankheit (Heilung oder Besserung) darf und soll jedoch aus der einspringenden wieder vorausspringende Fürsorge werden, wenn denn die

Medizin dem Einzelnen nicht die Chancen weiterer Individuation und Person-Werdung verbauen oder minimieren will. Nicht selten erfordern ungünstige Verläufe von Krankheiten (Chronifizierung, Verschlechterung) allerdings eine Haltung der andauernden einspringenden Fürsorge.

In weiten Bereichen des Medizinal-Systems lässt sich beobachten, dass die Handelnden ihre Schutz- und Pflegebefohlenen über Gebühr im Status der einspringenden Fürsorge belassen. Dies liegt unter anderem an Überlegenheitsempfindungen und dem narzisstischen Gewinn, die man als Gesunder im Vergleich zum Kranken erlebt. Wer gesund ist und anderen hilft, empfindet sich als mächtig und potent; er wird vom Kranken gebraucht und schöpft aus dieser hierarchischen Beziehung einen großen Teil seines Selbstwertgefühls.

Einen adäquaten Wechsel zwischen ein- und vorausspringender Fürsorge leisten daher jene Ärzte, Pflegende, Therapeuten am ehesten, die sich um ihre eigene Personalität ausreichend sorgen. Damit sind sie in der Lage, ihren Selbstwert stabil und hoch zu halten, und können so auf ungute, die eigene Überlegenheit zementierende Beziehungsgestaltungen zu ihren Patienten verzichten.

2.14 Personen sind Du-sagende Iche

Die Formel vom Du-sagenden Ich stammt von Martin Buber aus *Das dialogische Prinzip*.[36] Will ein Mensch Person werden und sein Selbst entwickeln, kann er dies nur innerhalb von Ich-Du-Beziehungen. Sind interpersonelle Beziehungen brüchig, erleidet die Personalität Einbußen. Die Ich-Du-Wirklichkeit ist der tragende Boden, auf dem sich das existenzielle Sein und Wirken der Person ereignet.

Fällt jegliches Du aus, kann es zu Ersatzbildungen pathologischer Art kommen: Im Wahn wird das fehlende Gespräch durch Wahnstimmen ersetzt, die halluzinatorisch ein vereinsamtes Ich heimsuchen können. Der US-amerikanische Psychiater Harry Stack Sullivan (in *Die interpersonelle Theorie der Psychiatrie*)[37] pflegte zu sagen, jeder Mensch habe so viele Iche, als er wesentliche mitmenschliche Beziehungen hat. Jedenfalls sind Rede und Gegenrede, Gefühlsäußerung und Gefühlserwiderung, Ruf und Echo, dialogische Fragen und dialektische Antworten jene Elemente, in denen die Person atmen, wachsen und sich entfalten kann.

Dies lässt sich an der kindlichen Entwicklung beobachten. Das Ich, die Person sind nicht unmittelbar nach der Geburt ausgebildet. Zunächst kommt der Mensch als mehr oder minder animalisches Wesen zur Welt (*human being*). Die intensive Pflege und Zuwendung durch Eltern und andere emotional ansprechende Mitmenschen ermöglicht ihm nach und nach die Ich-Bildung (Charakter, *self*).

---

[36] Buber M.: Das dialogische Prinzip (1954), Heidelberg 1964.

[37] Sullivan, H.S.: Die interpersonelle Theorie der Psychiatrie (1953), Frankfurt am Main 1980

Dabei werden viele spontane Lebensäußerungen des Kindes durch die Reaktionen von Eltern und Erziehern in die Sphäre von Mitteilung, sozialem Austausch und Dialog transferiert. In den zwischenmenschlichen Beziehungen wächst das keimhafte Gemeinschaftsgefühl des Kindes zu menschlicher Solidarität und interpersoneller Sicherheit heran. Die stabile Einbettung des Einzelnen in eine tragfähige soziale Umwelt und in eine auf Gemeinsamkeit hin angelegte Wir-Intentionalität[38] stellt ein nicht zu überschätzendes Fundament für die Entwicklung der Person dar.

Ohne kontinuierliches Erleben von Mitmenschlichkeit und sozialer Nähe mögen Menschen bei sich eventuell scharfen Intellekt und hohe kognitive Fertigkeiten entwickeln – ihre Personalität gedeiht dabei jedoch oftmals lediglich einseitig oder verkümmert eventuell. Die authentisch und verlässlich erlebte zwischenmenschliche Zuwendung und Solidarität sind wesentliche Fundamente der Person; mangelt es an ihnen, bewegt sich der Einzelne im emotionsarmen Raum.

Der Psychiater und Daseinsanalytiker Ludwig Binswanger hat die Notwendigkeit sozialer Einbettung für die Entwicklung der Personalität im Konzept der anthropologischen Proportion zum Ausdruck gebracht. Er ging davon aus, dass man beim Menschen ein Wachstum in die Weite (soziale Kontakte) und in die Höhe (Ehrgeiz) unterscheiden könne. Für die Personalität förderlich sei eine Existenzbewegung, die sowohl in die Breite (zu den Mitmenschen hin) als auch nach oben (Intellektualität, beruflicher Erfolg) ausgerichtet ist.

Binswanger hat unter anderem in *Henrik Ibsen und das Problem der Selbstrealisation in der Kunst*[39] zu zeigen versucht, wie sehr eine ungünstige anthropologische Proportion (vermindertes Breitenwachstum) nicht nur die Personalität eines Menschen unterminiert, sondern sogar den Boden für Erkrankungen bereitet. An Henrik Ibsens Figur des Baumeisters Solness aus dessen gleichnamigem Stück wollte Binswanger aufzeigen, inwiefern Selbstüberschätzung und Größenideen, Schwindelneigung und Höhenangst und schlussendlich ein tödlicher Unfall als Folgen einer anthropologischen Dysproportion zu verstehen sind.

Das Faktum, dass Personalität auf Zwischenmenschlichkeit fußt, ist für die Medizin von hoher Relevanz. So sollte bei jeder Anamnese- und Diagnose-Erhebung ausführlich die soziale Verankerung des Patienten erfragt und beurteilt werden. Vereinsamung oder zwischenmenschliche Kälte gefährden das personale Niveau des Betreffenden im Hinblick auf seine seelisch-geistige wie auch auf seine körperliche Verfassung. Eine von Julianne Holt-Lunstad et al. publizierte Metaanalyse wies sogar nach, dass ein Mangel an stabilen zwischenmenschlichen Beziehungen die Lebenserwartung eklatant reduziert.[40]

Ein wesentlicher therapeutischer Aspekt der Personalen Medizin besteht darin, zwischen Patienten, Ärzten, Pflegenden und Therapeuten interpersonelle Beziehungen zu ermöglichen, die an gelungene Ich-Du-Beziehungen zwischen Kindern und Eltern erinnern

---

[38] Siehe hierzu etwa Tomasello, M.: Die Ursprünge der menschlichen Kommunikation (2008), Frankfurt am Main 2009; ders.: Warum wir kooperieren (2009), Berlin 2010.

[39] Binswanger, L.: Henrik Ibsen und das Problem der Selbstrealisation in der Kunst, Heidelberg 1949.

[40] Holt-Lunstad, J., Smith, T.B. und Layton, J.B.: Social Relationship and Mortality Risk – A Meta-analytic Review, in: PLoS Medicine, Volume 7, 2010.

und von Mütterlichkeit, ein- oder vorausspringender Fürsorge, Nähe und Schutz geprägt sind. Nicht immer haben diese Gesichtspunkte in der Heilkunde der letzten Jahrzehnte ähnliches Gewicht erhalten wie die sinn- und wirkungsvollen Neuerungen auf dem Gebiet der Technik. Die High-Tech-Medizin muss jedoch von großer Solidarität und Zwischenmenschlichkeit getragen werden, will sie nicht den Ruf der seelenlosen und a-personalen Apparate-Medizin bestätigen, der ihr allenthalben bereits anhängt.

2.15 Personen sind Sinnsucher

Eine anthropologische Kurzformel lautet: Der Mensch ist Materie, die nach ihrer Bedeutung sucht. Diese Formel hat Relevanz für die Entstehung und Aufrechterhaltung von Personalität. Nur derjenige, der an dieser Suche Gefallen findet und sich immer wieder neu aufmacht, Sinn- und Wertvolles zu entdecken oder zu generieren, wird mit einem Zuwachs an Personalität belohnt.

Im Dasein werden Menschen überaus oft mit Sinnwidrigkeiten und Absurditäten konfrontiert, die ihre Person wie die Kultur, in der sie leben, massiv in Frage stellen.[41] Hunger, Armut, Ungerechtigkeiten, Krieg, Folter, sexueller und aggressiver Missbrauch, totalitäre und patriarchalische Herrschaft, Krankheiten, andere Schicksalsschläge werden in der Regel von Individuen als überaus sinnwidrig erlebt. Angesichts der Dimensionen des Absurden werden bei den meisten von ihnen Empfindungen der Ohnmacht und der Hoffnungslosigkeit ausgelöst.

Nun ist aus Romanen und philosophischen Traktaten Albert Camus' ebenso wie aus wissenschaftlichen Untersuchungen Aaron Antonovskys zur Salutogenese bekannt, dass lange anhaltende Phasen der Absurdität, verknüpft mit Hoffnungslosigkeit, die Menschen seelisch wie körperlich krank machen können.[42] Andererseits bedeuten Hoffnung und der *sense of coherence* (Fähigkeit, Ereignisse in einen größeren Zusammenhang einzuordnen) einen hohen Gesundheitsschutz. Unter Letzterem verstand Antonovsky die Potenz eines Individuums, selbst aussichtslos und sinnlos scheinenden Situationen Sinn und tragende Bedeutung abzugewinnen.

So ist bekannt, dass Holocaust- und KZ-Opfer ihre Torturen und Qualen besser überstanden, wenn sie über stimmige Weltanschauungen verfügten, die es ihnen ermöglichten, ihr Schicksal in Maßen einzuordnen und das Chaos um sie her mit einer wie auch immer gearteten Bedeutung zu versehen. Solche Ideologien wirken wie eine Trutzburg der Person, die das Ich vor dem Untergang retten können.

Die Personale Medizin darf auch diese Aspekte nicht außer Acht lassen. Angesichts von Krankheit, Leid und Tod empfinden viele Patienten ein Sinnvakuum, das zur Chronifizie-

---

[41] Angehrn, E.: Grenzerfahrungen des Menschlichen: psychisches Leiden als Herausforderung der Philosophie, in: Swiss Archives of Neurology and Psychiatry 2014, 165 (4), S. 106–110.

[42] Siehe hierzu Antonovsky, A.: Salutogenese – Zur Entmystifizierung der Gesundheit (1987), Tübingen 1997.

rung oder Exazerbation von bereits bestehender Krankheit beitragen kann. Ärzte, Psychologen, Therapeuten, Pflegende sollten derartige Sinndefizite wahrnehmen und thematisieren, ohne in den Fehler zu verfallen, billige Scheinlösungen und rasche Hilfen bereitstellen zu wollen. Die Suche nach Sinn und Bedeutung ist überaus zeitraubend und diffizil, und es ist wenig geholfen, Patienten mit Phrasen und Allgemeinplätzen abzuspeisen. Viktor Frankl (1905–1997) hat bereits auf diese Aspekte der Ätiologie, Diagnostik und Therapie von Krankheiten abgehoben. Er erkannte richtig, dass Menschen nicht nur aufgrund von biologischen Determinanten, ungünstigen Triebschicksalen oder allfälligen Konflikten, sondern auch aufgrund von Defiziten in Bezug auf Sinn und Bedeutung ihrer Existenz erkranken.[43]

Sollen solche von Frankl als noogen bezeichneten Krankheitsbilder umfassend verstanden und adäquat behandelt werden, müssen bei den Betroffenen die Fragen nach einer sinnvollen Gestaltung ihres Daseins gestellt und beantwortet werden. Auf derlei Zusammenhänge hat übrigens vor Frankl bereits dessen langjähriger Lehrer Alfred Adler hingewiesen, so z. B. in seinem Buch *Der Sinn des Lebens*.[44]

2.16 Personen sind am objektiven und objektivierten Geist orientiert

Ein Sinnreservoir, das einerseits manch kritischer Überprüfung standhält und andererseits als lediglich bedingt werthaltig beurteilt werden muss, stellt der objektive und objektivierte Geist dar. Diese Ausdrücke stammen von Hegel und Nicolai Hartmann. Ersterer unterschied in *Phänomenologie des Geistes*[45] den subjektiven, objektiven und absoluten Geist. Unter objektivem Geist verstand er Sitten, Traditionen, Sprache und Brauchtum, mithin den Zeitgeist einer Gesellschaft, darüber hinaus aber auch Kunst, Wissenschaft und Philosophie. Hartmann übernahm in seinen Texten von Hegel den Begriff „objektiver Geist" als Bezeichnung für den Zeitgeist; die Schöpfungen und Resultate von Wissenschaft, Kunst, Philosophie nannte er objektivierten Geist.[46] Letztere ermöglichen Personen den Umgang mit überpersönlichen Partikeln der Wahrheit, die sich im Laufe der Zeit bewährt, über Generationen tradiert haben. Die Kulturgeschichte besteht aus einem dauernden Prozess von Neuentdeckung und Kritik angeblicher oder tatsächlicher Wahrheiten, wobei man im Sinne von Sir Karl Popper besser von Entwicklungen sprechen sollte, bei denen die größeren durch kleinere Irrtümer ersetzt werden.[47]

Individueller und kollektiver Fortschritt bedeutet, sich von tradierten Irrtümern (Denkhemmungen, Vorurteile, Wahnsysteme, Fehlmeinungen, Aberglaube) zu emanzipieren

---

[43] Frankl, V.: Homo patiens – Versuch einer Pathodizee (1950), in: Der leidende Mensch – Anthropologische Grundlagen der Psychotherapie, München 1990.

[44] Adler, A.: Der Sinn des Lebens (1933), Frankfurt am Main 1989.

[45] Hegel, G.W.F.: Phänomenologie des Geistes (1807), Frankfurt am Main 1986.

[46] Hartmann, N.: Das Problem des geistigen Seins (1933), Berlin 1962.

[47] Popper, K.: Objektive Erkenntnis – Ein evolutionärer Entwurf (1972), Hamburg 1973.

und für sich wie für die Mitmenschen Wege der Freiheit, Aufklärung und Vernunft zu suchen. Im günstigen Fall führt dies zu einer Reduktion von Selbstentfremdung beim Einzelnen wie auch bei Sozietäten.

Derartige Emanzipationsprozesse gelingen innerhalb und in enger Tuchfühlung mit der Kultur. Es gibt keinen Standort jenseits der Geistes- und Kulturgeschichte, von dem aus emotional-intellektuelle Qualitäten entwickelt werden könnten, die für kritische Auseinandersetzungen mit Zeitgeist und Kultur unabdingbar sind. Außerdem verhindern übergroße Privatlogik (Alfred Adler), Ichbezogenheit (Narzissmus) und affektive Voreingenommenheit (z. B. Ressentiment oder Blasiertheit) eine effektive Assimilation des kulturell Wertvollen ebenso wie eine nachhaltige Distanzierung von kulturell Fragwürdigem.

Person und Personalität – in den Worten Hegels der subjektive und in der Terminologie Hartmanns der personale Geist – entstehen und stabilisieren sich mittels kontinuierlicher Teilhabe am objektiven und objektivierten Geist, wobei Hegel wie Hartmann unter Teilhabe sowohl die Aufnahme als auch die Weitergabe und partielle Neuformulierung des objektiven und objektivierten Geistes verstanden wissen wollten. Ich ergänze, dass diese Teilhabe immer zwischen den Polen von Hingabe und Revolte, Bejahung und Verneinung erfolgt.

2.17 Personen sind Ja- und Neinsager zugleich

In den 20er-Jahren des letzten Jahrhunderts hat Bertolt Brecht zwei Theaterstücke verfasst, die inhaltlich und vom Titel her aufeinander bezogen sind: *Der Jasager* und *Der Neinsager*.[48] Als dialektisch geschulter Autor wusste Brecht, dass in ein und demselben Menschen stets Teil und Gegenteil, These und Antithese vorhanden sind und dass man dem Einzelnen wie auch den Kollektiven, Gesellschaften und ihren geschichtlichen Entwicklungen nur gerecht wird, wenn man beides, das Ja wie das Nein, berücksichtigt.

Ohne auf die Finessen der gesellschaftlich-historischen Dialektik einzugehen, übernehmen wir die Brecht'sche Terminologie vom Ja- und Neinsager und nutzen sie für unsere Belange. Wie ausgeführt, wächst die Personalität im steten Austausch des Individuums mit seiner kulturellen Welt. Objektiver und objektivierter Geist sind für Werden und Bestehen einer Person ebenso essenziell wie für den Organismus der Sauerstoff in der Atemluft. Weil jedoch der objektive und objektivierte Geist stets ein Gemisch aus Wertvollem und Wertlosem, Sinnhaftem und Sinnwidrigem darstellt, benötigt der Einzelne im Umgang mit Zeitgeist und Kultur ein hohes Maß an Diskriminierungsvermögen. Dieses setzt seelische, soziale und geistig-intellektuelle Qualitäten bei den Betreffenden voraus; unter anderem zählen folgende polare Eigenschaften dazu:

Hingabe an geeignete Lehrer, Erzieher, Mentoren, um die Masse kulturellen Stoffs überhaupt lernen und aufnehmen zu können, versus Selbstständigkeit und autonome Urteilskraft, um sich gegebenenfalls von unpassenden, sinnwidrigen Inhalten zu distanzieren; Enthusiasmus und Idealismus hinsichtlich des Wertvollen versus Empörung und Re-

---

[48] Brecht, B.: Der Jasager. Der Neinsager (1930), Frankfurt am Main 1978.

volte in Bezug auf das Wertlose und das Destruktive; Mut, Ausdauer und Geduld, um das als wertvoll Erkannte in die spröde Wirklichkeit einzuarbeiten, versus Unduldsamkeit und heiliger Zorn, sobald Wertvolles eventuell in Gefahr gerät.

Personen zeichnen sich durch die Tugenden der Bejahung und der Verneinung zugleich aus, wobei es wesentlich ist, das Ja und das Nein im Hinblick auf die jeweils passende Thematik und Situation zu formulieren. Es macht die Lebensklugheit eines Menschen aus, ob er diesbezüglich richtig wählt oder sich große und nachhaltige Irrtümer erlaubt. Letztere minimieren nicht nur das personale Niveau, sondern induzieren bisweilen auch Erkrankungen.

So zeigen beispielsweise beim Krankheitsbild der Anorexia nervosa die Patientinnen in der Regel die Tendenz, Materie, Bios und den eigenen Leib abzuwerten und die Abhängigkeit von ihnen zu negieren. Stattdessen werden geistige Tätigkeiten, der Intellekt und das eigene Bewusstsein überbewertet und als autonom gesetzt. Unter den Kriterien von Bejahung und Verneinung würde man hier von einer massiven und folgenschweren Fehleinschätzung sprechen, die in fast 10% der Fälle tödliche Konsequenzen nach sich zieht.

Für die Personale Medizin bedeuten solche Zusammenhänge ein weites Feld der Prävention, Diagnostik und Therapie. So genügt es nicht, bei den Patienten deren Krankengeschichte und Biografie in Bezug etwa auf hereditären Status, Disposition und Konstitution, biologische und psychosoziale Risikofaktoren sowie Traumen, Konflikte und Belastungen aller Art zu rekapitulieren. Darüber hinaus darf und soll auch das Kultur- und Bildungsschicksal des Einzelnen im diagnostischen Fokus stehen, da es das jeweilige personale Niveau entscheidend mitbestimmt. Bei dieser Gelegenheit ist es nochmals wichtig zu betonen, dass sich Bildung und damit Personalität nie lediglich auf Intellektualität allein beschränkt. Die Beschäftigung mit dem objektiven und objektivierten Geist zeitigt nur unter der Voraussetzung von emotionaler und sozialer Bildung akzeptable Ergebnisse.

Aus diesen Überlegungen erwachsen der Personalen Medizin Aufgaben in Bezug auf Prävention, Prophylaxe und Rehabilitation von Erkrankungen. Nicht wenige Krankheiten entstehen auf dem Boden einer unkritischen Übernahme von Zeitgeist-bedingten kollektiven Forderungen und Vorstellungen durch den Einzelnen, beispielsweise hinsichtlich seiner Gestaltung von Arbeit, Freizeit und Privatleben. Der Zuwachs an Burn-out- und Depressions-Patienten in der westlichen Welt während der letzten Jahrzehnte ist unter anderem diesem Zusammenhang geschuldet.

Will man verhindern, dass zukünftig noch mehr Menschen von solchen Erkrankungen betroffen sind, oder will man den schon Erkrankten Möglichkeiten einer umfänglichen Rehabilitation eröffnen, reicht es nicht, wohlfeile Ratschläge bezüglich einiger Entspannungstechniken zu erteilen. Personale Medizin versteht sich vielmehr als eine Heilkunde, die neben biomedizinischer und psychosozialer Diagnostik und Therapie die Aufklärung und Befreiung des Menschen aus seiner selbst verschuldeten Unmündigkeit (Immanuel Kant) und damit die Fähigkeit des Einzelnen zu Kulturanalyse und Kulturkritik als eines ihrer Ziele ansieht.

2.18 Personen suchen Heimat im Bereich von Sprache und Symbolen

Ernst Cassirer wurde in der ersten Hälfte des 20. Jahrhunderts mit seiner Beschreibung des Menschen als einem *Animal symbolicum* bekannt.[49] Er wollte damit ausdrücken, dass eine spezifische Qualität des Menschen darin liegt, Symbole zu schaffen, zu verstehen und zu verändern, was schließlich zur Entwicklung von unterschiedlichen Kulturen geführt hat.

Als exquisiten Bereich der Symbole stellte Cassirer die menschliche Sprache heraus, wobei er betonte, dass sie bei Einzelnen wie bei Kulturen unterschiedliche Grade an Abstraktheit, Komplexität und Ausdruckskraft aufweist. Die sprachliche Kompetenz von Menschen entscheidet ganz wesentlich darüber mit, inwiefern sie sich in ihrer kulturellen, sozialen und mitmenschlichen Welt zurechtfinden und sich darin heimisch fühlen.

Die Sprache ist das Haus des Seins, meinte Martin Heidegger. Ein heimatliches Empfinden können Menschen dabei nur entwickeln, wenn sie über ausreichende Fähigkeiten zum Symbolgebrauch verfügen, wobei nicht nur intellektuelle, sondern mindestens so sehr emotionale und soziale Aspekte zu berücksichtigen sind. Wer Person werden und sich in der Sprache zu Hause fühlen will, kann dies nur, wenn sowohl die Kultur und soziale Mitwelt um ihn her als auch er selbst die Symbole ernsthaft, authentisch, umsichtig und mit Bedacht gebraucht.

Seit einigen Jahren kennen wir das Schlagwort der sprechenden Medizin,[50] das besagen soll, dass neben apparativen und technischen Formen des Zugangs zum Patienten auch der interpersonellen Beziehung und der Sprache ein hoher Stellenwert zuerkannt wird.[51] Dies kann jedoch nur dann im Sinne der Personalen Medizin genutzt werden, wenn es sich nicht um bloßes Gerede, sondern um Sprache und Rede als exquisite Formen der Daseinsmitteilung, der Daseinseinigung und Daseinsmehrung handelt (siehe hierzu auch Kap. 9). Diese Termini verwendete Mitte des letzten Jahrhunderts der Daseinsanalytiker und Psychosomatiker Medard Boss, um das Wesen der menschlichen Sexualität zu beschreiben.[52] Mit gutem Recht weiten wir seine Beschreibung auf die menschliche Sprache und auf die soziale Ausrichtung des Menschen aus und behaupten, dass man unter dieser Zielsetzung der Bedeutung der Sprache als einem das personale Niveau stabilisierenden Faktor gerecht wird.

Überträgt man diesen Gedanken auf die Medizin, bedeutet dies eine hohe Anforderung an das gesprochene Wort innerhalb der Heilkunde. Sprache wird damit weit über den üblichen Smalltalk hinaus zum Ausdruck existenzieller und situativer Verflochtenheit von zwei oder mehr Personen sowie zu einer Art Medikament, das zwar beileibe nicht immer heilt, immerhin aber zu trösten vermag.[53]

---

[49] Cassirer, E.: Versuch über den Menschen (1944), Frankfurt am Main 1990.

[50] Kalitzkus, V., Wilm, S. und Matthiessen, P.F.: Narrative Medizin – Was ist es, was bringt es, wie setzt man es um?, in: Zeitschrift für Allgemeinmedizin (2009), 85 (2), S. 16–22.

[51] Greenhalgh, T. und Hurwitz, B. (Hrsg.): Narrative based Medicine – Dialogue and Discourse in Clinical Practice, London 1998.

[52] Boss, M.: Sinn und Gehalt der sexuellen Perversionen – Ein daseinsanalytischer Beitrag zur Psychopathologie des Phänomens der Liebe (1947), Frankfurt am Main 1984.

[53] Siehe hierzu Balint, M.: Der Arzt, sein Patient und die Krankheit (1950), Stuttgart 1980.

Literatur

Adler, A.: Der Sinn des Lebens (1933), Frankfurt am Main 1989
Antonovsky, A.: Salutogenese – Zur Entmystifizierung der Gesundheit (1987), Tübingen 1997
Balint, M.: Der Arzt, sein Patient und die Krankheit (1950) Stuttgart 1980
Bergson, H.: Materie und Gedächtnis (1896), Hamburg 1991
Bieri, P.: Zeiterfahrung und Personalität, in: Burger, H. (Hrsg.): Zeit, Natur und Mensch, Berlin 1986
Binswanger, L.: Henrik Ibsen und das Problem der Selbstrealisation in der Kunst, Heidelberg 1949
Ders.: Melancholie und Manie (1960), in: Ausgewählte Werke Band 4, Der Mensch in der Psychiatrie, Heidelberg 1994
Boss, M.: Sinn und Gehalt der sexuellen Perversionen – Ein daseinsanalytischer Beitrag zur Psychopathologie des Phänomens der Liebe (1947), Frankfurt am Main 1984
Bowlby, J.: Frühe Bindung und kindliche Entwicklung (1953), München 2001
Brecht, B.: Der Jasager. Der Neinsager (1930), Frankfurt am Main 1978
Buber M.: Das dialogische Prinzip (1954), Heidelberg 1964
Casell, E.J.: The person in medicine, in: International Journal of Integrated Care (10) 2010
Cassirer, E.: Versuch über den Menschen (1944), Frankfurt am Main 1990
Diehl, U.: Personalität und Humanität, Heidelberg 1999
Dilthey, W.: Ideen über eine beschreibende und zergliedernde Psychologie (1894), in: Gesammelte Schriften Band V, Stuttgart 1990
Ekman, P.: Gesichtsausdruck und Gefühl – 20 Jahre Forschung von Paul Ekman, Paderborn 1988
Erikson, E.H.: Kindheit und Gesellschaft (1950), Stuttgart 1987
Frankl, V.: Homo patiens – Versuch einer Pathodizee (1950), in: Der leidende Mensch – Anthropologische Grundlagen, München 1990
Gadamer, H.-G.: Wahrheit und Methode (1960), Tübingen 1986
Gallagher, Sh.: How the Body shapes the Mind, Oxford 2005
Gebsattel, V. v.: Störungen des Werdens und des Zeiterlebens im Rahmen psychiatrischer Erkrankungen, in: Prolegomena einer medizinischen Anthropologie, Berlin 1954
Greenhalgh, T. und Hurwitz, B. (Hrsg.): Narrative based Medicine – Dialogue and Discourse in Clinical Practice, London 1998
Habermas, J.: Erkenntnis und Interesse (1968), Frankfurt am Main 1988
Hartmann N: Ethik (1926), Berlin 1962
Ders.: Das Problem des geistigen Seins (1933), Berlin 1962
Hegel, G.W.F.: Phänomenologie des Geistes (1807), Frankfurt am Main 1986
Heidegger, M.: Sein und Zeit (1927), Tübingen 1986
Hoff, P.: Historical perspectives on person-centered medicine and psychiatry, in: International Journal of Integrated Care (10) 2010
Holt-Lunstad, J., Smith, T.B. und Layton, J.B.: Social Relationship and Mortality Risk – A Meta-analytic Review, in: PLoS Medicine, (7) 2010
Huizinga, J.: Homo ludens – Vom Ursprung der Kultur im Spiel (1938), Reinbek bei Hamburg 1987
Kalckreuth, M. von: Philosophie der Personalität, Hamburg 2021
Kalitzkus, V., Wilm, S. und Matthiessen, P.F.: Narrative Medizin – Was ist es, was bringt es, wie setzt man es um?, in: Zeitschrift für Allgemeinmedizin (2009), 85 (2)
Kannetzky, F. und Tegtmeyer, H. (Hrsg.): Personalität – Studien zu einem Schlüsselbegriff der Philosophie, Leipzig 2007
Kather, R.: Person – Die Begründung menschlicher Identität, Darmstadt 2007
Kobusch, Th.: Die Entdeckung der Person – Metaphysik der Freiheit und modernes Menschenbild, Darmstadt 1997
Kohlberg, L.: Die Psychologie der Moralentwicklung (1968 ff.), Frankfurt am Main 1997

Krois, J.M. et al. (Hrsg.): Embodiment in Cognition and Culture, Amsterdam 2007
Lugmayer, K.: Philosophie der Person, Frankfurt am Main 2009
Mahler, M.S. et al: Die psychische Geburt des Menschen – Symbiose und Individuation (1975), Frankfurt am Main 1980
Merleau-Ponty, M.: Phänomenologie der Wahrnehmung (1945), Berlin 1966
Ders.: Das Sichtbare und das Unsichtbare (1964), München 1986
Meuter, N.: Anthropologie des Ausdrucks – Die Expressivität des Menschen zwischen Natur und Kultur, München 2006
Mezzich, J.E. et al: Introduction to conceptual explorations on person-centered medicine, in: International Journal of Integrated Care (10) 2010
Nietzsche, F.: Vom Nutzen und Nachteil der Historie für das Leben (1872), in: KSA 1, München Berlin 1988
Piaget, J.: Biologie und Erkenntnis (1967), Frankfurt am Main 1992
Plessner, H.: Die Stufen des Organischen und der Mensch (1928), Berlin 1975
Popper, K.: Objektive Erkenntnis – Ein evolutionärer Entwurf (1972), Hamburg 1973
Putallaz, F.-X. und Schumacher, B.N. (Hrsg.): Der Mensch und die Person, Darmstadt 2008
Quante, M.: Personale Identität, Paderborn 1999
Quante, M.: Person, Berlin 2007
Rattner, J.: Plädoyer für eine realistische Anthropologie, in: Tiefenpsychologie und Kulturanalyse, Berlin 2011
Rüegg, J.C.: Mind & Body – Wie unser Gehirn die Gesundheit beeinflusst, Stuttgart 2010
Sartre, J.-P.: Ist der Existentialismus ein Humanismus? (1946), in: Drei Essays, Frankfurt am Main – Berlin 1968
Schachter, S. und Singer, J.: Cognitive, social, and physiological determinants of emotional states, in: Psychology Review. 69, 1962, S. 379–399
Scheler, M.: Wesen und Formen der Sympathie (1913), Bonn 1985
Schiller, F.: Über die ästhetische Erziehung des Menschen in einer Reihe von Briefen (1793/94), in: Sämtliche Werke V, Darmstadt 1993
Ders.: Wallensteins Tod (1799), in: Sämtliche Werke II, Darmstadt 1981
Schmitz, H.: Die Person (1980), Bonn 2005
Ders.: Der unerschöpfliche Gegenstand (1990), Bonn 1995
Siebeck R. Medizin in Bewegung (1949), Stuttgart 1953
Spaemann, R.: Personen – Versuche über den Unterschied zwischen etwas und jemand (1996), Stuttgart 1998
Spitz, R.: Die Entstehung der ersten Objektbeziehungen (1954), Stuttgart 1973
Stern, D.: Tagebuch eines Babys (1990), München 1995
Straus, E.: Das Zeiterlebnis in der endogenen Depression und in der psychopathischen Verstimmung (1928), in: Psychologie der menschlichen Welt, Berlin 1960
Sullivan, H.S.: Die interpersonelle Theorie der Psychiatrie (1953), Frankfurt am Main 1980
Theunissen, M.: Skeptische Betrachtungen über den anthropologischen Personbegriff, in: Rombach, H. (Hrsg.): Die Frage nach dem Menschen – Aufriss einer philosophischen Anthropologie, Freiburg 1966
Tomasello, M.: Die Ursprünge der menschlichen Kommunikation (2008), Frankfurt am Main 2009
Ders.: Warum wir kooperieren (2009), Berlin 2010
Uexküll, Th. und Wesiack, W.: Theorie der Humanmedizin – Grundlagen ärztlichen Denkens und Handelns, 2. Auflage, München 1991
Weizsäcker, V. v.: Der Gestaltkreis (1940), in: Gesammelte Schriften 4, Frankfurt am Main 1997
Ders.: Körpergeschehen und Neurose (1947), in: Gesammelte Schriften 6, Frankfurt am Main 1986
Winnicott, D.: Die menschliche Natur (1988), Stuttgart 1994

Leib und Seele, Körper und Geist

Inhaltsverzeichnis

3.1	Res cogitans und res extensa?	44
3.2	Organismus oder L'homme machine?	45
3.3	Merken und Wirken	45
3.4	Die Intentionalität	46
3.5	Der Leib als Natur, die sich selbst bedenkt	47
3.6	Der Leib – ein Handschuh?	48
3.7	Leiben und leben	48
3.8	Der Leib als Lebensträger	49
3.9	Mensch und Tier	50
3.10	Der Mensch – ein besonderes Tier?	50
3.11	Der Leib als Kreuzung von Natur und Kultur	51
3.12	Der Mensch ist, was er in seiner Welt ist	52
3.13	Der Leib als Träger und Gestalter von Situationen	52
3.14	Körper und Leib – der Doppelaspekt der menschlichen Existenz	53
3.15	Verdrängter Leib und manipulierter Körper	54
3.16	Der Leib als Medium der Kommunikation	56
3.17	Anthropologie des Ausdrucks	57
3.18	Stimme und Blick	57
3.19	Greifen und Begreifen	58
3.20	Eros und Sexus	59
3.21	Leib und Raum	60
3.22	Leib und Zeit	61
3.23	Leib und Selbst-Sein	62
3.24	Ich und Es	62
3.25	Leib und Embodiment	63
3.26	Conclusio	64
Literatur		64

© Der/die Autor(en), exklusiv lizenziert durch Springer-Verlag GmbH, DE, ein Teil von Springer Nature 2021
G. Danzer, *Personale Medizin*, https://doi.org/10.1007/978-3-662-63135-5_3

Dem Philosophen Martin Heidegger wurde zu Recht vorgeworfen, er habe in seinen Schriften den Leib vergessen oder zumindest vernachlässigt. Der Schwarzwälder Denker soll darauf in seiner raunend-vieldeutigen Art entschuldigend geantwortet haben: „Der Leib, das ist das Schwierigste!"

Was Heidegger mit seiner Replik im Detail gemeint hat, soll hier nicht näher untersucht werden. Stattdessen wenden wir uns diesem Schwierigsten direkt zu, wobei ich gerne zugebe, dass der Philosoph mit seinem Urteil nicht ganz daneben lag. Den menschlichen Leib in seinem Wesen und in seiner Existenzform zu beschreiben ist viel aufwändiger und vielschichtiger als bloße Anatomie- und Physiologie-Übungen – wobei diese beiden Disziplinen schon anspruchsvoll genug sind.

3.1   Res cogitans und res extensa?

Sprechen Anthropologen von Leib, meinen sie etwas anderes als den Körper. Die deutsche Sprache erlaubt diesbezüglich Unterscheidungen, die z. B. im Griechischen (*soma*), Lateinischen (*corpus*), Italienischen (*corpo*), Spanischen (*cuerpo*), Französischen (*corps*) oder Englischen (body) so nicht gegeben sind. Der Begriff Leib zielt auf den beseelten und vergeistigten Körper bzw. eine verkörperte oder materialisierte Geist-Seele-Dimension ab. Genau genommen ist daher die Formulierung Leib *und* Seele nicht korrekt – Leib ist (zumindest für die meisten Anthropologen) immer schon beseelt, so wie für sie Seele stets leiblich ist.

Am Leib lässt sich Materiell-Biologisches (der Körper) wie auch Seelisch-Geistiges erfassen. Diese Dimensionen existieren nie losgelöst voneinander. Sie stellen keine eigenständigen Wesenheiten dar, sondern bedeuten Aspekte oder Gesichtspunkte des Leibes, die sich je nach Art und Weise des Zugangs und der Betrachtung in den Vordergrund oder Hintergrund schieben.

Wer am Leib lediglich seine seelischen und geistigen Qualitäten wahrnimmt, tendiert im Extremfall dazu, aus ihm ein bloßes Seelen- oder Geistding werden zu lassen. Als solches wurde es im 17. Jahrhundert von René Descartes beschrieben; er nannte es eine *res cogitans* – eine denkende Sache. Dieses Seelen- und Geistding war körperlos, als ein immaterielles Bewusstsein konzipiert.

Manche Psychotherapeuten, Philosophen oder esoterisch-paramedizinischen Heiler laufen Gefahr, ihr leibhaftiges Gegenüber an diesem Pol zu definieren, zu diagnostizieren, zu behandeln und – zu verkennen. Sie gehen mit Seelen- und Bewusstseinszuständen um, als ob dieselben körperlos und unabhängig von Materie und Bios wären, und spiritualisieren damit den Leib.

Die entgegengesetzte Position entsteht bei der Naturalisierung des menschlichen Leibes. Reduziert man den Leib zum Körperding, hat man ein von Descartes als *res extensa* bezeichnetes ausgedehntes Objekt vor sich. Dieses ist sicht- und spürbar, aber seiner seelischen und geistigen Qualitäten beraubt. Das Subjektive und Personale an diesem Körperding ist nicht mehr zugänglich, und schlussendlich entsteht so ein seelen- und geistloser Corpus.

Ärzte aller Couleur haben jahrhundertelang mit ihrem Denken und Handeln bevorzugt naturalisierte Leibkonzepte vertreten – Konzepte, die, genau genommen, nur für Pathologen adäquat erscheinen. Diese haben es tatsächlich mit seelen- und geistlosen, weil toten Körpern zu tun oder mit einer *res extensa*; für sie gibt es im Rahmen ihres Berufes nur noch Körperdinge und keine Leiber mehr.

3.2 Organismus oder L'homme machine?

Spricht man in der Medizin oder Biologie von Organismus, ist man geneigt, jene anatomischen, physiologischen, biochemischen Phänomene ins Visier zu nehmen, die mit dem Terminus Körper gemeint sind. In ihm ereignet sich dauernd, im Millisekunden-Takt, ein phantastisches, Staunen machendes molekularbiologisches Schauspiel – ein Schauspiel, das im Moment der Befruchtung einer Ei- durch eine Samenzelle seinen Anfang nimmt und üblicherweise nach dem Erlöschen der letzten Gehirnströme eines Menschen sein Ende findet.

Begonnen beim genetischen Code und der Desoxyribonukleinsäure (DNS) über die Atmungskette, den Citrat-Zyklus der einzelnen Zellen bis zum Frank-Starling-Mechanismus des Herzens und dem Euler-Liljestrand-Mechanismus der Lunge gibt es Hunderte von bestens beschriebenen und verstandenen organismischen Elementen, Strukturen, Funktionen. Unser Körper ist – anders als von Julien Offray de La Mettrie in *L'Homme machine* (1748) konzipiert – nicht nur eine grandiose Maschine, sondern auch ein neurokybernetisches dynamisches System, das sich permanent auf interne wie externe Veränderungen einstellt und seine Homöostase aufrechtzuerhalten versucht. Blutdruck, Atmung, Säure-Basen-Haushalt, Thermoregulation, Volumen-Regulation, Energie-Umsatz – an Dutzenden weiterer Regelkreisläufe könnte gezeigt werden, dass unser Körper nicht Mechanik (Stase), sondern Autopoiesis (Dynamik) bedeutet.

Organismen sind zielgerichtete, hierarchisch gegliederte Systeme, selbst wenn sie lediglich aus wenigen Zellen bestehen oder Einzeller sind. Ludwig von Bertalanffy betonte in der *Biophysik des Fließgleichgewichts* (1953), dass sich Organismen durch den Wechsel ihrer Bestandteile (z. B. Zellen, Gewebe, Organteile) selbst erhalten. Dabei manifestiere sich die organismische Tendenz, wechselnde Bestandteile stets in Bezug auf das Ganze eines Organismus zu ersetzen. Goethes „Stirb und Werde", das er im *West-östlichen Divan* besungen hat, ereignet sich tatsächlich und sehr konkret dauernd in einem jeden Körper von uns.

3.3 Merken und Wirken

Unter Biologen, Medizinern und Vertretern anderer wissenschaftlicher wie philosophischer Disziplinen gilt es aber lange schon als ausgemachte Sache, dass es sich bei menschlichen wie auch tierischen Körpern nicht nur um selbsterhaltende, sondern beseelte Organismen handelt. Ohne im Detail zu klären, was denn eine Seele ist, können Merkmale benannt werden, die den Körper als einen beseelten auszeichnen: Wahrnehmung, Innerlichkeit, Intentionalität, Gestimmtheit (imponiere sie noch so schlicht und eindimensional), Reagibilität und Empfindungsfähigkeit, Innewerden des eigenen Existierens (Vorformen wie auch differenzierte Spielarten von Bewusstsein). Nicht nur Hyle (Materie, Stoff) und Bios (Leben), sondern auch Psyche (Beseeltes) ist bei belebten (tierischen) Körpern anzutreffen – ein Faktum, das in der deutschen Sprache unter dem Begriff des Leibes subsumiert wird.

Johann Jakob von Uexküll hat in seiner *Theoretischen Biologie* (1928, 2. Auflage) für unterschiedliche tierische Organismen gezeigt, wie diese biologisch-seelischen Merkmale dazu beitragen, dass die jeweiligen Tiere als Körper respektive Leiber in der Umwelt existieren. Er beschrieb tierische Organismen als in ihre jeweilige Umwelt fest eingefügt, wobei sich zwischen ihnen und ihrer Umwelt ein spezifischer Funktionskreis ergibt: eine zirkuläre Dynamik von Merken und Wirken.

Bei den hochentwickelten Tieren (etwa bei Primaten) ergeben sich komplexere Muster von Merk- und Wirk-Umwelten, wohingegen einfacher strukturierte Tiere in dieser Hinsicht nur auf wenige Reize ihrer Umwelt mit eintönigen Reaktionen zu antworten gezwungen sind. So lösen bei Zecken der Geruch von Buttersäure und eine Temperatur um die 37° Celsius den Impuls aus, zuzustechen und sich festzubeißen – gleichgültig, ob es sich dabei um Menschen oder Tiere handelt.

Bei Primaten und Menschen gehören viele andere Reize zu deren Merk-Umwelt, welche bei ihnen verschiedenste Reaktionen (Wirk-Umwelt) auszulösen imstande sind. Von bewusst nicht wahrnehmbaren Duftstoffen (Pheromone) bis hin zu allen nur erdenklichen optischen und akustischen Herausforderungen reicht das Spektrum von sensorisch vermittelten und motorisch (z. B. über Reflexe) beantworteten Wahrnehmungen und/oder Empfindungen, welche den Körper als beseelt und demnach als einen Leib erscheinen lassen.

3.4 Die Intentionalität

Hinzu kommt jenes Phänomen, das in der Philosophie, Medizin und Psychologie seit Franz von Brentano als Intentionalität bezeichnet und verhandelt wird. Der Mensch ist eine Richtung und kein Ding – heißt es bei Max Scheler. Wir würden ergänzen: Nicht nur Menschen und deren Bewusstsein sind stets ausgerichtet auf Themen, Angebote, Strebungen; auch bei höher entwickelten Tieren lassen sich intentionale Ausrichtungen nachweisen.

Leiber als beseelte Körper wollen etwas, wobei dieses Wollen meist nicht vollbewusst wahrgenommen wird. Existenzielle Suchbewegungen, sprunghafter Drang nach Ortswechsel, Orientierung an klimatisch-atmosphärisch günstigen Plätzen, Kontaktaufnahme mit seinesgleichen können als Ausdruck dieser un-/halbbewussten Intentionalität aufgefasst werden, die es bei Menschen wie bei Tieren zu beobachten gibt.

Arthur Schopenhauer hat dieses in der Regel unbewusste Wollen in seinem Konzept des Willens (*Die Welt als Wille und Vorstellung*, 1819) breit ausgeführt. Man muss kein

Anhänger seiner Idee eines kosmischen Weltwillens sein, um dennoch seiner Beschreibung von uns Menschen als Organismen zuzustimmen, die – lange schon, bevor uns Vorstellungen, Wünsche, Impulse überhaupt bewusst werden – etwas wollen und dieses Wollen mehr oder minder ungehindert in die Tat umsetzen.

Eine Generation nach Schopenhauer sprach Friedrich Nietzsche vom Leib als der älteren Vernunft des Menschen (*Also sprach Zarathustra*, 1883–1885). Das Ich, das Denken und Bewusstsein bedeuten lediglich ein Etwas am viel umfänglicheren Leib, dem der Philosoph die Eigenschaften von Macht- und Lebenswillen sowie Steigerung und Erhalt autochthonen Selbstwertempfindens zuschrieb: „Es ist mehr Vernunft in deinem Leibe, als in deiner besten Weisheit ... Dein Selbst lacht über dein Ich und seine stolzen Sprünge."[1] – heißt es in *Also sprach Zarathustra*.

3.5 Der Leib als Natur, die sich selbst bedenkt

Als Leib ist der Mensch nicht nur eingelassen in die Natur – er ist vollständig Teil und Verlängerung von ihr, und zugleich ist er in der Lage, sich zu sich und zur gesamten Natur zu verhalten. Im Unterschied zur übrigen Natur weist er die Fähigkeiten zu Geistigkeit, Bewusstsein und Selbstbewusstsein auf. Diese sind im gesamten Organismus, und nicht nur im Zentralnervensystem, fundiert: „Wir sind keine Hirne in Petrischalen. Die Erfahrung eines Ichs ist immer auch die Erfahrung, einen Körper in seiner ganzen Vertrautheit zu besitzen, einen Körper im Wachstum und Verfall, mit all seinen Malaisen und Freuden."[2]

Der naturhaft unbewusste wie auch reflexive und bewusste Leib verhält sich intentional zur Welt. Wahrnehmen, Erkennen, Einordnen, Erinnern usw. werden dabei nicht gänzlich aktiv und willkürlich von uns Menschen als Zentren dieser Akte hervorgebracht. Vielmehr stellt der Leib die Quelle einer uneigentlichen Intentionalität dar, sodass man sagen kann: Der Leib denkt, fühlt, nimmt wahr, erteilt Aufmerksamkeit, empfindet und wendet sich zu – und nicht ein als bewusst und autonom konzipiertes Ich oder Selbst.

Dieser Doppelaspekt unserer Existenz – wir sind Leib als Natur, die wir selbst sind und bedenken[3] – führt nicht selten zu Konflikten uns selbst wie auch der Welt (Natur) gegenüber. Menschen können Naturerfahrung in sich wie auch um sich herum erleben; in beiden Perspektiven imponiert die Natur immer nur teilweise als beherrschbar, objektivierbar, zähmbar. In uns meldet sich nur halb durchschaubare Natur als Leib, und nicht selten versuchen wir um der Übersichtlichkeit willen, uns lediglich als Körper zu begreifen und zu behandeln.

---

[1] Nietzsche, F.: Also sprach Zarathustra (1883–1885), in: KSA 4, München 1988, S. 40.
[2] McEwan, I.: Erkenntnis und Schönheit – Über Wissenschaft, Literatur und Religion (2019), Zürich 2020, S. 102.
[3] Böhme, G.: Leib – Die Natur, die wir selber sind, Frankfurt am Main 2019.

3.6 Der Leib – ein Handschuh?

Leib bedeutet daher *res cogitans* und *res extensa* (Descartes) zugleich. In ein behelfsmäßiges Bild gefasst, kann man ihn mit einem Handschuh vergleichen, der eine sichtbare Außenseite und eine vorerst unsichtbare Innenseite aufweist. Sobald man den Handschuh umschlägt, kommt die Innenseite zur Ansicht; gleichzeitig besteht die ehemalige Außenseite weiter, ohne dass man sie im Moment noch sehen kann. Ein Handschuh (Monismus), aber zwei Ansichten oder Aspekte (Dualismus).

In gewisser Weise entspricht der Leib diesem Handschuhprinzip: Er ist eine Umschlagstelle des Seins. Die Attribute außen (Körper) und innen (Seele, Bewusstsein) wechseln je nach Perspektive, sind jedoch immer vorhanden, selbst wenn sie gerade nicht sichtbar sind. Der Leib ist die verkörperte, nach außen hin sichtbare Seele und gleichzeitig der beseelte, quasi nach innen umgeschlagene Körper. Ludwig Klages formulierte um 1920 entsprechend die Auffassung, dass „der Leib das Erscheinungsbild der Seele und die Seele der Sinn des Leibes" sei.

Viktor von Weizsäcker brachte denselben Sachverhalt Mitte des 20. Jahrhunderts auf die Formel: „Nichts Organisches hat keinen Sinn, nichts Psychisches hat keinen Leib."[4] Er vertrat einen Aspekt-dualistischen Standpunkt, der besagt, dass es nur *einen* Organismus gibt (Monismus), an dem jedoch zwei Aspekte (dualistisch) wahrgenommen werden können (Leib und Seele, Körper und Geist). Ein solcher Standpunkt erlaubt es, die Unterschiede zwischen körperlichen, seelischen, geistigen Dimensionen am Menschen zu registrieren, ohne daraus eigene Wesenheiten oder aber fragwürdige Wechselverhältnisse zwischen ihnen konstruieren zu müssen.

3.7 Leiben und leben

Ein Aspekt-dualistischer Standpunkt lässt sich gut am Phänomen des Affekts demonstrieren. An Affekten können je nach Beobachterperspektive physiologische, psychosoziale und geistige Qualitäten registriert werden. In der physiologischen Dimension kommt es zu hormonellen, vegetativen Veränderungen (im Sinne von *fight and flight*), wohingegen zugleich in der psychosozialen Dimension eine veränderte emotionale Tönung (z. B. in Form von Ärger, Angst etc.) und zwischenmenschliche Interaktion (Angriff, Rückzug) und in der geistigen Dimension eine passagere Einengung des Werthorizonts des Betreffenden (z. B. auf den Vitalwert „Überleben") zu registrieren ist. Diese Veränderungen sind als gesamthafte, gleichzeitige Reaktion des je *einen* Organismus zu interpretieren. Das betreffende Individuum verfällt nicht zuerst in einen seelischen Affekt, der in einem zweiten Schritt zu einer Änderung der körperlichen Funktionen und in einem dritten Schritt zu ei-

---

[4] Weizsäcker, V. von: Ärztliche Fragen – Vorlesung über allgemeine Therapie (1934), in: Gesammelte Schriften 5, Frankfurt am Main 1987, S. 314.

ner Trübung der noetisch-bewussten Wertwahrnehmung führt. Der Mensch ist Leib-Seele-Geist-Einheit, und als solche agiert und reagiert er immer wie aus einem Guss.

Eine Beschreibung der Eigenarten dieser verschiedenen Aspekte und Dimensionen des Menschen hat in philosophischer Perspektive Nicolai Hartmann geleistet.[5] In seinen ontologischen Schriften entwarf er ein Schichtenmodell des Seins, bei dem er von der Materie als tragender Schicht ausging. Bios und Psyche überformen und überlagern diese, und die geistige Schicht (auch beim einzelnen Menschen) ruht auf diesen auf. Sie weist eigene Gesetzmäßigkeiten und Qualitäten auf, wobei sie ohne Materie und Bios nicht existent wäre.

Ebenfalls auf die Leib-Seele-Geist-Einheit als Grundlage ihrer Anthropologie griff die daseinsanalytische Medizin (Ludwig Binswanger, Medard Boss) zurück. Boss vertrat die Ansicht, dass nicht einzelne Dimensionen oder Schichten (Soma, Psyche, Bewusstsein) beim Menschen pathogen aufeinander einwirken und Krankheiten erzeugen. Vielmehr existiere der Einzelne in Situationen; kann er deren Aufgaben nicht adäquat bewältigen, „leibe" er diese, anstatt sie zu „leben". Die Antwortmuster des Individuums betreffen alle Dimensionen seiner leib-seelisch-geistigen Existenz. Die Unifikation scheint ein wesentliches anthropologisches Prinzip darzustellen; das Biologische ist auch seelisch-geistig, und das Seelisch-Geistige bringt sich im Leib zur Erscheinung.

3.8 Der Leib als Lebensträger

Der Leib weist eine Reihe von Eigentümlichkeiten auf. So ist er ein exquisiter Lebensträger. So banal dieser Satz klingt, so entscheidend und essenziell ist sein Inhalt. Die Forschung der letzten Jahrzehnte hat gezeigt, welch subtiles Zusammenspiel von Organen und Funktionen dafür die notwendige Voraussetzung darstellt. Wir sind so sehr daran gewöhnt, dass der Leib in Gesundheit und Krankheit seine Aufgaben weitgehend erfüllt, dass wir das Faktum des eigenen Lebens als selbstverständlich ansehen. Wer jedoch in Biologie, Biochemie, Physiologie und Medizin informiert ist, entwickelt fundamentale Hochachtung vor dem Wunderwerk des menschlichen Organismus.

Die Naturforschung geht davon aus, dass das Leben vor etwa drei Milliarden Jahren aus einfachsten Anfängen entstanden ist. Dabei muss im Kosmos, dessen Alter auf 14–15 Milliarden Jahre geschätzt wird, eine Kombination vieler günstiger Bedingungen vorhanden gewesen sein, um die Evolution des Lebendigen in Gang zu setzen. Wer angesichts dieser höchst glücklichen Umstände mit dem Leben allgemein und dem menschlichen Leib im Besonderen nicht überaus umsichtig und achtungsvoll verfährt, ist wertblind in einem umfänglichen Sinne. Dass es Leben gibt und dass wir daran teilhaben dürfen, ist Anlass zu jubelndem Erstaunen. Man kann Rainer Maria Rilke vollumfänglich beipflichten, der seine *Duineser Elegien* zu einem regelrechten Preislied alles Lebendigen gestaltet hat.

---

[5] Hartmann, N.: Das Problem des geistigen Seins (1933), Berlin 1962.

3.9 Mensch und Tier

In vielerlei Hinsicht ähnelt der Mensch einem Tierleib. Die Biologen haben gezeigt, dass der Bauplan aller Säugetiere im Großen und Ganzen identisch ist. Nachdem das menschliche Genom umfassend beschrieben wurde, stellten sie fest, dass der genetische Code von Schimpansen und Menschen zu über 99 % übereinstimmt. Der Mensch ist (beinahe) ein Tier wie alle anderen Tiere auch.

Charles Darwin hat als Erster die Abstammung des menschlichen Leibes aus dem Tierreich nachgewiesen. Die Deszendenztheorie hat sich seit Mitte des 19. Jahrhunderts als tragfähig und konsistent erwiesen; nur borniert Abergläubische äußern noch Zweifel an ihrer grundsätzlichen Richtigkeit. Selbst im 21. Jahrhundert erleben manche es allerdings als Zumutung, dass die Basis der menschlichen Existenz derart animalisch sein soll. Sigmund Freud sprach in diesem Zusammenhang von den drei Kränkungen, die der Menschheit in den letzten Jahrhunderten zugefügt wurden und ihren Stolz ins Wanken gebracht haben: die Entdeckung des Kopernikus, dass die Sonne sich nicht um die Erde dreht; Darwins Abstammungslehre, die den Menschen als Verwandten der Primaten definiert; sowie seine, Freuds, Beschreibung des Unbewussten, die uns erkennen lässt, dass wir trotz aller bewussten Denkanstrengung nicht Herr im eigenen Hause sind.

3.10 Der Mensch – ein besonderes Tier?

Neben dem hohen Maß an Ähnlichkeit mit anderen Tieren betonen Biologen, Mediziner und vergleichende Anthropologen aber auch manche Besonderheiten des menschlichen Leibes: der aufrechte Gang mit den Freiheitsgraden der oberen Extremität (Auge-Hand-Feld); opponierbarer Daumen; relativ kurze Intrauterinzeit; Parallelstellung der Aug-Achsen; die Volumenzunahme des Großhirns mit Bevorzugung des Frontalhirns.

Schon lange überlegen Philosophen, Ärzte, Psychologen, inwiefern diese biologischen Gegebenheiten die seelischen, sozialen und geistigen Eigenschaften des Menschen mit bedingen. So vertrat Johann Gottlieb Herder in seinen *Ideen zur Philosophie der Geschichte der Menschheit*[6] die Auffassung, dass Lebewesen mit aufrechtem Gang und koordinierten Blickfeldern der Augen zu Vernunft und Geistigkeit disponiert seien.

Analog argumentierte Erwin Straus in *Vom Sinn der Sinne*,[7] dass der Mensch ein Wesen der Ferne sei. Diese von Heidegger übernommene Formulierung besagt, dass der aufrechte Gang und die parallelen Aug-Achsen ein perspektivisches Sehen ermöglichen. Davon ausgehend habe sich nach und nach ein räumliches und zeitliches Schauen entwickelt, das weit in die Vergangenheit zurück- und in die Zukunft vorausgreift. Die für den Menschen zugänglichen Dimensionen von Raum und Zeit basieren demnach auf seiner spezifischen Leiblichkeit.

---

[6] Herder, J.G.: Ideen zur Philosophie der Geschichte der Menschheit (1784–1791), Bodenheim 1995.
[7] Straus, E.: Vom Sinn der Sinne (1935/56), Berlin – Heidelberg 1978.

Wiederum auf eine andere organismische Besonderheit hob Adolf Portmann ab. In *Biologie und Geist*[8] führte er aus, dass der Mensch aufgrund seiner relativ kurzen Intrauterinzeit eigentlich eine biologische Frühgeburt darstellt. Er kommt mit einem Mangel an Instinkten zur Welt, und daher kann und muss er sein Dasein ziemlich frei gestalten. Außerdem ist er aufgrund dieser frühen Geburt notwendig ein Werdender, der seine Defizite durch Lernen und Wachsen kompensiert.

Auf eine weitere Eigentümlichkeit des menschlichen Leibes wies vor wenigen Jahren der Evolutions-Anthropologe Michael Tomasello hin. In *Die Ursprünge der menschlichen Kommunikation*[9] lancierte er die These, dass die enorme Sprachfähigkeit des Menschen sowie die darauf aufbauende Wir-Intentionalität durch eine Eigenart des menschlichen Auges mit bedingt seien. Im Vergleich zu anderen Tieren lässt sich am Auge des Homo sapiens neben der Pupille viel Weiß des Augapfels erkennen, sodass man der Richtung seines Blicks leicht folgen kann. Da an der Blickrichtung die Intentionen eines Menschen erahnt werden, sei damit die leibliche Grundlage für eine gemeinsame Willens- und Absichtsbildung (Wir-Intentionalität) gegeben.[10]

3.11 Der Leib als Kreuzung von Natur und Kultur

Der Bauplan des menschlichen Leibes bahnt und ermöglicht jene seelischen, sozialen und geistigen Fertigkeiten, die schlussendlich die Kulturfähigkeit des Menschen ausmachen. Der Gedanke, dass die Kultur eine Art zweiter Natur des Menschen ist, kann daher auch *vice versa* verstanden werden. Diese Verflechtung und gegenseitige Einflussnahme von Bios, Psyche und Logos hat bereits Alfred Adler beschrieben. In seiner *Studie über Minderwertigkeit von Organen*[11] zeigte er, inwiefern der menschliche Leib bei organischen Mängeln zu Kompensationsleistungen imstande ist. Angeborene oder erworbene Schädigungen von Organen können oft durch Funktionssteigerung entsprechender kontralateraler Organe oder des Gesamtorganismus ausgeglichen werden, sodass das Überleben des betreffenden Individuums gesichert wird.

Als Hauptkompensationsmechanismen des Menschen bezeichnete Adler neben den biologischen auch dessen seelische, soziale und geistige Potenzen. In diesem Sinne darf man das Denkvermögen des Einzelnen wie die ganze Menschheitskultur als Kompensationsphänomen würdigen. Aus den Mängeln des menschlichen Leibes (relative Schwäche des Halte-, Stütz-, Bewegungsapparates; Instinkt-Entbundenheit; Fehlen von natürlichen Waffen wie Krallen, Klauen, scharfe Zähne und zu geringe körperliche Möglichkeit zum Fluchtverhalten) erwuchs die Notwendigkeit kompensierender Neuorientierung in Form kulturellen Fortschritts.

---

[8] Portmann, A.: Biologie und Geist (1956), Frankfurt am Main 1973.
[9] Tomasello, M.: Die Ursprünge der menschlichen Kommunikation (2008), Frankfurt am Main 2009.
[10] Tomasello, M.: Eine Naturgeschichte des menschlichen Denkens (2014), Berlin 2014.
[11] Adler, A.: Studie über Minderwertigkeit von Organen (1907), Frankfurt am Main 1984.

3.12 Der Mensch ist, was er in seiner Welt ist

Der Leib wurde als Lebensträger bezeichnet, dessen seelische und geistige Fertigkeiten stets als verkörpert vorzustellen sind. So wie Seele und Geist im Leib eingebettet sind, ist dieser in einen biologischen, psychosozialen und geistig-kulturellen Stoffwechsel mit seiner Umwelt respektive mit der Welt eingebettet. In diesem Zusammenhang sprach Johann Jakob von Uexküll in seiner *Theoretischen Biologie*[12] von einem Funktionskreis, in den alle Tiere und damit auch der Mensch eingestellt sind. Jedes Tier lebt in einem spezifischen Milieu (ökologische Nische), in dem es sich adäquat bewegt und das für sein Überleben wesentlich ist. In diesem Milieu nimmt das betreffende Tier jene Aspekte wahr (Merkwelt) und reagiert auf sie (Wirkwelt), die für es relevant und essenziell sind.

Im Hinblick auf diese Einbettung in ein Milieu weist der menschliche Leib im Vergleich zu den Tieren Eigentümlichkeiten auf. Aufgrund seiner großen, durch die Fortschritte von Wissenschaft und Technik möglichen Adaptationsfähigkeit ist der Mensch in allen ökologischen Umgebungen der Erde überlebensfähig; für ihn gibt es hier kaum Begrenzungen.

Hinzu kommt, dass Menschen nicht in spezifischen Umwelten, sondern potenziell in einer Welt existieren. Ihr psychosoziales, geistiges und kulturelles Interesse kennt prinzipiell keine Grenzen, sodass man von der Weltoffenheit als von einem exquisit menschlichen Merkmal spricht. Allerdings unterliegt der Grad dieser Weltoffenheit von Individuum zu Individuum mächtigen Schwankungen.

Von Hegel stammte zu Beginn des 19. Jahrhunderts sinngemäß die Formulierung: Der Mensch ist, was er in seiner Welt ist. Dieser Satz nimmt Ansichten und Erkenntnisse von modernen Anthropologen in Bezug auf den menschlichen Leib vorweg. Will man Letzteren adäquat beschreiben, gelingt dies, indem man die Umwelt beziehungsweise die Lebenswelt (Edmund Husserl), in der er lebt, umfassend mitberücksichtigt.

3.13 Der Leib als Träger und Gestalter von Situationen

Der Leib ist nicht nur Lebensträger – er ist auch Träger und Gestalter von Situationen. Unter Situation versteht man die Verschränkung des Einzelnen mit aktuellen Atmosphären, Themen, Aufgaben und vor allem Mitmenschen. Ein Existieren in Situation ist daher stets mit Begrenzungen verbunden – seien diese nun freiwillig gewählt oder (falls der Einzelne unvorhergesehen oder ungewollt in bestimmte Situationen gerät) von außen vorgegeben.

Neben Limitierungen weisen Situationen auch Aufforderungen zum Engagement auf. Situationen sind charakterisiert durch spezifische Wert-Konstellationen, und diese appellieren an den Einzelnen, erspürt, erkannt, realisiert werden zu wollen. Von Situationen und den ihnen immanenten Werten geht ein Sollen aus, das sich kaum zur Seite schieben lässt – es sei denn, man verlässt oder meidet die Situation.

---

[12] Uexküll, J.J. von: Theoretische Biologie (1928), Frankfurt am Main 1973.

Begrenzungen wie auch Engagement erleben Individuen mit hohem Autonomie-Ideal, Verwöhnungsanspruch oder großer narzisstischer Bedürftigkeit eventuell als Zumutung, der sie möglichst aus dem Wege zu gehen trachten. In ausgeprägten Fällen liegt bei ihnen eine regelrechte Situationsphobie vor, wobei sich die Betreffenden nicht nur aus den situativen Gegebenheiten, sondern auch imaginativ aus ihrem Leib als Träger von Situationen zurückzuziehen versuchen.

Solche Personen erinnern an Bäume ohne solides Wurzelwerk oder an Zirkusartisten ohne einen Unterleib. Maurice Merleau-Ponty sprach in seiner *Phänomenologie der Wahrnehmung*[13] davon, dass der Leib den Menschen in der Welt verankere wie die Tampen ein Schiff im Hafen. Meidet der Einzelne jedoch Situationen und damit Begrenzungen und Engagement, läuft er Gefahr, nach und nach das Wurzelwerk des Leibes zu schwächen und zuletzt wie ein losgebundenes Schiff ohne Führung dem Spiel der Wellen ausgeliefert zu sein.

3.14 Körper und Leib – der Doppelaspekt der menschlichen Existenz

Der Versuch, den eigenen Leib nicht mehr situativ sein zu lassen, endet im Pattzustand: Der eine Teil des Leibes (die Seele, vor allem aber der Geist, das Bewusstsein) ist zwar relativ beweglich und frei und kann emotional und gedanklich Situationen hinter sich lassen; zugleich muss er feststellen, dass der andere Teil (der Körper) träge und schwer in der Situation verbleibt.

Diese Zweiteilung in Seele, Geist und Bewusstsein einerseits und Körper andererseits erinnert auf den ersten Blick an die Anthropologie von René Descartes. Sieht man jedoch genauer hin, hat man es hierbei nicht mit einem wirklichen Dualismus zu tun; vielmehr handelt es sich um ein Phänomen, das Helmuth Plessner in *Die Stufen des Organischen und der Mensch*[14] als exzentrische Positionalität beschrieben hat.

In diesem Hauptwerk führte Plessner aus, dass der Mensch zum einen wie die Tiere zentrisch im Status des Leib-Seins lebt, wobei seine Bewusstseinstätigkeit in den Hintergrund tritt. Beispiele hierfür sind Schlaf, Müdigkeit, Trance, Benommenheit, Sexualität, Ekstase, Rausch oder auch starke Schmerzen, heftige Affekte. Der Mensch ist in diesen Zuständen zentrisch, ganz Leib und damit völlig in der jeweiligen Situation anwesend, ohne sich von ihr distanzieren zu wollen oder zu können.

In der exzentrischen Position kommt es zu einer Art Kluft im Leib, zu einem Hiatus zwischen seelisch-geistigem Bewusstsein und dem Bios des Organismus. Der Mensch ist nun nicht mehr Leib; er steht emotional-gedanklich sich und seinem Körper gegenüber, und der seelisch-geistige Anteil seines Leibes wird exzentrisch. Dabei kommt es in der

---

[13] Merleau-Ponty, M.: Phänomenologie der Wahrnehmung (1945), Berlin 1966.

[14] Plessner, H.: Die Stufen des Organischen und der Mensch (1928), Berlin 1975.

Regel dazu, dass der Betreffende seinen Körper wie ein Ding oder eine Sache von außen betrachtet, befühlt, behandelt.

Plessner betonte, dass das menschliche Dasein vom Wechsel zwischen zentrischer und exzentrischer Position, zwischen Leib-Sein und Körper-Haben charakterisiert ist. Das zentrische Leib-Sein geht mit einem hohen Grad an Hingabe und situativer Gebundenheit einher, wohingegen das exzentrische Bewusstsein und das Körper-Haben eine weitreichende psychische und intellektuell-geistige Emanzipation aus Situationen erlaubt.

Als zentrischer Leib und beseelter Körper lebt der Mensch nach Plessner im Hier-Jetzt; er geht im Augenblick, in der Situation, in seiner Mitte auf. Die exzentrische Positionalität hingegen erlaubt ihm, sein Hier-Jetzt zu reflektieren und sich in Maßen zu distanzieren, Phänomene wie Bewusstsein, Gedächtnis, Zeitlichkeit, Sprache, Weltoffenheit, Geist und Selbstbewusstsein zu entwickeln sowie am *Common sense* und an der Kultur teilzuhaben. Die exzentrische Position bildet die entscheidende Grundlage für die Entwicklung von Geistigkeit und Selbstbewusstsein; sie ist beim Menschen hoch und bei Tieren kaum oder gar nicht ausgeprägt.

Den permanenten Wechsel von Körper-Haben und Leib-Sein und damit von exzentrischer und zentrierter Positionalität nannte Plessner den Doppelaspekt der menschlichen Existenz. Menschen, denen das Spiel von Körper-Haben und Leib-Sein gelingt, bezeichnete der Philosoph als Personen. Wer bevorzugt nur den exzentrisch positionierten Status kennt oder anstrebt, mag bei sich womöglich eine hochgezüchtete Geistigkeit entfalten – seiner Personalität hätte er Plessner zufolge damit ebenso wenig genüge getan wie jener, der sein Heil ausschließlich im zentrischen Leibsein sucht und auf Intellektualität und Reflexivität verzichtet.

3.15 Verdrängter Leib und manipulierter Körper

Lässt man die Menschheitsgeschichte Revue passieren, stellt man fest, dass in vielen Kulturen eine Geringschätzung oder Diskriminierung des Leibes zu beobachten war. Im Abendland wurden solche Haltungen von manchen Philosophen, darüber hinaus aber vor allem von Theologen und Religionslehrern propagiert. Häufig wurde der Leib mit Attributen wie triebhaft, abhängig, schmutzig, sündig oder teuflisch belegt, indes Seele, Geist und Bewusstsein als rein, bedürfnislos und ewigwährend galten.

Vor dem Hintergrund solch entwertender Eigenschaftszuschreibung kann man nachvollziehen, warum viele Menschen lange Zeit ihren Leib beinahe völlig verdrängten, vergaßen und verdeckten. Als im Zuge von Renaissance und Aufklärung eine Revision dieser Verdrängungsprozesse anvisiert wurde, erinnerten und entdeckten viele Menschen nicht den Leib, sondern lediglich den Körper. Ausnahmen bildeten Künstler, die in Malerei und Bildhauerei versuchten, der toten Materie (Leinwand, Farben, Stein) Leben und den dargestellten Körpern eine Art Seele einzuhauchen.

In Wissenschaft, Philosophie und im Alltagsleben jedoch wurde in den letzten Jahrhunderten bevorzugt der menschliche Körper und nicht der Leib bedacht, behandelt, erforscht.

Beispiel dafür war die Medizin des 19. und teilweise auch des 20. Jahrhunderts, die sich in Forschung, Diagnostik und Therapie fast nur um erkrankte Körper und zu wenig um erkrankte Leiber respektive um Personen kümmerte. Marcel Proust hat diesem mangelhaften Zugang zum leibhaftigen Existieren in seiner *Suche nach der verlorenen Zeit* poetisch Ausdruck verliehen:

> Im Zustand der Krankheit merken wir, dass wir nicht allein existieren, sondern an ein Wesen aus einem ganz anderen Reich gefesselt sind, von dem uns Abgründe trennen, das uns nicht kennt und dem wir uns unmöglich verständlich machen können: unseren Körper.[15]

Viele Menschen haben auch im 21. Jahrhundert große Mühe, leibhaftig und zentrisch (im Plessner'schen Sinne) zu leben. Dagegen fällt es ihnen leichter, ihre Körper im Status der exzentrischen Position als Objekte zu begreifen, die man vermessen, trainieren, abrichten und verändern kann. Eine Ursache dafür mag im Ideal des Machens zu suchen sein, dem viele Menschen nachstreben und das sie an ihrem Körper leichter umzusetzen in der Lage sind als an ihrem Leib. Ersterer gilt eher als das Gemachte, wohingegen Letzterer das von der Natur Gegebene repräsentiert.

Beispiele für den manipulierten Körper gibt es zuhauf: Sie reichen vom Leistungssport bis zu Schönheitsoperationen, von Essstörungen (Kap. 19) bis zu Artefakt-Krankheiten (Kap. 14), vom soldatischen Drill bis zu eigentümlichen Sexualpraktiken. Solche Phänomene sind nicht nur individuellen Vorlieben einiger weniger geschuldet – in ihnen spiegeln sich auch gesellschaftliche und kulturelle Verhältnisse. Man denke nur an das Sparta der Antike oder an die totalitären Staaten der Neuzeit, die im großen Stil die Körper junger Männer zu soldatischen Tötungsmaschinen dressierten. Auch der *Homo consumens* ist ein Sozialisationsprodukt, bei dem Körper (und nicht der Leib) als Zielobjekte für Werbung und Verbrauch im Vordergrund stehen.

Die weit verbreiteten Schwierigkeiten beim Wechsel von zentrischer und exzentrischer Position machen es teilweise verständlich, warum so viele Menschen zu Drogen und Tranquilizer greifen. Alkohol, Schlaf- und Beruhigungsmittel, althergebrachte Drogen oder Designerdrogen versetzen die Betreffenden in Rausch-, Entspannungs-, Ekstase- oder Hingabezustände und damit in ein zentrisches Dasein, das sie ohne derlei Mittel nur schwer verwirklichen könnten (Kap. 20).

Ähnlich wie Drogen wirken hinsichtlich des zentrischen Existierens Thrill- oder Kick-Erlebnisse, beispielsweise im Rahmen von Abenteuer- oder Hochrisiko-Situationen. Analoges gilt für extraordinäre und aggressiv getönte Sexualpraktiken, bei denen vereinsamte und gehemmte Seelen mit Überrumpelungs- und Gewaltstrategien zur lustbetonten Synthese mit ihren eventuell makellosen Körpern gebracht werden sollen. Zärtlichkeit, Intimität und Nähe sowie befriedigende Leiblichkeit sind auf diesen Wegen jedoch nur schwer zu erreichen.

---

[15] Proust, M.: Auf der Suche nach der verlorenen Zeit (1913–27), Ausgabe in drei Bänden (Die Welt der Guermantes, 1920/21), Frankfurt am Main 2000, S. 1649.

3.16 Der Leib als Medium der Kommunikation

Der menschliche Leib ist seiner Natur nach situativ. Um in Situationen und im Kontakt mit anderen Menschen zu bestehen, ist es nötig, sich orientieren zu können und Gemeinsamkeiten mit der Welt herzustellen. Diese Aufgaben übernimmt ebenfalls der Leib, den man daher auch als ein exquisites Kommunikations- und Kooperationsmedium begreifen kann.

Bei allen höher entwickelten Lebewesen lässt sich beschreiben, wie sie mit ihrem Leib kommunizieren und Umweltkontakte gestalten. Beim *Homo sapiens* ist dies so ausgeprägt, dass man vom menschlichen Leib als einem sozialen Beziehungsorgan *par excellence* spricht. Familiäres, partnerschaftliches, gesellschaftliches sowie kulturelles Leben sind ohne die vielen Verständigungsmöglichkeiten des Leibes nicht vorstellbar.

Alfred Adler ging sogar so weit zu sagen, dass jene Individuen oder Gruppen, welche die sozialen Lebensformen am besten verwirklichen, im erhöhten Maße beseelt sind. Menschen entwickeln am Leib gerade so viele seelische Qualitäten, als sie zum Bestreiten ihres praktizierten Soziallebens benötigen. Das Wozu der leiblichen Kommunikation und Kooperation, ihre Finalität (Adler) liegt in der sozialen Ausrichtung des Menschen begründet.

Um den zwischenmenschlichen Verkehr befriedigend zu gestalten, benötigt jedes Individuum eine Art Filter, mit dessen Hilfe es entscheiden kann, welche Mitmenschen Einfluss auf es nehmen dürfen oder wer von ihnen gemieden werden soll. Geht der Einzelne hierbei fehl, bedeutet dies für ihn nicht selten Unglück bis hin zum existenziellen Scheitern.

Die Notwendigkeit einer psychosozialen Filterfunktion findet eine Entsprechung auf der körperlichen Ebene. Der Leib weist semipermeable Membranen (an Lunge, Darm, Haut) auf, die nur für bestimmte Stoffe durchlässig sind und Schädliches effektiv daran hindert, ins Körperinnere zu gelangen. An diesen Membranen und ihren Abwehrvorgängen wird zwischen eigen und fremd, passend und unpassend unterschieden.

Auf seelisch-geistiger Ebene entsteht die Filterfunktion durch das jeweilige Wertempfinden und die Wertehierarchie der Betreffenden: Das von ihnen als sinn- und wertvoll Erkannte zieht sie an, sie akzeptieren es und integrieren es in ihre eigene Werte-Welt. Umgekehrt stößt sie Sinn- und Wertwidriges ab, und sie werden versuchen, dazu Distanz zu halten.

Als Organe des Werterkennens hat Max Scheler 1913/16 (in: *Der Formalismus in der Ethik und die materiale Wertethik*)[16] die Gefühle des Menschen beschrieben („Fühlen heißt Werterkennen"). Hinsichtlich der leiblichen Voraussetzungen für Wert erkennendes Fühlen ergänzte Erwin Straus in seinem Hauptwerk *Vom Sinn der Sinne*, dass es Aufgabe der menschlichen Sinnesorgane sei, nicht nur ein blindes Sammelsurium von Reizen aufzunehmen und als Sinnesdaten zu verarbeiten. Vielmehr bestehe der eigentliche Zweck der Sinnesorgane im Erfassen des Sinn-, Wert- und Bedeutungsvollen.

---

[16] Scheler, M.: Der Formalismus in der Ethik und die materiale Wertethik (1913/16), Gesammelte Werke Band 2, Bonn 2005.

3.17 Anthropologie des Ausdrucks

Der Leib ist welt- und mitmenschbezogen, wobei die Unterscheidung von Wert und Unwert, eigen oder fremd seinen Kontakt mit Welt und den Mitmenschen maßgeblich prägt. Wesentlich für seine soziale Ausrichtung ist daneben die Sprachfähigkeit des Menschen. Beim Begriff der Sprache denkt man meist an verbale Äußerungsformen und vergisst, dass alles am menschlichen Leib Ausdruck ist und Mitteilungscharakter aufweist. Ob Mimik, Gesten, Gebärden oder einfache physiologische Reaktionen wie Erröten, Erblassen, Hüsteln und Gähnen – leibliche Phänomene haben beim Menschen etwas zu bedeuten und werden von den Mitmenschen irgendwie verstanden. Der Philosoph Norbert Meuter entwickelte daher am menschlichen Leib zu Recht eine *Anthropologie des Ausdrucks*.[17]

Charles Darwin zeigte in *Der Ausdruck der Gemütsbewegungen bei dem Menschen und den Tieren*,[18] dass Tiere und Menschen ähnliche Ausdruckssprachen verwenden. Mit der bei ihm üblichen Gründlichkeit erfasste und verglich Darwin die leiblichen Ausdrucksvarianten bei Tieren, Kindern, so genannten Wilden und Kulturvölkern, wobei es ihm gelang, gemeinsame Ausdrucksprinzipien zu formulieren.

Im 20. Jahrhundert bemühten sich vor allem Psychologen[19] und psychosomatisch interessierte Ärzte um eine wissenschaftliche Erfassung der leiblichen Kommunikation des Menschen. Auch im 21. Jahrhundert gehört es zu den unangefochtenen Grundsätzen der Psychosomatik, dass der Leib in Krankheit und Gesundheit unter den Kautelen von Ausdruck und Mitteilung betrachtet werden darf.

Allerdings wissen wir nach 100 Jahren psychosomatischer Forschungsarbeit, dass bei körperlichen Symptomen und Erkrankungen simple, eindimensionale Interpretationen der enthaltenen psychosozialen Themen und Motive nicht gerechtfertigt sind. Der Bedeutungsgehalt von Magengeschwüren, Bluthochdruck oder Asthma bronchiale ist bei weitem komplexer und individueller, als sich dies so mancher psychosomatische Möchtegern vorstellt.

3.18 Stimme und Blick

Zwei ausgezeichnete Ausdrucksphänomene des Leibes sind Stimme und Blick. In ihnen kommen Stimmungen, Absichten und Meinungen des Betreffenden ebenso zum Ausdruck wie dessen Gangart, Charakter und Temperament. An den stimmlichen und blicklichen

---

[17] Meuter, N.: Anthropologie des Ausdrucks – Die Expressivität des Menschen zwischen Natur und Kultur, München 2006.

[18] Darwin, Ch.: Der Ausdruck der Gemütsbewegungen bei dem Mensch und den Tieren (1872), Frankfurt am Main 2000.

[19] Siehe hierzu Ekman, P.: Gefühle lesen – Wie Sie Emotionen erkennen und richtig interpretieren, München 2004.

Verlautbarungen eines Menschen kann man ersehen, wie sehr es sich dabei um ein leibliches, also körperliches und zugleich seelisches Simultangeschehen handelt.

So kennen wir den liebenden, begehrenden, abweisenden, traurig-melancholischen, zornigen, gedankenverlorenen oder sehnsuchtsvollen Blick ebenso wie die belegte, in sich ruhende, angespannt gequetschte, zurückgenommene oder mit weichem oder hartem Timbre versehene Stimme. Das biologische Geschehen des Blickens und Sprechens ist stets ebenso ein psychosozialer Akt; körperlich-physiologische Funktionen und seelisch-geistiger Ausdruck verschränken sich in ihnen auf intensivste Weise zu einer nur schwer trennbaren Einheit.

Von Leonardo da Vinci stammt der Gedanke, dass die Augen die Fenster der Seele darstellen. Damit spielte er auf jene Zusammenhänge an, die man als psychophysiologisches Simultangeschehen bezeichnet. Analoges lässt sich von der menschlichen Stimme sagen, die diagnostisch ebenfalls wertvoll ist. Hier gilt das Diktum Goethes aus *Faust*:

> Die Menschheit hat ein fein Gehör, / Ein reines Wort erreget schöne Taten. / Der Mensch fühlt sein Bedürfnis nur zu sehr / Und lässt sich gern im Ernste raten.[20]

Vor allem jene, die gelernt haben, mit dem dritten Ohr zu hören (Theodor Reik), sind in der Lage, den scheinbar bloßen und nackten Worten oder Sätzen ihrer Mitmenschen ein ganzes Kaleidoskop komplexer Mitteilungen zu entnehmen. Der Wiener Arzt, Psychologe und Philosoph Karl Bühler (1879–1963) formulierte in den 30er-Jahren des letzten Jahrhunderts eine Kommunikationstheorie,[21] der zufolge bei jeder Art menschlicher Kommunikation drei Aspekte in unterschiedlicher Ausprägung vorhanden sind: Information, Expression (Ausdruck) und Appellation (Aufforderung). Vor allem die beiden Letzteren schwingen in Blick und Stimme eines Menschen mit und machen sie für den kundigen Außenstehenden im wahren Sinne des Wortes tiefblickend und vielsagend.

3.19 Greifen und Begreifen

Die Stimme und das Sprechen sind mit jenen Regionen des Leibes assoziiert, die beim Menschen einer speziellen, langjährigen Sozialisation bedürfen. Neben dem Gesicht, Mund und Rachenraum (Sprache, Mimik) sind dies noch der Urogenitaltrakt (anale und urethrale Schließmuskel, Sexualität) sowie die Hand (Greif- und Zeigeorgan).

Anders als bei Tieren dauert es beim Menschen einige Monate, bis allein sein Halte-, Stütz- und Bewegungsapparat so trainiert ist, dass er Sitzen, Liegen, Stehen, Gehen, Laufen usw. souverän und ohne merkliche Zuhilfenahme seines Bewusstseins beherrscht. Dabei unterliegt die quergestreifte Skelettmuskulatur der Willkürmotorik; ihre Bewegungs-

---

[20] Goethe: Faust II/Paralipomena, Bruchstücke 118.
[21] Bühler, K.: Sprachtheorie – Die Darstellungsfunktion der Sprache (1934), Stuttgart 1999.

muster werden allerdings im Kleinhirn so gespeichert, dass zu ihrer Umsetzung keine aufwändigen Aktivitäten der Großhirnrinde mehr nötig sind.

Noch intensiver müssen die Muskeln speziell von Mund, Rachen und Kehlkopf, des Urogenitaltrakts sowie der Hand beübt werden, um den Ansprüchen der zwischenmenschlichen Kooperation und Kommunikation zu genügen. An diesen Körperregionen lässt sich trefflich demonstrieren, wie sehr sich Anatomie und Physiologie, Psychosoziales und Geistiges beim Menschen gegenseitig durchdringen, prägen und beeinflussen.

Am Beispiel von vielfältigen Funktionen der menschlichen Hand erörterte der amerikanische Neurologe Frank Wilson den Zusammenhang von Greifen und Begreifen, Zeigen und Bezeichnen.[22] Je differenzierter und subtiler der Einzelne die Hand im Hinblick auf Motorik und Ausdruck einsetzen lernt, umso exakter, elaborierter und feiner entwickelt sich bei ihm meist sein Denken, Fühlen und Sprechen.

3.20 Eros und Sexus

Analoges gilt für die Sozialisation des Urogenitaltrakts. Neben der Reinlichkeitserziehung ist hier vor allem das umfängliche Erlernen von zwischenmenschlicher Zärtlichkeit, Intimität und Sexualität gemeint – wobei diese Begriffe umfänglich sowohl auf die körperlichen als auch die seelischen und geistigen Aspekte der Geschlechtlichkeit abzielen.

Das Faktum, dass der Leib immer ein geschlechtlicher ist, bedeutet für jeden eine Aufforderung, zum eigenen wie zum anderen Geschlecht Stellung zu beziehen. Der Einzelne mag seine Geschlechtlichkeit mit Askese, Revolte, Indolenz oder Bejahung beantworten, er mag sich in Enthaltsamkeit oder Onanie, Monogamie oder Promiskuität, Hetero-, Homo- oder Bisexualität, Geschlechtsumwandlung oder medikamentöse Kastration stürzen – die Tatsache, dass er Frau oder Mann oder divers ist, kann er damit nicht hintergehen.

Allenfalls lässt sich mithilfe moderner Operationstechniken und entsprechender Medikation das Vorzeichen des Geschlechts (weiblich/männlich/divers) verändern, ohne dass damit die Geschlechtlichkeit *per se* aus der Welt geschafft wäre. Ebenso vergeblich ist das Bemühen von Magersucht-Patienten, sich zum geschlechtslosen Neutrum zu hungern. Sie enden im hormonellen Moratorium, ohne dass sie ihrer Anatomie (primäre Geschlechtsmerkmale) ein Schnippchen zu schlagen vermögen. Bei ihnen ist wie bei allen anderen Menschen die Geschlechtlichkeit des Leibes unwiderruflich.

So wenig die Geschlechtlichkeit eliminierbar ist, so wenig ist sie normierbar; als gelebte Sexualität weist sie eine immense Variationsbreite auf. Diese speist sich aus individuellen Neigungen wie auch aus kulturell vermittelten, erwünschten, tabuisierten Mustern des Sexualverhaltens. Die Zivilisationsgeschichte mit ihren Vorgaben, Regeln und Verboten übte und übt auf die Geschlechtlichkeit der Menschen mächtigen Einfluss aus, der sich von

---

[22] Wilson, F.: Die Hand – Geniestreich der Evolution. Ihr Einfluss auf Gehirn, Sprache und Kultur des Menschen (1998), Reinbek bei Hamburg 2002.

der gesellschaftlichen Rollenerwartung (weiblich/männlich) über allfällige sexuelle Tabus und Denkhemmungen (Sigmund Freud) bis hin zu den Verhütungspraktiken erstreckt.

Daneben gestaltet aber der Einzelne aufgrund von Triebschicksal, Erziehung, Weltanschauung, Lebensstil und Emotionalität seine Sexualität entscheidend mit. Auf derlei Zusammenhänge hat Nietzsche hingewiesen, als er in *Jenseits von Gut und Böse* (1886) schrieb, dass Art und Grad unserer Geschlechtlichkeit Konsequenzen bis in die höchste Geistigkeit hinauf zeitigen – wie auch umgekehrt Inhalte und Weisen des Denkens Einfluss auf das Sexualverhalten nehmen. Unser Leib ist eben kein *bello pezzo di carne*, kein schönes Stück Fleisch (wie Thomas Mann abschätzig und in völliger Verkennung ihrer Qualitäten einmal Christiane Vulpius, die Lebensgefährtin Goethes, bezeichnet hat), sondern beseelter und auch vergeistigter Bios.

3.21 Leib und Raum

Der menschliche Leib ist Lebens- und Situationsträger, sozial und sozialisierbar, kommunikativ, geschlechtlich sowie – räumlich und zeitlich. Diese beiden Attribute beanspruchen Geltung sowohl in der physikalisch-objektiven wie auch in der subjektiven Dimension.

So lässt sich hinsichtlich der Räumlichkeit unser Körper wiegen, vermessen, mit Maß und Zahl als Volumen beschreiben, und als solcher steht oder liegt er auf oder neben anderen Gegenständen im Raum. Zugleich erleben wir uns subjektiv räumlich. Unsere Propriozeption (innere Wahrnehmung der Stellung von Gelenken und Gliedmaßen sowie des Spannungszustandes der Muskulatur) vermittelt uns permanent ein Raum-Empfinden, das mit den Wahrnehmungen der Sinnesorgane abgeglichen und synchronisiert wird. So spüren wir im Normalfall intuitiv, wo wir uns befinden, woher wir kommen und wohin wir gehen.

Der Leib ist der Nullpunkt unserer Orientierung (Edmund Husserl) und der Mittelpunkt unserer subjektiven Welt. Ihn nehmen wir überall hin mit, und er sorgt dafür, dass wir uns an jeder Stelle auf der Erde stets als inmitten einer Welt erleben. Bei und mit ihm fühlen wir uns in der Regel heimisch und zu Hause, wobei diese Empfindung normalerweise über die Haut unseres Körpers hinausreicht und Kleidung, Zimmer oder Wohnung, Einrichtung, Haus, Garten sowie Dorf, Stadt und Landschaft mit umfasst, in denen wir uns aufhalten.

Je nach unseren Erlebnissen, Stimmungen und Erwartungen weitet oder verengt sich der subjektive Raum bei jedem von uns dauernd. Als Beispiele mögen die Agora- und Klaustrophobie dienen. Ein und derselbe physikalische Raum kann vom Agoraphobiker subjektiv als viel zu weit, vom Klaustrophobiker jedoch als zu eng beschrieben und erlebt werden. Entsprechend ihrer subjektiven Empfindungen des Raumes um sie her interpretieren sie auch Sinn, Wert und Bedeutung ihrer Welt verschieden, woraus sich ihre differenten Reaktionen darauf erklären.

Neben den realen Räumen der momentanen Gegenwart belebt der Leib auch imaginäre Räume der Phantasie. Entwürfe, Hoffnungen und Tagträumereien werden in Räume der Zukunft hinein vorgestellt, wohingegen Erinnerungen in den Räumen der Vergangenheit angesiedelt sind. Man kann erahnen, wie am Leib die Dimensionen von subjektivem Raum und subjektiver Zeit ineinander übergehen (siehe auch Kap. 11).

3.22 Leib und Zeit

Wie eben für den Raum ausgeführt, lebt jeder Leib auch in seiner sehr eigenen subjektiven Zeit. Auf den ersten Blick klingt dies befremdlich, denn wir sind gewohnt, den öffentlichen und objektiven Charakter der Zeit zu betonen. Die physikalische Raumzeit als Summe von Jetzt-Punkten ist datierbar, für jeden Menschen mit einigermaßen gutem Willen die gleiche oder zumindest vergleichbar, ein öffentliches Hab und Gut, auf das man sich geeinigt hat und in Relation dazu wir leben.

Im Gegensatz zur physikalisch-naturwissenschaftlichen Auffassung, in welcher die Zeit als eine Aufeinanderfolge von Jetzt-Punkten definiert ist, erlebt der Leib einen Daseinszusammenhang. Dieser entsteht nicht als Summierung aufeinander folgender, augenblicklicher Ereignisse; vielmehr erstreckt er sich als Dauer zwischen Geburt und Tod des Individuums. Henri Bergson gebrauchte in *Zeit und Freiheit*[23] für diesen zeitlichen Zusammenhang den Begriff *durée*, wobei er betonte, dass die zeitliche Dauer das Fundament des menschlichen Identitätserlebens darstellt.

Phänomene wie Werden und Wachsen des Leibes oder seine Kindheit, Pubertät, Adoleszenz und Reife sowie sein Altern und das Alter fallen samt und sonders unter die Rubrik von *durée* oder subjektiver Zeit. Diese liegt nicht wie ein Gegenstand vor oder neben uns. Kein Ding und auch keine außerhalb unserer Person ablaufende Bewegung, in die wir ein- oder aussteigen könnten, ist also die Zeit; sie ist vielmehr die Art und Weise, wie wir unser Dasein zeitigen und leben. Damit sind wir unsere individuelle, unvergleichliche, existenzielle Zeit, die träge dahinfließt, uns davonläuft, lange zurückliegt oder weit in die Zukunft reicht.

Parallel zur subjektiven Zeit lebt der Mensch auch in der objektiven Raum-Zeit, und am Leib machen sich beide Zeitqualitäten bemerkbar: Als Biologie unterliegt er einem objektivierbaren Prozess des Alterns, der sich an bestimmten Stellen des Körpers (z. B. an den Epiphysenfugen der Knochen) ablesen lässt. Die Biografie hingegen verläuft nur äußerlich betrachtet im Takt der physikalischen Zeit. Vom Betreffenden selbst wird sie seelisch-geistig im Sinne der subjektiven Zeit erlebt und interpretiert, wobei die biografischen Geschehnisse wie auch die subjektiven Bewertungen Spuren am Organismus hinterlassen.

Nur weil wir Leib sind, sind wir räumlich, zeitlich und historisch. Wir altern; aber anders als ein Tisch oder ein Stuhl, die im Freien stehen und langsam Patina ansetzen, können wir mithilfe unseres Gedächtnisses Gewesenes in die Gegenwart integrieren und darauf zukünftige Entwürfe fußen lassen. Der menschliche Leib stellt im günstigen Fall eine Synthese der drei Zeitdimensionen dar, und aufgrund dieser Synthese erlebt er sich als identische Person, als ein andauerndes Selbst (siehe hierzu Kap. 12).

---

[23] Bergson, H.: Zeit und Freiheit (1889), Hamburg 1994.

3.23 Leib und Selbst-Sein

Selbst, Ich, Identität, Person sind ebenfalls leibliche Phänomene. Das Empfinden wie das Bewusstsein unseres Selbst ist verkörpert und ohne leibliches Fundament nicht vorstellbar. Wir sind, wie Maurice Merleau-Ponty meinte, ein inkarniertes Selbst. Genau genommen dürften wir nicht vom Selbst im substantivischen Sinne sprechen. Eine solche Terminologie suggeriert, es gäbe eine autonome Wesenheit namens Selbst, die neben anderen Entitäten (Ich, Unbewusstes, Bewusstsein, Gewissen usw.) im Leib existiert und mit diesen interagiert. Damit aber landet man rasch bei anthropologisch fragwürdigen Konzepten mit Zweit- und Drittpersonen innerhalb oder hinter der sichtbaren leibhaftigen Erstperson.

Anthropologisch korrekter ist es daher, Funktionen und Qualitäten des Leibes zu beschreiben und auf Teilpersönlichkeiten zu verzichten. So vorzugehen hätte der Überzeugung Friedrich Nietzsches entsprochen, der in *Also sprach Zarathustra*[24] formulierte: „Leib bin ich ganz und gar, und nichts außerdem." Ich, Seele und Geist waren dem Philosophen zufolge Äußerungen der Vernunft, die von der großen und älteren Vernunft des Leibes in ihren Dienst genommen werden. Auch das Selbst wäre nach Nietzsche nichts weiter als eine Vernunftäußerung des Leibes, und mit Selbstbewusstsein hätte er jene Funktion beschrieben, bei welcher der Leib für sich bemerkt, dass es ihn gibt.

Überträgt man den Gedanken auf das Verhältnis von Menschen und Natur, kann man *Homo sapiens* als ein Lebewesen charakterisieren, das in der Lage ist, sowohl über sich als auch über die Welt und den ganzen Kosmos nachzudenken. Im Menschen gönnt sich die Natur den Luxus, reflexiv zu werden; oder, wie Friedrich Schelling dies ausgedrückt hat: Im Menschen schlägt die Natur die Augen auf und erwacht zum Bewusstsein ihrer selbst.

3.24 Ich und Es

Am Leib können wir wie an einer Medaille zwei Seiten beschreiben: zum einen Seele, Geist und Bewusstsein und zum anderen unbewusste Natur. Die von Freud so ausführlich erörterten dichotomen Wesenheiten von Bewusstsein und Unbewusstem oder die von ihm polar gedachten Instanzen von Ich und Es sind zwar inhaltliche Antagonismen, die sich aber bei genauer Betrachtung als verschiedene Funktionen, Dimensionen oder Aspekte des Leibes herausstellen. Ihm lassen sich entgegengesetzte Eigenschaften zuschreiben, die jeweils Gültigkeit für sich beanspruchen, obwohl sie einander ausschließen. Der Leib ist willkürlich und unwillkürlich zugleich, aktiv-passiv, bewusst-unbewusst, luzide-opak, seelisch-geistig und biologisch-materiell, frei und determiniert, Ich und Nicht-Ich.

Im Leib verflechten sich Materie und Geist, Natur und Kultur, Bewusstes und Unbewusstes, Welt und Individuum, ohne dass es möglich wäre, dem einen oder dem anderen ungestraft die Rolle des Primären zuzuschreiben. In ihm kreuzen sich psychologische Motive und körperliche Anlässe, geistige Freiheit und materielle Notwendigkeit derart

---
[24] Nietzsche, F.: Also sprach Zarathustra (1883–1885), in: KSA Band 4, München 1988.

intensiv und unentwirrbar, dass Maurice Merleau-Ponty zu Recht von einem *Chiasma* (einer Kreuzung) sprach.

3.25 Leib und Embodiment

Der Leib ist natürliches Ich, inkarniertes Subjekt (Merleau-Ponty) oder verkörperte Person. In den letzten Jahren hat es sich eingebürgert, für diesen Sachverhalt den englischen Begriff *Embodiment* (Verkörperung) zu verwenden. Geistige Phänomene wie Erinnern, Denken, Fühlen, Urteilen, Wollen, Vorstellen, Ausdruck, Sprache, Bewusstsein, Selbstbewusstsein werden dabei stets als leiblich fundiert aufgefasst. Wir können uns keinen Zustand seelisch-geistiger Aktivität beim Menschen ausmalen, der nicht in biologische Zusammenhänge eingebettet ist. Schon Nicolai Hartmann hat in seinem erwähnten Buch *Das Problem des geistigen Seins*[25] auf diese Interdependenz von Bios, Psyche und Logos hingewiesen.

Akzeptiert man das Embodiment von Geistigkeit und Personalität, stellt sich ein gewichtiges Problem, das von Neurowissenschaftlern bisher ebenso wenig gelöst wurde wie von Philosophen und Anthropologen: Wie entstehen im Leib, also innerhalb (Kausal-) Gesetzen gehorchenden und sich organisierenden biologischen Strukturen, Phänomene wie Freiheit, Selbstbewusstsein, Subjektivität, Individualität?

Die geistigen Fähigkeiten des Menschen sind das Komplexeste, Spontanste und Individuellste, was wir auf Erden kennen. Die Frage, wie Allgemeines Individuelles hervorbringt, harrt noch ihrer Antwort. Die hierfür vorgeschlagene Lösung radikaler Konstruktivisten (Heinz von Foerster, Ernst von Glasersfeld, Humberto Maturana, Gregory Bateson), die den menschlichen Organismus als nicht-triviales System den trivialen (toten, technischen) Systemen gegenüberstellten und für sein Verständnis eine Kybernetik zweiter Ordnung (Foerster) postulierten, die auf autopoetische und selbstreferenzielle Qualitäten des Leibes Rücksicht nimmt, beschreibt das Problem mehr, als dass sie es löst.[26] Und auch die verschiedenen Anläufe der Philosophie und Naturwissenschaft des Geistes[27] sind bisher noch zu keinen alle befriedigenden Ergebnissen vorgestoßen.

---

[25] Hartmann, N.: Das Problem des geistigen Seins (1933), Berlin 1962.
[26] Foerster, H. v.: Sicht und Einsicht (1985), Heidelberg 1999.
[27] Siehe hierzu etwa: Ansermet, F. und Magistretti, P.: Die Individualität des Gehirns (2004), Frankfurt am Main 2005; Bauer, J.: Selbststeuerung – Die Wiederentdeckung des freien Willens, München 2015; Fuchs, Th., Vogeley, K, Heinze, M. (Hrsg.): Subjektivität und Gehirn (2007), Berlin 2011; Hagner, M.: Der Geist bei der Arbeit. Historische Untersuchungen zur Hirnforschung, Göttingen 2006; Kandel, E.: Psychiatrie, Psychoanalyse und die neue Biologie des Geistes (2005), Frankfurt am Main 2006; Libet, B.: Mind Time – Wie das Gehirn Bewusstsein produziert (2004), Frankfurt am Main 2005; Metzinger, Th.: Der Ego Tunnel – Eine neue Philosophie des Selbst – Von der Hirnforschung zur Bewusstseinsethik (2009), Berlin 2009; Roth, G. und Strüber, N.: Wie das Gehirn die Seele macht, Stuttgart 2014.

3.26 Conclusio

Ich gebe gerne zu, dass man sich einfachere als die hier gelisteten Definitionen für den menschlichen Leib wünschen mag. In der Medizin sind wir gewohnt, möglichst prägnante und pragmatische Beschreibungen zu benutzen und auf weitschweifige Spekulationen zu verzichten. Bei einer komplexen Darstellung des menschlichen Leibes allerdings scheinen schlichtere Beschreibungen als z. B. die von Nietzsche, Bergson, Plessner, Hartmann oder Merleau-Ponty vorgeschlagenen kaum zu realisieren – es sei denn unter Inkaufnahme kruder Simplifizierungen, die uns in naturalistische Tiefen (Körper) oder spirituelle Höhen (Geist), nicht aber zur Wirklichkeit des menschlichen Leibes bringen.

Literatur

Adler, A.: Studie über Minderwertigkeit von Organen (1907), Frankfurt am Main 1984
Ansermet F. und Magistretti, P.: Die Individualität des Gehirns (2004), Frankfurt am Main 2005
Bauer, J.: Selbststeuerung – Die Wiederentdeckung des freien Willens, München 2015
Bergson, H.: Zeit und Freiheit (1889), Hamburg 1994
Bertalanffy, L. von: Biophysik des Fließgleichgewichts (1953), Berlin 1977
Böhme, G.: Leib – Die Natur, die wir selber sind, Frankfurt am Main 2019
Bühler, K.: Sprachtheorie – Die Darstellungsfunktion der Sprache (1934), Stuttgart 1999
Darwin, Ch.: Der Ausdruck der Gemütsbewegungen bei dem Menschen und den Tieren (1872), Frankfurt am Main 2000
Ekman, P.: Gefühle lesen – Wie Sie Emotionen erkennen und richtig interpretieren, München 2004
Foerster, H. v.: Sicht und Einsicht (1985), Heidelberg 1999
Fuchs, Th., Vogeley, K, Heinze, M. (Hrsg.): Subjektivität und Gehirn (2007), Berlin 2011
Goethe: Faust I (1808), in: Hamburger Ausgabe Band 3, München 1986
Hagner, M.: Der Geist bei der Arbeit – Historische Untersuchungen zur Hirnforschung, Göttingen 2006
Hartmann, N.: Das Problem des geistigen Seins (1933), Berlin 1962
Herder, J.G.: Ideen zur Philosophie der Geschichte der Menschheit (1784–1791), Bodenheim 1995
Kandel, E.: Psychiatrie, Psychoanalyse und die neue Biologie des Geistes (2005), Frankfurt am Main 2006
Libet, B.: Mind Time – Wie das Gehirn Bewusstsein produziert (2004), Frankfurt am Main 2005
McEwan, I.: Erkenntnis und Schönheit – Über Wissenschaft, Literatur und Religion (2019), Zürich 2020
Merleau-Ponty, M.: Phänomenologie der Wahrnehmung (1945), Berlin 1966
Metzinger, Th.: Der Ego Tunnel – Eine neue Philosophie des Selbst – Von der Hirnforschung zur Bewusstseinsethik (2009), Berlin 2009
Meuter, N.: Anthropologie des Ausdrucks – Die Expressivität des Menschen zwischen Natur und Kultur, München 2006
Nietzsche, F.: Also sprach Zarathustra (1883–1885), in: KSA Band 4, München 1988
Plessner, H.: Die Stufen des Organischen und der Mensch (1928), Berlin 1975
Portmann, A.: Biologie und Geist, Frankfurt am Main 1973
Proust, M.: Auf der Suche nach der verlorenen Zeit (1913–27), Frankfurt am Main 1979
Roth, G und Strüber, N.: Wie das Gehirn die Seele macht, Stuttgart 2014

Scheler, M.: Der Formalismus in der Ethik und die materiale Wertethik (1913/16), Gesammelte Werke Band 2, Bonn 2005
Straus, E.: Vom Sinn der Sinne (1935/56), Berlin – Heidelberg 1978
Tomasello, M.: Die Ursprünge der menschlichen Kommunikation (2008), Frankfurt am Main 2009
Tomasello, M.: Eine Naturgeschichte des menschlichen Denkens (2014), Berlin 2014
Uexküll, J.J. von: Theoretische Biologie (1928), Frankfurt am Main 1973
Weizsäcker, V. von: Ärztliche Fragen – Vorlesung über allgemeine Therapie (1933), in: Gesammelte Schriften 5, Frankfurt am Main 19.
Wilson, F.R.: Die Hand – Geniestreich der Evolution. Ihr Einfluss auf Gehirn, Sprache und Kultur des Menschen (1998), Reinbek bei Hamburg 2002

Krankheit und Gesundheit

4

Inhaltsverzeichnis

4.1	Krankheit, Gesundheit und das Maschinenmodell..	67
4.2	Krankheit, Gesundheit und die Vis vitalis...	68
4.3	Verborgene Gesundheit und verborgene Krankheit...	69
4.4	Normalität und Normativität...	71
4.5	Individuelle Krankheit und individuelle Gesundheit..	72
4.6	Gesundheit ist überwundene Krankheit und gefährdete Gesundheit........................	74
4.7	Freiheit und Ordnung, Form und Gestalt...	75
4.8	Gesundheit, Krankheit und das Fremde...	77
4.9	Gesundheit, Krankheit und die Sprache...	78
4.10	Gesundheit und Krankheit als Anthropinon..	80
Literatur..		82

Ein Psychologe – so Friedrich Nietzsche in *Die Fröhliche Wissenschaft*[1] – kenne wenige so anziehende Fragen wie die nach dem Verhältnis von Gesundheit und Philosophie, und für den Fall, dass er selbst krank wird, bringe er seine ganze wissenschaftliche Neugier mit in die Krankheit. Nietzsche hatte wohl recht mit seiner Ansicht, und womöglich lohnt es auch für Nicht-Psychologen, den Fragen nach Krankheit und Gesundheit auf den Grund zu gehen.

4.1 Krankheit, Gesundheit und das Maschinenmodell

Die Phänomene Krankheit und Gesundheit sind so alt wie die Menschheit respektive das Leben selbst. Dass Menschen erkranken und hinfällig werden, gehört zu den bewegenden existenziellen Urerfahrungen unserer Gattung. In der Wertigkeit ist dieses Thema mit solchen wie Geburt, Sexualität oder Tod vergleichbar. Entsprechend gab es schon in frühen Kulturen Modelle, wie Krankheit behandelt und ihre Bedrohlichkeit verringert werden konnte.[2]

---

[1] Nietzsche, F.: Die fröhliche Wissenschaft (1882), in: KSA 2, München Berlin 1988.

[2] Siehe hierzu Schipperges, H.: Homo patiens – Zur Geschichte des kranken Menschen, München 1985.

Uns interessieren hier jedoch nicht vorrangig medizingeschichtliche, sondern anthropologische Gesichtspunkte von Krankheit und Gesundheit. Deshalb werden nur wenige historische Konzepte erwähnt, die auch im 21. Jahrhundert noch Relevanz aufweisen – so das Maschinenmodell, das die alten Vorstellungen über krank machende Säfte (Humoralpathologie) verdrängte. Doch noch in *Leben und Ansichten von Tristram Shandy, Gentleman*[3] von Laurence Sterne wird die Meinung kundgetan, Krankheit entstehe im Kampf zwischen radikaler Hitze und radikaler Feuchtigkeit.

Gleichzeitig kamen jedoch mechanistische und materialistische Modelle von Krankheit und Gesundheit obenauf, wie sie der französische Arzt und Philosoph Julien Offray de La Mettrie in *L'homme machine*[4] dezidiert zum Ausdruck brachte. Der menschliche Körper bedeutete für ihn eine Maschine, vergleichbar mit Uhrwerken allerhöchster Komplexität. Krankheit war das Zeichen für Störungen innerhalb dieses Getriebes, und Genesung oder Gesundung waren Phänomene, die auf eine Reparatur des defekten Mechanismus schließen ließen.

Krankheiten als irritierte Mechanik und der Arzt als Uhrmacher und Mechaniker – diese Modelle gaben der naturwissenschaftlich orientierten Medizin im 19. Jahrhundert mächtigen Aufschwung. Dieser wurde durch die parallele Entwicklung der Technik gefördert, mit der die Heilkunde eine symbiotische Beziehung zur Heiltechnik eingegangen ist. Ihre Erfolge sind grandios und in ihrem Wert unbestritten, und ihre Überzeugungskraft speist sich aus dem Faktum des Machbaren, das sich inzwischen bis in die molekulare Ebene hinein vorgearbeitet hat.

4.2 Krankheit, Gesundheit und die Vis vitalis

Diese steilen Thesen von La Mettrie und von anderen Materialisten klangen in den Ohren von Heilkundigen und Philosophen der Romantik allzu nüchtern und seelenlos. Ärzte wie Carl Gustav Carus, Christoph Wilhelm Hufeland, Albrecht von Haller, Franz Anton Mesmer, Samuel Hahnemann und John Brown oder der Philosoph Friedrich Willhelm Schelling verstanden sich als Vitalisten, die im Gegensatz zu den Mechanisten die Meinung vertraten, dass als zentrale Energie eine *Vis vitalis* (Lebenskraft) und kein schnöder Mechanismus im menschlichen Organismus anzutreffen sei.

Eine Schwächung dieser Kraft bewirke Krankheiten, wohingegen die Gesundheit als Resultat einer ungebrochenen *Vis vitalis* zu verstehen sei. Die therapeutischen Bemühungen vitalistischer Ärzte zielten daher auf Stärkung der Lebenskraft ab – gleichgültig, ob dies mit Magnetismus (Mesmer), Homöopathie (Hahnemann) oder Makrobiotik (Hufeland) bewerkstelligt werden sollte. Außerdem sahen Romantiker wie Novalis Krankheiten

---

[3] Sterne, L.: Leben und Ansichten von Tristram Shandy, Gentleman (1759–1767), Zürich 1999.
[4] La Mettrie, J.O. de: L'homme machine (1748), Nürnberg 1988.

als „Lehrjahre der Gemütsbildung und Lebenskunst" und die Medizin als eine Elementarwissenschaft für jedermann an.

Man kann nachvollziehen, dass sich zwischen Mechanisten und Vitalisten Abgründe auftaten. Bald gab es heftige Auseinandersetzungen sowohl in Bezug auf die Konzepte von Krankheit und Gesundheit als auch im Hinblick auf anthropologische Ansichten. Dieser Streit komplizierte sich um 1900 durch die Differenzen zwischen den Zellularpathologen mit Rudolf Virchow an ihrer Spitze und den Humoralpathologen unter Führung von Emil von Behring.

Virchow (1821–1902) hatte den Mechanismus der Pathogenese (Krankheitsentstehung) in und zwischen die einzelnen Zellen verlegt. Wie für den Bereich der Politik schwebten ihm auch für das Zusammenleben der Zellen demokratische Ideale und Ziele vor: Krankheit entstand, wenn sich einzelne Zellen autoritär verhielten und andere Zellen dominierten, was besonders für Geschwulst-Erkrankungen einleuchtete. Aber auch innerhalb der Zelle gab es dem Berliner Pathologen zufolge entweder ein geregeltes Miteinander (Gesundheit) oder aber das Chaos der Anarchie (Krankheit).

Zur selben Zeit arbeitete Behring (1854–1917) an einer Neuauflage der Humoralpathologie. Für den Bakteriologen, der das Diphtherie- und Tetanusserum entdeckt hatte, lagen die Ursachen von Krankheiten nicht in den Zellen, sondern (wie für die Ärzte der Antike) in den Körpersäften (*humores*) verborgen. Um Gesundheit zu erhalten und Krankheit zu verhindern, sollten die Säfte mittels Immunisierung (Impfung) gestärkt werden. Nach der Einführung der Diphtherie-Impfung konnten viele Kinder gerettet werden – ein Faktum, das offenkundig für das Krankheits- und Gesundheitskonzept Behrings sprach.

Heute wissen wir, dass beide Konzepte richtige Gesichtspunkte von Krankheit und Gesundheit widerspiegeln. Virchow hatte ebenso wie Behring maßgeblichen Anteil am Siegeszug naturwissenschaftlich und biologisch orientierter Medizin im 19. und 20. Jahrhundert, und beide Ärzte leisteten großartige Aufklärungsarbeit im Hinblick auf die Entstehung von Krankheiten und die Wiedergewinnung von Gesundheit.

Stellt man jedoch die Frage nach dem Wesen von Krankheit und Gesundheit grundsätzlicher, darf man sich nicht nur um die Klärung von Ursachenfragen bemühen. Neben kausalen Modellen führt vor allem eine phänomenologische Betrachtungsweise an das Thema heran. Sie erörtert über das Woher und Warum eines Phänomens hinaus sein Wie, wodurch die anthropologischen Aspekte transparenter werden.

4.3 Verborgene Gesundheit und verborgene Krankheit

Eine seit langen Zeiten gebräuchliche Definition für Gesundheit ist diejenige der Weltgesundheitsorganisation (WHO), die auf biologische wie auf seelische und soziale Aspekte der menschlichen Gesundheit abhebt: Sie setzt Gesundheit mit dem Zustand vollkommenen körperlichen, geistigen und sozialen Wohlbefindens gleich. Zu dieser Formel merkte jedoch schon vor Jahrzehnten der Philosoph Karl Jaspers[5] an, dass sie unsinnig sei; eine solche Gesundheit gibt es in Wirklichkeit nicht.

Werden nämlich Menschen nach ihrem Befinden befragt, geschieht es häufig, dass sie sich körperlich, psychisch, geistig und sozial wohl und damit der WHO-Definition gemäß gesund fühlen. Trotz dieses subjektiven Befindens können Einzelne unter ihnen jedoch ernsthafte Erkrankungen in sich tragen, ohne dass sie dies registrieren.

Krankheit kann ebenso wie die Gesundheit verschwiegen sein und sich erst spät oder zu spät bemerkbar machen. Hans-Georg Gadamer hat in *Über die Verborgenheit der Gesundheit*[6] ausgeführt, dass die meisten Menschen ihren Gesundheits- oder Krankheitszustand an sich selbst nicht bewusst wahrnehmen und dafür auf indirekte Parameter (Messwerte somatischer Funktionen) angewiesen sind. Daher muss man in vielen Fällen von Verborgenheit oder Verschwiegenheit der Krankheit sprechen.

Bei Krebserkrankungen, autoimmunologischen Störungen oder bei Koronarer Herzkrankheit weiß man, dass erste somatisch pathologische Veränderungen der zukünftigen Krankheit oft Jahre vorausgehen, ohne dass der Betreffende davon Kenntnis nimmt. Die derzeit in der Medizin etablierten Nachweismethoden zeigen am Beginn solcher Prozesse häufig ebenfalls keine Auffälligkeiten. Man versteht, warum manche Patienten bei der letztendlichen Diagnosestellung ihrer Krankheit von ihr überrascht sind und ihr das Attribut „heimtückisch" verleihen.

Von der Krankheit arterielle Hypertonie ist darüber hinaus bekannt, dass die Betroffenen sich oft über lange Zeit mit ihrer Blutdruckerhöhung ausgesprochen leistungsfähig, expansiv und keineswegs krank fühlen. Die Messungen des Blutdrucks und eingehende körperliche Untersuchungen bestimmter Organe (unter Zuhilfenahme medizintechnischer Maßnahmen) decken die eventuell schon länger vorhandene Regulationsstörung des Kreislaufs erst auf.

Man darf sich keinen Illusionen hingeben: Die Korrelation zwischen subjektiven Beschwerden und objektivem Befund ist überaus gering, und dies in beiden Richtungen. Ärzte berichten oftmals über Patienten, die von Befindensstörungen stark beeinträchtigt sind, ohne dass entsprechende körperlich krankhafte Befunde erhoben werden. Hierzu zählen bestimmte Formen von Schweißneigung, Schwindel, Schwäche, Abgeschlagenheit, Inappetenz, Schmerz und Juckreiz.

Manchmal handelt es sich dabei, wie bei Molières *Der eingebildete Kranke* (1673), um Symptome einer hypochondrischen Erkrankung, bei der das Befinden mächtig gestört und die organischen Befunde gleichzeitig völlig normal sein können. Oftmals sind die Patienten jedoch chronisch körperlich krank, aber ihre Befindensbeeinträchtigung kann nicht allein mit der bekannten Erkrankung und deren Befunden erklärt werden.

---

[5] In Jaspers, K.: Der Arzt im technischen Zeitalter (1958), München 1986.
[6] Gadamer, H.-G.: Über die Verborgenheit der Gesundheit, Frankfurt am Main 1993.

4.4 Normalität und Normativität

Häufig wird Gesundheit mit Normalität und Krankheit mit Abnormalität gleichgesetzt. In der somatischen Medizin ist es üblich, Normwerte zu definieren, Funktionen des menschlichen Körpers mit Referenzbereichen zu versehen und somit Gesundheit (Physiologie) von Krankheit (Pathologie) zu scheiden.

Diese mit Maß und Zahl abgesicherten Bereiche der Normalität werden auf vielfältige Art und Weise erzeugt. Wie an der Diskussion über die Normalwerte für Blutfette (Cholesterin) gezeigt werden kann, sind es nicht nur die Durchschnittswerte von Hunderttausenden Probanden, die dafür die Grundlage abgeben. Daneben fließen die Interessen der Nahrungsmittel- und Versicherungsindustrie ebenso wie wissenschaftliche Erkenntnisse der Medizin in ihre Definition ein.

Bei den an einer großen Zahl generierten Normwerten stellt sich die Frage, ob das Individuum tatsächlich krank ist, sobald es den Bereich der statistischen Normalität verlässt, und ob es gesundet, sobald es sich wieder normgemäß verhält. Der klinische Alltag bietet zuhauf Beispiele dafür, dass Einzelne weit jenseits der Normbereiche des Kollektivs (also der Gesundheit?) leben, ohne dass dies für sie Pathologie bedeutet.

Diese Probleme, die sich aus Normwerten für körperliche Krankheit und Gesundheit ergeben, sind verglichen mit den Problemen seelischer, sozialer oder geistiger Normalität noch verhältnismäßig trivial. Viel größere Schwierigkeiten tauchen nämlich bei Fragen nach der psychosozialen und geistig-weltanschaulichen Krankheit oder Gesundheit auf. Hierbei spielen neben wissenschaftlichen Debatten vor allem Vorurteile, der Zeitgeist und die Vorstellungen der Majorität eine maßgebliche Rolle.

In der Geschichte der Menschheit hat es sich jedoch oft genug als fatal erwiesen, wenn die normalen Ansichten, Moden und Meinungen der Majorität als die gesunden galten. Dies zeigen auf bedrückende Weise die kollektiven Wahnsysteme von Rassismus, Antisemitismus, Nationalismus, Militarismus, religiösem Fanatismus oder Patriarchat, die ganze Völker und Gesellschaften beherrschen und von ihnen als Normalität definiert und erlebt wurden (und werden).

Solche (aus heutiger Sicht) kollektiven Erkrankungen fallen unter die Rubrik Normopathie (Erkrankung an der Norm). Dieses Leiden, das von Einzelnen nicht als solches erlebt wird, wenn sie im Strom der vielen mitschwimmen, geht mit einem bemerkenswerten Verlust an autonomer Urteilskraft, authentischer Emotionalität und differenzierter Personalität einher. Wer an diesen Schwimmbewegungen nicht teilnimmt, muss jedoch damit rechnen, von der Majorität als krank tituliert zu werden. Beim Schweizer Schriftsteller Adolf Muschg heißt es dazu: „Krankheit ist die gesunde Reaktion, an der Norm zu verzweifeln."[7]

---

[7] Muschg, A.: zit. n. Foerster, H. v. und Pörksen, B.: Wahrheit ist die Erfindung eines Lügners – Gespräche für Skeptiker (1998), Heidelberg 2011, S. 77.

Der Begriff der Normalität wirft also im Hinblick auf Krankheit und Gesundheit enorme Probleme auf. Der französische Medizintheoretiker Georges Canguilhem hat deshalb in *Das Normale und das Pathologische*[8] vorgeschlagen, krank und gesund beim Menschen nicht mittels Normen, sondern mithilfe von Normativität zu charakterisieren. Gesundheit ist durch die Fähigkeit gekennzeichnet, normativ zu sein, wohingegen Krankheit mit diesbezüglichen Einbußen einhergeht.

Unter Normativität versteht man die Möglichkeiten einer Person, sich und anderen Normen zu setzen. Solche Vorgaben beziehen sich auf körperliche, seelische, soziale und geistige Bereiche der Existenz, wobei die jeweiligen individuellen Rahmenbedingungen berücksichtigt werden dürfen. Nimmt sich ein 80-Jähriger vor, Marathon zu laufen, zeugt dies womöglich von kühner Dummheit und nicht von normativer Kraft.

Akut auftretende Krankheit ist mit Einschränkungen der normativen Möglichkeiten des Patienten assoziiert. Je nach Krankheitsbild stehen dabei körperliche, psychosoziale oder geistige Beeinträchtigungen im Vordergrund. Herzinfarkt, Asthma-Anfall, hochfieberhafter Infekt oder eine Fraktur (Knochenbruch) begrenzen primär die körperlichen Potenzialitäten, wohingegen ein cerebraler Insult (Schlaganfall) auch psychosoziale oder geistige Sphären der Normativität betreffen kann.

Rekonvaleszenz, Rehabilitation, Gesundung oder auch Chronizität von Krankheiten sind häufig von einem neuen Niveau der Normativität geprägt. Der ehemals akut Erkrankte hat entweder sein althergebrachtes Maß wieder erreicht, oder er hat sich auf einer anderen Ebene seiner Leistungsmöglichkeiten eingerichtet, von der aus er nun an sich adäquate Forderungen und Erwartungen formuliert. Man kann daher bei chronischer Krankheit im Sinne Canguilhems auch von einer neuen Gesundheit sprechen. Die Normativität des Betreffenden hat sich neuerlich entfaltet, und der ehemalige Patient ist zu einem womöglich behinderten oder chronisch kranken Gesunden geworden.

4.5 Individuelle Krankheit und individuelle Gesundheit

Die Ärzte der Antike kannten die Formel: „So viele Patienten – so viele Krankheiten." Damit wollten sie zum Ausdruck bringen, dass jeder Mensch an je eigenen Krankheiten leidet und eigene Formen der Gesundheit kennt. Ausgehend von dieser Formel übten Hippokrates und seine Schüler die Kunst des Individualisierens: Jeder Patient erhielt spezielle Untersuchungen und Behandlungen.

Im Rahmen der zunehmenden Ausrichtung der Heilkunde an den Naturwissenschaften wurde im Hinblick auf Diagnostik und Therapie auch deren Ideal der Regel- und Gesetzmäßigkeit in den Vordergrund gerückt. Der englische Arzt Thomas Sydenham brachte dies bereits im 17. Jahrhundert auf den Punkt:

---

[8] Canguilhem, G.: Das Normale und das Pathologische (1943), München 1974.

4.5 Individuelle Krankheit und individuelle Gesundheit

> Die Natur verfährt in der Hervorbringung der Krankheiten so gleichmäßig und beständig, dass die gleiche Krankheit bei verschiedenen Menschen mit zum größten Teil gleichen Symptomen auftritt, so dass sich dieselben Phänomene, die in der Krankheit eines Sokrates auftreten, auch bei einem Dummkopf beobachten lassen.[9]

Mit diesem Credo im Gepäck machte die Medizin in den folgenden Jahrhunderten großartige diagnostische und therapeutische Fortschritte. In den letzten 20 Jahren entwickelte sich aus diesem Geist die evidenzbasierte Medizin (EBM), für die es als Goldstandard bezüglich des diagnostischen und therapeutischen Vorgehens den in Studien an vielen Patienten statistisch erbrachten Wirksamkeitsnachweis gibt.

Parallel dazu wuchs bei Patienten wie Ärzten das Bedürfnis, auf die individuellen Gegebenheiten im Diagnose- und Therapieprozess wieder verstärkt einzugehen. Konstitution, Immunstatus, lebensgeschichtlich relevante Vorerkrankungen, genetische Ausstattung, Risikofaktoren, Gefühle, Stimmungen, Affekte, soziale Situation, Konflikte, Umgang mit Begrenzungen, weltanschauliche Überzeugungen und die pathogenen Potenzen (Krankheiten auslösende Kraft) von Viren, Bakterien, Pilzen, Strahlen, Giften und Traumen entscheiden im Einzelfall mit darüber, ob Menschen krank werden oder gesund bleiben.

Neben der Technik des Typisierens und Verallgemeinerns braucht es demnach die Kunst des Individualisierens, ohne die es im konkreten Individualfall keine realitätsgerechte Beschreibung gesunder oder kranker Zustände von Menschen gibt. Unterschiedliche Entwicklungsbedingungen und verschiedene Ziele, Werte, Sinn- und Bedeutungszuschreibungen bei den jeweiligen Einzelnen machen die Definitionsversuche genereller Gesundheits- und Krankheitsbegriffe zum problematischen Unterfangen. Auf viele dieser Zusammenhänge hat bereits Friedrich Nietzsche hingewiesen:

> Denn eine Gesundheit an sich gibt es nicht, und alle Versuche, ein Ding derart zu definieren, sind kläglich missraten. Es kommt auf dein Ziel, deinen Horizont, deine Kräfte, deine Antriebe, deine Irrtümer und namentlich auf die Ideale und Phantasmen deiner Seele an, um zu bestimmen, was selbst für deinen Leib Gesundheit zu bedeuten habe. Somit gibt es unzählige Gesundheiten des Leibes.[10]

Ein integraler Gesundheits- und Krankheitsbegriff sollte also die Tatsache berücksichtigen, dass allgemeine Definitionen nicht weit genug tragen. Individuen sind unverwechselbar wie Kunstwerke, und das individuelle Dasein mitsamt seinen gesunden und kranken Anteilen gleicht einem künstlerischen Spiel, das von Lebensstil, Vitalität, zwischenmenschlichen Beziehungen, Wertorientierung, Weltanschauung und der Biografie des Einzelnen moduliert wird.

---

[9] Sydenham, Th.: Medical Observations Concerning the History and the Cure of Acute Diseases, zit. n. Rothschuh, K.E. (Hrsg.): Was ist Krankheit, Darmstadt 1975, S. 291 f.

[10] Nietzsche, F.: Die fröhliche Wissenschaft (1882), in: KSA 2, München Berlin 1988, S. 477.

4.6 Gesundheit ist überwundene Krankheit und gefährdete Gesundheit

In der mittelalterlichen Medizin verstand man den Menschen als Lebewesen, das stets in einem Zustand von Krankheit *und* Gesundheit existiert. Ihre Ärzte unterschieden daher *Sanitas* (vollkommene Gesundheit), *Aegritudo* (vollkommene Krankheit) und die dazwischen liegende *Neutralitas* (Sowohl-als-auch). Wenn wir heute von Gesundheit sprechen, meinen wir am ehesten *Neutralitas*.

Gesundheit ist kein angeborener oder stabiler Zustand, sondern ein permanentes Erobern und Sichern gegenüber vielfältigen Gefährdungen sowie ein Überwinden von Krankheit. Dieser Gedanke wurde ebenfalls von Nietzsche schon angedeutet, der darauf hinwies, dass Gesundheit überwundene Krankheit und Letztere ein Stimulans des Lebens sei; allerdings müsse man gesund genug für derlei Stimulantien sein. Ähnlich argumentierte Henri Bergson in *Die beiden Quellen der Moral und der Religion*: „Die Krankheit ist ebenso normal wie die Gesundheit, die unter einem gewissen Gesichtspunkt als eine dauernde Anstrengung erscheint, der Krankheit vorzubeugen oder sie abzuwenden."[11]

Menschliches Leben setzt sich ab dem Zeitpunkt der Befruchtung bis zum Tod mit physikalischen und chemischen Stoffen, biologischen, psychosozialen und geistigen Einflüssen sowie mit Krankheitserregern auseinander. Wenn es sich dabei behauptet, als adaptationsfähig erweist und auftretende Störungen und Krankheiten erträgt und überwächst, entwickelt es ein funktionstüchtiges biologisches und seelisch-geistiges Abwehr- und Selbstregulationssystem, das weder zu träge noch überschießend reagiert und zum Schutz des Individuums beiträgt.

Wer bei guter Gesundheit ist, kann erkranken, genesen und steht womöglich vor der Herausforderung, die nächste, schwierigere Krankheit zu bewältigen. So lässt sich die Güte der individuellen Gesundheit am Schwierigkeitsgrad jener Krankheiten ablesen, die von ihr gerade noch bewältigt werden. Als Rekonvaleszent blickt der Mensch erleichtert auf eine überstandene Erkrankung zurück wie ein Bergsteiger auf seine Gipfeltour, die ihm bewiesen hat, wer er ist und was er kann.

Krankheit wird in dieser Perspektive nicht nur als Defizit, sondern auch als Leistung des Individuums respektive des Organismus aufgefasst. Auf diese Zusammenhänge hat der Neurologe Kurt Goldstein in seinem Hauptwerk *Der Aufbau des Organismus*[12] aufmerksam gemacht. Darin beschrieb er das Wesen von Krankheiten als Katastrophenreaktionen, die so lange anhalten, bis der Organismus wieder ein stabiles Plateau von Leistung (häufig auf anderem Niveau als vormals) erreicht hat. Das neue Stabilitätsniveau, das im Rahmen der Genesung durchaus Veränderungen unterworfen sein kann, spiegelt nach Goldstein den Grad von Gesundheit des Betroffenen wider.

Gesundheit ist als fragile Balance zu verstehen, bei welcher das Gewicht der Krankheit auf der anderen Waagschale immer erheblich ist. Angesichts dessen ist jedes Empfinden

---

[11] Bergson, H.: Die beiden Quellen der Moral und der Religion (1932), Olten 1980, S. 26.
[12] Goldstein, K.: Der Aufbau des Organismus, Den Haag 1934.

von gesundheitlicher Sicherheit als metaphysischer Übermut zu klassifizieren. Gesundheit hat man nicht, sie muss vielmehr mit dem existenziellen Einsatz der eigenen Person immer wieder gewagt und errungen werden. Die US-amerikanische Schriftstellerin Susan Sontag (1933–2004) sprach in diesem Kontext von den zwei Staatsbürgerschaften, die jeden auszeichnen („eine im Reich der Gesunden und eine im Reich der Kranken")[13] und die man niemals ganz ablegen kann.

4.7 Freiheit und Ordnung, Form und Gestalt

Kennzeichnend für gesundes Leben sind hohe Niveaus von Freiheit, Ordnung, Form und Gestalt. Krankheit hingegen ist geprägt durch einen Verlust an Ordnungs- und Freiheitsgraden sowie durch eine Reduktion oder Auflösung des Form- und Gestaltniveaus. Biologische, psychosoziale und geistige Dimensionen des Daseins können hiervon betroffen sein.

Bei manchen Erkrankungen (bei Veränderungen des Gehirns etwa oder nach Unfällen mit bleibenden Beeinträchtigungen) kommt es zu Arretierungen auf einem niedrigeren Maß an Gestalt, Form, Ordnung und Freiheit, was zu Einbußen an Lebensqualität und Zufriedenheit führen kann. Eine Fixierung und der totale Verlust freiheitlicher Beweglichkeit sowie der Zerfall und die Auflösung von Gestalten sind gleichbedeutend mit dem Tod des Individuums.

Hermann Broch hat dies romanhaft-poetisch in *Der Tod des Vergil*[14] beschrieben. In den Tagen vor seinem Ableben bemerkt der sterbende Vergil bei sich ein seltsames „Eigenleben der Organe und Sinne", die er nicht mehr in gewohnter Weise koordinieren kann; dieses Eigenleben kündigt ihm sein nahendes Ende an. Kurt Goldstein sammelte jahrelang Erfahrungen mit Gehirnverletzten und stellte fest, dass Funktionsausfälle (Lähmungen, Beeinträchtigung von Sprache, Denken und Wahrnehmung) nicht immer mit den Defekten des Gehirns korrelierten. Ausgehend davon interpretierte er menschliche Krankheit als Gestaltverlust, welcher den Organismus so lange zu kompensatorischer Leistung antreibt, bis wieder neue, tragfähige Gestalten (und damit Leistungen) erreicht sind. So sei es zu erklären, dass große Läsionen des Gehirns oft nur geringe Ausfälle des Gesamtorganismus nach sich ziehen und *vice versa*.

Der menschliche Organismus, der auf existenzielle Erschütterungen mit Krankheit und häufig auch wieder mit Gesundung, also plastisch und mit Gestaltwandel reagiert, lebt nie losgelöst, sondern immer im Kontakt und innerhalb einer Welt. Goldstein nannte dies ein geordnetes Sein. Im Zusammenstoß mit fremden, oftmals als bedrohlich erlebten Situationen kann es zu biologischen, seelischen, sozialen, geistigen Veränderungen kommen. Das Individuum ist aufgefordert, diese neuartigen Einflüsse in seine Existenz zu integrie-

---

[13] Sontag, S.: Krankheit als Metapher (1978), Frankfurt am Main 1981, S. 5.
[14] Broch, H.: Der Tod des Vergil (1945), Frankfurt am Main 1980.

ren oder sie effektvoll abzuwehren. Misslingen solche Assimilations- oder Abwehrversuche, bedeutet dies nicht selten eine ernsthafte Krankheitsdisposition.

Krankheit tritt nach Goldstein auf, wenn ein Organismus so sehr belastet wird, dass er in dem ihm zugehörigen Milieu Angst- bis hin zu Katastrophenreaktionen entwickelt. Krankheiten äußern sich nicht nur in bestimmten Leistungsstörungen aufgrund eines organischen Defekts. Vielmehr gerät der gesamte Organismus in ein ungeordnetes Verhalten (Krankheit), um danach wieder neue Gleichgewichte von Leistung, Form, Ordnung, Gestalt (Besserung, Genesung, Gesundheit) zu erreichen.

Erwin Straus und Viktor Emil von Gebsattel haben darüber hinaus gezeigt, dass bei manchen Erkrankungen (Süchten, Perversionen) der Verlust von Form, Gestalt, Ordnung und Freiheit nicht nur Folge, sondern auch Voraussetzung für die Entstehung dieser Krankheiten darstellt. Wer sich (etwa bei falsch verstandener Revolte gegen bestehende Normen und Werte) nach Gestaltauflösung sehnt, erkrankt leichter als andere an Sucht oder Paraphilien. Die initiale Preisgabe von personaler Freiheit und individuellem Formniveau initiiert bisweilen einen Krankheitsprozess, der zuletzt so aussieht, als hätte er den Betreffenden überwältigt und befallen.

Von vielen Patienten werden Krankheitszustände als Unordnung erlebt. Gleichgültig, ob es sich um Durchblutungsstörungen, Geschwüre, Verstimmungen, Entzündungen, Infarkte oder sonstige Symptome und Erkrankungen handelt – der Betroffene schildert dies oft mit den Worten, bei ihm sei etwas nicht in Ordnung. Eindrücklich hat Leo Tolstoi diese Empfindung seiner literarischen Figur des Iwan Iljitsch in den Mund gelegt. Iljitsch bemerkt, dass er an einer ernsthaften Krankheit leidet, die er zwar nicht so recht benennen kann, die aber seine gesamte Existenz in Unordnung stürzt:

> Und wenn wirklich mein Leben nicht das richtige gewesen ist? Ihm kam der Gedanke, dass das, was ihm bisher noch als vollkommen unmöglich erschienen war: Er hätte so gelebt, wie er nicht hätte leben sollen – dass das die Wahrheit sei ... Sein Dienst, seine Lebensgestaltung, seine Familie, die Interessen der Gesellschaft und des Dienstes – alles das war vielleicht nichts, nichts.[15]

Im Gegenzug kann Gesundheit als Funktion des Organismus aufgefasst werden, bei dem hierarchisch gegliederte anatomische, physiologische, biochemische und seelisch-geistige Ordnungen fein und eng aufeinander abgestimmt sind, sich durch ausgeklügelte Kommunikationsnetze dauernd korrigieren und in einem mittleren Maß halten.

Die Ordnung erstreckt sich darüber hinaus auch auf den sozialen und kulturellen Raum. Im gesunden Zustand erlebt sich der Mensch als mehr oder minder eingebettet in zwischenmenschliche Beziehungen und gesellschaftlich-kulturelle Aufgaben und Tätigkeiten. Krankheiten rufen Störungen in diesem Ordnungsgefüge hervor, indem sie den Patienten in andere soziale (Rückzug, Notwendigkeit von medizinischer Betreuung und Pflege) und kulturell-gesellschaftliche Situationen (Arbeitsunfähigkeit, Berentung, chronische Unterforderung) verbringen.

---

[15] Tolstoi, L.: Der Tod des Iwan Iljitsch (1886), Frankfurt am Main 2002, S. 129 f.

Diese krankheitsbedingten Veränderungen von Ordnung, Form, Gestalt und Freiheitsgraden führen dazu, dass sich Patienten während ihrer Erkrankung bevorzugt dem Thema der Selbsterhaltung widmen. Bei vital bedrohlichen Krankheitszuständen ist dies offenkundig; doch auch harmlosere Erkrankungen enthalten den Imperativ an den Lebensträger, alles zu tun, um die Totalität seines Organismus zu erhalten.

Gesundheit dagegen ist gekennzeichnet durch die Tendenz zur Selbstverwirklichung. An Rekonvaleszenten kann man beobachten, dass sie im Zuge ihrer Genesung die Themen der Selbsterhaltung (Schonung, Ruhe, Rückzug) in den Hintergrund und jene der Selbstverwirklichung (Aktivität, Expansion, Entwürfe) wieder in den Vordergrund treten lassen. Dieser Wechsel kennzeichnet den Umschlag von Krankheit in Gesundheit und *vice versa*.

4.8 Gesundheit, Krankheit und das Fremde

Eine der Hauptaufgaben des Organismus und einer Person besteht darin, das Fremde (Nicht-Selbst) in geeigneter Qualität, Form und Dosierung aufzunehmen, es zum Eigenen zu machen und Unbrauchbares entweder nicht zu inkorporieren oder auszuscheiden. Bei diesem Fremden kann es sich um anorganische oder biologische Materie ebenso wie um seelischen oder soziokulturellen Stoff handeln: Sauerstoff, Nahrung, Gefühle, Ideen, Weltanschauungen usw. Die meisten von ihnen sind zur Existenzerhaltung notwendig, können jedoch (teilweise in Abhängigkeit von der Dosis) Gesundheit gefährden oder sogar Leben auslöschen.

Ein gesunder Organismus zeichnet sich dadurch aus, dass er so viel Fremdes wie möglich assimiliert und zum Eigenen macht. Dazu ist er auf intakte Filterfunktionen angewiesen. Als Filter zwischen innen und außen, Individuum und Welt, dienen die Haut sowie die Schleimhäute der Lunge und des Magen-Darm-Trakts, die aufgefaltet jeweils Flächen so groß wie Fußballfelder ergeben. An Haut und Schleimhäuten finden permanent Austausch- und Stoffwechselvorgänge statt, ohne dass der Lebensträger normalerweise davon bewusst Kenntnis nimmt. Biologische Grundlage für Aufnahme- und Ausscheidungsprozesse sind die semipermeablen (halbdurchlässigen) Membranen der Haut und Schleimhäute. Sie entscheiden wie ein Filter darüber, welche Stoffe von außen nach innen passieren dürfen und welche an dieser Barriere abgewiesen werden.

Daneben sorgt ein hochdifferenziertes Abwehrsystem an der Haut und den Schleimhäuten dafür, dass bei Kontakt mit schädlichen Stoffen dieselben über eine Art Entzündungsreaktion am Eindringen in den Organismus gehindert werden. Fällt diese Reaktion übermäßig stark aus oder tritt sie bei harmlosen Stoffen auf, spricht man von überschießender Abwehrreaktion (Allergie). Im entgegengesetzten Fall hat der Betreffende mit Anergie (fehlende oder mangelhafte Abwehrreaktion) zu kämpfen. Beide Varianten können Erkrankungen nach sich ziehen.

Ein Mensch, der zu wenig Welt in sich aufnimmt, verkümmert und verdorrt. Ein Mensch hingegen, dessen Membranen zu durchlässig sind, wird von der Umwelt überschwemmt oder verliert sich an sie. Beispiele hierfür sind die Ess-Störungen: Bei Anorexie ist der Weltkontakt minimiert, wohingegen bei Adipositas zu viel Welt (Nahrung) aufgenommen wird. Beides ist der Gesundheit abträglich und trägt zu Krankheiten bis hin zur Gefährdung des Lebens bei.

Für eine effektive Filterfunktion bedarf es der Hygiene, der Sorge um sich, des Gesundheitssinns, um klug entscheiden zu können, welche Nahrung, zwischenmenschliche Kontakte oder Gedanken ausgewählt und inkorporiert und welche gemieden werden sollen. Diese Themen erinnern an die *res non naturales*, die „nicht natürlichen" Angelegenheiten der Lebensgestaltung wie Ernährung, Wachen und Schlafen, Muße und Arbeit sowie Verkehr mit anderen, die von der antiken Philosophie und Medizin als entscheidend für das Glück oder Unglück eines Menschen angesehen wurden. In Anlehnung daran hat Nietzsche mehrfach betont, wie sehr man den kleinen Dingen des Lebens seine Aufmerksamkeit schenken soll:

> Diese kleinen Dinge Ernährung, Ort, Klima, Erholung, die ganze Kasuistik der Selbstsucht – sind über alle Begriffe hinaus wichtiger als alles, was man bisher wichtig nahm. Hier gerade muss man anfangen, umzulernen ... Alle Fragen der Politik, der Gesellschaftsordnung, der Erziehung sind dadurch bis in Grund und Boden gefälscht, dass man die „kleinen" Dinge, will sagen die Grundangelegenheiten des Lebens selber verachten lehrte.[16]

Es war ebenfalls Nietzsche, der darauf verwies, dass die Entscheidungen hinsichtlich der kleinen Dinge des Lebens zur Ausbildung von Geschmack beitragen. Unter Geschmack verstand der Philosoph die Fähigkeit des Einzelnen, individuelle Urteile darüber zu treffen, welche Form der Lebensgestaltung (Ernährung, Wohnen, Umgang mit anderen Menschen, Aufnahme von geistigen Inhalten wie Musik, Malerei, Dichtung usw.) für sein Wesen zuträglich ist. Wer hier fehlgeht, achtet eventuell sein Selbst zu wenig und gefährdet seine Gesundheit.

4.9 Gesundheit, Krankheit und die Sprache

In den Sozialwissenschaften wird lange schon der Gedanke als zutreffend angesehen, dass Menschen nicht nicht kommunizieren können. Der Mensch ist nach Aristoteles ein sprechendes Tier, wobei nicht nur verbale, sondern viele nonverbale Elemente in seine Kommunikation einfließen. Zu Letzteren zählen alle Ausdrucksgebärden des menschlichen Körpers wie Haltung, Gestik, Mimik sowie der Blick und die Modulation der Stimme.

Darüber hinaus haben viele Psychosomatiker betont, dass auch die Krankheits- und Gesundheitszustände eines Menschen von tragischen oder glücklichen Momenten seiner Existenz „erzählen". Der Begriff der Krankengeschichte, mit dem üblicherweise die historische Abfolge von Erkrankungen einer Person bezeichnet wird, kann auch im übertragenen Sinne verwendet werden: als Erzählung einer Biografie, die allerdings bevorzugt auf nichtsprachliche Ausdrucksmittel zurückgreift.

---

[16] Nietzsche, F.: Ecce homo (1888/89), in: KSA 6, München Berlin 1988, S. 295 f.

4.9 Gesundheit, Krankheit und die Sprache

Alfred Adler hat als einer der Ersten auf den kommunikativen Effekt und Gehalt körperlicher Erkrankungen bei Menschen hingewiesen. Der Begründer der Individualpsychologie gebrauchte in seinen Schriften die Termini „Organsprache" und „Organdialekt", um auf den Ausdrucksgehalt des gesamten Organismus in Krankheit und Gesundheit abzuheben:

> Um kurz auf Beispiele von Organdialekt hinzuweisen: Trotz kann durch Verweigerung normaler Funktionen und Lebensformen, Neid und Begehren durch Schmerzen, Ehrgeiz durch Schlaflosigkeit, Herrschsucht durch Überempfindlichkeit, durch Angst und durch nervöse Organerkrankungen zum Ausdruck kommen. So kann ein nervöses Asthma eine bedrängte Lage ausdrücken helfen, in der einem die Luft ausgeht, eine Hartleibigkeit unter anderem Sperrung von Ausgaben, nervöser Kieferkrampf auf Denkumwegen, aber gehorchend dem inneren Schlagwort: Hintanhaltung von Einnahme, etwa auch von Empfängnis (Schwangerschaft).[17]

Mit den Begriffen „Organsprache" und „Organdialekt" hat Adler Ideen von Kommunikationswissenschaftlern vorweggenommen. In den 70er-Jahren des letzten Jahrhunderts haben etwa Gregory Bateson, Janet Beavin, Don Jackson und Paul Watzlawick gezeigt, dass alles an der menschlichen Existenz, sogar der Rückzug oder das Schweigen, von den Mitmenschen als Nachricht oder Zeichen verstanden und interpretiert wird. Menschen sind in einen Kommunikationszusammenhang hineingeboren, dem sie, selbst wenn sie es wollten, nicht entrinnen können.

Auch der menschliche Körper in Krankheit und Gesundheit ist Teil dieser Kommunikation und damit der sozialen Beziehungsaufnahme. Einfachste physiologische Reaktionen (Erblassen, Erröten, Räuspern, Hüsteln, Gähnen) sind Kommentare und Stellungnahmen des Einzelnen, die von seiner Umwelt verstanden oder fehlinterpretiert und entsprechend beantwortet werden. Diese leibhaftige Sprache setzt sich bis in die Pathologie hinein fort, wobei die Komplexität und Verdichtung der Mitteilungen, die von körperlichen Erkrankungen ausgehen, meist nur schwer übersetzbar sind. Ein schlichtes Symbolisieren von biologischen Zuständen zielt beinahe regelhaft an deren existenziellem Gehalt vorbei.

Viktor von Weizsäcker hat in seinen Krankengeschichten darauf hingewiesen, dass sich in Krankheit und Gesundheit die Biologie und Biografie eines Menschen ineinander verflechten, ohne dabei simple Kausalitäten widerzuspiegeln. Er sprach von Patienten als von „Subjekten in der Krise", wobei er mit Krise lebensgeschichtliche Herausforderungen bezeichnete, denen der Einzelne mit Wandlung und Neuordnung seines Daseins, mit Rebellion, Resignation und Trotz oder aber mit Erkrankung begegnet:

> Eine Situation ist gegeben, eine Tendenz kommt auf, eine Spannung steigt an, eine Krise spitzt sich zu, ein Einbruch der Krankheit erfolgt, und mit ihr, nach ihr ist die Entscheidung da; eine neue Situation ist geschaffen und kommt zu einer Ruhe; Gewinne und Verluste sind

---

[17] Adler, A.: Heilen und Bilden (1914), Frankfurt am Main 1973, S. 123 f.

jetzt zu übersehen. Das Ganze ist wie eine historische Einheit. Wendung, kritische Unterbrechung, Wandlung sind hier im dramatischen Ganzen zu erkennen.[18]

In seinen *Studien zur Pathogenese*[19] führte Weizsäcker an Erkrankungen wie hysterischen Lähmungen, paroxysmaler Tachykardie (Herzrhythmus-Störung) oder Diabetes insipidus (Erkrankung des Wasserhaushalts) aus, dass diese Krankheiten an biografischen Wendepunkten entstehen oder in die schleichende Krise eines ganzen Lebens eingefügt sind. Diese Einbindung ist keine äußerliche, zufällige und grobmechanische; vielmehr nehmen Krankheiten und Symptome respektive die Gesundheit den Wert von „seelischen Strebungen, moralischen Positionen, geistigen Kräften" an und bilden zusammen mit anderen biologischen und psychosozialen Aspekten den existenziellen Boden der betreffenden Person.

4.10 Gesundheit und Krankheit als Anthropinon

Was bedeuten nun aber Gesundheit und Krankheit für den Menschen, wenn man fundamental nach ihnen fragt? Die Auskunft Trauma, Abnützungsphänomen, Infektion reicht nicht hin, um auszudrücken, dass Kranksein ebenso wie Gesundheit ein Anthropinon, also ein menschliches Wesensmerkmal ist. Krankheit und eventuelles Neu- und Wiedergewinnen der Gesundheit halten für den Betroffenen ontologische Erfahrungen bereit, die ihn über das Wesen der menschlichen Existenz belehren können. Grundlegende Erfahrungen im Zusammenhang mit Krankheit sind etwa Zufall, Schicksal, Begrenzung, Sinnwidrigkeit, drohende Auslöschung des Lebens – Phänomene, die von Karl Jaspers auch als Grenzsituationen bezeichnet wurden:

> Auf Grenzsituationen reagieren wir daher sinnvoll nicht durch Plan und Berechnung, um sie zu überwinden, sondern durch eine ganz andere Aktivität, das Werden der in uns möglichen Existenz; wir werden wir selbst, indem wir in die Grenzsituationen offenen Auges eintreten. Sie werden, dem Wissen nur äußerlich kennbar, als Wirklichkeit nur für Existenz fühlbar. Grenzsituationen erfahren und Existieren ist dasselbe.[20]

Die Grenzsituation, das Pathische überfällt Menschen nicht selten als absurd scheinende Zufälligkeit, von der der Einzelne sich fragt, warum gerade er erkrankt ist. Es gehört deshalb zu den Aufgaben von Ärzten, zusammen mit dem Patienten trotz scheinbarer oder tatsächlicher Sinnlosigkeit nach Sinn- und Bedeutungszusammenhängen der Krankheit zu

---

[18] Weizsäcker, V.: Körpergeschehen und Neurose (1947), in: Gesammelte Schriften Band 6, Frankfurt am Main 1986, S. 233.

[19] Weizsäcker, V.: Studien zur Pathogenese (1935), in: Gesammelte Schriften Band 6, Frankfurt am Main 1986.

[20] Jaspers, K.: Philosophie II, 3. Auflage, Heidelberg 1956, S. 204.

suchen und/oder den Erkrankten mit dem Faktum der Absurdität im Menschenleben vertraut zu machen.

Oft handelt es sich bei derlei Sinn- und Bedeutungszuschreibung um Konstrukte, auf die sich Patienten, Ärzte, Therapeuten und Pflegende im günstigen Fall einigen. Dabei können sie aber nie sicher sein, ob ihre Interpretation tatsächlich den individuellen Gegebenheiten des einzelnen Kranken entspricht. Entscheidend scheint diesbezüglich die Konsistenz des Sinnzusammenhangs zu sein, in den die jeweiligen Symptome und Erkrankungen eingestellt werden.

Ein instruktives Beispiel für eine derartige Sinnzuschreibung findet sich im Roman *Der Idiot*[21] von Fjodor Dostojewski. Die Hauptperson Fürst Myschkin leidet an einer Grand-mal-Epilepsie. Obwohl diese sich letztlich als zerstörerisch herausstellt, verbindet er mit ihr Momente höchster Glückseligkeit. Es sind Phänomene der minutenlangen Auren, die seinen Krampfanfällen vorausgehen. Die Auren bezahlt der Fürst zwar mit dem hohen Preis der epileptischen Anfälle, die er damit aber in einen für ihn sinnvollen Rahmen einstellen kann.

Des Weiteren erinnert die körperliche Krankheit den Menschen an seine Abhängigkeit von der biologischen Grundlage seiner Existenz. In allen Existenzvollzügen ist der Homo sapiens auf einen funktionstüchtigen Organismus angewiesen, und bereits wenige Mikrogramm zu viel oder zu wenig beispielsweise an Schilddrüsenhormon machen das Dasein zur Qual oder verunmöglichen es. Man versteht, dass dieses Angewiesensein auf Materie und Bios viele Menschen hinsichtlich ihrer Autonomie kränkt, erschüttert oder zumindest irritiert.

Ängstigend wirken bei Erkrankungen jedoch nicht nur die eventuelle Sinnwidrigkeit sowie daraus resultierende Ohnmachts- und Hilflosigkeitsempfindungen. Bei vielen Störungen des Organismus erahnen Patienten darüber hinaus die Gefahr des Lebensverlustes. In ernsthafter Erkrankung wirft der Tod seinen Schatten über die Existenz. Wer wach und ohne größere Tendenz zu Verdrängung und Bagatellisierung eine Krankheit durchlebt, setzt sich unwillkürlich mit der Realität des Sterben-Müssens und der eigenen Endlichkeit auseinander.

Aufgrund dieser Aspekte von Krankheit – Gefährdung der eigenen Autonomie, Auseinandersetzung mit Absurdität und Begrenztheit der Existenz – kommt es vor, dass Patienten aus größeren Leidenszuständen gereifter und lebenszugewandter hervorgehen, als sie dies vor ihrer Erkrankung waren. Sie haben die Chance der vertieften Lebenskenntnis genutzt und verfügen darauffolgend über eine innigere Bindung an das Sein. In nicht wenigen Fällen wirkt Krankheit allerdings auch entmutigend und erzeugt gedämpfte und resignative Stimmungen, die kaum je als Grundlage metaphysischer Erkenntnisse dienen. Andererseits wird die Besserung von Symptomen oder die Gesundung von den Betreffenden nicht selten als glückliche Fügung erlebt. Überwundene Gefährdung der Gesundheit oder Existenz kann das Wertempfinden des ehemaligen Patienten für den Sinn und die Bedeutung des eigenen wie des fremden Daseins schärfen.

---

[21] Dostojewski, F.: Der Idiot (1868/69), Zürich 2005.

Leben heißt ganz allgemein, dessen grundlegende Möglichkeiten, Regeln und Gesetze zu akzeptieren. Zu ihnen gehören Phänomene wie Verletzlichkeit, Erkrankung, Genesung, aber auch Hinfälligkeit und Tod. In Krankheit und Gesundheit werden diese Facetten der Existenz deutlich, für die es zwar im Einzelfall konkrete Diagnose- und Therapiestrategien geben mag, die sich jedoch nicht generell aus der Welt schaffen lassen.

Diese Themen im Zusammenhang mit Krankheit und Gesundheit erfordern zu ihrer Bearbeitung und Lösung nicht nur chirurgische Eingriffe, Diäten, Medikamente oder Normwerte und evidenzbasierte Medizin, sondern auch – wie Michael Balint in einer glücklichen Formulierung sagte – die Droge Arzt, die als mitmenschliche Beziehung verabreicht wird. In *Der Arzt, sein Patient und die Krankheit*[22] stellte er mit Bedauern fest, dass für dieses Mittel noch keine Pharmakopöe formuliert wurde.

Bisweilen lassen sich in der Philosophie oder bei philosophisch inspirierten Ärzten Vorschläge finden, wie Krankheit und Gesundheit in einen größeren, existenziellen Rahmen eingeordnet werden können. So träumte Nietzsche mit seinem Begriff der „großen Gesundheit" von einer Haltung des Einzelnen dem Leben gegenüber, welche die Gegensätze des Daseins erkennt, zulässt und sich mit ihnen aussöhnt. Sigmund Freud verwies daneben auf die dialektische Spannung zwischen den griechisch-antiken Gottheiten Eros und Thanatos, um zu verdeutlichen, dass Leben und Tod, Gesundheit und Krankheit zusammengehören.

Literatur

Adler, A.: Heilen und Bilden (1914), Frankfurt am Main 1973
Balint, M.: Der Arzt, sein Patient und die Krankheit (1957), Stuttgart 1986
Bergson, H.: Die beiden Quellen der Moral und der Religion (1932), Olten 1980
Broch, H.: Der Tod des Vergil (1945), Frankfurt am Main 1980
Canguilhem, G.: Das Normale und das Pathologische (1943), München 1974
Dostojewski, F.: Der Idiot (1868/69), Zürich 2005
Foerster, H. v. und Pörksen, B.: Wahrheit ist die Erfindung eines Lügners – Gespräche für Skeptiker (1998), Heidelberg 2011
Gadamer, H.-G.: Über die Verborgenheit der Gesundheit, Frankfurt am Main 1993
Goldstein, K.: Der Aufbau des Organismus, Den Haag 1934
Jaspers, K.: Philosophie II, 3. Auflage, Heidelberg 1956
Jaspers, K.: Der Arzt im technischen Zeitalter (1958), München 1986
La Mettrie, J.O. de: Der Mensch als Maschine (1748), Nürnberg 1988
Nietzsche, F.: Die fröhliche Wissenschaft (1882), in: KSA 2, München Berlin 1988
Nietzsche, F.: Ecce homo (1888/89), in: KSA 6, München Berlin 1988
Rothschuh, K.E. (Hrsg.): Was ist Krankheit – Erscheinung, Erklärung, Sinngebung, Darmstadt 1975
Schipperges, H.: Homo patiens – Zur Geschichte des kranken Menschen, München 1985
Sontag, S.: Krankheit als Metapher (1978), Frankfurt am Main 1981
Sterne, L.: Leben und Ansichten von Tristram Shandy, Gentleman (1759–1767), Zürich 1999
Tolstoi, L.: Der Tod des Iwan Iljitsch (1886), Frankfurt am Main 2002

---

[22] Balint, M.: Der Arzt, sein Patient und die Krankheit (1957), Stuttgart 1986.

Weizsäcker, V.: Studien zur Pathogenese (1935), in: Gesammelte Schriften Band 6, Frankfurt am Main 1986

Weizsäcker, V.: Körpergeschehen und Neurose (1947), in: Gesammelte Schriften Band 6, Frankfurt am Main 1986

Organismus, Morphe und Funktion

5

Inhaltsverzeichnis

5.1	Funktionalisten *versus* Morphologen	86
5.2	Funktionalisten *und* Morphologen	86
5.3	Biologische Funktionen	88
5.4	Aspekt-dualistische Einstellung	89
5.5	Psychosoziale Funktionen	89
5.6	Geistige Funktionen	90
5.7	Psychoanalytische Entwicklungskonzepte	90
5.8	Individualpsychologische Entwicklungskonzepte	91
5.9	Die Sozialisation des Organismus	93
5.10	Morphe und Funktion der Sinnesorgane	95
5.11	Das Hören	96
5.12	Das Sehen	97
5.13	Der Mensch – Ein Animal symbolicum	98
5.14	Der Mensch – Ein Gestalt-Wahrnehmer	98
5.15	Wahrnehmung und Wirklichkeit	99
5.16	Vom Sinn der Sinne	100
Literatur		102

In der Medizin gibt es eine seit Jahrhunderten geführte Debatte darüber, ob Krankheit und Gesundheit, der Organismus und das Leben eher von ihren Funktionen oder von ihren Strukturen (Morphe, Bauplan, Gestalt) her verstanden werden können. Vertreter des funktionalistischen Standpunkts reklamieren für sich, über die moderneren und dynamischeren Konzepte zu verfügen, wohingegen Vertreter eines strukturalistischen respektive morphologischen Standpunkts ins Feld führen, makroskopische, mikroskopische oder sogar molekularbiologische Befunde präsentieren zu können, mit denen sie den kranken und gesunden Organismus zu beschreiben in der Lage sind.

5.1 Funktionalisten *versus* Morphologen

Ein früher prominenter Vertreter eines morphologischen Krankheits- und Gesundheitskonzepts war Rudolf Virchow (1821–1902). Er entwarf in *Die Zellularpathologie in ihrer Begründung auf physiologische und pathologische Gewebelehre* (1858/71) eine Krankheitslehre, die strikt auf die Zellen des Organismus, auf ihr Aussehen, ihre Intaktheit und ihre Kooperationsfähigkeit mit anderen Zellen und dem Gesamtorganismus hin orientiert war.

Gesund war nach Virchow der menschliche Körper, wenn seine Zellen normgerecht aufgebaut waren und sich gesittet im Verbund mit ihren Nachbarzellen benahmen. Krank wurde der Organismus, wenn die Zellen anarchischen Tendenzen folgten und sich (wie beispielsweise bei Krebserkrankungen) ungeordnet vermehrten. In diese Zellularpathologie sind unter anderem Virchows demokratische Überzeugungen über eine möglichst günstige Struktur eines Staatswesens mit eingeflossen.

Als ein Antipode zu Virchow galt der Internist Gustav von Bergmann (1878–1955), der ebenso wie der Pathologe in Berlin an der Charité tätig war. 1932 publizierte er seine viel beachtete *Funktionelle Pathologie*,[1] die mehrere Auflagen erfuhr, und worin er die Überzeugung vertrat, dass am Anfang eines Krankheitsprozesses die veränderte Funktion eines Organs oder Organsystems steht. Erst sekundär werde auch die Gestalt (Morphe) der betreffenden Organe affiziert, sodass beim Vollbild einer Krankheit schlussendlich doch noch der Pathologe mit seinen strukturalistisch-morphologischen Ansichten und Befunden zum Zuge komme.

Bergmann, der sich von 1933 bis 1945 nicht durch übergroßen Widerstandsgeist gegen die Nationalsozialisten auszeichnete (er wirkte ab 1939 in dubiosen DFG-Projekten mit und wurde 1942 zum Mitglied des Wissenschaftlichen Senats des Heeressanitätswesens ernannt), hat mit seiner funktionellen Pathologie immerhin dem psychosomatischen Denken in Deutschland Vorschub geleistet. So war es ihm gelungen, bei Patienten mit Magengeschwüren, die mit Magenfisteln versorgt waren, zu zeigen, wie die Durchblutung ihrer Magenschleimhaut von den momentanen Stimmungs- und Affektlagen abhing. Die krankhaft veränderte Funktion (Affekt, Stimmung, reduzierte Durchblutung) bedeutete das Einfallstor für die manifeste und morphologisch fassbare Erkrankung (Magengeschwür).

5.2 Funktionalisten *und* Morphologen

Ich weise auf diesen Disput zwischen Funktionalisten und Gestalt-Anhängern hin, weil er in Lehrbüchern bisweilen die Einteilungsschemata von Krankheitsbildern bis zum heutigen Tage begründen hilft. Inzwischen sind allerdings in Medizin und Pathologie die funktionalistischen und strukturalistisch-morphologischen Positionen aufeinander zugewachsen: Krankheit wie Gesundheit werden als Prozesse verstanden, bei denen sich die Gestalt

---

[1] Bergmann, G. v.: Funktionelle Pathologie (1932), Berlin 1936.

5.2 Funktionalisten *und* Morphologen

und Struktur von Zellen (bis in die molekularbiologische Ebene hinein) ebenso wie deren Funktion wechselseitig günstig (gesund) oder ungünstig (krank) beeinflussen.

Außerdem ist zu berücksichtigen, dass viele Strukturen gleichzeitig in verschiedenen Funktionskreisen eine Rolle spielen und *vice versa* ein und dieselbe Funktion von verschiedenen Strukturen moduliert werden kann. Die Beispiele hierfür aus der Tier- und Menschenwelt sind vielfältig. So übernimmt ein Elefantenrüssel (Morphe) verschiedene Funktionen (Ernährung, Säuberung, Angriff, Transport). Beim Menschen beeinflussen etwa die Schilddrüsenzellen (Struktur) und ihre Hormone die Funktionen Schlaf, Blutdruck, Appetit, Verdauung, Vigilanz, Stimmung und Affekt. Andererseits wird beispielsweise die Funktion des Blutdrucks von ganz unterschiedlichen Organen und Organsystemen (Herz, Niere, Blutgefäße, Gehirn) bedingt und gesteuert.

In der Biologie wurde im 20. Jahrhundert eine intensiv-differenzierte Debatte über die Begriffe Funktion und Morphe geführt,[2] die hier nicht rekapituliert wird. Es sei lediglich erwähnt, dass die Funktionen von Organismen aufgrund ihrer Zielsetzungen von Biologen tendenziell in zwei Gruppen unterteilt werden: Überleben (Selbsterhaltung) und Fortpflanzung (Arterhaltung). In diesem Zusammenhang darf erwähnt werden, dass die erste Triebtheorie Sigmund Freuds (er nahm in diesem Rahmen eine Unterscheidung in Ichtriebe und Sexualtriebe vor)[3] exakt diese biologische Unterteilung widerspiegelte.

In den letzten Jahrzehnten wurde erwogen, diesen beiden Gruppen noch weitere Funktionsgruppen zur Seite zu stellen. So plädieren manche Biologen für eine separate Erwähnung von Wachstum und Entwicklung oder von Gemeinschaft und Genuss, da deren Einzelfunktionen nicht vollständig unter Selbst- und Arterhaltung subsumiert werden könnten. Die Schöngeistigen unter ihnen zitieren diesbezüglich Goethe: „Die Glieder aller Geschöpfe sind so gebildet, dass sie ihres Daseins genießen, dasselbe erhalten und fortpflanzen können, und in diesem Sinn ist alles Lebendige vollkommen zu nennen."[4] Die burschikoseren Vertreter dieser Zunft verweisen stattdessen auf die *4Fs* der Angelsachsen: *food, fuck, fight and flight*.

Für unsere Zwecke greifen wir weder auf Goethe noch auf die Angelsachsen zurück. Vielmehr teilen wir die Funktionen des menschlichen Organismus ebenso wie seine Morphe unter einer personalistischen Perspektive in biologische, psychosoziale und geistig-kulturelle ein. Des Weiteren lassen sich angeborene von erworbenen sowie regelrechte von gestörten oder kranken Funktionen und morphologischen Verhältnissen unterscheiden.

---

[2] Siehe hierzu Toepfer, G.: Schlagwort Funktion sowie Schlagwort Morphologie, in: Historisches Wörterbuch der Biologie in drei Bänden, Stuttgart 2011, Band 1, S. 644 ff., Band 2, S. 624 ff.

[3] Siehe hierzu Freud, S.: Triebe und Triebschicksale (1915), in: Gesammelte Werke Band X, Frankfurt am Main 1988.

[4] Goethe, J.W. v.: Inwiefern die Idee: Schönheit sei Vollkommenheit mit Freiheit, auf organische Naturen angewendet werden könne (1794), in: Hamburger Ausgabe Band 13, München 1978, S. 21.

5.3 Biologische Funktionen

Unter biologischen Funktionen verstehen wir körperliche Abläufe, die an Organe oder Organsysteme (Bauplan, Gestalt) gebunden sind und bestimmte Leistungen zu ihrem Ziel haben. Beispiele für angeborene somatische Funktionen sind Atmung, Kreislauf, Herzaktionen, endokrin-hormonelle Regelkreise, ein Teil der Verdauung, der Wasser- und Elektrolythaushalt, der Schlaf-Wach-Rhythmus oder auch motorische Reflexe und Bewegungsmuster.

Neben diesen Funktionen, die schon bei Feten und Neugeborenen anzutreffen sind und meist ohne Training vollumfängliche Leistung zeigen, kennen Menschen viele körperliche Funktionen, die sie teilweise mühsam erlernen müssen. Hierbei macht sich bemerkbar, dass unsere Gattung im Vergleich zu anderen Tieren eine physiologische Frühgeburt[5] darstellt, die etwa ein Jahr zu früh geboren wird und vieles von dem, was im Tierreich innerhalb von Tagen erworben wird, nach Monaten noch nicht beherrscht. Man denke an Stehen- und Laufen-Lernen oder den souveränen Einsatz der Schließmuskeln (Blase, Anus). Bis der menschliche Organismus im Hinblick auf seine habituellen Fähigkeiten voll funktionstauglich wird, vergehen Jahre.

Der niederländische Physiologe und Anthropologe Frederik J.J. Buytendijk (1887–1974) war der Meinung, dass es beim Menschen keine biologischen Funktionen und keine anatomischen Strukturen gibt, die nicht immer auch seelische, soziale und geistige Bedeutungen haben und damit einen Sinn repräsentieren.[6] Umgekehrt kann man formulieren, dass seelische, soziale und geistige Haltungen, Einstellungen und Erlebnisse in somatischen Funktionsabläufen sowie in der Morphe von Organen ihren biologischen Ausdruck finden.[7] Viktor von Weizsäcker fand (wie bereits in Kap. 3 zitiert) für diese verschiedenen Aspekte ein und derselben Sache die eingängige Formulierung: „Nichts Organisches hat keinen Sinn, nichts Psychisches hat keinen Leib."[8]

---

[5] Siehe hierzu Portmann, A.: Biologie und Geist (1956), Frankfurt 1973.

[6] Siehe hierzu Buytendijk, F.: Prolegomena einer anthropologischen Physiologie (1965), Salzburg 1967.

[7] Siehe hierzu Teicher, M.H., Anderson, C.M. und Polcari, A.: Childhood maltreatment is associated with reduced volume in the hippocampal subfields CA3, dentate gyrus, and subiculum, in: Proceedings of the National Academy of Science (PNAS) 2012 (www.pnas.org/cgi/doi/10.1073/pnas.1115396109): Die Autoren zeigten an 193 Erwachsenen, die als Kinder aggressiven und/oder sexuellen Übergriffen ausgesetzt waren, dass deren Hippocampus im Vergleich zu nichttraumatisierten Erwachsenen sich im MRT als signifikant kleiner darstellte. Die Autoren vermuten, dass traumatisierende Belastungen in der Kindheit die Entwicklung des Gehirns (Hippocampus) nachhaltig beeinträchtigen und damit biologische Voraussetzungen für Krankheiten wie Panikstörung, Posttraumatische Belastungsstörung, ichstrukturelle Störungen und depressive Erkrankungen schaffen.

[8] Weizsäcker, V. von: Ärztliche Fragen – Vorlesung über allgemeine Therapie (1934), in: Gesammelte Schriften 5, Frankfurt am Main 1987, S. 314.

5.4 Aspekt-dualistische Einstellung

An diesen Ausführungen wird deutlich, dass eine übersichtshalber vorgenommene Unterteilung in biologische, psychosoziale und geistig-kulturelle Funktionen und Organsysteme eigentlich nicht korrekt ist. Die Totalität eines menschlichen Organismus respektive einer Person erlaubt keine schlichte Trennung in Etagen oder Schichten (Biologie, Psyche, Geist) und damit auch nicht in feinsäuberlich voneinander separierte Funktionen und Organe.

Wie in Kap. 2 erläutert, handelt es sich dabei vielmehr um Facetten, Ansichten oder Perspektiven einer Person, die man zwar aus didaktischen Gründen verschieden benennen kann, die sich aber parallel und gegenseitig bedingen, vertreten, aufeinander einwirken, voneinander abhängen und immer nur ein und dasselbe Individuum zum Ausdruck bringen. Friedrich Nietzsche meinte etwas Analoges, als er in einem seiner Aphorismen sinngemäß formulierte, dass Art und Grad der Sexualität eines Menschen (also seine Biologie und seine psychosozialen Einstellungen) bis in seine geistigen Dimensionen hineinreichen (und umgekehrt!).

In diesem Zusammenhang spricht man von Aspekt-Dualismus: Obwohl Seelisches und Leibliches, Geistiges und Körperliches als diverse Aspekte einer Person imponieren, handelt es sich, genau betrachtet, stets um den einen Organismus, der je nach Perspektive, die auf ihn geworfen wird, als Soma oder Psyche, als Materie oder Geist erscheint. Wie bei einer Münze, bei der man zwei Seiten (Wappen und Zahl) unterscheiden kann, obwohl es jeweils ein und dieselbe Münze ist, präsentiert sich unser Organismus abwechselnd als biomedizinisch oder psychosozial – und bleibt dabei doch immer nur der eine Organismus.

5.5 Psychosoziale Funktionen

Trotz dieser Totalität des menschlichen Organismus hat es sich eingebürgert, neben den biologischen auch psychosoziale und geistige Funktionen sowie (im übertragenen Sinne) Organe oder Organsysteme zu beschreiben. Als psychosoziale Funktionen gelten die Emotionen (Affekte, Stimmungen, Gefühle), Intuitionen, Empfindungen, Intentionen sowie das weite Feld der Beziehungsgestaltungen zu den Mitmenschen (verbal und nonverbal). Zu wesentlichen zwischenmenschlichen Relationen zählen die Beziehungen zwischen Kindern und Eltern, Jugendlichen und Peergroup, Schülern und Lehrern, Arbeitnehmern, Mitarbeitern, Vorgesetzten sowie (am störanfälligsten) Liebes- und Partnerschaftsbeziehungen.

Pädiater, Entwicklungspsychologen, vergleichende Anthropologen und Ethnologen sowie Neurowissenschaftler haben in den letzten Jahren eine immense Fülle von Untersuchungsergebnissen präsentiert, an denen zunehmend ablesbar ist, welche dieser Funktionen angeboren respektive erworben ist, welche Organstrukturen (in der Regel des Gehirns, aber auch des Gesamtorganismus) für die Entstehung und Umsetzung dieser Funktionen wesentlich sind und unter welchen Bedingungen es zu Funktionsstörungen oder aber zu morphologisch fassbaren Erkrankungen kommen kann.

5.6 Geistige Funktionen

Den Bereich der geistigen Funktionen markieren Denken, Sprechen, Wollen, Urteilen, Werten, Phantasieren (im Sinne von Goethes „exakter Phantasie", also Kreativität), Erinnern (im Sinne von Bergsons „reinem Gedächtnis", umfängliche inhaltliche wie auch situative Erinnerungsarbeit), Erkennen, Verstehen (im Sinne von Diltheys und Gadamers Ausführungen zur Hermeneutik), Verantworten (Ethos) und Fühlen (im Sinne von Scheler und Hartmann: Werterkennen). Alle diese Funktionen benötigen organisch-morphologisch das menschliche Gehirn wie auch den Gesamtorganismus.

Für die Ausbildung dieser Funktionen ebenso wie der zugrundeliegenden organischen Strukturen sind umfängliche und lange dauernde Lern- und Sozialisationsprozesse nötig, die einen intensiven Kontakt des Individuums (personaler oder subjektiver Geist) mit seinen Mitmenschen und möglichst weiten Bereichen der Kultur (objektiver und objektivierter Geist) voraussetzt. Das Erlernen von emotionaler, sozialer und technisch-rationaler Intelligenz sowie das Begreifen, Assimilieren und Gestalten der Kultur erfordern enorme Kraft und Ausdauer, Jahrzehnte der Übung und des immerwährenden Lernens, Mut und ein ausgesprochen erotisches, weil offenes und empfängliches Verhältnis zur Welt.

5.7 Psychoanalytische Entwicklungskonzepte

Vor über 100 Jahren entwickelten sich mit der Psychoanalyse und der Individualpsychologie zwei tiefenpsychologische Schulrichtungen, die viele Zusammenhänge zwischen biologischen, psychosozialen, geistigen Funktionen sowie ihren dazu korrespondierenden Organen im Ansatz erahnten, ohne dafür immer die passende Terminologie verwendet oder die Konzepte vollständig ausformuliert zu haben. Ihre Begründer Sigmund Freud und Alfred Adler waren darüber hinaus auf dem Sprung, ausgehend von medizinischen, psychologischen, anthropologischen Vorannahmen tragfähige Modelle für die Gesundheit oder Störung von Funktionen und Organen zu entwerfen.

Aus der Fülle der Schriften Freuds seien hier lediglich seine *Drei Abhandlungen zur Sexualtheorie*[9] erwähnt, worin es um die menschliche Entwicklung hin zur Individualität und Personalität (die von Freud so nicht benannt wurde) geht. Unter Berücksichtigung seines Triebmodells und Menschenbildes verankerte Freud diesen Prozess am Körper und dessen Sexualität. Nur wer den Entwicklungsprozess seiner Sexualität erfolgreich absolviert und dabei körperliche, seelische, soziale, geistige Funktionen erlernt, erreicht nach Freud den Status des Erwachsenen (der Person).

Schon Säuglinge und kleine Kinder durchlaufen nach Freud Phasen der sexuellen, psychosozialen und somatischen Entwicklung, die sich bis in das Erwachsenenleben hinein fortsetzt. Das erste Stadium wurde von ihm als polymorph-pervers bezeichnet, womit er

---

[9] Freud, S.: Drei Abhandlungen zur Sexualtheorie (1905), in Gesammelte Werke Band V, Frankfurt am Main 1988.

auf das unorganisiert wirkende Nebeneinander von Triebanteilen (z. B. Schau- und Zeigelust, sadistische und masochistische Impulse) anspielte. Im Erwachsenenleben manifest werdende Paraphilien und damit Störungen der als normal bezeichneten sexuellen Funktion können nach Freud auf ein Überwiegen und Verbleiben dieser als Partialtriebe bezeichneten Anteile der Sexualität zurückgeführt werden. Während in den ersten Wochen und Monaten des polymorph-perversen Daseins die gesamte Haut und Muskulatur als erogene Zonen und damit als Quelle von Lust und angenehmen Empfindungen fungieren, ändert sich dies in der nächsten Phase der Entwicklung, die von Freud als oral bezeichnet wurde. Der Mund und mit ihm verbundene körperliche wie auch psychische und soziale Funktionen werden zum Brennpunkt von Lusterlebnissen wie auch von Frustrationen.

Analoges gibt es nach Freud in der analen und phallischen Phase zu beobachten. Auch hierbei verschieben sich die körperlichen Zonen, an denen Lust oder Unlust vorrangig erlebt werden, und parallel dazu kommt es zu neuen Aufgaben und Themen, die vom Heranwachsenden gelernt und bewältigt werden müssen. So dominieren in der analen Phase die Themen der Kooperation, Autonomie und Sauberkeitserziehung mit allen ihren Hürden und Klippen, wohingegen sich in der phallischen Phase der Ödipuskomplex, mithin also die Beziehungsklärung zum gleich- und zum gegengeschlechtlichen Elternteil, sowie die Entstehung des Über-Ichs (Gewissen, Ich-Ideal) in den Mittelpunkt des Geschehens schieben.

Hat dann der Betreffende die darauffolgende Latenzperiode und die Pubertät erfolgreich durchlaufen, winkt als Lohn für diese Entwicklung der Erwachsenenstatus und damit die genitale Sexualfunktion. Bis dieser Status erreicht ist, wird eine beträchtliche Zahl von biologischen Reifungsprozessen und – damit verknüpft – von seelischen, sozialen und geistigen Entwicklungs- und Sozialisationsprozessen absolviert.

Eine sehr wichtige Funktion, die seelisch-geistige Existenzbereiche betrifft und eng mit der genitalen Reifungsstufe verknüpft ist, war für Freud die Sublimierung. Darunter verstand er eine eigentümliche Umwandlung des Sexualtriebes, die dazu beiträgt, dass sich dieser Trieb neue, nicht-sexuelle Ziele und Objekte sucht und sie in Form von z. B. Wissenschaft, Handwerk, Philosophie, Kunst findet. Intellektuelle Arbeiten ebenso wie künstlerische Betätigungen bedeuteten für Freud die Hauptspielarten der Sublimierung; durch Umwandlung der erwähnten (perversen) Partialtriebe entstünden Kunst- und Kulturwerke. Ob parallel zu den sexuellen auch die von Freud postulierten aggressiven Triebanteile sublimiert werden können, blieb für ihn immer eine offene Frage.

5.8 Individualpsychologische Entwicklungskonzepte

Ein zu Freud differentes psychologisch-anthropologisches Konzept verfolgte Alfred Adler mit seiner Individualpsychologie. In seinen Schriften beschrieb er diverse körperliche wie auch seelisch-geistige Funktionen und Funktionsstörungen. Bekannt geworden ist diesbezüglich die *Studie über Minderwertigkeit von Organen*,[10] in der Adler bevorzugt körperli-

---

[10] Adler, A.: Studie über Minderwertigkeit von Organen (1907), Frankfurt am Main 1977.

che Funktionsstörungen untersuchte und dabei feststellte, dass sie häufig zum Kristallisationskern von Neurosen und anderen psychosozialen Störungen werden.

Adler interpretierte dies als vergeblichen oder unausgewogenen Kompensationsversuch des betreffenden Individuums, seine Organ- und Funktionsminderwertigkeit mit produktiver Leistung auszugleichen. Bei vielen Künstlern und Wissenschaftlern hingegen könne man gelungenere seelisch-geistige Kompensationsbewegungen beobachten, welche ihre somatischen Defizite zum Teil mehr als wettmachen. Adler erwähnte den Komponisten Beethoven, der trotz oder womöglich auch wegen seiner somatischen Funktionsstörung (seiner Taubheit) zu seelisch-geistigen Höchstleistungen (seine berückenden Kompositionen) imstande war.

Auch in seinen späteren Schriften (*Über den nervösen Charakter* [1912], *Menschenkenntnis* [1927], *Der Sinn des Lebens* [1933]) betonte Adler die Empfindungen von Unterlegenheit sowie realer oder imaginierter Minderwertigkeit, welche die Menschen von Kindesbeinen an begleiten und die er nun jedoch nicht mehr nur auf den Körper bezogen wissen wollte. Jedes Nicht-Können und Nicht-Wissen induziere im Individuum das Erleben von Inferiorität und gleichzeitig den Wunsch nach Überlegenheit, Macht und Potenz.

Produktiv gewendet werden kann dieser Impuls, überlegen sein zu wollen, durch das von Adler so genannte Gemeinschaftsgefühl (*Common sense*), das man auch als Gemeinsinn bezeichnen kann. Adler ging von einer angeborenen Disposition zum Gemeinschaftsgefühl aus, das jedoch beim Menschen entwickelt werden muss, um sich als Haltung, Einstellung, Tat bemerkbar zu machen. Darunter sind Sozialinteresse und Solidarität, Kultureinfügung, Aufklärung und Vernunft, Weitung des individuellen Wertekanons sowie Überwindung von Partikularperspektiven (Familie, Gruppe, Nation, Rasse, Geschlecht, Religion) zu verstehen.

Diese Umschreibung des Gemeinschaftsgefühls lässt sich auf den menschlichen Gesamtorganismus mit seinen Funktionen und Organen übertragen. Adler hätte Funktionen und Organe als gesund und regelrecht charakterisiert, wenn sie die Kriterien des *Common sense* erfüllen (ähnlich wie Virchow, der vom Ideal der demokratisch gesinnten Zellen ausging). Weichen sie davon ab oder schlagen in dessen Gegenteil um, können Funktionen, Organe und Organsysteme als gestört und möglicherweise als krank beschrieben werden.

Wer sich als Individuum dauernd auf der Vertikalen zwischen den Polen von Macht und Ohnmacht bewegt und die Horizontale des *Common sense* nicht erobert, wird (meist unbewusst als Totalität eines Organismus) alle seine körperlichen, psychosozialen und geistig-kulturellen Funktionen, Organe und Organsysteme daraufhin ausrichten oder dazu nutzen, dem Ideal von Überlegenheit statt von Gemeinsinn nahezukommen. Dieser Bewegung hin zu einer (oft unbewusst) angestrebten Superiorität können somatische Fertigkeiten oder Krankheiten ebenso wie psychosoziale und geistig-kulturelle Fähigkeiten oder Störungen dienen. Entscheidend ist jeweils das Ziel der Überlegenheit, das mit den jeweiligen Funktionen und Organsystemen erreicht werden soll.

Nach Adler sind nicht nur einzelne Handlungen, Einstellungen und Haltungen, sondern die gesamte Gangart und das Lebensgesetz eines Menschen und damit auch sein Organismus auf seine Sinnhorizonte, Ideale und Werte hin orientiert. Die Fiktionen, Illusionen, Werte und Ideale, auf die hin eine Existenz hauptsächlich ausgerichtet ist, entscheiden über die Gesundheit oder Krankheit des Organismus, seiner Funktionen und seiner Morphe mit. Für Adler tendieren Menschen stets final, teleologisch nach Realisierung ihrer Entwürfe und Sinnhorizonte; wer diese an einer Person erkennt oder erahnt, kann dessen Existenzbewegungen besser nachvollziehen und verstehen.

5.9 Die Sozialisation des Organismus

Fasst man diese beiden Modelle – das idealistisch-finale Adlers und das biologistisch-kausale Freuds – zusammen, ergibt sich eine Theorie der Sozialisation des menschlichen Organismus, seiner Morphe und Funktion, die im Folgenden kurz skizziert wird. Der Entwicklungspsychologie Freuds zufolge kann man drei körperliche Zonen und Organsysteme benennen, die als Quellen der Lust und Orte der Triebentwicklung besonders imponieren. Es sind dies (wie in Kap. 3 erwähnt): 1) der Halte- und Bewegungsapparat mit der Muskulatur sowie der ihn bedeckenden Haut (polymorph-perverse Phase); 2) der Oro-Fazial-Bereich, also der Bereich des Mundes, Gesichts, des Rachens und Schluckapparates einschließlich des Kehlkopfes (orale Phase); und 3) der Anal-Urogenital-Bereich, also der Bereich des Anus, der ableitenden Harnwege und der (äußeren) Geschlechtsorgane (anale und phallische Phase).

Mit den jeweiligen körperlichen Funktionen, die an diesen Zonen und Organsystemen erworben werden sollen, sind seelische, soziale und geistige Funktionen und damit entsprechende Sozialisationsschritte innig verknüpft. Somatische, psychosoziale, geistig-kulturelle Funktionen, die mit dem Halte- und Bewegungsapparat eng zusammenhängen, sind der aufrechte Gang und damit eine bestimmte Art von Weltwahrnehmung (Perspektive, Horizont) und Selbstwertgefühl (aufrecht!); die Möglichkeiten der Fortbewegung, der Annäherung und Entfernung und das räumliche Erlebnis von Nähe und Distanz zur Welt; der Werkzeugbau und -gebrauch aufgrund des frei gewordenen Auge-Hand-Feldes und, ausgehend davon, die Erfahrung, planend, entwerfend und entscheidend sich und die Welt gestalten zu können.

Störungen oder Erkrankungen von Morphe und Funktion des Halte- und Bewegungsapparats können sich demnach körperlich beispielsweise als motorische Defizite (z. B. Lähmungen), Schmerzen oder Dermatosen (Hauterkrankungen), psychosozial etwa als Initiativlosigkeit, Handlungs- und Entscheidungsschwäche oder Selbstwertkrisen sowie geistig-kulturell in Form von Neigungen zu autoritären, Abhängigkeit und Unfreiheit mit sich bringenden Weltanschauungen demaskieren.[11]

---

[11] Siehe hierzu Bloch, E.: Das Prinzip Hoffnung (1954–59) sowie Naturrecht und menschliche Würde (1961), in: Gesamtausgabe der Werke, Frankfurt am Main 1985; Bloch führte darin aus, welche weltanschaulichen, gesellschaftlichen und kulturellen Bedeutungen der Begriff des aufrechten Gangs mit sich führt.

Mit Organen des Oro-Fazial-Bereichs assoziiert sind Funktionen wie Essen, Kauen, Schlucken, Atmen und damit die Aufnahme von Luft, Nahrung und Welt generell. Darüber hinaus ist dieser Bereich durch seine Fähigkeit zur verbalen Sprachbildung und (vermittelt über Mimik, Ausdruck von Blick und Stimme) zur nonverbalen Kommunikation charakterisiert. Diese Funktionen weisen körperliche wie auch weitläufige psychosoziale und geistig-kulturelle Implikationen auf, die von der Beziehungsaufnahme bis zur sprachlich-denkenden Durchdringung von Problemen reichen.

Fehllaufende Sozialisation, gestörte Funktion oder morphologisch relevante Erkrankungen des Oro-Fazial-Bereichs können als Schmerzen und Übelkeit (Geschwüre von Magen oder Zwölffingerdarm), Essstörungen, Verdauungsstörungen, Entzündungen des Dünn- und Dickdarms, Atemstörungen (Hyperventilation), Sprachstörungen bis hin zu Denkstörungen imponieren.

Die Organsysteme des Anal-Urogenital-Bereichs sind ebenfalls mit einer Fülle somatischer, psychosozialer und geistig-kultureller Aufgaben und Funktionen versehen. So wird etwa mit Defäkation und Urinieren der psychosoziale Themenkreis von Autonomie, Sauberkeit, Kooperation und Hingabe an die Welt tangiert. Über das Trainieren von Schließmuskeln für Blase (Urin) und Anus (Faeces) hinaus bedarf es einer umfangreichen Sozialisation der gesamten Person, um beispielsweise die Fähigkeit zur Einfügung ebenso wie zum Protest und Widerstand (in Familie, Schule, Gesellschaft, Kultur) zu erlangen.

Besonderes Augenmerk darf der Genitalregion und ihrer subtilen Sozialisation gelten. Sie benötigt eine umfängliche und gesonderte Art von Erziehung, um zu ihrer vollumfänglichen biologischen, psychosozialen und geistig-kulturellen Funktionstauglichkeit zu gelangen. Ähnlich wie bei den anderen Organsystemen besteht diese Sozialisation nicht nur in einem entsprechenden somatischen Training von Muskulatur, Bindegewebe und Blutgefäßen. Mindestens so entscheidend für die Genitalfunktion sind die Entwicklung von Gefühlen, von Kooperations- und Gesprächsbereitschaft, von Selbstwert- und Fremdwertgefühl. Auch die weltanschauliche Haltung (Autoritarismen, Patriarchat, Vorurteile im Hinblick auf Mann oder Frau, ideologisch bedingte Hemmungen) darf dabei Berücksichtigung finden.

In den Organen und Funktionen des menschlichen Organismus sind neben den biologischen viele psychosoziale und geistig-kulturelle Aufgaben und Themen enthalten. Ausgehend davon kann man sie am ehesten als intakt bezeichnen, wenn über ihre biologischen Möglichkeiten hinaus auch ihre seelischen und soziokulturellen realisiert werden. Die Biologie (bei Freud unter anderem die Triebe) bedeutet Basis, Matrix und Anstoß für Entwicklung und Sozialisation. Sie, die Biologie, darf im Wachstums-, Erziehungs- und Bildungsprozess mit Idealen, Werten, Sinnhorizonten (bei Adler *Common sense*) in intensiven Kontakt kommen, damit ein Höchstmaß an körperlicher, psychosozialer, geistig-kultureller Leistungsfähigkeit (Gesundheit) sowie ein möglichst elaboriertes Niveau der Personalität entsteht.

5.10 Morphe und Funktion der Sinnesorgane

Diese theoretischen Überlegungen können anhand von Beispielen aus der biomedizinischen, psychosozialen und geistig-kulturellen Sphäre veranschaulicht werden. Ich wähle dafür die menschlichen Sinne, weil hier Morphe (Sinnesorgane) und Funktion (Sinnesleistungen) eng miteinander verwoben sind. Außerdem lassen sich geistig-kulturelle Dimensionen von Morphe und Funktion an ihnen gut demonstrieren.

Spricht man von den menschlichen Sinnen, denkt man meist an die so genannten fünf Sinne: Sehen, Hören, Riechen, Schmecken, Tasten. Diese Sinnesqualitäten werden in Nah- und Fernsinne unterteilt: Riechen, Tasten und Schmecken zählen zu den Nah-, Sehen und Hören zu den Fernsinnen. Darüber hinaus gibt es die Propriozeption (Lage-Sinn), den Gleichgewichtssinn sowie Sinne für Temperatur und Schmerz.

Diese Einteilung in Nah- und Fernsinne verweist bereits auf erste psychologische und soziale Bedeutungen. So werden die Nah-Sinne bei intimeren zwischenmenschlichen Beziehungen aktiviert und evozieren dabei emotionale Tönungen. In vielen sprichwörtlichen Redewendungen gibt es Verweise auf Riech-, Schmeck- und Tastorgane, um Emotionen im sozialen Kontakt auszudrücken: Ich kann Dich nicht riechen; er schnüffelt in meinen Angelegenheiten; ich bin verschnupft; Du widerst mich an; ich habe ihm die Suppe versalzen; sein Anblick lässt mich sauer aufstoßen; seine Angebote munden mir; er hat Fingerspitzengefühl; er ist dünnhäutig; er hat ein dickes Fell.

Von den Fernsinnen sind die Anthropologen überzeugt, dass sie aufgrund des aufrechten menschlichen Gangs an Bedeutung gewonnen haben. Weil der Kontakt des Gesichts und damit von Nase und Mund zur riechenden und schmeckenden Umwelt abnahm, entwickelte sich ihre Relevanz in der Hierarchie der Sinneswahrnehmungen zurück. Umgekehrt proportional dazu nahm die Wichtigkeit von Sehen und Hören zu, sodass man den Menschen zu Recht als ein Wesen der Ferne bezeichnet hat.

Sinneswahrnehmungen ebenso wie Sinnesempfindungen lösen bei Menschen vielfältige Emotionen aus, die in der Regel so stark mit den Sinnesleistungen assoziiert sind, dass Wahrnehmen, Empfinden, Fühlen in eins fallen. Außerdem rufen sie Erinnerungen, Phantasien, Wünsche, Urteile und Handlungen aller Art hervor, ohne dass man diese Funktionen immer separieren könnte.

Eine weitere Bedeutung der Sinne liegt in der Möglichkeit, mit ihrer Hilfe mit den Mitmenschen und der Welt zu kommunizieren. Über die Sinnesorgane sind Menschen im sozialen und kulturellen Nexus verankert und beheimatet. Die Sinne und mit ihnen der gesamte Organismus stellen das biologische Fundament unserer Sozialität dar. Und weil das Schicksal eines Menschen davon abhängt, wie verlässlich und tragfähig er in das Beziehungsgefüge zu seinen Mitmenschen eingebettet ist, kann man den Wert korrekt funktionierender Sinnesorgane kaum überschätzen.

5.11 Das Hören

Dies lässt sich schon bei kleinen Kindern und sogar bei noch nicht Geborenen nachweisen. Feten hören bereits viele Wochen vor der Geburt verschiedene Geräusche und besonders den mütterlichen Herzschlag, der mit seinem Rhythmus nicht nur die emotionale Verfassung der Mutter widerspiegelt, sondern auch beim Feten Emotionen induziert. Auch nach der Geburt ist es Kindern oft wichtig, in Hörweite ihrer Eltern oder Erzieher zu sein und die auditive Nabelschnur noch eine Weile aufrechterhalten. Umgekehrt kann auch das Gehör der Eltern als soziales, auf ihre Kinder hin orientiertes Organ aufgefasst werden. Mütter (und zunehmend auch Väter) berichten, dass sie während der ersten nachgeburtlichen Monate im Schlaf das Schreien ihres Babys vernehmen, obwohl sie durch anderen Lärm nicht geweckt werden.

Dass das Hören soziale Haltungen des Hörenden umfasst und nach sich zieht, wird an Begriffen wie Hinhören, Gehorsam und Hörigkeit deutlich. Das Hören gelingt als Hinhören in Form von Ausrichtung auf das Gegenüber. Wer sich innerlich oder äußerlich abwendet oder narzisstisch in sich verfangen bleibt, übt sich dagegen in der Kunst des Weghörens und Missverstehens. Hinhören ist ein Akt der Beziehungsaufnahme und Kooperation. In diesem Zusammenhang kennt die deutsche Sprache die Begriffe Gehorsam und Gehorchen. Es gilt als ausgemacht, dass nur jener gehorchen kann, der auf andere hört. Es besteht auch das umgekehrte Verhältnis, dass nur jener gut hört, der gelernt hat zu gehorchen.

Mit Gehorchen ist natürlich nicht das unkritische Akzeptieren von autoritären, verdummenden Individuen und Institutionen oder das brave Befolgen unsinniger oder undurchschaubarer Befehle gemeint. Es geht hierbei vielmehr um ein Hören auf die Stimmen von Vernunft, Humanität, Aufklärung und Solidarität. Wer als Kind auf derlei Stimmen zu hören gelernt hat, kann als Erwachsener bei sich und anderen die Stimme des Maßes und der Vernunft vernehmen und ihnen gemäß handeln.

Dass das Hören-Auf … auch zu Abhängigkeit und Unfreiheit führen kann, kommt im Begriff der Hörigkeit zum Ausdruck. Dieser Terminus umschreibt Beziehungen der Unterwürfigkeit, des devoten Gehorchens. Hier wird das Hören-Auf … zum Autonomieverlust und zur Preisgabe von Eigenverantwortung pervertiert. Hörig ist, wer dem anderen so viel Macht über sich zugesteht, dass er letztlich ihm gehört.

Eine interessante Variante des Zuhörens ist das Hören mit dem dritten Ohr. Dieser Ausdruck stammt von Friedrich Nietzsche und wurde später von Theodor Reik als Überschrift für sein Buch *Hören mit dem dritten Ohr – Die Innere Erfahrung eines Psychoanalytikers*[12] verwendet. Beide Autoren beschrieben das Phänomen, dass kundige und hellhörige Menschenkenner den Äußerungen ihrer Zeitgenossen mehr Informationen entnehmen können, als diese bewusst und verbal mitteilen.

Für die Wahrnehmung halbbewusster und nur dezent angedeuteter Verlautbarungen der Mitmenschen braucht es dieses dritte Ohr. Dieses Organ, das beileibe nicht bei allen vorhanden und ausgebildet ist, sammelt Informationen, indem es etwa auf den Tonfall, die

---

[12] Reik, Th.: Hören mit dem dritten Ohr (1948), Magdeburg 2007.

5.12 Das Sehen

Sprachmelodie, das Räuspern, Hüsteln, Lachen und Stöhnen oder auch auf die Lücken und Pausen im Dialog mit dem Gegenüber achtet.

5.12 Das Sehen

Was für das Hören ausgeführt wurde, gilt analog auch für das Sehen. Menschen schauen nicht einfach wahllos in die Welt und wundern sich über das Gesehene; vielmehr wenden sie sich Motiven oder Ereignissen zu, um daran etwas zu entdecken oder zu erkennen; diese Eigenschaft nennt man Intentionalität. Das menschliche Sehen und Wahrnehmen ist stets intentional: ausgerichtet auf Themen, Aufgaben, Herausforderungen, Befriedigungen, Versuchungen, Fragen, Werthorizonte.

Das interessanteste Motiv der Welt sind die Mitmenschen. Unsere Blicke suchen häufig die Mitmenschen, um uns an ihnen zu orientieren, von ihnen ein Echo zu erhalten oder auch, um ihnen ein Echo zu geben. Ebenso wie das Gehör stellt der Gesichtssinn ein soziales Phänomen dar. Diese Aspekte des Sehens und Blickens hat Jean-Paul Sartre (1905–1980) ausführlich bedacht. In seinem ersten Hauptwerk *Das Sein und das Nichts*[13] hat er die sozialen Konsequenzen gegenseitiger Blicke eingehend und erhellend beschrieben.

Der Blickende dominiert nach Sartre die Situation: Er ist Subjekt im Zentrum seiner Welt, und der andere, der Erblickte, wird zum Objekt, das durch den Blick an die Peripherie der Welt gerückt wird. Sartre legte in den Blick des Menschen Qualitäten wie etwa Dominanz, Herrschaft und Überlegenheit und ordnete dem Erblickt-Werden das Objektiviert-Werden und die Unterlegenheit zu. Zu wenig beschrieben hat er liebende Blicke, bei denen sich Menschen ansehen und anerkennen, ohne einander damit beherrschen und unterwerfen zu wollen.

Doch Sartre hatte Recht, wenn er betonte, dass die Sinnesfunktion des Sehens eng mit den sozialen Funktionen des Urteilens, Taxierens, Einordnens, Anerkennens und Objektivierens der Mitmenschen assoziiert ist. Mittels unserer Blicke regulieren wir unser Sozialleben – ein Faktum, das sich ebenfalls in sprichwörtlichen Redewendungen niedergeschlagen hat: Man denke an die Blicke, die töten könnten, an den verklärten oder verzerrten Blick oder an kalte, herzlose, zynische und gleichgültige Blicke.

Auf Ähnliches wie die Metapher vom Hören mit dem dritten Ohr zielt der Satz von Antoine de Saint-Exupéry: „Man sieht nur mit dem Herzen gut!"[14] Der Dichter wollte damit zum Ausdruck bringen, dass eine lediglich physiologische Verarbeitung von Sinnesreizen keine verlässlichen Urteile und Orientierungen unseres Soziallebens ermöglicht. Hierfür ist ein Sehen und Wahrnehmen gefragt, das Emotionales und die Werthorizonte an den Mitmenschen erkennen lässt.

---

[13] Sartre, J.-P.: Das Sein und das Nichts (1943), Reinbek bei Hamburg 1993.
[14] Saint-Exupéry, A.: Der kleine Prinz (1943), Düsseldorf 1973, S. 52.

5.13 Der Mensch – Ein Animal symbolicum

Die Sinnesfunktionen Hören und Sehen bilden also das Fundament unseres Soziallebens. Darüber hinaus sind sie auch für die Assimilation von Kultur grundwesentlich. Die Basis unserer Kultur, der Spracherwerb, ist daran geknüpft, dass Kinder und Schüler hören und sehen können. Wer nicht hört, lernt die gesprochene Sprache nur rudimentär, und wer nicht sieht, erleidet ein ähnliches Schicksal im Hinblick auf die Schrift, also die geschriebene Sprache.

Gehör und Gesicht sind weltschaffend – dagegen sind Geschmack, Geruch und Tasten noch weitgehend umweltverhaftet. Wenn Menschen in einer Welt (und nicht wie Tiere in einer Umwelt) leben wollen, müssen sie sich in erster Linie auf Hören und Sehen einstellen, die man aufgrund ihrer kulturaufschließenden Potenzen als geistige Sinnessphären einstuft.

Sehen und Hören als geistige Sinne sind sprachlich strukturiert. Beim Aufbau unserer Seh- und Hörwelt leitet die Sprache uns, was und wie wir sehen und hören. Ernst Cassirer (1874–1945) betonte die symbolischen Funktionen, die die Menschen in Stand setzt, Freiheitsgrade gegenüber der Welt zu erwerben. Alles, was der Mensch tut und erlebt, ist sprachlich untermalt. Ludwig Wittgenstein (1889–1951) vertrat zu Recht die Ansicht: „Die Grenzen meiner Sprache bedeuten die Grenzen meiner Welt."[15]

Der Zeichen- und Symbolgebrauch ist die Voraussetzung für das Hineinwachsen in eine Kultur. Wir werden *Animal symbolicum* (Ernst Cassirer), wenn uns Hören und Sehen nicht vergeht, sondern Freude macht. Dies liegt am Charakter und Aufbau unserer Kultur. Anders als in sehr frühen Kulturen dominieren in unserer Zivilisation Kulturbereiche, die viele abstrakte Zeichen und Symbole verwenden, die nur über Sehen und Hören verstanden werden können. Philosophie, Kunst, Wissenschaften, Sitte, Ethik und Moral können in Bezug auf ihre Aussagen, Erkenntnisse und Methoden nicht oder nur mit großer Mühe gerochen, geschmeckt und ertastet werden.

5.14 Der Mensch – Ein Gestalt-Wahrnehmer

Bei allen emotionalen, sozialen und geistig-kulturellen Qualitäten der Sinne darf man jedoch nicht übersehen, dass ihre Funktionen immer als ergänzend und komplettierend verstanden werden müssen. Darauf haben die Gestaltpsychologen (Christian von Ehrenfels, Wolfgang Köhler, Kurt Koffka, Max Wertheimer) im 20. Jahrhundert hingewiesen. Ausgehend von Wahrnehmungsexperimenten konnten sie zeigen, dass Menschen im Hinblick auf ihre Nah- wie auch auf ihre Fernsinne nach den Prinzipien der Prägnanz, Ergänzung sowie des Vorder- und Hintergrundes wahrnehmen. Das meiste von dem, was Individuen sehen, hören, riechen oder tasten, weist fragmentarischen Charakter auf. Die wahrgenom-

---

[15] Wittgenstein, L.: Tractatus logico-philosophicus (1921), Frankfurt am Main 1998, S. 118.

menen Fragmente werden von ihnen zur Ganzheit oder Gestalt ergänzt, bis sie das jeweilige Objekt ihrer Wahrnehmung als rund, komplett, prägnant erleben.

Bekannte Beispiele dafür sind ein nicht durchgezogener Kreis, fehlende Buchstaben bei einem Wort oder auch das Zu-Ende-Hören einer Melodie, obwohl die letzten Töne nicht gespielt werden. Ein historisches Exempel für solche Gestaltwahrnehmung schilderte Goethe in seiner *Italienischen Reise*:[16] Als er in Verona die Überreste des antiken Theaters sah, ergänzte er das Oval der Ruine vor seinem geistigen Auge zur architektonischen und atmosphärischen Ganzheit.

Die menschliche Sinnestätigkeit ist permanent auf die Ordnung und Struktur von Gestalten hin ausgerichtet, deren Erhalt oder Neugestaltung sie intendiert. Mittels unserer Wahrnehmungen und ihrer Verarbeitungen ergänzen wir die inkompletten und unvollkommenen Verhältnisse unserer Welt zur ersehnten Vollkommenheit. Aufgrund dieser Verhältnisse waren und sind Philosophen und Anthropologen (besonders Konstruktivisten wie Paul Watzlawick, Heinz von Foerster, Ernst von Glasersfeld, Gregory Bateson) der Überzeugung, dass die Wahrnehmungen beim Menschen aktiv-passive Vorgänge sind, welche die Welt nicht eins zu eins abbilden, sondern sie in vielerlei Hinsicht erst entstehen lassen und durch die Wahrnehmung verändern.

5.15 Wahrnehmung und Wirklichkeit

Wahrnehmungen schaffen Wirklichkeit, und Wahrnehmende wie das Wahrgenommene bedingen sich gegenseitig. Eklatant lässt sich dies an sich selbst erfüllenden Prophezeiungen (*self fulfilling prophecies*) zeigen. Hier führt ein Vorurteil oder eine Überzeugung dazu, dass schlussendlich jene Details an einem Sachverhalt oder einem Menschen wahrgenommen werden, die aufgrund der Vormeinungen an ihnen erwartet werden. Man sieht nicht nur, wie Goethe meinte, was man weiß; leider sieht man vielmehr meist das, was einem das eigene Vorurteil als angeblich sichere Wahrheit vorgaukelt.

Man kann festhalten, dass nicht nur die Aktivitäten der Sinne für eine bestimmte emotionale Tönung beim Menschen verantwortlich zeichnen, sondern dass auch Emotionen, Bedürfnisse, Phantasien, ideologische Denkmuster des Wahrnehmenden die Auswahl und Modulation seiner Wahrnehmungen beeinflussen. Ähnlich wie Immanuel Kant meinte, dass Menschen mit vorgefertigten (angeborenen) Denkstrategien (Kategorien) ihre Welt erkennen, kann man davon ausgehen, dass die Erfahrungen, Vorurteile, Begierden, Ängste und Affekte eines Individuums dessen wahrgenommene Welt präformieren.

Bei derart großen Anteilen an konstruierter Wirklichkeit erhebt sich die Frage, wie es der Einzelne verhindern kann, im Strudel der eigenen Meinungen, Denkklischees, Interpretationen und Quasiwahrnehmungen unterzugehen und illusionären Verkennungen sowie Trugwahrnehmungen hilflos ausgeliefert zu sein. Der französische Phänomenologe

---

[16] Goethe, J.W. v.: Italienische Reise (1816/17), in: Hamburger Ausgabe Band 11, München 1978.

Maurice Merleau-Ponty hat in *Phänomenologie der Wahrnehmung*[17] ausführlich dazu Stellung bezogen und auf die Anwesenheit der anderen Menschen als Korrekturfaktor für die eigenen Wahrnehmungen verwiesen.

Illusionäre Verkennungen und Trugwahrnehmungen bedeuteten ihm Symptome, die sich vor dem Hintergrund von Vereinsamung, von Lockerung der zwischenmenschlichen Beziehungen und Misstrauen zur Welt ereignen. Beinahe unmerklich nämlich korrigiert, bestätigt, erzeugt der soziale Nexus der Mitmenschen dauernd unsere Wahrnehmungen – ein eminent wichtiger Korrektur- und Produktionsfaktor, dessen Fehlen das Auftreten sowie die Chronifizierung von Wahn, Halluzination und anderen psychopathologischen Symptomen begünstigt.

Distanz und Einsamkeit sind verantwortlich dafür, dass Individuen den in ihnen aufsteigenden Bildern, Phantasien und Hirngespinsten keine korrigierende Realitätsüberprüfung entgegensetzen können; sie müssen an sie glauben, sobald der Korrekturfaktor Mitmensch wegfällt. Besonders eklatant kann man dies nachts im Schlaf erleben, wenn Traumbilder uns eventuell derart bedrängen, dass wir uns nach dem Erwachen noch einige Zeit wie in ihnen gefangen fühlen und uns erst der Kontakt mit anderen Menschen wieder in die Realität zurückholt. Analog berichten Menschen, die freiwillig oder gezwungenermaßen über längere Zeit einsam leben (Isolierhaft; alleine auf langen Segeltörns), dass sie Opfer ihrer inneren Bilder und Gedankenfetzen werden, ihre Umwelt illusionär verkennen und zu halluzinieren beginnen. Sie gesunden normalerweise, sobald sie in einen tragfähigen zwischenmenschlichen Nexus zurückkehren.

Ähnliches schwebte wohl Alfred Adler vor, als er das Wesen der psychischen Normalität mit den schlichten Worten beschrieb: „mit den Augen eines anderen sehen, mit den Ohren eines anderen hören und mit dem Herzen eines anderen fühlen können". Der Individualpsychologe war überzeugt, dass die Person sich nur dann voll entfalten kann, wenn die Funktion der Mitmenschlichkeit in ihr verwirklicht ist.

5.16 Vom Sinn der Sinne

Doch nicht nur mit den anderen verbinden uns die Sinnesorgane; in gewisser Weise ermöglichen erst sie es uns zu existieren, also draußen in der Welt zu sein. Sehend, tastend, riechend, schmeckend und hörend leben wir ekstatisch beim Sichtbaren, bei den Oberflächen, Gerüchen und Tönen der Welt. Dabei nehmen wir die Welt und das Sein nicht nur wahr, sondern auch in Besitz, indem wir mittels unserer Sinnesorgane in sie eindringen und uns bei und in ihnen niederlassen.

Auf diese Zusammenhänge haben wiederholt Existenzphilosophen hingewiesen. Für Martin Heidegger, Karl Jaspers oder Jean-Paul Sartre bedeutete menschliches Dasein immer eine Art Außer-sich-Sein, ein Sich-Ergießen oder Explodieren des Bewusstseins in die Welt hinein. Sehen, Hören, Riechen, Schmecken und Tasten bedeutete für diese Philoso-

---

[17] Merleau-Ponty, M.: Phänomenologie der Wahrnehmung (1945), Berlin 1966.

phen nicht lediglich physiologische Reizverarbeitung, an dessen Ende Bilder oder Töne in unserem Gehirn entstehen.

Stattdessen definierten sie die Wahrnehmung als aktiven Prozess: Die Sinne, das wahrnehmende Bewusstsein sowie die wahrgenommene Welt verschmelzen dabei zu Sinn, Wert und Bedeutung. Das menschliche Bewusstsein wird weder nur passiv affiziert, noch kippt es einfach Sinn und Bedeutung über das Wahrgenommene und rührt diese dann der Welt unter. Vielmehr wird partieller, der Welt immer schon innewohnender, sich spontan organisierender Sinn *via* die Sinne wahrgenommen, ausgewählt, bewertet, eingeordnet und eventuell noch gesteigert.

Aktivität der Sinnesorgane und Wahrnehmung ist gleichbedeutend mit Sinngebung und Bedeutungszuschreibung: Ähnlich wie das Verhalten und die Handlungen eines Menschen können seine Wahrnehmungen als schöpferische Taten interpretiert werden, die ihn mit der Welt verweben oder ihn distanzieren und die dazu beitragen, vorhandene Sinnpartikel zu größeren Einheiten, Strukturen und Gestalten zu ergänzen oder aber (bei Überwiegen heftiger Affekte) deren Bedeutungspotenziale zu verfehlen.

Die Sinne (die Wahrnehmung) und der Sinn (Werte, Bedeutungen) gehören nicht nur aufgrund ihrer gemeinsamen etymologischen Wurzel zusammen. Mithilfe unserer Sinne nehmen wir Sinn wahr, und umgekehrt führt der vorhandene und der Welt innewohnende Sinn (und nicht nur der Unsinn) im günstigen Falle dazu, dass er durch Sinnesorgane bemerkt und von uns realisiert wird. Auf diese Wechselwirkung hat Erwin Straus in seinem Buch *Vom Sinn der Sinne*[18] hingewiesen, wobei er betonte, dass wir die Bedeutung unserer Sinnesorgane erst voll und ganz erfasst haben, wenn wir die Wahrnehmung auf das Wert- und Gehaltvolle hin ausrichten sowie Augen, Ohren und die anderen Organe der Wahrnehmung in den Dienst der Sinnmehrung und -verwirklichung stellen.

Im Sehen und Hören sind also menschliche Freiheit und produktive Einbildungskraft („exakte Phantasie", Goethe) wirksam. Mittels dieser Funktionen ist der Mensch imstande, die Welt in vervollkommneter Weise wahrzunehmen und vorzustellen. Er kann gleichsam, um ein schönes Bild von Nicolas Malebranche aus dem 17. Jahrhundert zu verwenden, jene Skizze weiter ausführen, die Gott (so es ihn denn gibt) den Menschen in einem sehr unfertigen Zustand überlassen hat.

Wahrnehmung von Sinn, Wert und Bedeutung evoziert regelhaft den Imperativ zum Handeln. Von jedem Wert geht ein Sollen aus, ihn zu verwirklichen – ein Imperativ, der zur Veränderung von Welt wie auch zum Aufbau der eigenen Person Anlass gibt. Nur weil und wenn wir handeln, hat Wahrnehmung einen Sinn, und nur wenn wir wahrnehmen, entstehen Impulse für Handlungen. In Anlehnung an Viktor von Weizsäcker, der vor Jahrzehnten einen Zirkel von Wahrnehmung und Bewegung beschrieben hat (den von ihm bezeichneten Gestaltkreis),[19] kann man die zirkelhaften Verhältnisse zwischen Wahrnehmen und Handeln als einen Kreis der Personalität bezeichnen.

---

[18] Straus, E.: Vom Sinn der Sinne – ein Beitrag zur Grundlegung der Psychologie (1935/56), Berlin 1978.

[19] Weizsäcker, V. v.: Der Gestaltkreis – Theorie der Einheit von Wahrnehmen und Bewegen (1940), in: Gesammelte Schriften 4, Frankfurt am Main 1997.

Handelnd und wahrnehmend baut sich die Person selbst auf, immer im Dialog mit Mitmenschen und Kultur, die dabei ebenfalls Veränderung erfahren und im günstigen Fall vervollkommnet werden. Um im personalen Kreis bestehen zu können, ist es wesentlich, dass der Einzelne sowohl in der Real-Welt (Handlung) als auch in der Werte-Welt (Wahrnehmung) zu leben vermag.

Die menschlichen Sinnesorgane können und sollen demnach nicht nur physikalische, seelische, soziale und kulturelle Aspekte, sondern vor allem das Wert-, Sinn- und Bedeutungsvolle der Welt wahrnehmen. Menschen sind potenziell wertsichtige Wesen, und als solche erfüllen sie eine wichtige Aufgabe, die wahrscheinlich von keinen anderen Lebewesen im Kosmos übernommen wird. Wert- und Sinnvolles zu erkennen gelingt am ehesten demjenigen, der über emotionale, soziale, weltanschauliche Haltungen verfügt, wie sie Goethe einmal mit dem Satz charakterisierte: „Ich sah die Welt mit liebevollen Blicken." Wir dürfen nicht nur geduldig hoffend darauf warten, über allfällig Wertvolles in der Welt zu stolpern; wer in seinem Leben Sinn, Wert und Bedeutung wahrnehmen und handelnd umsetzen will, muss dem Kosmos Sinn und Wert verleihen.

Literatur

Adler, A.: Studie über Minderwertigkeit von Organen (1907), Frankfurt am Main 1977
Bergmann, G. v.: Funktionelle Pathologie (1932), Berlin 1936
Bloch, E.: Das Prinzip Hoffnung (1954–59), in: Gesamtausgabe der Werke, Frankfurt am Main 1985
Ders.: Naturrecht und menschliche Würde (1961), in: Gesamtausgabe der Werke, Frankfurt am Main 1985
Buytendijk, F.J.J.: Prolegomena einer anthropologischen Physiologie (1965), Salzburg 1967
Freud, S.: Drei Abhandlungen zur Sexualtheorie (1905), in: Gesammelte Werke Band V, Frankfurt am Main 1988
Ders.: Triebe und Triebschicksale (1915), in: Gesammelte Werke Band X, Frankfurt am Main 1988
Goethe, J.W. v.: Inwiefern die Idee: Schönheit sei Vollkommenheit mit Freiheit, auf organische Naturen angewendet werden könne (1794), in: Hamburger Ausgabe Band 13, München 1978
Goethe, J.W. v.: Italienische Reise (1816/17), in: Hamburger Ausgabe Band 11, München 1978
Merleau-Ponty, M.: Phänomenologie der Wahrnehmung (1945), Berlin 1966
Portmann, A: Biologie und Geist (1956), Frankfurt am Main 1973
Reik, Th.: Hören mit dem dritten Ohr (1948), Magdeburg 2007
Saint-Exupéry, A.: Der kleine Prinz (1943), Düsseldorf 2000
Sartre, J.-P.: Das Sein und das Nichts (1943), Reinbek bei Hamburg 1993
Straus, E.: Vom Sinn der Sinne – ein Beitrag zur Grundlegung der Psychologie (1935/56), Berlin 1978
Toepfer, G.: Historisches Wörterbuch der Biologie in drei Bänden, Stuttgart 2011
Teicher, M.H., Anderson, C.M. und Polcari, A.: Childhood maltreatment is associated with reduced volume in the hippocampal subfields CA3, dentate gyrus, and subiculum, in: Proceedings of the National Academy of Science (PNAS) 2012 (www.pnas.org/cgi/doi/10.1073/pnas.1115396109)
Wittgenstein, L.: Tractatus logico-philosophicus (1921), Frankfurt am Main 1998

Teil III

Theorie der Personalen Medizin: Arzt und Patient

Vom Symptom zur Diagnose zur Therapie

6

Inhaltsverzeichnis

6.1	Symptome, Zeichen und Symbole	106
6.2	Befund und Befindlichkeit	107
6.3	Diagnostik von Kranken – nicht nur von Krankheiten	107
6.4	Krankheit als Symbol?	109
6.5	Anamnese und Geschichtlichkeit	110
6.6	Biografische Medizin	111
6.7	Patient-Sein bedeutet pathisch sein und gnostisch werden	112
6.8	Befindlichkeit und Befund	114
6.9	Nomothetisch-erklärende Diagnostik	114
6.10	Idiographisch-verstehende Diagnostik	116
6.11	Bi-perspektivische Simultandiagnostik	117
6.12	Die Hermeneutik	118
6.13	Der hermeneutische Zirkel	119
6.14	Hermeneutik ist Diagnostik und Therapie zugleich	120
6.15	Beispiel einer anagogischen Diagnostik und Therapie	121
Literatur		122

Der Begriff Diagnose stammt aus dem Griechischen und bedeutet so viel wie Durchforschung oder Durchschauen. Am häufigsten wird dieser Terminus in der Medizin verwendet. Hier bezeichnet er die Erkennung von Krankheiten aufgrund der Ein- und Zuordnung von Symptomen und/oder Zeichen. Diagnosen begegnen wir aber auch in anderen Bereichen des Alltags. So fahren wir heutzutage unseren Wagen nicht mehr einfach nur in die Werkstatt; er wird vielmehr in den Diagnostik-Terminal gebracht, wo der Mechaniker anhand elektronisch ermittelter Daten ähnlich wie in einer Arztpraxis eine diagnostische Einschätzung abgibt, bevor er sich an allfällige Reparaturen macht.

Für Ärzte wie für Automechaniker gilt, dass die Götter vor die Therapie die Diagnose gesetzt haben. Diese aus der Antike stammende Anweisung hat bis zum jetzigen Zeitpunkt ihre Gültigkeit bewiesen, obwohl sich sowohl der Diagnose- als auch der Therapieprozess seit den Zeiten von Hippokrates, Erasistratos, Galen mächtig verändert hat. Ebenso wie vor Jahrtausenden setzt sich eine Diagnose aus Hinweisen, Vermutungen und Interpretationen zusammen, wird durch spezielle Untersuchungen erhärtet oder entkräftet und dient als Grundlage für die Behandlung.

6.1   Symptome, Zeichen und Symbole

Was aber spielt sich bei medizinischen Diagnoseprozessen im Detail ab? Wie zeigen oder schildern Patienten ihre Kümmernisse, Leiden, Gebrechen? Wie erkennen Ärzte, Psychologen und andere Diagnostiker die zugrundeliegenden Erkrankungen ihres Gegenübers?

Bei der Beantwortung dieser Fragen beginnen wir mit jenem Moment, in dem Patienten das erste Mal auf Ärzte treffen. Noch bevor die Begrüßungsformel zwischen ihnen an ihr Ende gekommen ist, hat bereits ein nonverbaler wechselseitiger Diagnoseprozess eingesetzt, in dem sich beide Protagonisten einschätzen und beurteilen. So implizit dieses gegenseitige Taxieren auch immer erfolgen mag – es trägt wesentlich dazu bei, dass sich im weiteren Verlauf eine Atmosphäre von Sympathie, Empathie oder Antipathie ergibt, die ihrerseits darüber mitentscheidet, ob die Diagnostik- und eventuell auch die spätere Therapiephase erfolgreich und für Patienten wie Ärzte befriedigend verläuft.

Sozialpsychologen sprechen von weniger als 20 Sekunden, die es braucht, um einen uns fremden Menschen mit einer Vormeinung zu belegen. Dabei greifen wir auf sein Aussehen, also auf Körperhaltung und Gestik, Blick, Gesichtsausdruck, Haare, Kleidung und einige Accessoires (Schmuck, Taschen, Schuhe) zurück, um ein Urteil über ihn zu fällen, das uns in der Regel kaum bewusst wird, das jedoch das Beziehungsschicksal der Protagonisten merklich mitbestimmt.

Wenn Ärzte den Patienten die oft gehörte Eingangsfrage „Was führt Sie zu mir?" stellt, haben sich in ihnen bereits Vorurteile und -meinungen gebildet, die ihre Unvoreingenommenheit ihnen gegenüber limitieren. Und wenn Patienten dann auf diese Eingangsfrage mit Schilderungen von Beschwerden, mit der Äußerung eines Ärgeraffekts oder mit dem Hinweis auf ihre Versichertenkarte antworten, haben sie (ebenfalls aufgrund ihrer allerersten Eindrücke von ihrem Arzt) bereits entschieden, wie offen und direkt sie über sich erzählen werden.

In der Psychoanalyse werden eine Beziehungsaufnahme einleitende ebenso wie später erfolgende Einschätzungen unter den Fachbegriffen von Übertragung und Gegenübertragung subsumiert.[1] Als Übertragung bezeichnet man die Empfindungen, Emotionen und Assoziationen von Patienten, die in ihnen entstehen, weil Ärzte sie unbewusst an wichtige

---

[1] Siehe hierzu Laplanche, J. und Pontalis, J.B.: Das Vokabular der Psychoanalyse (1967), Frankfurt am Main 1973.

Bezugspersonen aus ihrer Vergangenheit erinnern. Sie „übertragen" diese Erfahrungen und Reminiszenzen auf ihre Behandler, woraus Konflikte und Kalamitäten aller Art resultieren können.

Ärzte ihrerseits sind ebenfalls nicht frei von derartigen Facetten der eigenen Vorgeschichte. In Form der Gegenübertragung reagieren sie auf die Übertragungsangebote ihrer Patienten, und da dies nicht selten nur halbbewusst erfolgt, konstelliert sich zwischen den Protagonisten oftmals eine Beziehungsdynamik, die mannigfache Klippen und Schwierigkeiten aufwerfen kann und deren Ursachen häufig im Dunkeln bleiben.

6.2 Befund und Befindlichkeit

Normalerweise berichten Patienten beim ärztlichen Erstgespräch nicht über ihre Übertragungsempfindungen, sondern über Ängste, depressive Verstimmungen, Schlafstörungen, Inappetenz, Impotenz, Schmerzen, Missempfindungen und vieles anderes mehr. Diese Beschwerden werden gemeinhin als Symptome bezeichnet. Weil es sich dabei um bloße (?) Schilderungen handelt, sind Ärzte nicht selten schon in dieser Phase der Diagnostik gewillt, das *subjektive Befinden* ihrer Patienten mit *objektiven Befunden* (Zeichen) abzugleichen – ein Impuls, der noch ausführlicher erläutert wird.

Außerdem reagieren Ärzte auf die Berichte ihrer Patienten oft mit dem Versuch, Ordnung in die häufig unübersichtliche Symptomlage zu bringen. Der Diagnostiker schätzt dabei manche Informationen als wichtig ein und versieht sie entsprechend mit Nachfragen; anderes hingegen bewertet er als nebensächlich und verfolgt es nicht weiter. Aus den Daten von Patienten (*Datum* bedeutet das Gegebene) wird das *Captum* (das Entnommene) der Ärzte – ein Gedanke, der auf den Psychiater Ronald D. Laing zurückgeht. Damit wird die Fülle des Erzählten auf jene Aspekte konzentriert und reduziert, die zu den Konzepten, Arbeitshypothesen und Verarbeitungsmodalitäten (spezielle Interessen, Facharztqualifikation) des jeweiligen Diagnostikers passen.

Dies mag das eine oder andere Mal eine zügige diagnostische Einordnung ermöglichen, verleitet aber gleichwohl Patienten wie Ärzte zu Diagnosegesprächen mit eindimensionalem Inhalt: Ein Orthopäde spricht mit dem Patienten bevorzugt über dessen körperliche Schmerzen und ein Psychiater mit demselben Patienten über seine Stimmungslage. Die Beschwerden des Patienten werden vom Ersteren als Leitsymptome oder als Syndrom (fixe Koppelungen mehrerer Beschwerden) einer Erkrankung des Bewegungsapparates aufgefasst, wohingegen der Letztere dafür eventuell die Diagnose einer Depression vergibt.

6.3 Diagnostik von Kranken – nicht nur von Krankheiten

Hinter den Symptomen fahnden Ärzte nach den Krankheitsentitäten sowie nach deren verursachenden Prinzipien (Ätiologie) und deren Verlauf (Pathogenese). So sehr dies in Notfallsituationen angebracht und für den Patienten lebensrettend sein kann, so sehr besteht dabei die Gefahr, nur Krankheiten, mitnichten aber kranke Patienten zu diagnostizieren. Der Neurochirurg Harvey Cushing (1869–1939), dem der *Morbus Cushing* seinen Namen verdankt, forderte schon vor Jahrzehnten:

> Der Arzt muss die Krankheit verstehen; aber nicht nur diese, sondern den Menschen mit seiner Krankheit; aber nicht nur den Menschen mit seiner Krankheit, sondern den Menschen mit seiner Krankheit in seiner Umwelt.[2]

Um diesen Gedanken von Cushing aber Wirklichkeit werden zu lassen, müssten Ärzte neben dem frontalen auch den lateralen diagnostischen Blick erlernen. Darunter versteht man die Fähigkeit, die Beschwerden der Patienten nicht nur im Sinne einer ätiologischen und pathogenetischen Zuordnung rasch zu durchschauen (frontale Erfassung). Daneben erahnt ein geübter Untersucher an ihnen eine Fülle von existenziellen Themen und Fragen (laterale Betrachtung), die in vielen Symptomen mit involviert sind, ohne dass man sie deshalb gleich als kausal relevante Ursachen der jeweiligen Krankheit deklarieren dürfte.

Die von den Patienten beklagten Symptome verführen viele Ärzte auch deshalb rasch zum ätiologischen Kausaldenken, weil sie im Studium und in ihrer beruflichen Ausbildung überwiegend zu theorie- und nicht zu phänomengeleitetem Denken und Handeln angehalten werden. Treffen sie im medizinischen Alltag auf Beschwerden jeglicher Art, mobilisiert dies bei ihnen Fragen nach dem Warum (Kausalität, Vergangenheit), nicht aber unbedingt nach dem Wie (Phänomen-Ausprägung in der Gegenwart) und Wozu (Sinn und Zweck in der Zukunft) von Krankheit.

In gewisser Weise dürften ärztliche wie psychologische Diagnostiker einen Grund- und Aufbaukurs in Phänomenologie absolviert haben, bevor sie sich an die Untersuchung von Patienten wagen. Diese von Edmund Husserl (1859–1938) begründete philosophische Schulrichtung legte großen Wert darauf, ihre Adepten zum geduldigen Verweilen bei den jeweiligen Phänomenen zu erziehen. Unter dem Motto „Zu den Sachen!" gab Husserl seinen Schülern zu verstehen, dass sie am untersuchten Objekt Neues und Wesentliches erkennen können, wenn sie dieses ernstnehmen, lange auf sich wirken lassen und es nicht mit Vormeinungen (Theorien, kausale Zuordnungen) überfrachten.[3] Eine phänomenologische Haltung wäre daher, so schwierig sie zu erlernen ist, als seelisch-geistiges Fundament von Ärzten und Psychologen innigst zu wünschen.

---

[2] Cushing, H.: zit. n. Adler, R.H.: Anamnese und körperliche Untersuchung, in: Uexküll – Psychosomatische Medizin – Theoretische Modelle und klinische Praxis, hrsg. von Adler, R.H. et al., 7. Auflage, München 2011, S. 328.

[3] Siehe hierzu Husserl, E.: Arbeit an den Phänomenen – Ausgewählte Schriften, hrsg. von Waldenfels, B., Frankfurt am Main 1993.

6.4 Krankheit als Symbol?

Noch eine weitere Klippe gilt es in Bezug auf die Beschwerden des Patienten zu umschiffen. Nicht selten evozieren Symptome besonders im Bereich von Psychiatrie und Psychosomatik bei Ärzten wie Patienten spekulative Interpretationen und Symbolisierungen; in der Frühzeit der Psychosomatik galt es fast als weit verbreiteter Sport, den körperlichen Beschwerden mit gewagten Symbolzuschreibungen zu begegnen.

Der genialische Georg Groddeck (1870–1934) tat sich in dieser Hinsicht besonders hervor. Sein *Buch vom Es*[4] strotzt vor Symbol- und Metaphernzuteilung an verschiedenste körperliche Funktionen, Symptome und Erkrankungen. Dieser Pionier der Psychosomatik erkannte richtig, dass alle körperlichen Zustände, vor allem wenn sie sich als Symptome bemerkbar machen, von uns Menschen immer mit Sinn und Bedeutungen versehen werden.

Diese Zuschreibungen erfolgen jedoch individuell und gehorchen daneben auch kulturell vorgegebenen Mustern, sodass man keine fixen, für alle Menschen gültigen Koppelungen zwischen Symptom und Symbol-Gehalt vornehmen darf. So innovativ Georg Groddeck manches in der Psychosomatik angestoßen hat – im Hinblick auf die Zuordnung und Interpretation von körperlichen Sensationen als Symbole dachte er viel zu eindimensional und schlicht.

Groddeck wandelte mit dem Symbolisierungskonzept auf den Spuren Sigmund Freuds, der in *Studien über Hysterie*[5] als einer der Ersten den Symbolgehalt von Lähmungen, Sensibilitätsstörungen oder Bewusstseinstrübungen hervorgehoben hatte. Freud zielte vor allem auf allfällige sexuelle oder aggressive Triebkonflikte, die seiner Meinung nach in diversen somatischen Symptomen symbolhaft zum Ausdruck kommen.

Wenngleich heutige Kliniker in der Psychosomatik bei Patienten mit hysterischen Erkrankungen (dissoziativen Störungen) ebenfalls von einer Tendenz zur Symbolisierung ausgehen, betonen sie, wie die Bedeutungen einzelner körperlicher Beschwerden von Individuum zu Individuum variieren. Neben den biografischen sind auch kulturelle Prägungen für die hohe Variabilität verantwortlich – man denke nur an Patienten mit Sensibilitätsstörungen, die aus einem islamisch geprägten Kulturkreis (z. B. Vorderer Orient) stammen und die damit anderes zum Ausdruck bringen als Patienten mit demselben Symptom, die aus Zentral- oder Nordeuropa stammen.

Wie überaus komplex sich die Thematik der Symbolisierung bei körperlichen Symptomen und Beschwerden darstellt, hätten Freud und Groddeck eingehend bei einem Philosophen studieren können, der ihr Zeitgenosse war: Ernst Cassirer (1874–1945), der in seiner *Philosophie der symbolischen Formen*[6] die existenzielle und kulturelle Reichweite und Bedeutung des Symbolbegriffs auf überzeugende und für die Medizin anregende Weise dargelegt hat.

---

[4] Groddeck, G.: Das Buch vom Es (1923), Frankfurt am Main 1988
[5] Freud, S.: Studien über Hysterie (1895), in: Gesammelte Werke Band I, Frankfurt am Main 1988.
[6] Cassirer, E.: Philosophie der symbolischen Formen (1923 ff.), Darmstadt 1995 ff.

Cassirer bestimmte das Symbol als Verknüpfung eines geistigen Bedeutungsgehalts mit einem sinnlichen Zeichen. Solche Verknüpfungen finden nicht nur in Bezug auf den menschlichen Organismus und seine sinnlich-körperlichen Funktionen und Symptome statt. Ganz im Gegenteil: Cassirer zeigte, dass Sprache, Mythos, Religion, die verschiedenen Wissenschaften, Kunst, Recht, Wirtschaft und Geschichte als Bereiche mit je eigenem Symbolgebrauch zu verstehen sind.

Wenn sich, wie in den Wissenschaften seit langem zu beobachten, regelmäßige und typische Weisen der Symbolisierung herauskristallisieren und tradieren, sprach Cassirer in Ergänzung oder auch im Gegensatz zu den besonderen Symbolen (z.B. beim individuellen Patienten) von symbolischen Formen.

Überträgt man diese Cassirer'schen Gedanken auf die medizinische Diagnostik, heißt dies: Bei den Sinn- und Bedeutungszuschreibungen der Patienten an ihre körperlichen Symptome handelt es sich in der Regel um Symbole, nicht aber um symbolische Formen. Ihr individueller geistiger Gehalt darf und soll in der ärztlichen Untersuchung eine gewichtige Rolle spielen. Er kann allerdings nicht so wie eine physikalische oder chemische Formel (dies wären symbolische Formen) „vom Blatt gelesen", sondern muss einer mühsamen individuellen Interpretation unterworfen werden.

Diese Zusammenhänge veranschaulicht ein Beispiel aus dem klinischen Alltag: Patienten mit Bluthochdruck verweisen zu Recht darauf, dass sie Blutdruckschwankungen meist nicht bewusst erleben. Allerdings berichten einzelne von ihnen von depressiven Verstimmungen, wenn ihr Blutdruck (etwa durch Medikamente) energisch gesenkt wird. Der seelisch-geistige Bedeutungsgehalt besteht bei ihnen in der Funktion des Bluthochdrucks als Antidepressivum. Da dies aber nicht regelmäßig und in typischer Weise zu beobachten ist, darf man diesbezüglich nicht von einer symbolischen Form sprechen.

6.5 Anamnese und Geschichtlichkeit

Es gilt demnach nicht nur Symptome und Krankheitsentitäten, sondern auch den Sinn und die Bedeutung von körperlichen und psychosozialen Beschwerden des Patienten im Diagnoseprozess zu erfassen und für den Einzelnen korrekt einzuordnen. Bedenkt man, dass Symptome, Krankheit und Bedeutungszuschreibung (wie an dem eben geschilderten Beispiel einer Bluthochdruckerkrankung angedeutet) bei verschiedenen Individuen unterschiedlichen geschichtlich-biografischen Prozessen unterworfen sind, wird ihre Interpretation nicht gerade einfacher.

Mit der Geschichte von Symptomen und Erkrankungen sowie der Biografie des Patienten sind wir bei einem Thema der Diagnostik angelangt, das man als Anamnese bezeichnet. Übersetzt bedeutet dieser aus dem Griechischen stammende Begriff so viel wie Erinnerung; er ist abgeleitet von Mnemosyne, der griechischen Gottheit des Gedächtnisses.

Die Anamneseerhebung geht über eine bloße Registrierung von Symptomen und Beschwerden hinaus. Der Patient wird befragt, inwiefern seine aktuelle Problematik, die ihn zum Arzt geführt hat, eventuell bereits längere Zeit besteht. Das Auftreten und die Dauer einer Erkrankung sowie deren Vorgeschichte stehen bei der Anamnese zur Debatte; es wäre lückenhaft, wollte man lediglich die Ergebnisse einer Momentaufnahme (Zeitpunkt der Untersuchung) und nicht auch biografische Aspekte zur Beurteilungsgrundlage einer Krankheit machen. Neben der *Krankheits-* interessiert bei einer *lege artis* durchgeführten Anamnese aber auch die *Kranken*-Geschichte. Diese zielt darauf ab, die Historie der speziellen Krankheitsentität wie auch diejenige des Patienten kennenzulernen. Für diesen Zweck wird die Erhebung der Krankengeschichte oft in mehrere Bereiche unterteilt: Familienanamnese, Medikamentenanamnese, Sozialanamnese, berufliche Anamnese, Ess-, Sucht-, Schmerzanamnese, Sexualanamnese, Bildungsanamnese und andere Anamnesearten mehr.

6.6 Biografische Medizin

Fasst man diese Bereiche zusammen, ergibt sich eine Form des diagnostischen Zugangs zum Patienten, wie er in der Heidelberger Schule der Psychosomatik (Ludolf Krehl, Viktor von Weizsäcker, Richard Siebeck) Mitte des letzten Jahrhunderts unter dem Schlagwort der biografischen Medizin[7] praktiziert wurde. Diese Ärzte wollten die Krankheiten ihrer Patienten eingebettet in deren Lebenslauf verstanden wissen, wozu eine Rezeption ihrer individuellen Krankengeschichten notwendig war.

Wollen Ärzte biografische Anamnesen von Patienten erheben, sind sie mit der Aufgabe konfrontiert, diese zu ermutigen, nicht nur ihre Krankheitssymptome, sondern die Geschichte ihres Lebens zu erzählen. Hierbei müssen sie gewärtigen, dass es sich um Erzählungen (*stories*) handelt, bei denen neben dem tatsächlich Geschehenen auch Erfundenes oder Erdichtetes eine Rolle spielt; Geschichte (*history*) in einem exakten wissenschaftlich-historiografischen Sinn darf man nicht erwarten; genau genommen handelt es sich bei Anamnesen eher um Krankenerzählungen (*stories*) denn um eine Krankengeschichte (*history*).

Doch selbst Historiker vom Fach neigen bei ihren Schilderungen der Menschheitsgeschichte bisweilen dazu, Geschichtskaschierung oder -klitterung in nicht geringer Manier vorzunehmen. Ähnlich gehen manche Patienten bei den Erzählungen ihrer Krankengeschichte vor, wobei das selektive, tendenziöse Erinnern, Vergessen, Umdeuten von Symptomen und Entwicklungen in Bezug auf Krankheiten ihrem Bedürfnis geschuldet ist, diese in einen von ihnen subjektiv als konsistent erlebten Sinn- und Bedeutungszusammenhang einstellen zu wollen.

Dem Bemühen der Historiografen, dem oft chaotisch anmutenden Geschichtsverlauf einen bestimmten Sinn und Wert sowie eine spezifische Bedeutung unterzulegen, entspricht also die Tendenz der Patienten, ihre Krankheiten als stimmig und folgerichtig erle-

---

[7] Siehe hier Siebeck, R.: Medizin in Bewegung (1949), Stuttgart 1953.

ben zu wollen. Diesem Ziel werden bei Bedarf anamnestische Angaben untergeordnet, sodass man zuletzt mehr von einer Konstruktion denn von einer Rekonstruktion der Krankengeschichte sprechen muss.

Bei weit zurückliegenden Krankheitsursachen und -verläufen ist es bekannt, dass in die Schilderungen der Patienten lebensgeschichtliche Themen und charakterbedingte Motive eingewoben werden, die mit dem eigentlichen Krankheitsgeschehen nur indirekt zusammenhängen. Dabei ist es unangebracht, den Patienten ihre subjektive Art der Historiographie vorzuwerfen. Es gehört wesenhaft zur Geschichtlichkeit von Menschen, dass sie im biografischen Rückblick auf ihre Krankengeschichte und ihr Leben viele Details nicht nur finden, sondern auch erfinden.

Die Geschichtlichkeit von Menschen macht sich innerhalb der Medizin noch an weiteren Phänomenen bemerkbar. Von Erkrankungen lässt sich sagen, dass sie eine zeitliche Entwicklung sowie (wenn sie lange genug währen) eine Geschichte aufweisen. Die Krankheiten *haben* Zeit und Geschichte – Kranke hingegen *sind* und erleben Zeit und Geschichte. Der Terminus der Krankengeschichte schließt beide Dimensionen – die Geschichte der Krankheiten wie der Kranken – mit ein.

6.7 Patient-Sein bedeutet pathisch sein und gnostisch werden

Geschichtlich sein heißt des Weiteren, sich als Betroffener bewusst zu werden, dass man krank ist und den Prozess und die Geschichte der Krankheit vollumfänglich durchleiden muss, diese aber auch quasi wie von außen betrachten kann. Der kranke Mensch ist der Erkrankung einerseits pathisch (leidend und duldend) ausgeliefert; er kann sie aber andererseits gnostisch (erkennend) reflektieren und einordnen. Dies Doppelgesichtige der Krankenrolle zeichnet Patienten vor ihren Ärzten aus, die sich immer nur auf der Ebene von Diagnose und Erkenntnis bewegen und sich ins Pathische des Gegenübers allenfalls teilweise einzufühlen vermögen.

Wenn Patienten in der Lage sind, sowohl die pathische als auch die gnostische Perspektive einzunehmen, versetzt sie dies am ehesten in die Lage, das Bedingungs- und Entstehungsgefüge ihrer Erkrankung in Bezug auf die biomedizinischen, psychosozialen und soziokulturellen Aspekte umfänglicher zu verstehen, ohne ihre existenzielle Betroffenheit geringschätzen oder verdrängen zu müssen. Ein solcher Blick erlaubt es ihnen, die biografischen Ursachen, Hintergründe und Konsequenzen für die eigene Erkrankung besser nachzuvollziehen.

Wenn Patienten ihren Ärzten Krankengeschichten erzählen, zielen sie meist unbewusst auf diese existenziellen Problemfelder ab, die weit über die jeweiligen Krankheitssymptome im engeren Sinne hinausreichen. In den vielen Themen von Ätiologie (Krankheitsursache) und Pathogenese (Krankheitsentstehung), Anamnese, Untersuchung, Diagnostik, Therapie und Prognose verbergen sich die metaphysischen Fragen nach Ursprung, Sinn,

Zweck und Wesen des Menschen oder auch ethische Fragen nach einem möglichst gut und glücklich geführten Leben.[8, 9]

Bleiben derartige Themen im Anamnesegespräch und Diagnose-Prozess unangesprochen, mag der behandelnde Arzt zwar im Hinblick auf die somatischen oder psychosozialen Beschwerden seines Patienten korrekte Diagnostik und eventuell ebenso korrekte Therapie anbieten – ein verstehendes Erfassen seines Gegenübers als Subjekt und biografisch-historische Person ist ihm damit aber nicht gelungen. Der amerikanische Kardiologe Bernard Lown (1921–2021) meinte sogar, die Ignoranz in Bezug auf die Individualität von Kranken mache das „inhumane Kernstück der heutigen Medizin" aus.[13] Nicht erkannte oder nicht benannte existenziell bewegende Themen und Wahrheiten von Patienten lösen sich nur selten von selbst. Immer wieder lässt sich im klinischen Alltag beobachten, dass sie weiter bestehen und rumorend nach Ausdrucksmöglichkeiten suchen, selbst wenn Beschwerden und Krankheiten effektiv behandelt wurden.

Sobald der bisherige Austragungs- und Ausdrucksmodus für derlei Themen aufgrund erfolgreicher ärztlicher (medikamentöser, chirurgischer) Interventionen endlich unterbunden wird, kann es vorkommen, dass neue Symptome und Krankheiten als Symbolträger genutzt werden. Ein solcher Wechsel von Beschwerde- und Krankheitsbildern, in die stets dieselben biografischen Fragen investiert werden, nennt man Symptom-Shift. An einem kurzen Fallbeispiel soll dies erläutert werden:

Ein Ulcus ventriculi (Magengeschwür) bei einem etwa 60-jährigen Patienten heilte mittels adäquater Medikamente rasch ab, ohne dass dem Patienten oder seinem Arzt die individuellen biografischen Dimensionen deutlich geworden wären, innerhalb derer sich diese Krankheit ereignete. Wenige Wochen später klagte derselbe Patient über heftige Beschwerden im Bereich des Rückens, die ihrerseits mit Schmerzmitteln erfolgreich beseitigt wurden. Wieder einige Monate später traten bei demselben Patienten Nierenkoliken auf; der Hausarzt diagnostizierte ein bis dahin unbekanntes Steinleiden und verabreichte entsprechende Medikamente. Ein Hyperparathyreoidismus (Überfunktion der Nebenschilddrüse), an den bei dieser Konstellation gedacht werden musste, konnte ausgeschlossen werden.

Die existenzielle Situation dieses Patienten – er rang mit der Aufgabe des Älterwerdens (Berentung), die für ihn mit der schmerzlichen Tatsache des Verringerns und Abschließens von Lebensmöglichkeiten und -situationen verknüpft war – wurde erst spät thematisiert. In seinen verschiedenen Erkrankungen klang für ihn jedoch dieses Motiv wiederholt an,

---

[8] Siehe hierzu Wedler, H.: Das ärztliche Gespräch – Anleitung zur Kommunikation in der psychosomatischen Grundversorgung, Stuttgart 1998.

[9] Siehe hierzu auch Jünger, J.: Ärztliche Kommunikation – Praxisbuch zum Masterplan Medizinstudium 2020, Stuttgart 2018.

[10] Lown, B.: Die verlorene Kunst des Heilens (1996), Stuttgart 2004, Vorwort.

und er erlebte es entlastend, als mit ihm schließlich die psychosoziale und biografische Dimension seines Krankseins besprochen wurde.

6.8 Befindlichkeit und Befund

Symptome, Beschwerden, anamnestische Angaben eines Patienten geben dessen subjektive Sicht auf sein körperliches, seelisches, geistiges Befinden wieder. Zwar gilt auch im 21. Jahrhundert die alte Faustregel, dass weit über die Hälfte aller Diagnosen allein aufgrund eines exakt und gut geführten Anamnesegesprächs korrekt gestellt werden. Dennoch kann man verstehen, dass Ärzte bemüht sind, subjektive Patientenerzählungen im Diagnoseprozess mit objektiven Untersuchungsbefunden abzugleichen und sie so zu erhärten oder abzuschwächen.

Nicht selten entstehen dabei in gewissem Sinne Zweitgeschichten, die sich nur teilweise mit den Erlebnisberichten der Patienten decken. Die Divergenzen zwischen subjektiver Befindlichkeit und objektiven Befunden geben oftmals Anlass zu Irritationen. Aus Sicht der Personalen Medizin darf dabei die erinnerte und erzählte Wirklichkeit des Einzelnen ebenso wichtig genommen werden wie die durch verschiedene Untersuchungen erhobenen Mess-Ergebnisse.

Eine oft geäußerte Befürchtung von Patienten lautet, dass Ärzte angesichts der enormen Möglichkeiten ihrer apparativen Befunderhebung die subjektiven Schilderungen von Kranken vernachlässigen und geringachten – eine Befürchtung, die nicht ganz aus der Luft gegriffen ist. Als echte, tatsächliche und wirkliche Erkrankungen gelten für viele Patienten wie Ärzte jene Störungen, die sich durch objektive Befunde absichern und scheinbar beweisen lassen. All jene Beschwerde- und Krankheitsbilder aber, denen vorrangig subjektive Schilderungen zugrundeliegen, werden oft als Simulation, Hysterie, Überempfindlichkeit, Befindlichkeitsstörung abgetan. Vor allem Kranke, die vor dem Hintergrund einer fragwürdigen Definition als „psychosomatisch" eingestuft werden, haben Sorge, mit solchen Einteilungen durch den Rost der ernsthaft Erkrankten zu fallen.

Wenn im Folgenden Untersuchungsmethoden der Medizin des 21. Jahrhunderts eine wertschätzende Erwähnung finden, soll damit der eben angedeuteten Zweiteilung in „wirkliche" und „eingebildete" Erkrankungen nicht Vorschub geleistet werden. Vielmehr werden beide Zugangswege zum Patienten und seiner Krankheit – der subjektiv-narrative (narrativ = erzählend) wie der objektiv-messende – in der Personalen Medizin als gleichwertig betrachtet und eingesetzt (Kap. 10).

6.9 Nomothetisch-erklärende Diagnostik

Als wichtigstes semiobjektives Untersuchungsverfahren wird in der Medizin seit der Antike die körperliche Untersuchung des Patienten durch einen Heilkundigen (Arzt) angesehen. Diese Art der Diagnostik wird als semiobjektiv charakterisiert, weil manche ihrer Ergebnisse stark von der subjektiven Einschätzung des Untersuchers abhängen.

6.9 Nomothetisch-erklärende Diagnostik

Frequenz und Rhythmus des Herzschlags kann man als objektive Messwerte ausdrücken, die von verschiedenen Diagnostikern mit gleichen Resultaten repliziert werden. Größere Schwierigkeiten in Bezug auf die Intersubjektivität werfen Untersuchungsergebnisse auf, die sich nicht so ohne Weiteres quantifizieren lassen. So unterscheiden sich die jeweils beschriebenen Auskultationsqualitäten von Herztönen und -geräuschen, von Darmperistaltik, Rasseln, Giemen und Pfeifen über der Lunge oder Strömungsgeräuschen über den großen Arterien bei ein und demselben Patienten durchaus, je nachdem, ob ein erfahrener Arzt oder ein übender Anfänger ihn auskultiert (abhorcht) und untersucht.

Mit semiobjektiven Verhältnissen hat man immer zu rechnen, wenn Patienten unter Einsatz der Sinne des Arztes und einfacher Hilfsmittel vor allem mittels Inspektion (Betrachtung), Palpation (Berührung), Perkussion (Beklopfen) und Auskultation (Abhorchen) untersucht werden. Die dabei erhobenen Befunde sind allesamt subjektiv generiert. Allerdings darf man darauf hinweisen, dass sie einen hohen Grad an Aussagekraft aufweisen, wenn ein Diagnostiker mit Erfahrung sie erhoben hat.

So ist bekannt, dass die Kombination von gründlicher Anamnese und qualifizierter körperlicher Untersuchung die Wahrscheinlichkeit, eine richtige Diagnose zu stellen, auf weit über 80% hebt. Diese Quote korreliert mit dem Erfahrungshintergrund des diagnostizierenden Arztes sowie mit dessen zeitlichem und emotionalem Engagement, das er dem Patienten gegenüber aufzubringen imstande ist.

Neben der relativ hohen Quote einer zutreffenden Diagnose spricht jedoch noch ein weiteres Argument für gründliche Anamneseerhebungen und ebensolche somatische Untersuchungen. Das dialogische Gespräch zwischen Ärzten und Patienten sowie die intime Situation des Körperlich-berührt-Werdens löst bei Letzteren im günstigen Fall Empfindungen von Schutz, Geborgenheit und Akzeptanz aus und trägt damit entscheidend zur Reduktion von Ängstlichkeit, Anspannung und Einsamkeit bei – von Emotionen also, die fast regelhaft mit Erkrankungen assoziiert sind.

Obwohl also die geschilderten Symptome des Kranken zusammen mit den körperlichen Befunden und der Anamnese des Betreffenden in vielen Fällen genügend Material für einen Arzt bedeuten, im Hinblick auf die Krankheiten seiner Patienten ziemlich passende Verdachtsdiagnose zu formulieren, wird dieser gut daran tun, ausgehend davon gezielt jene weiteren apparativen Untersuchungen für seine Patienten anzusetzen, die seine Verdachtsdiagnose bestärken oder verwerfen helfen.

Diesbezüglich haben sich die Möglichkeiten in den letzten Jahren außerordentlich erweitert; ich erwähne nur einige: Labordiagnostik (Blut, Urin, Liquor, Molekulargenetik); bildgebende Verfahren (Endoskopie, nuklearmedizinische Maßnahmen, Katheter-Untersuchung, Sonographie, Magnetfeldresonanz-, Computer-, Positronen-Emissions-Tomographie); Funktionsdiagnostik (Lungenfunktion, Leistungs- und Toleranztests); Messung elektrischer Felder (Elektrokardio-, Elektroenzephalographie); Gewebe- und Zelldiagnostik (Histologie, Zytologie).

Außerdem hat sich im Bereich von Psychosomatik, Psychiatrie, Schmerzmedizin und Rehabilitationsmedizin eine Reihe psychometrischer Untersuchungsverfahren etabliert, mit deren Hilfe es möglich geworden ist, die lange Zeit nur subjektive Einschätzung des psychopathologischen Status semiquantitativ zu untermauern. Aufgrund verfeinerter statistischer Vorgehensweisen kann bei den verwendeten Mess- und Testinstrumenten inzwischen häufig von einer hohen Validität ausgegangen werden.

6.10 Idiographisch-verstehende Diagnostik

Aufgrund dieser apparativen und psychometrischen Diagnostik ist es zusammen mit den anamnestischen Angaben des Patienten und den körperlichen Untersuchungsbefunden in weit über 95% aller Fälle möglich, eine diagnostische Einschätzung der Erkrankung vorzunehmen. Die Fülle der apparativen Befunde, die oft von unterschiedlichen Ärzten (z. B. Labormediziner, Radiologen, Endoskopiker, Katheter-Ärzte) generiert werden, wirft allerdings neue Probleme auf. So kann man sich fragen, wer die Integration und Gewichtung der diversen Befunde für den Patienten leistet und mit ihm ihre Bedeutung für sein Dasein und seine Befindlichkeit bespricht. Oft fühlen sich Patienten in dieser Situation alleingelassen oder sehen sich mit Ärzten konfrontiert, die den ersten Satz aus Viktor von Weizsäckers (1886–1957) *Der Gestaltkreis* ungenügend verinnerlicht haben: „Um Lebendes zu erforschen, muss man sich am Leben (des Patienten) beteiligen."[11]

In Kap. 2 (*Person und Personale Medizin*) wurde angedeutet, dass die personale Beschaffenheit des Menschen spezielle Formen der Diagnostik und Therapie notwendig macht. Diesen Gedanken greife ich hier auf und vertiefe ihn. Der Mensch ist einem Diktum Immanuel Kants zufolge ein „Bürger zweier Welten" und genießt in der Natur wie in der Kultur Heimatrecht. Wer ihn umfassend begreifen, beschreiben oder – wie in der Medizin – diagnostizieren und therapieren will, muss das Naturhafte an ihm ebenso wie das Kulturelle ins Visier nehmen. Beschränkt man sich auf die Biologie des Patienten, betreibt man eventuell hoch-spezialistische Veterinär-, aber keine Humanmedizin.

Personale Medizin will Humanmedizin im umfänglichen Sinne des Wortes sein, und dementsprechend bezieht sie sich hinsichtlich ihrer diagnostischen und therapeutischen Strategien auf die biomedizinischen wie auch psychosozialen und soziokulturell-geistigen Dimensionen ihrer Patienten. Das bedeutet in keiner Weise eine Abwertung der eben erläuterten Diagnose- und Untersuchungsmethoden, wie sie sich zum Standard der Schulmedizin in der westlichen Welt entwickelt haben. Im Gegenteil: Personale Medizin fußt auf den Errungenschaften von Molekulargenetik, Biologie und Anatomie, Physiologie und Biochemie, Pathologie und den großartigen Erkenntnissen der Neurowissenschaften. Die antinaturwissenschaftlichen Affekte so mancher paramedizinischen Bilderstürmer sind ihr fremd, und sie reklamiert ihre volle Zugehörigkeit zu den medizinischen Fakultäten der Jetztzeit.

Bei der Erforschung, Untersuchung und Behandlung von Menschen betont die Personale Medizin jedoch die Notwendigkeit, ergänzend zu den aus den Naturwissenschaften und der Technik stammenden Methoden auch Vorgehensweisen zu berücksichtigen, die in den Geistes-, Sozial- und Kulturwissenschaften sowie in der Philosophie entwickelt

---

[11] Weizsäcker, V.v.: Der Gestaltkreis (1940), in: Gesammelte Schriften 4, Frankfurt am Main 1997.

wurden. Die Wesensbeschaffenheit des Menschen gebietet komplexe Forschungs-, Diagnose- und Therapieverfahren; wer sie vernachlässigt, verfehlt den Menschen als Subjekt, Person oder Persönlichkeit.

6.11 Bi-perspektivische Simultandiagnostik

In der Sprache der Philosophie heißt dies, dass die Humanmedizin hinsichtlich ihrer wissenschaftlichen, diagnostischen und therapeutischen Methoden auf nomothetische *und* idiografische Verfahren zurückgreifen darf und muss. Diese beiden Begriffe stammen von den Philosophen Wilhelm Windelband (1848–1915) und Heinrich Rickert (1863–1936). Unter nomothetischen Verfahren verstanden sie Methoden, die an Normwerten und großen Stichproben orientiert sind und auf Gesetzmäßigkeiten beruhen; die meisten naturwissenschaftlichen Vorgehensweisen fallen ins Gebiet der Nomothetik. Unter Idiographik subsumierten sie hingegen wissenschaftliche und zum Teil auch künstlerische Methoden, welche den jeweiligen Einzelfall abbilden. Nicht Gesetzmäßiges, sondern Individuelles steht hierbei zur Disposition.

Kommen nomothetische Verfahren zum Einsatz, werden Materie und Biologie von Menschen erfasst; ein Wissenschaftler oder Untersucher generiert mittels seiner messenden Methoden als Ergebnis an ihnen Maß und Zahl. Verwendet man idiografische Verfahren, zielt man auf die seelischen und geistigen Dimensionen eines Menschen ab, und man erwartet als Ergebnisse solcher Untersuchungen Sinn, Wert und Bedeutung. Will man in der Medizin die Patienten diagnostisch in ihren biomedizinischen wie auch in ihren psychosozialen und soziokulturellen Dimensionen erfassen, ist es nötig, bei ihnen im Wechsel nomothetische *und* idiografische Zugangsweisen anzuwenden.

Einen analogen Wechsel der Perspektiven auf Patienten erlauben die beiden Begriffe des Erklärens und Verstehens. Es war Wilhelm Dilthey (1833–1911), der in den *Ideen über eine beschreibende und zergliedernde Psychologie* (1894), in *Die Entstehung der Hermeneutik* (1900) sowie in *Der Aufbau der geschichtlichen Welt in den Geisteswissenschaften* (1910) ausführlich die Möglichkeiten und Grenzen von Erklären und Verstehen bedachte. Wissenschaften, welche die Natur erforschen, gehen vorrangig erklärend (und nomothetisch) vor; diejenigen, die kulturelle Phänomene erforschen, greifen auf das Verstehen (und auf idiografische Methoden) zurück. Die Fähigkeit und Systematik des Verstehens werden nach dem griechischen Götterboten Hermes auch als Hermeneutik bezeichnet.

Wiederum ist es die Wesensbeschaffenheit des Menschen (Natur und Kultur, Leib und Seele, Körper und Geist, *body and mind*), die es als angebracht und notwendig erscheinen lässt, bei Diagnostik und Therapie von Patienten erklärend *und* verstehend, nomothetisch *und* idiografisch, mit natur- *und* geisteswissenschaftlichen Methoden vorzugehen. Damit verhindert man, dass Kranke eindimensional als *entweder* biomedizinisch *oder* psychosozial gestört taxiert werden.

Untersuchungs- und Behandlungsprozeduren in der Personalen Medizin, die *sowohl* erklärend *als auch* verstehend vorgehen, werden als bi-perspektivische Simultandiagnostik und Simultantherapie bezeichnet. Durch stetig ergänzenden Wechsel diagnostischer und therapeutischer Methoden wird am ehesten eine umfassende, den Patienten als Personen gerecht werdende Einordnung und Behandlung ihrer Erkrankung realisiert.

Um bi-perspektivische Simultandiagnostik und -therapie erfolgreich praktizieren zu können, ist es erforderlich, dass Ärztinnen und andere im Medizinal-System Tätige eine gründliche Ausbildung erfahren, die es ihnen ermöglicht, in annähernd gleicher Qualität biomedizinische (erklärend, nomothetisch) wie auch psychosoziale und soziokulturelle (verstehend, idiografisch) Dimensionen des Kranken zu erfassen und zu behandeln.

6.12 Die Hermeneutik

Die ersteren Fähigkeiten erlernen die meisten Ärzte im Laufe ihres Studiums und ihrer Facharztausbildung; die Letzteren dagegen müssen in der Regel eigens dazu erworben werden: Ärzte, Pflegende, Kreativ- und Körpertherapeuten dürfen und sollen im Rahmen der Personalen Medizin zu Hermeneutikern werden. Wer diesen Aspekt seines Berufes seriös ausfüllen will, wird rasch bemerken, dass hierfür eine ähnlich umfängliche Ausbildung vonnöten ist wie im Bereich der Nomothetik. Es wäre vermessen, auf wenigen Seiten die Vielfalt der Hermeneutik darstellen zu wollen; in unserem Zusammenhang müssen kurze Hinweise genügen. Ein gewichtiger Unterschied zwischen den erklärenden und den verstehenden Zugangsweisen bestand für Wilhelm Dilthey z.B. im persönlichen Engagement des Untersuchers.

Will man Patienten verstehen, muss sich der Diagnostiker anders als in den Naturwissenschaften üblich mit seinen persönlichen Urteilen, Erfahrungen und Neigungen in den hermeneutischen Prozess einbringen. Bei der Erforschung kulturwissenschaftlicher Themen und erst recht bei der Diagnostik anderer Personen kann der Einzelne nicht wie z.B. in der Physik oder Chemie aus dem Forschungsgeschehen ausgeklammert werden, sondern bildet einen gewichtigen Bestandteil des wissenschaftlichen und personalen Verstehens.

Auf existenzielle Verschränkungen von Patient und Arzt im Rahmen einer hermeneutischen Beziehung hat einige Jahrzehnte nach Dilthey auch Viktor von Weizsäcker hingewiesen. Ihm schreibt man die Leistung zu, das Subjekt in die Medizin und die Wissenschaften vom Menschen eingeführt zu haben – eine Leistung, die vor ihm in gewisser Weise schon Sigmund Freud und Alfred Adler intendierten. Von der Einführung des Subjekts waren nicht nur die Patienten, sondern auch die Ärzte betroffen. Alle am Diagnose- und Therapieprozess Beteiligten sollten bei sich und am anderen neben den objektiven auch die subjektiven Aspekte erkennen und berücksichtigen. Oder, in den Worten Weizsäckers: „Der Gegenstand der Medizin ist ein Objekt, dem ein Subjekt innewohnt."[12]

Man könnte leicht auf den Gedanken kommen, dass bei derart intensiver Berücksichtigung von Subjekten innerhalb der Hermeneutik der Subjektivismus bunte Blüten treibt. In

---

[12] Weizsäcker, V. v.: Der Gestaltkreis (1940), in: Gesammelte Schriften 4, Frankfurt am Main 1997, S. 168.

der Tat verbleiben ungeübte oder dilettierende Hermeneutiker nicht selten auf dem Niveau der bloßen Meinungen und Ansichten, ohne dass sich daraus valide und brauchbare Erkenntnisse ergeben.

6.13 Der hermeneutische Zirkel

Dilthey selbst sah diese Gefahr ebenfalls, und um dem Vorwurf des Subjektivismus entgegenzuwirken, formulierte er Vorschriften, die jeder befolgen soll, der hermeneutisch vorgeht. Sein zentraler Gedanke dabei lautet, dass ein jedes Verstehen ein zirkuläres Geschehen ist, dessen Bewegung keine Endpunkte kennt. Kunst und Technik des Verstehens könne nur erlernen, wer diesen hermeneutischen Zirkel akzeptiere, in den hineinzugelangen nicht immer leicht sei. Ihn viele Male zu wiederholen erfordere außerdem ein hohes Maß an Geduld, Wissen und Können.

Zwischen dem Untersucher und seinem Objekt bestehen zirkuläre Beziehungen. Eine intensive, auf Einfühlung und Verstehen hin orientierte Beschäftigung mit Letzterem verändert den Ersteren, und dieser versteht daraufhin nicht nur neue Seiten an seinem Gegenüber, sondern auch an sich selbst. Als Veränderter versucht er nun neuerdings, sein Objekt zu verstehen, und wird dadurch wiederum noch etwas mehr bei sich selbst erkennen. Nur wer als Arzt und Therapeut bereit ist, sich auf diesen kreisförmigen Erkenntnisprozess (auch bei sich selbst) einzulassen, wird (so kann man Dilthey interpretieren) erfolgreiche Verstehensarbeit bei seinen Patienten realisieren.

Eine weitere hermeneutische Kreisbewegung bezieht sich auf die Teile und das Ganze. Ein Interpret (Diagnostiker) müsse die einzelnen Elemente und Phänomene, die er betrachtet, jeweils zum Ganzen seines Untersuchungsobjekts in Beziehung setzen und umgekehrt vom Ganzen zum Teil zurückkehren. Für die medizinische Diagnostik heißt dies, dass der Arzt alle Symptome, Zeichen, anamnestischen Angaben und Befunde des Patienten zur Person des Untersuchten in Bezug setzt und *vice versa*.

Um mittels Hermeneutik wissenschaftliche und intersubjektiv nachvollziehbare Ergebnisse und nicht lediglich individuelle Spekulationen zu generieren, forderte Dilthey die Forscher auf, den hermeneutischen Zirkel mit aller nur erdenklichen Redlichkeit zu praktizieren. Zu seinen Idealen im Hinblick auf das Verstehen zählte er etwa: 1) Hermeneutiker müssen die Resultate anderer Wissenschaftler bezüglich ihrer Forschung kennen und in eigene Interpretationen integrieren; 2) Hermeneutik darf sich nicht in Nebensächlichkeiten ergehen, sondern soll das wichtigste Objekt der Wissenschaften, das Leben selbst, erschließen; 3) höchstes Ziel des hermeneutischen Verfahrens ist es, andere Menschen besser zu verstehen, als sie sich selbst verstehen.

Diesen letzteren Anspruch darf man in der medizinischen Praxis als problematisch begreifen. Welcher Arzt kann von sich schon sagen, dass er einen Patienten besser versteht als dieser sich selbst! Wenn es Ärzte gibt, die von sich derlei behaupten, steht zu vermuten, dass sie vom Status der Hybris nicht weit entfernt sind. Und wenn es tatsächlich Ärzte geben sollte, die einen ihrer Patienten besser verstehen als er sich selbst – welcher Patient würde es schon gerne von ihnen erläutert bekommen? Und welcher Arzt würde sich von einem anderen Diagnostiker derlei gerne attestieren lassen?

Wenn wir Dilthey richtig verstehen, wollte er mit seiner Forderung wohl auf den immensen Schwierigkeitsgrad aufmerksam machen, der mit seiner Art von Hermeneutik verknüpft ist. Übertragen wir dies auf den ärztlichen Alltag, bedeutet dies, alle Formen des raschen Einordnens von Patienten im Hinblick auf ihre Krankheiten, ihre Biographie und ihren Charakter mit dem strikten Verdikt des Missverstehens zu belegen.

Wer als Ärztin schon nach kurzer Zeit den Impuls verspürt, dem Kranken mit dem Satz „Ich habe Sie verstanden!" eine Freude zu machen, hat den Sinn und Zweck der Hermeneutik nicht verstanden. Ehrlicher und für den Verstehens- und Diagnoseprozess bedeutend produktiver wäre es zu sagen: „Ich habe Sie noch lange nicht verstanden, aber ich werde mich auch die nächsten Male darum bemühen."

6.14 Hermeneutik ist Diagnostik und Therapie zugleich

Die Hermeneutik innerhalb der Personalen Medizin ist beileibe kein Thema, das nur den Diagnostiker bekümmern sollte. Patienten und Ärzte dürfen gemeinsam feststellen, wie komplex sich eine Krankengeschichte, ein Symptom oder ein biografisches Ereignis verstehen lassen und wie schwierig es ist, sie in einen größeren Zusammenhang einzustellen.

Wenn sich Patienten auf den Weg machen, ihre Krankheit nicht nur beklagen, sondern auch verstehen zu wollen, ist bereits ein wichtiger Schritt der Diagnostik und der Therapie erfolgt. Sie haben damit bei sich einen Perspektivwechsel vorgenommen und sind aus der Rolle des bloß pathisch Leidenden in diejenige des gnostisch Erkennenden geschlüpft. Damit gewinnen sie Autonomie-, Freiheits- und Vernunftgrade zurück, die ihnen nicht selten durch die Krankheit verlustig gegangen sind.

Noch ein weiterer Aspekt einer auf Hermeneutik hin angelegten Diagnostik wirkt therapeutisch: die Art und Weise, wie Diagnosen im Detail formuliert und kommuniziert werden. Diagnosen sind mit expliziten oder impliziten prognostischen Aussagen und Erwartungen verknüpft, die ihrerseits den Krankheitsverlauf günstig oder ungünstig beeinflussen. Im Sinne sich selbst erfüllender Prophezeiungen können Diagnosen sogar Verschlechterungen eines Krankheitszustandes induzieren.

Im Rahmen der Diagnostik stellt sich daher oftmals die Frage nach der adäquaten Offenheit und Wahrhaftigkeit der Mitteilung einer Diagnose und ihrer Prognose. Generell kann gesagt werden, dass die Wahrheit dem Menschen zumutbar ist (um eine Formulierung der Dichterin Ingeborg Bachmann aufzugreifen). Das Ausmaß der Wahrhaftigkeit darf jedoch den Wert der Humanität nicht außer Acht lassen und sich daran orientieren, inwiefern bei jeglicher Diagnosemitteilung die Aspekte von Beistand, Hilfe und Schutz gewährleistet sind.

Eine Diagnose und ihre Mitteilung sollen anagogisch (anhebend; hinaufführend; Hoffnung und Perspektive vermittelnd) und nicht (nur) erschütternd, deprimierend oder gar vernichtend sein. Auch entwertende Diagnosen, wie sie im Bereich von Psychiatrie und

Psychosomatik vorkommen (analsadistischer Charakter, infantile Persönlichkeit usw.), sind für die Personale Medizin nicht akzeptabel. Wer seinem Mitmenschen verstehend begegnet, wird kaum versucht sein, verletzende, entwertende oder diskriminierende Aussagen über ihn zu treffen.

6.15 Beispiel einer anagogischen Diagnostik und Therapie

Als Beispiel einer klug austarierten und den Patienten als Person im Blick bewahrenden Wahrhaftigkeit bei der Mitteilung einer Diagnose kann die Krankengeschichte Thomas Manns gelten, mit der ich die Gedanken über Diagnostik und Therapie abschließe.

Zu Beginn des Jahres 1946 fühlte sich der Dichter, der mit seiner Familie im amerikanischen Exil lebte, zunehmend schwach und suchte eine Klinik in Chicago auf, wo man Lungenkrebs feststellte. Zusammen mit den Ärzten entschied seine Frau Katia, ihm die Diagnose zu verheimlichen und die notwendige Operation als Beseitigung eines Lungenabszesses auszugeben.

Bei Thomas Mann wurden zwei Drittel einer Lungenseite entfernt – für die damaligen Verhältnisse eine heroische Tat. Wider Erwarten erholte er sich von dem weitreichenden operativen Eingriff und konnte Ende Juni 1946 zu Hause in Pacific Palisades stolz und glücklich in sein Tagebuch eintragen: „Eine späte Prüfung, cum laude bestanden." Nach einer kurzen Zeit der Rekonvaleszenz nahm er seine literarischen Geschäfte wieder auf und beendete den *Doktor Faustus*.

Im folgenden Jahrzehnt – Thomas Mann starb 1955 – führte der Dichter einige Veränderungen seiner Daseinsgestaltung herbei, die darauf ausgerichtet waren, die ihm durch die Krankheit und Behandlung bewusst gewordene Limitierung seines Lebens ernst zu nehmen und sich nur noch um die wesentlichen Aufgaben seines Werks zu kümmern. Während der letzten Jahre gelang ihm die Ausarbeitung einiger großer Essays und Vorträge (*Versuch über Schiller*, 1955) sowie des Romans *Bekenntnisse des Hochstaplers Felix Krull* (1954).

Wer weiß, ob Thomas Mann den Mut zu derartiger Selbstdisziplin und Expansion gefunden hätte, wenn man ihm die damals noch mehr als heute niederschmetternde Diagnose Bronchial-Karzinom mitgeteilt hätte. Womöglich wäre bei ihm schon früher jenes „ängstigende Gefühl einer solennen Auflösung des Lebens" hochgestiegen, das er im Juni 1955 in seinem *Tagebuch*[13] beschrieb, nachdem er feststellen musste, dass er „nicht mehr zu arbeiten weiß" und dass er keine dringliche literarisch-geistige Aufgabe mehr zu bewältigen hatte. Wenige Wochen später starb er und hielt sich damit in gewisser Weise an sein eigenes Lebensmotto: „Ich existiere, solange ich schreibe."

---

[13] Mann, Th.: Tagebucheintragung vom 15. Juni 1955, in: Tagebücher, Band 10, Frankfurt am Main 1995, S. 348.

Literatur

Adler, R.H. et al. (Hrsg.): Uexküll – Psychosomatische Medizin – Theoretische Modelle und klinische Praxis, 7. Auflage, München 2011
Cassirer, E.: Philosophie der symbolischen Formen (1923 ff.), Darmstadt 1995 ff.
Dilthey, W.: Ideen über eine beschreibende und zergliedernde Psychologie (1894), in: Gesammelte Schriften Band V, Stuttgart 1990
Freud, S.: Studien über Hysterie (1895), in: GW Band I, Frankfurt am Main 1988
Groddeck, G.: Das Buch vom Es (1923), Frankfurt am Main 1988
Husserl, E.: Arbeit an den Phänomenen – Ausgewählte Schriften, hrsg. von Waldenfels, B., Frankfurt am Main 1993
Jünger, J.: Ärztliche Kommunikation – Praxisbuch zum Masterplan Medizinstudium 2020, Stuttgart 2018
Laplanche, J. und Pontalis, J.B.: Das Vokabular der Psychoanalyse (1967), Frankfurt am Main 1973
Lown, B.: Die verlorene Kunst des Heilens (1996), Stuttgart 2004
Mann, Th.: Tagebücher, 10 Bände, Frankfurt am Main 1995
Siebeck, R.: Medizin in Bewegung, Stuttgart 1953
Weizsäcker, V.v.: Der Gestaltkreis (1940), in: Gesammelte Schriften 4, Frankfurt am Main 1997
Wedler, H.: Das ärztliche Gespräch – Anleitung zur Kommunikation in der psychosomatischen Grundversorgung, Stuttgart 1998

Helfen, Hilfsbereitschaft und Empathie

Inhaltsverzeichnis

7.1	Altruismus	124
7.2	Egoistischer Darwinismus	124
7.3	Homo homini lupus	125
7.4	Amour de soi und Amour propre	126
7.5	Das radikal Böse	126
7.6	Edel sei der Mensch, hilfreich und gut	127
7.7	Herr und Knecht	127
7.8	Fürsorge, Pflege und Solidarität	128
7.9	Ist der Mensch ein narzisstisches, triebhaftes Wesen?	129
7.10	Verfügt der Mensch über Gemeinschaftsgefühl und Sozialinteresse?	130
7.11	Kindheit und Gesellschaft	131
7.12	Malevolent Transformation of Personality	131
7.13	Wertorientierung des Menschen	132
7.14	Die hilflosen Helfer	133
7.15	Gibt es reinen Altruismus?	134
7.16	Einspringende und vorausspringende Fürsorge	134
7.17	Empathie und Gefühlsansteckung	135
7.18	Nachahmung, Einfühlung, Spiegelneurone	136
7.19	Vom Wesen der Empathie	137
7.20	Der liebende Blick	138
7.21	Zwischenresümee	139
7.22	Gestalt-Wahrnehmung, lädierte und prägnante Gestalt	139
7.23	Conclusio	140
Literatur		141

© Der/die Autor(en), exklusiv lizenziert durch Springer-Verlag GmbH, DE, ein Teil von Springer Nature 2021
G. Danzer, *Personale Medizin*, https://doi.org/10.1007/978-3-662-63135-5_7

Die Medizin gilt als Sammelbecken helfender Berufe: Ärzte, Pflegende, Physiotherapeuten, Sozialarbeiterinnen, Spezialtherapeuten sowie die in Radiologie und Labormedizin Tätigen kümmern sich mehr oder minder intensiv und konkret um Kranke und damit um hilfsbedürftige Menschen. Das Helfen gehört offensichtlich zur Heilkunde und lässt sich in Diagnostik wie Therapie als gewichtiger Teil des medizinischen Handelns begreifen.

Wenn die Hilfestellung solch zentrale Bedeutung einnimmt, ist es gerechtfertigt, nach den Einstellungen und Motivationen von Helfenden zu fragen. Was liegt vor, wenn der Mensch sich dem Mitmenschen fürsorglich zuwendet? Folgt er dabei autochthonen Impulsen seiner inneren Natur, oder ist derlei ein Kunstprodukt von Sozialisation und Prägung durch die Umwelt? Wie lassen sich Altruismus, Hilfsbereitschaft, Solidarität und Empathie mit der verbreiteten Gleichgültigkeit und egoistischen Intoleranz von Menschen vereinbaren? Bei dieser Fragestellung gerät man ebenso schnell wie bei anderen grundlegenden Begriffen der Medizin in psychologisches, soziologisches und philosophisch-anthropologisches Fahrwasser. Es hängt unter anderem vom Menschenbild und der Weltanschauung ab, wie der Einzelne solche Fragen beantwortet.

7.1 Altruismus

Die Phänomene Helfen und Hilfsbereitschaft werden gemeinhin unter dem Schlagwort Altruismus abgehandelt. Der Begriff Altruismus leitet sich vom lateinischen Wort *alter* ab – übersetzt: „der andere". Synonyme Bedeutungen für altruistisch sind etwa selbstlos, uneigennützig, auf andere bezogen – wobei es Spielarten des Altruismus gibt, die an Selbstaufopferung und Selbstverneinung erinnern. Als Gegensatz zum Altruismus wird häufig der Egoismus oder der Egozentrismus benannt.

Als Erster verwendete Auguste Comte (1798–1857) den Begriff Altruismus im heutigen Sinne. Als eng verwandt mit ihm oder auch als Voraussetzungen für ihn gelten Haltungen, Einstellungen, psychosoziale Fertigkeiten wie Kooperations- und Kommunikationswille, Empathie, Solidarität, Einfühlungsvermögen, Mitgefühl, Rücksicht und Fürsorge. Die Sozialpsychologie und -philosophie spricht in jüngerer Zeit anstatt von Altruismus oft auch von prosozialem Verhalten.

7.2 Egoistischer Darwinismus

Häufig wird dem Altruismus der angeblich egoistische Darwinismus entgegengesetzt. Letzterer gehört zweifellos zu den größten Fortschritten der Wissenschaft im 19. Jahrhundert. Charles Darwin zeigte erstmals konzise den Zusammenhang der Tierwelt auf; später fügte er den Menschen in das universelle Entwicklungsgeschehen ein. Als Motor der Evolution machte er den Kampf ums Dasein und das Überleben des Tüchtigsten namhaft. Man sprach davon, dass Mutation und Selektion die bewegenden Kräfte im Artenwandel sind.

Die Formel vom Daseinskampf erwies sich als missverständlich. Darwin meinte durchaus nicht, dass jeder gegen jeden kämpft. Gekämpft wird besonders gegen allgemeine Natureinflüsse, Nahrungsmangel und mögliche Erkrankungen. Vor allem innerhalb einer Art ist wechselseitige Aggression eher selten. Tiere leben oft in Gruppen, und dabei wirkt ein kraftvoller Zusammenhalt, der einen enormen Überlebenswert hat.

In den letzten Jahrzehnten konnten Sozio- und Evolutionsbiologen bestätigen, dass individuell-altruistisches Verhalten merkliche Vorteile im Überlebenskampf von Gruppen, Sozietäten und Gattungen hervorruft. Als Beispiele hierfür dienen oftmals die Bienen und andere staatenbildende Insekten, die aus ihrem Altruismus diverse Gruppenvorteile ziehen, die ihrerseits wieder den Individuen zugutekommen. Ähnliches lässt sich auch bei Säugetieren und Primaten nachweisen.

Manche Darwinisten, allen voran der leidenschaftliche Thomas H. Huxley, legten den Akzent jedoch auf ein Menschenbild des Kampfes aller gegen alle. Von ihnen stammt die Formulierung, dass die Natur an ihren Zähnen und Klauen überall Blut zeige. Die Ideologiekritik hat mit Recht betont, dass dieses Konzept zum Sozial- und Wirtschaftsverhalten des Manchester-Kapitalismus passte. Weil man damals im Wirtschaftsleben rücksichtslos vorging, war man froh darüber, in der Natur eine angebliche Rechtfertigung für derlei Asozialität zu finden. Schon Karl Marx meinte über den von ihm bewunderten Darwin, seine Theorie eigne sich bestens, Wirtschaftsverhältnisse auf die Natur zu projizieren.

7.3 Homo homini lupus

Wenn sich misanthropisch-pessimistische oder (wie sie sich selbst nicht selten charakterisieren) realitätsnahe Menschen über die aggressive bzw. die empathisch-hilfsbereite menschliche Natur äußern, zitieren sie neben Charles Darwin häufig auch dessen Landsmann Thomas Hobbes, der in *Leviathan* (1651) die aus der Antike stammende Formel gebrauchte: *Homo homini lupus* – der Mensch ist dem Menschen ein Wolf.

Wenn der Mensch ein Raubtier, eine zügellose Bestie ist, bedarf er eines strengen Regiments; man muss ihn – so Hobbes – beherrschen und mit rigiden Strukturen versehen, damit die Bestialität nicht zum Vorschein kommt und Schaden anrichtet. Bei einem solchen Menschenbild sollte man bedenken, dass in der bisherigen Geschichte die diversen Formen autoritärer Herrschaft ihrerseits dazu beigetragen haben, den Menschen zu bestialisieren.

Dem Hobbes'schen anthropologischen Konzept wurde schon bald widersprochen. Zu seinen frühen Kritikern zählte David Hume, der in *Untersuchung über die Prinzipien der Moral*[1] zu bedenken gab, es genüge bereits ein „Fünklein von Menschenliebe" oder ein „Einschlag vom Wesen der Taube neben den Grundbestandteilen der Art des Wolfes und der Schlange" in der menschlichen Natur, um diese nicht mehr nur als bloße Raubtierartigkeit erscheinen zu lassen.

---
[1] Hume, D.: Untersuchung über die Prinzipien der Moral (1751), Hamburg 1997.

7.4 Amour de soi und Amour propre

Ein zu Hobbes ebenfalls entgegengesetztes Menschenbild vertrat Mitte des 18. Jahrhunderts Jean-Jacques Rousseau. Er verkündete, der Mensch sei ursprünglich gut, und nur die Gesellschaft mache ihn mit aller Gewalt böse. Diese Überzeugung von der gutartigen und korrumpierten Menschennatur hat nicht unwesentlich zum Ausbruch der Französischen Revolution von 1789 beigetragen.

Für Rousseau zeigt der Mensch im hypothetischen Naturzustand zwei grundlegende Antriebe: Selbstliebe *(amour de soi)* und Mitleid *(pitié)*. Im *Diskurs über die Ungleichheit*[2] bezeichnete Rousseau das Mitgefühl und die zwischenmenschliche Hilfe als natürliche Verhaltensweisen, die – ohne dass Gesetze, Sitten und Tugenden nötig wären – dem Individuum fast instinkthaft zu erkennen geben, wie es sich selbst und der Gattung am besten dient. Damit ähnelt der Mensch den Tieren, die dadurch, dass sie ihrer Natur gehorchen, gut sind. Die Kultur- und Gesellschaftsentwicklung habe allerdings aus dieser animalischen Existenzform des Menschen eine potenziell böse und destruktive Spielart erwachsen lassen, wodurch die naturgemäße Selbstliebe *(amour de soi)* in die naturwidrige Eigenliebe oder Selbstsucht *(amour propre)* umgeschlagen ist.

Dadurch werde der Mensch zum Widersacher des Mitmenschen. Der Prozess von Zivilisation und Kultur ließ aus Partnern misstrauische Rivalen werden, die sich nur *via* Vernunft und moralischer Reflexion so weit disziplinieren, dass sie gemeinsame Ziele und Zwecke verfolgen. Ihr sozialer Instinkt sei verloren gegangen oder an den Rand gedrängt, und an seine Stelle seien Egoismus und Überlegenheitsstreben getreten.

7.5 Das radikal Böse

Auch Immanuel Kant beschäftigte sich mit der Frage, ob der Mensch seinem Wesen nach als solidarisch, friedfertig und wohlwollend oder aber als rücksichtslos und aggressiv-feindselig einzuordnen ist. In seiner Schrift *Die Religion innerhalb der Grenzen der bloßen Vernunft*[3] beschrieb er das „radikal Böse" im Menschen, das aus dem Zusammenprall irrationaler Antriebe und einer ethischen Orientierung resultiere.

Eine grundlegende Triebfeder beim Menschen bedeuten nach Kant seine natürlichen Neigungen, Leidenschaften, Bedürfnisse und Affekte. In dieser Hinsicht unterscheide er sich nicht von den Tieren; er ist naturhaft, und wenn er als animalisches Wesen nur seinen Antrieben folgt, ist der Mensch ebenso wenig wie die Tiere böse. Den wesentlichen Unterschied zum Tierreich mache aber der kategorische Imperativ aus. Dieses formale moralische Gesetz, das die Handlungen des Individuums daran bemisst, inwiefern sie zum ethischen Prinzip einer allgemeinen Gesetzgebung werden können, bringt es mit sich, dass der

---

[2] Rousseau, J.-J.: Diskurs über die Ungleichheit (1755), Stuttgart 2008.
[3] Kant, I.: Die Religion innerhalb der Grenzen der bloßen Vernunft (1793), Werkausgabe Band VIII, Frankfurt am Main 1977.

Einzelne sich im Gegensatz zu seinen Trieben und Bedürfnissen erlebt und sich – weil er frei ist – für oder gegen diesen Imperativ entscheiden kann.

Als gut gilt nach Kant, wer seine Neigungen durch die Befolgung des kategorischen Imperativs kontrolliert und gegebenenfalls einschränkt; böse hingegen ist jener, der trotz eines grundsätzlichen Verstehens des kategorischen Imperativs seinen Leidenschaften und Bedürfnissen freien Lauf lässt und dabei möglicherweise andere schädigt, indem er sie als Mittel zum Zweck missbraucht.

Weil der Konflikt zwischen den naturhaft-leiblichen Antrieben und dem moralischen Gesetz grundlegend ist und niemals abschließend gelöst werden kann, bezeichnete Kant das eventuell daraus entspringende Böse als „radikal". Mit dieser Begriffsbildung hat er der Gattung *Homo* keinen Gefallen getan; im Gegenteil: Indem er der menschlichen Natur ein radikal Böses attestierte, geriet er in die Nähe von Denkern, die den Menschen, seinen Leib und seine Bedürfnisse dämonisierten oder zumindest mit Skepsis betrachteten.

7.6 Edel sei der Mensch, hilfreich und gut

Als beredter Kritiker Kants galt in diesem Zusammenhang Goethe. Er war regelrecht empört über die Tatsache, dass der Königsberger Denker vom radikal Bösen in der Menschennatur sprach. Der Dichter hielt dies für eine unnötige Konzession an die Theologie und war der Meinung, dass der freiwüchsige Mensch stets dazu tendiert, das Gute zu wollen; nur unentwickelte Menschen seien eventuell antihuman und antikulturell.

Goethe vertrat mit dieser Haltung eine Position, die vor ihm in ähnlicher Form bereits Baruch de Spinoza formuliert hatte. In seiner *Ethik*[4] charakterisierte der Weise aus Den Haag den Menschen als ein Wesen, das prinzipiell zu Vernunft und Mitleid disponiert ist. Spinoza plädierte allerdings dafür, anderen Menschen nicht bevorzugt aus Mitleid oder einem anderen Affekt heraus, sondern aufgrund von Einsicht und Vernunft zu helfen. Wer sich jedoch weder durch vernünftige Überlegungen noch durch Mitleidsempfindungen zu Hilfsbereitschaft animiert sieht, wird nach Spinoza „mit Recht ein Unmensch genannt, denn er scheint einem Menschen nicht mehr ähnlich zu sein" (Lehrsatz 50).

7.7 Herr und Knecht

Hätte man zu Beginn des 19. Jahrhunderts den Philosophen Hegel danach befragt, ob denn der Mensch von Natur aus friedfertig, altruistisch und kooperativ oder aber egoistisch und rivalisierend mit seinesgleichen umgeht, wäre man wahrscheinlich vom Denker auf das Kapitel *Herr und Knecht* in dessen *Phänomenologie des Geistes*[5] verwiesen worden. Darin hatte er formuliert, dass jedes Bewusstsein „auf den Tod des anderen Bewusstseins"

---

[4] Spinoza, B. de: Die Ethik nach geometrischer Methode dargestellt (1677), Hamburg 1989.
[5] Hegel, GFW.: Phänomenologie des Geistes (1807), Frankfurt am Main 1986.

ausgerichtet sei – jedermann wolle ein freies Subjekt sein und die Überlegenheit über andere sichern. Als Herr erweise sich jener, dem die eigene Freiheit mehr als das Leben bedeutet. Umgekehrt finden sich jene Menschen, denen Autonomie und Frei-Sein nicht die höchsten Werte darstellen, rasch in einer unterlegenen Knecht-Rolle wieder. Diese zwischenmenschliche Dynamik stelle sich stets ein, sobald Individuen aufeinandertreffen; die Einzelnen können ihr nicht entgehen und haben lediglich die Wahl verschiedener Wertorientierungen.

Hegel wusste allerdings auch um das Bedürfnis der Menschen nach Wertschätzung und Zuwendung. Demgemäß führte er aus, dass das Selbstbewusstsein des einen floriert, wenn es durch das Bewusstsein des anderen anerkannt wird. Wenn zwei Menschen einander begegnen und sich gegenseitig ihr Recht auf Freiheit zugestehen, ergibt sich daraus eventuell eine Beziehung, die Hegel als Liebe bezeichnete.

Weil Letztere selten vorkommt, ist auch eine auf Gegenseitigkeit beruhende Hilfeleistung nicht häufig zu beobachten. Viel öfter kann man sich aber jene Form des Helfens und Unterstützens vorstellen, bei welcher der Helfer aus einer Position der autonomen Überlegenheit heraus dem Hilfsbedürftigen Unterstützung zuteilwerden lässt. Dies bedeutet jedoch regelhaft eine hierarchische Beziehungsgestaltung, die eventuell in ungute Herr-Knecht-Verhältnisse einmündet.

7.8 Fürsorge, Pflege und Solidarität

Im 19. Jahrhundert folgte der russische Edelanarchist Peter Kropotkin im Hinblick auf ein altruistisches Menschenbild dem Aufklärer Rousseau. Kropotkin lebte einige Zeit in England und publizierte dort Aufsätze, die eine Korrektur des vorherrschenden Darwinismus bedeuteten. Später erschienen diese Texte unter dem Titel *Gegenseitige Hilfe in der Tier- und Menschenwelt*[6] in Buchform.

Kropotkin vertrat den Standpunkt, dass innerartliche Solidarität in der Evolution des Lebendigen eine viel größere und günstigere Rolle gespielt hat als der Kampf oder Wettbewerb. Die Situation von Pflanzen und Tieren sei früher derart prekär gewesen, dass ohne wechselseitige Unterstützung ein Überleben kaum möglich gewesen wäre. Durch alle Stufen des Entwicklungsgeschehens hindurch könne dies nachgewiesen werden. Auch auf menschlicher Ebene sei das Solidarisch-Sein seit jeher weitgehend die Regel gewesen; nur so konnte der Mensch die Dramen der Geschichte einigermaßen überstehen.

Noch stärker als zwischen den Arten ist die Fürsorglichkeit, Pflege und Solidarität im Bereich der jeweiligen Art selbst ausgeprägt. Es gibt hierfür unzählige Beispiele, die nur fragmentarisch angedeutet werden. Vor allem die höher entwickelten Warmblütler, die in Herden leben, kennen das Schutz- und Pflegeverhalten, das über die Familienbande hinausreicht. So ist von Elefanten bekannt, dass sie auf kranke Herdenmitglieder hohe

---

[6] Kropotkin, P.: Gegenseitige Hilfe in der Tier- und Menschenwelt (1902), Grafenau 1993.

Rücksicht nehmen, verwundete Tiere sorgsam auf der Flucht begleiten und beschützen sowie für die Verstorbenen eine Art Begräbnisritual an den Tag legen.

Beispiele für diese fürsorgliche Haltung finden sich in dem von Cynthia Moss publizierten Buch *Die Elefanten vom Kilimandscharo – 13 Jahre im Leben einer Elefantenfamilie*.[7] Auch die Schimpansen-Forscherin Jane Goodall hat über den sozialen Sinn von Primaten in freier Wildbahn berichtet.[8] Man kann verstehen, dass manche Biologen aufgrund dieser Forschungsergebnisse Bücher mit Titeln wie *Friedliche Wildnis*[9] und *Die friedfertige Natur*[10] publizierten und die Beschreibungen Kropotkins über die *Gegenseitige Hilfe in der Tier- und Menschenwelt* bestätigten.

7.9 Ist der Mensch ein narzisstisches, triebhaftes Wesen?

Auch in der Psychologie gibt es hinsichtlich der Phänomene von Helfen, Hilfsbereitschaft und Empathie seit langem Auseinandersetzungen über das zugrundeliegende Menschenbild. In der Tiefenpsychologie findet man gegensätzliche Ansichten zwischen Sigmund Freud und Alfred Adler, die deren Positionen in Bezug auf die altruistische oder egoistische Natur des Menschen widerspiegeln.

Für Freud und manche Psychoanalytiker war der Mensch primär ein narzisstisches, Lust suchendes und triebhaft-aggressives Wesen. Nur durch liebevolle Erziehung wird er in die Lage versetzt, einen Teil seiner egozentrischen Natur ins Soziale und Kulturelle umzuwandeln – soziale und kulturelle Regungen sind Produkte einer Triebsublimierung. Wo das Sublimieren nicht zustande kommt oder unter ungünstigen Bedingungen wieder rückgängig gemacht wird, zeigt sich erneut der von Trieben gesteuerte und um sich selbst kreisende Naturmensch.

Selbst die Mutter-Kind-Beziehung wurde von Freud in diesem Sinne als Zusammenwirken zweier Egozentrismen interpretiert. Die Mutter ist narzisstisch befriedigt, da sie durch das Kind sozial aufgewertet wird; das Kind ist zunächst ein kleiner Parasit, der durch die mütterliche Liebe eine emotionale Beziehung zur Umwelt aufbaut. So wird bereits das urtümliche Modell helfend-hilfsbereiter Interaktion von Triebäußerungen sowie von narzisstischen Bedürfnissen mitbestimmt.

Für Freud und manche seiner Nachfolger bedeuteten nicht die egozentrisch-narzisstischen sowie triebhaften Regungen des Menschen das ungelöste Rätsel; fragwürdig war für sie vielmehr, wie der Mensch dazu gelangt, in Grenzen auch solidarisch und altruistisch zu sein. Die Psychoanalyse führte dies auf Verdrängungsprozesse zurück, die in Jahrtausenden aus aggressiven Menschentieren soziale, kulturtaugliche Gesellschaftswesen ge-

---

[7] Moss, C.: Die Elefanten vom Kilimandscharo – 13 Jahre im Leben einer Elefantenfamilie, Hamburg 1990.
[8] Goodall, J.: Ein Herz für Schimpansen (1990), Reinbek bei Hamburg 1991.
[9] Long, W.: Friedliche Wildnis (1950), Berlin 1959.
[10] Lackner, S.: Die friedfertige Natur, München 1982.

macht haben. Diese quittieren den ihnen auferlegten Zivilisations- und Sozialisationsprozess allerdings mit einem *Unbehagen in der Kultur*.[11]

In dieser kulturkritischen Spätschrift wollte Freud auch die Frage beantworten, wie das Übermaß an Unmenschlichkeit im Alltag und im Geschichtsverlauf verstanden werden kann. Er erwähnte die Schrecken der Völkerwanderung, die Untaten der Hunnen und Mongolen, die Kreuzzüge sowie Kriege aller Zeiten und konnte sich diese Summe von Bestialität nur begreiflich machen, indem er auf seine metaphysische und mystische Konstruktion des Aggressions- und Todestriebes abhob, der der menschlichen Gattung angeboren sei. Der Mensch könne entweder sich selbst oder andere zerstören, und die einzige Hoffnung bestehe darin, dass der kontradiktorische Trieb des Eros durch Kulturentwicklung immer mehr Einfluss gewinnt und die derzeit allmächtige Aggressivität mildert.

7.10 Verfügt der Mensch über Gemeinschaftsgefühl und Sozialinteresse?

Einen zu Freud entgegengesetzten Standpunkt vertrat Alfred Adler. Er postulierte beim Menschen ein angeborenes Solidaritätsempfinden, das er als Gemeinschaftsgefühl oder Sozialinteresse bezeichnete. Um diesem vollgültig zur Entfaltung zu verhelfen, muss man der Gesamtpersönlichkeit Entwicklungshilfe geben. Wenn der Mensch nicht reif und erwachsen wird, suchen wir bei ihm vergeblich nach Regungen von Mitgefühl, Wohlwollen und kompetenter sozialer Interaktion.

Ziel der Erziehung darf die Förderung der sozialen Grundhaltung im Menschen sein. Dies entsprach auch der Meinung Arthur Schopenhauers, der oftmals betonte, man sei Mensch im eigentlichen Sinne des Wortes, wenn man Schranken des Individuationsprinzips durchbricht und erkennt, dass der Mitmensch Teil unserer selbst und unserer Gattung ist. Die alten Inder fassten dies in die Formel *Tat twam asi* (Das bist Du!). Sittlichkeit und Moral setzten für sie ebenso wie für Schopenhauer das Wissen um das Einssein aller Menschen und mit der gesamten Natur voraus.

Wie aber erklärte Adler den Albtraum der Menschheitsgeschichte, die wie eine einzige Explikation von Egozentrismen und Antihumanität imponiert? Warum haben sich Hilfsbereitschaft, Solidarität und Empathie nur mangelhaft bemerkbar gemacht oder fehlten völlig? Adler führte die Flut von Destruktivität in den letzten Jahrtausenden auf die menschliche Daseinsangst sowie das ubiquitäre Minderwertigkeitsgefühl zurück. Die Menschen fühlten sich klein, hilf- und machtlos gegenüber der Natur, und dieses ausgeprägte Schwächebewusstsein erforderte Kompensation, wobei die beste Kompensation in sozialkultureller Beitragsleistung zu finden ist. Das frühe Menschentum lauschte jedoch den Naturgewalten die Melodie der Macht ab und glaubte, Sicherheit und Angstfreiheit durch Herrschaft und Gewalt zu realisieren.

---

[11] Freud, S.: Das Unbehagen in der Kultur (1930), in: Gesammelte Werke Band XIV, Frankfurt am Main 1988.

Dieser Irrtum lastet seither auf der Menschheitsgeschichte. Krieg, Klassengesellschaft, Sklaverei und Leibeigentum, hierarchisches Denken, Erziehung zum konformistischen Vorurteil: Diese und weitere Phänomene von Herrschaft und Gewalt entspringen dem pathologischen Machtstreben des Menschen, das letzten Endes in das wahnwitzige Bedürfnis nach Gottähnlichkeit einmündete. Wir alle sind infiziert von einer Kultur, die die Mitmenschlichkeit klein schreibt und stattdessen die Selbstvergottung von Individuen und Klassen mit allen Mitteln bis hin zur Kriminalität glaubt betreiben zu dürfen.

7.11 Kindheit und Gesellschaft

Nicht wenige Tiefenpsychologen nach Freud und Adler haben sich wie die beiden Gründerväter der anthropologisch relevanten Frage gewidmet, ob Hilfsbereitschaft, Solidarität und Mitgefühl wesentlich zur Natur der Menschen gehören. Mangelt es an derlei Qualitäten, liege womöglich eine Defizit-Form des Menschseins vor. Hierbei fehle nicht nur eine isolierte Eigenschaft (die identifizierende Wahrnehmung eines Du), sondern die ganze Tektonik der Person sei fragil. Womöglich weist dabei sogar das personale Fundament merkliche Risse und Verwerfungen auf.

Darüber kann man Aufschlussreiches bei Erik H. Erikson in *Kindheit und Gesellschaft*[12] lesen. Der psychoanalytische Autor war der Meinung, dass Menschen im Laufe ihrer Entwicklung eine Reihe von Tugenden erlernen, bis im Erwachsensein die Fähigkeiten zur Fürsorge, Autonomie, Weisheit erblühen. Die vorausgehenden Kompetenzen sind Urvertrauen, innere Sicherheit, Initiative, Selbstbewusstsein, Ich-Identität und Fähigkeit zur Intimität. Ist diese Basis brüchig, bleibt der gewünschte Überbau des Sozialinteresses ebenfalls prekär oder ist schlicht nicht vorhanden.

7.12 Malevolent Transformation of Personality

Sehr ähnlich wie Adler und Erikson argumentierte der amerikanische Psychiater Harry Stack Sullivan in Bezug auf die Fähigkeit des Menschen, altruistisch zu empfinden und zu handeln. Auch Sullivan war von der potenziellen menschlichen Gutartigkeit und Solidarität überzeugt, wusste aber genau, dass nur eine adäquate Sozialisation diese Qualitäten zur Entfaltung bringt. Allen Menschen sei ein Bedürfnis nach Kooperation und Kommunikation und Nähe angeboren, was bei jedem Kind von Anfang an zu beobachten sei.[13]

Erleiden Heranwachsende in bildsamen Zeiten ihrer Entwicklung emotionale Traumen, kommt es womöglich zur *malevolent transformation of personality* (bösartige Umformung der Persönlichkeit). Geschädigte Menschenkinder haben Angst vor dem Nahesein,

---

[12] Erikson, E.H.: Kindheit und Gesellschaft (1950), Stuttgart 1987.
[13] Siehe hierzu Sullivan, H.S.: Die interpersonale Theorie der Psychiatrie (1953), Frankfurt am Main 1980.

vor Gleichwertigkeit und gleichberechtigter Interaktion. Da viele Menschen traumatisiert werden, gibt es nicht wenige, die der Mitmenschlichkeit und einem altruistischen Verhalten phobisch aus dem Wege gehen.

Eine *malevolent transformation of personality* ist bisweilen auch bei Ärzten und Pflegenden zu beobachten. So lassen sich jene Fälle aus dem Medizinal-System einordnen, bei denen es zu mehr oder minder massivem Missbrauch der Hilfesituation durch Helfende kommt. Bekannt geworden sind Pflegende auf Intensivstationen, die Schwerstkranke entweder durch unterlassene Hilfeleistungen oder sogar aktiv durch Gabe von bestimmten Medikamenten zu Tode gebracht haben. Die Aufgabe des Helfens wurde von ihnen zum schieren Gegenteil pervertiert, wobei ursächlich für dieses Verhalten neben einer malignen Umformung der Persönlichkeit individuell noch jeweils weitere lebensgeschichtlich prekäre Faktoren in Betracht zu ziehen sind. Ebenso muss man bei Ärzten und Wissenschaftlern, die sich während des Nationalsozialismus als willige Helfer einer unmenschlichen Tötungsmaschinerie erwiesen haben, eine *malevolent transformation of personality* vermuten. Diese bedeutete eine „günstige" Voraussetzung für medizinische Machinationen, bei denen es unter dem Deckmantel von Wissenschaft und Heilkunde zu Mord und Totschlag bei Zehntausenden gekommen ist.

7.13 Wertorientierung des Menschen

Hilfe, Hilfsbereitschaft und Empathie sind Manifestationen der Reife. Fehlt diese, werden in der Regel Surrogate des Helfens ausgebildet. Das war zumindest die Meinung von Karen Horney, eine der namhaftesten Repräsentantinnen der Neo-Psychoanalyse. In *Unsere inneren Konflikte*[14] legte sie eine Charaktertypologie vor, welche die Grundeinstellungen und Wertorientierungen der Menschen in drei Gruppen zusammenfasst.

Der Mensch kann sich den Mitmenschen zuwenden, sich von ihnen entfernen oder gegen sie gerichtet sein. Die erste Haltung ist diejenige der Sympathie und Kooperation, die zweite diejenige der Schizoidie oder Gefühlskargheit, und die dritte diejenige der Aggression. Mit diesen drei Typen, die stets als Mischungsverhältnis auftreten, beschrieb Horney eine Fülle von Phänomenen aus dem normalen und gestörten Sozialleben.

Unzweifelhaft entspringen Pflegen und Helfen der Zuwendung zum Menschen. Es muss eine positiv getönte Gefühlsbasis vorhanden sein, die den Menschen motiviert, den anderen nahe kommen zu wollen; diese geht fürsorglichen Handlungen und Aktivitäten normalerweise voraus. Horney beobachtete jedoch, dass manche Menschen aufgrund ihres sehr hohen Symbiose-Ideals und Anlehnungsbedürfnisses die Nähesituation bis zum Selbstverlust ausgestalten – Einstellungen, die man masochistisch nennt. Masochistisch orientierte Menschen wissen mit sich selbst oftmals wenig anzufangen und streben darum zum Du, dem sie Unterstützung, Pflege und Hilfe anbieten und mit dem sie aber vor allem

---

[14] Horney, K.: Unsere inneren Konflikte (1945), Frankfurt am Main 1994.

verschmelzen wollen. Es erwächst jedoch kein dauerhafter Segen aus Hilfeleistungen, die aus der eigenen Impotenz und Inferiorität geboren sind.

7.14 Die hilflosen Helfer

Genau diesen Tatbestand visierte Wolfgang Schmidbauer in seinem Buch *Die hilflosen Helfer*[15] an. Darin machte er darauf aufmerksam, dass viele Menschen in den Helferberufen nicht aus psychosozialer Gesundheit und Stabilität heraus zur Hilfeleistung drängen, sondern eigene innere Nöte übertönen wollen, indem sie Schwächeren und Noch-Hilfloseren Wohltaten angedeihen lassen.

Eine solche Entlarvung von Mitleidsneurosen kann man schon in den Schriften Friedrich Nietzsches nachlesen. Dieser Meisterpsychologe äußerte den Verdacht, dass es Mitleid als sublimierten Sadismus sowie als Ressentiment-geschwängerte Haltung gibt. Wenn sich der Mitmensch (Patient, Klient, Schüler, Kind) als hilflos erweist, ist der Helfer in jedem Fall überlegen. Das macht das Mitleids- und Hilfsverhalten so verlockend für manche Schattenexistenzen, die ins Licht geraten, wenn sie ein Opfer finden, in das sie sich nun angeblich empathisch einfühlen und dem sie anscheinend Gutes tun.

So wird verständlich, warum Nietzsche vom Altruismus als von der verlogenen Form des Egoismus sprach. Ähnlich wie seine Vorläufer in Sachen Moralismus wusste er um die vielfältigen Maskeraden, auf welche die Menschen zurückgreifen, um ihre wahren Motive und Bedürfnisse zu verbergen. Der sich zur Schau stellende barmherzige Samariter stand für den Philosophen im Verdacht, zuallererst ein Heuchler zu sein, der das eigene Ressentiment mit dem Mäntelchen des Gutmenschen bedeckt. In *Also sprach Zarathustra*[16] warnte Nietzsche vor den Mitleidigen, die aufgrund von Überlegenheitsstreben den Hilfsbedürftigen gegenüber viele Torheiten begingen; allemal besser als das Mitleid sei die Mitfreude, die allerdings weniger oft zu beobachten sei.

In analoger Weise argumentierte Max Scheler in *Das Ressentiment im Aufbau der Moralen*[17] (1912). Obwohl der Autor Nietzsches historischer Ableitung des Ressentimentcharakters vom Christentum widersprach, gab er seinem Vordenker insofern Recht, als er altruistisch orientierten Menschen bescheinigte, ihre Existenzbewegung sei häufig als eine Art Selbstflucht zu bewerten. Nicht wenige von ihnen zeigten Ängste und Hemmungen, sich selbst in ihrer Unsicherheit und Minderwertigkeit zu erkennen und den Umriss und Gehalt ihrer Persönlichkeit realitätsgerecht einzuschätzen.

---

[15] Schmidbauer, W.: Die hilflosen Helfer, Reinbek bei Hamburg 1977.
[16] Nietzsche, F.: Also sprach Zarathustra (1883/84), in: KSA Band 4, München – Berlin 1988.
[17] Scheler, M.: Das Ressentiment im Aufbau der Moralen (1912), Gesammelte Werke Band 3, Bern 1955.

7.15 Gibt es reinen Altruismus?

Dies leitet zur Frage über, wie sich tatsächliches altruistisches Helfen und wirkliches Einfühlungsvermögen von Imitaten, Scheinfürsorge und eigennützigen Tendenzen unterscheiden. Gibt es überhaupt den reinen Altruismus, oder sind nicht in alle Varianten der Solidarität und Empathie stets auch egoistische Motive eingewoben?[18] Antworten darauf versuchen seit Jahren die Sozialpsychologen zu geben. In einer Reihe von empirisch angelegten Untersuchungen konzentrierten sie sich auf das prosoziale Verhalten. Mit diesem als Synonym für Altruismus gebrauchten Begriff konnten die Forscher jedoch meist nur das jeweilige Verhalten und nicht so sehr die Einstellungen oder Haltungen von Menschen erfassen.

Bei manchen sozialpsychologischen Versuchsanordnungen wurde offenkundig, dass altruistisches Verhalten von situativen Gegebenheiten abhängt. In einer Studie wurde ein scheinbar verletzter Mensch an die Straßenseite gelegt, und man beobachtete daraufhin das Hilfeverhalten von Theologiestudenten, die zu einem Seminar gingen. Selbst wenn die Studenten im Seminar über *Der barmherzige Samariter* referieren sollten, hatte ein experimentell vorgegebener Zeitdruck großen Einfluss auf ihr Hilfeverhalten: Unter Zeitdruck halfen dem Opfer nur 4%; ohne Zeitdruck zeigten über 60% altruistische Reaktionen.

Auch die momentane Stimmungslage (z.B. Schuldgefühle) beeinflusst das prosoziale Verhalten: So spendeten Katholiken mehr Geld vor der Beichte als danach, was ein indirekter Beleg dafür ist, dass ihre Spendenbereitschaft vom Eigennutz der Entlastung von unangenehmen Schuldgefühlen mitmotiviert war. Des Weiteren wurde mehrfach in Studien der Zusammenhang zwischen Altruismus, Bevölkerungsdichte und Reizüberflutung belegt: In Kleinstädten hilft etwa die Hälfte der Passanten einem Verletzten, in Großstädten tun dies nur 15%. Kommen jedoch die Großstädter für längere Zeit in eine reizarme Umgebung, helfen sie genau so oft wie die Kleinstädter.

Das prosoziale Verhalten wurde auch im Hinblick auf mögliche Geschlechtsunterschiede untersucht. Frauen zeigen eher langfristig angelegten Altruismus, z.B. in Form von Pflege nahestehender Personen. Männer hingegen neigen dazu, ihren Altruismus als singuläre Heldentaten, etwa im Rahmen von Rettungswesen, Feuerwehr und Technischem Hilfswerk, unter Beweis zu stellen. Wie sehr dabei die hormonelle Ausstattung eine Rolle spielt, wurde in den vergangenen zwei Jahrzehnten kontrovers diskutiert; vor allem das Hormon Oxytozin scheint günstige Effekte beim prosozialen Verhalten zu induzieren.

7.16 Einspringende und vorausspringende Fürsorge

Keinen empirisch überprüften, dafür jedoch philosophisch fundierten Unterscheidungsvorschlag zwischen günstigen und weniger günstigen Formen des Helfens und der Hilfsbereitschaft unterbreitete Martin Heidegger in *Sein und Zeit*.[19] In seinem Hauptwerk be-

---

[18] Siehe hierzu Nagel, Th.: Die Möglichkeit des Altruismus, Berlin 2005.
[19] Heidegger, M.: Sein und Zeit (1927), Tübingen 1986.

schrieb der Denker diverse menschliche Wesenseigentümlichkeiten, die er als Existenziale bezeichnete. Als ein wichtiges Existenzial bezeichnete Heidegger das Mitsein, womit er auf das Faktum abhob, dass Menschen nie für sich alleine leben, sondern immer auf ihre Mitmenschen angewiesen sind. Um die Beziehung und den Umgang des Einzelnen mit anderen Menschen zu charakterisieren, griff der Denker auf den Terminus der Fürsorge zurück.

Heidegger unterschied zwei Formen der Fürsorge: vorausspringend befreiende und einspringend beherrschende Fürsorge. Bei der Ersteren ist der Betreffende darum bemüht, seinem Mitmenschen Möglichkeiten und Freiräume an die Hand zu geben, sodass dieser sein Dasein selbst gestalten und sein eigenes Wesen zum Austrag bringen kann; hiermit assoziierte Attribute sind Rücksicht und Nachsicht. Heidegger zielte damit auf Formen zwischenmenschlicher Beziehungen ab, die von Toleranz und Wertschätzung geprägt sind, selbst wenn es sich um Hierarchien, wie etwa zwischen Helfer und Hilfsbedürftigen, handelt.

Einspringend beherrschende Fürsorge ist dagegen oft genug durch Rücksichtslosigkeit und Dominanzstreben des Helfenden geprägt. Dabei nimmt er seinem Mitmenschen die Last der Selbstverwirklichung und der Entfaltung seines Wissens und Könnens ab – eine Form der Fürsorge, die zu Verwöhnung und Abhängigkeit des Befürsorgten beiträgt und langfristig eher die Bedürfnisse des Helfers (er ist umgeben von Menschen, die ihm gegenüber permanent unterlegen und abhängig sind) denn diejenigen des Hilfsbedürftigen befriedigt.

Übertragen auf die Situation des Helfens im medizinischen Kontext bedeutet die Heidegger'sche Unterscheidung, dass sich Ärzte, Pflegende und andere Helfer immer wieder neu die Frage stellen sollten, inwiefern der von ihnen betreute Patient noch einspringender Fürsorge bedarf oder bereits vorausspringend fürsorglich behandelt werden kann. Im Verlauf von Krankheiten gibt es diesbezüglich nicht selten wechselnden und sehr unterschiedlichen Bedarf, der jeweils erkannt und adäquat beantwortet werden darf.

7.17 Empathie und Gefühlsansteckung

Welche Voraussetzungen sollte der Einzelne nun mitbringen, um die notwendigen Formen, Arten und Grade der Hilfestellung und der Fürsorge situationsgerecht einschätzen zu lernen? Philosophen, Ärztinnen und Psychologen heben in diesem Zusammenhang oftmals auf den Begriff der Empathie ab, von der sie annehmen, dass sie das Fundament für altruistisches Verhalten darstellt.[20]

Der Terminus „Empathie" stammt aus dem Altgriechischen und heißt übersetzt so viel wie heftige Leidenschaft oder intensive Gefühlsregung. Seit Sigmund Freud und Theodor Lipps wird unter Empathie gemeinhin die Fähigkeit eines Menschen verstanden, sich in

---

[20] Siehe hierzu Staemmler, F.M.: Das Geheimnis des Anderen – Empathie in der Psychotherapie, Stuttgart 2009.

seine Mitmenschen einzufühlen, um deren Stimmungslage, Motivation und Intention richtig wahrzunehmen und einzuordnen. Empathie bildet damit die Grundlage für angemessene zwischenmenschliche Reaktionen.

Man muss und darf Einfühlungsvermögen von Gefühlsansteckung differenzieren. Bei Ersterem ist der Betreffende in der Lage, die emotionale und existenzielle Lage des anderen adäquat einzuschätzen, ohne dass er bei sich selbst unbedingt ähnliche oder gleiche Emotionen verspürt. Die Gefühlsansteckung hingegen führt zur Ausbreitung von Gefühlen und Affekten und umfasst zuletzt alle oder die meisten Individuen einer Gruppe oder Masse. Beispiele hierfür sind Angst- und Panikaffekte oder kollektive Ekstase in größeren Gruppierungen, aber auch emotionale Interaktionen zwischen Eltern und Kindern.

Emotionale Ansteckung ist ein auch unter Tieren vorkommendes Phänomen; Empathie hingegen ist in seinen höheren Ausprägungen auf den Menschen beschränkt. Der Verhaltensforscher und Zoologe Frans de Waal vertrat in *Primaten und Philosophen – Wie die Evolution die Moral hervorbrachte*[21] die Ansicht, dass die menschliche Fähigkeit zur Empathie den Teil des evolutionären Erbes ausmacht, auf dem Voraussetzungen für soziales, moralisches und letztlich auch kulturelles Verhalten basieren.

Einfühlungsvermögen sollte nicht mit Identifikation gleichgesetzt werden. Bei der Empathie geht es neben dem intuitiven Erspüren von Emotionen der Mitmenschen auch um ein Erschließen des anderen, der bei aller eventuellen Nähe stets ein Fremder bleibt. Freud betonte, dass im psychoanalytischen Prozess der Analysand vom Analytiker empathisch betrachtet werden sollte, ohne dass sich Letzterer mit seinem Patienten vollumfänglich identifiziert.

Bei der Identifikation kommt es, anders als bei der Einfühlung, zur Übereinstimmung von Empfindungen und Gesinnungen; hierbei macht der eine sich mit dem anderen gemein. Beispiele hierfür gibt es seit der griechischen Tragödientheorie der Antike zuhauf. So erwächst der schon von Aristoteles beschriebene Effekt der Katharsis auf einem Prozess der Identifikation von Zuschauern mit den Schauspielern. Das Schicksal und die emotionale Verfassung der Bühnenpersonen werden einige Stunden lang vom Publikum miterlebt, ohne dass es sich davon (anders als bei der Empathie) während der Aufführung merklich distanzieren kann und will.

7.18 Nachahmung, Einfühlung, Spiegelneurone

In den letzten Jahren entdeckten vergleichende Anthropologen und Biologen bei Rhesusaffen zentralnervöse Strukturen, die eine biologische Grundlage für Nachahmungsverhalten und Gefühlsansteckung darstellen. Neurowissenschaftler wie Vittorio Gallese, Giacomo Rizzolatti, Vilayanur Ramachandran haben das Konzept der Spiegelneurone[22]

---

[21] Waal, F. de: Primaten und Philosophen – Wie die Evolution die Moral hervorbrachte (2008), München 2009.
[22] Rizzolatti, G. und Sinigaglia, C.: Empathie und Spiegelneurone – Die biologische Basis des Mitgefühls, Frankfurt 2008.

formuliert, mit deren Hilfe Rhesusaffen und andere Primaten erstaunliche Fähigkeiten entwickeln, das Verhalten wie die emotionale Situation von Artgenossen wahrzunehmen und mit analogem Verhalten respektive emotionalem Echo zu beantworten.

Weil diese Antwortmuster beinahe eins zu eins den ursprünglichen Aktivitäten entsprechen, entsteht der Eindruck von Spiegelung. Primaten gähnen, wenn sie andere gähnen sehen; sie werden freudig erregt, wenn andere Affen sich freuen; und man vermutet, dass ansteckendes Lachen ebenfalls über Spiegelneurone vermittelt wird. Bei all diesen Phänomenen handelt es sich um Formen der Nachahmung oder Gefühlsansteckung.

Inwiefern Einfühlungsvermögen im obigen Sinne ebenfalls auf die biologische Grundlage der Spiegelneurone zurückgreift und ob weitere neuronale Strukturen und Prozesse aktiviert werden müssen, damit es zu tatsächlicher Empathie beim Menschen kommt, ist zurzeit Gegenstand intensiver Forschungen. Die meisten Entwicklungspsychologen sind der Überzeugung, dass die Fähigkeit zu empathischem Verhalten beim Menschen zwar angeboren ist, zugleich aber sozial und kulturell überformt wird und damit großen individuellen Schwankungen unterliegt.

7.19 Vom Wesen der Empathie

Einfühlungsvermögen ist nicht nur ein emotionaler, sondern auch ein intellektuell-kognitiver Akt. Neben dem intuitiv-auffassenden Begreifen von Stimmungen und Atmosphären erfordert empathisches Verhalten oft auch ein diskursives Reflektieren, Benennen und Ordnen von Eindrücken und Erlebnissen. Wer nachhaltig empathisch sein will, darf sich nicht nur auf seine Empfindungen verlassen – er muss diese auch in größere soziale, geistige und womöglich sogar kulturelle Zusammenhänge einstellen.

Empathie überlappt sich mit hermeneutischen Aufgaben, mit der Kunst und Technik des Verstehens. Einfühlung und Verstehen bedingen und benötigen sich gegenseitig, wobei prominente Vertreter der Hermeneutik von Friedrich Schleiermacher über Wilhelm Dilthey bis zu Hans-Georg Gadamer Schwierigkeiten benannt haben, die mit zwischenmenschlichem Verstehen unausweichlich verknüpft sind.

Besonderes Augenmerk legten sie dabei auf das Problem des Perspektivwechsels und der Perspektivenübernahme. Damit ist gemeint, dass jedermann aufgrund seiner Individualität (Charakter, Vorgeschichte, Abstammung, Geschlecht, Weltanschauung, Gesinnung, Werthorizont usw.) einen fast unverrückbaren Stand- und Gesichtspunkt einnimmt, von dem aus er sich und die Welt wahrnimmt und beurteilt.

Trifft er nun auf den anderen, dem er empathisch und verstehend begegnen will, ist er mit der Notwendigkeit der zumindest partiellen Perspektivenübernahme konfrontiert. Das Alter ego ist eben keine bloße Verdoppelung des eigenen Ichs, sondern eine Fremdpersönlichkeit mit eigenen Ansichten, Wünschen, Vorstellungen, Phantasien, Erfahrungen und Entwürfen. Sich in diese auch nur annäherungsweise einzufühlen und sie zu verstehen erfordert ein hohes Maß an Bereitschaft, emotional und gedanklich die Stand- und Gesichtspunkte des anderen nachzuvollziehen.

Eine alte indianische Redensart lautet: „Urteile nie über einen anderen, bevor Du nicht einen Mond (Monat) lang in seinen Mokassins gegangen bist!" Wer je konkret versucht hat, die eingelaufenen Schuhe eines anderen zu tragen, kann erahnen, um wie viel schwerer es in der Regel fällt, nicht nur Schuhe, sondern darüber hinaus zumindest punktuell auch das affektive, charakterliche und weltanschauliche Rüstzeug eines Mitmenschen probeweise zu übernehmen.

7.20 Der liebende Blick

Eine philosophische Ausdeutung der Empathie unternahm Nicolai Hartmann. In seiner *Ethik*[23] beschrieb er es als hervorragende Aufgabe von Menschen, sich in die Mitmenschen einzufühlen und sie hinsichtlich ihrer tatsächlichen Realität wie auch in Bezug auf ihre Potenzialität kennenzulernen. In den meisten Fällen geschieht dies nur im Hinblick auf den von Hartmann als empirisch bezeichneten Charakter von Individuen. Der Diagnostiker nimmt dabei an seinem Gegenüber die harten Fakten von dessen Existenz, Dasein und Geworden-Sein wahr und ordnet sie nach typologischen Kriterien ein.

Neben und in der empirischen Persönlichkeit gibt es jedoch noch die ideale, intelligible Persönlichkeit, also jene Facetten eines Menschen, die in ihm als Möglichkeiten vorhanden sind und die mit einer speziellen Optik erfasst werden können, die Hartmann den liebenden Blick nannte. Dieser anerkennt den empirischen Charakter der Person, verfängt sich jedoch nicht darin, sondern stößt weiter vor zur Idealität und Potenzialität des Betreffenden.

Die intelligible Persönlichkeit, die noch keine Wirklichkeit geworden ist und deren Umrisse sich nur ahnend erschauen lassen, speist sich aus der Wertorientierung und den meist unbewussten Zielvorstellungen eines Menschen. Um aus allen diesen Potenzialitäten irgendwann Realitäten erwachsen zu lassen, bedarf es eines speziellen Nährbodens, der mit dem liebenden Blick ebenfalls gemeint ist.

Der liebende Blick, also Einfühlungsvermögen im Hartmann'schen Sinne, wirkt daher in zweifacher Richtung: als diagnostischer Blick, um Gewordenes und Zukünftiges, Empirisches und Ideales, die harten Fakten wie auch den Werthorizont einer Person wahrzunehmen und zu taxieren; sowie als ein therapeutischer Blick, der Ermutigung, Aufforderung zur Selbstwerdung und Glauben an die Auszeugungskraft einer Persönlichkeit vermittelt.

---

[23] Hartmann, N.: Ethik (1926), Berlin 1968.

7.21 Zwischenresümee

Ich eröffnete meine Erörterungen mit der schlichten Feststellung, dass die Medizin den Ärztinnen, Pflegenden, Therapeuten vielfältige Formen des Helfens und der Hilfestellung abverlangt. Diagnostik und Therapie sind Handlungen und Prozesse, die in der Regel an Kranken und damit an Hilfsbedürftigen durchgeführt werden.

Das Phänomen des Helfens führte uns zur Frage, inwiefern es sich dabei um eine Aktivität und Haltung handelt, welche der Gattung Homo wesenhaft eignet. Und des Weiteren interessierte uns, ob altruistische Regungen beim Menschen immer auch von egoistischen Impulsen und Bedürfnissen mitbestimmt sind. Die Fülle und Breite der Antworten, die zitiert wurden, zeigt, dass wir es bei diesen Fragen mit einer komplexen anthropologischen Thematik zu tun haben; wer hierbei rasche und eindimensionale Lösungen sucht, verfehlt die Aufgabe mit Sicherheit.[24]

Im letzten Teil meiner Ausführungen nahm ich den Begriff der Empathie ins Visier. Nicht wenige Ärzte, Psychologen, Philosophen und Anthropologen begreifen das empathische Verhalten als Fundament für Hilfestellungen aller Art. Zwar gibt es immer wieder Hilfsaktionen, die aus vorwiegend egoistischen Motiven heraus (Gelderwerb, Karrieredenken, Stabilisierung eines prekären Selbstwerts des Helfers, Entlastung von Schuldgefühlen, sadistische Impulse und Handlungen bei psychosozial gestörten Altruisten) durchgeführt werden.

Die Mehrheit der Helfenden scheint aber bewusst oder unbewusst doch der Haltung der Empathie verpflichtet zu sein. Diese kann, muss aber nicht helfend-altruistisches Verhalten zur Folge haben. Wie gezeigt, sollten z.B. Psychotherapeuten über die Fähigkeit verfügen, sich in ihre Patienten umfassend einzufühlen, ohne dass sie einspringend fürsorglich werden und ihnen die Bürde der Daseinsgestaltung abnehmen.

7.22 Gestalt-Wahrnehmung, lädierte und prägnante Gestalt

So kann die Eingangsfrage nach dem Wesen der Hilfsbereitschaft erweitert werden um das Thema, was Inhalt und Natur von Empathie ist. Neben den schon erörterten Gesichtspunkten soll noch ein weiterer Aspekt hervorgehoben werden, den die Gestaltpsychologie besonders betont hat und der den Glauben an die grundsätzliche Bereitschaft des Menschen zur gegenseitigen Einfühlung und Hilfestellung stützt.

Diese Richtung der Psychologie ist seit etwa 1900 im Gespräch und wurde maßgeblich durch Forscher wie Christian von Ehrenfels, Wolfgang Köhler, Kurt Koffka, Max Wertheimer und Wolfgang Metzger gefördert. Ein Grundprinzip der gestaltpsychologischen Theorie besagt, dass Menschen nicht bloß Empfindungsdaten wahrnehmen, sondern von vornherein und stets auf die Perzeption von Gestalten ausgerichtet sind. Dabei lässt sich

---

[24] Siehe hierzu Hunt, M.: Das Rätsel der Nächstenliebe – Der Mensch zwischen Egoismus und Altruismus (1990), Frankfurt am Main 1992.

nachweisen, dass Menschen bestrebt sind, überall sogenannte gute und prägnante Gestalten zu erfassen und zu verwirklichen. Später wurde dieses Konzept auf weitere Verhaltensweisen (Denken, Fühlen, Wollen, Handeln) übertragen. Es scheint für den Menschen ein wesentliches Bedürfnis zu sein, möglichst vollständige Gestalten zu realisieren; die Idee der Ganzheit ist wohl fundamental in der *Conditio humana* verankert.

Diese Erkenntnisse der Gestaltpsychologie lassen sich auch auf das Thema von Empathie und Hilfsbereitschaft übertragen. Denn der leidende, hilflose, geschädigte und missbrauchte Mensch stellt in gewisser Weise eine dysmorphe Gestalt dar. Sich in ihn einzufühlen bedeutet, eine inkomplette Gestalt wahrzunehmen, und ihm zu helfen heißt, potenziell wieder vollkommenere Formen und Ordnungen zu ermöglichen.

Das Gleiche gilt für alle Unzulänglichkeiten der Menschenwelt, die uns stören, sofern wir ein waches Gemüt und eine halbwegs gesunde Vernunft aufweisen. Oscar Wilde schwärmte in *Der Sozialismus und die Seele des Menschen*[25] von einem individualistischen Sozialismus, dessen Antrieb die ästhetische Vervollkommnung der Welt sei. Hässlichkeit ist eine schlechte Gestalt – gleichgültig, ob es sich um Krankheit, Armut, Obdachlosigkeit oder sonstige Formen von körperlichen, sozialen, seelischen, geistigen, gesellschaftlich-kulturellen Gebrechen handelt. Kunst und alle Spielarten der Schönheit sind Versuche, daraus bessere oder gute Gestalten werden zu lassen.

7.23 Conclusio

Dies macht zum Teil verständlich, warum es viele Menschen gibt, die zu wenig Empathie und Hilfsbereitschaft an den Tag legen oder sich sogar der Gefühllosigkeit, Destruktivität und Unmenschlichkeit überlassen. Sie haben vermutlich aufgrund ihrer Sozialisation und Lebensschicksale die Tragweite des Gestaltprinzips nie umfänglich kennengelernt, womit sie einer wesentlichen Möglichkeit des Menschseins verlustig gegangen sind.

Dass man diesbezüglich nicht wenige Karikaturen des Menschseins registrieren muss, sollte uns nicht dazu verleiten, dem Menschen generell die Fähigkeiten zur Gestalt-Wahrnehmung und -Realisierung abzusprechen. Was der Mensch in seinem Wesen ist und noch werden kann, wissen wir nicht abschließend. Allenfalls ahnen wir es im Kontakt mit gelungeneren Exemplaren unserer Gattung sowie im Rückblick auf die inzwischen schon Jahrtausende während Tradition eines humanistischen und solidarischen Kosmopolitismus.[26]

---

[25] Wilde, O.: Der Sozialismus und die Seele des Menschen (1891), Zürich 1970/82.
[26] Nussbaum, M.: Kosmopolitismus – Revision eines Ideals (2019), Darmstadt 2020.

Literatur

Erikson, E.H.: Kindheit und Gesellschaft (1950), Stuttgart 1987
Freud, S.: Das Unbehagen in der Kultur (1930), Gesammelte Werke Band XIV, Frankfurt am Main 1988
Goodall, J.: Ein Herz für Schimpansen (1990), Reinbek bei Hamburg 1991
Hartmann, N.: Ethik (1926), Berlin 1968
Hegel, GFW.: Phänomenologie des Geistes (1807), Frankfurt am Main 1986
Heidegger, M.: Sein und Zeit (1927), Tübingen 1986
Horney, K.: Unsere inneren Konflikte (1945), Frankfurt am Main 1994
Hume, D.: Untersuchung über die Prinzipien der Moral (1751), Hamburg 1997
Hunt, M.: Das Rätsel der Nächstenliebe – Der Mensch zwischen Egoismus und Altruismus (1990), Frankfurt am Main 1992
Kant, I.: Die Religion innerhalb der Grenzen der bloßen Vernunft (1797), Werkausgabe Band VIII, Frankfurt am Main 1977
Kropotkin, P.: Gegenseitige Hilfe in der Tier- und Menschenwelt (1902), Grafenau 1993
Lackner, S.: Die friedfertige Natur, München 1982
Long, W.: Friedliche Wildnis (1950), Berlin 1959
Moss, C.: Die Elefanten vom Kilimandscharo – 13 Jahre im Leben einer Elefantenfamilie, Hamburg 1990
Nagel, Th.: Die Möglichkeit des Altruismus, Berlin 2005
Nietzsche, F.: Also sprach Zarathustra (1883/84), in: KSA Band 4, München – Berlin 1988
Nussbaum, M.: Kosmopolitismus – Revision eines Ideals (2019), Darmstadt 2020
Rizzolatti, G. und Sinigaglia, C.: Empathie und Spiegelneurone – Die biologische Basis des Mitgefühls, Frankfurt 2008
Rousseau, J.-J.: Diskurs über die Ungleichheit (1755), Stuttgart 2008
Scheler, M.: Das Ressentiment im Aufbau der Moralen (1912), Gesammelte Werke Band 3, Bern 1955
Schmidbauer, W.: Die hilflosen Helfer, Reinbek bei Hamburg 1977
Spinoza, B. de: Ethik (1677), Hamburg 1989
Staemmler, F.M.: Das Geheimnis des Anderen – Empathie in der Psychotherapie, Stuttgart 2009
Sullivan, H.S.: Die interpersonale Theorie der Psychiatrie (1953), Frankfurt am Main 1980
Waal, F. de: Primaten und Philosophen – Wie die Evolution die Moral hervorbrachte (2008), München 2009
Wilde, O.: Der Sozialismus und die Seele des Menschen (1891), Zürich 1970/82

Arzt und Patient und Patient und Arzt

Inhaltsverzeichnis

8.1	Heiler und Schamane	144
8.2	Systematiker und Empiriker	145
8.3	Paracelsus	146
8.4	Die romantische Medizin	147
8.5	Positivismus, Materialismus und die Medizin	147
8.6	Die psychologische Medizin	148
8.7	Die Psychosomatik	149
8.8	Sozialmedizin und Prävention	150
8.9	Medizin und Politik	151
8.10	Medizin und Philosophie	152
8.11	Der Patient	153
8.12	Patientenrolle und Krankheitsgewinn	154
8.13	Patientenrolle – Autonomie und Abhängigkeit	155
8.14	Arzt-Patienten-Kommunikation	156
8.15	Die technizistische Medizin	156
8.16	Das erotische Arzt-Patienten-Verhältnis	157
8.17	Conclusio	158
Literatur		159

In seinem Roman *Krankenzimmer Nr. 6* (1893) schuf Anton Tschechow mit dem Arzt Dr. Andrej Efimyč Ragin eine Hauptfigur, die ein tragisches Schicksal erlebt. Als Chefarzt eines Provinzkrankenhauses ist er auch für die psychiatrische Abteilung der Klinik zuständig. Dort unterhält er sich oft und angeregt mit Iwan Gromow, einem Beamten, der an Verfolgungswahn leidet und auf einer geschlossenen Station untergebracht ist.

Ragin bemerkt, dass Gromow einer der wenigen Menschen ist, mit denen er sich vernünftig über Gott und die Welt austauschen kann. Eines Tages fragt ihn der Patient eindringlich, warum er in der Anstalt sei und dort festgehalten werde, wohingegen sich Mediziner, Pfleger und viele andere, die moralisch weit unter ihm stünden, frei bewegen dürften. Er, Gromow, erlebe dies als unlogisch, woraufhin Ragin ihm versichert: „Die Tatsache, dass ich Arzt bin und Sie Geisteskranker, hat nichts mit Moral und mit Logik zu tun, sondern das ist reiner Zufall."[1]

Wie sehr Ragin mit dieser Auskunft Recht behalten sollte, eröffnet sich dem Leser wenige Seiten später. Zunehmend gerät der Arzt in eine Wahnstimmung, die schließlich dazu führt, dass er unter entwürdigenden Umständen zum Patienten auf gerade jener psychiatrischen Station wird, die er bis vor kurzem noch als Klinikleiter betreute.

Obwohl ein derartiger Rollentausch zwischen Arzt und Patient nicht die Regel ist, muss man Tschechow bescheinigen, mit seiner Geschichte etwas Wahres problematisiert zu haben. Abgesehen davon, dass der Dichter diese Doppelrolle von sich selbst kannte (er war Arzt und zugleich als Tuberkulosekranker Patient), gibt es gewisse Rollensegmente, die auf den Heilkundigen wie auf den Hilfsbedürftigen gleichermaßen zutreffen.

Übersieht man diese Aspekte und macht aus dem Ersteren einen allmächtigen Heroen und aus dem Letzteren eine ohnmächtige Kreatur, geht man sowohl bei der Charakterisierung von Arzt und Patient als auch bei der Beschreibung ihrer Beziehung fehl. Beide nämlich sind mächtiger und ohnmächtiger, wissender und unwissender als es den Anschein haben mag. Unter dieser Prämisse wenden wir uns zuerst der Arzt- und dann der Patientenrolle zu, um zum Schluss das Verhältnis zwischen den beiden zu beleuchten.

8.1 Heiler und Schamane

Von Wilhelm Dilthey stammt der oft zitierte Satz: „Was der Mensch sei, erfährt er nur durch die Geschichte." Obwohl die Ausschließlichkeit dieses Diktums angezweifelt werden darf, verfahren wir im Folgenden analog dem Dilthey'schen Vorgehen. Wer wissen will, was das Bild des Arztes im 21. Jahrhundert ausmacht, tut gut daran, zu erkunden, welche Traditionen sich in ihm über die Jahrtausende hinweg angesammelt haben. Dabei wird sich rasch herausstellen, dass man hier und heute auf sehr verschiedene Arten Arzt sein kann.

Einen frühen Typus von Arzt gab es bereits vor Jahrtausenden – es war der Heiler. In vielen medizinhistorischen Schilderungen werden Schamanen, Medizinmänner und Zauberer als die Heilkundigen früherer Kulturen vorgestellt. Sie galten innerhalb ihres Clans oder Stammes als zentrale und hochangesehene Personen, die sich durch übersinnliche und -natürliche Fähigkeiten auszeichneten. Sie sollen mit den Naturmächten ebenso wie mit Göttern und Geistern engen Kontakt gepflegt haben und dadurch zu Wahrsagerei, Zauberei, Natur- und Fährtenlesen sowie zur Heilung in der Lage gewesen sein.[2]

---

[1] Tschechow, A.: Krankenzimmer Nr. 6 (1893), Zürich 1976, S. 37.
[2] Eliade, M.: Schamanismus und schamanische Ekstase-Technik (1951), Frankfurt am Main 2001.

Als Mittel für seine heilkundigen Interventionen griff der Schamane auf Riten, Totems und Tabus zurück. Außerdem setzte er seine Aura ein, die sich aus Macht, hohem Status, Charisma und dem Geheimnisvollen speiste. Um sich her verbreitete er eine Atmosphäre der Unantastbarkeit und des Undurchschaubaren, die ihn als auserwählten und seltenen Menschen erscheinen ließ.

Allein der Kontakt mit ihm, seine körperliche (Handauflegen) und emotionale Zuwendung, riefen (subjektive) Besserung oder Heilung beim Kranken hervor. Für die jeweiligen Eingriffe wurden die Patienten durch berauschende Getränke, Weihrauch, Drogen (Cannabis), Dunkelheit und rhythmische Musik sowie Gesänge in Trance versetzt. Die Heilhandlung verlief ritualisiert an bestimmten Orten (Szenerie, z. B. im Zelt, in der Nähe des Weltenbaums) und mit strenger Kleiderordnung (Masken, Requisiten). Der Kranke war geheilt, wenn es dem Schamanen gelang, den bösen Geist, der für die Krankheit verantwortlich gemacht wurde, zu vertreiben. Dies geschah durch Trommeln, Ausblasen, Absaugen oder Lockungen (anziehende Düfte).[3]

An dieser kurzen Skizze mag schon deutlich geworden sein, dass sich manche Elemente des Schamanismus und seiner Placebo-Effekte nutzenden Heilkraft auch bei Ärzten des 21. Jahrhunderts wiederfinden. Riten (Händewaschen, Desinfektion vor Blutabnahmen), Inszenierungen (Chefarztvisite), Trancezustände (Anästhesie, Narkose) oder uniformierte Kleidung sind als psychosoziale Heilfaktoren in der modernen Medizin ebenso noch wirksam wie das Charisma oder die Aura eines Arztes.

8.2 Systematiker und Empiriker

Der Heiler-Arzt des Schamanismus wurde in der Antike ergänzt und teilweise abgelöst durch zwei andere Formen des Arztseins: der Arzt als Systematiker und der Arzt als Empiriker. Für beide Varianten gab es vor allem in der griechischen und römischen Antike prominente Vertreter. Die erstere Spielart wurde z. B. von Hippokrates (um 460–370 v. Chr.) und Galen (um 130–213 n. Chr.), die Letztere von Erasistratos (um 305–250 v. Chr.) verkörpert.

Verglichen mit einem Schamanen nehmen sich Hippokrates, Galen und Erasistratos geradezu modern aus. Den Hang der griechisch-antiken Kultur zum vernünftig-kühnen Denken ohne Rückgriffe auf Aberglauben entwickelte Hippokrates (auf ihm fußend Galen) im engen Schulterschluss mit den Naturphilosophen seiner Zeit ein System der Medizin (Vier-Säfte-Lehre, Humoralpathologie), das mit Abweichungen im Abendland bis zur Renaissance als gültig angesehen wurde.

Dass Systeme zur Dogmatik erstarren können, ahnte in der Antike bereits Erasistratos. Man vermutet, dass dieser Arzt zumindest an Tieren Vivisektionen durchführte, da er schon im 3. Jahrhundert vor Christus die (korrekte) Auffassung vertrat, dass das Kleinhirn für die Koordination von Bewegungen zuständig ist. Auch die Bedeutung von Kreislauf, Luftröhre, Bauchspeicheldrüse und Herzklappen wurde von ihm annähernd richtig erfasst,

---
[3] Müller, K.E.: Schamanismus. Heiler, Geister, Rituale, München 2006.

sodass die Medizinhistoriker ihn zur Zunft jener Mediziner zählen, die sich durch eigene Anschauung (Empirie, z. B. in Form von Sektionen) und nicht durch tradiertes Lehrbuchwissen fortbilden.

Sowohl der Systematiker- als auch der Empiriker-Arzt stellt eine Art Archetypus dessen dar, was uns in der Neuzeit in der Person des wissenschaftlichen Mediziners begegnet. Für ihn sind beide Haltungen, die Wertschätzung von Systematik ebenso wie von Empirie, essenziell; als Bestandteile der Wissenschaft in unserem heutigen Sinne stehen sie für deren Tradition (Systematik) wie auch für deren Fortschritt (Empirie).

8.3 Paracelsus

Ein weiterer radikaler Empiriker war Paracelsus (1493–1541). Obwohl noch tief im mittelalterlichen Denken befangen, zeigte er Anzeichen von Modernität, die ihn partiell zu einem unserer Zeitgenossen stempeln. Er war ein unruhiger, kämpferischer Geist, der einen Großteil des damaligen Europas bereiste und wie ein Schwamm medizinisches Wissen aufsog. Seine Lernbegierde stillte er nicht nur bei Akademikern, sondern auch bei einfachen Leuten, klugen alten Weibern, Quacksalbern und beim fahrenden Volk.

Dieses Curriculum brachte ihn in scharfen Dissens zur etablierten Universitätsmedizin, die eher literarisch als empirisch ausgerichtet war. Empirie war weder erwünscht noch geboten; um Arzt zu werden, musste man die klassischen Texte eines Aristoteles, Plinius oder Theophrast studieren. Es war die große Zeit der Scholastiker, deren Entrüstung über Paracelsus und seine undogmatische Art der Heilkunde man sich lebhaft vorstellen kann.

Neben seinem entschiedenen Eintreten für eine Erfahrungsmedizin machte sich Paracelsus vor allem als Generalist einen Namen. Er schuf den Forschungszweig der Gewerbemedizin (Bergmannskrankheiten), bereicherte die Iatrochemie (Quecksilberkuren) und verband die Medizin mit Theologie, Philosophie, Astrologie, Alchemie, Magie und Aberglauben. Auf seinen Reisen schrieb er an seinen Büchern, die ihn beinahe ebenso berühmt machten wie seine Heilerfolge; unter anderem mit Erasmus von Rotterdam stand er in engem Kontakt.[4]

Was Paracelsus den Ärzten im 21. Jahrhundert noch zu sagen hat? Eine ganze Menge! Zwar darf man getrost über die Inhalte seiner Medizin schmunzeln und die meisten seiner ätiologischen Modellvorstellungen und therapeutischen Vorschläge unter die Rubrik des klinisch nicht mehr Aktuellen verbuchen. Die Art und Weise jedoch, wie Paracelsus für seine Ideen einstand und mit welchem Engagement und Mut er den damaligen Autoritäten die Stirne bot, verdient Respekt. Von Paracelsus lernen heißt nicht unbedingt siegen lernen; dafür bezog er zu viele Prügel, und seine Positionen waren meist zu umstritten. Ein begrüßenswertes Modell gab er vielmehr mit seinem universellen und unkonventionellen Denken ab, das heutigen Ärzten als Korrektiv für bloßes Spezialistentum und hierarchisch-autoritäre Denkhemmungen dienen könnte.

---

[4] Siehe hierzu Benzenhöfer, U.: Paracelsus, Reinbek bei Hamburg, 3. Auflage 2003.

8.4 Die romantische Medizin

Die Romantik im ersten Drittel des 19. Jahrhunderts brachte Ärzte und eine Heilkunde hervor, welche die Haupteigenschaften ihrer Epoche unverfälscht widerspiegelten: die Neigung zu spekulativen, poetischen, introvertierten und phantastischen Interpretationen von Menschen, Kosmos und Kultur. Namen wie Christoph Wilhelm Hufeland, Carl Gustav Carus, Anton Mesmer, Franz Joseph Gall, John Brown, Johann Lukas Schönlein oder Samuel Hahnemann stehen für eine Theorie und Praxis der Medizin, die auf ihrer Palette die Phrenologie (Gall) wie Homöopathie (Hahnemann) oder den Brownismus (Brown) als Farbtupfer akzeptierte. Eingerahmt wurde dieses Potpourri von Dichtern wie Novalis, Philosophen wie Schelling und Künstlern wie Caspar David Friedrich.[5]

Wie bei Paracelsus sind auch hier wieder die meisten inhaltlichen Gesichtspunkte der romantischen Medizin respektive der Medizin zur Zeit der Romantik längst passé, obschon sich die Homöopathie bis in unsere Tage durchzusetzen imstande ist. Entscheidender als die Krankheits- und Therapiemodelle war die Einstellung der damaligen Ärzte ihren Patienten gegenüber – eine Einstellung, die vom Gedanken des Individualisierens beseelt war. Sich in individuelle Lebens- und Krankengeschichten zu vertiefen und dabei auch noch (wie von Carus in seinem Buch *Psyche*[6] gefordert) in unbewusste seelische Anteile der Patienten einzutauchen war für viele Ärzte im ersten Drittel des 19. Jahrhunderts ein hohes Ideal.

In den letzten zwei Jahrzehnten hat sich unter dem Schlagwort der evidenzbasierten Medizin (EBM) eine entgegengesetzte Haltung unter den Ärzten der westlichen Welt etabliert. Nicht mehr der individuelle Patient, sondern die an einer großen Zahl von Kranken in Studien gewonnenen Erkenntnisse geben nunmehr die Leitlinien für Diagnostik und Therapie ab (Kap. 10). So sehr die EBM in weiten Bereichen der Heilkunde zu einer Anhebung des diagnostischen und therapeutischen Niveaus geführt hat, so sehr vernachlässigen manche von ihr begeisterte Ärztinnen und Ärzte die Individualität ihrer Patienten. Letztere sind davon wenig angetan, und einige wechseln als Reaktion daraufhin zu paramedizinischen Angeboten, wo sie (meist mit erheblichen Kosten verbunden) jenes Individualisieren erleben, das ihnen die Schulmedizin nicht mehr ausreichend bietet.

8.5 Positivismus, Materialismus und die Medizin

In der zweiten Hälfte des 19. Jahrhunderts eroberte sich nach und nach die wissenschaftliche Grundlagenforschung in der Medizin ihr Terrain. Seither wurden unzählige methodische, ätiologische, pathogenetische und klinische Einsichten gewonnen, auf denen die heutige Theorie und Praxis der Heilkunde (in der westlichen Welt) beruht. Im Gegenzug

---

[5] Siehe hierzu Wiesing, U.: Kunst oder Wissenschaft? Konzeptionen der Medizin in der deutschen Romantik, Stuttgart 1995.
[6] Carus, C.G.: Psyche – Zur Entwicklungsgeschichte der Seele (1846), Stuttgart 1941.

zu den Spekulationen und Phantasmen der Romantik und noch früherer Zeiten huldigte man nun weithin dem Positivismus und Materialismus: *Facta, non ficta!* – so lautete die Parole des Zeitalters. Aus dieser Gesinnung entwickelte sich als Naturwissenschaftsideologie der Szientismus, der gewillt war, naturwissenschaftliche Methoden nicht nur bei geeigneten Forschungsthemen, sondern immer und überall anzuwenden. Alles sollte durch Kausalanalyse erklärt und in Maß und Zahl quantifiziert werden.

Für die Medizin waren Positivismus und Materialismus segensreich. Experiment, Erfahrung, klinische Studien und theoretische Schlüssigkeit waren und sind Garanten für eine sachliche Haltung, die sich wohltuend gegen die Hochstapelei und Quacksalberei früherer Epochen abhebt. Das Prinzip der Falsifizierbarkeit (Nachweis, dass eine These oder Theorie falsch ist), das von Sir Karl Popper (1902–1994) als Qualitätskriterium wissenschaftlichen Denkens und Handelns hochgehalten wurde, fand auch in die Medizin Eingang.

Die Naturwissenschaftsperiode der Heilkunde hat zwei Arzttypen hervorgebracht: den Forscher- und den Techniker-Arzt. Manchmal gibt es sie in Personalunion, aber oft handelt es sich um getrennte Typen. Beide ergänzen idealiter einander, wobei der eine wissenschaftliche Einsichten generiert, welche der andere in Form medizinischer Technik anwendet. Inzwischen profitieren selbst die bescheidenste Arztpraxis und oftmals auch die von ihr versorgten Patienten von den Innovationen medizinischer Forschung und Technik.

Die Gefahren dieser an sich begrüßenswerten Entwicklung liegen in Technizismus und Technokratie. Der Apparatepark ersetzt tendenziell nicht selten die Arzt-Patienten-Kommunikation, und da Forschung und Technik hohe Kosten verursachen, sehen sich viele Ärzte auch wegen ökonomischer Rahmenbedingungen gezwungen, sich dieser Tendenz zu beugen. Im unguten Fall entsteht eine Medizin der kalten Berechenbarkeit und technischen Brillanz, der es jedoch an Menschlichkeit gebricht.[7]

8.6 Die psychologische Medizin

Anfang des 20. Jahrhunderts setzte u. a. Sigmund Freud einen neuen Arzttypus in die Welt: den psychologischen Arzt. Den gab es natürlich schon zu allen Zeiten, aber dann war er als Naturprodukt das Ergebnis spezifischer Lebensschicksale und besonderer Begabungen. Freud war der Erste, der mit seiner Psychoanalyse eine Systematik formulierte, die als Fundament dienen konnte, um die Psychologie im Arztberuf lehr- und lernbar werden zu lassen.

Freud selbst war in den naturwissenschaftlichen Forschungsweisen sozialisiert, und so fügte sich seine Psychoanalyse zunächst gut in das Welt- und Menschenbild der damaligen Medizin ein. Ergänzt wurde der Freud'sche Szientismus durch hermeneutische Denkmethoden, die in den Geistes- und Kulturwissenschaften heimisch sind. Als Theoretiker war Freud ein Naturforscher, als Praktiker hingegen war er ein Hermeneutiker, der

---

[7] Siehe hierzu Kathan, B.: Das Elend der ärztlichen Kunst, Berlin 2002.

in mühevollen biografischen Untersuchungen das Bild der jeweiligen Patientenpersönlichkeit erarbeitete. Es macht seine Größe aus, dass er vor einem Brückenschlag zwischen den beiden Wissenschaftsbereichen nicht zurückschreckte und aus den zwei Kulturen, die Charles Percy Snow so geistreich beschrieben hat,[8] eine einheitliche Kultur und Wissenschaft werden lassen wollte.

Dass der Psychoanalyse Engen und Einseitigkeiten anhaften, ist ein Gemeinplatz, den man als bekannt voraussetzen darf. Daher sind zwei bis drei Dutzend rivalisierende Schulen nach Freud entstanden, die um die adäquate Deutung und Beschreibung des Menschen und seiner Psyche miteinander wetteifern. Abgesehen von der Vielfalt möglicher Perspektiven auf das Seelische und ihre Pathologie gibt es jedoch Gemeinsamkeiten aller Tiefenpsychologien.

So ist der psychologische Arzt im Sinne Freuds und seiner Schüler oder Widersacher überzeugt, dass Störungen der kindlichen und späteren Entwicklung sowie Fehler in der Erlebnisverarbeitung zu den relevanten Krankheitsursachen gezählt werden. Man wird nicht nur krank infolge von Infektionen, Abnützungsvorgängen und äußerlichen Traumen, sondern auch durch Affekt-Abusus, belastete menschliche Beziehungen und durch problematische, Angst und Aggression auslösende Einstellungen zu sich selbst, den Mitmenschen und zur Welt (Ideologien).

Bei dieser umfänglichen Palette von Krankheitsursachen bedarf der Seelenarzt im Sinne der Psychoanalyse nicht nur naturwissenschaftlicher, sondern auch weitläufiger humanwissenschaftlicher Kenntnisse. Dazu zählen etwa Pädagogik, Soziologie, Historiografie, Philosophie sowie Literatur- und Kunstwissenschaften. Man sieht: Das Curriculum für einen tiefenpsychologischen Arzt und Heilkundigen ist weit wie die Welt, und seine Neigungen und Vorlieben dürften sich die Weite der universellen Interessen eines Paracelsus zum Maßstab nehmen.

8.7 Die Psychosomatik

Noch ein weiterer Arzttypus geht auf Anregungen der Psychoanalyse zurück: der psychosomatische oder (in neuerer Nomenklatur) der Arzt mit biopsychosozialer Ausbildung und Einstellung. Genau genommen kennen die Psychosomatik und mit ihr der biopsychosoziale Arzt jedoch zwei Eltern, die für ihre Geburt verantwortlich zeichneten. Es waren dies neben der Psychoanalyse (Tiefenpsychologie) auch Disziplinen der Medizin wie Physiologie, Innere Medizin, Dermatologie und Neurologie.

Zu Beginn des 20. Jahrhunderts mehrten sich Stimmen aus den Reihen der Internisten, Dermatologen und Neurologen, die ihre Fächer um tiefenpsychologische, philosophische und anthropologische Erkenntnisse erweitern wollten. Zu ihnen zählten unter anderen die Heidelberger Ärzte Ludolf Krehl, Richard Siebeck und Viktor von Weizsäcker, die

---

[8] Snow, C.P.: Die zwei Kulturen (1959), in: Kreuzer, H. (Hrsg.): Die zwei Kulturen. Literarische und naturwissenschaftliche Intelligenz. C.P. Snows These in der Diskussion, München 1987.

Berliner Ärzte Ernst Schweninger, Friedrich Kraus, Theodor Brugsch und Gustav von Bergmann, der Frankfurter Neurologe Kurt Goldstein, der Hamburger Internist Arthur Jores, der Baden-Badener Georg Groddeck, der Ulmer Thure von Uexküll sowie die in den Vereinigten Staaten und in Kanada tätigen Helen Flanders-Dunbar, Walter Cannon, Hans Selye, George Engel und Herbert Weiner.

Auf der anderen Seite fanden viele Ärzte über den Kontakt mit einer tiefenpsychologischen Schule, meist mit der Psychoanalyse, Zugang zu psychosomatischen Fragestellungen und Ideen. Ausgehend von Sigmund Freuds und Alfred Adlers Überlegungen zur (Psycho-)Genese körperlicher Erkrankungen wandten sich einige Mediziner der tiefenpsychologischen Diagnostik und Therapie von Patienten mit somatischen Erkrankungen zu. Prominente Vertreter dieser Gruppe waren etwa Wilhelm Reich, Franz Alexander, Felix Deutsch, Oswald Schwarz, Alexander Mitscherlich und Medard Boss (Daseinsanalyse).

Trotz zum Teil divergierender Ansichten hinsichtlich ätiologischer, diagnostischer und therapeutischer Fragen eint die psychosomatischen Ärzte die Überzeugung, dass körperliche Krankheit und Lebensgeschichte des Patienten assoziiert zu betrachten und eventuell auch zu behandeln sind. Bei allen Krankheiten sind ihrer Meinung nach biologische, seelische und soziale Gesichtspunkte als mögliche Ursachen, vor allem aber auch als Begleitfaktoren im Krankheitsprozess zu berücksichtigen. So gehören auch Themen wie Wachstum, Entwicklung, Reifung, Daseinsgestaltung, Beziehungsschicksal sowie weltanschauliche Haltungen der Patienten zum Forschungs-, Diagnose- und Therapieprogramm der Psychosomatik.

Für den konkreten Arzt bedeutet dies eine nochmalige Weitung von Aus- und Weiterbildung. Dies betrifft zum einen sein Wissen um diverse Zusammenhänge biopsychosozialer Natur sowie seine Kenntnisse und Fertigkeiten in der Schulmedizin und in der (Tiefen-)Psychologie. Zum anderen sind bei ihm in viel stärkerem Maße als beim Techniker-Arzt zwischenmenschliche, also kommunikative und kooperative Fähigkeiten gefragt. Der US-amerikanische Psychosomatiker Herbert Weiner (1921–2002) hat schon vor über 30 Jahren die biopsychosoziale Heilkunde als eine *Medizin der menschlichen Beziehungen*[9] charakterisiert.

8.8 Sozialmedizin und Prävention

Meine Aufzählung wäre unvollständig, wenn in ihr die Sozial- und Präventivmedizin fehlen würde. Diese ist eine Errungenschaft des 20. Jahrhunderts, obgleich man Rudolf Virchow in mancherlei Hinsicht bereits einen Sozialmediziner des 19. Jahrhunderts nennen kann. In den letzten Jahrzehnten hat sich die Sozial- und Präventivmedizin stark in Richtung *Public Health* entwickelt.

---

[9] Weiner, H.: Eine Medizin der menschlichen Beziehungen, in: Psychotherapie und medizinische Psychologie 39, 1989, S. 96–102.

Viele Krankheiten haben soziale, ökonomische, ökologische und kulturelle (zivilisatorische) Ursachen. Sie zu erforschen und, wenn möglich, durch Veränderungen der entsprechenden Rahmenbedingungen zu beseitigen gehört zu den vordringlichsten Aufgaben der Sozial- und Präventivmedizin. Sind Erkrankungen vorhanden, ist deren Bekämpfung aufwändig, kostspielig und mühsam. Kann man jedoch schon vorbeugend Leidenszustände und pathologische Entwicklungen verhindern, ist der Nutzen für den Einzelnen (nicht Erkrankten) wie für die Sozietät (Kosten) immens.

Der französische Schriftsteller Charles Péguy (1873–1914) meinte, man werde nicht nur krank durch diese oder jene Ursache, sondern durch das Leben, das man führt (oder geführt hat). Wie wir wissen, leben viele Menschen ungesund und unvernünftig. Bis sie zum Arzt kommen, haben sie bezüglich ihrer Gesundheit schlecht gewirtschaftet oder regelrecht gewütet. Die Medizin soll dann durch Medikamente, Kuren, Strahlen und Operationen wiedergutmachen, was Lebensführung und Maßlosigkeit verdorben haben. Nicht selten erinnert diese Situation an Sisyphos aus der griechischen Mythologie.

Um solchen Entwicklungen vorzubeugen, sollten Ärzten sozial- und präventivmedizinische Überlegungen geläufig sein. Das bedeutet jedoch, dass sie nebenbei (oder nicht nur nebenbei) zum Gesundheitserzieher und Salutogenetiker[10] ihrer Patienten werden. Ein pädagogisches Element dürfte daher in der Ausbildung des Arztes wie auch in seinem späteren Tätigkeitsspektrum ausreichend vorhanden sein.

8.9 Medizin und Politik

Mit der sozialen Medizin sind wir nahe an die Thematik der politischen Medizin gerückt. Ob er dies wünscht oder nicht – immer kommt der Arzt mit gesellschaftlichen und politischen Fragen in Berührung, wobei dabei nicht nur die Gesundheitspolitik, sondern die Politik generell gemeint ist. Sie wirkt ins Ordinationszimmer ebenso wie in die Kliniken hinein, und oft genug bestimmt sie Not und Krisen im Leben eines Mediziners.

Man denke daran, wie stark und oft die Politik im 20. Jahrhundert den Arztberuf korrumpiert und missbraucht hat. Im Nationalsozialismus praktizierten viele Ärzte eine *Medizin ohne Menschlichkeit*,[11] und im Bolschewismus trugen gewissenlose Psychiater mit dazu bei, Dissidenten in psychiatrische Anstalten abzuschieben und sie dort mit fragwürdigen Medikamenten und Therapiemethoden zu „behandeln". Manche Ärzte wollten angesichts der chaotischen politischen Verhältnisse unpolitisch bleiben, doch die Tragik des Unpolitischen besteht nicht selten darin, dass er zum Handlanger der Mächtigen wird.

Von Virchow stammt der schöne Gedanke, dass Medizin Politik im Kleinen, Politik aber Medizin im Großen sei. Selbst wenn der einzelne Arzt im Hinblick auf diese Medi-

---

[10] Siehe hierzu Antonovsky, A.: Salutogenese – Zur Entmystifizierung der Gesundheit. Erweiterte deutsche Ausgabe von Franke, A., Tübingen 1997.

[11] Mitscherlich, A. und Mielke, F. (Hrsg.): Medizin ohne Menschlichkeit – Dokumente des Nürnberger Ärzteprozesses (1948), Frankfurt am Main 2004.

zin im Großen kaum oder nur begrenzt Gestaltungsmöglichkeiten besitzt, lohnt es sich, das eigene Tun wie die gesellschaftlichen Prozesse und Ereignisse aus einem politischen (nicht parteipolitischen) Blickwinkel zu betrachten und mit größtmöglicher politisch-historischer Wachheit und Weltoffenheit zu beurteilen. Wer sich als Arzt einen autonomen politischen Standpunkt erarbeitet, ist zwar nicht vor persönlichen Irrtümern seiner Beurteilung gefeit; die Gefahr aber, dass er kollektiven politischen Irrtümern erliegt (und die waren in der bisherigen Vergangenheit die viel destruktiveren), wird damit minimiert.

In *Der gute Arzt – Lehrbuch der ärztlichen Grundhaltung*[12] plädierte der bekannte Psychiater Klaus Dörner für ein bürgerschaftliches und zivilgesellschaftliches Engagement von Ärzten, wobei er liberalen Positionen ebensolche Berechtigung zuschrieb wie kommunitaristischen. Entscheidend sei das rechte, situationsadäquate Maß an Verantwortung, das man sich selbst, seinen Patienten wie auch der Sozietät gegenüber an den Tag lege.

Dass sich dieses Verantwortungsgefühl bei einzelnen Ärzten bis auf die gesamte Menschheit ausdehnen kann, bewiesen der amerikanische Kardiologe Bernard Lown und sein russischer Kollege Jewgeni Tschasow, die 1980 (also zur Zeit des Kalten Krieges) die Organisation *Internationale Ärzte für die Verhütung des Atomkriegs – Ärzte in sozialer Verantwortung* gründeten. Anfänglich trafen sich ein Dutzend Ärzte im Wohnzimmer von Lown in Boston. Als die Organisation fünf Jahre später für ihre Aktivitäten mit dem Friedensnobelpreis ausgezeichnet wurde, zählte sie über 200.000 Mitglieder in über 60 Ländern der Erde. Als ähnlich politisch global denkende und agierende Organisation darf man MSF (*Médecins Sans Frontières* – Ärzte ohne Grenzen) einordnen, deren Arbeit 1999 mit dem Friedensnobelpreis geehrt und anerkannt wurde.

8.10   Medizin und Philosophie

Lernt ein Mediziner im Menschheitsmaßstab denken und urteilen, wird er möglicherweise ein philosophischer Arzt. Dies liegt an der veränderten und erweiterten Perspektive, die jedem zuwächst, der nicht nur sich und seine privaten Verhältnisse gelten lässt, sondern bevorzugt die globalen Fragen von Menschheit, Gesellschaft und Kultur in den Mittelpunkt seiner Interessen rückt. Eine solche Haltung wurde übrigens von Alfred Adler mit dem Begriff des *Common sense* oder Gemeinschaftsgefühls belegt; bei Immanuel Kant gibt es hier den Begriff *sensus communis* (Gemeinsinn).

Wer mit Leidenschaft und Vernunft den Arztberuf ausübt und sich zugleich um Perspektivwechsel bemüht, die immer wieder die Sicht auf übergreifende Problemfelder freigeben, gerät unweigerlich in reflexives, philosophisches Fahrwasser. Viele philosophische Themen ergeben sich, weil der Einzelne auf Grundfragen seines Tuns stößt, denen gegenüber er sich öffnet, und weil er sich nicht nur innerhalb ärztlicher Situationen bewegt, sondern von einem außerhalb gelegenen Blickwinkel das medizinale Treiben beobachtet und kommentiert.

---

[12] Dörner, K.: Der gute Arzt – Lehrbuch der ärztlichen Grundhaltung (2001), Stuttgart 2003.

Grundfragen der Medizin finden sich in der alltäglichen Praxis zuhauf: Was ist Krankheit? Was ist Gesundheit? Was ist Therapie? Was ist die Seele? Was ist der Leib? Wie hängen Leib und Seele in Gesundheit und Krankheit zusammen? Was ist Leben, wann und wie beginnt, wann und wie endet es? Was ist ein Arzt, was ein Patient? Was ist ärztliches Ethos, und welche Ethik erwarten wir vom Patienten? Was ist der Mensch, um den alle diese Grundfragen kreisen? Jeder Schritt, den man in der medizinischen Praxis tut, rührt an philosophische Probleme; man muss sie nur sehen wollen.

Wer als Arzt darüber hinaus noch Kraft und Muße aufbringt, sich mit philosophischer Literatur im engeren Sinne zu beschäftigen und diesbezüglich eine kluge Auswahl trifft, wird eventuell mit wertvollen Gedanken und Anregungen belohnt. Nach Sokrates und Immanuel Kant ist das echte Philosophieren eine Bemühung, die angeschlagene menschliche Vernunft zu reinigen und zu kurieren. Welcher Arzt aber wagt es zu behaupten, dass sein Vernunftorgan über solche Klärungsversuche erhaben sei?

Die hier ins Auge gefasste Philosophie bedeutet kein intellektuelles Geplapper über abgehoben-weltfremde Fragen, sondern Lebenskenntnis, Lebensweisheit, Selbsterziehung und innere Reifung. Eine derartige Form der Philosophie kann als Sorge des Arztes um sich selbst, sein Glück und seine Zufriedenheit verstanden werden. Der Arztberuf gilt zu Recht als anstrengend und mitunter sogar lebensgefährlich. Man stirbt in diesem Beruf früher als in anderen Sparten, und die Rate der Süchtigen, Burn-out-Geplagten sowie Suizid- und Katastrophenreaktionsgefährdeten ist hoch unter Medizinern – Dr. Ragin aus Tschechows *Krankenzimmer Nr. 6* ist hierfür ein beredtes Beispiel.

Welches Antidot Einzelne gegen das Gift der Sinnlosigkeitsgefühle und des Nihilismus wählen, mit dem Ärzte Tag für Tag konfrontiert sind, müssen sie selbst entscheiden. Ich empfehle die Beschäftigung mit Kunst, Philosophie, Wissenschaft und Literatur, wenn möglich eingebettet in tragfähige Liebes- und/oder Freundschaftsbeziehungen. Über Risiken und Nebenwirkungen dieses Vademekums befragen Sie am besten Ihren Arzt.

8.11 Der Patient

Wie stellen sich die Verhältnisse aus der Patientensicht dar? Ratsam erscheint, beim Begriff des Patienten zu beginnen, da die Bedeutungen, die in diesem Terminus enthalten sind, erste Hinweise auf das Wesen des Patienten-Seins liefern.

Das Wort „Patient" stammt aus dem Lateinischen und heißt übersetzt so viel wie erduldend und erleidend. Mitte des 16. Jahrhunderts wurde aus dem lateinischen Adjektiv *patiens* das Substantiv Patient. Wortverwandt und ebenfalls im Begriff „Patient" enthalten ist die lateinische *patientia*, also die Geduld, die auch im Kartenspiel des Patience-Legens (als eine Voraussetzung, dieses träge Prozedere über sich ergehen zu lassen) wiederkehrt.

So oder so assoziiert man mit dem Wort Patient einen passiven Zustand, der durch Krankheit und Leid charakterisiert ist und in ärztliche Diagnostik und Therapie einmündet. Dementsprechend definiert das *Deutsche Wörterbuch* von Jacob und Wilhelm Grimm den

Patienten als einen Kranken, der vom Arzt behandelt wird. Der *Duden* schließt sich in seinen Neuausgaben dieser Beschreibung an („vom Arzt behandelte oder betreute Person").

Das bedeutet, dass Kranksein und Patientenstatus durchaus nicht übereinstimmen müssen. Es gibt viele Menschen mit teilweise eklatanten Erkrankungen, die deswegen jedoch nie oder nur punktuell einen Arzt aufsuchen: Sie sind Kranke, ohne Patient zu sein. Andererseits kennen wir aus Kliniken und Praxen nicht wenige Patienten, die keine (fassbaren) Erkrankungen oder nur Bagatellsymptome und Befindlichkeitsstörungen aufweisen. Manche von ihnen lassen sich ausführlich und zum Teil sogar mit invasiven Methoden diagnostizieren und unterwerfen sich ziemlich beeinträchtigenden Therapieregimen, ohne dass dafür eine hinreichende Basis in Form einer ernsthaften Erkrankung gegeben wäre: Sie sind Patienten, ohne krank zu sein.

8.12 Patientenrolle und Krankheitsgewinn

Der Patientenstatus kann, muss aber nicht mit Krankheit verbunden sein. Dies wird auch in Begriffen deutlich, die sich in den letzten Jahren um den Patienten herum angesiedelt haben und sich nur teilweise auf Krankheiten beziehen: Patientenvertreter, Patientenkarte, Patientenrechte, Patientenverfügung, Patientenzufriedenheit, Patientenvollmacht. Letzteren Begriff kann man jenseits seiner juristischen Finessen sehr konkret und in einem psychosozialen Sinne lesen. Patienten sind nicht selten diejenigen, die sich (meist aufgrund einer tatsächlichen Krankheit) in ihrem sozialen Umfeld unter Verweis auf ihren Status durchzusetzen wissen. Stellt sich zwischen ihnen und den Mitmenschen die Machtfrage, wird dieselbe oft zugunsten des Leidenden, Kranken, auf den ersten Blick Ohnmächtigen entschieden: Er verfügt bisweilen über umfängliche Macht.

Dies hat unter anderem mit der seit Jahrhunderten gewachsenen Mitleidskultur zu tun, in der wir leben und die es als ethisch-moralisch geboten ansieht, sich dem Schwachen, Hilfsbedürftigen und Kranken zuzuwenden, ihm zu helfen und ihn nach Kräften zu unterstützen. So sehr dieses Gebot einen sozial und kulturell wertvollen Hintergrund aufweist, so sehr wird es von manchen als Hebel genutzt, mit dem sie ihre häufig nicht offen formulierten und ihnen nur halbbewussten Interessen verfolgen.

Eindrücklich haben Friedrich Nietzsche und nach ihm Alfred Adler die Dialektik von Schwäche und Stärke, Ohnmacht und Macht erörtert. Beide waren feinsinnige Psychologen und haben den menschlichen Willen zur Macht (Nietzsche) in vielen Verästelungen beschrieben. Die eigene Unterlegenheit (Krankheit) zu nutzen, um Mächtige, Starke, Gesunde via Schuldgefühl zu beeinflussen und wenig nötig zu dominieren – dies sei ein Muster interpersonellen Verhaltens, wie man es bei Patienten (die nach Nietzsche aufgrund ihrer Benachteiligungen zum Ressentiment neigen können) manchmal findet.

Auf einen ähnlichen Sachverhalt hat die Psychoanalyse verwiesen. Sigmund Freud formulierte das Konzept vom primären und sekundären Krankheitsgewinn, womit er auf subjektive und objektive Vorteile anspielte, die sich für einen Patienten aufgrund seiner

Erkrankung ergeben. Der primäre Krankheitsgewinn bezieht sich auf belastende oder konflikthafte Situationen, denen der Einzelne aufgrund seiner Krankheit aus dem Wege gehen kann (z. B. Migräneattacke, die es dem Patienten unmöglich macht, an einer Prüfung teilzunehmen). Der sekundäre Krankheitsgewinn besteht in Begünstigungen und Entlastungen, die der Betreffende aufgrund seiner Behinderungen erfährt. Diese können sich auf familiärer (Zuwendung, Verwöhnung, Pflege) oder auf institutioneller Ebene (Rente, Krankengeld, Behindertenausweis) manifestieren.

8.13 Patientenrolle – Autonomie und Abhängigkeit

Die Aspekte von Krankheitsgewinn und verdeckter Machtausübung sind jedoch beileibe nicht immer mit der Patientenrolle verknüpft. Kranke rebellierten zu Recht, wenn man ihnen global derartige Motive unterstellen wollte und sie – falls sie bei sich auch nach ernsthafter innerer Prüfung keine solchen Bedürfnisse entdecken – mit der Bemerkung abspeiste, ihre Machtimpulse seien ihnen eben nicht bewusst.

Viele Patienten schicken sich vielmehr ohne zu murren in ihre Rolle und lassen medizinale Diagnostik und Therapie über sich ergehen, ohne dass sie dazu kritische oder interessierte Nachfragen und Kommentare von sich geben. Oberflächlich betrachtet handelt es sich um einfache oder angenehme Patienten, da sie (vorerst) wenig Zeit in Anspruch nehmen, ein hohes Maß an Leidensfähigkeit beweisen und sich durch Hingabe- und Anlehnungsbedürftigkeit auszeichnen.

Solche Patienten interpretieren ihre Rolle nach dem Subjekt-Objekt-Muster. Der Arzt wird von ihnen in der Position des potenten Subjekts gewünscht und erlebt, wohingegen sie selbst sich in die Objektposition begeben und in ihr verharren. Für manche diagnostischen (Endoskopien, Katheter-Untersuchungen, MRT-Untersuchungen) und therapeutischen Eingriffe (Operationen, zahnärztliche Interventionen) ist derlei Einstellung begrüßenswert und hilfreich. Viele dieser Eingriffe gelingen besser oder gut, wenn sich die Persönlichkeit des Patienten nicht zu sehr in den Vordergrund schiebt oder (wie bei Vollnarkosen) sie für einige Zeit fast völlig ausgeschaltet ist.

Spätestens nach den diversen Interventionen aber ist die Person des Behandelten wieder gefragt. Nun erweist es sich, ob aus der passageren eine permanente Subjekt-Objekt-Beziehung wird oder ob der Patient sich wieder zu einer angemessenen Subjektivität aufraffen kann. Aus einer Situation, in der Ärzte und das Medizinal-System für ihn Sorge und Verantwortung im hohen Maße übernommen haben (z. B. Operation), gerät er in eine postoperative Situation, in der er adäquat Verantwortung für sich selbst übernehmen soll. Nicht alle Patienten akzeptieren einen derartigen Rollentausch. Die ihnen auferlegte (neue) Autonomie sind sie nur zu gern bereit, gegen die (alte) Abhängigkeit einzutauschen, die in mancher Hinsicht an ein Eltern-Kind-Verhältnis mit dabei zu erwartenden Verwöhnungsaspekten erinnert. Allerdings muss zugegeben werden, dass es auch Ärzte gibt, die auf veränderte Rollen nur geringen Wert legen.

8.14 Arzt-Patienten-Kommunikation

Ähnliche Verhältnisse wie eben geschildert ergeben sich in Bezug auf das Mitteilungs- und Informationsbedürfnis von Patienten. In mehreren Studien wurde nachgewiesen, wie die einseitige Orientierung von Ärzten an maschinell erhobenen Befunden und ihre mangelhafte Ausbildung in *social skills* (soziale Fertigkeiten) dazu führen, die zwischenmenschlichen Gesichtspunkte des Arzt-Patienten-Kontakts (Gespräch, emotionaler Austausch) auf ein Minimum zu beschränken.

Dies bestätigte sich in einer 2011 durchgeführten Untersuchung, bei der in 39 Ländern weltweit an über 30.000 Fällen die Qualität der Arzt-Patienten-Kommunikation erhoben wurde.[13] Die Ergebnisse dieser Studie sind ernüchternd bis blamabel: Nur 25 % aller befragten Patienten gaben an, dass ihre Ärzte im Gespräch mit ihnen Begrifflichkeiten verwenden, die sie verstehen; lediglich 18 % der Patienten fühlten sich von ihren Ärzten ermutigt, Fragen an sie zu stellen; 39 % der Patienten gaben an, dass ihr Arzt die für sie gedachte Medikation mit ihnen ausreichend besprochen hatte. Deutschland befindet sich hinsichtlich dieser Qualitäts-Kriterien der Arzt-Patienten-Kommunikation im mittleren Drittel.

Solche Studienergebnisse sind alarmierend für die Ärzteschaft – sie enthalten aber auch ein Plädoyer an die Patienten, sich mit der Rolle des nur Zuhörenden, Unterbrochenen und Schlechtinformierten nicht zufrieden zu geben. Arzt-Patienten-Kontakte sind zwischenmenschliche Situationen *par excellence*, in denen beide Seiten zum Gelingen beitragen. Wer als Patient mit Erlösungs- und Verwöhnungsansprüchen seinen Arzt aufsucht, wird geneigt sein, ihn (vorerst) zu idealisieren und ihm die Gestaltung eines Gesprächs zu überlassen. Eine realitätsgerechte Anspruchshaltung des Patienten trägt zu einem ausgewogeneren Gesprächsstil bei.

Hinzu kommt, dass es neben der großen Schar von sprach- und mitteilungswilligen Patienten immer wieder auch solche gibt, die froh sind, über ihre Daseinsgestaltung und ihre Einstellung zu Krankheit und Gesundheit nicht allzu intime Details preisgeben zu müssen. Vor allem Kranke mit Schwierigkeiten bei der Compliance (Umsetzung ärztlicher Vorschläge) oder mit riskantem Gesundheitsverhalten (Diätfehler, Alkohol, Rauchen, Drogen, Promiskuität) sind nicht selten froh, wenn Gespräche mit ihren Ärzten kurz und wenig informativ verlaufen.

8.15 Die technizistische Medizin

Ein weiterer Vorwurf, der von Patienten in vielen Fällen zu Recht dem Medizinal-System und seinen Ärzten gegenüber erhoben wird, bezieht sich auf die einseitige Technik-Orientierung unserer Heilkunde. Es stimmt: Der Techniker-Arzt hat sich beinahe flä-

---

[13] WIN: Doctor-Patient Global Communication Performance (2011), http://www.produktundmarkt.de/unternehmen/weltweite-studie-ueber-arzt-patienten-kommunikation.php.

chendeckend durchgesetzt, und seine kommunikative Geschicklichkeit ist nicht immer proportional mit seinem Apparatepark gewachsen.

Dennoch sei auch an dieser Stelle auf die Erwartungshaltung mancher Patienten verwiesen. Nicht selten argumentieren sie im Hinblick auf anstehende Diagnostik oder Therapie ganz im Sinne einer exzessiven Technikgläubigkeit und sind enttäuscht, wenn ihnen die neuesten Geräte und Verfahren (über die in der Nachbarpraxis oder -klinik verfügt wird) aus welchen Gründen auch immer vorenthalten werden.

Der Einsatz von Technik und den dazu notwendigen Instrumenten vermittelt Patienten oft das Empfinden von Genauigkeit, Verlässlichkeit, Zielsicherheit und sogar Beruhigung. Das in den Medien gerne kolportierte Vorurteil, die technizistische Medizin sei vorrangig angsteinflößend, ist bei vielen Kranken nicht zutreffend und verlangt nach Differenzierung.

Des Weiteren darf die narzisstische Aufwertung nicht geringgeschätzt werden, die es bedeutet, mit teuren Maschinen und von einer an diesen Maschinen langwierig ausgebildeten Mannschaft untersucht und behandelt zu werden. Kardiologen, Gastroenterologen, Pulmologen oder Radiologen stehen bei manchen Patienten auch deshalb so hoch im Kurs, weil sie „nicht nur Blut abnehmen", sondern die Kranken durch eine noch vor wenigen Jahren kaum vorstellbare Wunderwelt der Technik schleusen.

Derartige Ansprüche auf technisch umfangreiche (und sehr teure) Diagnostik und Therapie treffen sich bisweilen mit Haltungen von Kranken, die als Kunden oder Klienten und nicht so sehr als Patienten (im Sinne von duldend und erleidend) behandelt werden wollen. Der Arzt wird für sie zum Dienstleister, der – ähnlich wie andere Anbieter von Dienstleistungen – mit Aufträgen versehen wird, die er zu erbringen hat. Dazu passt jene Vollkasko- oder Flatrate-Mentalität, die mit den Finanzierungsmodalitäten unseres Gesundheitssystems angefeuert wird. Wer monatliche Beiträge an seine Krankenkasse bezahlt, aber nie Aufstellungen über die Kosten sieht, die er durch seine Arztkontakte verursacht, wiegt sich leicht in der Illusion, ihm stünde die gesamte Medizin als *All-inclusive*-Paket doch zu.

8.16 Das erotische Arzt-Patienten-Verhältnis

Noch eine weitere Variante der Arzt-Patienten-Beziehung respektive der Patientenrolle wirft Schwierigkeiten auf. Vor allem bei jenen Kontakten zwischen Kranken und Therapeuten, die wegen chronischer Krankheiten auf längere Zeiträume hin angelegt sind, treten immer wieder Emotionen zutage, die über ein bloßes Arzt-Patienten-Verhältnis hinausgehen.

Gemeint sind damit erotische Gefühle in einem sehr weiten Sinne. Dass derlei bei nicht wenigen Patienten (und Ärzten) eine Rolle spielt, ist nicht verwunderlich. Schließlich ergibt sich zwischen beiden eine überaus intime Situation, die mit körperlicher und häufig auch mit psychosozialer Nacktheit des Patienten verbunden ist. So sehr diese Intimität auch dem Diktat der sachlich gebotenen Diagnostik und Therapie gehorcht, lässt sich ein diskreter Anflug von Erotik nicht in allen Fällen vermeiden.

Normalerweise bewegen sich solche Entwicklungen einer Arzt-Patienten-Beziehung innerhalb der Grenzen des Schicklichen, und sowohl Verführung (zu konkreten sexuellen Handlungen) als auch Übergriffigkeit sind Vokabeln, die überwiegend keine Relevanz haben. Dennoch weisen auch die mit vollendeter Harmlosigkeit ablaufenden „Verliebtheiten" von Patienten in ihre Ärzte (und vice versa) eventuell Probleme auf.

So hat bereits Michael Balint in seinem inzwischen zum Klassiker avancierten Buch *Der Arzt, sein Patient und die Krankheit*[14] darauf hingewiesen, dass manche Patienten Chronifizierungen ihrer Erkrankung in Kauf nehmen oder sogar aktiv betreiben, um nicht die Beziehung zu ihrem geliebten Diagnostiker und Therapeuten aufs Spiel zu setzen. Weil ihr Arzt für sie die Bedeutung eines Partners oder engen Freundes angenommen hat, sind die Patienten geneigt, für die Aufrechterhaltung dieser Beziehung das dafür nötige Kapital einzusetzen: Sie bleiben krank.

Auf der anderen Seite hat der genialische Psychosomatiker Georg Groddeck in seinen Schriften mehrfach betont, dass Patienten nicht nur für sich, sondern auch für ihren Arzt gesunden. Ein gewisses Maß an Sympathie und Wohlwollen vonseiten des Erkrankten dem Behandler gegenüber (im psychoanalytischen Setting von Sigmund Freud auch als Übertragungsliebe bezeichnet) tut Not, um den Genesungswillen und die Gesundungstendenzen des Organismus zu stimulieren. Falls Letztere zu wenig ausgeprägt waren, konnte es passieren, dass Groddeck seine Patienten unverblümt fragte: „Was haben Sie gegen mich?"

8.17 Conclusio

Bei so viel einschränkenden Aspekten sei zum Schluss auch ein Ausblick auf gelingende Arzt-Patienten-Beziehungen erlaubt, die viel öfter vorkommen, als es unsere Aufzählung diverser Schwierigkeiten glauben macht. Dabei beziehen wir uns unter anderem auf das Buch *Arzt und Patient*[15] des spanischen Psychiaters, Schriftstellers und Existenzialisten Pedro Laín Entralgo (1908–2001).

Folgt man diesem Autor, gehören zu einer konstruktiven Beziehung zwischen Arzt und Patient mehrere Elemente: Fürsorge, Verantwortung, beiderseitiger Gesundungs-, Besserungs- oder Stabilisierungswille, offene Kommunikation, emotionale Bindung, Erkenntnisprozesse und ethische Erwägungen beim Kranken ebenso wie beim Therapeuten.

Zusammengefasst zielen diese Gesichtspunkte auf einen Zustand oder Prozess beim Patienten (und ähnlich auch beim Arzt) ab, die man mit Fug und Recht als personalistisch charakterisieren darf. Bedenkt man daneben die weiter oben gemachten Ausführun-

---

[14] Balint, M.: Der Arzt, sein Patient und die Krankheit (1966), Stuttgart 1996.
[15] Entralgo, P.L.: Arzt und Patient – Zwischenmenschliche Beziehungen in der Geschichte der Medizin (1964), München 1969.

gen zur Arztpersönlichkeit, kann man als Ziel und Maßstab gelingender Arzt-Patienten-Interaktionen eine *Restitutio ad personam* formulieren. Ohne diese Begrifflichkeit, aber mit derselben Intention, imaginierte schon Nietzsche in *Menschliches, Allzumenschliches* die Zukunft des Arztes und der Medizin:

> Die höchste geistige Ausbildung eines Arztes ist jetzt nicht erreicht, wenn er die besten neuesten Methoden kennt und auf sie eingeübt ist ... Er muss außerdem eine Beredsamkeit haben, die sich jedem Individuum anpasst und ihm das Herz aus dem Leibe zieht, eine Männlichkeit, deren Anblick allein schon den Kleinmut (den Wurmfraß aller Krankheiten) verscheucht, ... die Feinheit eines Polizeiagenten und Advokaten, die Geheimnisse einer Seele zu verstehen, ohne sie zu verraten, – kurz ein guter Arzt bedarf jetzt der Kunstgriffe und Kunstvorrechte aller andern Berufsklassen: So ausgerüstet ist er im Stande, der ganzen Gesellschaft ein Wohltäter zu werden ... durch Herstellung einer geistig-leiblichen Aristokratie.[16]

In der Medizin ist es üblich, von einem großen Erfolg zu sprechen, wenn der Patient durch die Behandlung eine *Restitutio ad integrum* erfährt und damit in einen körperlichen Status versetzt wird, der jenem vor seiner Erkrankung ähnelt. In Anlehnung an diese Formel sprechen wir von der Wiederherstellung eines möglichst hohen personalen Niveaus des Patienten (*Restitutio ad personam*; in Nietzsches Worten die geistig-leibliche Aristokratie). Dabei sollte allen Beteiligten von medizinischen Diagnose- und Therapieverfahren bewusst sein, dass es nie zu einem Zurück in den Zustand vor der Erkrankung kommt.

Im Gegenteil: Nicht selten induzieren Krankheiten bei Patienten Veränderungen ihrer körperlichen, psychosozialen und geistig-kulturellen Fähigkeiten, wobei der Vektor dieser Veränderung ins Minus wie ins Plus weisen kann. Auch und gerade bei und nach Krankheiten erweist sich der Mensch als ein Werdender, und er selbst ebenso wie seine Ärzte sind gut beraten, diesem Werden im Restitutions- und Rehabilitationsprozess einer Krankheit gebührende Aufmerksamkeit zu widmen.

Literatur

Antonovsky, A.: Salutogenese – Zur Entmystifizierung der Gesundheit. Erweiterte deutsche Ausgabe von Franke, A., Tübingen 1997
Balint, M.: Der Arzt, sein Patient und die Krankheit (1966), Stuttgart 1996
Benzenhöfer, U.: Paracelsus, Reinbek bei Hamburg, 3. Auflage 2003
Carus, C.G.: Psyche – Zur Entwicklungsgeschichte der Seele (1846), Stuttgart 1941
Dörner, K.: Der gute Arzt – Lehrbuch der ärztlichen Grundhaltung (2001), Stuttgart 2003
Eliade, M.: Schamanismus und schamanische Ekstasetechnik (1951), Frankfurt am Main 2001
Entralgo, P.L.: Arzt und Patient – Zwischenmenschliche Beziehungen in der Geschichte der Medizin (1964), München 1969
Kathan, B.: Das Elend der ärztlichen Kunst, Berlin 2002

---

[16] Nietzsche, F.: Menschliches, Allzumenschliches (1878/86), in: KSA Band 2, München – Berlin 1988, S. 203 f.

Mitscherlich, A. und Mielke, F. (Hrsg.): Medizin ohne Menschlichkeit – Dokumente des Nürnberger Ärzteprozesses (1948), Frankfurt am Main 2004

Müller, K.E.: Schamanismus. Heiler, Geister, Rituale, München 2006

Nietzsche, F.: Menschliches, Allzumenschliches (1878/86), in: KSA Band 2, München – Berlin 1988

Snow, C.P.: Die zwei Kulturen (1959), in: Kreuzer, H. (Hrsg.): Die zwei Kulturen. Literarische und naturwissenschaftliche Intelligenz. C.P. Snows These in der Diskussion, München 1987

Tschechow, A.: Krankenzimmer Nr. 6 (1893), Zürich 1976

Weiner, H.: Eine Medizin der menschlichen Beziehungen, in: Psychotherapie und medizinische Psychologie 39, 1989, S. 96–102

Wiesing, U.: Kunst oder Wissenschaft? Konzeptionen der Medizin in der deutschen Romantik, Stuttgart 1995

WIN: Doctor-Patient Global Communication Performance (2011), http://www.produktundmarkt.de/unternehmen/weltweite-studie-ueber-arzt-patienten-kommunikation.php. Zugegriffen am 25.04. 2013

9

Sagbares, Unsagbares, Unsägliches – Zur Rhetorik der Arzt-Patienten-Beziehung

Inhaltsverzeichnis

9.1	Wer kommuniziert mit wem in der Medizin?	162
9.2	Logos, Pathos, Ethos	163
9.3	Sprachspiele und Idiolekt	164
9.4	Organsprache und Organdialekt	165
9.5	Körperzentrierte Kommunikation	166
9.6	Hören mit dem dritten Ohr	167
9.7	Sprechen mit der zweiten Stimme	167
9.8	Überzeugen statt Überreden	168
9.9	Placebo statt Nocebo	169
9.10	Partizipation statt Paternalismus	169
9.11	Rede statt Gerede	170
9.12	Docere, delectare, movere	171
9.13	Dialog und Sprachkritik	171
9.14	Narrativbasierte Medizin	172
9.15	Erzähl-Ebene I: Der Organismus	173
9.16	Erzähl-Ebene II: Die Krankheit	175
9.17	Erzähl-Ebene III: Der Kranke	175
9.18	Erzähl-Ebene IV: Der Kranke und sein Arzt	176
9.19	Erzähl-Ebene V: Kranker, Krankheit und Kultur	177
9.20	Conclusio	178
Literatur		179

Als Anton Tschechow im Juni 1904 zusammen mit seiner Frau Olga Knipper nach Badenweiler im Schwarzwald ging, um sich in dem Kurort zu erholen, war er bereits todkrank (Tuberkulose); er starb dort wenige Wochen nach seiner Ankunft am 15. Juli. Olga

Knipper beschrieb später in ihren Memoiren, dass Tschechow kurz vor seinem Tod das erste Mal in seinem Leben gebeten hatte, einen Arzt zu holen:

> Es kam der Doktor, verfügte, ein Glas Champagner zu bringen. Anton Pawlowitsch setzte sich auf und sagte irgendwie bedeutungsvoll, laut zu dem Arzt auf Deutsch (er konnte nur sehr wenig Deutsch!): „Ich sterbe ..." Dann nahm er das Glas, wandte sich zu mir, sagte: „Lange keinen Champagner mehr getrunken", trank in aller Ruhe aus, legte sich still auf die linke Seite und war bald für immer verstummt.[1]

Diese kleine Szene touchiert Motive der Arzt-Patienten-Kommunikation und -Interaktion sowie Fragen nach der Sprache in der Medizin. Weil sich hier zwei Ärzte zu Beginn des 20. Jahrhunderts begegneten, denen die damaligen interkollegialen Kommunikationsriten vertraut waren, genügte es, Tschechow ein Glas Champagner kommen zu lassen, um ihm zu bedeuten, dass seine Todesstunde nahe war. Ohne verbale Erklärungen verständigten sich der Dichter-Arzt und sein Kollege auf den Ernst der Situation; es zeugt von der Souveränität Tschechows, den Inhalt des wortkargen Gesprächs ohne erkennbare Empörung akzeptiert zu haben.

In der Regel benötigen Patienten und Ärzte im 21. Jahrhundert einige Sätze mehr, um sich über Diagnose, Prognose und Therapie von Krankheit oder über die *restitutio ad integrum* (Rückkehr zur Gesundheit) zu verständigen. Wie sich solche Verständigungen ereignen und welche Rolle dabei die sprachlichen ebenso wie die vielen para- und nonverbalen Anteile der Kommunikation und Rhetorik in der Medizin spielen, soll im Folgenden verhandelt werden.

9.1 Wer kommuniziert mit wem in der Medizin?

Wer Rhetorik in der Medizin bedenkt, stößt unweigerlich auf sehr verschiedene Akteure, die daran beteiligt sind: Neben Patientinnen und Ärztinnen sind dies Pflegende, Verwaltungsleute, Spezialtherapeuten (Physio-, Kunst-, Musik-, Tanz-, Biblio-, Ergo-Therapeuten), Techniker, Pharma-Referenten, EDV-Spezialisten, Ethik-Kommissions-Mitglieder, Ärztekammer-Präsidenten, Ernährungsberaterinnen, Mitarbeiter von Medizinal-Bürokratien (Krankenkassen, Rentenversicherer), Psychologen, Controller, Sekretärinnen, Werbefachleute, Gesundheits-Politiker, Facility-Manager. Zusammen produzieren sie einen stetig anschwellenden Strom von Rede, Text, Sprache und Bildern, der als medizinale Rhetorik längst nicht nur eine individuelle (einzelne Ärzte und Patienten betreffende), sondern auch enorme politische, gesellschaftliche und volkswirtschaftliche Bedeutung erlangt hat.

Bei dieser Schar von Akteuren tut Beschränkung not, ich fokussiere hier auf rhetorische Aspekte der Patienten-Arzt-Beziehung. Besonderes Augenmerk wird dabei der

---

[1] Knipper, O.: A.P. Tschechow (1952), zit.n. de.wikipedia.org: Anton Pawlowitsch Tschechow.

Relation zwischen Psychotherapeuten und ihren Klienten zugestanden, weil diese Beziehung in mancherlei Hinsicht modellhaft für rhetorische Formate und Verhältnisse zwischen Ärzten und Patienten generell sein könnte. Wir beginnen bei den Patienten und deren rhetorischen Möglichkeiten und Besonderheiten: Wie sind die Reden von Patienten beschaffen?

9.2 Logos, Pathos, Ethos

Wie in manchen Überlegungen zur Rhetorik seit Aristoteles tradiert, lassen sich auch in den kommunikativen Verlautbarungen von Patienten drei Dimensionen erkennen, die mit altgriechischen Begriffen (Logos, Pathos, Ethos) gekennzeichnet werden. Logos zielt auf den sachlichen Gehalt einer Rede ab, wohingegen mit Pathos die affektiv-emotionalen Gesichtspunkte, mit Ethos die Weltanschauung, Haltung und Gesinnung des gesprochenen Worts respektive des Redners gemeint sind. Logos, Pathos und Ethos sollen im Idealfall aufeinander bezogen sein und sich ergänzen – eine gelungene Rede sowie ein versierter Redner zeichnen sich nach Aristoteles durch jeweilige Entsprechungen von Logos, Pathos und Ethos aus.

Ebenfalls auf drei Aspekte der Kommunikation hob Karl Bühler (1879–1963) in seinem Organon-Modell der Sprache ab. Sprachliche wie nichtsprachliche Zeichen weisen ihm zufolge unterschiedliche Funktionen auf: Darstellungsfunktion (Mitteilung von inhaltlichen Informationen); Appell-Funktion (oftmals implizite Aufforderungen an diejenigen, die die Zeichen wahrnehmen); Ausdrucksfunktion (derjenige, der irgendwelche Zeichen generiert, drückt sich – seine Stimmung, seine Anschauungen, seine Geschichte – mehr oder minder direkt in ihnen aus).

Beide Kommunikations- und Rhetorikmodelle, das Aristotelische ebenso wie das Bühler'sche, werden von Patienten in Bezug auf sprachliche wie nichtsprachliche Verlautbarungen bewusst und unbewusst mehr oder minder prägnant umgesetzt. So besteht die Rede der Patienten (sofern man verallgemeinernd von *der* Rede und *den* Patienten sprechen mag) im medizinischen Zusammenhang mindestens so häufig aus nichtsprachlichen wie aus sprachlichen Zeichen. Als nichtsprachliche Zeichen imponieren körperliche Ausprägungen und Veränderungen (z. B. Gangbild, Blässe, Rötung, Ikterus, Lähmungen, Hautverfärbungen, sichtbare Blutungen, aber auch Mimik und Gestik).

Darüber hinaus sind Schilderungen von Symptomen relevant (z. B. Schwindel, Juckreiz, Schwäche, Schmerz – die Beschreibung dieser Symptome entspricht Logos respektive der Darstellungsfunktion); in den allermeisten Fällen sind sie von Affekten (Angst, Ärger, Trauer, Hoffnung, Begeisterung, Resignation – Pathos oder Ausdrucksfunktion) begleitet oder untermalt. Diese Affekte sind gleichbedeutend mit vegetativen Veränderungen des Organismus des Patienten und induzieren damit in der Arzt-Patienten-Beziehung weitere nichtsprachliche Kommunikations-Anteile und Zeichen-Komplexe.

9.3 Sprachspiele und Idiolekt

Ärztinnen und andere Mitarbeiter im Medizinal-Bereich erwarten z.B. bei Schmerz-Patienten eine entsprechende emotionale Tönung ihrer Krankenberichte, die sich nachvollziehbar bis in ihre Körperhaltung, Mimik und Gestik hinein verfolgen lässt (Pathos oder Ausdrucksfunktion). Fehlen derartige nichtsprachliche Zeichen der Kommunikation und Rhetorik (im Ausprägungsgrad den sozio-kulturellen Gegebenheiten unterworfen, in denen Patienten sozialisiert wurden und/oder in denen sie ihre Symptome präsentieren), tendieren nicht wenige Diagnostiker dazu, dem Gegenüber die Ernsthaftigkeit seiner verbalen Schmerz-Angaben abzusprechen oder zumindest infrage zu stellen. Wer bei der verbalen Angabe von heftigen Schmerzen etwa kein schmerzverzerrtes Gesicht aufweist (nonverbaler Rhetorik-Anteil), gilt als verdächtig.

Ludwig Wittgenstein (1889–1951) hat vor dem Hintergrund dieser komplexen kommunikativen Verhältnisse den Schmerz daher als Prototyp eines Sprachspiels bezeichnet. Unter einem Sprachspiel verstand der Philosoph verbale Äußerungen, eingebettet in analoge nonverbale, praktisch-verhaltensmäßige (Handlungen und Tat betreffende) Kontexte. Das Sprechen der Sprache war für ihn Teil „einer Tätigkeit oder einer Lebensform"[2] und gleichbedeutend mit Handlungen, Verhaltensweisen oder Taten: „Ich werde auch das Ganze: der Sprache und der Tätigkeiten, mit denen sie verwoben ist, das *Sprachspiel* nennen."[3]

Ausgehend davon war Wittgenstein überzeugt, dass Menschen ihre jeweiligen Sprachen als Oberflächen- und Tiefengrammatik lernen. Die Oberfläche der Sprache bilden die Wörter und Sätze und ihre jeweiligen Verknüpfungsformen, die mehr oder minder allgemein gültigen Regeln gehorchen. Die Tiefengrammatik besteht aus einem oft unentwirrbaren Knäuel an Taten, Verhaltens- und Reaktionsweisen, die mit den einzelnen Wörtern, Sätzen, Begriffen verknüpft und von Individuum zu Individuum, von Familie zu Familie, von Sozietät zu Sozietät, von Kultur zu Kultur sowie von Epoche zu Epoche verschieden sein können. Dieses Knäuel kann als Summe sozio-kultureller Konventionen und Gepflogenheiten charakterisiert werden.

Wer als Arzt oder anderer Mitarbeiter im Medizinal-System (z. B. als klinischer Psychologe) Patienten und ihre Erkrankungen (z. B. Schmerzstörungen) umfassend diagnostizieren und verstehen will, muss demnach einerseits deren sehr eigene Sprachspiele und Sprachstile (Idiolekt) erkunden, die über die alltäglichen Wörter und Begriffe hinaus komplexe biografische, emotionale, soziale und geistig-kulturelle Inhalte beinhalten können. Wenn die Rede eines Patienten beispielsweise sein Schmerzerleben zum Inhalt hat, muss seine Rhetorik jedoch andererseits neben den individuellen Ausdrucksformen auch ein gehöriges Quantum an konventionellen expressiven Mitteln verwenden, um adäquat von seiner medizinal-sozialen Umwelt überhaupt verstanden, ernst genommen und entsprechend diagnostiziert sowie therapiert zu werden.

---

[2] Wittgenstein, L.: Philosophische Untersuchungen (1953), Frankfurt am Main 1977, Paragraph 23.
[3] Wittgenstein, L.: Philosophische Untersuchungen (1953), Frankfurt am Main 1977, Paragraph 7.

9.4 Organsprache und Organdialekt

Einige Jahrzehnte vor Wittgensteins *Philosophischen Untersuchungen* hat Alfred Adler (1870–1937), jahrelang engster Mitarbeit Sigmund Freuds sowie der Begründer der Individualpsychologie, die kommunikativen und rhetorischen Usancen von Patienten bedacht. In seiner Abhandlung *Organdialekt*[4] vertrat er die Ansicht, dass Menschen generell nicht nur Verbal-, sondern auch Organsprachen benutzen, um sich auszudrücken. Neben ihren Wörtern und Begriffen (Logos; Darstellungs-Funktion) benutzen die Betreffenden oftmals ihre Körpersprache (Mimik, Gestik, Tränen – also Pathos sowie Ausdrucks- und Appell-Funktion), um existenzielle Anliegen zu kommunizieren. Falls ihr Organismus es anbietet, werden darüber hinaus auch Störungen und Krankheiten in den Kommunikationsprozess einbezogen; dieses Phänomen nannte Adler Organsprache, Organdialekt oder auch Organjargon.

So können Schmerzpatienten durch gepeinigten Gesichtsausdruck oder sozialen Rückzug der Umwelt mitteilen, dass sie für keine Aufgaben und Belastungen zur Verfügung stehen. Patienten mit Dyspnoe (Luftnot), etwa im Rahmen einer Asthma-bronchiale- oder chronisch obstruktiven Lungen-Erkrankung (COPD), induzieren durch ihre Dyspnoe bei ihren Mitmenschen (Verwandte, Ärzte, Berufskollegen) unterschiedliche Affekte wie Angst, Mitleid, Ohnmachts-Empfindung; und sie appellieren darüber an ihre Umwelt, ihnen entweder zu helfen; oder sie zu bemitleiden; oder aber, sich ihnen zuzuwenden oder sich von ihnen zu distanzieren. Über Körpersymptome und die Reaktionen ihrer Mitmenschen darauf üben Patienten und ihr soziales Umfeld rhetorische Spielarten der Unterhaltung ein, die ohne Verbalisierung ausnehmend wirkungsvoll sind.

Ähnlich wie Felix Mendelssohn-Bartholdys Klavierstücke *Lieder ohne Worte* wirken manche organsprachlich-nonverbalen Verlautbarungen von Patienten äußerst eindrücklich und nachhaltig auf ihre soziale Umwelt. Allerdings ist es weder A. Adler noch den psychosomatisch orientierten Nachfolgern gelungen, die somatische Melodie des Organjargons quasi vom Blatt (vom Organismus des Betreffenden) zu lesen und schlicht eins zu eins in verbale Noten zu transponieren. Monomorphe Körpersymptome stehen für unterschiedliche, polyphone Daseinsverhältnisse, sodass eine je individuelle Übersetzungs- und Dekodierungsarbeit Not tut.

Diagnostik und Behandlung von Erkrankungen mit Organdialekt sind deshalb häufig nur aussichtsreich, wenn neben dem Patienten auch dessen soziales Umfeld (vor allem Verwandte, Partner) mitdiagnostiziert und womöglich sogar mittherapiert wird. Die Organsprache von einzelnen Personen ins Verbal-Umgangssprachliche zu übersetzen stellt in der Regel eine langwierige Prozedur dar, und noch länger dauert es meist, wenn die Betreffenden beabsichtigen, ihre körperliche Beredsamkeit gegen verbale Rhetorik-Formate einzutauschen.

---

[4] Adler, A.: Organdialekt (1912), in: Heilen und Bilden (1914), Frankfurt am Main 1998.

9.5 Körperzentrierte Kommunikation

Der ungarisch-amerikanische Psychiater Thomas S. Szasz (1920–2012) hat derartige Überlegungen in den 60er-Jahren des letzten Jahrhunderts angestellt. Er ging wie Alfred Adler davon aus, dass Krankheitssymptome (Schwindel, Schwäche, Schmerz, Angst, Juckreiz, Fieber, Übelkeit, Tremor) in einen Kommunikationsnexus des Betroffenen eingebaut werden.[5] Nach und nach lernen die Patienten (oftmals unbewusst), mithilfe ihrer Symptome derart effektiv zu kommunizieren (insbesondere hinsichtlich der Ausdrucks- und Appell-Funktion), dass ihnen andere Formen der Rhetorik (Darstellungs-Funktion; Logos) abhandenkommen oder dass sie nicht eingeübt werden. Versuchen sie, auf ihren etablierten Kommunikations-Modus zu verzichten, sehen sie sich vor die Aufgabe gestellt, ganze Passagen der verbalen Interaktion wie eine Fremdsprache mühsam nachzulernen.

Ein Hauptproblem der körperzentrierten Patienten-Kommunikation, die in der Regel nicht absichtlich herbeigeführt wird, sondern sich aufgrund biomedizinischer und psychosozialer Konstellationen anbietet und sich als Dynamik zwischen den Betreffenden und ihrer Umwelt entwickelt, liegt im Überwiegen von Pathos, Appell- und Ausdrucks-Anteilen zu Ungunsten von Logos und Darstellungs-Anteilen. Ähnlich wie die Patienten selbst werden nicht selten auch ihre Angehörigen sowie die Ärzte von den Symptomen bzw. von der Art, wie die Betroffenen dieselben schildern und demonstrieren, geradezu überwältigt und in ihren Bann geschlagen – eine Form der kommunikativen Magie, von der sich Mitarbeiter im Medizinal-System bisweilen nur zu emanzipieren vermögen, indem sie deutliche Distanz zum Patienten einlegen, um mit nüchterner Klarheit und möglichst ohne Angst, Begierde und Affekt ihren Diagnose- und Therapie-Aufgaben nachzukommen.

Über die (unbeabsichtigten) somatisch-rhetorischen Magie-Effekte nicht nur der Reden von Patienten, sondern generell von Menschen hat der französische Philosoph Maurice Merleau-Ponty in *Phänomenologie der Wahrnehmung*[6] Überlegungen angestellt. Er plädierte dafür, die Verlautbarungen der Mitmenschen möglichst „körperarm" und unter umfänglicher Hintanstellung aller Pathos- sowie Ausdrucks- und Appell-Anteile zu imaginieren. Mithilfe dieses reizvollen Gedanken-Experiments stoße man auf den Logos-Anteil einer Rede, also auf den Informations-, Vernunft- und Geist-Gehalt (Darstellungs-Funktion), der in den diversen Mitteilungen von Zeitgenossen ebenso wie in vielen Symptomen, Klagen und Beschwerden von Patienten stets mitschwingt und enthalten ist.

---

[5] Szasz, Th. S.: Geisteskrankheit – Ein moderner Mythos? Grundzüge einer Theorie des persönlichen Verhaltens (1961), Olten und Freiburg 1972.
[6] Merleau-Ponty, M.: Phänomenologie der Wahrnehmung (1945), Berlin 1966.

9.6 Hören mit dem dritten Ohr

In gewisser Weise haben Sigmund Freud und die Psychoanalytiker mit ihrem Behandlungs-Setting derartige Empfehlungen Merleau-Pontys vorweggenommen oder weiterentwickelt. Wenn sich der Begründer der Psychoanalyse nach den vergeblichen Anläufen, seinen Patienten mittels Hypnose therapeutische Hilfe zu vermitteln, hinter seine vor ihm auf der ominösen Couch liegenden Analysanden setzte, seine Augen schloss und möglichst unvoreingenommen nur der Stimme des Patienten lauschte, war dies der Versuch, sich von den körperlichen Aspekten der Analysanden-Reden (insbesondere von den sexuell-erotischen Angeboten mancher Patientinnen) nicht allzu sehr beeindrucken zu lassen.

Dabei entwickelte Freud eine Form des körper-reduzierten Rezipierens von Patienten-Reden, die man als Hören mit dem dritten Ohr bezeichnet. Dieser Begriff geht auf Friedrich Nietzsche zurück und wurde von dem Psychoanalytiker Theodor Reik (1888–1969) ausführlich in seinem Buch *Hören mit dem dritten Ohr* (1948) erörtert. Gemeint ist damit eine Form der Wahrnehmung, welche es erlaubt, die unbewussten und oft kaum verbalisierten Aspekte der Kommunikation zu erfassen und einzuordnen. Vor allem verdrängtes Seelenmaterial, das den moralischen Standards des Analysanden nicht entspricht (Triebimpulse, Phantasien, Affekte, Begierden), kann man als Analytiker den Reden des Patienten entnehmen, wenn man denselben mit freischwebender Aufmerksamkeit und mit wenig Ablenkung durch körperlich-rhetorische Finessen lauscht.

9.7 Sprechen mit der zweiten Stimme

Ausgehend vom psychoanalytischen Setting (der Therapeut sitzt hinter der Couch des Analysanden, oft mit geschlossenen Augen, und hört günstigenfalls mit dem dritten Ohr) haben nicht wenige Patienten im Gegenzug ein „Sprechen mit der zweiten Stimme" entwickelt. Mit dieser rhetorischen Finte (die in der Regel ebenso unbeabsichtigt und unbewusst gewählt wird wie Organdialekte und Organjargons) legen sie in ihre verbale Rede und ihre Stimm-Modulationen all jene expressiven Pathos-Anteile, die sie normalerweise *via* Körpersprache transportieren würden. So gelingt es ihnen bisweilen, zumindest unerfahrenere Psychoanalytiker trotz aller Setting-Maßnahmen mit magisch-manipulativen Rhetorik-Girlanden zu betören, ohne dass es bei den Psychotherapeuten zu den erhofften analytischen Erkenntnis-Resultaten kommen muss.

Dieses Sprechen mit der zweiten Stimme kann man als rhetorischen Abwehr- oder Meidungs-Mechanismus begreifen. Manchmal entsteht der Eindruck, als ob die betreffenden Patienten durch Viel-Reden verhindern, dass ihre Ärzte an ihnen etwas Relevantes verstehen: Sie (die Patienten) reden viel und bleiben nichtssagend – ein Rhetorik-Format, das allerdings nicht nur im Bereich der Medizin, sondern auch in einigen weiteren Winkeln der Kultur (Medien, Politik, Werbung) anzutreffen ist. Die eventuell dürftigen Verhältnisse oder Untiefen des individuellen Daseins werden durch rhetorische Booster-Strategien (die Menge an Worten) kompensiert und kaschiert, ohne damit den zugrundeliegenden Defiziten effektiv zu Leibe zu rücken.

Persuasive Kommunikationsformen, die man sonst gemeinhin bei Ärzten oder Psychotherapeuten als rhetorische Strategien verortet, sind demnach mindestens ebenso ausgeprägt bei Patienten zu entdecken – wobei es beinahe gleichgültig ist, ob es sich um Patienten mit vorwiegend biomedizinischen oder psychosozialen Symptomen und Problemen handelt. Die Tendenz (nicht nur von Patienten), sich, die Krankheits- und Gesundheitszustände wie auch die gesamte Welt durch immer neue Reden nicht nur zu *rekonstruieren*, sondern erfinderisch zu *konstruieren*, zeichnet uns Menschen generell aus. Wir sind ein *Homo rhetoricus*[7] und greifen aufs *Überreden* zurück, um uns selbst wie die Mitwelt von unserer Sicht der Dinge zu *überzeugen*.

9.8 Überzeugen statt Überreden

Mit den Überredungskünsten sind wir bei den Ärzten und deren rhetorischen Fähigkeiten angelangt. Seit Jahrhunderten bescheinigt man den Vertretern dieser Zunft ein hohes Maß an persuasiver Kompetenz, die für die ärztliche Kunst immer dann als besonders wesentlich erschien und erscheint, wenn sie an ihre Grenzen hinsichtlich Diagnostik und Therapie gestoßen ist oder stößt. Und weil derlei häufig der Fall zu sein pflegt, sind persuasive Kommunikationsformen unter Ärzten weit verbreitet. Die Patienten mit nachvollziehbaren und verständlichen Argumenten für Untersuchungs- und Behandlungsprozeduren zu gewinnen war und ist als Qualität nicht bei jedem ärztlichen Kollegen prominent; nicht wenige von ihnen greifen im Zweifelsfall zu rhetorischen Kniffen, um ihr Gegenüber zu seinem medizinalen Glück mehr oder minder zu überreden.

Völlig zu Recht kritisierten und kritisieren Patienten diese Art der ärztlichen Rhetorik, die viele Vorurteile, die man allgemein der Redekunst gegenüber hegen mag, zu bestätigen scheint. So darf man die Unsitte von Ärzten, im Kontakt mit Patienten medizinische Fachbegriffe zu verwenden, die den Letzteren partiell völlig unverständlich sind, bisweilen als einen persuasiven Versuch werten, bei dem schlichte Argumente durch phantastisch und großartig klingende Begriffe ersetzt werden. Patienten sind ob dieser von Fachtermini gespickten Reden ihrer Ärzte nicht selten beeindruckt bis verschüchtert, ohne dass sie inhaltlich den jeweiligen Problemstellungen auch nur ansatzweise folgen könnten.

---

[7] Oesterreich, P.: Fundamentalrhetorik – Untersuchung zu Person und Rede in der Öffentlichkeit, Hamburg 1990.

9.9 Placebo statt Nocebo

Unverständliche Abkürzungen für medizinische Prozeduren, Begriffe aus dem Bereich der Technik, Verweise auf undurchschaubare Befunde, Zitate aus wissenschaftlichen Fachzeitschriften, Erwähnungen der letzten Kongress-Reisen, lateinische Wörter: Diese rhetorischen Versatzstücke mögen den narzisstischen Belangen von ärztlichen Kollegen Genüge tun oder deren kommunikativer Unachtsamkeit und mangelnden Übung geschuldet sein – darüber hinaus führen sie jedoch häufig auch zu Verunsicherung oder Verängstigung der Patienten und sind deshalb unter die Rubrik des *Nocebo*-Effekts zu subsumieren.

Dieser Effekt leitet sich vom lateinischen Wort *nocebo* (ich werde schaden) ab und markiert den Gegenpol zum Placebo-Effekt (*placebo:* ich werde gefallen). Meist bezieht man *Nocebo*-Effekte auf ungünstige, nicht beabsichtigte Wirkungen beim Patienten, beispielsweise nach der Lektüre des Beipackzettels eines Medikaments. Schädliche Wirkungen können jedoch auch alleine durch ein unsachgemäßes und unprofessionelles Arzt-Patienten-Gespräch induziert werden, wobei es während der Unterhaltung zu keinen größeren, für den Arzt merklichen Auffälligkeiten kommen muss. Der Kardiologe und Nobelpreisträger Bernard Lown (1921–2021) hat in *Die verlorene Kunst des Heilens* harmlos scheinende kommunikative Lapsus seiner ärztlichen Kollegen zitiert, die jedoch bei den betreffenden Patienten schwerwiegende *Nocebo*-Effekte auslösten.[8]

9.10 Partizipation statt Paternalismus

Darüber hinaus manifestiert sich in einer unverständlichen ärztlichen Rede ein problematisches autoritäres Gefälle zwischen dem Mediziner und seinem Patienten, das zwar zu Zeiten der paternalistischen Medizin (also bis zur ersten Hälfte des 20. Jahrhunderts) weit verbreitet war, zu Zeiten einer zunehmend partizipativ orientierten Heilkunde jedoch mehr als deplatziert imponiert. Einen Wissens- und Informations-Vorsprung in rhetorische Formate der Distanz und Überheblichkeit einfließen zu lassen, spricht für ein ausgeprägtes Macht- und Hierarchie-Gespür des Arztes, nicht aber für dessen interpersonelle Solidarität und für ein hinreichendes Verständnis der kommunikativen Aufgaben, die mit seiner Rolle und Funktion assoziiert sind:

> Es gibt nicht die leiseste Rechtfertigung, Patienten mit einer Redeweise zu attackieren, die einschüchtert und entmachtet. Ein Patient darf niemals aus Angst zu schwierigen Entscheidungen gedrängt werden. Wenn es eine Partnerschaft in der Medizin geben soll, dann muss der Patient der ranghöhere Partner sein, der nicht davon abgebracht werden darf, das entscheidende letzte Wort zu sprechen.[9]

---

[8] Lown, B.: Worte, die vernichtend sein können, in: Die verlorene Kunst des Heilens (2002), Stuttgart 2004.

[9] Lown, B.: Die verlorene Kunst des Heilens (2002), Stuttgart 2004, S. 77.

Wie herausfordernd es ist, eine tatsächlich partnerschaftliche Beziehung zwischen Arzt und Patient zu ermöglichen, wird offenkundig, sobald man neben den verbalen auch die nonverbalen Gesichtspunkte der ärztlichen Kommunikation berücksichtigt: In Relation zu ihren Patienten sind Ärzte beinahe in allen rhetorischen Aspekten in einer überlegenen Position – begonnen bei der Körperstellung (sie stehen, und nicht selten liegen die Patienten vor ihnen) über die Kleidung (reinliches Weiß oder Grün versus eventuell blutverschmierte Kleidung oder nackte Haut) bis hin zu den diversen Handgriffen und Ritualen, mit denen Ärzte ihre Patienten-Kommunikation anreichernd durchmengen (z. B. Händewaschen, Zücken des Rezept-Blocks, Perkussion und Auskultation, Handauflegen).

9.11 Rede statt Gerede

Weil diese Rituale und Accessoires zusammen mit einer von Außenstehenden als geheimnisvoll erlebten Sprache manche dazu verführt, so zu tun, *als ob* sie Ärzte wären, kommt es bisweilen vor, dass sich auch ihre Rhetorik dem Als-ob angleicht; sie reden so, wie sie meinen, dass man als Internist, Gynäkologe, Psychotherapeut, Chirurg oder sonstiger Fachvertreter reden sollte. Hilfreich für das Erlernen dieser Als-ob-Kommunikation ist das Faktum, dass sich in den verschiedenen Teilgebieten der Medizin jeweils eigene Fachsprachen etabliert haben, die in der Regel auch von fachfremden ärztlichen Kollegen nur mit Mühe verstanden werden und bei deren Anwendung der Einzelne bei seiner Mitwelt eine Aura der erhabenen Autorität zu erzeugen weiß.

Ärzte, die auf derlei kommunikative Hülsen zurückgreifen, erfüllen fast alle Kriterien, die Martin Heidegger in *Sein und Zeit* (1927) für eine von ihm als *Gerede* (im Gegensatz zur *Rede*) charakterisierte Gesprächs- und Mitteilungsart aufgestellt hat. Unter Gerede verstand der Philosoph jene Formen der Kommunikation, die sich bevorzugt im konventionellen, selbstentfremdeten, uneigentlichen Modus der Existenz abspielen; als Rede hingegen bezeichnete er eine Rhetorik, die die authentischen und eigentlichen Dimensionen eines Menschen (also das Selbst und die Person) zum Ausdruck bringt.

Ärzte, die sich rhetorisch auf dem Niveau von Rede (und nicht nur Gerede) bewegen wollen, dürfen und müssen demnach ihre Person (und nicht nur die Persona) ins interpersonelle Geschehen mit den Patienten einbringen. Als Persona bezeichnet man die Berufsmaske eines Individuums – in unserem Fall die Summe aus weißem Kittel, Stethoskop und Reflexhammer, aus den lateinischen Begriffen und medizinischen Fachtermini, dem bedeutungsschwangeren Stirnrunzeln, der Sylt-Bräune, den grau-melierten Schläfen und dem unvermeidlichen Montblanc-Füller. Diese Aspekte im ärztlichen Alltag auszuspielen ist wohlfeil und kostet keinerlei existenziellen Einsatz der Person; nicht selten gipfelt derlei Interaktion in der mittelmäßigen Arztromanen entnommenen, pseudo-solidarischen und im wahren Sinne rhetorischen Frage an den Patienten: „Wie geht es *uns*?"

9.12 Docere, delectare, movere

Ob es sich bei einem Arzt-Patienten-Gespräch um solche Als-ob-Rhetorik und damit um eine Begegnung lediglich mit den Persona-Anteilen eines Mediziners oder aber um die existenzielle Verschränkung von Person zu Person handelt, entscheidet sich an jenen Kriterien, die bereits in der Antike aufgestellt und für die Beurteilung von Rednern verwendet wurden: *docere, delectare* sowie *movere*. Horaz hat aus diesen Qualitäten die Forderung abgeleitet, dass nicht nur ein Redner, sondern auch die Dichtung und Literatur belehren (*docere*) und erfreuen (*delectare*) müsse.

So darf man hinsichtlich der rhetorischen Kompetenz eines Arztes fragen, ob der Betreffende in der Lage ist, effektiv und nachhaltig zu belehren (*docere*). Belehren im medizinischen Zusammenhang bedeutet Sorge um die Krankheit und Gesundheit des Gegenübers, Wahrnehmung und Empfindung seines personalen Profils und, ausgehend davon, Aufklärung und Erläuterung einer sehr individuellen Krankheits- und Gesundheitslehre sowie einer auf den Einzelnen zugeschnittenen Makrobiotik – der Kunst, das menschliche Leben mit größtmöglicher Lebensqualität zu verlängern (Christoph Wilhelm Hufeland).

Und weiter: Ist der Betreffende in der Lage, mit seiner Rede zu erfreuen und auszugleichen (*delectare et conciliare*)? Vom Rhetoriker mit Format erwartete man in der Antike nicht nur Belehrung, Aufklärung und Erkenntniszuwachs. Er sollte darüber hinaus den Inhalt seiner Ansprache derart elegant, humorvoll, leichtfüßig, sublim und wie nebenbei vermitteln, dass sein Auditorium in angeregt-gehobene, angenehm ausgeglichene Stimmung versetzt wurde. Und nochmals weiter: Ist der Betreffende neben all diesen Qualitäten auch noch in der Lage, mithilfe seines gesprochenen Wortes die Leidenschaften und Affekte der Zuhörer dermaßen zu mobilisieren, dass sie nach dem Schlussapplaus energischen Schrittes und mit veränderter Haltung und Gesinnung ihr Leben und die Welt um sich her zu verändern unternehmen (*movere et concitare*)?

9.13 Dialog und Sprachkritik

Wenn ein Arzt über solche Qualitäten verfügt, steht zu vermuten, dass er nicht nur ein brauchbarer Redner, sondern auch ein tüchtiger *Medicus*, eine halbwegs authentische Person ist. Als solche kann er am ehesten jene Art der interpersonellen Beziehungsaufnahme und -gestaltung verwirklichen, die der österreichisch-jüdische Philosoph Martin Buber (1878–1965) als dialogisches Prinzip[10] bezeichnet hat. Buber verstand darunter die anthropologische Gesetzmäßigkeit, dass sich das verstehende Erfassen einer Person wie auch deren Entwicklung stets in zwischenmenschlichen Konstellationen – als Dialog zwischen zwei oder mehreren Personen – ereignet. Dieser Dialog umfasst sprachliche wie nicht-sprachliche Anteile der Kommunikation und ist von würdevoller Vorsicht,

---

[10] Buber, M.: Das dialogische Prinzip (1954), Gütersloh 1999.

wertschätzendem Interesse am anderen sowie von einer entsprechenden Auswahl der verwendeten verbalen und nonverbalen Zeichen und Symbole geprägt.

Bedenkt man die in der medizinischen Welt weit verbreiteten Wörter, Bilder und Begriffe, verwundert es nicht, dass nicht alle Arzt-Patienten-Gespräche den Kautelen des dialogischen Prinzips gehorchen. Die medizinische Sprache weist partiell einen regelrecht militaristischen Charakter auf (Beschuss von Gewebe mittels Strahlenkanone; invasives Wachstum; Killer-Zellen; körpereigene Abwehr; Eliminierung von z. B. Tuberkelverseuchten Arealen etc.); partiell stehen nüchtern-technische Begriffe (Messergebnisse, Zahlen, Einheiten) im Vordergrund (in der Kardiologie sozialisierte Patienten antworten dem Kardiologen auf die Frage nach ihrem Befinden nicht selten mit einer Watt-Angabe: „Ich trete auf dem Fahrrad problemlos 75 Watt."; jüngere Patienten befragen als Antwort auf die Erkundigung ihres Arztes nach ihrem Zustand als Erstes ihre Gesundheits-App); partiell wirken die zur Anwendung gelangenden medizinischen Fachtermini entpersönlicht-despektierlich (psychiatrische Diagnosen oder psychoanalytische Beschreibungen von Patienten sind in dieser Hinsicht manchmal sehr problematisch: „der Borderliner"; anal-sadistische Sexualorganisation; dissoziale Persönlichkeit etc.).

Spätestens seit den vielfältigen Artikeln von Karl Kraus (1874–1936) in seiner *Fackel* sowie der 1947 erschienenen Studie über *Lingua Tertii Imperii* (LTI) über die Sprache des Dritten Reichs von Viktor Klemperer (1881–1960) sind wir sensibilisiert hinsichtlich des Zusammenhangs von Wörtern, Denken, Handlungen und Gesinnung – womit hiermit nicht ausgedrückt sein soll, dass die Sprache der Medizin im 21. Jahrhundert einen präfaschistischen Charakter aufweist.

Weil aber Sprache Ausdruck von Gesinnung ist und im Gegenzug bei hinreichend häufiger Wiederholung Gesinnung (Ethos) schafft, und weil dieser rhetorische Zirkel auch im 21. Jahrhundert und auch für die Medizin Gültigkeit besitzt, wäre Sprachkritik für angehende wie bereits etablierte Ärzte mindestens so relevant wie der frühere Terminologie-Kurs im Medizin-Studium, in dem die altgriechischen und lateinischen Wurzeln der geläufigen Termini in der Heilkunde freigelegt und erläutert wurden.

9.14 Narrativbasierte Medizin

In den letzten Jahren kam es – teilweise als Gegenbewegung zur *evidenzbasierten Medizin* (EBM) – zur Entwicklung des Konzepts der *narrativbasierten Medizin* (NBM); zu einer Form der Heilkunde, die als erzählend-sprechende Medizin[11] charakterisiert wird (Narrativ bedeutet übersetzt so viel wie Erzählung). Nicht körperliche respektive Technik-affine Untersuchungen stehen am Beginn und im Zentrum dieser Medizin; vielmehr geht es um das Erzählen der Kranken-, Fall- oder auch Lebensgeschichte des Patienten, um die kommunikative Beziehungs-Aufnahme und -Gestaltung zwischen ihm und dem

---

[11] Greenhalgh, T. und Hurwitz, B. (Hrsg.): Narrative-based Medicine – Sprechende Medizin, Bern 2005.

Medizinal-System (z. B. dem Arzt). So definiert, bietet sich die narrative Medizin als sinnvolle Ergänzung respektive als wesentlicher Bestandteil jener Heilkunde an, die man landläufig Schulmedizin nennt.

Bedenkt man den Begriff und die Aufgabe der narrativen Medizin, kommt man nicht umhin, diese Form der Heilkunde als ausgesprochen aufwändig und komplex zu charakterisieren. Ihr geht es nicht um ein Sprechen im Sinne von Plappern, Plaudern oder Gerede; vielmehr handelt es sich um personale zwischenmenschliche Interaktionen, die im günstigen Falle in Verstehens-Prozesse zwischen Patienten und Arzt einmünden. Im Zentrum einer narrativen oder verstehenden Heilkunde steht die Aufgabe, ein fremdes Du (den Patienten als kranke Person in ihrer Welt) zu erfassen – eine Aufgabe, die im weitesten Sinne eine hermeneutische ist.

Die verschiedenen Akte und Schritte des Verstehens (Hermeneutik) basieren auf jenen kommunikativen Prozessen zwischen dem Patienten und den Mitarbeitern des Medizinal-Systems (z. B. den Ärzten), die soeben beschrieben wurden. Zentral für die narrative Medizin sind demnach diverse rhetorische Formate (Anamnesen, Katamnesen und biografische Berichte des Patienten; Aufklärungsgespräche, Erläuterungen, Visiten des Arztes etc.), die sich auf verschiedenen Erzähl-Ebenen ereignen. Ausgehend von den eben erläuterten kommunikativen Besonderheiten bei Ärzten und Patienten werden nachfolgend fünf Erzähl-Ebenen ins Visier genommen; teilweise handelt es sich dabei um Exemplifikationen des bisher Dargelegten.

9.15 Erzähl-Ebene I: Der Organismus

Belebte Körper erzählen viel mehr als unbelebte Materie dauernd eine Geschichte. Der Inhalt dieser Erzählung ist jedoch meist nicht so ohne Weiteres in verbaler Sprache auszudrücken; vielmehr treffen wir hier auf Zeichen und Symbole, die uns zwar unmittelbar stark affizieren, bei denen wir jedoch gleichwohl in der Regel Mühe haben, sie in Worte zu fassen. Zu den wahrnehmbaren Zeichen und Symbolen des menschlichen Körpers zählen etwa Hautturgor und -durchblutung; Gestik, Mimik, Gebärden; Blick, Stimme; Körperhaltung, Gangbild; Tremor, Frösteln, Schweißneigung; Gesicht (Falten); ungefähres Körpergewicht (Anorexie, Adipositas); Händedruck; Körpertemperatur; Geruch bzw. Reinlichkeits-/Hygienezustand; Bräunung der Haut; Wunden, Narben; Körperbau (Entstellungen, Proportionen); Haare und Fingernägel; Tattoos; Schminke; Muskel-, Wasser- und Fettverteilung.

Hinzu kommen Körperzeichen und -symptome, die mit einfachen Hilfsmitteln (körperliche Untersuchung) rezipiert werden: Blutdruck, Herzfrequenz, Herztöne und -geräusche, Atemfrequenz, Peristaltik des Darms, Spannungszustand der Muskulatur, eventuell Druck- und Klopfschmerz (Wirbelsäule, Gelenke), Rötung oder Schuppung von Haut und Schleimhäuten, Ventilationsgeräusche (Lunge).

Die meisten dieser Zeichen und Symbole unterliegen nicht dem willentlichen und momentanen Zutun des einzelnen Patienten; sie sind Ausdruck seiner Lebensgeschichte und/oder der jeweiligen biologischen, psychosozialen und geistig-kulturellen Daseinssituation, in der er existiert. In seinen Körper haben sich Siege, Niederlagen und Triumphe seiner Biografie ebenso wie emotionale, soziale, existenzielle Erschütterungen und seine Weltanschauung eingeschrieben, und sein Blick kündet ähnlich wie die Haltung seines Gesamtorganismus von der affektiven und geistigen Betriebstemperatur seines Bewohners.

Das vegetative ebenso wie das animalische Nervensystem mitsamt den assoziierten Organen und Körpersegmenten (Dermatome) bilden ein biologisches Substrat, dessen Aussehen, Funktion und Struktur sich je nach Befinden, Stimmung, Ernährung, Alterung usw. andauernd ändert. An den somatischen Veränderungen lässt sich der Zustand des gesamten Organismus ablesen oder vermuten, wobei monomorphe Zeichen und Symptome (z. B. Fieber) polymorphe Bedeutungen (z. B. Entzündung, Drug-Fieber, Stressreaktion) exprimieren.

Für den menschlichen Körper gilt, was die Kommunikationsforscher der Palo-Alto-Gruppe am *Mental Research Institute* in Kalifornien schon vor Jahrzehnten für Menschen generell als Credo formulierten: Sie können nicht nicht kommunizieren. Es sind unsere Körper, die permanent auf Ausdruck hin orientiert sind, selbst wenn wir schweigen, schlafen oder komatös sind. Der Mensch ist *Animal symbolicum*[12] im umfassenden und die Biologie mitmeinenden Sinn, wobei die meisten somatischen Zeichen und Symbole keinem bewussten Schaffensprozess entspringen, sondern seinen organismischen Status widerspiegeln.

Der Kunsthistoriker Erwin Panofsky (1892–1968) schlug in *Sinn und Deutung in der bildenden Kunst*[13] vor, die Interpretation von Kunstwerken in drei Schritten zu vollziehen: In einer vorikonografischen Beschreibung sollen Gegenstände und Motive eines Bildes erfasst werden; in der ikonografischen Analyse werden die Motive zu Allegorien, Themen oder Symbolen zusammengefasst; die ikonologische Interpretation schließlich legt den Zusammenhang der Bildsymbole mit epochalen, ethnischen und weltanschaulichen Aspekten (objektiver und objektivierter Geist) frei.

Überträgt man diese Gedanken auf die Rhetorik des Patienten, ergibt sich im Hinblick auf das Narrativ des Organismus die Forderung, neben vorikonografischer Beschreibung (die oft gelingt) Ikonografie und Ikonologie des menschlichen Körpers zu betreiben – eine Thematik, die bisher erst in Ansätzen verwirklicht wurde. Medizinische Diagnostik und ärztliches Verstehen darf sich von einer Zeichenlehre (Semiotik) zur Bedeutungslehre (Semantik) entwickeln, wobei Letztere eine Ausbildung von Ärzten und weiteren Mitarbeitern im Medizinal-System hinsichtlich historischer und kultureller Dimensionen von Krankheiten erfordert.

---

[12] Cassirer, E.: Versuch über den Menschen (1945), Frankfurt am Main 1990.

[13] Panofsky, E.: Sinn und Deutung in der bildenden Kunst (1955), Köln 1996.

9.16 Erzähl-Ebene II: Die Krankheit

Eine zweite, in der Schulmedizin seit Jahrhunderten häufig und intensiv erzählte Geschichte ist diejenige der Krankheit, besser bekannt unter dem Ausdruck der Anamnese. Es handelt sich dabei um eine systematische Erinnerungs- und Kommunikationsarbeit, die der Patient und womöglich seine Angehörigen (Fremdanamnese) unter Anleitung eines Diagnostikers (Arzt) im Hinblick auf seine Erkrankung und darüber hinaus in Bezug auf seine Vorerkrankungen, Risikofaktoren, Lebensgewohnheiten leisten soll.

Die Liste der verschiedenen Anamnese-Arten allein macht deutlich, dass es sich dabei partiell um intime Erzählungen handelt: So gibt es die aktuelle Anamnese, die Familien-, Drogen- und Medikamentenanamnese sowie die vegetative und die Essanamnese, die biografische, die Sozial- und Sexual- sowie die Kulturanamnese und weitere Spezial-Anamnesen. Nicht alle Ärzte sind willens und von ihrer rhetorischen Ausbildung und der Persönlichkeit her in der Lage, Gespräche mit ihren Patienten über solche Themen zu initiieren. Tabuschranken spielen bei ihnen wie bei den Patienten ebenso eine Rolle wie verschiedene Affekte (Angst, Ekel, Scham, Schüchternheit) oder schlicht die mangelnde Übung.

So bleibt häufig die Konzentration auf die somatischen Aspekte der aktuellen Erkrankung, über die sich Ärzte und Patienten verständigen. In nicht wenigen Fällen geschieht dies jedoch in einer Sprache, welche den Terminus der Verständigung nicht vollumfänglich verdient. Anamnese-, Diagnostik-, Aufklärungs-, Prognose- und Therapiegespräche über diverse Krankheiten werden von einer erschreckend hohen Anzahl der Patienten inhaltlich nicht oder nur lückenhaft verstanden.

9.17 Erzähl-Ebene III: Der Kranke

In den letzten Jahren kommt es in der Medizin oft dazu, nicht mehr von Patienten, sondern von Klienten, Kunden, Konsumenten zu sprechen. Im Gegenzug werden Ärzte, Pflegende, Sondertherapeuten zu Anbietern, Dienstleistern und nicht selten auch zu Verkäufern. Solche Begriffe sind verräterisch – nicht nur, weil sie die scheinbar unaufhaltsame Entwicklung der Heilkunde zur Kommerzialisierung, zum ökonomischen Marktgeschehen dokumentieren. Darüber hinaus spiegeln sie einen Prozess wider, bei dem aus den Geschichten von leidenden und auf Hilfe angewiesenen Patienten eine Story von angeblich selbstbewussten und autarken Konsumenten geworden ist. Die Krankengeschichte wandelt sich in Erzählungen, in denen das Pathische – also Kummer, Leiden und Verzweiflung – kaum mehr vorkommt und stattdessen Life-Stile, Biodesign und mikrochirurgisch imponierende Interventionen dominieren.

Für eine Erzählung, die den Kranken als betroffene und getroffene Person in Erscheinung treten lässt, sind eine Haltung und Sprache von Ärzten, Pflegenden und allen im Medizinal-System Tätigen (Techniker, Verwaltung, Controller, Krankenkassenvertreter) nötig, die die existenzielle Situation und Biografie des Patienten gelten lässt. Krankengeschichten als Narrative von kranken Personen benötigen eine existenzielle und keine formale Rhetorik.[14] Sie leben vom Idiolekt, von individuellen Ausdrücken der Patienten; sie lösen sich bis zur Unkenntlichkeit auf, sobald wir sie auf das Prokrustesbett der etablierten Diagnosemanuale schnallen.

Künstlerisch-individuelle Krankengeschichten wurden schon vor Jahrzehnten von Michail Bulgakow (1891–1940) in seinen *Aufzeichnungen eines jungen Arztes*[15] herausgegeben. Ähnlich eindrücklich in Bezug auf ihre poetische Ausdruckskraft sind Erzählungen von Anton Tschechow, in denen Kranke und Ärzte eine Rolle spielen – beispielsweise die Erzählung *Krankenzimmer Nr. 6* (1892). Ebenfalls an Novellen erinnern manche Fallvignetten von Sigmund Freud, der in den *Studien über Hysterie* (1895) demonstrierte, mit welcher literarischen Sorgfalt und Sprachgewalt er das Leben und die Krankheit seiner Patienten ernst genommen und in Worte gefasst hat. Bulgakow, Tschechow, Freud waren Ärzte, die medizinisches Wissen mit Werten wie Solidarität, Warmherzigkeit und Güte sowie mit den *social skills* des punktgenau-humanen Zuhörens, Sprechens und Schreibens verbunden haben.

9.18 Erzähl-Ebene IV: Der Kranke und sein Arzt

Als eine eigenständige Erzählung darf die Geschichte des Patienten mit seinem Arzt sowie dem Medizinal-System angesehen werden. Die Arzt-Patienten-Beziehung sowie die Qualität der Interaktionen zwischen dem Kranken und seiner medizinalen Umwelt (Pflegende, Krankengymnasten, Psychotherapeuten, Sozialarbeiter etc.) entscheiden oftmals über den Krankheitsverlauf und damit über Wohl oder Wehe des Betroffenen.

Auch bei diesem Narrativ kann man häufig oberflächlich-formale von tieferliegend-inhaltlichen Aspekten unterscheiden. Formal betrachtet sind viele Arzt-Patienten-Kontakte und -Beziehungen als korrekt und regelrecht zu bezeichnen – und dies bis in eine juristische Ebene hinein, die sich in der Heilkunde der letzten Jahrzehnte einen bemerkenswert und (wie nicht wenige meinen) ungebührlich hohen Stellenwert erobert hat. Vorschriften, Regularien, Paragraphen und Verträge stehen bei diesen Erzählungen im Vordergrund der Geschichte.

Darunter spielen sich (in vielen Fällen nur halb- oder unbewusst) Dramen der Beziehungsgestaltung zwischen Arzt und Patienten ab, deren Dimensionen und Bedeutungen nicht unterschätzt werden sollten. Sigmund Freud und Michael Balint haben überzeugend darauf hingewiesen, welche existenziell bewegenden Themen in harmlos imponierende Arzt-Patienten-Relationen investiert werden können. Das Spektrum reicht von Elementen einer Eltern-Kind- über die Schüler-Lehrer- bis hin zu einer Liebes-Beziehung.

---

[14] Hartzband, P. und Groopman, J.: The New Language of Medicine, in: New England Journal of Medicine 365 (2011), S. 1372–1373.

[15] Bulgakow, M.: Aufzeichnungen eines jungen Arztes (1925/27), neu aufgelegt unter dem Titel Arztgeschichten, Darmstadt 1972.

Wohlgemerkt sind auch bei diesen tiefenpsychologischen Aspekten der Arzt-Patienten-Interaktion beide oder alle Protagonisten involviert. Freud fasste dies in die Begriffe von Übertragung und Gegenübertragung, womit er auf die Beobachtung anspielte, dass Patienten auf ihre Ärzte die Erfahrungen, Wünsche, Hoffnungen oder Befürchtungen aus Kindheit und Jugend „übertragen". Die Mediziner beantworten diese auf sie projizierten Emotionen und Phantasien, die für manche Kalamitäten (Streit, Trotz, Missverständnisse, mangelnde Therapie-Adhärenz, aber auch Verliebtheit und Idealisierung) verantwortlich zu machen sind, ebenfalls mit emotionalen Reaktionen (Gegenübertragung), die sich nicht nur auf das aktuelle Arzt-Patienten-Geschehen beziehen, sondern deren Quellen bis weit in die Kindheit und Jugend des Mediziners zurückreichen.

Aufgrund dieser verwickelten und oftmals kaum durchschaubaren Verhältnisse entwickelte Michael Balint ein spezielles Verfahren, das es Ärzten ermöglichen sollte, sich Klarheit im Getümmel des Übertragungs- und Gegenübertragungsgeschehens zu verschaffen. In *Der Arzt, sein Patient und die Krankheit*[16] beschrieb er häufig auftretende Konflikte und unbewusst-dynamische Kommunikations-Prozesse der Arzt-Patienten-Beziehung. In den von ihm ins Leben gerufenen Balint-Gruppen schuf Balint für seine ärztlichen Kollegen eine Möglichkeit, die Geschichten ihrer Patienten-Erfahrungen nachzuerzählen und damit sich selbst wie auch ihre Patienten besser zu verstehen. Die Verbalisierung des (nonverbalen) Geschehens dürfte zu den zentralen Inhalten der ärztlich-rhetorischen Ausbildung zählen.

9.19 Erzähl-Ebene V: Kranker, Krankheit und Kultur

Diese letzte Erzählung zielt auf den Zusammenhang zwischen dem Patienten, seiner Störung und der Kultur ab, in der er lebt. Dieses Narrativ beinhaltet verschiedene Gesichtspunkte: die Entstehung von Erkrankungen innerhalb bestimmter Kulturen; die Einordnung und Bewertung von Krankheitsbildern und Kranken durch die Gesellschaft; die krank machenden kulturellen Faktoren respektive die Krankheiten einer Kultur; das Verhältnis des Einzelnen zur Kultur und die daraus resultierenden saluto- und/oder pathogenetischen Konsequenzen.

Alle diese Aspekte verdienen Beachtung, und alle diese Aspekte können hier nur gestreift werden. So sei erwähnt, dass eine wesentliche Aufgabe für rhetorisch versierte Ärzte darin besteht, die Geschichte jener Bilder zu erzählen, die die unterschiedlichen Krankheiten im Laufe der Jahrhunderte in den verschiedenen Kulturen erzeugt und hinterlassen haben. Ein derartiges Vorgehen erinnert an die Methoden der Kunst- und Kulturwissenschaften, die sich um die Tradition von Bild-, Figur- und Architektur-Interpretationen kümmern und die Historie der Gegenstände, Zeichen, menschlichen Gebärden, Haltungen

---

[16] Balint, M.: Der Arzt, sein Patient und die Krankheit (1957), Stuttgart 2001.

und Gesten nachverfolgen, die auf Bildern oder in Plastiken und Gebäuden zum Ausdruck kommen.[17]

Krankheiten können demnach als Verkörperungen von individuellen wie auch kollektiv-kulturellen Bedeutungen verstanden werden, wobei der Akt der Verkörperung (im Englischen als *embodiment* bezeichnet) in den meisten Fällen kein bewusster oder gewollter ist. Im Gegenteil: Ein körperliches Symptom oder eine Krankheit bietet sich an, zu bestimmten Zeiten und in bestimmten Kulturen eine jeweils präformierte Bedeutung auszudrücken. Der Patient nutzt seinen Leib als Symbolmedium,[18] und seine soziale wie kulturelle Umgebung integriert diese Symptome und Symbole gemeinhin in den großen allgemeinen Erzählstrom des Zeitgeistes, ausnahmsweise auch in die exquisite und objektivierte Erzählung der Kulturgeschichte.

Noch ein letzter Gesichtspunkt sei bei diesem Narrativ erwähnt: Nicht nur der Patient ist krank – oftmals ist auch die Kultur, in der er lebt, von Symptomen angekränkelt: Krieg und Aufrüstung; soziale Vorurteile; Wertverkennung und -blindheit; gestörtes Verhältnis zu Erde und Natur. Inwiefern Begriffe aus der Individualpathologie auf Kollektive übertragen werden dürfen und welche Schwierigkeiten damit verbunden sind, soll hier nicht diskutiert werden. Fest steht, dass dies seit langem praktiziert wird; unter anderen Sigmund Freud hat in *Das Unbehagen in der Kultur*[19] einen derartigen kulturdiagnostischen Versuch unternommen.

9.20 Conclusio

Es ist gleichgültig, ob man die Rhetorik in der Medizin beim Krankheitsbild, bei kranken Personen, bei der Ausgestaltung der Arztrolle oder bei kulturellen Epochen beginnen lässt: Stets landet man bei der Aufgabe, der anthropologischen Formel von Ernst Cassirer gerecht zu werden, dass der Mensch *Animal symbolicum* ist.[20] Er spielte damit auf die spezifische Qualität des Menschen an, Symbole zu schaffen, zu verstehen und zu verändern, was zur Entwicklung von Kulturen geführt hat. Als einen exquisiten Bereich der Symbole stellte Cassirer die menschliche Sprache heraus, wobei er betonte, dass sie bei Einzelnen wie bei Kulturen unterschiedliche Grade an Abstraktheit, Komplexität und Ausdruckskraft aufweist. Die sprachliche Kompetenz eines Menschen entscheidet wesentlich mit darüber, inwiefern er sich in seiner kulturellen und sozialen Welt zurechtfindet und sich darin heimisch fühlt.

---

[17] Siehe hierzu Bredekamp, H.: Theorie des Bildakts – Frankfurter Adorno-Vorlesungen (2007), Frankfurt am Main 2010.

[18] Siehe hierzu Krois, J.M.: Bildkörper und Körperschema – Schriften zur Verkörperungstheorie ikonischer Formen, hrsg. von Bredekamp, H. und Lauschke, M., Berlin 2011.

[19] Freud, S.: Das Unbehagen in der Kultur (1930), in: Gesammelte Werke XIV, Frankfurt am Main 1999.

[20] Cassirer, E.: Versuch über den Menschen (1944), Frankfurt am Main 1990.

Wer sich in der Sprache zu Hause fühlen will, kann dies, wenn die Kultur und soziale Mitwelt um ihn her wie auch er selbst die Symbole ernsthaft, authentisch, umsichtig und mit Bedacht gebrauchen. Überträgt man diesen Gedanken auf die Medizin, bedeutet dies hohe Anforderungen an das gesprochene Wort und an die nonverbalen Kommunikations-Aspekte innerhalb der Heilkunde. Sprache und Rhetorik werden damit weit über den Smalltalk hinaus zum Ausdruck existenzieller und situativer Verflochtenheit von Personen sowie zu einer Art Medikament, das beileibe nicht immer zu heilen, bisweilen jedoch zu trösten oder zumindest (wie in der Eingangsszene mit Tschechow) Mitgefühl auszudrücken vermag.

Literatur

Adler, A.: Heilen und Bilden (1914), Frankfurt am Main 1998
Balint, M.: Der Arzt, sein Patient und die Krankheit (1957), Stuttgart 2001
Bredekamp, H.: Theorie des Bildakts – Frankfurter Adorno-Vorlesungen (2007), Frankfurt am Main 2010
Buber, M.: Das dialogische Prinzip (1954), Gütersloh 1999
Bulgakow, M.: Aufzeichnungen eines jungen Arztes (1925/27), neu aufgelegt unter dem Titel Arztgeschichten, Darmstadt 1972
Cassirer, E.: Versuch über den Menschen (1945), Frankfurt am Main 1990
Freud, S.: Das Unbehagen in der Kultur (1930), in: Gesammelte Werke XIV, Frankfurt am Main 1999
Greenhalgh, T. und Hurwitz, B. (Hrsg.): Narrative-based Medicine – Sprechende Medizin, Bern 2005
Hartzband, P. und Groopman, J.: The New Language of Medicine, in: New England Journal of Medicine 365 (2011), S. 1372–1373
Knipper, O.: A.P. Tschechow (1952), zit.n. de.wikipedia.org: Anton Pawlowitsch Tschechow
Krois, J.M.: Bildkörper und Körperschema – Schriften zur Verkörperungstheorie ikonischer Formen, hrsg. von Bredekamp, H. und Lauschke, M., Berlin 2011
Lown, B.: Die verlorene Kunst des Heilens (2002), Stuttgart 2004
Merleau-Ponty, M.: Phänomenologie der Wahrnehmung (1945), Berlin 1966
Oesterreich, P.: Fundamentalrhetorik – Untersuchung zu Person und Rede in der Öffentlichkeit, Hamburg 1990
Panofsky, E.: Sinn und Deutung in der bildenden Kunst (1955), Köln 1996
Szasz, Th. S.: Geisteskrankheit – Ein moderner Mythos? Grundzüge einer Theorie des persönlichen Verhaltens (1961), Olten und Freiburg 1972
Wittgenstein, L.: Philosophische Untersuchungen (1953), Frankfurt am Main 1977

Teil IV

Theorie der Personalen Medizin: Die Medizin

Von der evidenzbasierten über die narrative zur verstehenden Medizin

10

Inhaltsverzeichnis

10.1	Evidenzbasierte Medizin	184
10.2	Der Begriff Evidenz	184
10.3	Skeptische Fragen I an EBM	185
10.4	Skeptische Fragen II an EBM	187
10.5	Narrativbasierte Medizin	188
10.6	Die Hermeneutik	189
10.7	Der hermeneutische Zirkel	189
10.8	Technik der Hermeneutik als Wissenschaft von den Individualitäten	191
10.9	Wesentliches Thema I der Hermeneutik: das lebensweltliche Apriori	192
10.10	Wesentliches Thema II der Hermeneutik: Selbstaufklärungszuwachs von Diagnostikern und Therapeuten	193
10.11	Wir wird man Hermeneutiker?	194
10.12	Von der *Technik* des Verstehens zur *Kunst* des Verstehens	195
10.13	Missverstehen als unabdingbarer Bestandteil des Verstehens	196
10.14	Fragen als Wirklichkeit aufschließendes Verstehen	197
10.15	Verstehende Medizin als Universalhermeneutik	198
Literatur		199

In den letzten drei Jahrzehnten erlebte der Begriff der evidenzbasierten Medizin (EBM) eine anhaltende Hochkonjunktur. In weiten Bereichen der abendländischen Heilkunde werden damit Merkmale wie Rationalität, gesichertes Wissen und evaluiertes Handeln assoziiert. Wer immer für sich und seine Angebote im Medizinal-System Qualität beansprucht, tut gut daran, auf EBM als Referenzgröße zu verweisen.

Für die Personale Heilkunde gelten selbstverständlich die Normen und Regeln der evidenzbasierten Medizin. Darüber hinaus bewegt sie sich in einem Tätigkeitsfeld, das von der narrativen Medizin gebildet wird und sich bei detaillierter konzeptueller Betrachtung recht eigentlich zu einer verstehenden Medizin weiterentwickelt.

10.1 Evidenzbasierte Medizin

Das Konzept der *Evidence-based Medicine* (EBM) wurde Anfang der 90er-Jahre des letzten Jahrhunderts von der *Evidence-based Medicine Working Group* in den medizinischen Diskurs eingeführt. Dabei wurden hohe Erwartungen und Zielsetzungen an EBM formuliert, die sich auf die Ausbildung ebenso wie auf das Handeln von Ärzten bezogen und sogar ein neues Paradigma der Medizin in Aussicht stellten (Originalzitate):

- A new paradigm for medical practice is emerging;
- An important goal of our medical residency program is to educate physicians in the practice of evidence-based medicine;
- Evidence-based medicine deals directly with the uncertainties of clinical medicine and has the potential for transforming the education and practice of the next generation of physicians;
- Evidence-based medicine de-emphasizes intuition, unsystematic clinical experience, and pathophysiologic rationale as sufficient grounds for clinical decision making and stresses the examination of evidence from clinical research;[1]

In den vergangenen Jahrzehnten erwuchsen aus diesen Formulierungen durchaus Realitäten; das Schlagwort der EBM hat sich flächendeckend im Medizinbereich verbreitet. Vor dem Hintergrund systematischer klinischer Beobachtung und kontrollierter klinischer Studien wurden Empfehlungen und Leitlinien für die Diagnostik und Therapie von unterschiedlichsten Krankheitsbildern erstellt. Die Orientierung an der statistischen Signifikanz und klinischen Relevanz sowie an einer großen Zahl von untersuchten und behandelten Patienten ist dabei ein wesentliches und leitendes Motiv.

10.2 Der Begriff Evidenz

Der Begriff der Evidenz leitet sich vom lateinischen *e-videre* ab und bedeutet übersetzt so viel wie „heraus sehen" oder im übertragenen Sinne „offensichtlich sein". Wichtig ist zu erwähnen, dass der englische Begriff *evidence* so viel wie Hinweis oder Beleg bedeutet, wohingegen in der deutschen Sprache Evidenz meist im Sinne von Offensichtlichkeit benutzt wird. Daher haben manche Experten bisweilen den deutschen Terminus einer nachweisorientierten (statt einer evidenzbasierten) Medizin vorgeschlagen – ein Begriff, der sich aber nicht durchsetzen konnte.

Wichtigkeit erlangte der Begriff der Evidenz in der Philosophie des Rationalismus, der im Gegensatz zum Empirismus nicht der sinnlichen Wahrnehmung, sondern den rationalen Schlüssen und Überlegungen den Vorrang beim Begreifen von Wahrheit und

---

[1] Evidence-Based Medicine Working Group: Evidence-Based Medicine – A New Approach to Teaching the Practice of Medicine, in: JAMA 268 (1992), S. 2420.

Wirklichkeit zuerkannte. Es war René Descartes, der in seinem *Discours de la Méthode*[2] die Evidenz als Wahrheitskriterium empfahl – wobei er Evidenz mit Zweifelsfreiheit gleichsetzte.

Einen anderen Zugang zum Wissen eröffnete der Empirismus, der sich auf die englischen Aufklärer John Locke[3] und David Hume[4] (1739/40) berief. Verlässliches Wissen über die Welt sei möglich, wenn sich die Forscher auf ihre sinnlichen Wahrnehmungen und die über Sinnesorgane vermittelten Erfahrungen stützen. Diese (und nur diese) liefern evidentes Wissen über Menschen, Kosmos und Kultur.

Im 20. Jahrhundert legte der Neukantianer Hans Vaihinger in *Die Philosophie des Als ob*[5] dar, wie sehr Erkenntnisse des Menschen auf Fiktionen beruhen. Diese ermöglichen es dem Einzelnen zwar, effektiv und zielgerichtet zu handeln; die Basis dieses Handelns stelle jedoch keine evidente, sondern eben eine fiktionale Wahrheit dar. Wer trotzdem an die Möglichkeit der Evidenz glaube, müsse als Dogmatiker (von griechisch *dóxa* = Glaube) bezeichnet werden.

Die philosophische und erkenntnistheoretische Schulrichtung des Konstruktivismus hat Konsequenzen aus diesen Überlegungen gezogen und die vom Menschen wahrgenommene Wirklichkeit als fiktional und konstruiert charakterisiert. Trotz dieser Qualitäten könne man der Realität jedoch Erkenntnisse entnehmen sowie Urteile und Handlungen auf deren Fundament aufbauen. Dabei gelange man zwar nicht zu *der* Wahrheit, aber zu einem pragmatischen Umgang mit der Welt. Gleichzeitig müsse man die prinzipielle Begrenztheit von wissenschaftlichen Bemühungen anerkennen.[6]

Wenn in der EBM von Evidenz gesprochen wird, dann in der Regel im Sinne von Locke und Hume. Der rationalistische Zugang von Descartes wird für die Wissenschaften wie für die Medizin als inadäquat angesehen. Die konstruktivistischen erkenntnistheoretischen Modelle werden meist zu wenig beachtet – wahrscheinlich wohl deshalb, weil sie die Bedürfnisse nach sicherem und eindeutig wirkendem Wissen zu wenig befriedigen.

10.3 Skeptische Fragen I an EBM

In den letzten Jahren wurden wiederholt Stimmen laut, die trotz grundsätzlicher Bejahung von EBM skeptische Fragen an sie formulierten. So betonen manche Autoren neben der statistischen auch eine *personal significance*[7] (emotionale, biografische, soziale und welt-

---

[2] Descartes, R.: Discours de la méthode (1637), deutsch: Abhandlung über die Methode des richtigen Vernunftgebrauchs und der wissenschaftlichen Wahrheitsforschung. Hamburg 1997.
[3] Locke, J.: Ein Versuch über den menschlichen Verstand (1690), Hamburg 2000.
[4] Hume, D.: Ein Traktat über die menschliche Natur (1739/40), Hamburg 1989.
[5] Vaihinger, H.: Die Philosophie des Als ob (1911), Saarbrücken 2007.
[6] Siehe hierzu Glaserfeld, E. v. und Foerster, H. v.: Wie wir uns erfinden. Eine Autobiographie des radikalen Konstruktivismus, Heidelberg 2007.
[7] Sweeney, K.G. et al.: Personal significance: the third dimension, in: The Lancet 351 (1998), S. 134–136.

anschauliche Dimensionen, in denen der Arzt lebt, und die seine Entscheidungen mit beeinflussen). Selbst wenn Ärzte kognitiv etwas als nachvollziehbar und richtig bewerten, werden sie von solchen Einsichten nicht immer zu einem entsprechenden Verhalten bewogen. Biografische, emotionale, soziale und weltanschauliche Aspekte und Motive spielen eine erhebliche Rolle bei der Entscheidung für oder gegen diagnostische oder therapeutische Maßnahmen, die von kognitiv auch noch so überzeugenden Argumenten bisweilen nur begrenzt beeinflussbar sind.

Andere Kritiker verweisen auf die Notwendigkeit individueller, den Richtlinien, dem Goldstandard von EBM nicht immer gerecht werdender Entscheidungsprozesse angesichts konkreter Patienten und deren Erkrankungsverläufen (Lebensqualität, Coping-Strategien, Compliance), welche die normativen Vorgaben von EBM (Argument der großen Zahl) relativieren oder sogar außer Kraft setzen. Wenn für *viele* Patienten eine diagnostische oder therapeutische Leitlinie als hilfreich erscheint, heißt dies nicht, dass diese Leitlinie immer und für *alle* Erkrankten sinnvoll ist.[8]

Insbesondere überraschende oder imposante Entwicklungen von Kranken, Krankheiten oder therapeutischen Interventionen bedeuten für einen Arzt eine langlebige subjektive Wahrheit und eine interne Evidenz, die oftmals mit dem Verweis auf den Goldstandard externer Evidenz, gewonnen im Rahmen von randomisierten kontrollierten Studien, nur schwer zu erschüttern sind. Die veröffentlichte, durch Studien und Meta-Analysen gestützte Statistik im Rahmen von EBM trifft stets auf eine private Statistik des einzelnen Arztes, die dieser sich aufgrund seiner Erfahrungen mehr oder minder bewusst angelegt und erarbeitet hat. Diese kann sich bis zur Privatlogik steigern – ein Begriff, den Alfred Adler für die überaus subjektiven Urteile und Wertmaßstäbe von neurotisch gestörten Menschen im Umgang mit ihrer Welt verwendete.[9]

Immer wieder stößt man in der ärztlichen Praxis auf Diskrepanzen zwischen den von der EBM formulierten Therapierichtlinien und den praktisch anzutreffenden Behandlungsstrategien. Dabei stellt man fest, dass es plausible Interventionsformen gibt, deren Evidenz (noch) nicht mittels randomisierter, kontrollierter Studien (*randomized controlled trials*, RCTs) nachgewiesen ist. Dennoch können derartige Interventionen im konkreten Einzelfall induziert sein.[10]

Diese Limitierungen begründen sich aus den Rahmenbedingungen, die für randomisierte und kontrollierte Studien gegeben sind. Diese liefern immer dann brauchbare und valide Aussagen, wenn sie sich auf Fragen nach der Effektivität von Diagnostik und Therapie unter weitgehender Reduktion oder Ausblendung von komplexen Umgebungsvariablen konzentrieren. Zu den Letzteren zählen etwa Komorbidität, Lebensqualität, Coping-Strategien, Versorgungsstrukturen, Charaktereinstellung, Weltanschauung und Lebensstil des Patienten sowie die Compliance von Arzt und Patient.

---

[8] Culpepper, L. und Gilbert, T.T.: Evidence and ethics, in: The Lancet 353 (1999), S. 829–831.
[9] Siehe hierzu Adler, A.: Über den nervösen Charakter (1912), Frankfurt am Main 1972.
[10] Weel, Chr. v. und Knottnerus, J.A.: Evidence-based interventions and comprehensive treatment, in: The Lancet 353 (1999), S. 916–918.

10.4 Skeptische Fragen II an EBM

Wieder andere Skeptiker geben zu bedenken, dass EBM zwar durchaus günstige Effekte hinsichtlich der Ausbildung von Ärzten und ihrer klinischen Praxis zeitige. Gleichzeitig warnen sie jedoch vor der möglichen Gefahr, dass sich der Fokus ihres wissenschaftlichen Interesses und ihrer klinischen Praxis vom individuellen Patienten weg bevorzugt hin zu den Fragestellungen von Populationen und Kollektiven bewege.[11]

Ärzte sind jedoch stets mit jeweils einzelnen Patienten, mit deren individuellen Krankheiten sowie mit deren subjektiven Krankheits- und Gesundheitskonzepten konfrontiert. Diese Gesichtspunkte induzieren ein individuelles Vorgehen bei Diagnostik und Therapie. So sehr das Typische und Wiederkehrende als Orientierungshilfe im wissenschaftlichen und konkret-pragmatischen Umgang mit Patienten und deren Erkrankungen benötigt wird, so sehr erfordern der einzelne Kranke und seine Störungen Intuition und Kreativität des ärztlichen Denkens und Fühlens, um ihnen in ihrer individuellen Ausgestaltung gerecht zu werden.

Noch ein weiterer Aspekt darf Erwähnung finden, der manche EBM-generierten Diagnose- und Therapie-Empfehlungen konterkariert und zur Limitierung von grundsätzlich sinnvollen evidenzbasierten Leitlinien führt: die ökonomischen Rahmenbedingungen. So sehr Ärztinnen und Ärzte wiederholt betonen, dass ihnen das Wohl ihrer Patienten als alleinige oder primäre Motivation ihres Handelns gilt, so sehr lassen manche Zahlen aus verschiedenen medizinischen Teil-Disziplinen (z. B. aus der Kardiologie) diesbezügliche Zweifel entstehen.

So berichtet die *Austrian National CathLab Registry* im Hinblick auf Herzkatheter-Untersuchungen, dass in Deutschland 2019 pro 1 Million Einwohner 10.640 Koronarangiografien – in Österreich und der Schweiz (mit vergleichbarer Bevölkerungsstruktur, kardiovaskulärer Sterblichkeit und vergleichbarem medizinischen Niveau) im selben Zeitraum lediglich 6353 bzw. 3260 Untersuchungen pro 1 Million Einwohner durchgeführt wurden. Als Begründung für die Unterschiede (bei gleichlautenden EBM-Empfehlungen zur invasiven Diagnostik) werden neben der verschieden hohen Dichte an Katheter-Laboren, der Erwartungshaltung der Patienten in Deutschland und der Einstellung der jeweiligen Ärzte insbesondere auch die jeweiligen Vergütungssysteme in den drei Ländern herangezogen.[12]

Welchen Stellenwert hat EBM nun angesichts der eben dargelegten Einschränkungen? Unbestreitbar sind folgende Vorteile: Etablierung von Kriterien für kontrollierte Studien und Meta-Analysen; Hierarchisierung von Wissen und Erkenntnissen; Einigungsprozesse hinsichtlich diagnostischer und therapeutischer Strategien; Koordination und Bündelung von Aus- und Weiterbildungskonzepten für Medizinstudenten und Ärzte; Globalisierung medizinisch-wissenschaftlicher Methodologie; Training der praktizierenden Ärzte in der Assimilierung wissenschaftlicher Entwicklungen.

---

[11] Tonelli, M.R.: The philosophical limits of evidence-based medicine, in: Academic Medicine 73 (1998), S. 1234–1240.

[12] Huber, K. et al.: Coronary interventions in Austria, Germany, and Switzerland, European Heart Journal, Volume 41, Issue 27, 14 July 2020, Pages 2599–2600.

In die Irre führt hingegen eine aus der EBM hergeleitete Dogmatik, welche ihre Limitierungen übersieht. Um eine derartige Dogmatisierung zu vermeiden, dürfte den Medizinstudierenden und Ärzten in ihrer Aus- und Weiterbildung grundlegende erkenntnistheoretische Skepsis vermittelt werden. Wenn sie beispielsweise lernen, dass es fiktionale Wahrheiten gibt, mit denen sich in der Praxis ebenso wie in den Wissenschaften gut arbeiten lässt, kann man die Dimensionen des (Noch-)Nicht-Evidenten ebenso wie die prinzipiellen Grenzen der Aufdeckbarkeit von Wahrheit zumindest bewusst machen und punktuell sogar erweitern.

10.5 Narrativbasierte Medizin

„Sie hören nicht zu" – so lautete einst die lapidare Bewertung der Ärzte durch Kurt Tucholsky. Man kann diese Aussage als pauschalierende Übertreibung eines Schriftstellers abtun, der um bissige Formulierungen nie verlegen war – einen Kern von Wahrheit muss man ihr dennoch attestieren. Denn sowohl die „Fünf-Minuten-Medizin" (durchschnittliche Zeit für Anamnese- und Befunderhebung) als auch die eventuelle „Kassenausschnitt-Auskultation" (körperliche Untersuchung von angekleideten Patienten mit geöffnetem Hemd) sind durchaus noch verbreitet.

Das hinreichend lange Zuhören ist der erste Schritt auf dem Weg zu jener Form der Heilkunde, die in jüngster Zeit mit dem Schlagwort der narrativen (also erzählenden und sprechenden) Medizin[13] belegt wurde. Vereinfacht ausgedrückt soll dabei vom Patienten dessen Kranken-, Fall- und Lebensgeschichte vernommen, mit medizinischem Fachwissen angereichert und zuletzt als Diagnose sowie Therapieplan widergespiegelt werden. Dabei dürfen die subjektiven Befindlichkeiten, biografischen Schilderungen, Befürchtungen, Sorgen, Vorstellungen, Assoziationen der Patienten ebenso zu Wort kommen wie die Erläuterungen der Ärzte.

Bedenkt man jedoch den Begriff und die Aufgabe einer narrativen Medizin grundsätzlicher, mündet diese Art der heilkundigen Interventionen zwischen Patienten und den Angehörigen des Medizinal-Systems in eine verstehende Medizin ein. Im Zentrum einer narrativen Heilkunde steht nämlich die herausfordernde Aufgabe, ein fremdes Du, den Patienten als Person, in seiner jeweils sehr eigenen Welt zu erfassen – eine Aufgabe, die, exakt betrachtet, eine hermeneutische ist. Was aber heißt Hermeneutik genauer? Wie erkennen wir uns selbst und den Mitmenschen? Wie verstehen wir, was in einem Du vorgeht und welche Bedeutung Krankheit für es hat? Welche Methoden müssen dafür in der Personalen Medizin berücksichtigt werden, und wie lässt sich das schulmedizinische Vorgehen um verstehende Gesichtspunkte erweitern?

---

[13] Greenhalgh, T. und Hurwitz, B. (Hrsg.): Narrative-based Medicine – Sprechende Medizin, Bern 2005.

10.6 Die Hermeneutik

Der Begriff der Hermeneutik leitet sich ab vom Götterboten Hermes, der den Menschen die himmlischen Botschaften übersetzen und den Göttern die Reaktionen der Menschen mitteilen sollte. In diesem Mythos wird das Thema der Verständigung zwischen unterschiedlichen Kommunikations-Partnern (Menschen und Götter) einerseits als Problem angeschnitten und andererseits mithilfe eines speziellen Boten und dessen Übersetzungs- und Interpretationskompetenz gelöst.

Ausgehend von diesem Mythos können wir uns fragen, welchen Götterboten wir in der Medizin benötigen, um das Verstehen zwischen den Patienten und den im Medizinal-System Tätigen zu ermöglichen oder zu verbessern; und auf welche Theorie der Hermeneutik wir in der Heilkunde zurückgreifen, von der ausgehend die Praxis der Verständigung und des Übersetzungs-Transfers zwischen allen Beteiligten auf einem professionell hohen Niveau etabliert werden kann.

Einer der Ersten, die sich mit der Hermeneutik tiefgründig und auf wissenschaftlich-philosophischer Ebene befasst haben, war der Berliner Philosoph Wilhelm Dilthey (1833–1911). Mit seinen Ausführungen zur Hermeneutik wollte er ein methodologisches Fundament für die Geistes- und Kulturwissenschaften errichten; zugleich schuf er damit Grundlagen einer Verstehens-Kunst, die auch für die Medizin und Psychologie sowie für zwischenmenschliche Kommunikationssituationen generell von hoher Bedeutung sind.

Literatur- und Kunstwissenschaftler, Historiker, Philosophen haben in der Regel persönliche Beziehungen zu dem Thema, das sie bearbeiten. Sie verschaffen sich Klarheit über Kunstwerke, geschichtliche Epochen, Persönlichkeiten oder soziokulturelle Probleme, indem sie in ihre Interpretationstätigkeit eigene Gefühle, Stimmungen, Werthaltungen und lebensgeschichtliche Prägungen einbringen – allerdings auf reflektierte Art. Diese hat nichts mit willkürlichem Subjektivismus zu tun. Geistes- und Kulturwissenschaftler heben auf eine gewisse Objektivität ab, erreichen diese jedoch nur, wenn sie das Subjektive und Persönliche bewusst und wiederholt einsetzen. In diesen Wissenschaften bekennen sich Forscher zu ihrer Subjektivität, da sie sich bewusst sind, dass in ihre Forschung Person-gebundenes Wissen, Werten, Können eingeht.

10.7 Der hermeneutische Zirkel

Analoges gilt für das zwischenmenschliche Verstehen. Wenn Ärzte ihre Patienten (und diese ihre Ärzte) umfänglich verstehen wollen, dürfen und müssen sie die Subjektivität ihrer eigenen Person als Maß und Wertzeiger in die hermeneutische Situation mit einbringen. Der innere Reichtum und der emotional-intellektuelle Bildungsgrad des Betrachters begrenzen die Möglichkeiten seines Verstehens-Horizonts. Ein stumpfes Gemüt oder eine welke oder tote Seele kann schwerlich die immensen Interpretations-Möglichkeiten eines Kunstwerks oder einer Persönlichkeit nachempfinden und adäquat in Worte oder andere Symbole fassen.

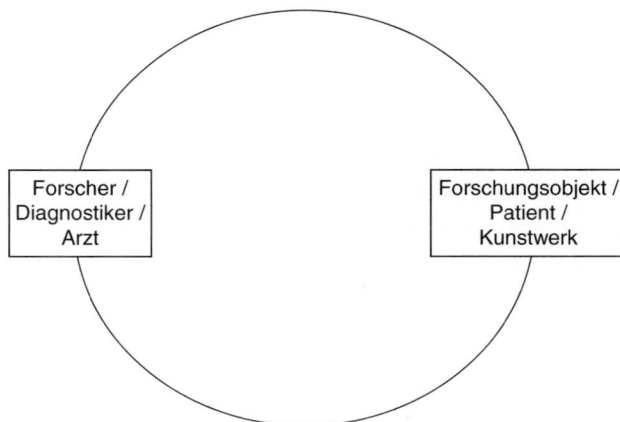

Abb. 10.1 Die hermeneutische Situation in der Therapie

Das wesentliche Forschungsinstrument in den Geistes- und Kulturwissenschaften ist der Forscher selbst; und entsprechend nennen wir das hermeneutisch aktive Stethoskop des Arztes die psychosoziale sowie die intellektuelle Differenziertheit seiner eigenen Person. Das Verstehen eines Du ist an das Selbstverstehen gebunden, wobei eine jede Verstehens-Bemühung Kreisprozesse induziert, worin Kenntnisse der eigenen Person das jeweilige Objekt (z. B. den Patienten) erschließt und im Gegenzug der Gegenstand des Verstehens (der Patient) die Selbsterkenntnis fördert (s. Abb. 10.1).

Es entspricht dem Geist der Hermeneutik, dass man den Teil aus dem Ganzen und das Ganze aus seinen Teilen zu verstehen sucht. Eine jede Lebensäußerung des Patienten verweist auf dessen Lebenstotalität, die er repräsentiert; und aus dem erahnten Ganzen kann den Teilbefunden ihr Stellenwert zugewiesen werden. Wie Kunstliebhaber vor einem Kunstwerk sollte man als ärztlicher oder psychologischer Diagnostiker medizinische Befunde sammeln, vergleichen, beobachten, reflektieren, bis der Patient, seine Krankheit und seine Lebenswelt etwas transparenter werden.

Diese Kreisbewegung, der hermeneutische Zirkel, findet nicht nur zwischen Symptomen, Ausdrucksphänomenen und der Gesamtpersönlichkeit des Patienten statt – er umfasst auch die Gedankenwelt des Patienten, seine Weltanschauung, die politische und religiöse Gesinnung und seine Stellungnahme zum Leben. Eine sachgemäße Diagnostik durchläuft Mal um Mal dieses Zirkelgeschehen, wobei günstigenfalls dem Patienten wie dem Arzt immer deutlicher wird, welche Zusammenhänge sich zwischen biologischen, psychosozialen, geistigen Aspekten der Existenz im Laufe eines gelebten Lebens ergeben und zu Krankheiten verfestigt haben. Wie sehr trotz aller zirkulärer Verstehens-Bemühungen die Hermeneutik eines Du immer auch mit Missverstehen assoziiert ist, das zwar minimiert, nie aber ganz beseitigt werden kann, hat bereits Dilthey vorausgesehen (und später sein Nachfolger Hans-Georg Gadamer ausführlich beschrieben); Menschen in ihren individuell-personalen Qualitäten sind *ineffabile*, also unausschöpfbar:

Hier macht sich nun die zentrale Schwierigkeit aller Auslegungskunst geltend. Aus den einzelnen Worten und deren Verbindungen soll das Ganze eines Werkes verstanden werden, und doch setzt das volle Verständnis des einzelnen schon das des Ganzen voraus. Dieser Zirkel wiederholt sich in dem Verhältnis des einzelnen Werkes zu Geistesart und Entwicklung seines Urhebers, und er kehrt ebenso zurück im Verhältnis dieses Einzelwerks zu seiner Literaturgattung … Theoretisch trifft man hier auf die Grenzen aller Auslegung, sie vollzieht ihre Aufgabe immer nur bis zu einem bestimmten Grad: So bleibt alles Verstehen immer nur relativ und kann nie vollendet werden. *Individuum est ineffabile.*[14]

10.8 Technik der Hermeneutik als Wissenschaft von den Individualitäten

Geistes- und Kulturwissenschaftler haben es nicht mit Naturgesetzen zu tun, die Regelfälle erklären (Nomothetik), sondern mit Individualitäten, die ihr einmaliges Gesetz in sich tragen (Idiographik). Historiker, Kunst- und Literaturwissenschaftler stehen vor je individuellen Phänomenen, in deren Einzigartigkeit und Unverwechselbarkeit sie sich einfühlen wollen. Durch den Begriff *Typus* ist zwar eine gewisse Allgemeinheit gegeben. So ähneln sich Persönlichkeiten, Kunstwerke, Stilrichtungen, Epochen, sodass eine vergleichende Betrachtungsweise (Komparatistik) möglich wird. Trotz dieser Typologie kann man aber keine fixen, allgemeinen Gesetze formulieren, in die sich jeder Einzelfall schematisch einordnen ließe.

Das quantitative Denken der Naturwissenschaft findet sein Pendant im qualitativen Denken der Geistes- und Kulturwissenschaften. Zählen und Messen ergeben nur begrenzten Sinn angesichts der schöpferischen und einmaligen Lebensäußerungen von Menschen, die vom Betrachter oder Forscher oft als Totalität rezipiert werden. Der Naturwissenschaftler steht den Gegenständen seiner Forschung analysierend und zerteilend gegenüber. In den Geistes- und Kulturwissenschaften kommt es, wenn sie erfolgreich betrieben werden, neben der Analyse auch zu einer Synthese, welche die wissenschaftlichen Objekte ebenso wie den Forscher betrifft.

Die Geistes- und Kulturwissenschaften beschreiben, zergliedern, interpretieren die Phänomene, ohne hinter ihnen stets eigentlich wirksame Kräfte und Mächte als wissenschaftliche Hauptprobleme zu vermuten. Der Sinn und die Bedeutung eines Kunstwerkes liegen zunächst in ihm selbst. Daneben weist es biografische, psychologische, soziologische oder ökonomische Bedeutungen auf. Geht man jedoch allzu schnell auf diese angeblichen oder wirklichen Hintergrundmotivationen ein, überspringt man unter Umständen Bedeutungsgehalte des Werks, der Persönlichkeit oder des geschichtlichen Faktums und seiner Welt. Damit wenden sich die Geistes- und Kulturwissenschaften gegen einen bloßen Psychologismus, Biologismus, Soziologismus und Materialismus – was nicht ausschließt, dass die genannten Disziplinen Einiges an Erhellendem für die geistes- und kulturwissenschaftliche Forschung zu bieten haben.

---

[14] Dilthey, W.: Die Entstehung der Hermeneutik (1900), in: Gesammelte Schriften Band V, Göttingen 1990, S. 330.

10.9 Wesentliches Thema I der Hermeneutik: das lebensweltliche Apriori

Wie schlägt sich diese Thematik in der alltäglichen ärztlichen Praxis nieder? Der Patient ist für den Arzt zunächst das Ganz-Fremde. Häufig beunruhigt diese Situation den Diagnostiker, der oftmals mit Typisierung, Schablonisierung und Schematisierung darauf reagiert. Die generalisierten Diagnosepfade (körperliche Untersuchung, Blutwerte, radiologische und endoskopische Befunde usw.) erlauben es in der Regel, den Patienten in diagnostische Kategorien einzuordnen und typische (nicht individuelle) Krankheitsbilder an ihm zu erkennen.

Einigermaßen versierte Diagnostiker lassen sich darüber hinaus in einen geduldigen, von Respekt vor der Fremdpersönlichkeit geleiteten Verstehens-Prozess ein, der erhobene biomedizinische Befunde ergänzt. Solche Ärzte versuchen, sich nicht rasch auf fixe Bilder des Gegenübers zu versteifen, sondern die eigenen Urteile, die immer reichlich Vorurteile beinhalten, in der Schwebe zu halten. Die diagnostische Beziehung in der Personalen Medizin lässt sich daher als bi-perspektivisch charakterisieren (Kap. 2). Der Wechsel von naturwissenschaftlichen, nomothetischen zu geisteswissenschaftlichen, idiografischen Perspektiven und *retour* ist ein wesentlicher Aspekt des oben skizzierten hermeneutischen Zirkels.

In jede medizinisch-diagnostische oder medizinisch-therapeutische Situation bringen Patienten ihr jeweiliges *lebensweltliches Apriori* mit. Dieser Begriff stammt von Edmund Husserl und besagt, dass neben den beklagten Symptomen sowie neben seinen offensichtlichen Phänomenen jeder Patient durch die Totalität seiner Biografie, seines Charakters und seiner sonstigen Lebensumstände geprägt ist – eine Totalität, die längst schon besteht, lange bevor der Patient das Medizinal-System aufsucht (der Begriff *a-priori* bedeutet so viel wie das Frühere, Vordere).

Einen besonderen Aspekt der Lebenswelt bildet die Zeitlichkeit, denn jedes gegenwärtige Ereignis (z.B. Schmerz) ist eingebettet in ein Vergangenes und Zukünftiges, die sich auf Individuen ebenso wie auf Kollektive oder die gesamte Gesellschaft und Kultur beziehen können. Husserl sprach vom dreifachen Erlebnishorizont, der zum Zeit-Feld des Ich beiträgt, wobei der Begriff des Zeithorizonts für ihn die Geschichte und Zukunft der gesamten Welt umfasste. Wenn man in solche Dimensionen vordringe, lassen sich Realitäten und Potentialitäten einer menschlichen Existenz erahnen und Sinn, Wert und Bedeutung von Symptomen wie auch Situationen annähernd klären.

Unter Lebenswelt verstand Husserl die Welt der „vorprädikativen Erfahrungen" im Gegensatz zur reduzierten Welt der „prädikativen Urteile", wie sie uns von den Wissenschaften (besonders von messend zählenden Naturwissenschaften und häufig auch von der Medizin) vermittelt werden. Vorprädikative Erfahrungen beziehen sich auf die ganze Weite des passiv vorgegebenen Wahrnehmungs- und Empfindungsfeldes eines Menschen, dem er sich zuwendet und aus dem er ihn interessierende Themen, Motive, Gegenstände bewusst und unbewusst auswählt. Die Atmosphäre etwa eines nebligen Novembertages gehört ebenso zu diesem Horizont vorprädikativer Erfahrungen wie die Emotionen auslösende Begegnung zweier Menschen oder die Lektüre eines Gedichts.

Nehmen Ärztinnen, Psychologen, Pflegende, Spezialtherapeuten und andere in der Medizin Tätige dieses lebensweltliche Apriori ernst und gelingt es ihnen, dieses zumindest teilweise in Worte zu fassen, können sie eventuell Antworten auf existenziell bewegende Fragen geben, welche eine lediglich naturwissenschaftlich orientierte Medizin ihren Patienten oft schuldig bleibt. Weil von ihr häufig Details und nicht der Zusammenhang der Lebenswelt untersucht und behandelt werden, kann sie in der Regel über Letztere nicht umfänglich gehaltvoll urteilen:

> In unserer Lebensnot – so hören wir – hat diese Wissenschaft uns nichts zu sagen. Gerade die Fragen schließt sie prinzipiell aus, die für den in unseren unseligen Zeiten den schicksalsvollsten Umwälzungen preisgegebenen Menschen die brennenden sind: die Fragen nach Sinn oder Sinnlosigkeit dieses ganzen menschlichen Daseins.[15]

10.10 Wesentliches Thema II der Hermeneutik: Selbstaufklärungszuwachs von Diagnostikern und Therapeuten

Eine weitere Dimension des hermeneutischen Zirkels ist dadurch gegeben, dass er nicht nur zur Aufhellung über den Patienten und seine Erkrankung beiträgt, sondern auch den Diagnostiker über sich und seine Welt belehrt. Man darf nie davon ausgehen, dass der Arzt die vollendete Klarheit über sich selbst sowie über die Themen von Gesundheit und Krankheit erlangt hat: Eine derartige Überzeugung wäre blanker Hochmut und induziert diagnostisch-therapeutische Ineffizienz.

Jeder Patient leistet bei adäquater, dem hermeneutischen Zirkel folgender Diagnostik auch Beiträge zur Erweiterung und Vertiefung des Selbstverständnisses des Diagnostikers, indem er ihm (meist ohne dies direkt zu intendieren) Aspekte seines Wesens erschließt. Verzichtet man auf das autoritäre Gefälle im Arzt-Patienten-Kontakt, tragen Diagnostik und Therapie in der Personalen Medizin zu wechselseitiger Aufklärung und Emanzipationsbewegung bei. Bei Konflikten zwischen Patienten und Arzt wirkt es unpassend, wenn Schuld oder Verantwortung für derartige Situationen gewohnheitsmäßig dem Ersteren zugeschoben werden. Wer den hermeneutischen Zirkel in der Personalen Medizin ernst nimmt, zieht die Konsequenz daraus, dass alle Protagonisten des diagnostischen und therapeutischen Prozesses in ihn involviert sind. Ohne grundlegende Solidarität mit den Patienten laufen die am Verstehens-, Diagnose- und Therapieprozess Beteiligten Gefahr, lediglich schön klingendes Gerede zu bieten: Sie produzieren *babble* anstelle von *narrative medicine*!

Man ist nicht mehr derselbe Mensch, nachdem man ein Kunstwerk interpretiert, eine historische Epoche oder Persönlichkeit verstanden oder die Gedanken eines Philosophen innerlich nachvollzogen hat. Es kommt dabei zu einem Akt menschlicher Emanzipation und Selbstfindung, wobei den Geistes- und Kulturwissenschaften generell ein emanzipatorischer Impuls zuzuordnen ist.

---

[15] Husserl, E.: Die Krisis der europäischen Wissenschaften und die transzendentale Phänomenologie (1936), in: Gesammelte Schriften 8, hrsg. von E. Ströker, Hamburg 1992, S. 4 f.

Das bedeutet, dass sich Ärzte, Psychologen, Pflegende und weitere therapeutisch Tätige (Physiotherapeuten, Kreativtherapeuten) im Hinblick auf ihre Stimmungen, Anschauungen, Überzeugungen, Gewohnheiten, Ansprüche und Einstellungen einer umfassenden Selbstkritik unterziehen dürfen. Es steht nirgends geschrieben, dass nicht auch die Mitarbeiter im Medizinal-System biomedizinische und psychosoziale Nöte, Störungsbilder und Krankheiten aufweisen, die in den Diagnose- und Therapieprozess von Patienten hineinspielen. Sie zu erkennen und zu benennen verhindert zumindest, dass sie ungefiltert in die Beurteilung und Behandlung der Patienten Eingang finden.

Während eines solchen Diagnostik- und Therapieprozesses dürfen also alle Beteiligte (Patienten wie medizinische Mitarbeiter) an Einsicht, Reife, Selbst- und Menschenkenntnis sowie an Kulturbewusstsein deutlich hinzugewinnen. Letzterer Gesichtspunkt nimmt Bezug auf die Tatsache, dass sich jeder Akt menschlichen Verstehens nicht nur zwischen einem Ich und Du oder Wir abspielt; der Hintergrund, vor dem menschliches Dasein verstehbar wird, ist vielmehr die gesamte Kulturwelt, die eine allen Menschen eines Kulturkreises gemeinsame ist.

10.11 Wir wird man Hermeneutiker?

Die Verstehens- und Einfühlungskunst wird demnach also nicht bloß im zwischenmenschlichen Verkehr erworben. Der personale und subjektive Umriss und Lebensstil eines Menschen wird nur verstanden, wenn wir ihn auch auf der Folie und Matrix des objektiven und objektivierten Geistes sehen.[16] Zeitgeist, Alltagsweisheit, Sprache, Sitten und Gebräuche (der objektive Geist) sowie Wissenschaften, Künste und Philosophie (der objektivierte Geist) dürfen einem Diagnostiker zumindest in Umrissen präsent sein, wenn er seine Patienten, die in und mit dem objektiven und dem objektivierten Geist leben, umfassend würdigen will.

Wer in der Medizin Personen in ihren verschiedenen Dimensionen zu diagnostizieren und therapieren unternimmt, kommt demnach nicht umhin, erklärend *und* verstehend vorzugehen, das heißt, Quantitäten mit Qualitäten zu verknüpfen. So entsteht am ehesten, was Dilthey als Ziel wissenschaftlicher Bemühungen deklarierte: komplexe Zusammenhänge herzustellen respektive zu rekonstruieren, ohne einem billigen und vagen Holismus das Wort zu reden.

Kann derlei auch durch lebenskundige und erfahrene Ärzte ohne spezielle Kenntnisse und Fertigkeiten in den Geistes- und Kulturwissenschaften und in der Philosophie gewährleistet werden? Dies ist sicherlich der Fall. Es wäre unklug, die praktische Menschenkenntnis zu unterschätzen, von der die Personale Medizin ebenso wie Psychologie und Psychotherapie in den letzten Jahrzehnten oft genug gelernt haben. Gleichwohl liegt die Zukunft der Personalen Medizin in einer Weitung ihrer klinischen und forschenden Interessen hin zur Mannigfaltigkeit von Geistes- und Kulturwissenschaften sowie Philosophie.

---

[16] Siehe hierzu Hartmann, N.: Das Problem des geistigen Seins (1933), Berlin 1962.

Diese bereichern das Verständnis des Menschen, seiner Krankheit und Gesundheit sowie seiner gesamten Lebenswelt und führen die Heilkunde näher an das Ideal der Erfassung von Personalität heran.[17]

10.12 Von der *Technik* des Verstehens zur *Kunst* des Verstehens

Neben Wilhelm Dilthey war es vor allem Hans-Georg Gadamer (1900–2002), der sich in seiner Philosophie dem Thema der Hermeneutik ganz dezidiert zuwandte. Anders als Dilthey schwebte Gadamer dabei jedoch keine Technik des Verstehens vor; vielmehr sind es seiner Meinung nach persönliche Qualitäten und Tugenden wie Geschmack, Gemeinsinn, Bildung, Takt und künstlerische Intuition, die es Forschern (oder Ärzten) ermöglichen, geistes- und kulturwissenschaftliche Objekte oder andere Menschen (Patienten) beginnend zu verstehen.

In seinem Hauptwerk *Wahrheit und Methode* (1960) erläuterte Gadamer jedoch, dass keiner, der über derartige Eigenschaften verfügt, meinen sollte, damit die Hürden des Verstehens bereits überwunden zu haben. Für Gadamer war jegliche hermeneutische Bemühung immer mit Vormeinungen und -urteilen verknüpft, und wer zu verstehen sucht, ist der Beeinflussung durch eine Fülle von Vorannahmen ausgesetzt. Die Qualität von Hermeneutikern (Ärztinnen und Ärzten) bestehe darin, sich dieser Voreingenommenheit bewusst zu sein, ohne sie je abstreifen zu können:

> Eben hier liegt der Punkt, an dem der Versuch einer philosophischen Hermeneutik kritisch einzusetzen hat. Die Überwindung aller Vorurteile, diese Pauschalforderung der Aufklärung, wird sich selber als ein Vorurteil erweisen …[18]

In der hermeneutischen Situation treffen zwei Horizonte aufeinander: der eine, in dem der Verstehende (z. B. der Arzt) lebt; der andere, der dem Verstehens-Objekt zugehörig ist (z. B. der Patient). Je überlegener und weit dimensionierter der Horizont des Ersteren ausgebildet ist, je mehr er über sein Nahes und Gewohntes hinaussehen kann, umso leichter wird er den Horizont des Gegenübers wahrnehmen und sich in Maßen in diesen hineinversetzen können. Dabei verlässt er aber seinen eigenen Horizont niemals; vielmehr kommt es im günstigen Fall zu einer temporären und punktuellen Fusion von Perspektiven und Gesichtskreisen.

Gadamer vertrat konsequent eine Hermeneutik der Begrenzung und Endlichkeit. Er verglich zwar den Verstehens-Prozess mit einem lange währenden oder unendlichen Gespräch, dessen Spiel des Fragens und Antwortens immer wieder neu überraschende Perspektiven hervorbringt. So sehr sich gegenseitiges Verständnis zwischen Gesprächspart-

---

[17] Kießling, C. et al.: A Medical Humanities Special Study Module on Principles of Medical Theory and Practice at the Charité, Humboldt University, Berlin, Germany, in: Academic Medicine 78 (2003), S. 1031–1035.

[18] Gadamer, H.-G.: Wahrheit und Methode (1960), Tübingen 1986, S. 280.

nern aber auch entwickelt haben mag, so sehr bleiben sie letztlich doch an eigene Horizonte und Perspektiven gebunden und so sehr sind ihre Verstehens-Bemühungen mit einem Rest von ungelöstem Rätsel behaftet.

10.13 Missverstehen als unabdingbarer Bestandteil des Verstehens

Das bedeutet im Umkehrschluss, dass alle Formulierungen, die von einem angeblich vollständigen Verstehen eines Textes oder einer raschen Übereinstimmung in zwischenmenschlichen Situationen berichten, unter den Verdacht von Missverstehen und Überschätzung hermeneutischer Potenzen fallen. Gadamer bezeichnete eine solche Art der Hermeneutik als naiv oder als eine Spielart des Dominanz- und Distanzstrebens:

> Der Anspruch, den anderen vorgreifend zu verstehen, erfüllt die Funktion, sich den Anspruch des anderen in Wahrheit vom Leibe zu halten.[19]

Wer derart zu verstehen vorgibt, hält sich nicht nur die Ansprüche des anderen vom Leibe – er bringt sich auch um das, was Gadamer die hermeneutische Erfahrung nannte. Unter Erfahrung verstand der Denker ein grundsätzlich negatives Erlebnis. So wie Arthur Schopenhauer meinte, dass Erfahrungen verlorene Illusionen sind, betonte auch Gadamer, dass man von Erfahrungen im eigentlichen Sinne nur sprechen könne, wenn sie den Erwartungen des Betreffenden zuwiderlaufen.

Nur im Zusammenprall mit der widerständigen Realität oder im Zuge von Enttäuschungen mache man Erfahrungen. Als erfahren galt für Gadamer derjenige, dem die vielen Ereignisse seiner Lebensgeschichte zu verändernden Erkenntnissen und Einsichten verholfen haben – wobei die Veränderungen sowohl die eigene Person als auch die Welt um sie her betreffen. So oder so wird der Betreffende aber mit Begrenzungen konfrontiert, was Gadamer dazu verleitete, das Erleben der menschlichen Endlichkeit als *die* Erfahrung schlechthin zu bezeichnen, die in allen anderen als existentielle Tönung enthalten ist.

Ausgehend von diesen Überlegungen erörterte Gadamer auch die hermeneutische Erfahrung. Bei ihr komme es ebenfalls zum aufrüttelnden Erlebnis von dem Widerstand der Wirklichkeit, die sich dem Verstehenden hauptsächlich in zwei Formen präsentiert: als Erfahrung des Du sowie als Erfahrung der Überlieferung. Sowohl der Mitmensch (der Patient) als auch Bücher, Kunstwerke, geschichtliche Epochen sind eigen und anders. Sie präsentieren sich dem Beobachter (Arzt) als spröde Realität, in die er nur teilweise einzudringen vermag und die ihn auf ihn selbst zurückwirft.

---

[19] Gadamer, H.-G.: Wahrheit und Methode (1960), Tübingen 1986, S. 366.

10.14 Fragen als Wirklichkeit aufschließendes Verstehen

Am ehesten gelingt demjenigen ein verstehender Zugang zur Welt und zu den Mitmenschen (Patienten), der über eine fragende Einstellung verfügt. Gadamer betonte, dass nicht jede Frage zum Verstehen beiträgt. Im Alltag begegnen uns Dutzende oberflächliche Fragen, die kaum dazu dienen, Kunst, Kultur oder Mitmenschen wirklich kennenzulernen:

> Im Wesen der Frage liegt, dass sie einen Sinn hat. Sinn aber ist Richtungssinn. Der Sinn der Frage ist mithin die Richtung, in der die Antwort allein erfolgen kann, wenn sie sinnvolle, sinngemäße Antwort sein will. Mit der Frage wird das Befragte in eine bestimmte Hinsicht gerückt.[20]

Als Beispiele für ein solches Fragen verwies Gadamer auf die sokratisch-platonischen Dialoge. Bei solchen Gesprächen ging es nicht darum, stolz und siegreich dem je anderen die besseren Argumente zu präsentieren. Vielmehr versuchten die Gesprächspartner stets, die Gedankengänge des Gegenübers verstehend nachzuvollziehen und fragend ein gemeinsames Denken zu ermöglichen. Ziel war das Entdecken von Wahrheitspartikeln; und dies geschah, wenn alle Beteiligten die Stärken einzelner Argumente hervorhoben, selbst wenn sie nicht die eigenen waren.

Die platonischen Dialoge lehren, dass sich Fragen und Antworten und alle Verstehens-Akte im Medium der Sprache ereignen. Selbst jene Momente, in denen man in einem stummen Blick oder einer vielsagenden Geste des Gegenübers meint, etwas von ihm verstanden zu haben, sind nach Gadamer von Begriffen eingerahmt und durchsetzt. Sobald man interpretierend über Blicke oder Gesten nachdenkt, setzt dies sprachliche Kompetenzen voraus.

Hermeneutik im Medium der Sprache hat zum Ziel, sich potenziell am Verstehen der gesamten Welt und der Summe von Sinn, Wert und Bedeutung zu versuchen. Sprachen und Symbolbereiche der Menschen und damit ihre Verstehens-Kapazität haben sich im Laufe der Geschichte immer weiter ausdifferenziert, und dementsprechend plädierte Gadamer dafür, Leben, Mitmenschen und Kultur als Themen der hermeneutischen Bemühungen zu begreifen. Ein solches Unterfangen bezeichnete er als Universalhermeneutik.

Die bisherige Geschichte ihres Fragens und Verstehens weist die Menschen als exquisite Sinnsucher aus, die immer wieder Dimensionen von Wert und Bedeutung erkennen und benennen wollen, selbst wenn sie zugeben müssen, dass ihr Dasein stets vom Einbrechen des Sinnwidrigen und Absurden (oftmals in Form von Krankheit) bedroht ist. Das Verstehen des Woher und Wohin, das Benennen unseres Wesens, die Hermeneutik unserer Existenz, treibt Menschen um, seit das Spiel der Evolution uns hervorgebracht hat, und sie wird erst enden, wenn die Gattung *Homo* irgendwann einmal in der stummen Weltnacht des Kosmos untergeht.

---

[20] Gadamer, H.-G.: Wahrheit und Methode (1960), Tübingen 1986, S. 368.

10.15 Verstehende Medizin als Universalhermeneutik

Was haben nun Gadamers Ausführungen zum Verstehen mit der Medizin im 21. Jahrhundert zu schaffen? Nun, meiner Meinung nach eine ganze Menge. Hermeneutik im Sinne Gadamers kann dem Einzelnen helfen, die anthropologischen Vorannahmen bewusster werden zu lassen, die er in sich trägt, und einer eventuell nötigen Korrektur anheimzustellen. Zu Recht betonte der Autor wiederholt, dass in allen Wissenschaften vom Menschen und seiner Kultur implizit stets anthropologische Vorannahmen und Einstellungen mitschwingen, die die konkrete wissenschaftliche oder soziale Praxis entscheidend prägen. So kann man sich keine Formen der Heilkunde ausmalen, die ohne (meist unausgesprochenes) Menschenbild auskommen könnte.

So trägt jeder pflegend oder ärztlich Tätige im Gesundheitswesen Maßstäbe hinsichtlich Leib, Seele, Krankheit, Gesundheit, Lebensqualität, Arzt-Patienten-Beziehung, gegenseitige Hilfe, Heil und Heilung und vieler anderer Aspekte in sich, die sein Tun und Lassen beeinflussen. Fließen diese unreflektiert und unkorrigiert in den beruflichen Alltag ein, entstehen nicht selten Situationen, in denen sich Patienten beschweren, sie stießen auf zu wenig Verständnis und Menschlichkeit innerhalb der Medizin.

Ausgehend von den komplexen Bedingungsgefügen von Krankheit und Gesundheit sowie des lebensweltlichen Apriori ihrer Patienten wird darüber hinaus deutlich, dass den Ärztinnen und Ärzten eine immense hermeneutische Aufgabe zufällt, sofern sie ihre Patienten umfassend im Sinne der Personalen Medizin verstehen wollen. Alle Ärzte – nicht nur Psychiater, Psychotherapeuten und Psychosomatiker – sind aufgerufen, zumindest in Ansätzen jene Verstehens-Arbeit in Angriff zu nehmen, die unweigerlich auf sie zukommt, sobald sie sich die Dimensionen des Humanen in der Medizin vor Augen führen:

> Denn der Mensch ist nicht nur ein Naturwesen, sondern auch sich selbst und anderen geheimnisvoll fremd, als Person, als Mitmensch, in Familie und Beruf, mit unzähligen unwägbaren Einwirkungen und Einflüssen, Belastungen und Problemen. Da gibt es noch ganz andere Unverständlichkeiten als die zu erforschenden Gesetzlichkeiten des Naturgeschehens, die eine hoch entwickelte Forschung mehr und mehr ans Licht bringt. Nun, mit dem Unverständlichen und mit dem Verstehen der Unberechenbarkeiten des seelisch-geistigen Lebenshaushaltes des Menschen hat es die Kunst des Verstehens zu tun, die man Hermeneutik nennt.[21]

Gadamer sprach in seinem Werk mehrfach von Universalhermeneutik, um zu verdeutlichen, dass nicht nur einige wenige Geisteswissenschaftler, sondern alle Forscher, Künstler, Philosophen, Techniker, Juristen, Lehrer, Erzieher, Psychologen und Ärzte, die sich mit dem Menschen und seiner Kultur beschäftigen, *nolens volens* mit der Aufgabe des Verstehens konfrontiert sind.

Eine universale Hermeneutik der menschlichen Existenz bedeutet meiner Ansicht aber auch, sich nicht nur um das Verstehen von Kunst und Literatur, sondern mindestens so sehr

---

[21] Gadamer, H.-G.: Hermeneutik und Psychiatrie, in: Über die Verborgenheit der Gesundheit, Frankfurt am Main 1993, S. 202 f.

auch um das Verstehen von gesellschaftlich, historisch und politisch brisanten Phänomenen zu bemühen: Unterdrückung, soziale und ökonomische Ungerechtigkeit, Ausbeutung, Militarismus, Patriarchat, Imperialismus, Chauvinismus, religiöser und politischer Fanatismus und Fundamentalismus, Krieg, staatliche und kirchliche autoritäre Hierarchien, Erziehungs- und Bildungsdefizite.

Personale Medizin bedeutet Integration und Weiterentwicklung von evidenzbasierter und narrativer hin zu einer verstehenden Medizin. Wer als Arzt, Psychologe, Psychotherapeut, als Pflegender, Spezialtherapeut oder einfach als Mitmensch seine Patienten und Zeitgenossen umfassend verstehen will, muss unweigerlich einige dieser Phänomene bei seinen hermeneutischen Bemühungen berücksichtigen, selbst wenn ihn dies in Distanz und Kontrast zur Majorität der *Insider* bringen sollte.

Literatur

Adler, A.: Über den nervösen Charakter (1912), Frankfurt am Main 1972
Culpepper, L. und Gilbert, T.T.: Evidence and ethics, in: The Lancet 353 (1999), S. 829–831
Descartes, R.: Abhandlung über die Methode des richtigen Vernunftgebrauchs und der wissenschaftlichen Wahrheitsforschung (1637), Hamburg 1997
Dilthey, W.: Die Entstehung der Hermeneutik (1900), in: Gesammelte Schriften Band V, Göttingen 1990
Evidence-Based Medicine Working Group: Evidence-Based Medicine – A New Approach to Teaching the Practice of Medicine, in: JAMA 268 (1992), S. 2420
Gadamer, H.-G.: Wahrheit und Methode (1960), Tübingen 1986
Gadamer, H.-G.: Über die Verborgenheit der Gesundheit, Frankfurt am Main 1993
Glaserfeld, E. v. und Foerster, H. v.: Wie wir uns erfinden. Eine Autobiographie des radikalen Konstruktivismus, Heidelberg 2007
Greenhalgh, T. und Hurwitz, B. (Hrsg.): Narrative-based Medicine – Sprechende Medizin, Bern 2005
Hartmann, N.: Das Problem des geistigen Seins (1933), Berlin 1962
Huber, K. et al.: Coronary interventions in Austria, Germany, and Switzerland, European Heart Journal, Volume 41, Issue 27, 14 July 2020, Pages 2599–2600
Hume, D.: Ein Traktat über die menschliche Natur (1739/40), Hamburg 1989
Husserl, E.: Die Krisis der europäischen Wissenschaften und die transzendentale Phänomenologie (1936), in: Gesammelte Schriften 8, hrsg. von E. Ströker, Hamburg 1992
Kalitzkus, V. et al.: Narrative Medizin – Was ist es, was bringt es, wie setzt man es um? in: Zeitschrift für Allgemeinmedizin 85 (2009), S. 16–22
Kießling, C. et al.: A Medical Humanities Special Study Module on Principles of Medical Theory and Practice at the Charité, Humboldt University, Berlin, Germany, in: Academic Medicine 78 (2003), S. 1031–1035
Locke, J.: Ein Versuch über den menschlichen Verstand (1690), Hamburg 2000
Sweeney, K.G. et al.: Personal significance: the third dimension, in: Lancet 351 (1998), S. 134–136
Tonelli, M.R.: The philosophical limits of evidence-based medicine, in: Academic Medicine 73 (1998), S. 1234–1240
Vaihinger, H.: Die Philosophie des Als ob (1911), Saarbrücken 2007
Weel, Chr. v. und Knottnerus, J.A.: Evidence-based interventions and comprehensive treatment, in: The Lancet 353 (1999), S. 916–918

Der Raum, die Räume, die Medizin

11

Inhaltsverzeichnis

11.1	Der Raum und die Räume	202
11.2	Das große Glück des Innen	204
11.3	Aus innen wird außen wird innen	205
11.4	Der Raum der Ordination	206
11.5	Luzides I: Räume der Diagnostik	208
11.6	Luzides II: Innen kehrt sich nach außen	209
11.7	Sakrales I: Räume der Therapie	210
11.8	Sakrales II: Räume für die Zentralorgane	211
11.9	Das Nicht-Ich: Räume der Separation	213
11.10	Räume des Abschieds	215
Literatur		216

Ähnlich wie für den Begriff und das Phänomen Zeit unterscheiden schon seit Jahrzehnten Philosophen, Psychologen, Soziologen, Anthropologen einen intersubjektiven, geometrischen von einem subjektiv erlebbaren und erlebten Raum. Der geometrische Raum lässt sich einigermaßen genau vermessen, exakt in Maß und Zahl beschreiben sowie als dreidimensional vorstellen. Bis zu Albert Einsteins Theorien über die Relativität von Zeit und Raum waren die meisten Menschen von der Konstanz und Stabilität des geometrischen Raums überzeugt, und in unserem Alltag sind wir auch ein Jahrhundert nach den furiosen Forschungsergebnissen Einsteins von den unveränderlich-stabilen Raumverhältnissen um uns her fast felsenfest überzeugt.

Im Gegensatz zu diesem geometrischen Raum empfinden wir die subjektiv erlebbaren räumlichen Gegebenheiten um uns her als ziemlich variabel. Wenn Friedrich Schillers Gedicht *Der Jüngling am Bache* (1803) mit den Strophen „Raum ist in der kleinsten Hütte/ Für ein glücklich liebend Paar" endet, spielte der Dichter damit unter anderem auch auf die Subjektivität des Raum-Erlebens an: Mag der geometrische Raum einer Hütte auch noch so beengt sein, weitet sich das Erleben dieser Hütte für ein verliebtes, liebendes Paar zum Saal oder sogar zum Palast.

Wenn wir hier über Raum und Medizin reflektieren, sind vorrangig die subjektiv erlebten und erlebbaren Räume gemeint – Räume, die nicht von Mathematikern und Geometern, sondern von Dichtern, Psychologen, Philosophen beschrieben werden. So unternahm etwa Gaston Bachelard (1884–1962), der französische Wissenschaftsphilosoph, in seinem Buch *Poetik des Raumes* (1957) in Anlehnung an die Psychoanalyse eine Topo-Analyse, also eine Analyse des Raums. Ähnlich wie die Psychoanalyse in Fehlleistungen, Symptomen und Träumen das Walten des Unbewussten aufzudecken unternimmt, wollte Bachelard anhand von konkreten oder imaginären Räumen (Haus, Wohnung, Weg, Landschaft; auch Räume von Musik, Mythos, Dichtung, Religion) deren Bedeutungsebenen nachspüren. Er malte manche Bilder eines glücklichen Raums, und ausgehend davon bezeichnete er seine Forschung als *Topophilie*[1] (Liebe zum Raum).

Bachelards Text regt dazu an, eine Topo-Analyse auch im Bereich der Medizin zu versuchen. Dabei müssen wir allerdings gewärtigen, nicht nur auf Räume des Glücks oder gar der Liebe zu stoßen; an heilkundigen Orten werden Themen wie Kummer, Leid und Krankheit verhandelt, und bisweilen grüßt recht unbarmherzig Thanatos die Beteiligten. Nicht wenige Menschen reagieren darauf ganz entgegengesetzt zu Topo-phil (den Raum liebend) eher Topo-phob (den Raum meidend) und weichen, wenn irgend möglich, diesen Räumen der Medizin aus. Weil aber die Heilkunde in den letzten Jahrzehnten unseren Alltag sehr weitgehend durchsetzt hat, ist fast jeder von uns irgendwann doch gezwungen, die medizinischen Räume von Kummer, Leid und Krankheit, bisweilen durchsetzt von nur mäßigem Glück, kennenzulernen.

11.1 Der Raum und die Räume

Bevor wir Räume der Medizin betrachten, erörtern wir philosophische und psychologische Überlegungen zum Raum respektive zu den Räumen. Wir kennen den geometrischen Raum, auf dessen Koordinaten man sich leicht einigen kann, von dem wir annehmen, dass ihn verschiedene Menschen als gleich oder nahezu identisch definieren: ein und derselbe Raum.

Verglichen damit werden die subjektiven Räume der einen und der anderen Person als völlig unterschiedlich erlebt, obwohl es sich in Bezug auf den geometrischen Raum häufig um denselben handeln kann. Schon Edmund Husserl (1859–1938) hat derlei bedacht, als er in *Die Krisis der europäischen Wissenschaften und die transzendentale Philosophie* (1936) schrieb, dass die Naturwissenschaften das Kleid der Zahlen über unsere subjektiven lebensweltlichen Empfindungen und Erfahrungen werfen. Sie erfassen dann zwar unseren geometrischen Raum, der aufgrund seiner exakten Vermessung hohe Gültigkeit für

---

[1] Bachelard, G.: Poetik des Raumes (1957), Frankfurt am Main 2007, S. 25

sich beansprucht. Im Vergleich dazu laufen die sozialen, interpersonell bedeutsamen subjektiven Räume Gefahr, nicht ernsthaft bedacht und registriert zu werden, da sie in der Regel als unwissenschaftlich abgetan werden.

Ebenfalls an den Unterschieden zwischen geometrischem Raum und subjektiven Räumen interessiert war Erwin Straus (1891–1975). Den Ersteren bezeichnete er als Wahrnehmungsraum (in: *Vom Sinn der Sinne,* 1935) und die Letzteren als Empfindungsräume. Der Wahrnehmungsraum ist durchsichtig, überschaubar, mit Punkten und Linien abbildbar – in oder über ihm bewegen wir uns wie bei der Draufsicht auf einen Stadtplan. Die Empfindungsräume hingegen induzieren in uns keine Geometrie, sondern vielmehr eine Landschaft mit emotionalen Tönungen. Statt Draufsicht und Überblick sind Landschaftsräume stets mit einem Horizont assoziiert, den wir bemerken, ohne dass wir ihn zu transzendieren vermögen. Wir können uns in diesen Landschaftsräumen verlieren oder verlaufen oder aber uns heimisch und zu Hause fühlen.

Auch Kurt Lewin (1890–1947) hat die subjektiven Landschaftsräume detailliert untersucht. Von ihm stammt das Konzept des hodologischen Raums (griechisch: *hodos* = Weg). Bei jedem von uns entsteht durch und bei unserem konkreten Lebensvollzug ein komplexer, äußerst individueller Lebensraum, ein Wegenetz, das mit je eigenen Plätzen, Wegen, Orten, Bedeutsamkeiten versehen ist.

Der russisch-französische Psychiater-Philosoph Eugen Minkowski (1885–1972) hat in *Die gelebte Zeit* (1933) auf Analoges abgehoben. Für ihn gab es neben der gelebten Zeit auch den individuell gelebten Raum, der sich durch je eigenen Abstand zu den Dingen, Gegenständen und Sachverhalten sowie durch einen eigenen Spielraum der (existenziellen) Bewegung auszeichnet. Außerdem lassen sich ein Tag-Raum (hell, klar, distanziert, präzise, intersubjektiv) von einem Nacht-Raum (mysteriös, direkt berührend, in Personen eindringend, subjektiv) unterscheiden.

Einen sehr speziellen nicht-geometrischen Raum beschrieb Martin Buber (1878–1965) in seiner dialogischen Philosophie: den Zwischenraum. Wenn Menschen wirkliche Ich-Du-Beziehung eingehen (keinesfalls eine Selbstverständlichkeit), eröffnet sich ihnen dieser Zwischenraum. Eine Ich-Du-Beziehung ist charakterisiert von aufgeschlossener Offenheit, redlicher Ehrlichkeit, authentischer Existenzmitteilung sowie dem völligen Verzicht auf Funktionalisierung des anderen als Mittel zum Zweck. Letzteres nennt Buber Ich-Es-Beziehung – ein häufiger Beziehungsmodus, bei dem das Du zum bloßen Es, zur Sache oder zum Sachverhalt verdinglicht wird.

Maurice Merleau-Ponty (1908–1961) hat viele dieser Raumkonzepte in *Phänomenologie der Wahrnehmung* (1945) sowie in *Das Sichtbare und das Unsichtbare* (1964) aufgegriffen und weiter bedacht. Dabei betonte er, wie sehr der eigene Leib als „Nullpunkt aller Dimensionen der Welt"[2] für jegliches Raum-Erleben und -Empfinden verantwortlich ist: „Endlich ist mein Leib für mich so wenig nur ein Fragment des Raumes, dass überhaupt kein Raum für mich wäre, hätte ich keinen Leib."[3]

---

[2] Merleau-Ponty, M.: Das Sichtbare und das Unsichtbare (1964), München 1994, S. 314

[3] Merleau-Ponty, M.: Phänomenologie der Wahrnehmung (1945), Berlin 1966, S. 127

11.2 Das große Glück des Innen

Menschliches Leben, der menschliche Leib und damit das menschliche Raumempfinden beginnt innen. Etwa neun Monate vor der Geburt nistet sich die befruchtete Eizelle in die Schleimhaut des mütterlichen Uterus ein und entwickelt sich über zügige und fortlaufende Zellteilungen in diverse Organe sowie einen Organismus. Die dafür wesentlichen Prozesse – Wachstum, Stoffwechsel, Ernährung – ereignen sich im Inneren einer Gebärmutter, allerdings im kontinuierlichen Austausch mit dem mütterlichen Organismus und damit im Austausch mit der Welt.

Viele, die über diese intrauterine Phase des menschlichen Lebens nachgedacht und geschrieben haben, meinen, dass es sich dabei in den allermeisten Fällen um eine sorgenfreie, ausgeglichene Existenz handelt – wobei, genau genommen, von Existenz (im Sinne von ek-sistere = draußen stehen) noch nicht gesprochen werden kann. Dass es in den Monaten der Schwangerschaft auch Momente, für manche Feten nicht nur Momente, sondern ganze Phasen von Glücks-minimierender Erschütterungen geben kann, darf allerdings nicht unerwähnt bleiben.

Der Psychoanalytiker Otto Rank behauptete in *Das Trauma der Geburt* (1924),[4] dass sich prinzipiell jeder Mensch nach den anscheinend oder tatsächlich beschützt-geborgenen Verhältnissen des Intrauterinraums zurücksehne. Diese Sehnsucht sei an vielen Alltagsverrichtungen (sich auf dem Sofa in eine Decke wickeln; zu Bette gehen) ebenso wie an diversen Räumlichkeiten (Sauna, Iglu der Eskimos, Schiffskojen) ablesbar. Sie (die Verrichtungen des Alltags bis zu den architektonischen Errungenschaften) seien als Kompensationsversuche jenes Traumas zu begreifen, das die Geburt und damit der Verlust des gebärmütterlichen Innen für Menschen bedeuten können.

In den letzten Jahren hat die Geburtsmedizin den Intrauterinraum, der lange Zeit als Prototyp von Privatheit und Intimität galt, für sich erobert und einer ausgeklügelten sowie teilweise hilf- und segensreichen Kontrolle und Einflussnahme unterworfen. Der Bogen spannt sich von eventuellen Fertilisationsmaßnahmen (manche in jüngerer Vergangenheit Geborene begannen ihr Leben nicht innen, sondern außen in der Petrischale) über die Punktion der Fruchtblase (zum Zweck der Zell-Diagnostik) bis hin zur regelmäßigen fetalen und vorgeburtlichen Ultraschalldiagnostik.

Kultursoziologinnen wie Barbara Duden[5] oder Martina Löw[6] haben ausgehend von solchen Gepflogenheiten betont, dass hinter die Begriffe innen (intrauterin) und außen ein berechtigtes Fragezeichen zu setzen sei. Der angebliche Innenraum der Gebärmutter wird zunehmend veröffentlicht und als solcher den werdenden Müttern und Vätern z. B. als Sonographie-Bilder präsentiert. Das Außen (Umwelt, Verwandte, Medizin, Kultur etc.) kommentiert und definiert das Innen von allem Anfang an mit.

---

[4] Rank, O.: Das Trauma der Geburt und seine Bedeutung für die Psychoanalyse (1924), Gießen 2007

[5] Duden, B.: Der Frauenleib als öffentlicher Ort – Vom Missbrauch des Begriffs Leben, Hamburg/Zürich 1991

[6] Löw, M.: Raumsoziologie (2001), Frankfurt am Main 2012

Bei der systematischen Erfassung von fetalen Vitalfunktionen ließ sich im Übrigen zeigen, wie sehr diese mit den mütterlichen Erlebnissen, Stimmungen und Affekten korrelieren. Dies geht so weit, dass Stressoren der Mutter sogar die Reifung des fetalen Gehirns beeinflussen können. Die Vorstellung eines hermetisch abgeschlossenen Behälters (Uterus) mit andauernden intrauterin-fetalen Glückszuständen ist ein Phantasma und eine Mär; Neugeborene haben (zusammen mit ihren Müttern) bereits im gebärmütterlichen Innenraum eine Vorahnung dessen erhalten, was an extrauterin prekären Weltverhältnissen auf sie wartet.

11.3 Aus innen wird außen wird innen

Die Geburt beendet die intrauterine Lebensform und exponiert Menschen im Außen. Zumindest in westlichen Ländern der Erde erfolgt diese Exposition in dafür gesondert präparierten Räumen der Medizin: dem Kreißsaal oder dem Geburtshaus. Vom Wort kreißen stammt etymologisch das Kreischen ab; kreißen bedeutet so viel wie stöhnen, schreien oder kreischen, und der Kreißsaal ist jener Raum, in dem Gebärende oft unter Schmerzen und entsprechenden Äußerungen (Kreischen) ihre Kinder zur Welt bringen. In den letzten Jahrzehnten hat sich neben dem Kreißsaal eine weitere Räumlichkeit etabliert, in dem sich Geburten ereignen: das Geburtshaus. Der Unterschied zum Kreißsaal besteht im Faktum, dass Letzterer von ärztlichen Geburtshelfern geleitet wird, indes dem Geburtshaus Hebammen vorstehen.

Gleichgültig, ob Geburtshaus oder Kreißsaal: Dass die Medizin eigens ausgestattete Räume für Geburten entwickelt hat, erklärt sich aus den manchmal heiklen Situationen während des Geburtsvorganges, die ärztliche oder Hebammen-Interventionen notwendig machen (verzögerte oder Frühgeburt, Steißgeburt, Kaiserschnitt, Dammriss). Darüber hinaus sind solche Räumlichkeiten und Gebäude für alle Beteiligten bedeutsam, weil in ihnen Zukunft und Potentialität zur Welt kommen. Ob und wie aus einer neugeborenen Existenz schlussendlich die Realität einer Biographie und die Essenz eines gelebten Lebens wird, hängt von unüberschaubar vielen Imponderabilien ab. Die Tatsache aber, dass mit der Geburt Neues beginnt und es sich um ein Anfangen und Beginnen handelt (Hannah Arendt bezeichnete dies als Natalität),[7] ist unbestreitbar. Kreißsäle und Geburtshäuser sind medizinische Orte des Aufbruchs und des Noch-Nicht – wie Ernst Bloch die Zukunft eines Individuums wie auch von Sozietäten und ihrer Kulturen bezeichnete.[8]

Aus dem Innen (Uterus) wird ein Außen (die Welt), in dem sich das Neugeborene meist innert kurzer Zeit in neuen Innenräumen wiederfindet. Wiegen, Betten, Tragetücher, Kinderwagen bedeuten die ganz konkreten Fortsetzungen der gebärmütterlichen Binnenverhältnisse, wohingegen die Zärtlichkeits-, Ernährungs-, Pflege- und Lauthüllen von Eltern, Ammen, Erzieherinnen dafür sorgen, verlässliche Innenräume (ein Zuhause, beginnend

---

[7] Arendt, H.: Vita activa oder Vom tätigen Leben (1958), München 1996
[8] Bloch, E.: Das Prinzip Hoffnung, Frankfurt am Main 1959

Heimat) im übertragenen Sinne zu etablieren. Ebenso wie in intrauterinen kann es in diesen ersten, frühen extrauterinen Räumen zu Traumen und Missliebigkeiten aller Art kommen, die dem Neugeborenen kein Zuhause, sondern eine Art Fremde bescheren.

11.4 Der Raum der Ordination

Nach der Geburt entwickeln sich Menschen in die verschiedensten Richtungen; bisweilen machen sich bei ihnen körperliche oder psychosoziale Störungen oder Krankheiten bemerkbar. Ab einem gewissen Leidensdruck tragen sie dazu bei, dass der Einzelne zum Patienten wird und im Medizinal-System um Hilfe nachsucht. Diese ereignet sich in der Regel in speziell ausgewiesenen Räumen (Sprech- und Untersuchungszimmer von Arzt-Praxen; rollende Ambulatorien; Erste-Hilfe-Stationen; Notarztwagen; Kliniken; Sanatorien); merklich seltener werden medizinische Diagnostik und Therapie in den Räumen des Patienten (Hausbesuch) oder auch im öffentlichen Raum (Notfalldiagnostik oder auch Notfallbehandlung auf Plätzen oder im Theater etc.) durchgeführt.

Der überwiegende Teil der Arzt-Patienten-Kontakte der westlichen Welt findet jedoch im Sprech- oder Ordinationszimmer statt. Ordination bedeutet so viel wie Weihe oder Bestellung; der Begriff zeigt an, dass sich in diesem Raum etwas Wichtiges, beinahe Sakrales ereignen könnte. Wie die Bezeichnung dieses Raumes nahelegt, haben ein Gespräch zwischen Arzt und Patient sowie die ersten diagnostischen oder therapeutischen Schritte, die im Mittelpunkt des Geschehens stehen, ursprünglich einen enorm hohen, fast heiligen Stellenwert innegehabt.

Oftmals sind im Sprechzimmer auch Untersuchungsutensilien (z. B. Liege, Waage, Stethoskop, Reflexhammer, EKG, Blutdruckmanschette, Fieberthermometer) vorhanden, sodass neben dem verbalen Gespräch auch nonverbale Aspekte einer Arzt-Patienten-Kommunikation (Messen, Wägen, Auskultieren, Perkutieren, Palpieren, Inspektion) eine gewichtige Rolle spielen. Zweck dieser Veranstaltung im Ordinationszimmer ist es, mittels Anamnese-Gespräch und Untersuchungsbefunden eine Diagnose oder zumindest eine Arbeitshypothese über den Zustand des Patienten zu erstellen; ausgehend davon werden daraufhin Zusatzuntersuchungen oder erste Behandlungsschritte initiiert.

Mindestens ebenso relevant sind dabei jedoch Gesichtspunkte des Arzt-Patienten-Kontakts, welche in der Regel lediglich implizit verhandelt werden: Beziehungsaufnahme und -gestaltung; Offenheit und Vertrauen; Umgang mit Schwäche und mit Fragilität; Höflichkeit, Wohlwollen, Takt; Anlehnung, Abhängigkeit und Autonomie; Nacktheit im direkten und indirekten Sinne; Beichte und Absolution; Zuwendung und Hilfe; Empathie; Dienstleister-Kunden-Mentalität; Autorität und Hierarchie; Eltern und Kind- oder Lehrer und Schüler-Verhältnis; „Liebesbeziehungen" (Anerkennung, Anlehnung, Verschmelzung); ärztliche wie patientenseitige Compliance; gegenseitige Wertschätzung oder Entwertung; Zirkel des Verstehens (Hermeneutik); Intimität; Affekte wie Ekel, Scham, Schuld und Angst; Übertragung und Gegenübertragung (Erwartungen, Hoffnungen, Impulse,

11.4 Der Raum der Ordination

Enttäuschungen, Phantasien, Vorerfahrungen, Wünsche sowohl der Patienten den Ärzten gegenüber als auch *vice versa*).

Bei der Breite und Fülle dieser Aspekte des Arzt-Patienten-Kontakts scheint der Begriff des Ordinationszimmers durchaus passend, wie er im österreichischen Sprachraum für das Sprechzimmer immer noch geläufig ist. Ordination bedeutet, wie kurz erwähnt, so viel wie Weihe, Initiation oder Bestellung und Einführung; ein ärztliches Sprechzimmer ist in gewisser Weise daher ein Ort, dessen Bedeutung mit Weihe oder Initiation häufig treffender zum Ausdruck gebracht wird als lediglich mit dem Terminus des Sprechens, mit dem nicht selten bloßes Gerede assoziiert wird; oder mit dem Begriff der Diagnostik, die meist als eindimensional imaginiert wird.

Der Ordinationsraum ermöglicht im glücklichen Fall eine dialogische Situation, wie sie von Martin Buber in *Ich und Du*[9] beschrieben wurde. Hier entscheidet sich, ob sich eine tatsächliche Ich-Du- oder eine bloße Ich-Es-Beziehung zwischen den jeweiligen Protagonisten entwickelt – wobei die undankbare Rolle des Es nicht immer nur der Patient zu übernehmen hat. Würde, Takt und Generosität gegenseitiger Verstehens-Bemühungen sind Leistungen, die wiederholt von beiden Seiten erbracht werden müssen, wenn denn die Qualitäten des Dialogischen induziert und über längere Zeit erhalten werden sollen.

Ein Gesichtspunkt wurde bei der Aufzählung impliziter Aspekte der Arzt-Patienten-Beziehung nicht erwähnt: das Geheimnis. Manches, was zwischen Arzt und Patient ausgetauscht wird, ist nur für wenige Ohren und Augen bestimmt: Nacktheit, Intimes, Privates und Geheimes. Vor allem in Psychotherapien kommt es bei vertrauenswürdiger Beziehung zwischen Patienten und Therapeuten nach und nach zu Mitteilungen der Ersteren, die womöglich etwas Beschämendes, Schuldhaftes, Traumatisierendes in sich bergen.

Bisweilen ist der Psychotherapeut oder Arzt die erste oder einzige Person, der sich der Patient in Bezug auf solche Geheimnisse anvertraut. Um Derartiges zu ermöglichen, bedarf es der ärztlichen Verschwiegenheit, die nicht nur durch die juristisch abgesicherte Schweigepflicht, sondern durch das Auftreten und die Persönlichkeit des Arztes repräsentiert wird. Neben der Person der Ärztin oder Psychotherapeutin ist es jedoch auch der Raum (das Sprechzimmer), der günstigenfalls vertrauenerweckende Atmosphären von Seriosität und Gediegenheit vermittelt.

In der griechischen Antike gab es für eventuelle Geheimnisträger die Empfehlung, jene Informationen, die sie vollständig für sich behalten mussten, in ein tiefes Loch zu sprechen, das sie an einer geeigneten Stelle graben sollten. Mutter Erde wurde so zur möglichen Entlastung für all diejenigen, die mit den ihnen anvertrauten Geheimnissen nur schwer umzugehen wussten. Im übertragenen Sinne darf daher der Raum der Ordination in seiner Ausdehnung bis ins Erdinnere verlängert werden – die Geheimnisse, das Private, Delikate, Nackte, Bloße von Patienten gelangt zwar an die Ohren von Ärztinnen und Ärzten, wird aber tief im Erdinneren, in einem für Unbefugte nicht zugänglichen Raum versiegelt aufbewahrt.

---

[9] Buber, M.: Ich und Du (1923), Heidelberg 1979

11.5 Luzides I: Räume der Diagnostik

Wesentliche Aufgaben der Medizin im 21. Jahrhundert sind (anders als in der Antike, als es vorrangig um die zutreffende Prognosestellung bei Patienten ging) Diagnostik und Therapie pathologischer Zustandsbilder. Beides findet in vielen Fällen in separaten Räumen statt, wobei sich zwar die Körperräume von Patienten sowie die medizinischen Diagnose- und Therapie-Räume unterscheiden lassen, sich oft aber auch überschneiden oder ineinander übergehen.

Neben dem erwähnten Sprech- und Untersuchungszimmer gehören zu vielen Arztpraxen und generell zu klinischen Einrichtungen (Akut- und Reha-Kliniken, Sanatorien) Labore zur Basisdiagnostik von Blut und Urin (obligat) sowie von Schleim, Liquor, Faeces, Gewebe (wird nicht in allen Laboratorien angeboten). Die Untersuchung von Ausscheidungsprodukten und diversen Säften des Körpers wurde in den letzten Jahren in Spezial-Laboratorien enorm verfeinert – man denke an Erregerdiagnostik (virale, bakterielle, mykotische, parasitäre Erreger), an Gen-Diagnostik, Liquor-Untersuchung des Gehirnwassers oder immunologische Diagnostik oder auch an Gewebe-Untersuchungen in den diversen Pathologie-Laboratorien.

Medizinische Laboratorien sind Orte, an denen mit *Humores*, also mit Flüssigkeiten, sowie mit Gewebe gearbeitet wird. Überwiegend sind es Blutbestandteile, die als Untersuchungs- und Diagnosematerial dienen – daneben Körpersekrete, Ausscheidungsprodukte, histologische Präparate. Für viele Analyseprozeduren werden nur wenige Milliliter Material benötigt, und diese entscheiden mit über Krankheit und Gesundheit, Diagnose und Therapie. Daneben haftet nicht selten auch die Prognose eines Menschen (etwa bei der genetischen Diagnostik) im Hinblick auf Lebenserwartung und Lebensqualität an einem kleinen Tropfen Blut.

Es ist kein Zufall, dass sich Laboratorien in den letzten Jahrzehnten zunehmend in eigenen Gebäuden, Trakten oder Etagen eingerichtet und organisiert haben. Der Kontakt zwischen Labordiagnostik und konkretem Patienten erfolgt über Blut- und Abstrich-Röhrchen oder auch – wenn es sich um zytologische, histologische Diagnostik handelt – über Gewebe-Gefäße, über die entsprechende (und hoffentlich korrekte) Beschriftung derselben sowie über die elektronisch übermittelten Ergebnislisten; ein persönlicher Austausch zwischen den Diagnostikern und den Betroffenen ist in der Regel nicht vorgesehen.

Ähnliche räumliche Verhältnisse finden sich bei der radiologischen Diagnostik. Auch hier hat sich in der Vergangenheit eine Organisations- und Prozess-Struktur herausgebildet, die es angebracht erscheinen lässt, die Röntgen- und Nukleardiagnostik in separaten Abteilungen, Zentren und Räumen unterzubringen. Der Unterschied zur Labordiagnostik besteht darin, dass sich der Patient normalerweise in diese Räume zu begeben hat, um diagnostiziert zu werden. Meist trifft er dort auf medizinisches Assistenz-Personal; ein direkter personaler Kontakt mit dem Diagnostiker (Radiologen oder Nuklearmediziner) erfolgt jedoch nicht regelmäßig.

Labor- wie radiologische Diagnostik verbringt die Patienten oftmals in anonyme oder a-personale Situationen, die mit Prozeduren assoziiert sind, an deren Ende Gesundheitszertifikate oder Krankheitsnamen stehen. Weil es keineswegs gesichert ist, dass diese Prozeduren von den Betroffenen umfassend verstanden und adäquat eingeordnet werden, kommt es bei ihnen immer wieder zum Empfinden von Unsicherheit und Angst. Nicht selten erlebt der Einzelne sich oder Teile seines Organismus wie auf dem Weg durch unüberschaubare Transiträume, in denen Befunde erhoben werden, für deren Integration und existentiell relevante Interpretation er schlussendlich selbst Sorge tragen muss.

Transiträume sind keine Zwischenräume. Befinden sich Patienten in den Transiträumen der Medizin, erleben sie sich – in der Terminologie Martin Bubers gesprochen – eher als ein Es denn als ein Du. Solange sie im Diagnose- oder Therapieprozess auf Funktionen und nicht oder kaum auf Personen treffen, verbleiben sie in der Rolle des Es; selbst noch so gut gemeinte, realisierte Funktionsabläufe ersetzen keine Ich-Du-Beziehung.

11.6 Luzides II: Innen kehrt sich nach außen

Wie sehr es sich bei radiologischen Untersuchungen um Sichtbarmachung des Unsichtbaren handelt (früher nannte man derartige Prozeduren „Durchleuchtung"), hat vor beinahe 100 Jahren Thomas Mann in *Der Zauberberg* (1924)[10] beschrieben. Hans Castorp, die Hauptperson des Romans, lässt eine solche Durchleuchtung bei sich durchführen und erfährt dabei, dass bei ihm ein „Schatten auf der Lunge" (Hinweis auf Tuberkulose) zu sehen ist. Diese Krankheit, die er schon eine Weile in sich getragen haben muss, ohne davon zu wissen, verändert sein Dasein nachhaltig. Sein ihm selbst nicht bewusstes Inneres spiegelt sich auf einer Röntgenplatte wider, und dieses nach außen hin sichtbare Innere löst bei ihm neben Schreck auch eine Neuorientierung seines Lebens aus.

Verglichen mit Durchleuchtungen einer Lunge wie bei Hans Castorp erscheinen heutige Diagnose-Möglichkeiten wie beispielsweise Szintigraphie, Computer-Tomographie, Magnetfeldresonanz-Tomographie, Positronen-Emissions-Tomographie, Kontrastmittel-Sonographie oder die Angiodynographie als diagnostische Quantensprünge. Mit ihrer Hilfe lassen sich Durchblutung und Funktionstüchtigkeit des Gehirns ebenso wie die Verschmälerung eines Gelenkspalts abbilden und beurteilen. Körperbinnenverhältnisse, die von außen betrachtet bis vor kurzem als unsichtbar imponierten, sind dem Auge des Diagnostikers dadurch zugänglich geworden.

Eine nochmalige Steigerung der Eroberung und Beurteilung von Körperinnenräumen, die beinahe eine ganze Menschheitsgeschichte lang als unbekannt, diskret, verschwiegen galten und einen Großteil dessen ausmachten, was wir als das Eigene, die Identität oder das In-uns nennen, bedeuten die invasiven Diagnose-Prozeduren wie Spiegelung von Magen, Darm, Blase und Lunge; die Katheter-Untersuchungen des Herzens und der Herzkranzgefäße; die Spiegelungen von Harnblase und Vagina; die Darstellungen von Blutgefäßen (z. B. Gehirn, Nieren, Leber). Hinzu kommt die Möglichkeit, an verschiedenen Organen Biopsien durchzuführen, um Material für mikroskopische Untersuchungen (z. B. Frage nach Dignität der gefundenen Zellen und Gewebeteile) zu gewinnen.

---

[10] Mann, Th.: Der Zauberberg (1924), Frankfurt am Main 1991

Wohlgemerkt: Alle diese Diagnosemöglichkeiten sind überwiegend ein Segen, um Krankheiten rechtzeitig und richtig zu erkennen und daraus adäquate Behandlungskonsequenzen zu ziehen. Aber diese Prozeduren verändern auch das (Körper-)Empfinden und Erleben von Patienten und deren Definition von Privatheit, Intimität, Für-sich-Sein und des eigenen Körperraums. Die Medizin ist in vielerlei Hinsicht (in den letzten Jahren noch enorm verstärkt durch telemedizinische sowie digitale Möglichkeiten) zu einem vielwissenden und bisweilen auch kontrollierenden *Big brother* mutiert, der im Zweifelsfall auf *big data* zurückgreift, um ihre Patienten zu beurteilen und, wenn nötig, zu klassifizieren und zu therapieren.

Die Medizin betreut zwar (noch) keine gläsernen, aber vermessene Individuen. Und im umgekehrten Maße, wie Patienten stets durchsichtiger werden, wirkt die Heilkunde für viele zunehmend undurchsichtiger und anonymer. Die Körperbinnenräume von Kranken imponieren immer mehr als luzide und partiell sogar als öffentlich, die Außenräume der Diagnostik jedoch für nicht wenige Betroffene häufig undurchschaubar, geheimnisvoll, opak und nicht immer nur Vertrauen einflößend.

Der Diagnoseprozess und oftmals auch der Therapieprozess finden in Transiträumen statt, die sich im Kreuzungspunkt eines diagnostizierten Innens des jeweiligen Patienten sowie des diagnostizierenden Außens der Medizin ergeben. Die beiden Richtungen, aus denen Innen und Außen kommen, unterscheiden sich fundamental: Patienten erleben den Raum in und um sich oft liegend, leidend, eingeschränkt, in ihren Freiheitsgraden reduziert, hilflos, anlehnungsbedürftig – wohingegen die Diagnostiker (und Therapeuten) den Raum um sich und um den Patienten als souverän, als professionell agierend, potent, gestaltend, eingreifend empfinden.

In den Transiträumen treffen beide Raumerlebnisse aufeinander und dürfen im günstigen Fall zu zwischenmenschlicher Kommunikation, zu Abgleich und partiellem Ausgleich sowie zu Versuchen des gegenseitigen Verstehens genutzt werden – aus Transit- wird ein Zwischenraum. Im ungünstigen Fall jedoch bleiben einer oder beide Protagonisten hinter den dialogischen Möglichkeiten des Raums zurück, und statt interpersoneller Verschränkung dominieren emotionale Leere und ein Aneinander-vorbei-Reden trotz eines eventuell kompetenten sachlich-intellektuell-kognitiven Austauschs.

11.7 Sakrales I: Räume der Therapie

Bei der Aufzählung verschiedener diagnostischer Prozeduren wurden eben die invasiven Verfahren erwähnt. Darunter fallen z.B. die Katheter-Untersuchungen des Herzens und des Gehirns sowie die Spiegelungen von Magen, Darm oder Lunge; des Weiteren können jeweils die Ausführungsgänge der Gallenblase und der Bauchspeicheldrüse invasiv (mittels Kontrastmittel) dargestellt werden. Eng mit diesen diagnostischen Verfahren verknüpft sind therapeutische Optionen wie etwa die Weitung von verengten Blutgefäßen am Herzen oder Gehirn (z. B. Dilatation; Implantation eines Stents), die Abtragung von Polypen (im Darm) oder die Stillung von Blutungen (Laser-Behandlung, Koagulation) in der Lunge oder im Magen-Darm-Trakt.

Alle diese diagnostisch-therapeutischen Eingriffe erfolgen in partiell außerordentlich aufwändig ausgestatteten Räumlichkeiten (zumeist hoher Medizintechnik-Standard), die aufgrund der notwendigerweise fokussiert konzentrierten Arbeitsatmosphäre sowie der komplexen Bedienbarkeit der technischen Geräte, der hygienischen Vorschriften und wegen eventueller Strahlenexposition (Röntgenstrahlen) lediglich von wenigen, sehr speziell ausgebildeten Mitarbeitern betreten und bedient werden dürfen.

Analoges gilt für medizinische Räume wie Intensivstationen, Erste-Hilfe-Schockraum, Strahlentherapie-Räume sowie diverse Operationssäle, etwa für Neurochirurgie, Herzchirurgie oder Transplantationschirurgie. In diesen Räumen ereignen sich regelrecht Wunderprozesse des technisch-operativen Know-hows, der konservativen und operativen interventionellen Fertigkeiten und des perfekten Ineinandergreifens von Handlungsabläufen und Assessment-Ressourcen.

Wer als Patient in solchen Räumen landet, weist meist ernsthafte Störungen seiner Vitalfunktionen oder eine schwerwiegende Erkrankung mit potentiell lebensbedrohlichen Dimensionen auf. Diese Räume sind Orte der Krise (im Sinne von wesentlicher Entscheidung, Weichenstellung) und der existentiellen Bedrohung, denen die Medizin in der Regel mit allen ihr zur Verfügung stehenden Mitteln begegnet.

Bei Operationssälen, Intensivstationen und Schockräumen handelt es sich um keine öffentlichen Orte mit Zugänglichkeiten für jedermann. Ein ausgeklügeltes System von Schleusen, Absperrungen, Trennwänden und Schutzvorkehrungen sorgt dafür, dass nur Befugte Zugang erhalten. Der Patient hat sich (wenn es sich um geplante und nicht um Notfall-Eingriffe handelt) einem umfänglichen Prozedere von Säuberungen, Entleerungen, Rasuren und Voruntersuchungen (operationsvorbereitende Maßnahmen) zu unterwerfen, bevor er in einen Operationssaal geschoben wird. Doch auch befugte Mitarbeiter treffen Vorkehrungen (Desinfektion, Mundschutz, OP-Kleidung), um in den besagten Räumen arbeiten zu können. Allein die Prozeduren der Vorbereitung und Durchführung von therapeutischen Interventionen markiert diese Räume als besonders und außergewöhnlich.

11.8 Sakrales II: Räume für die Zentralorgane

Sowohl die relativ strikte Abschottung dieser Räume als auch die festgelegten Handlungen, Gesten und Rituale derjenigen, die sich in ihnen aufhalten, weisen Ähnlichkeit mit jenen Aktivitäten auf, die an heiligen Orten, in Sakralräumen und -bauten stattfinden. Es liegt daher nahe, manche medizinischen Räumlichkeiten mit sakralen Räumen und deren Qualitäten zu vergleichen.

Der Religionswissenschaftler Mircea Eliade charakterisierte einen sakralen im Gegensatz zum profanen Ort als „heiligen, kraftgeladenen, bedeutungsvollen Raum".[11] Er sei als besonderer Bereich ausgezeichnet, an welchem die Macht des Numinosen spürbar werde. Ebenfalls auf die exzeptionelle Ausstrahlung sakraler Orte hob der niederländische Religions-Phänomenologe Geraldus van der Leeuw ab, der solchen Räumen einen „eigenen und selbstständigen Wert" zuerkannte: „Heiliger Raum ist ein Ort, der zur Stätte wird, indem sich an ihm die Wirkung der Macht wiederholt oder vom Menschen wiederholt wird."[12]

Für Ernst Cassirer zeichneten sich sakrale Orte und Räume durch ihre Distanz sowie ihr Herausgestellt-Sein im Vergleich zur Umgebung aus: „Die Heiligung beginnt damit, dass aus dem Ganzen des Raumes ein bestimmtes Gebiet herausgelöst, von anderen Gebieten unterschieden und gewissermaßen religiös umfriedet und umhegt wird."[13] Im lateinischen Wort *templum* (Tempel bedeutet das Herausgeschnittene) wird auf diese Verhältnisse angespielt.

Man sieht: Analogien zwischen den offenkundig sakralen Räumen einerseits und bestimmten medizinischen Räumen andererseits sind durchaus gegeben. Noch eine weitere Gemeinsamkeit von medizinischen High-risk-Räumen und sakralen Orten sei erwähnt – immer im Hinblick auf die von vielen Patienten (und Ärzten) empfundene Bedeutsamkeit dieser Räume.

Der Religionswissenschaftler Rudolf Otto beschrieb in *Das Heilige* (1917) die Erfahrung des Sakralen als *mysterium tremendum et fascinans* (furchteinflößendes und faszinierendes Geheimnis). Wer aber möchte und könnte bezweifeln, dass die Emotionen Furcht und Angst einerseits sowie Faszination andererseits in den Operationssälen und Intensivstationen der westlichen Welt immens weit verbreitet sind – wobei Furcht und Angst oft ausgeprägter bei den Patienten, die Faszination etwas ausgeprägter bei den in der Medizin Tätigen zu finden ist.

Zur sakralen Bedeutsamkeit passt, dass sehr viele Aktivitäten von Intensivmedizin und High-risk-Interventionen direkt oder aber indirekt den Zentralorganen des Menschen (Herz und Gehirn) gelten. Nicht x-beliebige Organe oder Krankheitsbilder, sondern das Innerste und Wichtigste von Patienten stehen dabei in der Regel zur Disposition. Und dieses Innerste wird im günstigen Fall mithilfe von therapeutischen Prozeduren bearbeitet und schlussendlich gerettet, deren existenzielle Dimensionen archaischen Reinkarnationsvorgängen ähnelt.

Reanimation (Wiederbelebung), Operationen am offenen Herzen (Bypass-Operationen, Klappenersatz-Operationen), operative Eingriffe am Gehirn (Epilepsie-, Aneurysma-, Tumorchirurgie, Implantation von Gehirn-Schrittmachern), Stabilisierung bei Sepsis- und Schockzuständen sowie die Transplantation von Organen wie Niere, Leber, Bauchspeicheldrüse, Herz und Lunge (nicht zu vergessen das Knochenmark) nähern sich in ihrer

---

[11] Eliade, M.: Das Heilige und das Profane – Vom Wesen des Religiösen, Hamburg 1957, S. 13
[12] Van der Leeuw, G.: Phänomenologie der Religion (1933), Tübingen 1955, S. 446
[13] Cassirer, E.: Philosophie der symbolischen Formen, Band II (1925), Darmstadt 1990, S. 123

Bedeutsamkeit jenen heroischen Taten, die in alten Zeiten nur den Gottheiten respektive den völlig undurchschaubar-mysteriösen Vorgängen während eines Tempelschlafs (in der griechischen Antike) zugeschrieben wurden. Ähnlich wie in manchen Mythen beschrieben, gelingt der Medizin bisweilen die „Umwandlung des Chaos in Kosmos",[14] also in Ordnung; oder die Belebung respektive Wiederbelebung des Toten, Totgeglaubten, Totgesagten. Man kann nachvollziehen, dass die hierfür vorgesehenen Räume einen sakralen Charakter angenommen haben.

11.9 Das Nicht-Ich: Räume der Separation

Mit anderen, oftmals nicht akut lebensbedrohlichen Formen des Chaos sind jene Patienten konfrontiert, die an psychotischen Erkrankungen leiden. Häufig empfinden sie massive Heimatlosigkeit und Unheimlichkeit, die nicht selten mit unangenehmen Trugwahrnehmungen und Verfolgungsängsten durchsetzt sind. Oftmals erleben die Betreffenden dies derart belastend, dass sie freiwillig, genauer betrachtet, allerdings *nolens volens* den Schutzraum von psychiatrischen Kliniken aufsuchen. Gerät der Kranke dann in kompetente psychiatrische Behandlung, erfährt er an seinem Zufluchtsort tatsächliche Ent-Ängstigung und psychosoziale Stabilisierung.

Über Jahrhunderte hinweg versprachen die medizinischen Räume der Psychiatrie allerdings weniger Schutz *für* die Erkrankten, sondern viel eher Schutz *vor* den Erkrankten. Die Geschichte psychiatrischer Anstalten und Behandlungsmethoden war lange Zeit von großer Hilflosigkeit sowie von Entwertungstendenzen und Affekten der „gesunden Normalen" sowie der „Therapeuten" ihren Patienten gegenüber geprägt. So gab es in der Vergangenheit „Therapie"-Strategien wie Zur-Schau-Stellen, Ankettung, Wegschließen, Kaltwasserduschen etc. Solchen Methoden lag in der Regel eine Definition der psychotisch Erkrankten als Wahnsinnige, Irre und als Untermenschen (Schuldige; Sünder; von Dämonen Besessene) zugrunde.

Was sich in diesen beschämenden Zeiten der Medizin-Geschichte ereignete, ist als distanziert-entwertender Umgang mit jenen Aspekten des Mensch-Seins zu interpretieren, die als verrückt, abnormal, besessen oder viehisch eingeordnet wurden. Der Großteil der Gesunden und Normalen wertete das Verhalten und Erleben psychiatrisch Kranker als den Formen und Wertvorstellungen des eigenen Daseins diametral entgegengesetzt; in ihnen (den Irren und Verrückten) manifestierte sich angeblich alles, was als Anders-Sein und Nicht-Ich (Struktur- und Formlosigkeit, ungehemmtes Affektleben, Wahnhaftigkeit, teuflische Triebhaftigkeit, visionär-illusionäre Verkennungen) vom ach so edlen, zivilisierten, gesunden Ich entschieden abgewehrt werden musste.

Die Medizin stellte für diese Abwehr jahrhundertelang Räume der Separation zur Verfügung, um die Normalen vor den Irren und Verrückten (Repräsentanten des Nicht-Ich) zu

---

[14] Eliade, M.: Das Heilige und das Profane – Vom Wesen des Religiösen, Reinbek bei Hamburg 1957, S. 19

„schützen". Psychiatrische Anstalten lagen nicht selten vor den Toren der Stadt, und innerhalb dieser Anstalten gab es wie in Gefängnissen verschlossene Zimmer oder abgeriegelte Stationen und Krankentrakte, in denen die Patienten oftmals gegen ihren Willen wie Kriminelle gehalten und aufbewahrt wurden. Zu den krankheitsbedingten Affekten und Verstimmungen (Angst, Depression, Verzweiflung, Scham- und Schuldempfindungen etc.) gesellten sich aufgrund dieser Art von „Behandlung" bei ihnen in vielen Fällen ähnlich belastende, nun aber strukturell bedingte und induzierte Emotionen.[15]

Dem Phänomen von Separation und Isolation begegnet man nicht nur in der Psychiatrie; auch andere Disziplinen der Medizin sehen sich gezwungen, ihre Patienten von Mitpatienten und Umwelt abzusondern, um sie (und auch sich selbst) zu schützen oder behandeln zu können. So gibt es in den meisten Notaufnahme-Stationen von Krankenhäusern einen Ausnüchterungsraum, in dem Betrunkene unter Aufsicht entgiftet werden – ein Prozess, der nach wenigen Stunden oder Tagen abgeschlossen ist.

Längere Zeit kann es dauern, wenn Patienten wegen seltener oder gefährlicher Infektionskrankheiten in Isolierzimmern separiert, therapiert und in Quarantäne gehalten werden. Ahnungen der Folgen von Kontakt-Einschränkung und Separation haben weltweit viele Menschen im Zuge der Corona-Pandemie 2019–2021 erhalten.[16]

Bei großer Ansteckungsgefahr kann es geschehen, dass Pflegende und Ärzte dem isolierten Patienten nur mit „Verkleidung" (Einmal-Kittel, Handschuhe, Mundschutz) begegnen – eine Form des Kontakts, die zwar sinnvoll und notwendig ist, den Betreffenden aber auch stark auf sich selbst zurückwerfen kann. Noch drastischer stellen sich die Separation und Isolation bei jenen Patienten dar, die aufgrund von Knochenmark-Transplantation teilweise wochenlang in keimfreien Räumen mit sterilen zwischenmenschlichen Kontakten zubringen.

Besonders bei langwieriger Isolation und Separation aufgrund von Infektionserkrankungen oder Knochenmarktransplantation erleiden die Betreffenden eine merkwürdige Form der Einsamkeit. Zwar wissen und sehen sie, dass sich Ärzte, Pflegende und Angehörige um sie kümmern und sie auf komplexe Art und Weise ernähren, pflegen und behandeln. Gleichzeitig ereignet sich ihr Dasein in einem hermetisch vom Rest der Welt abgeschiedenen Raum, aus dem heraus sie mit ihren Fernsinnen (Sehen und Hören) kommunizieren können, der aber kaum Nahsinn-Empfindungen ihrer Mitmenschen (Riechen, Schmecken, Tasten) zulässt.

Ein lange anhaltender Verlust dieser zwischenmenschlichen Alltags-Intimitäten (sich z.B. ohne Handschuhe die Hand geben) führt bei manchen Patienten zu Angstreaktionen oder depressiv-aggressiven Verstimmungen bis zu eventuellen Depersonalisations- und Derealisations-Erlebnissen. Die Hoffnung der Patienten auf Heilung oder Besserung ihrer Erkrankung, die ihre Isolation als eine sinnvolle und notwendige Maßnahme erscheinen

---

[15] Foucault, M.: Die Geburt der Klinik – Eine Archäologie des ärztlichen Blicks (1963), Frankfurt am Main 1988

[16] Giordano, P.: In Zeiten der Ansteckung – Wie die Corona-Pandemie unser Leben verändert (2020), Hamburg 2020

lässt, wird nicht selten mit belastenden Affekten erkauft, und die Fürsorge- und Schutzaspekte, die mit diesen separierten Medizinalräumen eigentlich assoziiert sein sollten, schlagen bei einigen Betroffenen in Empfindungen des einsamen Arretiert- und Ausgeliefert-Seins um.

11.10 Räume des Abschieds

Unser Weg durch die Räume der Medizin begann im gebärmütterlichen Innen, und wir beschließen ihn mit jenen Orten, an denen die große Tour eines Lebens an ihr Ende kommt. Dafür hatte die Medizin lange Zeit keine eigen gestalteten Räume vorgesehen. Gestorben wurde zwar immer schon viel in den Kliniken und Sanatorien dieser Welt, aber Rainer Maria Rilkes Klage, dass es sich dabei meist um unpersönliche und wenig individuelle Tode handelte,[17] war nicht von der Hand zu weisen. Oft wurden Sterbende in Krankenhäusern für ihre letzten Stunden in freie Einzelzimmer geschoben, und wenn es diese Gelegenheit nicht gab, mussten bisweilen auch Besen- und andere Kammern als Sterbezimmer herhalten.

Solche Verhältnisse haben sich in den letzten Jahrzehnten merklich gebessert, und das Thema Tod und Sterben wurde in der Medizin (der westlichen Welt) aus den Winkeln von Verdrängung und Schulderleben auf die Flächen eines offeneren und wahrhaftigeren Diskurses verbracht. Ausdruck dieses veränderten Umgangs mit der lange Zeit an den Rand geschobenen Sterbens-Thematik ist die Hospiz-Bewegung, die sich seit den 60er-Jahren des letzten Jahrhunderts (das erste Hospiz wurde 1967 in Sydenham bei London gegründet) in Europa verbreitet hat. Aufgabe eines Hospizes ist es, unheilbar Kranke in den letzten Tagen und Wochen ihres Lebens zu begleiten und *Palliative Care* (Sorge für Schmerzfreiheit und Lebensqualität) zu verwirklichen. Dies kann ambulant oder stationär erfolgen, wobei für den stationären Raum der Name Hospiz besonders treffend scheint: Hospiz leitet sich vom lateinischen *hospitium* ab und bedeutet übersetzt Herberge.

Je nach personeller und sächlicher Ausstattung eines Hospizes ist die Möglichkeit eines würdevolleren und individuelleren Sterbeprozesses (verglichen mit den häufig unpersönlichen Sterbesituationen in Kliniken) gegeben. Dennoch bedeutet die Szenerie des endgültigen Abschieds für viele Menschen immenses Weh bis zum Erleben äußerster Sinnwidrigkeit, gegen die sie Sturm laufen. Am harten Faktum des Sterben-Müssens ändern jedoch auch Revolten und Affekte nichts – ein Faktum, das Leo Tolstoi in *Die drei Tode* (1858)[18] packend geschildert hat, indem er einen Baum (stumm), einen Bauern (ins Schicksal ergeben) und eine reiche Dame (heftiger Aufruhr gegen den Tod) sterben lässt – schlussendlich sind alle drei gleich tot.

---

[17] Rilke, R.M.: Die Aufzeichnungen des Malte Laurids Brigge (1910), in: Sämtliche Werke 11, Frankfurt am Main 1976, S. 713 f.

[18] Tolstoi, L.: Die drei Tode (1858), in: Der Schneesturm – Die drei Tode, Leipzig 1950

Welche Atmosphäre in den medizinischen Räumen des Abschieds (Hospiz) im Detail herrscht, hängt stark von den beteiligten Personen ab – von den Gästen dieser Herberge ebenso wie von den Herbergseltern. Manche vergleichen stationäre Hospiz-Räume mit dem Motiv von Arnold Böcklins *Toteninsel* (1880) – ein Bild, in das der Künstler seinen eigenen Angaben zufolge die völlige Stille und den Schatten des Todes-Zustandes hineinverlegen wollte.

Nicht wenige Sterbende empfinden angesichts ihres nahenden Endes Bangigkeit, Angst und Verlassenheit – Emotionen, die selbst von noch so einfühlsamen Angehörigen oder Mitarbeitern eines Hospizes nur partiell gemildert werden können. Es gibt jedoch auch Sterbende, die das Hospiz wie einen letzten intrauterinen oder auch wie einen Zwischenraum erleben, der ihnen wenn schon nicht Erlösung, so doch immerhin den Trost zwischenmenschlicher Zuwendung verheißt; oder wie eine allerletzte Bühne der Welt, auf der sich noch einmal etwas Leben ereignet, bevor es zurückgeht in die nebligen Lande der Weltnacht.

Literatur

Arendt, H.: Vita activa oder Vom tätigen Leben (1958), München 1996
Bachelard, G.: Poetik des Raumes (1957), Frankfurt am Main 2007
Bloch, E.: Das Prinzip Hoffnung, Frankfurt am Main 1959
Buber, M.: Ich und Du (1923), Heidelberg 1979
Cassirer, E.: Philosophie der symbolischen Formen, Band II (1925), Darmstadt 1990
Duden, B.: Der Frauenleib als öffentlicher Ort – Vom Missbrauch des Begriffs Leben, Hamburg/ Zürich 1991
Eliade, M.: Das Heilige und das Profane – Vom Wesen des Religiösen, Reinbek bei Hamburg 1957
Foucault, M.: Die Geburt der Klinik – Eine Archäologie des ärztlichen Blicks (1963), Frankfurt am Main 1988
Giordano, P.: In Zeiten der Ansteckung – Wie die Corona- Pandemie unser Leben verändert (2020), Hamburg 2020
Löw, M.: Raumsoziologie (2001), Frankfurt am Main 2012
Mann, Th.: Der Zauberberg (1924), Frankfurt am Main 1991
Merleau-Ponty, M.: Das Sichtbare und das Unsichtbare (1964), München 1994
Merleau-Ponty, M.: Phänomenologie der Wahrnehmung (1945), Berlin 1966
Rank, O.: Das Trauma der Geburt und seine Bedeutung für die Psychoanalyse (1924), Gießen 2007
Rilke, R.M.: Die Aufzeichnungen des Malte Laurids Brigge (1910), in: Sämtliche Werke 11, Frankfurt am Main 1976
Tolstoi, L.: Die drei Tode (1858), in: Der Schneesturm – Die drei Tode, Leipzig 1950
Van der Leeuw, G.: Phänomenologie der Religion (1933), Tübingen 1955, S. 446

Chronos, Kairos und die Medizin

Inhaltsverzeichnis

12.1 Zeit als zerteilte Bewegung 218
12.2 Die Medizin, Gott Chronos und die Chronologie 218
12.3 Die Medizin, Gott Kairos und die Kairologie 219
12.4 Physikalische, biologische und psychologische Zeit 220
12.5 Die Zeit der Reifung: Nesthocker und Nestflüchter 221
12.6 Drei Zeitdimensionen: Vergangenheit, Gegenwart, Zukunft ... 222
12.7 Lebenszeit und Lebenswelt 223
12.8 Die gestundete Zeit 224
12.9 Augenblicke und Werdens-Prozess 225
12.10 Dauer und Identität 226
12.11 Moi intérieur und Moi conventionnel 227
12.12 Ich-selbst-Sein und Man-selbst-Sein 228
12.13 Makrobiotik als Antwort auf die vergehende Zeit 229
12.14 Verlorene, vergeudete, vertriebene Zeit 230
12.15 Die Krise 231
12.16 Die Prognose 232
12.17 Das Leben ist kurz, die Kunst indes lang 233
12.18 Das Wartezimmer des Arztes und der Wartesaal des Lebens ... 234
12.19 Humane Empörung und Ungeduld: Beenden wir das Warten! ... 235
Literatur 236

Bedenkt man das Thema und den Zusammenhang von Medizin und Zeit, fällt einem als Erstes womöglich das Phänomen des Wartens ein. Beinahe ein jeder kennt die Situation des Wartezimmers, in dem man Platz nimmt und gespannt ist, für eine Untersuchung oder Konsultation oder aber für die Mitteilung eines Ergebnisses aufgerufen zu werden. Nicht wenige können ein Lied davon singen, dass sie auf diese Weise schon Tage oder sogar

Wochen ihrer Lebenszeit verbracht haben. Doch das Warten ist lediglich *ein* Aspekt der anthropologisch vielschichtigen und zentralen Thematik der Zeit, wie sie sich im Rahmen von Krankheit und Gesundheit darstellt.

12.1 Zeit als zerteilte Bewegung

Unsere Überschrift verwendet zwei verschiedene griechische Begriffe, die in der Antike so viel wie Zeit bedeuteten: Chronos und Kairos. Der Gott Chronos galt in der griechischen Mythologie als Personifikation der Zeit – und zwar jener Zeit, die kontinuierlich vor sich hin fließt und vergeht, die sich als konstant erweist (beispielsweise hinsichtlich des Wechsels von Tag und Nacht oder der Jahreszeiten) und die man mehr oder minder exakt messen und erfassen kann. Im Begriff des Chronometers, also des Zeit-Messers oder der Uhr, taucht diese Qualität von Chronos ebenso auf wie in den Wörtern chronologisch, chronisch oder Chronobiologie.

Bereits in der griechischen Antike findet sich der Gedanke, dass die Zeit etwas mit Bewegung zu tun hat. Wenn sich die Erde einmal um ihre Achse dreht, nennen wir das einen Tag. Wenn die Erde einen Umlauf um die Sonne vollzieht, nennen wir das ein Jahr. Das Jahr selbst umfasst etwas mehr als 365 Tage. So ist in der realen kosmischen Bewegung ein Zeitmaß gegeben, von dem übrige Zeitmessungen in terrestrischen Verhältnissen abhängen. Diese Idee ventilierte schon Aristoteles, der die These vertrat, dass die Zeit eine zerteilte Bewegung sei. Nun kannte Aristoteles noch nicht das kopernikanische Weltbild und konnte nichts von der Sonnenumkreisung der Erde wissen. Aber auch wenn man ptolemäisch denkt, hat man den Weg der Sonne über den Himmel vor Augen und kann die Zeit zwischen Sonnenaufgang und -untergang nach Belieben zerteilen. Die Bewegung ist damit gegeben, und man kann je nach dem Standort des Bewegten die Zeit angeben.

12.2 Die Medizin, Gott Chronos und die Chronologie

Bis auf den heutigen Tag bleibt die Physik im Rahmen der aristotelischen Zeitvorstellungen – wobei sich allerdings sowohl die Möglichkeiten der Vermessung von Zeit als auch die Konzepte hinsichtlich der physikalischen Zeit enorm erweitert und verändert haben (Einsteins Relativitätstheorie). Seit den Forschungen von Edwin Hubble (1889–1953) zur Expansion des Weltalls lässt sich aus den Bewegungen der Fixsterne und Galaxien und unter Berücksichtigung der Hubble-Konstante die bisherige Dauer des Weltalls abschätzen und messen. Und wenn Stephan Hawking (1942–2018) uns *Eine kurze Geschichte der Zeit* (1988) präsentiert, handelt er darin vom mutmaßlichen Anfang des Universums (womöglich gab es das Universum immer schon) und von seinem Schicksal – wobei er ebenfalls Chronologie betrieben hat.

Medizin, Physiologie und Biologie sind wie die moderne Astronomie und Astrophysik primär an der gemessenen und damit in gewisser Weise objektiven Zeit interessiert.

Populäre Beispiele dafür sind die Messung der Herz- oder Atemfrequenz, also der Herzschläge oder der Atemzüge eines Menschen innerhalb eines definierten Zeitintervalls (meist einer Minute); Begriffe wie *tachycard* (zu schneller Herzschlag), *bradycard* (zu langsamer Herzschlag), *Tachypnoe* (zu rasche Atmung) erhalten ihre Bedeutung unter Bezugnahme auf jeweilige Zeitintervalle. Analoges gilt für die Messung von Hirnströmen, bei deren Beurteilung neben der Amplitudenhöhe vor allem auch deren Frequenz (und damit deren Ausbreitung in der Zeit) eine gewichtige Rolle spielt.

Neben der vermessenen Zeit bei EKG- oder EEG-Aufzeichnungen kommt Gott Chronos in der Medizin und Biologie auch hinsichtlich diverser rhythmischer Abläufe zu seinem Recht. So werden seit Jahrzehnten viele chronobiologische Rhythmen erforscht, die jeden von uns im alltäglichen Lebensvollzug enorm determinieren. Spürbar sind etwa der Schlaf-Wach-Rhythmus, der sich an den Tag-Nacht-Rhythmus anlehnt, oder auch die jahreszeitlichen Abhängigkeiten unserer Stimmungslagen und Aktivitäts-Niveaus (Dämpfung im Winter und Aufhellung im Frühling). Ebenfalls der Chronobiologie unterworfen sind nicht wenige Hormon-Ausschüttungen, die unseren Stoffwechsel, unsere Vigilanz, Expansions-Impulse, Vitalität enorm beeinflussen. Wenn wir morgens erwachen und abends müde sind, hat dies ebenso mit der Höhe mancher Hormone in unserem Organismus zu tun wie die Tatsache, dass bei vielen Frauen ein konstanter 4-Wochen-Zyklus (Monatsblutung) zu beobachten ist.

In seinem Buch *Die Geburt der Klinik* (1963) hat Michel Foucault (1926–1984) darauf hingewiesen, dass es für die Medizin des 18. und beginnenden 19. Jahrhunderts eine herausfordernde Aufgabe bedeutete, hinsichtlich ihrer Krankheitskonzepte die Zeit und den Raum miteinander in Beziehung zu setzen. Dass sich Krankheitssymptome in chronologischen und damit in zeitlich definierten Abfolgen ereignen, war und ist für manche Erkrankungen typisch und pathognomonisch. Die Patho-Chronologie mit der Patho-Anatomie zu verbinden gelang damals jedoch nicht immer; schlussendlich obsiegte in vielerlei Hinsicht die Patho-Anatomie (also die räumliche, anatomische Zuordnung von Krankheiten) über ihre zeitliche Charakterisierung – eine Priorisierung, die bis in unsere heutigen Tage ihre Gültigkeit bewahrt hat:

> An diesen Fixpunkt gebunden wird die Chronologie der Symptome zu einem Sekundärphänomen gegenüber der Topologie der Läsionen mit ihren spezifischen Verzweigungen.[1]

12.3 Die Medizin, Gott Kairos und die Kairologie

Neben der Gottheit Chronos kommt in unserer Überschrift noch eine zweite Gottheit zu stehen: Kairos. Auch Kairos repräsentierte in der Antike die Zeit, allerdings auf eine andere Art und Weise sowie mit anderen Qualitäten versehen als Chronos. Mit Kairos ist der

---

[1] Foucault, M.: Die Geburt der Klinik – Eine Archäologie des ärztlichen Blicks (1963), Frankfurt am Main 1988, S. 152.

rechte Augenblick gemeint, die Chance, die man ergreifen kann und soll und die sich als Gelegenheit so schnell nicht wieder ergeben wird. Diese Gottheit wurde auf Bildern oder Skulpturen meistens mit einer Haarlocke sowie mit kahlem Hinterhaupt dargestellt: Den Kairos sollte man bei seinem Schopfe packen, doch wenn er vorbeigeglitten war, ließ er sich beim besten Willen nicht mehr ergreifen und festhalten.

Anders als Chronos bedeutete Kairos ein den subjektiven Urteilen und Bewertungen von Individuen anheimgestelltes Zeiterleben. Auf eine Uhrzeit oder ein Datum konnten und können sich viele Menschen relativ leicht und ohne größere Divergenzen einigen: Die physikalische Zeit – z.B. die Mitteleuropäische Zeit oder auch die Definition einer Atomsekunde – ist objektiv respektive intersubjektiv und gibt selten Anlass zu Debatte oder Streit. Auch lässt sich Chronos in Maß und Zahl erfassen und verrechnen.

Die Momente von Kairos hingegen stellten und stellen sich jedem von uns unterschiedlich dar – was der eine für sich als bedeutungslose und irrelevante Situation empfindet, erlebt ein anderer als zutiefst bedeutsam. Kairos war und ist ein subjektiver, psychosozial eingefärbter Augenblick oder Zeitabschnitt, über den sich trefflich streiten lässt und der jeweils als Wert- und Sinnpartikel, nicht aber in Maß und Zahl exprimiert werden kann.

Dass es sich bei Kairos in Bezug auf medizinische Belange nicht immer nur um heiter-angenehme Situationen handeln kann, versteht sich von selbst. So ist bekannt, dass Menschen beim Verlust von Angehörigen oder ihnen nahestehenden Personen den Moment des Trauerns – der sehr individuell erlebt und ausgestaltet werden kann – nicht verpassen sollten, damit sie pathologische Trauerreaktionen vermeiden. Insbesondere in der westlichen Welt, in der viele Trauerrituale aufgeweicht oder ganz *ad acta* gelegt wurden, ist der Einzelne damit konfrontiert, nicht nur den Raum, sondern auch Zeitpunkt und Dauer seiner Trauer selbst zu bestimmen.

12.4 Physikalische, biologische und psychologische Zeit

Im 20. und 21. Jahrhundert sprechen wir kaum mehr von Chronos und Kairos, wohl aber von physikalischer sowie psychologischer Zeit. Zwei Philosophen – Henri Bergson (1859–1941) sowie Martin Heidegger (1889–1976) – bezeichneten die physikalische auch als eine verräumlichte Zeit (Bergson) oder als Weltzeit (Heidegger); die psychologische Zeit hingegen nannten sie Dauer (Bergson: *durée*) oder verstanden sie als ein Existential (Heidegger). Beide Denker waren der Ansicht, dass die subjektiv erlebte und *Gelebte Zeit* (so der Titel eines Buches von Eugène Minkowski aus dem Jahr 1972) nach völlig anderen Kriterien zu beurteilen ist als die physikalische Raumzeit.

Genau genommen bestehen bereits zwischen physikalischer und biologischer Zeit erhebliche Unterschiede. Pflanzen, Tiere, Menschen – also alle Lebewesen – haben einen Anfang in der Zeit und müssen sterben. Dadurch ist ein Ablauf gegeben, innerhalb dessen es Jugend, Zeit der Reife, Alter und Tod gibt. Dieses Kontinuum des gelebten Lebens kennt bei Pflanzen, Tieren und Menschen keine identischen Zeitmomente – jeder Augenblick enthält die Summe seiner Vorgänger. Stets addieren sich die neu hinzukommenden

Zeitmomente und ergeben so neue Qualitäten. Das unterscheidet die Lebensträger (unseren Organismus) von toter Materie. In Würdigung dieses Unterschiedes hat Bergson den berühmten Satz geprägt: „Überall, wo Leben ist, liegt ein Buch auf, worin sich die Zeit einschreibt."

Ganz anders stellt sich dies innerhalb der Welt- und Raum-Zeit dar. Betrachten wir eine Armbanduhr, so zerteilt deren Sekundenzeiger jede Minute in 60 gleichwertige Sekunden, ohne dass sie voneinander wissen oder einander beeinflussen. Und betrachten wir die unbelebte Materie – einen Stuhl, einen Tisch, einen Stein –, nehmen wir an ihr zwar durchaus Veränderungs-Prozesse wahr (der Stuhl wird eventuell klappriger; der Tisch aus Metall rostet; der Stein verwittert), doch handelt es sich dabei nicht um Alterung (und damit um Lernen) im biologischen Sinne, sondern um Formen von Verschleiß.

Landläufig sprechen manche in der Medizin im Hinblick auf unseren Organismus ebenfalls von Verschleiß (etwa bezüglich unserer Gelenke), ohne diesen Terminus jedoch unter Berücksichtigung unserer Zeitlichkeit korrekt zu gebrauchen. Unsere Zellen, Gewebe und Organe weisen Spuren ihrer Geschichte auf – aus Biologie wurden und werden zunehmend Biografie sowie Alterungs- und Lernprozess, ohne dass dies mit den verschlissenen Teilen von Maschinen gleichgesetzt werden darf.

12.5 Die Zeit der Reifung: Nesthocker und Nestflüchter

Die gewachsenen und gewordenen Qualitäten und Strukturen unseres Organismus, die sich interindividuell durchaus unterscheiden, wurden von Adolf Portmann (1897–1982) als „Zeitgestalten" bezeichnet. Als Biologe befasste sich Portmann mitnichten nur mit zoologischen Fragestellungen; zusammen mit Max Scheler, Helmuth Plessner, Arnold Gehlen war er eine der maßgeblichen Figuren in der ersten Hälfte des 20. Jahrhunderts, die die philosophische Anthropologie prägten, die er mit kategorialen Begriffen und Konzepten wie extrauterine Frühzeit oder sekundärer Nesthocker (als biologische Kennzeichen des Menschen) bereicherte.

Ausgehend von in der Zoologie lange bekannten Beobachtungen, dass manche Tierarten (z. B. Vögel) nach ihrer Geburt eine längere Zeit der Reifung und des Wachstums im Nest zubringen, wohingegen andere Tiere (viele Säuger) wenige Stunden *post partum* ihr „Nest" verlassen und sich instinktsicher bewegen, entwickelte Portmann die beiden Kategorien der Nesthocker und der Nestflüchter.

Beim Menschen liegt nun insofern eine Besonderheit vor, als er zwar als Säugetier eigentlich als Nestflüchter konzipiert und aufgrund seiner – relativ betrachtet – zu kurzen intrauterinen Phase jedoch nachgeburtlich auf lange Phasen der Pflege und Fürsorge angewiesen ist, bevor er zu laufen und sich autarker zu bewegen vermag. Menschen sind demnach sekundäre Nesthocker, die gezwungen sind, im Sozial-Uterus einer Familie oder eines familienanalogen Nestes jahrelang aus- und nachzureifen.

Aufgrund dieser Gegebenheit bezeichnete Portmann den Menschen als eine physiologische Frühgeburt, womit er zum Ausdruck brachte, dass es sich dabei um eine biologische Normalität handelt. Da sich im Laufe der Jahrzehntausende der Menschheitsentwicklung das weibliche Becken und damit der Geburtskanal als zunehmend beengter erwiesen hat, ergab sich ein evolutionärer Druck zu dieser Form der Frühgeburt, bei der Säuglinge früh und daher mit relativ kleinem Kopf geboren werden, und die inzwischen unsere Gattung charakterisiert. Parallel zur biologischen Notwendigkeit der frühen Geburt und des sekundären Nesthocker-Daseins eröffnete sich die Chance einer umfassenden psychosoziokulturellen Prägung des Menschen – eine Prägung, die neben den biologischen Einflüssen zu den überaus unterschiedlichen Zeitgestalten beim Menschen beiträgt:

> Jede Lebensform ist vor uns als eine Gestalt, die nicht nur im Raume, sondern auch in der Zeit ihre artgemäße Entfaltung erfährt. Lebendige Wesen sind in gewisser Weise geformte Zeit, wie Melodien; das Leben äußert sich in „Zeitgestalten".[2]

12.6 Drei Zeitdimensionen: Vergangenheit, Gegenwart, Zukunft

Für Menschen gewinnt die Zeit-Thematik noch andere Dimensionen. Pflanzen und Tiere leben zwar die Zeit als Dauer, aber sie wissen kaum darum. Den Forschungsergebnissen der Tierpsychologie gemäß sind viele Tiere entweder dem Augenblick verhaftet oder können (wie die Primaten) nur begrenzt Vergangenes memorieren und Zukünftiges planen. Dass die impliziten Gedächtnis- wie auch die Entwurfsleistungen mancher Tiere bedeutend umfänglicher sind, als man noch vor Jahren oder Jahrzehnten vermutet hat, ändert nichts oder nur wenig am Faktum ihrer wahrscheinlich limitierten Möglichkeiten einer bewussten Zeitwahrnehmung.

Im Menschen hingegen eröffnen sich potenziell vollumfänglich die drei Dimensionen der Zeitlichkeit: Vergangenheit, Gegenwart und Zukunft. Menschen sind in der Lage, von Augenblick zu Augenblick zu schreiten und dabei das Wissen um ihre Vergangenheit und ihre Entwürfe für die Zukunft präsent zu halten. Diese zeitliche Syntheseleistung ist ein Anthropinon ersten Ranges, ein Wesensmerkmal des Menschen. Menschsein heißt, über ein Zeitbewusstsein zu verfügen, das alle Lebensverhältnisse dieser eigentümlichen Gattung Homo verändert.

Das Erwachen des Zeitbewusstseins erfolgt weitgehend parallel zur Phase der Ich-Bildung im Menschen. Solange Kinder noch kein Empfinden eines Ichs aufweisen, sind sie dem Zeitstrom wohl ähnlich hingegeben wie Tiere. Meistens im Laufe des dritten Lebensjahres lernen Kinder, „Ich" zu sagen, und grenzen sich beginnend gegen ihre Mit- und Umwelt ab. In diesem Zusammenhang begreifen sie bald darauf auch die Ideen von Gestern, Heute und Morgen.

---

[2] Portmann, A.: Biologie und Geist (1956), Frankfurt am Main 1973, S. 147.

12.7 Lebenszeit und Lebenswelt

Doch nicht nur die zeitlichen Begriffe von Gestern, Heute und Morgen werden in ihrer Bedeutung nach und nach verstanden und in die eigenen Lebensabläufe integriert. Neben den physikalischen Dimensionen werden auch die psychosozialen und existenziellen Aspekte von Vergangenheit, Gegenwart und Zukunft für Heranwachsende zunehmend nachvollziehbar, und damit erwacht günstigenfalls ein Zeiterleben, das die Lebenswelt des Einzelnen miterfasst und widerspiegelt.

Der Begriff der Lebenswelt wurde von Edmund Husserl (1859–1938) in die Philosophie eingebracht, um jene vorwissenschaftlichen und zum Teil unbewussten, kaum in Worte zu fassenden Gesichtspunkte des Daseins zu charakterisieren, die von den Wissenschaften aufgrund ihrer Methodik in der Regel nicht berücksichtigt und erforscht werden. Weite Bereiche der menschlichen Existenz fallen unter die Rubrik der Lebenswelt respektive des lebensweltlichen Apriori, innerhalb derer jeder Patient, aber auch jeder Arzt, Psychologe und Wissenschaftler lange schon existiert, bevor sie im Rahmen der Medizin aufeinanderstoßen und beginnen, sich über Krankheit und Gesundheit auszutauschen.

Treffen Patienten auf das Medizinal-System, werden sie nicht selten im Hinblick auf die von ihnen erlebte physikalische Raum- oder Weltzeit befragt und untersucht. Krankheit und Gesundheit ereignen sich oftmals in eingrenz- und messbaren Zeitabschnitten, die Attribute wie akut, subakut oder chronisch (länger als sechs Monate dauernd) erhalten, und deren Diagnose- und Therapie-Prozeduren in Minuten, Stunden, Tagen oder Wochen berechnet werden. Beispiele hierfür sind etwa die Bestrahlungs-Zeiten (Minuten) von Tumoren oder auch der zyklische Rhythmus, mit dem in der Regel Zytostatika verabreicht werden (Tage bis Wochen).

Die gleichen Phänomene (Krankheiten, Diagnostik, Behandlung etc.) sind aber zutiefst auch in der Lebenswelt von Menschen verankert, wo sie deren Schicksale, Erfahrungen und zeitlichen Erlebensqualitäten primär und entscheidend prägen. Erst sekundär tauschen die Betreffenden sowohl ihre Zeitkonzepte als auch ihre Konzepte von Krankheit und Gesundheit, von Kosmos, Menschen und Kultur gegen die speziell konstruierten und in vielen Fällen reduzierenden Gedankenmodelle von Medizin und anderer diverser Wissenschaften ein.

Jedermann (und natürlich jede Frau) dürfte sich bewusst machen, dass er oder sie gleichsam in zwei Welten lebt, die zeitlich so disparat sind, dass sie im Grunde genommen ständig einer Überbrückungsarbeit und Versöhnungstechnik bedürfen, um sie aufeinander abzustimmen. Einesteils leben wir ein Dasein und ein Fatum, das durch die beiden Grenzsituationen Geburt und Tod bestimmt ist und innerhalb derer wir Beziehungs- und Ereignisschicksale erleben, von denen Glück und Unglück unserer Existenz abhängen.

Verlassen wir jedoch die Lebenswelt mit ihrem psychosozialen Zeit-Erleben und begeben uns als Patient oder im Medizinal-System Tätige in die Welt der Heilkunde, tritt eventuell unser existenzielles Drama zurück, und auf der Bühne erscheinen das neutrale physikalische Zeitkontinuum, die Natur als eine unvorstellbar große Ansammlung von Zeitpunkten und Energiebeträgen sowie Menschen als chronobiologische Wesen, deren organismischer Status unter zeitlicher Betrachtung als Herzfrequenz oder Hormonzyklen respektive -schwankungen imponiert.

12.8 Die gestundete Zeit

Es gehört zu den Herausforderungen in unserem Leben, diese beiden Perspektiven bei uns wie auch bei den Mitmenschen zu registrieren und situativ adäquat zum Ausgleich zu bringen. Vor allem die Qualitäten und Notwendigkeiten der Lebenswelt werden oft allzu leicht verkannt oder im verlockenden Taumel des Messens und Machens vernachlässigt. Dieser Taumel charakterisiert in vielerlei Hinsicht die medizinalen Verhältnisse im 21. Jahrhundert.

Dabei wäre es für Patienten ebenso wie für Pflegende, Ärztinnen und weitere im Medizinal-System Tätige hilfreich und entlastend, neben ihren zeitlichen Quantitäten auch deren Qualitäten zu empfinden. So dürfen sich bei malignen Erkrankungen alle an einer Prognose-Formulierung Beteiligte (der Kranke, die Angehörigen, die Ärzte und Psychologen und Schwestern) fragen, welche Bedeutung zeitliche Prognosen (z. B. mittlere Überlebenszeit von x Monaten) annehmen können. Handelt es sich dabei um gestundete, geschenkte, vertane, beschwerliche, langweilige, sinnentleerte Zeit? Und sind solche oder andere Qualitäten vorrangig beim Patienten oder ähnlich auch bei den Angehörigen, Pflegenden oder Ärzten zu verorten? Ingeborg Bachmann (1926–1973) hat in ihrem Gedicht *Die gestundete Zeit* (1953) einige qualitative Facetten der verbleibenden Lebenszeit lyrisch-elegisch zum Ausdruck gebracht:

> Es kommen härtere Tage./Die auf Widerruf gestundete Zeit/wird sichtbar am Horizont./Bald musst du den Schuh schnüren/und die Hunde zurückjagen in die Marschhöfe./Denn die Eingeweide der Fische/sind kalt geworden im Wind./Ärmlich brennt das Licht der Lupinen./Dein Blick spurt im Nebel:/die auf Widerruf gestundete Zeit/wird sichtbar am Horizont .../Sieh dich nicht um./Schnür deinen Schuh./Jag die Hunde zurück./Wirf die Fische ins Meer./Lösch die Lupinen!/Es kommen härtere Tage.[3]

Es fällt nicht schwer, diesen Zeilen eine gewisse Dringlichkeit sowie einen entschiedenen Appell zu entnehmen, die Spanne unseres Daseins – so kurz oder lang sie immer noch sein mag – zu nutzen und das Leben nicht auf eine mehr oder minder ferne Zukunft zu verschieben. So manchem Kranken wird die auf Widerruf gestundete Zeit sichtbar am Horizont, doch auch jeder scheinbar oder tatsächlich Gesunde dürfte sich eingestehen, dass sogar für ihn härtere Tage kommen könnten. Auf weniger elegische Manier hat bereits Horaz (65–8 v. Chr.) dieses Faktum in Worte gefasst: „Trage das Haar der Hoffnung kurz und pflücke den Tag – *carpe diem*" – wobei *carpe* sowohl mit nutzen als auch genießen übersetzt werden kann.

---

[3] Bachmann, I.: Die gestundete Zeit (1953), in: Die gestundete Zeit – Anrufung des großen Bären, München 1974, S. 18.

12.9 Augenblicke und Werdens-Prozess

Das *Carpe diem* von Horaz nimmt jenen Moment auf dem Zeitstrahl unserer Existenz ins Visier, den wir als Jetzt oder Augenblick bezeichnen und der jeweils schon wieder vergangen ist, sobald man ihn zu haschen und zu fixieren unternimmt. Zugleich sind es diese und nur diese Momente des Jetzt, in denen wir leben, handeln, werden, sind. Deshalb tendieren kluge Menschen dazu, den Augenblick hoch- und wertzuschätzen und ihn als einzig realistische Möglichkeit der Selbst- und Sinnverwirklichung zu begreifen. „Was man von der Minute ausgeschlagen/Gibt keine Ewigkeit zurück."[4] – heißt es in Schillers Gedicht *Resignation* (1804). Und bei Hugo von Hofmannsthal lesen wir im Vorspiel zu *Ariadne auf Naxos*, einer Oper von Richard Strauß, zu der er das Libretto verfasst hat: „Ein Augenblick ist wenig, ein Blick ist viel."[5]

Aus Augenblicken Blicke, aus dem Jetzt einen Sinn, aus Momenten Wert und Bedeutung zu schlagen – das ist bereits gelingendes Leben, gleichgültig, welche Sinn- und Wertdimensionen dabei touchiert werden. Indem sie sich als Antiquare ihrer Geschichte oder als Traumtänzer ihrer Zukunft begreifen, weichen manche jedoch dieser ihrer Gegenwart aus und vernachlässigen so den Werdens-Prozess ihrer Person. Sie tummeln sich bevorzugt in längst vergangenen oder in fragwürdig-zukünftigen Zonen der Existenz und verpassen dabei die einzig realistische Gestaltungs-Option unseres Daseins: das Jetzt.

Bei zwei Krankheitsbildern treten diese zeitlichen Akzentsetzungen besonders eindrücklich zutage: Depressiv Erkrankte befassen sich häufig nur mit ihrer Vergangenheit und deren Misserfolgen oder düster-traurigen Facetten, wohingegen manisch Erkrankte fast ausschließlich eine Zukunft ins Auge fassen, aus deren phantastischen Umrissen kaum je konkrete Wirklichkeiten erwachsen. Bei beiden Krankheitsbildern fallen neben etlichen anderen Symptomen das veränderte Zeiterleben und Zeitgeschehen der Betroffenen auf – eine Veränderung, die von anthropologisch orientierten Psychiatern (z. B. Ludwig Binswanger, Erwin Straus, Eugène Minkowski, Viktor Emil von Gebsattel) in verschiedenen ihrer Schriften bedacht und eingeordnet wurde. Gebsattel sprach in diesem Zusammenhang von einer Werdens-Hemmung, die sich als hauptsächliches Thema und Problem des veränderten Zeiterlebens herausstellt:

> Die „vitale Hemmung" ist selbst ihrer innersten Natur nach eine Störung des Werdens und des dem Werden immanenten Zeitgeschehens … Dieses ist vergleichbar einem von Augenblick zu Augenblick neu sich erzeugenden Strome … Dauernd sind wir getragen von diesem Strom des Lebensgeschehens, sein Weiterfließen bewirkt, dass wir in unseren Funktionen nicht nur funktionieren, sondern leben und werden.[6]

---

[4] Schiller, F.: Resignation (1804), in: Sämtliche Gedichte und Balladen, Frankfurt am Main 2004, S. 131.

[5] Hofmannsthal, H. von: Ariadne auf Naxos (1911), in: Gesammelte Werke – Dramen V – Operndichtungen, Frankfurt am Main 1979, S. 197.

[6] Gebsattel, V.E. v.: Störungen des Werdens und des Zeiterlebens psychiatrischer Erkrankungen (1939), in: Prolegomena einer Medizinischen Anthropologie, Berlin 1954, S. 138.

12.10 Dauer und Identität

Es wäre jedoch ein Trugschluss zu meinen, dass die bloße Aneinander-Reihung von Momenten und Augenblicken bereits einen ungestörten und befriedigenden Werdens-Prozess bei Menschen bedeutet. Untersucht man das menschliche Gegenwarts-Empfinden, werden die meisten von uns kein saltatorisches, von dem einen zum nächsten Zeitpunkt hüpfendes Erleben, sondern eine Art Zeitkontinuum angeben – ein Kontinuum, das vor allem von Henri Bergson detailliert beschrieben und als *durée*, also als Dauer, bezeichnet wurde.[7]

Die Dauer darf als individuell erlebte oder gelebte Zeit aufgefasst werden, die nicht wie etwas Extensives vermessen, sondern lediglich wie etwas Intensives in Bildern, Metaphern, Farben und Tönen beschrieben und erzählt sowie intuitiv erfasst werden kann. Die einzelnen Zeitpunkte dieser Dauer schieben sich ineinander und bilden ein dauernd wachsendes und sich veränderndes Ganzes. So ragt das Gesamt der Vergangenheit als Stimmung, Erinnerung, Erfahrung und Charakter ebenso in die Gegenwart eines Individuums wie dessen Zukunft, die sich als Erwartung, Hoffnung, Entwurf oder Vorwegnahme charakterisieren lässt.

Die Identität eines Menschen konstituiert sich nur aufgrund dieses Dauerns. Im Laufe unseres Lebens sind wir stets dieselben und zugleich doch andere – ein Paradoxon, das im Bergson'schen Begriff der Dauer wesentlich mit enthalten ist. Das Ich dauert, indem es sich ständig bewahrt *und* verändert. Neben oder hinter diesem Prozess gibt es keine Substanz, die man Ich nennen kann; das Ich ist dieser Prozess, ist *durée*. Da jeder tagtäglich seine Existenz mit den raumzeitlichen Gegebenheiten vermengt, unterschied Bergson ein konventionelles Ich (*le moi conventionnel*) von einem fundamentalen, wahren Ich (*le moi intérieur*). Das konventionelle Ich ist oberflächlich, für alle sichtbar, peripher, den raumzeitlichen Umgebungs-Verhältnissen angepasst. Anders hingegen das fundamentale Ich, das uns und partiell auch den anderen nur intuitiv gegeben und in Maß und Zahl nicht konvertierbar, nach Bergson *inexprimable* (unausdrückbar) ist.

In der Medizin nun treffen präventiv, diagnostisch oder therapeutisch Tätige auf Ratsuchende, Kranke und Patienten, die neben ihrer sichtbaren Oberfläche (*le moi conventionnel*) stets auch *durée*, also *le moi intérieur* aufweisen – ohne dass ihnen Letzteres immer bewusst oder zugänglich ist. Mit den üblichen Methoden der Kommunikation, Diagnostik und Therapie erfassen wir in medizinischen Zusammenhängen regelhaft die Oberfläche von Ratsuchenden und Patienten, kaum aber deren *moi intérieur*.

Dieses Defizit macht sich in vielen Fällen akuter oder harmloser Krankheitssymptome nicht oder kaum störend bemerkbar. Handelt es sich jedoch um Patienten mit langwierigen, chronischen, komplexen, existenziell erschütternden Erkrankungen, sind intuitive Fähigkeiten und Fertigkeiten von Diagnostikern und Behandlern aller Couleur durchaus gefragt, um die eventuellen Zusammenhänge von Krankheit und *moi intérieur* (Ursachen, Wechselwirkungen, lebensanschauliche sowie emotionale Einordnungen, Konsequenzen etc.) zu erahnen, wenn nötig frühzeitig zu thematisieren und bei den zeitlichen Abläufen

---

[7] Siehe hierzu Bergson, H.: Zeit und Freiheit (1889), Hamburg 1994.

12.11 Moi intérieur und Moi conventionnel

von Präventivmaßnahmen wie auch Diagnostik- und Therapiestrategien zu berücksichtigen.

So halten sich die individuellen zeitlichen Abschnitte und Episoden der Stabilisierung, Chronifizierung, Genesung von Krankheiten bis hin zu einer möglichen *restitutio ad integrum* weder in biomedizinischer noch vor allem in psychosozialer und soziokultureller Hinsicht immer an die in Deutschland vorherrschenden mittleren Verweildauern des DRG-Systems (*diagnosis related groups*). Im Gegenteil: So mancher biomedizinisch *rehabilitierte* Patient kämpft noch Wochen oder Monate später mit seiner psychosozialen *Habilitation* und mit der damit assoziierten Integration seiner Krankheit in sein *moi intérieur*. So wie beginnend auf der biomedizinischen Ebene die Hormon-, Transmitter- oder Enzym-Situation von individuellen Patienten erfasst und in Bezug auf die Dosierung von Medikamenten berücksichtigt wird (ein Grundzug der personalisierten Medizin), so dürften und müssten auch die zeitlichen Rahmenbedingungen eines jeden einzelnen Kranken, die eigene Dynamik von Werden und *durée*, bei der psychosoziokulturellen Integration und Bewältigung seiner Krankheit gebührend bedacht werden (ein Grundprinzip der Personalen Medizin).

Als ein überzeugendes literarisches Beispiel für einen derartigen die persönlichen Werdens- und Entwicklungsgegebenheiten eines Patienten hinlänglich und adäquat berücksichtigenden Diagnose-, Behandlungs- und Genesungsprozess gilt bis zum heutigen Tag die Krankengeschichte eines jungen Hamburger Kaufmannssohns, der vor dem Ersten Weltkrieg seinen Vetter in einem Schweizer Lungensanatorium besuchte und dort zufällig mit der Diagnose seiner eigenen Tuberkulose-Erkrankung konfrontiert wurde.

Hans Castorp (so der Name des jungen Mannes) hatte sich auf eine Besuchszeit von drei Wochen eingestellt, und als er zuletzt geheilt aus der Lungenheilstätte entlassen wurde, waren sieben Jahre vergangen. Dass es sich bei diesem Krankheits- und Gesundungsverlauf um einen komplexen Prozess mit vielfältigen biologischen, emotionalen, sozialen und geistigen Krisen, Gefährdungen und Stabilisierungsphasen gehandelt hat, kann man sich wohl denken – insbesondere, weil kein Geringerer als Thomas Mann die Kranken- und Genesungsgeschichte des Patienten Castorp minutiös entworfen, aufgezeichnet und wiedergegeben hat.

Neben den vielen Untersuchungen, Behandlungen, Ereignissen und Unterhaltungen auf dem *Zauberberg* (so der Name des Sanatoriums wie auch der romanhaften Krankengeschichte) schilderte Thomas Mann auch Reflexionen der Hauptpersonen sowie des Erzählers über die Zeit, über ihre objektiven und subjektiven Qualitäten und die jahrelangen Abschnitte der Integration von Krankheit und Gesundheit in die eigene Identität und Persönlichkeit. Die Tuberkulose und ihr Verlauf werden dabei zur Matrix eines Entwicklungs- und Bildungsprozesses, wie er nicht nur bei Hans Castorp dessen *moi intérieur* nachhaltig zu verändern imstande war:

> Wie sollen wir ... die Veränderungen fasslich machen, die in dem inneren Haushalt des jungen Abenteurers sich vollzogen? Es wuchs der Maßstab der schwindligen Identitäten. War es bei einiger Nachgiebigkeit nicht leicht, ein Jetzt gegen eines von gestern, von vor- und vorvorgestern abzusetzen, das ihm geglichen hatte wie ein Ei dem andern, so war ein Jetzt auch noch geneigt und fähig, seine Gegenwart mit einer solchen zu verwechseln, die vor einem Monat, einem Jahre obgewaltet hatte, und mit ihr zum Immer zu verschwimmen.[8]

Als den wesentlichen bildenden Effekt seiner langen Krankheits- und Restitutionszeit registriert Hans Castorp bei sich eine Verschiebung seiner Interessen und Daseinsinhalte weg vom *moi conventionnel* hin zum *moi intérieur*; oder in der Terminologie von Martin Heidegger: eine Veränderung der Gewichte von Man-selbst-Sein und Ich-selbst-Sein.

12.12 Ich-selbst-Sein und Man-selbst-Sein

In seinem Hauptwerk *Sein und Zeit* (1927) ging Heidegger von der These aus, dass alle Menschen zunächst und zumeist in der allgemeinen Form des Man-selbst-Seins existieren. Der Mensch lebt überall im Kollektiv, und die Gesellschaft sowie diverse Gemeinschaften (Familie, Peergroup, Schulen, Vereine, Kirchen, Parteien) sozialisieren ihn so vollständig, dass er nur sehr mühsam zum Bewusstsein seiner Individualität und damit des Ich-selbst-Seins gelangt.

Nach Heidegger existiert ein Großteil der Menschen fast komplett eingeebnet und nivelliert. Sie denken, was man denkt; sie fühlen, was man fühlt; sie handeln, wie man handelt; und sie verachten die Masse, wie man als Massenmitglied die Masse zu verachten pflegt. Primär kann niemand dem Schicksal des Man-selbst-Seins entrinnen. In dieser Existenzweise gleicht sich die psychologische Zeit stark der physikalischen an, und jedes Zeitmoment ähnelt den anderen. Im Modus des Man-selbst-Seins leben wir derart, dass wir von unserer jeweiligen Gegenwart, von ihren Reizen und Sensationen, völlig eingenommen sind. Stellt man sich die Zukunft vor, dann bedeutet sie lediglich eine Perpetuierung der Gegenwart; und auch unsere Vergangenheit bleibt diffus und ungegliedert, weil wir zu wenig prägnante Zukunftsentwürfe haben. So resultiert aus dem Man-selbst-Sein letztlich ein Dasein in Form einer schlechten Unendlichkeit.

Es bedarf eines Aktes des Losreißens aus der Alltäglichkeit und der Emanzipation vom Man-selbst-Sein, um ein Ich-selbst-Sein anzustreben. Neben Erkenntnisvorgängen sind dazu Stimmungen wesentlich – wobei für Heidegger die Stimmungen der Angst und der Langeweile als Formen der Welterschließung in Betracht kamen. Die Angst als Schwindel der Freiheit, als Zurückweichen des Seienden im Ganzen und als Indikator für unser Hineingehaltensein ins Nichts, wirft einen jeden auf sich selbst zurück – in den fundamentalen Fragen unseres Daseins sind und bleiben wir alleine. Diese Eigenständigkeit und Eigentlichkeit ist jedoch nach Heidegger die Voraussetzung für authentische Seins-, Welt- und

---

[8] Mann, Th.: Der Zauberberg (1924), Frankfurt am Main 1997, S. 747.

Lebenserfahrungen, die die Grenzsituationen des Daseins – Tod, Scheitern, Schuld, Einsamkeit – nicht ausklammern oder leugnen.

Das Ich-selbst-Sein weist nach Heidegger eine besondere Form des Zeitempfindens auf: die Sorge. Dieser missverständliche Begriff meint nicht, dass der Mensch *per se* immer Sorgen hat – was zwar auch nicht ganz falsch ist. Heidegger jedoch visierte damit die Zukunftsorientierung des Daseins an und postulierte, dass Menschen im Modus des Ich-selbst-Seins weitgehend in der Dimension der Zukunft leben – wobei Zukunft von ihm bis zum Faktum des eigenen Sterben-Müssens gedacht war. Erst dieses „Vorlaufen zum Tode" ermögliche es dem Einzelnen, sein Dasein ernst zu nehmen sowie als Aufforderung und Chance – als nur wenige Jahrzehnte währende Chance! – der authentischen Ich-selbst-Werdung zu begreifen.

12.13 Makrobiotik als Antwort auf die vergehende Zeit

Es ist eigentümlich: Obwohl uns die Medizin in den letzten Jahrzehnten eine noch vor zwei Jahrhunderten nicht für möglich gehaltene Verlängerung unserer mittleren Lebenserwartung beschert hat, klagen nicht wenige von uns über chronischen Zeitmangel. Seit Christoph Martin Hufelands (1762–1836) *Makrobiotik oder Die Kunst, das menschliche Leben zu verlängern* (1796) hat sich die Lebenserwartung in Deutschland von damals etwa 35–40 Jahren auf derzeit 79 Jahre (bei Männern) und 84 Jahre (bei Frauen) mehr als verdoppelt. Durchschnittlich haben wir demnach vier Jahrzehnte mehr Zeit, unser Dasein zu genießen und im Sinne Heideggers zu einem Ich-selbst-Sein zu gestalten – wobei man ehrlicherweise hinzufügen darf, dass ein nicht unerheblicher Teil dieser durchschnittlich gewonnenen Lebenszeit auf den Umstand zurückzuführen ist, dass die Säuglings- und Kindersterblichkeit enorm reduziert werden konnte.

Doch anstatt sich mehrheitlich über diesen enormen Zuwachs an Lebenszeit jubilierend zu freuen, tendieren viele Menschen dazu, dieses Plus entweder als Selbstverständlichkeit zu werten oder aber relativ dazu einen übervollen Terminkalender sowie eine allgemeine Beschleunigung ihrer Existenzverhältnisse zu konstatieren. Dies hat in den vergangenen 100 Jahren zu vielfältigen literarischen, wissenschaftlichen wie auch philosophischen Untersuchungen und Überlegungen zum Thema der Zeit, ihres Wesens, ihres Mangels und ihrer Beschleunigung geführt.

Oft zitiert wird in dem Zusammenhang Marcel Prousts (1871–1922) siebenteiliger Roman *Auf der Suche nach der verlorenen Zeit* (1913–1927), in dem sich ein Ich-Erzähler seinen Erinnerungen hingibt und über seine vergeudete Zeit ebenso wie über die nicht erinnerte oder rasch vergehende Zeit sowie über das Verhältnis von Vergangenheit, Gegenwart und Zukunft nachdenkt. Als besonders zeitanfällig, weil Krankheits- und Altersprozessen unterworfen, erweise sich der menschliche Körper, wohingegen der Geist etwas Zeitüberdauerndes an sich haben könnte – nicht, wenn er in einem bloßen Organismus, wohl aber, wenn er in Kunstwerken (wie in Prousts Romanwerk) wohnhaft sei:

> Einen Körper zu haben aber ist die große Bedrohung für den Geist, für das menschliche und denkende Leben … Der Körper schließt den Geist in eine Festung ein; aber bald wird diese Festung von allen Seiten belagert sein, und zuletzt muss der Geist sich ergeben.[9]

Ebenfalls das Alter des eigenen Organismus und das damit einhergehende veränderte Zeiterleben ließ Hugo von Hofmannsthal die Feldmarschallin Fürstin Werdenberg, die Hauptperson der Oper *Der Rosenkavalier* (1911), bedenken. Die Marschallin hat die Mitte ihres Lebens bereits überschritten; im Kontakt mit ihrem jugendlichen Geliebten Octavian sinniert sie über ihre Situation des Älterwerdens und die verrinnende Zeit:

> Die Zeit, die ist ein sonderbares Ding. Wenn man so hinlebt, ist sie rein gar nichts. Aber dann auf einmal, da spürt man nichts als sie; sie ist um uns herum, sie ist auch in uns drinnen. In den Gesichtern rieselt sie, im Spiegel da rieselt sie, in meinen Schläfen fließt sie … Manchmal hör ich sie fließen unaufhaltsam. Manchmal steh ich auf, mitten in der Nacht, und lass die Uhren alle stehen.[10]

12.14 Verlorene, vergeudete, vertriebene Zeit

Doch nicht nur Alter, Krankheit, Tod begrenzen unser Zeitbudget und erinnern uns an die Verwundbarkeit und Endlichkeit unserer Existenz. Auch viele junge und gesunde Menschen, die noch vom fast unerschütterlichen Glauben an die eigene Unsterblichkeit überzeugt sind, beklagen oftmals ein Zuwenig an Zeit und ein Zuviel an „Zeit-Dieben", wie sie Michael Ende in seinem bekannten Jugend-Roman *Momo* (1973) beschrieben hat und wie sie uns trotz all unserer Versuche eines Zeit-Managements wiederholt ein Schnippchen schlagen: Immer wieder entwenden sie uns Lebenszeit, wenn wir diese zu sorglos an Nebensächlichkeiten vergeuden.

Die Anlässe und Ursachen dieser gestohlenen Zeit sind vielfältig: Events, Tand und oberflächliches Spiel (Zeitvertreib); selbstentfremdete Tätigkeiten in Beruf, Familie und Freizeit; Beschleunigung und Zeitdruck; Ökonomisierungs- und Rationalisierungsmaßnahmen; die Dominanz von Quantität über Qualität (die Zahlen machen sich über das Leben her); inhaltsarme Kommunikation mit Hinz und Kunz. Psychologen, Soziologen und Philosophen haben in den letzten Jahren das Phänomen solcherart Zeitnot und Zeitvertreib intensiv beforscht und untersucht:

> Der bürokratische Zwang, über alle Schritte und Handlungen dokumentarische und buchhalterische Rechenschaft abzulegen, alle Leistungen … zu messen und zu quantifizieren, macht in nahezu allen Berufen und Sparten … den Arbeitenden das Leben zur Hölle. Ärztinnen und Lehrer, Wissenschaftlerinnen und Journalisten, Pflegerinnen und Erzieher … beklagen uni-

---

[9] Proust, M.: Auf der Suche nach der verlorenen Zeit VII – Die wiedergefundene Zeit (1913–1927), Frankfurt am Main 1962, S. 544.
[10] Hofmannsthal, H. von: Der Rosenkavalier (1911), in: Gesammelte Werke – Dramen V – Operndichtungen, Frankfurt am Main 1979, S. 42.

sono, dass die Steigerungszwänge und die Zeitnot, aber auch die normierenden Vorgaben und Dokumentationspflichten sie daran hinderten, ihre Arbeit *gut* und *richtig* zu tun.[11]

Die knappe Zeit, der Zeitdruck, das *Just in time*, Definitionen wie „Leistung ist Arbeit in der Zeit" und Ideen wie „Zeit ist Geld" sind Phänomene, die die Arbeits- und Freizeit-Welt der Erwachsenen in der westlichen Welt seit der Industrialisierung im 19. Jahrhundert zunehmend charakterisieren. Im 21. Jahrhundert erfahren diese Phänomene aufgrund von Digitalisierung und Globalisierung eine nochmalige Steigerung und Dynamik. Beherrsche den Raum und beherrsche die Zeit – diese Imperative scheinen beinahe schon Realität zu sein, wenn wir zur selben *Zeit* an jedem beliebigen *Ort* der Welt (virtuell!) sein und agieren können.

Es ist nicht verwunderlich, dass sich alle diese Phänomene auch in unserem Gesundheitswesen wiederfinden. Die Medizin ist wie viele andere Handlungs- und Wissenschaftsfelder den Zeitgeist bedingten kulturellen und gesellschaftlichen Veränderungsprozessen unterworfen und spiegelt deren Vor- wie Nachteile bisweilen ungefiltert wider. Zeitnot ist zu einem Charakteristikum vieler medizinischer Verrichtungen geworden – eine Not, die doppelt sinnwidrig imponiert, da doch mit ihr oder zumindest trotz ihres Bestehens die Nöte von Kranken und Patienten gelindert werden sollen.

Ein zentraler Lehrsatz der Homöopathie lautet zwar: *similia similibus curentur* (Ähnliches soll durch Ähnliches geheilt werden). Doch eingedenk einer allgemeinen, weitverbreiteten Skepsis homöopathischen Lehrsätzen gegenüber darf man sich doppelt kritisch fragen, ob denn das Gros jener Krankheitsbilder, die unter anderem aufgrund von Zeitnot entstanden sind, von den zeitnötigen Ärzten, Krankengymnastinnen und Pflegenden unseres Medizinal-Systems befriedigend diagnostiziert und therapiert werden kann – und ob die eine Not und deren Folgen durch die andere Not erfolgreich beseitigt wird. Eher schon möchte man vielen Bereichen der Heilkunde des 21. Jahrhunderts den Titel eines Buches von Sten Nadolny als Motto ihrer ethischen und professionellen Ausrichtung wünschen: *Die Entdeckung der Langsamkeit* (1983)[12].

12.15 Die Krise

Zwei medizinische Begriffe seien noch gesondert erwähnt, weil in ihnen verschiedene Zeitdimensionen des Menschen eine wesentliche Rolle spielen: Krise und Prognose; beginnen wir mit dem Begriff der Krise.

Dieses Wort stammt ursprünglich aus der griechischen Sprache und bedeutete so viel wie Entscheidung, Zuspitzung, Wendepunkt, Beurteilung, Meinung, Unterscheidung. Nicht nur die Krise, sondern auch der Begriff der Kritik leitet sich von diesem griechischen *krisis* her ab. Dementsprechend haben sich Termini wie Wachstumskrise, Reifungs-

---

[11] Rosa, H.: Resonanz – Eine Soziologie der Weltbeziehung, Berlin 2016, S. 668.
[12] Nadolny, St.: Die Entdeckung der Langsamkeit, München 1983.

krise, Existenzkrise, Sinnkrise, Schaffenskrise oder auch die berühmt-berüchtigte Midlife-Krise herausgebildet und etabliert.

Als Krise im medizinischen Sprachgebrauch wurde jahrhundertelang jener Zeitraum im Ablauf von Erkrankungen bezeichnet, in dem sich die zukünftige Richtung eines Kranken – Heilung, Gesundung, Besserung, Chronifizierung, Verschlechterung, Tod – angedeutet und entschieden hat. Bei Infektionen oder anderen fieberhaften Krankheitsbildern ging die Krise häufig mit einem enormen Fieberanstieg einher und parallel dazu mit einer Verschlechterung des Allgemeinzustandes des Patienten. In der Phase der Entfieberung wurde dann schließlich die sich abzeichnende Richtung der Erkrankung zwischen den Polen von Gesundung oder Tod sichtbar.

Welche Zeitdimension aber ist im Moment einer Krise führend und relevant? Nun, es ist dies die Gegenwart, in der sich Entscheidendes für den Betreffenden ankündigt und die in Bezug auf Diagnostik und Therapie entsprechend berücksichtigt werden darf und muss. Deutlich wird derlei bei Störungsbildern wie einer narzisstischen Krise, Selbstwert- oder Identitäts-Krise, bei denen rasche und effektive Krisen-Interventionen induziert sind. Analog verhält es sich bei der hämolytischen Krise, eine lebensbedrohliche Komplikation von Anämien aufgrund eines massiv gesteigerten Abbaus von Erythrozyten (von roten Blutkörperchen).

Befasst man sich als Diagnostiker oder Behandler in krisenhaften Zuständen von Patienten zu exzessiv mit deren Vergangenheit und Zukunft und vernachlässigt deren Gegenwart (die Krise), gefährdet man deren Leib und Leben. Ebenso destruktiv-fatale Verläufe treten auf, wenn sich Kranke trotz krisenhafter Verschlechterung ihres Gesundheitsstatus nicht oder zu spät in medizinische Obhut begeben. Oftmals unter Verweis auf die Zukunft oder die Vergangenheit verleugnen sie den Ernst ihrer Gegenwart. Wenden sie sich jedoch entschieden ihrer Krise und damit dem Jetzt ihrer Existenz zu, sind sie eventuell in der Lage, diese zu überwinden:

> Ein Ding kann auseinanderfallen, ein Tier kann verstört werden, aber nur der Mensch kann eine Krisis bewältigen, das heißt durch das Auseinanderfallen jeder persönlichen Struktur und dem Aufgeben aller Verbindungen zur Welt aufs Neue geboren werden und dennoch derselbe sein.[13]

12.16 Die Prognose

Einer anderen Zeitdimension, der Zukunft, ist die Prognose zugeordnet. Übersetzt bedeutet der Begriff Prognose so viel wie Vorauswissen – ein Wissen also, das sich auf zukünftige Szenarien bezieht. Prognosen werden durchaus nicht nur in der Medizin formuliert – vom Wetterbericht bis zu den Entwicklungen an der Börse und den Risiken von Erdbeben

---

[13] Buytendijk, F.J.J.: Psychologie des Romans, Salzburg 1966, S. 54.

reichen die Voraussagen und das angebliche Vorauswissen von Experten, Futurologen oder auch von Scharlatanen.

Die Prognosen in der Medizin beziehen sich bei einzelnen Personen auf deren statistisch wahrscheinliche Gesundheits- oder Krankheitsverläufe und bei größeren Kollektiven auf die – ebenfalls statistisch generierte und abgestützte – Wahrscheinlichkeit, dass Einzelne an speziellen Krankheiten (Seuchen, Epidemien, Pandemien) erkranken oder versterben. Gute oder schlechte Prognosen bedeuten eine hohe oder niedrige Wahrscheinlichkeit des Überlebens; mit infauster Prognose (lateinisch *infaustus* = ungünstig) wird ein Zustand charakterisiert, der mit hoher Wahrscheinlichkeit für den Betreffenden einen letalen, also tödlichen Ausgang nimmt.

Da fast alle Menschen ihr Dasein als zukunftsorientiert definieren und entsprechend gestalten, bedeuten schlechte oder infauste Prognosen für die Betreffenden in der Regel eine massive Erschütterung des gesamten Existenz-Konzepts. Wer einem Patienten die Hoffnung auf Stabilisierung oder Genesung zu nehmen gezwungen ist, stürzt ihn womöglich in tiefe Einsamkeit und Verzweiflung. Und er muss einem Grundsatz ärztlicher und medizinischer Haltung zuwiderhandeln, den der französische Neurologe Joseph Jules Dejerine (1849–1917) einst formulierte: Man soll eintreten in die Seele des Kranken durch die Pforte der Hoffnung!

Als wie wesentlich sich die Zukunftsorientierung für uns Menschen erweist, hat Ernst Bloch (1885–1977) in *Das Prinzip Hoffnung* (1954–1959) eindrücklich dargelegt. Alles Leben ist auf Entwicklung, Reifung, Entfaltung, Wachstum hin angelegt und bedeutet in gewisser Weise ein Noch-Nicht. So manche medizinische Prognose kehrt jedoch dieses Noch-Nicht (also das Prinzip Hoffnung) in sein Gegenteil eines Nicht-Mehr.

12.17 Das Leben ist kurz, die Kunst indes lang

Weiter oben wurden bereits Christoph Martin Hufelands *Makrobiotik* und die mit ihr einhergehende Verlängerung des menschlichen Lebens erwähnt. Den Wunsch nach Longävität, nach einem lange währenden und erfüllten Dasein, kennt die Menschheit schon seit etlichen Jahrtausenden, und die Vorschläge der Medizin, diese zu realisieren, sind – gemessen etwa an Hufelands Schrift – bereits seit Jahrhunderten zu vernehmen. In den letzten Jahrzehnten schleichen sich in diese Vorschläge mal mehr, mal weniger offensichtlich Halb- oder Dreiviertel-Versprechungen hinsichtlich eines sehr langen, beinahe ewig langen Lebens ein, die von Anti-Aging-Verfahren bis zu *Post-mortem*-Kryotechniken reichen – Techniken, die es ermöglichen sollen, tiefgefrorene menschliche Leichen irgendwann einmal wieder zu neuem Leben aufzutauen. Auf den nur vordergründig schlichten Hinweis, dass eine optimistische Existenz-Einstellung und Weltanschauung nicht unwesentlich zur Verlängerung des Lebens beitragen, sei an dieser Stelle hingewiesen.[14]

---

[14] Siehe hierzu Lewina O.L. et al.: Optimism is associated with exceptional longevity in 2 epidemiologic cohorts of men and women. PNAS, September 10 (2019), vol. 116, no. 37, S. 18357–18362.

Viele dieser Anstrengungen lassen sich als Reaktion auf einen Satz respektive eine Erfahrung interpretieren, die von Hippokrates (um 460 bis um 370 v. Chr.) im *Corpus Hippocraticum* in aphoristischer Kürze auf den Punkt gebracht niedergelegt wurde. Gleich zu Beginn dieses klassischen Textes der abendländischen Heilkunde, den nicht Hippokrates alleine verfasst hat, lesen wir: *Ho bios brachys, he de techne makre* (das Leben ist kurz, die Kunst indes lang).[15] Insbesondere der zweite Teil der Aussage hat verschiedene Interpretationsansätze provoziert, wobei der Begriff der *techne* beileibe nicht nur Kunst, sondern auch Wissen, Fertigkeiten und Handwerk umfasste und im speziellen Umfeld des *Corpus Hippocraticus* vor allem die ärztlich-medizinische Kunst und Fertigkeit meinte.

Wenngleich sich das menschliche Leben im Schnitt seit den Zeiten des Hippokrates (der im fünften vorchristlichen Jahrhundert stolze 90 Jahre alt wurde!) merklich verlängert hat, ist es sowohl im Empfinden der allermeisten als auch in Relation zu den Aufgaben und Wissensinhalten der Kultur immer noch viel zu kurz. Ja, in gewisser Weise kann man tatsächlich in Anlehnung an den Philosophen Hans Blumenberg (1920–1996) von einer Zeitschere[16] zwischen individueller Lebenszeit und kosmischer respektive kultureller Weltzeit sprechen, die sich immer weiter öffnet, selbst wenn die Lebenszeit von Einzelnen sich durchschnittlich verlängert hat und sich auch zukünftig noch verlängern sollte.

12.18 Das Wartezimmer des Arztes und der Wartesaal des Lebens

Angesichts der Kürze des Lebens einerseits und der soziokulturellen Chancen- und Aufgabenfülle andererseits erscheint es sehr dringlich, die Spanne unseres Daseins möglichst intensiv zu nutzen und die gestundete Zeit unserer Existenz als Imperativ der persönlichen Entwicklung sowie der adäquaten Verantwortungsübernahme für Mitwelt und Kultur zu begreifen: „Mein Erbteil, wie herrlich, weit und breit./Die Zeit ist mein Besitz, mein Acker ist die Zeit!" – so hat Goethe diesen Imperativ in poetischen Versen ausgedrückt. Solange wir offen für die Zeit und ihre Chancen sind, können wir dem Vergangenen nachträglich jeweils einen für ihn passenden Sinn geben; und aus der gestaltbaren Zukunft erwachsen Sinnmöglichkeiten des Daseins für morgen, die Dimensionen von Sinn überhaupt.

Vergegenwärtigt man sich diese zeitlichen Gegebenheiten unseres Lebens, tun wir gut daran, so wenig Zeit wie möglich zu vertändeln oder zu vertreiben oder zu – verwarten. Wir begannen dieses Kapitels mit der uns beinahe allen vertrauten Situation des Wartebereichs im Zusammenhang mit medizinischer Diagnostik und Therapie; doch diese Situation lässt sich auch auf die *Conditio humana* generell übertragen.

Obwohl das Dasein wie eine permanente Aufforderung wirkt, es zu gestalten und der Lebenszeit etwas Sinnvolles abzugewinnen, muss man zugeben, dass sehr viele Menschen einen nicht unerheblichen Teil ihrer Existenz schlicht mit Warten zubringen. Zugespitzt ausgedrückt, leben manche von ihnen bevorzugt im Wartesaal des Lebens; oder sie warten

---

[15] Hippokrates: aphorismi I 1, in: Müri, W. (Hrsg.): Der Arzt im Altertum, München 1986, S. 10.

[16] Blumenberg, H.: Lebenszeit und Weltzeit (1986), Frankfurt am Main 1986, S. 69.

wie der Mann vom Land im Text *Vor dem Gesetz* (1915) von Franz Kafka, der vergeblich hofft, vom Türhüter zum Gesetz vorgelassen zu werden, um am Ende, nach einer langen Zeit des Wartens, zu hören, dass er selbst hätte aktiv werden müssen: „Hier konnte niemand sonst Einlass erhalten, denn dieser Eingang war nur für dich bestimmt. Ich gehe jetzt und schließe ihn."[17] – so lautet der erschütternde Abschiedssatz des Türhüters an den Mann vom Lande, der die Chancen seines Daseins verstreichen ließ.

Das Warten mit all seinen problematischen oder illusionären Seiten inklusive seiner existenziellen Bedeutung das erste Mal vollumfänglich auf die Bühne gebracht hat Samuel Beckett (1906–1989) mit seinem *Warten auf Godot* (1952). Estragon und Wladimir vertreiben sich die Zeit mit Warten, und weil derlei leicht in Langeweile umschlägt, greifen sie zu Faxen ebenso wie zu Beschimpfungen oder frustranen Suizidversuchen. Auch die Auftritte von Lucky, Pozzo und einem Jungen ändern am inhaltslosen Warten nichts – weder erscheint Godot (wer immer dies sein mochte), noch emanzipieren sich Estragon und Wladimir vom Ausharren auf ihn. Auf jeden Impuls des einen („komm, wir gehen.") reagiert der andere beinahe stereotyp („wir können nicht … wir warten auf Godot.")[18] und *vice versa*.

Nicht selten, so wird man zugeben, verharren Patienten ähnlich wie Estragon und Wladimir und warten auf … nicht Godot, aber auf Besserung, Stabilisierung, Genesung, Heilung. Im Begriff des Patienten ist bereits das Dulden, Ertragen, Aushalten mit enthalten, und das Wort *Patience* bedeutet nichts Geringeres als Geduld. Das Warten gehört demnach wesentlich zur Patientenrolle dazu, und den Handelnden im Medizinal-System fällt oftmals die Aufgabe zu, den Kranken (wie Voltaire meinte) so lange bei Hoffnung und Geduld zu halten, bis die Natur (oder die ärztliche Kunst) ihn heilt.

12.19 Humane Empörung und Ungeduld: Beenden wir das Warten!

Die Medizin im 21. Jahrhundert ist gut beraten, diese Spielarten eines selbst zu verantwortenden, das Leben vertändelnden Wartens von Einzelnen vom tragischen Warten größerer Gruppen oder Ethnien strikt zu unterscheiden. Derzeit (2021) warten Hunderttausende vor Krieg, Seuchen, Krankheit, Hunger, Unterdrückung, Verfolgung, Diskriminierung, Folter, Armut und anderen Inhumanitäten Flüchtende und Asylsuchende an den Grenzen zur westlichen Welt: Sie warten auf Hilfe; sie warten auf unsere Hilfe; sie warten jetzt! Ihr Warten in Lagern und Camps hat bisweilen ähnlich inhumane Ausmaße und „Qualitäten" angenommen, wie es die Ursachen ihrer Flucht waren oder sind; manche Flüchtende leben wartend schon seit Jahren unter Bedingungen, die jeder Menschenwürde Hohn sprechen; ihnen für dieses Warten Verantwortung zuzuschreiben bedeutete blanken Zynismus.

Wenn Politiker, Wissenschaftler, Wirtschafts- und Medienangehörige sowie Bürger jeglicher Couleur der westlichen Welt für sich und ihre Staaten die Mitmenschlichkeit als

---

[17] Kafka, F.: Vor dem Gesetz (1915), in: Erzählungen, Frankfurt am Main 1983, S. 121.
[18] Beckett, S.: Warten auf Godot (1952), Frankfurt am Main 1971, S. 209.

Haltung und Einstellung reklamieren oder auch nur Spuren davon in sich verspüren, dürfen und können sie angesichts der himmelschreienden Not dieser Flüchtenden nicht länger warten: Jetzt und nicht in ferner Zukunft muss geholfen werden. Und wenn sich die aktuell etablierte Heilkunde der westlichen Welt als Humanmedizin verstehen und die personale Würde und Autonomie aller Menschen als höchste Werte und als Maßstab ihres Handelns begreifen will, darf und muss sie sich mit ihren verschiedenen Professionen über diese massenhaften Unmenschlichkeiten nachhaltig und laut empören; und sie darf und muss konkrete medizinische Hilfe für die Flüchtenden dieser Welt anbieten und realisieren.

Wir alle bedürfen unserer Mitmenschen, der Gesellschaft und der Gemeinschaft, um ein stabiles Selbst aufzubauen. Nur im Anschluss an die soziale und kulturelle Mitwelt gelingt es, aus unseren Lebensgeschichten und unserer Lebenszeit fruchtbare Resultate erwachsen zu lassen. Um wie viel mehr sind nun aber jene auf unsere Solidarität und gegenseitige Hilfe angewiesen, die als Flüchtende, Exilanten und Asylsuchende zum großen Teil katastrophale Lebensbedingungen zu gewärtigen haben. Erst wenn wir auch ihnen zu einem Minimum an sicherer und humaner Existenzgrundlage verholfen haben, können wir zum Schluss eines Kapitels über Medizin und Zeit guten Gewissens Goethe zitieren, der in einem Gedicht das Verhältnis von Vergangenheit, Gegenwart und Zukunft poetisch bedachte:

> Genieße mäßig Füll' und Segen,/Vernunft sei überall zugegen,/Wo Leben sich des Lebens freut./Dann ist Vergangenheit beständig,/Das Künftige voraus lebendig,/Der Augenblick ist Ewigkeit.[19]

Literatur

Bachmann, I.: Die gestundete Zeit – Anrufung des großen Bären, München 1974
Beckett, S.: Warten auf Godot (1952), Frankfurt am Main 1971
Bergson, H.: Zeit und Freiheit (1889), Hamburg 1994
Blumenberg, H.: Lebenszeit und Weltzeit (1986), Frankfurt am Main 1986
Buytendijk, F.J.J.: Psychologie des Romans, Salzburg 1966
Foucault, M.: Die Geburt der Klinik – Eine Archäologie des ärztlichen Blicks (1963), Frankfurt am Main 1988
Gebsattel, V.E. v.: Prolegomena einer Medizinischen Anthropologie, Berlin 1954
Goethe: Sämtliche Gedichte, Frankfurt am Main 2007
Hofmannsthal, H. von: Gesammelte Werke – Dramen V – Operndichtungen, Frankfurt am Main 1979
Kafka, F.: Sämtliche Erzählungen, Frankfurt am Main 1983
Lewina O.L. et al.: Optimism is associated with exceptional longevity in 2 epidemiologic cohorts of men and women. PNAS, September 10 (2019), vol. 116, no. 37, S. 18357–18362
Mann, Th.: Der Zauberberg (1924), Frankfurt am Main 1997
Müri, W. (Hrsg.): Der Arzt im Altertum, München 1986

---

[19] Goethe: Vermächtnis (1827), in: Sämtliche Gedichte, Frankfurt am Main 2007, S. 516.

Nadolny, St.: Die Entdeckung der Langsamkeit, München 1983
Portmann, A.: Biologie und Geist (1956), Frankfurt am Main 1973
Proust, M.: Auf der Suche nach der verlorenen Zeit VII – Die wiedergefundene Zeit (1913–1927), Frankfurt am Main 1962
Rosa, H.: Resonanz – Eine Soziologie der Weltbeziehung, Berlin 2016
Schiller, F.: Sämtliche Gedichte und Balladen, Frankfurt am Main 2004

13 Der Mythos lebt … auch in der Schulmedizin

Inhaltsverzeichnis

13.1 Der Begriff des Mythos 240
13.2 Mythen in Philosophie und Psychoanalyse 241
13.3 Mythen in der Literatur 242
13.4 Mythen in der Medizin: Asklepios 243
13.5 Mythen in der Medizin: Hygieia 244
13.6 Heldenmythen in der Medizin 246
13.7 Der Mythos von Prometheus 247
13.8 Der Mythos von Epimetheus und der Büchse der Pandora 249
13.9 Vom Mythos zum Logos – Giovanni Boccaccios Dekameron 250
13.10 Eros und Thanatos 252
13.11 Der Mythos des Sisyphos 252
13.12 Conclusio 254
Literatur 255

Unsere Überschrift könnte durchaus missverstanden und darf deshalb erläutert werden. Dieses Buch ist von einem überzeugten Schulmediziner verfasst und atmet daher den Geist und die Tradition der abendländischen Heilkunde. Die Naturwissenschaften mit ihren Methoden und Ergebnissen werden dabei von mir ebenso wert- und hochgeschätzt wie die Sozial- und Geisteswissenschaften, die bei Beschreibung, Diagnostik und Therapie von Menschen und ihrer Krankheit und Gesundheit wesentliche Beiträge liefern. Ergänzt wird die wissenschaftliche Fundierung der Schulmedizin durch philosophische Reflexion, die hilfreich ist, um sich immer wieder auf Theorien der Medizin zu besinnen und ethische sowie epistemologische Fragestellungen zu diskutieren.

Als nicht zur Schulmedizin gehörig und sie in ihrer wissenschaftlich-philosophischen wie auch handlungsorientierten Stoßrichtung infrage stellend, empfinde ich Bestrebungen, esoterische, religiös-abergläubische, paramedizinische, schamanistische und ähnliche Medizin-Überlegungen und -Konzepte in die Schulmedizin zu integrieren (solange sie sich einer wissenschaftlichen und rationalen Überprüfung entziehen) oder sogar als gleichwertige Alternativen zu ihr zu begreifen. Viele dieser sogenannten medizinischen Alternativ-Angebote widersprechen in ihren Aussagen den Grundüberzeugungen der europäischen Aufklärung.

Was hat nun ein Kapitel über Mythos in einem Buch über *Personale Medizin* zu suchen – ein Kapitel, von dessen Überschrift man sehr leicht meinen könnte, dass uralte mythologische und damit vorwissenschaftliche Medizin-Konzepte reaktiviert und rehabilitiert werden sollen. Doch weit gefehlt, mein Bestreben geht in eine exakt entgegengesetzte Richtung: Indem ich – nach einer kurzen allgemeinen Beschreibung von Mythos und Mythen – einige davon in ihrer Geschichte innerhalb der Schulmedizin mit deren Spuren bis auf den heutigen Tag nachverfolge, versuche ich, eine mythenkritische Position stark zu machen. Denn wer Mythen kennt und sie im (medizinalen) Alltag als solche aufspürt, kann sich bei Bedarf von ihnen emanzipieren und unterliegt dann weniger ihren meist unausgesprochen-faszinierenden Versprechungen. Oder er kann – wie in Kunst und Literatur üblich – ihre märchenhafte Geschichte nacherzählen und nachempfinden und gewinnt zu ihnen damit eine ironische Distanz.

13.1 Der Begriff des Mythos

Was aber heißt und bedeutet Mythos? Der Begriff stammt aus dem Griechischen und wird mit Erzählung übersetzt. Ähnlich wie Sagen und Märchen kreisen Mythen um die Urerlebnisse bestimmter Völker in der Vorzeit. Oft enthalten diese legendären Berichte aber auch symbolische Darstellungen dessen, was Menschen vor Jahrtausenden zutiefst bewegt hat und was uns manchmal bis heute weiterhin bewegt.

Im 20. Jahrhundert wurde dem Mythos auf eine wissenschaftlich-philosophische sowie literarisch-künstlerische Manier nachgegangen. Als Mythenforscher haben sich etwa Johann Jakob Bachofen (schon im 19. Jahrhundert: 1815–1887), Bronislaw Malinowski (1884–1942), Karl Kerényi (1897–1973), Joseph Campbell (1904–1987), Mircea Eliade (1907–1986), Claude Lévi-Strauss (1908–2009), Roland Barthes (1915–1980) oder Jan Assmann (geboren 1938) einen Namen gemacht. Unter den Philosophen zählten Ernst Cassirer (1874–1945), Kurt Hübner (1921–2013) und Hans Blumenberg (1920–1996) zu den Mythen-interessierten Denkern.

Mythologisches Empfinden und Urteilen ist geprägt etwa durch die physiologische und metaphorische Wahrnehmung von Dingen und Natur. Menschen, denen eine mythologische Weltsicht eignet, nehmen überall ganzheitliche Gestalten und nicht, wie in der wissenschaftlichen Weltsicht, kausal verknüpfte Elemente wahr. Einzelnen Dingen wird eine Vielfalt von Bedeutungen und Beziehungen untergeschoben, die einer andauernden Verwandlung unterliegen können; ein bekanntes Beispiel dafür sind die *Metamorphosen* des Ovid, der dieses Fließen von Vorstellungen, äußeren Gestalten und inneren Gehalten kunstvoll in Dichtung gegossen hat.

Im Mythos sind Dinge, Naturereignisse oder Individuen noch nicht als Einheiten oder Vielheiten geschieden. Das Haar oder die Nägel eines Menschen können gleichbedeutend mit dem ganzen Menschen sein, der Einzelne kann nicht nur für das Kollektiv stehen, sondern es auch sein und *vice versa*. Lebendige Subjekte verwandeln sich in verhexte Objekte, wie gegenläufig in viele tote Objekte jählings das Leben einschießt und sie beweglich, fruchtbar und beseelt werden lässt. Die Gegensätze zwischen Leben und Tod, Sein und Schein, Ich und Nicht-Ich, Vorstellungswelt und Realität existieren im mythologischen Erleben und Begreifen der Welt nicht, und eine Scheidung von Innen und Außen, von Wesentlichem und Unwesentlichem sowie von Dauerndem und Vergänglichem wird nicht oder nur rudimentär vorgenommen.

Auf *einen* Gegensatz allerdings zielt mythologisches Denken stets ab: auf den Gegensatz von sakral und profan. Die Beziehungen der Individuen oder eines ganzen Clans zum Heiligen, das meist nicht berührt oder benannt werden darf (Tabuisierung), dominieren jeden Alltag. Das Sakrale galt in den frühen Formen des Mythos auch als das Dämonische, dessen bunte Mannigfaltigkeit wenig Organisation aufwies. Je weniger jedoch das Dämonische organisiert ist, umso hilfloser und ohnmächtiger erleben sich die ihm ausgelieferten Menschen und umso größer muss die magische Gewalt sein, die eine Gruppe oder ein Individuum aufzubringen hat, um den Dämon in ihrem Sinne zu beeinflussen. Im Mythos definieren Menschen den Raum, die Zeit, ihr Ich, ihre Seele und die sie umgebende Natur auf eigene Art. Cassirer beschrieb plastisch, wie Individuen sich vor dem Hintergrund von mythologischer Welt- und Lebensanschauung erlebt haben müssen oder immer noch erleben:

> Es gibt kein Dasein und kein Geschehen, das sich nicht zuletzt der Allmacht des Gedankens und der Allmacht des Wunsches fügen müsste. So übt in der magischen Weltansicht das Ich über die Wirklichkeit eine fast schrankenlose Herrschaft aus: es nimmt alle Wirklichkeit in sich selbst zurück … Das Ich sucht kraft der magischen Allgewalt des Willens die Dinge zu ergreifen und sie sich gefügig zu machen; aber eben in diesem Versuch zeigt es sich von ihnen noch völlig beherrscht, noch völlig besessen.[1]

13.2 Mythen in Philosophie und Psychoanalyse

Cassirer (und mit ihm fast alle anderen Mythen-Forscher) untersuchte den Mythos primär nicht daraufhin, inwiefern ihm tatsächliche Wahrheit zukommt. Der Philosoph interessierte sich vielmehr für die Art und Weise, wie Menschen mithilfe des Mythos eine Anschauung von der Welt und den eigenen existentiellen Fragen und Problemen gewinnen und inwiefern der Mythos wie die Sprache, Kunst und Wissenschaft als symbolische Form begriffen werden kann. Dabei formulierte Cassirer die These, dass der Mythos der Mutterboden aller symbolischen Formen sei und damit den Anfang von Kulturentwicklun-

---

[1] Cassirer, E.: Philosophie der symbolischen Formen Band II (1925), Darmstadt 1987, S. 188.

gen markierte. Gleichzeitig sind in ihn frühe und zauberhaft wirkende Ahnungen und Erkenntnisse aus Anthropologie und Psychologie investiert.

Wie sehr Mythen auch das Denken von modernen und aufgeklärten Menschen prägen und beeinflussen können, hat ziemlich zeitgleich mit Cassirer Sigmund Freud beschrieben. In seinem Buch *Totem und Tabu* (1913) untersuchte er zum einen das Wahrnehmen und Erleben sogenannter primitiver Völker, wobei er annahm, dass z. B. das magische Denken sowie bestimmte Ohnmacht- und Allmachtphantasien (wie etwa Ungeschehen-Machen, dem anderen den Tod wünschen usw.) das Seelenleben der damaligen Menschen stark bestimmten.

Zum anderen betonte Freud, dass Relikte aus der Frühgeschichte des menschlichen Fühlens und Denkens auch heute noch in Form von individuellen oder kollektiven Neurosen weiterbestehen. So könne man bei Zwangsneurosen magisches Denken sowie ein Verhaftet-Sein an Riten und Regeln wiederfinden, das an religiös-mythologische Daseinsformen erinnere. Außerdem können psychotische Erkrankungen als ein Zustand interpretiert werden, bei dem Charakteristika mythologischen Welterlebens (keine Trennung von Innen und Außen, von Ich und Nicht-Ich, von Tod und Leben usw.) überwiegen.

Doch auch bei normal und regulär verlaufenden Entwicklungen sah Freud wiederkehrende Motive gegeben, die er aufgrund ihrer existentiellen Tragweite sowie der Ubiquität ihres Vorkommens mit Namen aus der griechischen Mythologie verknüpfte. Bekannt geworden sind der Ödipus- und Elektra-Mythos, die von Freud bemüht wurden, um eine Phase der kindlichen Evolution zu charakterisieren. Jedes kleine Kind erlebt (so Freud) zwischen seinem fünften und sechsten Lebensjahr eine intensiv libidinöse, sexuell getönte Beziehung zum jeweils gegengeschlechtlichen Elternteil, die an die alten Erzählungen von Ödipus und Elektra erinnert. Obwohl diese Eltern-Kind-Relation nicht immer tragische Verwicklungen wie in den mythischen Schilderungen bereithält, schien es dem Begründer der Psychoanalyse gerechtfertigt, die psychosexuelle Entwicklungsphase von Kindern mit Bildern aus der antiken Mythologie zu benennen.

13.3 Mythen in der Literatur

Mythen spielen jedoch für uns Heutige nicht nur in der Psychoanalyse oder in der Psychopathologie eine Rolle. Dichter und Schriftsteller haben im 20. Jahrhundert in manchen ihrer Werke gezeigt, dass jedermann bei geeigneter Perspektive die Mythen in seinem Alltag entdecken könne. In gewisser Weise haben sich Mythen bis ins 21. Jahrhundert fortgepflanzt; wir bemerken sie oder greifen auf sie zurück, sobald wir in existentielle Ausnahmesituationen kommen: Erschütterungen, Triumphe, Niederlagen, Verliebtheit, Krankheit, Schuld. In Büchern wie *Ulysses* (James Joyce), *Joseph und seine Brüder* (Thomas Mann), *Homo faber* (Max Frisch), *Der Mythos des Sisyphos* (Albert Camus) wird die *Conditio humana* mit Bildern aus der griechischen oder jüdischen Mythologie verknüpft, sodass ihre Bedeutung für die menschliche Existenz nachvollziehbar wird. Zugleich greifen Dichter nicht selten zu Psychologie, Anthropologie und Humor und holen so die

Mythen ins Menschlich-Allzumenschliche – eine literarische und säkulare Gedankenbewegung, die in die Emanzipation vom angeblich oder tatsächlich Unsagbaren des Mythos münden kann.

So war James Joyce in *Ulysses* (1922) davon überzeugt, dass die kritische Rationalität beim Menschen stets von gleichzeitig vorhandenen irrational-mythischen Elementen durchsetzt ist. Daher plädierte er nicht für eine Überwindung von Mythen, sondern für das Aufspüren und Integrieren mythologischer Motive im Menschenleben. Wer sich wie Stephen Dedalus oder Leopold Bloom (Hauptpersonen im Roman *Ulysses*) auch nur einen Tag lang intensiv als suchend, irrend und heimatlos erlebt hat, kann dies bagatellisierend als Störung eines ansonsten geregelten Daseins abtun. Er kann sich aber auch als in der Tradition von Odysseus und damit eines uralten Mythos stehend begreifen und anerkennen, dass Menschen heute, im 21. Jahrhundert – Jahrtausende nach Homer – immer noch von manchen von ihm beschriebenen anthropologischen Gegebenheiten ereilt werden.

Ebenfalls mythologische Motive verwandte Camus, um Aspekte der *Conditio humana* in Worte zu fassen. In *Der Mythos des Sisyphos* (1942) griff er das Schicksal des Sisyphos auf, der von den Göttern verurteilt wurde, sein Leben mit der absurd anmutenden Tätigkeit zuzubringen, einen Felsen hochzurollen, um ihn am nächsten Morgen an derselben Stelle wie tags zuvor aufzufinden. Trotz der sinnwidrigen Vergeblichkeit menschlicher Bemühungen, der wir nicht entrinnen können, endet Camus' Essay mit einem Plädoyer für den Menschen und seine Art des Lebens:

> Sisyphos jedoch lehrt uns die höhere Treue, die die Götter leugnet und Felsen hebt ... Der Kampf gegen Gipfel vermag ein Menschenherz auszufüllen. Wir müssen uns Sisyphos als einen glücklichen Menschen vorstellen.[2]

13.4 Mythen in der Medizin: Asklepios

Doch was haben der Mythos und alle wohlfeilen Überlegungen dazu mit der Schulmedizin des 21. Jahrhunderts zu schaffen? Eine ganze Menge, wie ich finde. Das beginnt bereits beim heute noch gebräuchlichen Symbol der Ärzteschaft, dem Äskulapstab. Es handelt sich um einen stilisierten Wanderstab, um den sich eine Schlange (Natter) ringelt. Der Name dieses Stabes rührt von Asklepios her, dem Heil-Gott der Griechen, um dessen Geburt und Tod sich ebenso wie um dessen ärztliches Wirken Mythen um Mythen ranken.

Allein die Geburt des ärztlichen Urmodells in der abendländischen Medizin war sagenumwoben: Asklepios war der Sohn von Apollon, dem Gott des Lichts, und seiner Geliebten Koronis. Schwanger mit Asklepios beging Koronis eine Untreue und wurde deshalb getötet. Apollon empfand Reue, als er die Tote aufgebahrt sah, und ließ deren Leibesfrucht retten – so kam Asklepios zur Welt.

---

[2] Camus, A.: Der Mythos des Sisyphos (1942), Reinbek bei Hamburg 1999, S. 160.

Dieser Heil-Gott galt den Griechen als wahrer Wundertäter. Kranke wurden in die Tempel des Asklepios zum Heilschlaf verbracht, und nicht selten fanden die Leidenden dort Hilfe und Linderung ihrer Gebrechen. Wie heute noch in Lourdes oder Fatima versetzte auch in den Zeiten der griechischen Antike der Glaube Berge. Ob Asklepios freilich Tote wieder zum Leben erweckte, ist nicht hinlänglich bezeugt:

> Doch werden in verschiedenen Erzählungen mehrere Helden genannt, die er ins Leben zurückrief, darunter auch Hippolytos, der Liebling der jungfräulichen Göttin Artemis. Die Erzählungen lauten dahin, dass die Erweckung eines Toten den Zorn des Zeus erregte. Er tötete mit seinem Blitz den göttlichen Arzt.[3]

Nun könnte man einwenden, dass auch andere Berufsgruppen angeblich göttliche Vorfahren in der griechischen Mythologie für sich reklamieren: Artemis als die Göttin der Jagd und Jäger; die Musen als Schutzgöttinnen der Künstler allgemein – vor allem Klio als Göttin der Historiker; Urania als Muse der Astronomen; Kalliope als Schutzgöttin der Wissenschaftler und Philosophen. Keiner dieser oder anderer Berufsgruppen wird jedoch das ehemals Göttliche ihrer Abstammung und das Sagenhafte ihrer Aktivitäten so hartnäckig bis zum heutigen Tag attestiert wie dem Ärztestand.

Nicht nur, dass Ärztinnen und Ärzte auch bis in unsere Gegenwart hinein noch bisweilen als Halbgötter in Weiß bezeichnet werden, verweist auf diese uralte mythologisch-kulturelle Tradition. Vor allem die Tatsache, dass im 21. Jahrhundert ähnlich wie in der griechischen Antike die zentral imponierenden Themen der menschlichen Existenz – Zeugung, Geburt, Entwicklung, Reifung, Sexualität, Krankheit, Gesundheit, Leiden, Heilung, Altern, Tod – hinsichtlich ihrer Gestaltung und möglichen Beeinflussung bei den Nachfahren von Asklepios beheimatet werden, spricht für die hohe Bedeutsamkeit dieses Berufsstandes.

Es wirkt wie eine Fortsetzung der mythologisch enorm überhöhten Allmachtpotenzen von Asklepios, wenn wir heutzutage in der Medizin über den Homunkulus aus der Retorte scheinbar ebenso ernsthaft diskutieren wie über die Möglichkeiten, Altern und Tod nicht nur hinauszuschieben, sondern mittels Kryo- und Klon-Techniken sowie Künstlicher Intelligenz zu überwinden. In manchen Vorstellungen und Plänen von transhumanistisch angehauchten Medizinern, Biologen, Fertilitäts-Spezialisten, IT-Fachleuten und Biodesign-Ingenieuren schlummern unreflektiert die mythologischen Heils- und Erlösungsversprechen eines Asklepios, denen nicht wenige von uns nur allzu gerne ihr Gehör schenken.

13.5 Mythen in der Medizin: Hygieia

Analoges wie für Asklepios gilt auch für eine seiner Töchter, Hygieia, die Göttin der Gesundheit und Schutzpatronin der Apotheker; unser Begriff der Hygiene ist von ihrem Namen respektive dem dazugehörigen Adjektiv *hygienos* (der Gesundheit dienlich) abgelei-

---

[3] Kerényi, K.: Die Mythologie der Griechen – Teil I: Die Götter- und Menschheitsgeschichten (1951), Stuttgart 1997, S. 109.

13.5 Mythen in der Medizin: Hygieia

tet. Hygieia war den Menschen allgemein und speziell den Ärzten der griechischen Antike eine wichtige Götterfigur – sie wurde im Eid des Hippokrates gleich nach Apollon und Asklepios als Referenzzeugin und Göttin angerufen:

> Ich schwöre, Apollon den Arzt und Asklepios und Hygieia und Panakeia und alle Götter und Göttinnen zu Zeugen anrufend, dass ich nach bestem Vermögen und Urteil diesen Eid und diese Verpflichtung erfüllen werde ...[4]

Die heutige Hygiene, verstanden als die Gesamtheit an Bestrebungen, die Gesundheit von Individuen, Gruppen und Sozietäten hoch und stabil zu halten, trägt noch erkennbare Spuren ihrer mythologischen Vergangenheit an sich. Das menschliche Dasein ist ausgespannt zwischen Krankheit und Gesundheit und zwischen Befruchtung und Tod. Asklepios kümmerte sich in der Antike vorrangig um den Pol der Krankheit, wohingegen Hygieia am entgegengesetzten Pol der Gesundheit ihr hauptsächliches Interesse zeigte. Beide zusammen aber – Gesundheit und Krankheit – repräsentieren erst das Totum des menschlichen Lebens.

Entsprechend ihrer uralten Bedeutung nimmt auch die Hygiene der Jetztzeit einen zentralen Platz in den westlichen Staaten und Kulturen ein: Von der Monatshygiene bis zur Psychohygiene, von der Krankenhaus- bis zur Wasserhygiene, von der Schlafhygiene über die Lebensmittelhygiene bis hin zur Infektionslehre reichen die Forschungs- und Betätigungsfelder von Hygienikerinnen und Hygienikern.

Wie sehr jedoch das Totum der menschlichen Existenz brutal und barbarisch missverstanden und pervertiert werden kann, demonstrierte auf erschütternde Weise jene Spielart der Hygiene, die uns als makabrer Begriff aus den Zeiten des politischen Totalitarismus im 20. Jahrhundert überliefert ist: die Rassenhygiene. Während des Nationalsozialismus war es ein weit verbreitetes und zu massivsten Inhumanitäten und Verbrechen Anlass gebendes Ziel, die arische Rasse „rein" zu halten und von anderen Rasse-Einflüssen zu befreien.

Der Mythos von Rasse und Rasse-Reinheit verband sich mit dem Mythos der quasigöttlichen Anspruchlichkeit, Allgegenwart und Allmacht der Hygiene zu den fatalsten destruktiven Einstellungen und Handlungen, die für jede denkbare Zukunft den Berufsstand von Ärzten und anderen, mit dem Faschismus sympathisierenden Medizin-Tätigen in Deutschland in beschämenden Miss-Kredit gebracht haben.

Ernst Cassirer hat in seinem Buch *Der Mythus des Staates* (1946) überzeugend aufgezeigt, dass die Zeit des Totalitarismus unter anderem durch eine völlig unreflektierte Hinwendung zum mythologischen Denken und Handeln charakterisiert war: Mythen wie Blut, Boden, Rasse, Volk, Raum verbanden sich mit den technischen und (aus unserer Perspektive relevanten) ärztlich-medizinischen Möglichkeiten in den 20er/30er-Jahren und führten neben weiteren Faktoren zu jenen unseligen Konsequenzen, die uns heute noch als unfassbare Inhumanitäten mit Ratlosigkeit, Schreck und Abscheu erfüllen. Die

---

[4] Hippokrates: Der Eid, in: Müri, W. (Hrsg.): Der Arzt im Altertum, München 1986, S. 9.

Rassenhygiene bot sich als Handlangerin der verbrecherischen Politik u. a. an, weil sie den mythischen Mutterboden nicht durchschauen und sich von ihm daher nicht emanzipieren konnte.

13.6 Heldenmythen in der Medizin

Die ungebrochene Macht der Mythen reicht besonders in jene Sphären der Existenz von Menschen hinein, welche bewusst oder unbewusst einer reflektierenden Kommunikation und damit Versprachlichung vorenthalten bleiben. Man hat am Mythos beobachtet, dass er seine magischen und dämonischen Wirkungen so lange entfaltet, als er nicht in Worte gefasst und dem Logos, einem seelisch-geistigen Erkenntnisprozess also, zugänglich gemacht wird.

Eine mythologische Gestalt, die in der Medizin bis auf unsere Tage eine gewichtige Rolle spielt, ist die Figur des Helden. Der Freud-Schüler Otto Rank (1884–1939) hat in seinem Buch *Der Mythus von der Geburt des Helden* (1909, 2. Auflage 1922) überzeugend dargelegt, dass sich in allen Heldenmythen übereinstimmende Züge finden. Immer ist der Held bereits bei der Geburt in Gefahr; schon zu diesem frühen Zeitpunkt wollen ihn feindliche Mächte vernichten. Doch dann wächst er heran, bewährt sich in der Welt und vollbringt Wunder und große Taten, durch die er quasi Unsterblichkeit gewinnt. Daraus leitete Rank ab, dass solche Legenden wie Ausschmückungen des gewöhnlichen Menschenlebens wirken: Viele von uns wären mit ihren Privatmythen gerne Helden, die den Widerstand der stumpfen Welt besiegen.

Die Geschichte der Medizin ist geprägt von Versuch und Irrtum, von Fort- und Rückschritten, progressiven und regressiven Phasen in Bezug auf die konkrete Prävention, Diagnostik und Therapie von Krankheiten wie auch in Bezug auf ihre wissenschaftliche Erforschung und Einordnung. Manche der dabei erbrachten Leistungen werden als herausragend oder durchschlagend oder richtungsweisend bezeichnet; bisweilen assoziiert man deren Initiatoren als heroische Ärzte und Forscher. Beispiele hierfür sind die ersten chirurgischen Eingriffe am Thorax in Unterdruck-Kammern (Johann von Mikulicz und Ferdinand Sauerbruch), die Selbstherzkatheter-Untersuchungen von Werner Forßmann oder die erste Herztransplantation durch Christiaan Barnard.

Wie sehr mythische Vorstellungen manche dieser angeblich oder tatsächlich heroischen Aktivitäten mit induzieren und sich mit Größenideen von Ärzten und Wissenschaftlern vermengen, macht das Beispiel des chinesischen Biophysikers He Jiankui deutlich, der vermutlich als Erster Eingriffe mit der Gen-Schere (CRISPR) an der menschlichen Keimbahn vorgenommen hat – und dafür beinahe unisono heftige Kritik erntete. In China wurde He aufgrund seines unkoordinierten, die ethischen Debatten völlig ignorierenden Verhaltens 2019 zu drei Jahren Haft und einer hohen Geldstrafe verurteilt.

Er selbst sah und empfand sich als ein Held der Gen-Therapie. Und weil Helden sich seit der Antike dadurch auszeichnen, dass sie Grenzen überschreiten, Tabus durchbrechen und die allgemeinen Gesetze als für sie nicht immer relevant deklarieren, erlebte He im

Vorfeld seiner Aktion wahrscheinlich weder ein Übermaß an Zweifel noch an Skrupel. Helden folgen unbeirrt und leider oft auch nicht korrigierbar ihrem vorgezeichneten Weg – sehr frei nach einer Strophe aus dem Gedicht *An die Freude* (1785) von Friedrich Schiller: „Laufet Brüder eure Bahn, freudig wie ein Held zum Siegen."[5]

13.7 Der Mythos von Prometheus

Zwei weitere Figuren aus der griechischen Mythologie dürfen erwähnt werden, da sie für die abendländische Kultur ganz allgemein und für die Medizin im Besonderen einen hohen Stellenwert haben: Prometheus (der Voraus-Denkende) und sein Bruder Epimetheus (der Nachher-Denkende). Vor allem der Prometheus-Mythos wurde in der Vergangenheit und in der Gegenwart von Künstlern, Literaten, Philosophen und Wissenschaftlern oft und ausgiebig dargestellt und erläutert.

Prometheus und Epimetheus stammten der griechischen Sagenwelt zufolge von den Titanen ab und zählten selbst zu den Göttern (Riesen in Menschengestalt). Von Prometheus erzählte man, dass er den Göttern das Feuer entwendet hat, das Zeus aus Zorn den Menschen vorenthalten wollte. Prometheus brachte es den Menschen, wofür er von Zeus an einen Felsen im Kaukasus geschmiedet wurde. Täglich suchte ihn dort ein Adler heim und fraß aus seiner Leber, die ihm bis zum nächsten Tag wieder nachwuchs. Erst nach unendlich langer Zeit wurde Prometheus von dieser Qual befreit.

Seit der Antike gilt Prometheus als entscheidender Initiator von Fortschritt und Kultur. Sein revoltierender Geist und seine Leidensfähigkeit ermöglichten es ihm, sich entgegen aller göttlichen Vorgaben auf die Seite der Menschen zu schlagen und deren Los und Schicksal zu erleichtern. Wer immer sich als zuversichtlicher Optimist mit Prometheus identifizierte, interpretierte dessen Mythos im Sinne von Progression von Wissenschaft, Kunst und Philosophie; und wer immer sich als Kulturpessimist erwiesen hat, neigte dazu, in Prometheus eine mythologische Gestalt zu sehen, die für das Problematische, Zerrissene und Fragwürdige des menschlichen Strebens nach quasigöttlicher Macht und Einflussnahme stand. Der junge Goethe schlug sich mit seinem Gedicht *Prometheus* jedenfalls auf die Seite der ersteren Fraktion; direkt an Zeus gewendet heißt es da kritisch und rebellisch:

> Ich dich ehren? Wofür?/Hast du die Schmerzen gelindert/Je des Beladenen?/Hast du die Tränen gestillet/Je des Geängsteten/… Hier sitz' ich, forme Menschen/Nach meinem Bilde,/Ein Geschlecht, das mir gleich sei,/Zu leiden, zu weinen,/Zu genießen und zu freuen sich/Und dein nicht zu achten,/Wie ich![6]

---

[5] Schiller, F.: An die Freude (1785), in: Sämtliche Gedichte und Balladen, Frankfurt am Main 2005, S. 322.

[6] Goethe: Prometheus (1772/74), in: HA Band 1, München 1981, S. 45 f.

Die Liste der literarischen, philosophischen, künstlerischen Prometheus-Interpreten ist lang; in unserem Zusammenhang erwähne ich nur wenige, die für die Medizin relevant sind. Arthur Schopenhauer etwa deutete den Mythos und die Figur des Prometheus ganz im Sinne der Vorsorge und des Vorausdenkens – eine Haltung, die im übertragenen Sinne und in der Terminologie des 21. Jahrhunderts als Präventiv-Medizin realisiert werden kann. Albert Camus betonte in seinem Essay *Prometheus in der Hölle* (1946), dass der antike Titan den Menschen nicht nur das Feuer, sondern auch Freiheit und Esprit gebracht habe. Für ihn gehörten die Technik (der Feuerbeherrschung) sowie die Kunst (freiheitlich-geistige Kulturbewegung) unlösbar zusammen – eine Assoziation, die im griechischen Wort *téchne* (Fertigkeit, Handwerk, Kunst) bereits angelegt war und die in der Medizin zukünftig noch viel mehr als bisher eingelöst werden dürfte.

Zur selben Zeit wie Camus untersuchte Hans-Georg Gadamer den Mythos in seinem Aufsatz *Prometheus und die Tragödie der Kultur* (1946). Der Philosoph sah in Prometheus einen Kultur-Initiator par excellence, der die Menschen in die Lage versetzen wollte, mittels Feuer und weiterer Kulturtechniken die größte Kränkung und Zumutung ihrer Existenz – ihre Sterblichkeit und Vergänglichkeit – zu überwinden oder zumindest doch zu minimieren. Der Stolz dieses Unterfangens ist jedoch (so Gadamer) stets mit Verzweiflung über die Vergeblichkeit desselben untermalt. Und beide Haltungen und Emotionen, der Stolz über die relativen Erfolge wie auch die Verzweiflung über das Scheitern angesichts unserer Endlichkeit, sind unserer derzeitigen Medizin nicht fremd.

Auf einen Aspekt möchte ich noch gesondert eingehen, der dem Titanen Prometheus häufig nachgesagt wird und der als Einstellung den Medizinern, gleichgültig ob in der Patientenversorgung oder aber in der Forschung tätig, gut zu Gesicht stünde: Es ist dies die rebellische Haltung des Prometheus. An jenen Stellen der Heilkunde, an denen Bewährtes, Tradiertes in bloße Dogmen, Autoritarismen, ideologische Verkrustungen sowie ökonomische Interessen umzuschlagen droht und damit Fortschritt und Wahrheitssuche gefährdet, wünsche ich mir Prometheus-Qualitäten bei meinen Kollegen.

Solche Prometheus-artigen Rebellen unter den Ärzten waren etwa Paracelsus (1493–1541) oder Ronald D. Laing (1927–1989). Der Erstere warf beinahe jede noch so fixe Lehrmeinung der damals noch dominanten Humoralpathologie über den Haufen und legte sich mit Scholastikern und Dogmatikern der Medizin ebenso wie mit denjenigen der Philosophie und Theologie nachhaltig an. Der Letztere verfuhr, wenngleich mit merklich weniger aggressivem Furor, analog im Hinblick auf so manche verkrustete Lehrmeinung in der Psychiatrie.

Wenngleich Paracelsus, Laing und andere Rebellen in der Medizin nicht selten über ihr Ziel hinausschießen und mit ihren Innovationen und Veränderungsimpulsen häufig hinter ihren Erwartungen für Verbesserung zurückbleiben, kann die Prometheus-artige Einstellung durchaus Positives für die Medizin bedeuten. Die Wirklichkeit mit ungewohnten Perspektiven zu betrachten und die etablierten Präventions-, Diagnose- und Therapie-Pfade fundamental in Frage zu stellen erlaubt es bisweilen, sie (diese Wirklichkeit) anders und eventuell adäquater einzuordnen, zu beurteilen und dementsprechend zu behandeln. Fortschritt in der Medizin hat oftmals auch mit dem Mut zum Neuen, Ungewohnten zu tun.

13.8 Der Mythos von Epimetheus und der Büchse der Pandora

Verglichen mit Prometheus ist Epimetheus in der Antike eine um vieles undankbarere Rolle zugefallen. Der Hinterher- oder Danach-Denkende erhielt die wunderschöne Pandora zur Gattin, die neben ihrer Schönheit allerdings auch ihre legendäre Büchse mit in die Ehe brachte. Darin waren alle jene „Geschenke" der Götter enthalten, die diese als Rache nach dem Raub des Feuers durch Prometheus den Menschen zugedacht hatten.

Der kluge Prometheus warnte seinen Bruder, niemals Geschenke der Götter anzunehmen, um den Menschen nicht zu schaden – allein, der erst hintendrein denkende Epimetheus heiratete Pandora, die prompt ihre Büchse öffnete und damit alle nur erdenklichen Plagen (Seuchen, Armut, Obdachlosigkeit, Krankheiten, Kriege) über die Menschheit kommen ließ. Hätte Epimetheus klüger gehandelt und früher nachgedacht, bräuchte es überhaupt keine Medizin. So aber plagen uns seit Menschengedenken die verschiedensten Übel, und es ist einem einzigen tatsächlichen Geschenk der Götter zu verdanken (das sie auf den Boden der Pandora-Büchse legten), dass wir bisher darüber nicht völlig verzweifelt sind: die Hoffnung.

Nun könnte man meinen, dass angesichts von Protozoen, Bakterien und Viren, von Onkogenen und karzinogenen Einflüssen, von Biochemie, Pathophysiologie, Mikrobiom und Immunologie sowie den vielen anderen, wissenschaftlich längst abgesicherten medizinischen Erkenntnissen der alte Mythos von Epimetheus und seiner unseligen Gattin Pandora längst schon *ad acta* gelegt worden sein muss – zumindest was die Krankheiten und Seuchen anbelangt. Doch weit gefehlt:

Bei der jüngsten Plage, die uns derzeit (2021) weltweit zu schaffen macht (Corona-Pandemie respektive Covid-19-Erkrankung), war und ist zu beobachten, wie rasch sich Legenden, Verschwörungstheorien sowie *fake news*, mythisch angehauchte Pathogenese-Muster (chinesisches Virus; Virus des Bösen; von Bill Gates gesteuertes Virus) oder pure, komplette Verleugnung des Virus und seiner tödlichen Gefahren bildeten, die von Hunderttausenden in den sozialen Medien sehr begierig aufgegriffen und weiterverbreitet wurden. Viele wurden zwar nicht von Corona-Viren, wohl aber von einer diffusen Atmosphäre der Angst und Beklommenheit angesteckt. Dies betraf allerdings bevorzugt jene, die sich einer Studie der Bertelsmann-Stiftung zufolge weniger vom Zusammenhalt innerhalb der Gesellschaft in Deutschland während der Corona-Krise 2020 gemeint empfanden.[7]

Überall lauerte (ähnlich wie im Mythos die Dämonen) das eventuell todbringende Virus, ohne dass man es sah; selbst banale Gegenstände wurden zu potenziellen Gefahrenherden; das Böse (woher immer es auch kam) sorgte mit seiner unheimlichen Art der Ausbreitung für Abstand, Distanz, Quarantäne, Kontaktverbote. Die Dämonisierung des Virus führte bei manchen zu seiner mythologischen Überhöhung, und man verglich die

---

[7] Bertelsmann-Stiftung (Hrsg.) Follmer, R., Brand, Th., Unzicker, K.: Gesellschaftlicher Zusammenhalt in Deutschland 2020 – Eine Herausforderung für uns alle. Ergebnisse einer repräsentativen Bevölkerungsstudie – Radar gesellschaftlicher Zusammenhalt 2020, https://www.bertelsmann-stiftung.de/de/publikationen/publikation/did/gesellschaftlicher-zusammenhalt-in-deutschland-2020

Corona-Pandemie mit großen Gottesgerichten wie Spanische Grippe oder Pest; Letztere hat Albert Camus zum Sujet eines Romans erkoren, wobei die von ihm geschilderten Atmosphären und diejenigen unserer Jetztzeit durchaus gewisse Parallelen aufweisen:

> Tatsächlich aber konnte man zu jenem Zeitpunkt ... sagen, dass die Pest sich über alles gelegt hatte. Es gab damals keine individuellen Schicksale mehr, sondern eine kollektive Geschichte, nämlich die Pest und von allen geteilte Gefühle. Am stärksten waren das des Getrenntseins und des Exils, mit allem, was dies an Angst und Auflehnung mit sich brachte.[8]

13.9 Vom Mythos zum Logos – Giovanni Boccaccios Dekameron

Am Beispiel der Pest sowie anderer Seuchen und Plagen[9] kann man überzeugend zeigen, mit welcher Haltung wir alle und die in der Medizin Tätigen im Besonderen den mythologischen Facetten von Krankheit und Gesundheit begegnen könnten und sollten. Ganz generell kann man diese Haltung und Einstellung mit einem Motto versehen, das der Altphilologe Wilhelm Nestle (1865–1959) als Titel seines bekanntesten Buches gewählt hat: *Vom Mythos zum Logos*.[10] Eine solche Einstellung rechnet mit dem zähen Beharrungsvermögen von Mythen und weiß um deren Verführungspotenzial, besonders in Situationen der Verängstigung und kollektiven Unsicherheit; eine solche Einstellung baut auf die Kraft des Logos, sich zumindest partiell vom Mythos zu emanzipieren; und sie kann sich damit arrangieren, dass sich bei alten wie neuen Mythen stets ein gehöriger Rest allen Versuchen der Versprachlichung widersetzt, weil er (dieser Rest) zutiefst irrational-unbewusste Anteile der *Conditio humana* repräsentiert:

> Der Mythos ... besteht nicht einfach aus einer Masse ungeordneter, wirrer Ideen; er beruht auf einer ganz bestimmten Wahrnehmungsweise ... Um diesen Unterschied zu begreifen und darzustellen, könnte man sagen, der Mythos nehme in erster Linie nicht objektive, sondern physiognomische Merkmale wahr ... Die Welt des Mythos ist dramatisch – eine Welt des Handelns, der Kräfte, der widerstreitenden Mächte.[11]

Als literarisches Beispiel für einen Logos-dominierten Umgang mit Mythen, Seuchen und Krankheiten soll ein uralter Text Erwähnung finden, der als Reaktion auf die seinerzeit in Europa wütende Pest entstanden ist: *Das Dekameron* von Giovanni Boccaccio (1313–1375). Im 14. Jahrhundert war in Europa die Pest ausgebrochen und forderte Hunderttausende Opfer; auch Florenz wurde damals heimgesucht. Boccaccio befand sich in der Stadt und

---

[8] Camus, A.: Die Pest (1947), Reinbek bei Hamburg 1997, S. 189.

[9] Garrett, L.: Die kommenden Plagen – Neue Krankheiten in einer gefährdeten Welt (1994), Frankfurt am Main 1996.

[10] Nestle, W.: Vom Mythos zum Logos – Die Selbstentfaltung des griechischen Denkens von Homer bis auf die Sophistik und Sokrates (1940), Stuttgart 1975.

[11] Cassirer, E.: Versuch über den Menschen – Einführung in eine Philosophie der Kultur (1944), Frankfurt am Main 1990, S. 122 f.

13.9 Vom Mythos zum Logos – Giovanni Boccaccios Dekameron

wurde Zeuge des allgemeinen Unglücks. Er hatte schon zuvor mit der Ausarbeitung einer Novellensammlung begonnen; nun wuchsen sie sich zu einem stattlichen Band aus, der 100 Erzählungen umfasst; sie wurden 1353 veröffentlicht.

Das Dekameron ist als Rahmenerzählung konzipiert. Sieben junge Frauen aus privilegierten Familien treffen sich in der Basilika Santa Maria Novella in Florenz. Eine von ihnen schlägt vor, man solle dem Elend der Pest entfliehen und gemeinsam zwei Wochen außerhalb der Stadt auf einem Landgut verbringen. Drei junge Männer sind mit von der Partie, und schon am nächsten Morgen macht sich die kleine Gruppe auf den Weg nach Fiesole, einige Kilometer vom Florenz-Stadtkern entfernt. In ihrem Landhaus erzählen die Beteiligten an jedem Tag je eine Geschichte, die unterhaltsam, abenteuerlich oder inspirierend sein sollte. Aus dieser Regel leitet sich der Titel des Buches her: *deka hemerai* (griechisch) bedeutet so viel wie zehn Tage, wobei zehn mal zehn hundert Novellen ergibt.

Boccaccio feiert in den Novellen die aufrüttelnde Macht und profane Heiligkeit von Eros, Sexus und Vernunft, wobei er deren ganze Bandbreite – von zarter Minnelyrik bis zur derben Zote, von diskreten Andeutungen bis zur anschaulich-konkreten Schilderung und rationalen Einordnung – auszuschreiten bereit war. Im Geiste Epikurs besann er sich auf die realen Glücksmöglichkeiten im Menschenleben, die im 14. Jahrhundert ebenso überzeugend gewirkt haben mögen wie in unserem: Maß und Vernunft; Liebes- und Sympathiegefühle; zwischenmenschliches Berühren; Erotik in allen ihren Spiel- und Ausdrucksweisen; Momente des Verstehens; das Ergreifen des Augenblicks (Kairos); einander befragen, hören, sehen; das Wunder, dass sich ein Du mit wirklichem Interesse einem Ich zuwendet.

Das Buch wirkte wie eine dichterische Revolte gegen das kollektive Unglück, das Florenz und weite Teile Europas betroffen hatte. Boccaccio wollte seinen Zeitgenossen demonstrieren, wie man sozial, emotional und rational-intellektuell einer Katastrophe wie der Pest trotzen kann und dabei Lebensmut und Zuversicht bewahrt. Das Festhalten aneinander seelisch und geistig berührenden Kontakten, an hohen Form- und Gestaltniveaus sowie an kulturell hochstehender Manier des Umgangs mit sich, anderen und der Welt bedeuteten für Boccaccio Strategien gegen die Auflösungs-, Dekadenz- und Entwertungstendenzen bis hin zur Verzweiflung, die sich in den verschiedenen Pestgegenden Europas zunehmend zeigten. Diese Strategien bildeten den Kern der insgesamt 100 Erzählungen, die sich die Zehner-Gruppe in Fiesole gegenseitig berichtete:

> Das Zentrum jeder guten Geschichte ist stets dasselbe: das Menschsein. Das Teilen einer gemeinsamen Welt verhilft ihnen zu psychischer Stabilität und Gesundheit. Und dies wiederum sichert ihr Überleben. Erzählen als starke Immunreaktion: Das ist es, was hier auf dem Spiel steht.[12]

---

[12] Harrison, R.: Corona-Virus und Boccaccio-Geschichten stärken unser Immunsystem – Interview in der NZZ vom 09.04.2020, https://www.nzz.ch/feuilleton/coronavirus-und-boccaccio-geschichten-staerken-unser-immunsystem-ld.1550896.

13.10 Eros und Thanatos

Doch trotz aller anmutig-heiteren Atmosphären, die Boccaccio in Fiesole als Grundierung für seine Erzählungen wählte, spüren die Leser, dass dieser Ort nur wenige Kilometer von Florenz und damit von einem (wie wir heute sagen würden) Hotspot der Pestseuche entfernt liegt. Seine Novellen wollen kein Vergessen-Machen, kein Verdrängen todbringender Verhältnisse – sie wirken vielmehr wie eine tapfer-humane Stellungnahme zur Tragik der damaligen Zeit und zu den menschlichen Daseinsgesetzen ganz allgemein.

Das unterscheidet Boccaccios *Dekameron* von den Corona-Partys unserer jüngsten Vergangenheit und Gegenwart. Einer Gefahr adäquat zu begegnen heißt nicht, sich verleugnend über sie hinwegzusetzen, sondern sie mit aller nüchternen Rationalität, die uns zur Verfügung steht, erfassen und einordnen zu wollen. Es gibt (um es mit einem anderen griechischen Mythos auszudrücken) das Thanatische (Thanatos galt bei den Griechen als die Gottheit des Todes), es gibt die Gefährdung, die Krankheit und den Tod, und wer sie leugnet, steht nicht selten allein deshalb schon auf ihrer Opferliste.

Boccaccio zeigte dagegen, wie wir mit dem Gott Eros (ebenfalls aus der griechischen Mythologie – eine Gottheit, die immer größere Einheiten schafft) sowie mit Logos und Vernunft immer wieder versuchen können, dem Thanatischen geschmeidig, illusionsarm und effektiv auszuweichen: nicht mit maniformer, also Manie-ähnlicher Abwehr, nicht mit depressiv-resignativem Rückzug und auch nicht mit histrionischer, geschauspielerter Gleichgültigkeit, als ob es Thanatos nicht gäbe; wohl aber mit Gefühlen der Zuversicht und der berechtigten Hoffnung sowie mit Haltungen der zwischenmenschlichen Solidarität und Hilfeleistung – und seien es Hilfe und Trost, indem wir uns wie Scheherazade aus *Tausendundeiner Nacht* oder wie die zehn Frauen und Männer aus Boccaccios *Dekameron* so lange Geschichten und Novellen erzählen, bis Thanatos (für dieses Mal) gelangweilt von uns ablässt; oder so wie Homer und die Tausenden von Dichtern, Künstlern, Literaten, Theaterleuten, die seit Menschengedenken das mythisch-antagonistische Spiel von Eros und Thanatos begreifen und in Symbole kleiden wollen.

13.11 Der Mythos des Sisyphos

Ein Mythos soll noch gesondert erwähnt werden, weil er in der Medizin sowohl für Patienten als auch für Ärzte oftmals eine zentrale Rolle spielt: der Mythos des Sisyphos, den wir eingangs bereits kurz erwähnten. In der griechischen Antike galt Sisyphos als der enorm Listenreiche, dem es sogar gelungen war, Thanatos (den Todes-Gott) zu überlisten. Er machte ihn betrunken und fesselte ihn, sodass eine Weile niemand mehr starb. Ares, der Kriegsgott, war darüber so irritiert (auf den Schlachtfeldern gab es deshalb ebenfalls keine Toten mehr), dass er Thanatos befreite. Dieser erinnerte sich an Sisyphos, der sich in der Zwischenzeit über Thanatos sogar lustig gemacht hatte, und holte ihn ins Totenreich.

13.11 Der Mythos des Sisyphos

In der Unterwelt erhielt Sisyphos zur Strafe für seine frevelhafte und hochmütige Tat eine sinnwidrig anmutende Aufgabe: Er sollte einen sehr schweren Stein einen steilen Hang hinaufrollen, wobei ihm jeweils kurz vor dem Ziel der Felsblock entglitt und zu Tale polterte. Wieder und wieder hatte Sisyphos diese Aufgabe anzugehen, obwohl er längst wusste, dass es sich dabei um jeweils vergebliche Mühen handelte.

Diese Sage wurde im 20. Jahrhundert vor allem durch den Essay *Der Mythos des Sisyphos* (1942) von Albert Camus bekannt. Mit Camus begann eine Interpretation des Mythenstoffes unter der Perspektive des Existentialismus, wobei die Auseinandersetzung des Einzelnen mit dem Absurden, also dem Zufälligen, Sinnwidrigen, Sinnlosen der Existenz, im Mittelpunkt seiner Mythendeutung stand:

> Darin besteht die verborgene Freude des Sisyphos. Sein Schicksal gehört ihm. Sein Fels ist seine Sache. Ebenso lässt der absurde Mensch, wenn er seine Qual bedenkt, alle Götzenbilder schweigen ... In diesem besonderen Augenblick, in dem der Mensch sich seinem Leben zuwendet, betrachtet Sisyphos, der zu seinem Stein zurückkehrt, die Reihe unzusammenhängender Handlungen, die sein Schicksal werden, als von ihm geschaffen.[13]

Überträgt man diesen Mythos auf die Medizin, gibt es multiple Situationen, in denen sein anthropologischer Kern – der Kontakt und Umgang mit dem Zufälligen, Sinnwidrigen, Absurden – eine sehr maßgebliche Rolle spielt. Begonnen bei angeborenen organischen Defekten und Erkrankungen von Säuglingen und Kleinkindern über die unterschiedlichsten Krankheitsbilder der Erwachsenen und Älteren bis hin zu den Zufällen von Traumen oder überraschendem Tod reicht der Bogen der Absurditäten – denen nicht selten hinterherhinkend von den Betroffenen, den Angehörigen oder auch vom Medizinal-System irgendeine Sinnhaftigkeit unterstellt wird, um nicht von ihrer puren und bloßen Sinnlosigkeit überrollt zu werden und ihr hilflos ausgeliefert zu sein.

Nimmt man Camus und seine Deutung des Sisyphos-Mythos ernst, geht sein Plädoyer in eine ähnliche, wenngleich noch tapferere Richtung. Angesichts des ubiquitär vorhandenen Absurden in der Welt, das auch mit noch so raffinierten Argumentationsketten und Glaubenssätzen nicht in Wert- und Sinnvolles verwandelt werden kann, bedeutet es für Menschen eine Würde und Respekt verleihende Haltung und Lebensanschauung, das Sinnwidrige als solches zu benennen und sich – wenn und weil alle anderen Handlungsoptionen obsolet geworden sind – zu empören. Dies gilt umso mehr, wenn es sich um Situationen wie Umgang mit chronischen Krankheiten handelt, in denen permanente Anstrengungen (den schweren Stein hochrollen) erforderlich sind, ohne dass effektive Veränderungen (Heilung – der Stein bleibt endlich oben liegen) zu erwarten stehen.

---

[13] Camus, A.: Der Mythos des Sisyphos (1942), Reinbek bei Hamburg 1999, S. 159 f.

13.12 Conclusio

So sehr wir in der Moderne und in der westlichen Welt unsere Existenz und Identität souverän, kreativ und originell zu gestalten glauben, so sehr geraten wir im Dasein wiederholt in Situationen, in denen wir Darsteller eines Schauspiels werden, dessen Text wir nur zum Teil selbst verfasst haben und in dem wir lediglich zu passagerer Regieführung zugelassen sind. Verwoben in die *Mythen des Alltags* (Roland Barthes), hinter denen sich nicht selten die jahrtausendealten Motive menschlicher Identitäts- und Selbstentfaltung verbergen, müssen wir zugeben, dass wir bei unserer Daseinsgestaltung viel häufiger als uns lieb ist und wir es uns bewusst machen mit Inhalten und Themen konfrontiert sind, die man im Rahmen früherer Kulturen in Mythen investiert und ausgedrückt hat. Thomas Mann, der mit seiner *Josephs-Tetralogie* (1933–43) den uraltjüdisch-mosaischen Mythos von Joseph und seinen Brüdern für die Jetztzeit nacherzählt hat, meinte zu diesem Verhältnis der Individuen zum Mythos und damit zu den kollektiven Weltanschauungen der vielen:

> Dabei bleiben die Menschen mit einem starken Teil ihres Wesens im Mythischen, im Kollektiven befangen. Was sie Geist und Bildung nennen, ist gerade das Bewusstsein, dass ihr Leben die Fleischwerdung des Mythos ist, und ihr Ich löst sich aus dem Kollektiven etwa so, wie gewisse Figuren Rodins sich aus dem Stein losringen und aus ihm erwachen.[14]

Wenn hier manche Mythen in der und für die Medizin erläutert wurden, so mit eben jenem Ziel, das Thomas Mann in diesem Zitat angedeutet hat: Die Loslösung des Ichs aus dem Kollektiv und seine Emanzipation vom Mythos darf und soll dadurch unterstützt werden. Ein solcher Prozess vom Mythos zum Logos beschert im Umgang mit archaischen Denk-, Fühl- und Verhaltensmustern ein Plus an geistiger Beweglichkeit und transponiert Bildhaft-Stummes, Dämonisches, Tabuisiertes der menschlichen Existenz in Psychologie, Anthropologie oder auch in Kunst. Es entspricht besten aufklärerischen und humanistischen Traditionen der Medizin, sich auf die Seite des Logos zu schlagen – wohlwissend, dass damit das Mythische, Unbewusste, kaum in Worte zu Packende nicht endgültig aufgelöst wird. Es bleibt ein gehöriges Stück Leben sowohl für den Einzelnen als auch für die Sozietät, das sich den Sprachen und Symbolen der Kultur verweigert und unsere Impulse der Entmythologisierung immer wieder neu entfacht.

---

[14] Mann, Th.: Joseph und seine Brüder – ein Vortrag (1942), zit. n. Mendelssohn, P. de: Der Zauberer – Das Leben des deutschen Schriftstellers Thomas Mann, Band 3, Frankfurt am Main 1996, S. 324.

Literatur

Bertelsmann-Stiftung (Hrsg.) Follmer, R., Brand, Th., Unzicker, K.: Gesellschaftlicher Zusammenhalt in Deutschland 2020 – Eine Herausforderung für uns alle. Ergebnisse einer repräsentativen Bevölkerungsstudie – Radar gesellschaftlicher Zusammenhalt 2020, https://www.bertelsmann-stiftung.de/de/publikationen/publikation/did/gesellschaftlicher-zusammenhalt-in-deutschland-2020

Camus, A.: Der Mythos des Sisyphos (1942), Reinbek bei Hamburg 1999

Camus, A.: Die Pest (1947), Reinbek bei Hamburg 1997

Cassirer, E.: Philosophie der symbolischen Formen Band II (1925), Darmstadt 1987

Cassirer, E.: Versuch über den Menschen – Einführung in eine Philosophie der Kultur (1944), Frankfurt am Main 1990

Garrett, L.: Die kommenden Plagen – Neue Krankheiten in einer gefährdeten Welt (1994), Frankfurt am Main 1996

Goethe: Prometheus (1772/74), in: HA Band 1, München 1981

Harrison, R.: Corona-Virus und Boccaccio-Geschichten stärken unser Immunsystem – Interview in der NZZ vom 09.04. 2020, https://www.nzz.ch/feuilleton/coronavirus-und-boccaccio-geschichten-staerken-unser-immunsystem-ld.1550896

Kerényi, K.: Die Mythologie der Griechen – Teil I: Die Götter- und Menschheitsgeschichten (1951), Stuttgart 1997

Mendelssohn, P. de: Der Zauberer – Das Leben des deutschen Schriftstellers Thomas Mann, Band 3, Frankfurt am Main 1996

Müri, W. (Hrsg.): Der Arzt im Altertum, München 1986

Nestle, W.: Vom Mythos zum Logos – Die Selbstentfaltung des griechischen Denkens von Homer bis auf die Sophistik und Sokrates (1940), Stuttgart 1975

Schiller, F.: An die Freude (1785), in: Sämtliche Gedichte und Balladen, Frankfurt am Main 2005

Teil V

Praxis der Personalen Medizin: Biomedizinisch-morphologische Störungen

14 Münchhausen – Oder warum man sich nicht am eigenen Leib aus dem Sumpf quälen kann

Inhaltsverzeichnis

14.1 Häufigkeit und Vorkommen von Autodestruktion 260
14.2 Symptomatologie und Klassifikation: offene Selbstschädigung 261
14.3 Symptomatologie und Klassifikation: Artefakt-Krankheiten 262
14.4 Symptomatologie und Klassifikation: Münchhausen-Syndrom 263
14.5 Fallbeispiel einer Patientin mit Autodestruktionserkrankung 263
14.6 Biografisches 264
14.7 Behandlungsverlauf 265
14.8 Begleitsymptome und -krankheiten bei Autodestruktion 265
14.9 Essstörungen 266
14.10 Promiskuität, Prostitution, Paraphilien 266
14.11 Abhängigkeit und Sucht 267
14.12 Antisoziale Tendenz 267
14.13 Depression und Suizidalität 268
14.14 Vom Wert und Unwert des eigenen Körpers 269
14.15 Der anästhesierte Körper: Ich blute, also bin ich 269
14.16 Vom heimatlosen Wohnen im eigenen Körper 270
14.17 Opfer werden Täter und Täter werden Opfer 271
14.18 Vom Gedächtnis des eigenen Körpers 272
14.19 Von der Sprache des eigenen Körpers 273
14.20 Von der Macht des ohnmächtigen Körpers 274
14.21 Conclusio 276
Literatur 277

Die meisten kennen die Geschichten des Lügenbarons und Freiherrn von Münchhausen, der auf Kanonenkugeln ritt und sich, wenn's dicke kam, im Zweifelsfall am eigenen Schopfe aus morastigem Grund befreite. Seine wunderbaren Reisen zu Wasser und zu

Lande sowie seine Feldzüge und lustigen Abenteuer zeugen von des Freiherrn großer und nimmermüder phantasiebegabter Fabulierlust.

Nicht alle Leser werden dagegen eine nach jenem Lügenbaron benannte psychiatrisch-psychosomatische Krankheit kennen, die für den, den sie befällt, ähnlich skurrile und unglaubliche Erlebnisse bereithält, wie Münchhausen sie für sein eigenes Leben geschildert hat. Diese Krankheit, das Münchhausen-Syndrom, wird zusammen mit anderen Formen der Autodestruktion (Selbstschädigung, Artefakt-Erkrankung, Automutilation) im Folgenden vorgestellt.

14.1 Häufigkeit und Vorkommen von Autodestruktion

Autodestruktionssyndrome kommen bei diversen Krankheiten auch als Begleitsymptome vor: bei ichstrukturellen Erkrankungen (oft Borderline-Störung genannt); im Rahmen von Zwangsstörungen, depressiven sowie psychotischen Erkrankungen;[1] assoziiert mit Essstörungen wie Anorexia und Bulimia nervosa; bei dissoziativen sowie bei posttraumatischen Belastungsstörungen; im Rahmen von Süchten; als Anpassungsstörung während der Pubertät.

Die Häufigkeitsangaben für Autodestruktionssyndrome im engeren Sinne (nicht als Begleitsymptome) schwanken und sind mit erheblichen Fragezeichen versehen, da sehr viele autodestruktive Aktivitäten von den Betreffenden verschwiegen und verheimlicht werden.[2] Die Dunkelziffern mitberücksichtigt, rechnen Experten mit einer halben oder ganzen Million von Autodestruktions-Erkrankten in der Bundesrepublik Deutschland. In der Geschlechterverteilung überwiegen die Frauen (3:1 bis 9:1 beträgt das Verhältnis von Frauen zu Männern).[3]

Selbstschädigende Verhaltensweisen gibt es aber nicht nur im Bereich der Medizin. Bevor wir uns solchen Krankheitsformen zuwenden, scheint es gerechtfertigt, auf Autodestruktion als generelles und weit verbreitetes gesellschaftliches Thema hinzuweisen. So muss man dem Lebensstil eines Teils der Bevölkerung Tendenzen zur Autoaggression attestieren: übermäßiger Konsum von Alkohol, Drogen, Nikotin und Nahrungsmitteln; riskantes Freizeit- und Sportverhalten; gefährlich-expansives Verhalten im Straßenverkehr.

Des Weiteren kann man selbstschädigendes Verhalten bei jenen Patienten vermuten, die im engeren Sinne kein Autodestruktionssyndrom, sondern chronische Krankheiten aufweisen und durch Non-Compliance (Nicht-Beachten notwendiger medizinischer Behandlung, z.B. in Form von Medikations- oder Diätfehlern) auffällig werden. Diese Haltungen

---

[1] Chai, Y. et al.: Risk of self-harm after the diagnosis of psychiatric disorders in Hong Kong, 2000–10: a nested case-control study, Lancet Psychiatry 2020, https://doi.org/10.1016/S2215-0366(20)30004-3.

[2] McManus, S. et al.: Prevalence of non-suicidal self-harm and service contact in England, 2000–14: Repeated cross-sectional surveys of the general population, Lancet Psychiatry 2019; 6: 573–581.

[3] Fliege, H. et al.: Frequency of ICD-10 factitious disorder: survey of senior hospital consultants and physicians in private practice, in: Psychosomatics 48, 2007, S. 60–64.

14.2 Symptomatologie und Klassifikation: offene Selbstschädigung

und Handlungen einer mangelnden Therapieadhärenz sind eventuell ebenfalls in den Umkreis selbstschädigenden Verhaltens einzuordnen.

Autodestruktionserkrankungen teilt man in verschiedene Varianten[4] ein: Neben der offenen Selbstschädigung zählen die Artefakt-Erkrankungen (heimliche, verdeckte Selbstschädigung), das Münchhausen-Syndrom und das Münchhausen-by-proxy-Syndrom dazu. Diese vier Krankheitsbilder unterscheiden sich zwar in ihren Symptomen; die Vorgeschichten, Affekte und Persönlichkeitsstrukturen der Betroffenen ähneln sich jedoch, und ebenso gibt es Parallelen hinsichtlich der biologisch-morphologischen Veränderungen, die bis zu massiven Gewebsdefekten (Haut, Muskulatur, Schleimhäute der Lunge und des Darms, innere Organe) reichen können. So verwundert es nicht, dass immer wieder Patienten im Laufe ihrer Krankengeschichte von einer Spielart der Destruktionserkrankung in eine andere überwechseln.[5]

Die offene Selbstbeschädigung zeichnet sich durch relativ plakativ und öffentlich zur Schau getragene Formen der Autodestruktion, die ihren Schauplatz meist auf der Haut der Betreffenden findet, aus. Das Spektrum der Symptome erstreckt sich von harmlosen Kratzartefakten bis hin zu großflächigen Hautblutungen oder Schürfwunden, von schwer heilenden und rezidivierend entzündlich veränderten Narben bis zu Brandwunden und -blasen, von livide verfärbten Gliedmaßen bis zu teigig-ödematösen Schwellungen der Extremitäten.

Diese offenen Formen bedeuten mitnichten, dass die Patienten vertrauensvoll und direkt über ihre Mechanismen der Selbstschädigung und Manipulation sprechen können. Wie bei den anderen Formen der Autodestruktion gibt es auch bei der offenen Selbstschädigung langjährige Verläufe, bei denen das Geheimnis des autodestruktiven Verhaltens erst spät oder gar nicht gelüftet wird.

Dennoch kann aufgrund der sichtbar krankhaften und nicht selten ungewöhnlich imponierenden Veränderungen der Haut oder Körperpartien beim diagnostizierenden Arzt (häufig ein Dermatologe) der Verdacht auf ein artifizielles Krankheitsbild rascher als bei anderen Formen der Autodestruktion aufkeimen. Die Hautveränderungen zeigen oft untypische, außergewöhnliche und therapieresistente Verläufe, die einerseits große diagnostisch-therapeutische Anstrengungen induzieren und andererseits auf das eigentliche ätiopathogenetische Geschehen hinweisen. Über die oberflächlichen und auch für den Patienten unleugbaren Symptome der Haut gelingt es manchmal doch, frühzeitig ein diagnostisches Gespräch zu initiieren, das den Charakter der Erkrankung ans Licht hebt.

---

[4] Fliege, H.: Selbstschädigendes Verhalten, in: Gallinat, J. und Heinz, A. (Hrsg): Facharztprüfung Psychiatrie und Psychotherapie in Fällen, Fragen und Antworten, München 2010.

[5] Skegg, K.: Self-harm, Lancet 2005; 366: 1471–1483.

14.3 Symptomatologie und Klassifikation: Artefakt-Krankheiten

Anders sind die Verhältnisse bei den Artefakt-Krankheiten gelagert. Die Patienten suchen hier nicht bevorzugt Dermatologen, sondern Internisten, Gynäkologen, Radiologen, Schmerzmediziner, Mikrobiologen und Repräsentanten anderer Subdisziplinen der Medizin auf. Die Symptome, deretwegen die Patienten beim Medizinal-System vorstellig werden, sind vielgestaltig und weisen auf unterschiedliche somatische Erkrankungen hin: unklare Fieberschübe, heftige Schmerzen (Abdomen, Brust, Kopf, Urogenitalsystem), unklare Infektionen (Lunge, Blase, Niere, septische Geschehen), eigentümliche Blutungen (Magen-Darm-Trakt, Lunge, Blase), unklare Erhöhung oder Erniedrigung des Blutdrucks, wiederkehrende Herzrhythmusstörungen, unklare Anämien, Hypo- und/oder Hyperglykämien, epileptische Krampfanfälle und vieles andere mehr.

Die verschiedenen Symptome und Beschwerden werden von den Patienten auf zum Teil abenteuerliche Weise produziert: Sie nehmen, ohne dass sie an spezifischen Krankheiten leiden, spezielle Medikamente zu sich (Schilddrüsenpräparate, Insulin, gerinnungshemmende Mittel, Antihypertonika), manipulieren Ergebnisse von Fiebermessungen, Urin- und Sputum-Untersuchungen, inhalieren oder spritzen sich fieber- und entzündungsauslösende Substanzen (Schmutz, Öl, Bakterienstämme) oder führen mechanische Manipulationen (Kälte- oder Wärmeapplikation, Strangulation von Extremitäten) zur Erzeugung außerordentlich bunter Krankheitssymptome durch.

In Kliniken und Praxen trifft man drei- bis neunmal so oft weibliche wie männliche Artefakt-Patienten an; etwa zwei Drittel von ihnen arbeiten in Medizinalberufen (Krankenschwestern, Krankengymnastinnen, MTAs) oder leben mit Personen zusammen, die Zugang zu Medikamenten oder Kanülen oder Erregern haben (Apotheker, Ärzte, Mikrobiologen). Die Symptome von Artefakt-Patienten führen sehr häufig zu umfangreichen und extraordinären diagnostischen Maßnahmen, die oftmals den Einsatz universitärer oder spezialistischer Abteilung notwendig erscheinen lassen.

Dabei kommt es nicht selten zum Koryphäen-Killer-Syndrom: Auch die Koryphäen und Fachleute finden trotz intensivster, phantasievollster und für den Patienten bisweilen gefährlicher Diagnostik keine oder nur marginale pathologische Befunde, die den Zustand und die Beschwerden des Patienten nicht zu erklären vermögen. Auch Koryphäen müssen sich angesichts der rätselhaften Symptome geschlagen geben – ein Faktum, das die nächste Koryphäe auf den Plan ruft, um es dem gescheiterten Vorgänger zu zeigen.

Die Krankengeschichten von Artefakt-Patienten dauern nicht selten viele Jahre und sind geprägt von multiplen Krankenhausaufenthalten, Arztkontakten, wiederholter und sehr vergeblicher Diagnostik sowie von therapeutischen Befreiungsschlägen, die die Patienten einerseits willig über sich ergehen lassen, andererseits jedoch belasten und gefährden. Die Patienten selbst machen all dies mit scheinbar unendlicher Geduld und guten Argumenten mit, ohne in Bestürzung oder Skepsis ob der über lange Zeit ausbleibenden griffigen Diagnose zu geraten.

14.4 Symptomatologie und Klassifikation: Münchhausen-Syndrom

Wieder anders stellen sich Beschwerden und Krankheitsverläufe bei Münchhausen-Patienten dar. Bei dieser Form der Autodestruktion sind nicht so sehr konservative, dafür umso mehr die chirurgischen Fächer der Medizin gefragt und von den Patienten in Beschlag genommen. Letztere bieten imposante und auf den ersten Blick unwahrscheinlich klingende Vorgeschichten, die sie aber so gekonnt und überzeugend schildern, dass Ärzte und Pflegepersonal zuletzt meist doch im Sinne des Patienten agieren – und ihn operativ „versorgen".

In der Regel handelt sich der Patient mit seinen Geschichten und Beschwerden chirurgische Revisionen und/oder Verschlimmbesserungen angeblich ehemaliger Unfälle und Traumen ein, die irgendwann dazu führen, tatsächlich an den Folgen (oder Kunstfehlern) all dieser operativen Eingriffe zu leiden oder manifest und irreversibel zu erkranken. 20, 30 oder noch mehr Operationen an ein und demselben Organ oder Körperteil sind dabei keine Seltenheit, die oftmals unter dem Motto der Wundrevision oder Säuberung durchgeführt werden.

Aus Nordamerika sind Fälle von Münchhausen-Syndrom bekannt geworden, bei denen die betreffenden Patienten Hunderte von Kliniken quer durch den ganzen Kontinent aufgesucht und die diagnostizierenden Ärzte zu fortwährenden operativen Eingriffen verführt haben. Man nennt diese Münchhausen-Population auch durch medizinische Einrichtungen wandernde Patienten (*clinical hopper*).

Ein besonders trauriges und auf den ersten Blick unfassbares Kapitel stellt die Gruppe der Patienten mit dem Münchhausen-by-proxy-Syndrom dar. Man versteht darunter Erwachsene, die ihre eigenen oder ihnen anvertraute Kinder bestimmten Manipulationen aussetzen, um bei ihnen Erkrankungen vorzutäuschen respektive zu produzieren. Diese Kinder leiden (ähnlich wie die Patienten mit offener Selbstschädigung oder mit Artefakt-Erkrankungen) an rätselhaften klinischen Beschwerdebildern und Syndromen, die meist die Pädiater vor große differenzialdiagnostische Aufgaben stellen.[6]

14.5 Fallbeispiel einer Patientin mit Autodestruktionserkrankung

Frau K., 26-jährig, kleingewachsen, pummelig, mit schwarzen Knopfaugen und halblangem dunklen Haar, das halb gewellt, halb strähnig das kindliche Gesicht rahmte, wurde von einer auswärtigen gynäkologischen Abteilung in die Psychosomatik überwiesen, nachdem sie bei den Gynäkologen wegen unklarer septischer Temperaturen aufgenommen und behandelt worden war. Bei der gynäkologischen Untersuchung war aufgefallen,

---

[6] Siehe hierzu Helfer, M.E., Kempfe, R.S. und Krugman, R.D. (Hrsg.): Das misshandelte Kind – Körperliche und psychische Gewalt; Sexueller Missbrauch; Gedeih-Störungen; Münchhausen-by-proxy-Syndrom; Vernachlässigung, Frankfurt am Main 2002.

dass sich in der Vagina der Patientin ein halb zerfallener ehemaliger Tampon befand, den die Patientin Wochen vor der Krankenhausaufnahme in ihre Scheide eingebracht und seither nicht entfernt hatte, da angeblich der Faden gerissen war. Nachdem die Gynäkologen den Fremdkörper entfernt hatten, sanken die erhöhten Temperaturen von Frau K. innerhalb weniger Tage. Dennoch blieb der gesamte Krankheitsverlauf befremdlich, sodass eine Verlegung in eine psychosomatische Abteilung initiiert wurde.

Auf der psychosomatischen Station wurde Frau K. nach wenigen Stunden auffällig: Sie begann ohne für die Außenstehenden ersichtlichen Grund heftig zu hyperventilieren, zeigte nach wenigen Minuten tetanische Zuckungen und Krämpfe und verfiel schließlich in eine Art Trance-Zustand. In ihm verharrte sie beinahe eine Stunde, ohne dass es möglich schien, mit ihr Kontakt aufzunehmen. Nach diesem Vorfall erwachte Frau K. und erkundigte sich bei den nicht wenig erstaunten Umstehenden, ob und was passiert sei – sie selbst könne sich an die vergangene Stunde nicht erinnern.

Bei der körperlichen Untersuchung der Patientin kamen an den Oberarmen multiple Schürf-, Brand- und Ätzwunden zum Vorschein, die zum Teil verbunden, zum Teil offen waren und einen verschmutzten und entzündeten Eindruck machten. Am rechten Ellenbogen (so die Patientin) seien nach einem Sportunfall dreimal erfolglose Hauttransplantationen in verschiedenen chirurgischen Kliniken durchgeführt worden. Eine kleine Narbe in Höhe des Nabels, die von einer Bauchspiegelung herrühre, würde immer wieder aufbrechen und eitern. Seit Jahren war die Patientin mindestens einmal monatlich in Krankenhäusern wegen Fieberattacken, Hyperventilationen und Schmerzzuständen stationär behandelt worden. Die Verletzungen und Veränderungen der Haut machten darüber hinaus eine jahrelang dauernde dermatologische Behandlung notwendig.

14.6 Biografisches

Frau K. wurde 1967 als erstes Kind ihrer Eltern in einer Großstadt geboren. Den Vater, einen französischen Berufssoldaten, hat sie nie persönlich kennengelernt, da er kurz nach ihrer Geburt ihre Mutter verließ. Den Schilderungen der Mutter zufolge war er ein Hallodri und Trunkenbold. Ihre Mutter schilderte die Patientin als Drachen: adipös, unförmig, laut, habgierig, übergriffig, grenzüberschreitend, unberechenbar, brutal.

Die Kindheit der Patientin sei düster und sehr lieblos verlaufen. Die wechselnden Onkel und Stiefväter hätten sich durch Alkoholkonsum und große Unbeherrschtheit und Aggressivität ausgezeichnet. Bisweilen hätten sie aber auch ein Übermaß an Verwöhnung und erzieherischer Laxheit an den Tag gelegt. Das Mädchen beantwortete die Verhältnisse ihrer Kindheit mit Verweigerung, Trotz, Rückzug und Leistungsschwäche, aber auch mit aggressiven Durchbrüchen und ersten Selbstschädigungen (sie riss sich Haare und Nägel aus). Erste Worte und Sätze habe sie als Dreijährige gesprochen; die Einschulung (in eine Sonderschule) erfolgte angeblich erst im Alter von neun Jahren. Rechnen, Lesen und Schreiben hat Frau K. unzureichend erlernt; zum Zeitpunkt der psychosomatischen Behandlung fiel ein eingeschränkter Wortschatz auf.

Nach dem Schulabgang schlug sich Frau K. mit Gelegenheitsarbeit, Arbeitslosen- und Sozialhilfe durchs Leben. Sie wohnte noch bei der Mutter, die die zaghaften Versuche von Frau K., eigenständig zu leben, regelmäßig torpediert habe. Auch die Verlobung mit einem alkoholkranken Kollegen des Stiefvaters habe daran wenig geändert.

14.7 Behandlungsverlauf

Frau K. zeigte während der ersten Tage des stationären Aufenthalts in der Psychosomatik abwechselnd körperbetonte Symptome (Hyperventilation, rezidivierende Infektionen ihrer Wunden, Sturz- und Fallneigung mit Ausbildung von neuen Schürfwunden und großflächigen Blutergüssen, Trance-Zustände), oder sie verkroch sich in den letzten Winkel ihres Zimmers, wo sie stundenlang vor sich hinstarrte. Sprach man sie an, antwortete sie mit gesenktem, schmollendem Blick.

Nach einiger Zeit taute die Patientin auf. Sie erzählte biografische Details, deren Wahrheitsgehalt nicht zu klären, deren emotionale Tönung aber dermaßen bedrückend war, dass selbst nur einige Prozentpunkte Realitätsgehalt daraus als traumatisierend für die Patientin gelten durften. So berichtete Frau K., dass ihre Mutter seit Jahren mit ihr ein privates Bordell unterhalte. Sie, die Patientin, müsse sich prostituieren, die Mutter lasse die jeweilige Kundschaft (oftmals entfernte Bekannte oder auch neue Partner der Mutter) zu ihr vor und kassiere hinterher. Befragt, warum sie diese Verhältnisse toleriere, antwortet Frau K, sie sei auf finanzielle Zuwendungen der Mutter angewiesen; außerdem käme sie sowieso nicht mehr aus dieser Familie los.

Neben diesen lebensgeschichtlichen Ereignissen teilte Frau K. manchen Ärzten der Psychosomatik nach und nach auch ihre momentane Befindlichkeit mit. Während ihres stationären Aufenthalts äußerte sie sich nie direkt über die (vom Behandlungsteam vermutete) Selbstschädigung ihrer Haut und ihrer Wunden. Immerhin offenbarte sie einem Therapeuten, dass es ihrer Haut und ihren Wunden „immer dann schlecht geht, wenn es mir selbst schlecht geht; wer weiß, was ich da mit mir mache". Gleichzeitig nahm die Frequenz der autodestruktiven Manipulationen ab.

Als sich der Entlassungszeitpunkt von Frau K. näherte, kehrte ihre anfänglich dominierende, sprachlich reduzierte und zurückgenommene, stark auf körperliche Ausdrucksmittel konzentrierte Art der Kommunikation zurück. Sie konnte sich mit der Enttäuschung, entlassen zu werden, nicht anfreunden und nahm auf ihre Art Rache an einer Situation, in der sie sich als mehr oder minder machtlos erleben musste.

14.8 Begleitsymptome und -krankheiten bei Autodestruktion

Obwohl nicht alle Patienten mit selbstschädigendem Verhalten derart aufwühlende Biografien aufweisen, kann diese Krankengeschichte in mancher Hinsicht als exemplarisch für Patienten mit Autodestruktions-Syndrom gelesen werden. Wie bei Frau K. muss bei den meisten an das Vorliegen von Zweit- und Begleitsymptomen oder -krankheiten gedacht werden. Darunter werden Beschwerden, Verhaltensauffälligkeiten und Krankheiten subsumiert, die mit der automanipulativen Erkrankung der Betreffenden direkt oder indirekt assoziiert sind und sich in vielen Motiven mit dieser decken. In diesem Zusammenhang ist an folgende Krankheiten und Störungsbilder zu denken:

14.9 Essstörungen

Ein hoher Prozentsatz der Patienten mit Autodestruktionserkrankung weist Essstörungen auf (Anorexia nervosa, Bulimia nervosa, Adipositas). Viele Affekte, die bei der Selbstschädigung eine gewichtige Rolle spielen (Ekel, Schuld, Scham, Wut), finden sich auch bei essgestörten Patienten wieder. So war bei einer Patientin, die ursprünglich in einer Abteilung für Psychosomatik wegen einer Artefakt-Erkrankung stationär diagnostiziert und behandelt worden war, im Laufe der Therapie eine Wandlung ihrer Autodestruktionserkrankung zuerst zur offenen Selbstschädigung und dann zur Bulimia nervosa hin zu beobachten. Sie selbst beschrieb diese Phasen ihres Erkrankungsverlaufs als fließende Übergänge: Wann immer sie auf die eine Form der Autoaggression verzichtete, wurde dieselbe durch eine andere, für ihr Erleben weniger traumatisierende Form ersetzt. Auch umgekehrt muss bei vielen Bulimie-Patienten vom eventuellen Vorliegen selbstschädigenden Verhaltens ausgegangen werden.

14.10 Promiskuität, Prostitution, Paraphilien

Das Sexualverhalten von Autodestruktionspatienten ist oft geprägt von Erfahrungen des Missbrauchs, der Grenzüberschreitung, Entwertung und der Beliebigkeit. So überrascht es keineswegs, dass viele Betroffene zu promiskuitiven oder paraphilen Sexualpraktiken neigen oder gezwungen werden. In manchen Fällen kommt es zu manifester Prostitution, in der ein Teil der Racheimpulse, die viele Patienten mit Autodestruktionserkrankung in sich spüren, ausgelebt werden.

Bei diesen Sexualpraktiken spielt eine tiefgreifende Anästhesie eine Rolle, welche die gesamte Person in einen Zustand der Frigidität und Gleichgültigkeit verbringt. Des Weiteren beschreiben viele Patientinnen Phasen der Dissoziation während der Sexualität: Ein Teil (der Körper) wird „ins Gefecht" geschickt und dort belassen, wohingegen sich ein anderer Teil (Emotionen, Erinnerungen, Bewertungen, Phantasien) imaginativ aus der Situation entfernt und ins Nebulöse abdriftet (Bewusstseinsstörungen, Schwindelattacken, emotionale Kälte).

14.11 Abhängigkeit und Sucht

Artefakt-Patienten bestätigen, dass ihr selbstschädigendes Verhalten häufig süchtigen Charakter annimmt. Von Zeit zu Zeit fühlen sie sich wie andere Suchtkranke gezwungen, zu ihrer Verhaltenspathologie Zuflucht zu suchen. Unterlassen Patienten den Ritus der Autodestruktion, kommt es bei ihnen zu Unruhezuständen, Angst und Panik. Wird jedoch die Selbstschädigung vollzogen, empfinden sie Spannungsabfuhr, eine Art von Befriedigung und Gelöstheit. Danach kann es wie bei anderen Süchten zu Schuld- und Schamaffekten kommen, die nicht selten zum Anlass dienen, neuerlich zur Droge Artefakt oder zu anderen Drogen zu greifen. Man vermutet, dass zumindest ein Teil dieser Spannungsabfuhr auf eine Endorphin-Ausschüttung zurückzuführen ist.

Daneben leiden viele Autoaggressionspatienten an manifesten anderen Süchten (Alkohol, Drogen, Medikamente), die in Bezug auf ihre Dynamik und körperlichen Folgen ebenfalls autodestruktiv wirken. Diese Formen der Sucht sind für manche dieser Patienten begrüßenswert und notwendig, da sie damit leichter in dissoziative Zustände der Anästhesie, Gefühllosigkeit und Distanz zu Situationen gelangen können.

14.12 Antisoziale Tendenz

Unter dem Terminus „antisoziale Tendenz" subsumiert man in der Pädagogik, Forensik, Psychiatrie und Psychosomatik Verhaltensweisen von Menschen, die auf den ersten Blick gegen die Sozietät und ihre Sitten und Gebräuche gerichtet sind (Unzuverlässigkeit, Mogeln, Lügen, Stehlen usw.). Bei genauerer Betrachtung stellen sich viele dieser antisozialen Haltungen und Aktivitäten als Versuche der Betreffenden heraus, ihre psychopathologischen Manöver abzusichern und zu unterhalten. Bekannt sind etwa die Beschaffungskriminalität zur Finanzierung teurer Drogen oder die Einbruchs- und Diebstahlsdelikte in Apotheken zur Beschaffung bestimmter Medikamente.

Bei Autodestruktionserkrankten muss man außerdem mit der permanenten Bereitschaft zu Mogelei und Schwindel rechnen. Es macht ja gerade einen wesentlichen Anteil der Erkrankung aus, den Ärzten und Therapeuten gegenüber die Unwahrheit (bzw. die subjektive Wahrheit) mit Verve und enormer Überzeugungskraft zu vertreten. Daher ist es zwar verständlich, im psychotherapeutischen Prozess jedoch wenig hilfreich, wenn Therapeuten und Pflegende angesichts manchmal gigantischer Mogelpackungen, die ihnen über Wochen und Monate von den Patienten aufgetischt und zugemutet werden, die Nerven verlieren und sauer oder vorwurfsvoll auf irgendwann ans Licht des Tages geratende tatsächliche Wahrheiten über diese Menschen reagieren.

Die Patienten erleben den Moment, in dem sie ihre Geheimnisse lüften und damit die Distanz zu den Mitmenschen verringern können, die sie aufgrund ihrer dauernden Schwindeleien aufgebaut haben, einerseits als befreiend. Andererseits beherrscht sie eine beträchtliche Angst, nun von den Therapeuten deshalb abgelehnt zu werden, von ihnen und ihrer Zuneigung oder Ablehnung abhängig zu sein und sich gleichzeitig einer wichtigen Strategie der Lebensbewältigung (der Autodestruktion) beraubt zu haben.

14.13 Depression und Suizidalität

Nicht wenige Artefakt-Patienten berichten neben Schuld- und Schamaffekten auch über heftige Hassaffekte sich selbst und jenen Personen gegenüber, die sie in ihrer Biografie nicht hinreichend geschützt haben. Meistens werden in diesem Zusammenhang die Mütter (als ungenügende und ineffektive Schutzfiguren sowie als unattraktive weibliche Vorbilder) und nicht so sehr die Väter oder Männer (als potenzielle oder tatsächliche Missbraucher, aber auch als Menschen, die sich – wenn auch auf übergriffige Art – dem Opfer zugewandt haben) entwertet und gehasst.

Dieser Hass richtet sich oftmals auch gegen den eigenen Körper (als ehemaliger Schauplatz von Missbrauch und Gewalt; als Ursache für die Übergriffe der Erwachsenen) und perpetuiert damit einen Teil der destruktiven Aktivitäten der Patienten. Gleichzeitig unterminiert er das ohnehin schon fragile Selbstwertgefühl der Betreffenden.

Neben dem Hass sind die beschriebenen Affekte von Ekel (vor dem eigenen und fremden Körper), Scham (hinsichtlich eigener Nacktheit und Triebhaftigkeit) und Schuld (die Opfer erleben sich häufig schuldig, weil die Täter ihnen die Überzeugung eingeimpft haben, ihre verführerische Art sei für den Missbrauch verantwortlich) zu erwähnen, die bei Patienten mit Autodestruktionssyndrom oft eine gewichtige Rolle spielen.

Alle diese Affekte tragen dazu bei, bei vielen dieser Patienten eine depressiv-traurige, verzweifelte und nicht selten bis zum Suizidversuch reichende Verstimmung zu induzieren. Der Wert der eigenen Person (der reale Körper) wird dabei als dermaßen gering, das Ideal des eigenen Ich dagegen als dermaßen hoch erlebt, dass es zu immensen Spannungen und zu präsuizidalen und suizidalen Handlungen kommen kann.[7]

Nicht unerwähnt soll bleiben, dass sowohl hinter der depressiven Verstimmung und den präsuizidalen Syndromen als auch hinter dem selbstschädigenden Verhalten eine eigentümliche Form des Stolzes bei manchen Patienten anzutreffen ist, die am ehesten auf folgenden Nenner zu bringen ist: „Ich habe in meiner Kindheit Schweres und Grausames erlebt und bin quasi gezwungen, dieses Drama ad infinitum und exzessiv fortzuführen. Nur wenige Heroen (wie ich) sind dazu in der Lage und nehmen dieses Schicksal des andauernden Kampfes gegen sich selbst auf sich. Nur wenige bestehen diesen Kampf gegen den eigenen Körper, der mich immer wieder einmal an den Rand des Abgrunds und der Selbstauslöschung geführt hat, dermaßen souverän wie ich."

---

[7] Fazel, S. & Runeson, B.: Suicide, N Engl J Med 2020; 382: 266–274.

14.14 Vom Wert und Unwert des eigenen Körpers

Eingangs wurde darauf hingewiesen, dass Selbstschädigung kein Thema ist, das nur wenige Individuen betrifft. Autoaggressives Verhalten ist tief in unserer Kultur verankert und darf neben einer Einzelfallanalyse immer auch in einer sozialen, gesellschaftlichen Perspektive betrachtet werden. So erschreckend die Autodestruktion der Patientin in unserer Fallvignette auch erscheint, wird sie relativiert, sobald man das Ausmaß und die Häufigkeit anderer, gewöhnlicherer Formen von Selbstschädigung bedenkt: Tausende Verkehrstote, Arbeits- und Karrieresüchtige, Nikotin- und Alkoholgeschädigte, Medikamenten- und Drogenabhängige. Darüber hinaus muss das Verhältnis, das viele Sozietäten der westlichen Kultur zu Natur und Umwelt entwickelt haben, als destruktiv beschrieben werden: Sie verletzen die Ressourcen der Natur ähnlich wie Artefakt-Patienten ihren Körper und schädigen damit letztlich sich selbst. Und nicht zuletzt ist auch das Phänomen Krieg nicht nur unter hetero-aggressiven Kautelen zu betrachten – im Krieg schädigen sich die Kontrahenten immer auch selbst, und sie schädigen die Menschheit schlechthin, weil sie massiv gegen die Würde unserer Gattung verstoßen.

Das Außergewöhnliche der berichteten Krankengeschichte lag in der Direktheit der Schädigung, die sich vor aller Augen an der Oberfläche der Patientin (größtenteils an ihrer Haut) abspielte. Frau K. quälte und misshandelte ihren Körper und damit die Basis ihrer Existenz. So wie Eltern und „Freunde" in der Vergangenheit mit diesem Körper verfahren sind (Schläge, Missbrauch, Prostitution), so verfuhr als Wiederholung und Re-Inszenierung Frau K. mit sich und ihrem eigenen Leib.[8]

So wie die Verhältnisse der Kindheit den Körper unserer Patientin zur Sache und zum Ding entwerteten, mit dem man sich hemmungslos, beliebig und grenzüberschreitend beschäftigen konnte, ohne dass seine Lebendigkeit, Integrität oder Personalität geachtet oder gefördert worden wären, so beschäftigte sich auch Frau K. mit einer Sache und einem Ding, das zufällig auch noch ihr eigener Körper war. Kein Wunder, dass dieses Bündel Fleisch, dessen Regionen noch dazu an belastende biografische Ereignisse erinnerten (sogenannte negative Objektrepräsentanzen), als extrem entfremdet und wertlos empfunden wurde.[9]

14.15 Der anästhesierte Körper: Ich blute, also bin ich

Menschen, die den eigenen Körper zum Ding werden und die eigene Seele nur noch marginal in ihm wohnen lassen und einen mächtigen Hiatus zwischen sich als Soma und als Psyche installieren, entwickeln oft Autodestruktionserkrankungen. Dabei kommt es zu

---

[8] Siehe hierzu Joraschky, P.: Missbrauch und seine Re-Inszenierung am eigenen Körper, in: Fundamenta Psychiatrica 7, 1993, S. 81–87.

[9] Siehe hierzu Müller-Braunschweig, H.: Der unheimliche Körper, in: Psychotherapie, Psychosomatik, Medizinische Psychologie 42, 1992, S. 16–23.

einer Aufspaltung in ein handelndes Subjekt (Seele, Geist) und verdinglichtes Objekt (Körper) – und dies stellt eine Voraussetzung für die Analgesie dar, die von vielen Artefakt-Patienten angeben wird.

Selbst unangenehmste Formen der Selbstbeschädigung der Haut (Verbrennen, Schürfen, Verätzen) werden im Moment der Manipulation in vielen Fällen nicht als schmerzhaft erlebt. Für derlei Phänomene werden ursächlich auch neurobiologische Mechanismen verantwortlich gemacht, die in den letzten Jahren zunehmend erforscht und verstanden werden.[10] Oftmals erst Stunden nach der Selbstschädigung spüren diese Patienten sich und ihre Verletzung wieder intensiv – ein Zustand, der dann von den meisten als befreiend, entspannend, lebendig und im weitesten Sinne als Identität-stiftend bezeichnet wird. Der Buchtitel einer Publikation über Autodestruktions-Patienten ist in dieser Hinsicht passend: *Ich blute, also bin ich.*[11]

Viele Artefakt-Patienten haben den Mechanismus, seelisch ihren Körper weit hinter sich zu lassen, bereits in früher Kindheit erlernt. Für sie bedeutete dies eine Strategie, die Situationen von Entwertung, Deprivation und Missbrauch zu überstehen. Das dabei wiederholt angewandte Motto lautete sinngemäß: „Meinen Körper kann ich nicht aus der bedrängenden Situation entfernen; aber ich kann der Situation meine Seele entziehen. Mein Körper wird leiden müssen, aber meine Seele, mein Innerstes wird unerreichbar und in gewisser Weise unverletzlich bleiben."

14.16 Vom heimatlosen Wohnen im eigenen Körper

Normalerweise leben Menschen in und mit ihrem Körper, ohne über seine Existenz großartig nachzudenken. Meist spüren sie die materiell-biologische Basis ihres Daseins nicht oder nur vage, z.B. als Müdigkeit, Appetit, Behaglichkeit oder wohlige Wärme. In der Regel sind sie mehr oder minder eins mit diesem leise vor sich hin funktionierenden Körper: Sie sind Leib.

Umso überraschter reagieren sie, wenn sich infolge von Krankheit oder anderen Störungen Organe oder Organsysteme lautstark (etwa als Schmerz, Schwindel, Schwäche, Juckreiz, Tinnitus, Lähmung) melden und in den Fokus der Aufmerksamkeit schieben. Menschen bemerken spätestens dann, dass sie einen Körper haben, der in diesen Situationen als sperriges Gegenüber imponiert und den sie nun quasi von außen wie ein Objekt betrachten und behandeln. Helmuth Plessner hat diesen Wechsel von Leib-Sein zu

---

[10] Siehe hierzu Eckhardt-Henn, A.: Kapitel Artifizielle Störungen, in: Uexküll – Psychosomatische Medizin, herausgegeben von Adler, R.H. et al., München 2011, S. 631 ff; sowie Schmahl, C. et al.: Neural correlates of anti-nociception in borderline personality disorder, in: Arch Gen Psychiatry 63, 2006, S. 659–667.

[11] Teuber, K.: Ich blute, also bin ich – Selbstverletzung der Haut von Mädchen und jungen Frauen, Herbolzheim 2000.

Körper-Haben in seinem Hauptwerk *Die Stufen des Organischen und der Mensch*[12] ausführlich erläutert.

Frau K. traktierte ihren Körper fast permanent als Objekt. Schon die Wortwahl zur Beschreibung ihres Körpers deutete auf Entwertung hin („verfaulten Arm abhacken"; „bepisste Eiterbeule"; „fetter Kloß"). Statt Wohnen im Leib konstellierte die Patientin ein heimatloses, sadomasochistisches Verhältnis zu ihrem Körper, der in Kindheit und Jugend eine Quelle von Unlustgefühlen, Missbrauchserfahrungen und Grenzüberschreitung war. Im Erwachsenenalter wurde er zum Schauplatz und zur Bühne, auf der nun von der Patientin selbst die ehemaligen Dramen der Schädigung und der Verdinglichung aufgeführt und perpetuiert wurden.

Der subjektiv erlebte Vorteil derartiger Arrangements besteht in der Verteilung von Opfer- und Täterrollen. Kinder, die in der Opferrolle ekligste Missbrauchserlebnisse über sich ergehen lassen müssen, schwören sich nicht selten, als Erwachsene niemals mehr Opfer, sondern Täter sein zu wollen. Dementsprechend attackieren sie den Teil ihrer Person, der sich am wenigsten wehren kann (Körper), als Opfer und schlüpfen im Hinblick auf ihre seelisch-geistige Dimension in die Täterrolle. Außerdem wird die Verletzung des Körpers als stellvertretende Bestrafung jener Individuen interpretiert, die früher Täter waren.[13]

14.17 Opfer werden Täter und Täter werden Opfer

Eine solche Aufteilung in Opfer- und Täterrollen, die intrapersonell die Autoaggressionspatienten betrifft, spiegelt sich analog ebenso in deren interpersonellen Beziehungsmustern. Das Medizinal-System und hier vor allem die weiblichen Mitarbeiter (Krankengymnastinnen und -schwestern, Ärztinnen, Diätassistentinnen) werden von ihnen in der Regel ähnlich misstrauisch beäugt und distanziert-aggressiv behandelt wie ihre eigenen Mütter (die zu wenig Schutz vor den Missbrauchern und zu wenige positive Identifikationsmöglichkeiten geboten haben).

Die männlichen Mitarbeiter hingegen und hier besonders die Ärzte haben vorerst scheinbar leichtes Spiel mit (weiblichen) Artefakt-Patienten. Meistens werden sie anfänglich wie ihre eigenen Väter (die sich als Täter ihren Opfern „zugewandt" und sie – wenn auch auf pervers-aggressive Art – narzisstisch aufgewertet haben) idealisiert, um dann nach und nach zu riskanten und gefährlichen Diagnose- und Therapieaktivitäten (invasive Eingriffe, Operationen) verführt und schlussendlich als neue Täter und scheiternde Koryphäen entlarvt und beschämt zu werden.

Spätestens in diesem Moment sind übrigens neuerlich die Rollen vertauscht: Aus den ärztlichen Tätern sind beschämte Opfer geworden, und die initial durch invasive Eingriffe

---

[12] Plessner, H.: Die Stufen des Organischen und der Mensch (1928), Berlin 1975.
[13] Siehe hierzu Sachsse, U.: Selbstverletzendes Verhalten – Psychodynamik, Psychotherapie, das Trauma, die Dissoziation und ihre Behandlung, Göttingen 2002.

und Operationen in die Opferrolle gedrängten Autoaggressionspatienten „triumphieren" als Täter, die es wieder einmal geschafft haben, die altbekannte Dynamik zwischen Herr und Knecht, Täter und Opfer zu pervertieren. Artefakt-Patienten mit ihrer schillernden Symptomatik provozieren umfangreiche Diagnostik- und mit ihren chronischen Beschwerden weitreichende Therapieversuche, die für sie nicht selten Qual und Gefahr bedeuten. Neben einer Wiederholung ihrer seit Kindheit erlebten Beziehungsdynamik stellt ein derartiges Arzt-Patienten-Verhältnis auch den Versuch dar, die Angst der Patienten (vor einem würdevolleren Umgang mit ihrem Leib; vor Nähe, Gespräch und emotional wohlmeinender Zuwendung) abzuwehren.

Für sie stellt ihr Körper einen Ort dar, der allein durch seine Existenz, seine weiblichen Rundungen sowie durch seine kindliche oder jugendliche Anmut und Schönheit für den Missbrauch oder andere Deprivationserlebnisse verantwortlich und schuldig gemacht und letztlich bestraft werden muss. Nicht Wohnstatt oder Heimat, sondern Ursprung des Bösen – so erleben und definieren die meisten Artefakt-Patienten ihren Leib oder, richtiger ausgedrückt, ihren „bepissten" Körper. Wenn sie dann noch über lyrische Vorbildung verfügen, geben sie Gottfried Benn recht, der sich in einem Gedicht zur anthropologischen Kurzformel hinreißen ließ: „Die Krone der Schöpfung, das Schwein, der Mensch!"[14]

14.18 Vom Gedächtnis des eigenen Körpers

Das Ding, das man den eigenen Körper nennt, hat im Vergleich zu anderen Dingen unverwechselbare Eigenarten, die es als lebendig, sozial und menschlich erscheinen lassen. Zu diesen zählt das Gedächtnis des Menschen, womit nicht nur Kerngebiete im Gehirn (Kleinhirn, präfrontaler Kortex, Hippocampus, limbisches System), sondern der gesamte Leib mit seinen Organen und Organsystemen gemeint sind.

Dem Körper mangelt es zwar immer wieder an Bewusstsein, nie aber an Gedächtnis. In ihn sind Hunderttausende von Empfindungen, Erfahrungen, Wahrnehmungen, Gedanken, Wünschen, Impulsen und Phantasien eingelagert, eingeätzt, eingebrannt, eingesperrt, eingerichtet, eingefleischt. Gleichgültig, ob man aggressive oder weniger zupackende Bilder benutzt: Der Körper ist nicht nur ein Stück Fleisch und Blut, sondern stets auch Träger der seelischen, sozialen sowie geistigen Existenz und Erinnerungsspuren des Menschen. Das Gedächtnis des Körpers – es registriert das Streicheln wie den Schlag, die Wärme ebenso wie Feuchte oder Kälte oder Frost, den Blick, der töten konnte oder anerkennen, und den Geruch der Kindheit. Dieses Gedächtnis vergisst im Gegensatz zu unserem Bewusstsein nichts und nie. Sigmund Freud hat dies sinngemäß auf die Formel gebracht: Im Unbewussten geht nichts verloren.

Das unbewusste (prozedurale, perzeptuelle) Körpergedächtnis, dessen Spuren man in den Falten eines Gesichts, in der Haltung einer Gestalt oder im Klang einer Stimme verfolgen kann, trägt ebenso zur Identität eines Menschen bei wie seine bewussten

---
[14] Benn, G.: Der Arzt II (1917), in: Fleisch – Gesammelte Lyrik, Berlin 1917.

Erinnerungen. So sind im prozeduralen Gedächtnis viele Verhaltensweisen und im perzeptuellen Gedächtnis viele Erkenntnis-Fertigkeiten gespeichert, die in der Regel implizit und unbewusst ablaufen. Der Mensch ist – neben den Inseln des Bewusstseins und den Strömen seiner Geschichte, Erziehung, Tradition und Kultur – das weite Meer des Unbewussten und damit seines Leibes.

Angenommen, auch nur die Hälfte des Familienromans (Sigmund Freud) von Frau K. entsprach den Tatsachen, so wäre dies immer noch genug gewesen, um als lebensgeschichtliche und traumatische Erfahrung tiefe Spuren im Gedächtnis ihres Körpers hinterlassen zu haben. Diese können sich als Schmerzen, Empfindungsstörungen oder massive Affekte (Ekel, Panik, Aggression) bei Berührung von sensiblen Körperpartien (Po, Brüste) oder bei medizinischen Untersuchungen (Spiegelung von Magen, Darm, gynäkologische Untersuchung, MRT-Untersuchung) manifestieren.

In den letzten Jahren wurde sehr erfolgreich versucht, über diese psychosozial leicht nachvollziehbare Symptomatologie hinaus auch die biologischen, biochemischen und morphologischen Spuren zu verfolgen, die solche Traumatisierungen im frühen Kindesalter hinterlassen. Dabei konnte nachgewiesen werden, dass wiederholte Traumen die hormonellen Regelkreise (Stressachse) und diese ihrerseits die neuronalen Strukturen (z. B. Hippocampus, Amygdala) und die molekularbiologischen Funktionen (DNA- und RNA-Biosynthese) nachhaltig und im Sinne der Pathologie verändern.[15]

14.19 Von der Sprache des eigenen Körpers

Der menschliche Leib, gleichgültig ob krank oder gesund, erzählt seine Geschichte und greift auf unterschiedliche, oft schwer verständliche Mittel des Ausdrucks zurück. Eine personale medizinische Diagnostik und Therapie hat unter anderem die Übersetzung dieser eigentümlichen und individuellen Zeichen und Symbole in eine dem Patienten wie auch seiner Mitwelt leichter zugänglichen Sprache zum Ziel.

Insbesondere Menschen, die nur unzureichend gelernt haben, ihr Leben und Erleben in Sprache (und damit in Beziehung) zu verwandeln, oder die – von Ereignissen und Situationen ihrer Biografie dazu gebracht – im Rückzug und in Einsamkeit verstummt sind, sind prädestiniert, auf körperliche und nonverbale Formen des Ausdrucks zurückzugreifen und damit die zwischenmenschliche Beziehungsgestaltung zu erschweren. Die personale Behandlung vieler Erkrankungen bringt es mit sich, die in ihnen exprimierte, existenzielle Not zu benennen und in Sprache zu fassen.

Die Sprachentwicklung von Frau K. war während ihrer Kindheit und Jugend nur zögerlich verlaufen; auch ihr Sprachschatz als Erwachsene war eingeschränkt. Die Beziehungsaufnahme zu ihr war dementsprechend schwierig: Anfänglich schwieg die Patientin lange Zeit; auch nachdem sie Zutrauen zu einzelnen Therapeuten gefasst hatte und über sich

---

[15] Siehe hierzu Heim, C. et al.: The link between childhood trauma and depression: Insights from HPA axis studies in humans, in: Psychoneuroendocrinology 33, 2008, S. 693–710.

erzählen wollte, fehlten ihr Worte, um sich verständlich zu machen. Immer wieder griff sie auf ihre seit Jahren etablierte Methode zurück, den Körper für sich sprechen zu lassen. Über den Zustand ihrer Wunden und Verletzungen gab sie innere Befindlichkeit kund und induzierte im Behandlungsteam ohne umfänglichere verbale Kommunikation Abscheu oder Zuwendung, Neugierde oder Langeweile, Mitleid oder Distanzgefühle.

Diese Form der Kommunikation kann von einer Patientin wie Frau K. erst dann *ad acta* gelegt werden, wenn ihr andere, ähnlich effektive Formen der Sprache und Beziehungsgestaltung zur Verfügung stehen. Die Behandlung solcher Patienten hebt daher auf eine Differenzierung der diffusen Erregungszustände und Affekte in benennbare Empfindungen (Wut, Kränkung, Enttäuschung, Verbitterung, Niedergeschlagenheit) ab.

Darüber hinaus (das stellt die viel umfangreichere, langwierigere, komplizierte Therapieaufgabe dar) geht es bei diesen Patienten darum, nach und nach ein Fundament für Gefühle im Gegensatz zu Affekten zu errichten. Dies gelingt nur, wenn sie beginnen, ihre Wertsichtigkeit zu steigern, um zuletzt in den Zirkel von Werterkennen und Gefühlsinduktion zu geraten (siehe hierzu auch Kap. 2).

In Anlehnung an Sigmund Freuds Kurzformel für psychoanalytische Therapien (Wo Es war, soll Ich werden) kann man bei Artefakt-Patienten als Ziel ihrer Behandlung formulieren: „Wo Körper und diffuses Erleben war, soll Sprache und Beziehung werden, und wo dumpf-ohnmächtiger, die Welt untergehen lassender Affekt war, soll ein die Welt in ihrer Differenziertheit wahrnehmendes Gefühl werden."

14.20 Von der Macht des ohnmächtigen Körpers

Friedrich Nietzsche und Alfred Adler haben in ihren Schriften immer wieder darauf hingewiesen, dass es angebracht ist, bei allen offensichtlich ohnmächtigen Menschen immer auch nach versteckten Machttendenzen zu fahnden. Es sei unmöglich, meinte Adler, dass ein Mensch dauernd im Empfinden lebt, wertlos zu sein. Er sucht Auswege, um in seinem Erleben etwas Wertvolles darzustellen und zu bedeuten. Um einer beschämenden Erniedrigung und dem Unterlegenheitsgefühl zu entgehen, wendet er sich Themen und Motiven des Daseins zu, die ihm Einfluss, Macht, Potenz und Überlegenheit verheißen. Oft genug sind diese auf dem Pol der sozialen und kulturellen Unnützlichkeit angesiedelt.

Auch bei Frau K. ließ sich ein Schwenk zur Unnützlichkeitsseite des Lebens nachweisen. Mit großem Elan stürzte sie sich auf das Erlernen geschickter Techniken, sich selbst Verletzungen und körperliche Schäden zuzufügen und zu alledem noch halbwegs überzeugende Geschichten zu erfinden. Jahrelang verbrachte sie jeden Tag viele Stunden damit, ihre Wunden säubern, pflegen und verbinden zu lassen. Wozu all dieser Zeit- und Energieaufwand?

Mithilfe ihrer Artefakt-Krankheit vermochte Frau K. eine effiziente Form der Kommunikation mit der medizinalen Umwelt aufrechtzuerhalten. Diese Kommunikation und die daraus resultierenden Konsequenzen (nicht arbeiten müssen, Krankenhausaufenthalte, im Mittelpunkt stehen) können von ihr als sekundärer Krankheitsgewinn verbucht werden.

Außerdem dienten diese Manöver der Bestätigung ihres eigenen Wertempfindens. Frau K. galt in vielen Arztpraxen und Krankenanstalten ihrer Heimatstadt als extrem schwierige Patientin, die mit immer neuen und rätselhaften Symptomen auftauchte und damit eine Herausforderung für den gesamten diagnostischen Apparat eines Klinikums darstellte. Die schwierigste und rätselhafteste Patientin zu sein bedeutet immerhin eine Auszeichnung und narzisstische Befriedigung.

Triumphgefühle verspürte Frau K. auch, wenn es ihr gelang, bei ihrer Umgebung Schuldgefühle auszulösen. Man kann sich vorstellen, wie schuldig sich eine Mutter fühlen muss, deren Kind zum wiederholten Male wegen verschmutzter Wunden in ein Krankenhaus aufgenommen wird. Ähnlich reagierten die Schwestern und Ärzte der Klinik, die für Frau K. Verantwortung übernommen hatten und unter deren Augen wiederholt neue Verletzungen entstanden und alte Wunden sich verschlimmerten.

Auch Impulse der Rache waren Frau K. nicht fremd. Bei derart massiv erlittenem Unrecht grenzte es an ein Wunder, wenn in einem Menschen nicht Gedanken hochkämen, es den Tätern irgendwann einmal doppelt heimzuzahlen. Rache bot sich für die Patientin nun auf vielfältige Weise an. Falls sie sich tatsächlich auf Geheiß der Mutter hin prostituierte (und Einiges sprach dafür), bedeutete jeder Tag, an dem sie wegen ihrer Erkrankung ihrem Gewerbe nicht nachgehen konnte, einen spürbaren Einkommensverlust für die Mutter (die kassierte). Die Krankheit schädigte also die Mutter.

Frau K. konnte sich auch des Überlegenheits- und Rachegefühls von Prostituierten generell bedienen. Prostituierte kennen und suchen das Empfinden der Dominanz im Verhältnis zu ihren Freiern: Sie behalten im Gegensatz zu den vor Wollust halbblinden Männern klaren Kopf, geben nur einen kleinen Teil ihres Körpers und nie ihre Seele hin und verdienen ob dieser reduzierten und geschauspielerten Hingabe auch noch Geld.

Bei Frau K. kam eine Doppelung ihrer Überlegenheit dazu: Obwohl ihre Wunden, ihre Verletzungen und ihr Eiter bei den Freiern sicherlich Affekte von Ekel und Abscheu provozierten, verdrängten die meisten unter dem Primat ihrer triebhaften Sexualität passager diese distanzierenden Impressionen, um hernach von Ekel gebeutelt von dannen zu ziehen. Das Symptom schädigte somit auch die Freier. Und schließlich rächte sich die Patientin an jenen, die Steuern und Krankenkassenbeiträge entrichten und mit Frau K. direkt nichts zu schaffen haben. Sie trugen schließlich mit dazu bei, dass Frau K. vom Sozialamt mit einer Wohnung versorgt und vom Medizinal-System diagnostiziert, gepflegt und therapiert wurde. Mit ihrer Krankheit nahm die Patientin zuletzt auch die Societät in Haftung.

14.21 Conclusio

Zusammenfassen lassen sich diese verschiedenen Facetten eines Überlegenheitsgefühls von Frau K. in einer eigenartigen Vorstellung von Selbstüberwindung. Indem sie sich selbst schädigte, überwand sie den allen Menschen innewohnenden Wunsch und Drang nach körperlicher Integrität und personaler Identität. Sie überwand ihren Schmerz und das Tabu, sich selbst nicht anzutasten. Und beinahe hätte sie auch noch den zugegebenermaßen reduzierten Anteil ihrer Person, der leben und gesund und glücklich sein wollte, überwunden.

So lassen sich autodestruktive Handlungen als Kompromissbildung zwischen jenen beiden Prinzipien verstehen, die Sigmund Freud als Eros und Thanatos bezeichnet hat. Die griechische Gottheit Eros präsentierte für ihn den Lebens- und Überlebenswillen, wohingegen Thanatos den Tod und das Vergehen verkörperte. Um nicht vollständig dem Letzteren zu unterliegen, greifen die Patienten zum Kompromiss der Selbstschädigung. Dies entspricht einer vom Psychoanalytiker Karl Menninger schon vor etlichen Jahrzehnten geäußerten Interpretation,[16] die Autoaggression als einen gemäßigten Suizid anzusehen und mit ihrer Hilfe die vollständige Selbsttötung zu verhindern.

Dieser Kompromiss erinnert an die mythologische Figur des Ödipus und dessen Schicksal, wie es von Sophokles in seinem Drama *König Ödipus* nacherzählt wurde. Als dem Helden unmissverständlich klar wird, dass er ohne sein Wissen und Wollen den eigenen Vater erschlagen und die eigene Mutter zur Frau genommen hat, blendet er sich aus Schuld und Verzweiflung selbst. Er entgeht damit einerseits der Selbstentleibung und benutzt andererseits seinen Körper, um sich und der Welt sein Scheitern und Versagen (psychosoziale Blindheit gegenüber den wahren familiären Verhältnissen) auf eine überaus konkrete und sich selbst massiv schädigende Weise zu demonstrieren.

Nicht wenige Patienten erleben ihre Automutilation wie Ödipus als eine allerletzte und verzweifelte Geste der Autonomie angesichts eines Lebens, das für sie statt personaler Entwicklung übergroße nihilistische Zumutungen bereithielt, die sich schließlich beredt und brutal an ihrem Körper Ausdruck schufen.

---

[16] Menninger, K.: Selbstzerstörung – Psychoanalyse des Selbstmords (1938), Frankfurt am Main 1989.

Literatur

Benn, G.: Der Arzt II (1917), in: Fleisch – Gesammelte Lyrik, Berlin 1917
Chai, Y. et al.: Risk of self-harm after the diagnosis of psychiatric disorders in Hong Kong, 2000–10: a nested case-control study, Lancet Psychiatry 2020, https://doi.org/10.1016/S2215-0366(20)30004-3
Eckhardt-Henn, A.: Kapitel Artifizielle Störungen, in: Uexküll – Psychosomatische Medizin, herausgegeben von Adler, R.H. et al., München 2011
Fazel, S. & Runeson, B.: Suicide, N Engl J Med 2020; 382: 266–274
Fliege, H. et al.: Frequency of ICD-10 factitious disorder: survey of senior hospital consultants and physicians in private practice, in: Psychosomatics 48, 2007, S. 60–64
Gallinat, J. und Heinz, A. (Hrsg): Facharztprüfung Psychiatrie und Psychotherapie in Fällen, Fragen und Antworten, München 2010;
Heim, C. et al.: The link between childhood trauma and depression: Insights from HPA axis studies in humans, in: Psychoneuroendocrinology 33, 2008, S. 693–710
Helfer, M.E., Kempfe, R.S. und Krugman, R.D. (Hrsg.): Das misshandelte Kind – Körperliche und psychische Gewalt; Sexueller Missbrauch; Gedeih-Störungen; Münchhausen-by-proxy-Syndrom; Vernachlässigung, Frankfurt am Main 2002
Joraschky, P.: Missbrauch und seine Reinszenierung am eigenen Körper, in: Fundamenta Psychiatrica 7, 1993, S. 81–87
McManus, S. et al.: Prevalence of non-suicidal self-harm and service contact in England, 2000–14: repeated cross-sectional surveys of the general population, Lancet Psychiatry 2019; 6: 573–81
Menninger, K.: Selbstzerstörung – Psychoanalyse des Selbstmords (1938), Frankfurt am Main 1989
Müller-Braunschweig, H.: Der unheimliche Körper, in: Psychotherapie, Psychosomatik, Medizinische Psychologie 42, 1992, S. 16–23
Plessner, H.: Die Stufen des Organischen und der Mensch (1928), Berlin 1975
Sachsse, U.: Selbstverletzendes Verhalten – Psychodynamik, Psychotherapie, das Trauma, die Dissoziation und ihre Behandlung, Göttingen 2002
Schmahl, C. et al.: Neural correlates of anti-nociception in borderline personality disorder, in: Arch Gen Psychiatry 63, 2006, S. 659–667
Skegg, K.: Self-harm, in: Lancet 366, 2005, S. 1471–1483
Teuber, K.: Ich blute, also bin ich – Selbstverletzung der Haut von Mädchen und jungen Frauen, Herbolzheim 2000

Ist Krebs tatsächlich der König aller Krankheiten? – Zur Anthropologie des Bösen

Inhaltsverzeichnis

15.1	Zur Biologie von Malignomen	280
15.2	Der Wirt	281
15.3	Die Umwelt	283
15.4	Wirt und Umwelt	284
15.5	Psychosoziale Aspekte bei Malignom-Erkrankungen	285
15.6	Krebs als Folge von Sexualstauung?	285
15.7	Krebs als Symbol?	286
15.8	Krebs als Folge von defizitärer Individuation?	287
15.9	Die Krebs-Persönlichkeit	288
15.10	Der Coping-Stil	289
15.11	Skeptische Psychoonkologie	290
15.12	Psychoneuroimmunologie und immunologische Surveillance	290
15.13	Zur Anthropologie des Bösen und der malignen Erkrankungen	291
15.14	Das Naturböse	292
15.15	Das personifizierte Böse	293
15.16	Das moralisch Böse	294
15.17	Sigmund Freud und das Böse	295
15.18	Krebs und das Böse	295
15.19	Krebs und das Tragische	296
Literatur		297

2010 erschien in Nordamerika ein Buch mit dem neugierig machenden Titel *The Emporer of All Maladies – A Biography of Cancer*, das bereits zwei Jahre später in deutscher Übersetzung (*Der König aller Krankheiten: Krebs – Eine Biographie)*[1] auf den Markt kam. Sein Verfasser Siddhartha Mukherjee ist als Onkologe (Krebsspezialist) an der *Columbia*

---

[1] Mukherjee, S.: Der König aller Krankheiten: Krebs – Eine Biographie (2010), Köln 2012.

University in New York tätig und erhielt für seinen ausgezeichneten Text über die Geschichte der Krebserkrankungen den angesehenen Pulitzer-Preis.

Mukherjee führte in seinem Buch gewichtige Argumente ins Feld, warum Krebserkrankungen derart geadelt werden, wie es der Titel seiner Veröffentlichung andeutet. Er wolle, so schrieb er, die Geschichte eines Krieges gegen den königlichen Gegner Krebs erzählen, „gegen einen Gegner, der gestaltlos, zeitlos und allgegenwärtig ist".[2]

Trotz der Überlegungen dieses Onkologen wird Krebs in unserem Rahmen nicht im Hinblick auf seine aristokratischen, sondern auf seine diabolischen Qualitäten erörtert. Dies entspricht einer langen Tradition, bei der es üblich geworden ist, Krebskrankheiten als maligne bzw. bösartig zu bezeichnen. Obwohl es manche anderen Krankheiten gibt, die hinsichtlich ihres Beschwerdebildes, ihrer Therapierbarkeit oder Prognose für den Patienten mindestens ebenso belastend und bedrohlich sein können wie Krebs, assoziiert man in der Medizin ebenso wie in Laienkreisen mit dem Wort Malignität oder Bösartigkeit in der Regel tumoröse Veränderungen des Organismus, die ohne adäquate Behandlung häufig tödlich verlaufen.

So kennen wir Infektions-, Autoimmun- oder Herzkrankheiten, die eventuell einen ungünstigeren Verlauf nehmen als Krebskrankheiten; man denke nur an schwerwiegende rheumatische Krankheitsbilder oder an Patienten mit ausgeprägter Herzpumpschwäche. Auch Erkrankungen aus dem schizophrenen Formenkreis münden nicht selten in ein tragisches Spätstadium ein, ohne dass man für sie das Adjektiv maligne verwendet. Die Bösartigkeit (von Krankheit) wird bevorzugt mit den Phänomenen von Krebserkrankungen assoziiert. An ihnen lässt sich gut veranschaulichen, welche Bedeutungen solche Assoziationen für die Patienten wie auch für das Medizinal-System einnehmen.

15.1 Zur Biologie von Malignomen

Der Begriff „Onkologie" steht in der Medizin für die Lehre von bösartigen Geschwulst- oder Krebskrankheiten, wobei *onko* im Griechischen so viel wie Wucherung bedeutet. Schon seit Jahrzehnten gehört es zu den Aufgaben onkologisch spezialisierter Ärzte, die Fragen nach der Vorsorge (Prävention), den Ursachen und der Entstehung (Ätiologie), den Symptomen und dem Verlauf (Pathologie) sowie der Erkennung (Diagnostik), Behandlung (Therapie) und Prognose von malignen (bösartigen) Erkrankungen zu beantworten.

Bösartige Geschwulste (Malignome) wurden bereits in der Antike mit dem Begriff „Krebs" (im Englischen *cancer*) belegt. Man wählte diese Bezeichnung, weil die tumorartigen Wucherungen an die Beine oder den gesamten Körper von Krebsen erinnerten. Sowohl in den Schriften des Hippokrates als auch in denjenigen des Galen finden sich Hinweise auf derlei Ähnlichkeiten.

Häufig spricht man im Zusammenhang von Krebs auch von Tumor- oder Geschwulsterkrankung. Unter einem Tumor versteht man allerdings eine Wucherung oder Schwel-

---

[2] Mukherjee, S.: Der König aller Krankheiten: Krebs – Eine Biographie, a.a.O., S. 18.

lung, von der nicht von vornherein feststeht, ob es sich dabei um etwas Bösartiges handelt. Mindestens ebenso häufig finden sich beim Menschen gutartige (benigne) Tumoren, die in der Regel für den Gesamtorganismus keine Gefahr darstellen.

Wichtige Unterscheidungsmerkmale zwischen gut- und bösartigen Tumoren sind das infiltrativ-destruierende Wachstum sowie die Neigung zur Absiedelung von Tochtergeschwülsten (Metastasen). Metastase heißt so viel wie Umzug, Wanderung oder Übersiedelung an andere Orte. In der Medizin kann man immer wieder beobachten, dass man für dramatische Zustände harmlos klingende Begriffe verwendet. Metastasen jedenfalls oder Tochtergeschwülste, die sich vom ursprünglichen Tumor ausgehend irgendwo im Organismus festgesetzt haben, treiben dort ihr Unwesen und verschlechtern erheblich die Prognose einer Krebserkrankung.

Das invasive, infiltrierende und oftmals destruierende Wachstum von bösartigen Tumoren bedeutet für den betreffenden Patienten eine ernsthafte Gefahr. Unter dieser Art des Wachstums versteht man die Tendenz von malignen Geschwülsten, keine Zell- und Organgrenzen anzuerkennen, sondern über das betreffende Mutterorgan hinaus zu wachsen und gegebenenfalls in andere Organe einzudringen. Beides – das ungezügelte Wachstum wie auch die Metastasierung – kann den Gesamtorganismus massiv schädigen.

Noch eine weitere Charakterisierung ist für die Beurteilung einer malignen Erkrankung relevant. Die meisten bösartigen Tumoren weisen eine feste, solide Struktur auf, sodass man den Ort ihrer Entstehung erkennen und dementsprechend mit gezielter Operation oder Bestrahlung auf sie reagieren kann. Stammen die Krebszellen von bedeckenden Organschichten (Epithel) ab, bilden sie Karzinome; rührt ihre Entwicklung vom Binde- und Stützgewebe her, nennt man sie Sarkome.

Daneben gibt es jedoch auch nichtsolide Tumoren, meist vom Blut und seinen Bestandteilen ausgehend, die an verschiedenen Stellen des Körpers auftauchen. Solche Krebsarten, die man unter dem Begriff der Hämoblastosen zusammenfasst, benötigen in der Regel keine lokalen, sondern systemische Formen der Behandlung (Stammzelltherapie, Medikamente, Bestrahlung). Zu den Hämoblastosen rechnet man etwa die Leukämien und die Lymphknotenkrebse.

15.2 Der Wirt

Onkologen erforschen bereits seit Jahrzehnten mögliche Ursachen für Krebserkrankungen. Dabei diskriminieren sie sogenannte Wirts- von den Umweltfaktoren; die Ersteren spiegeln die physische, psychische, soziale und geistige Verfassung des betroffenen Patienten wider – die Letzteren beziehen sich auf physikalische, chemische, biologische, soziale und kulturelle Einflüsse, die von außen auf ein Individuum einwirken.

Zu den maßgeblichen Wirtsfaktoren, die für die Entstehung eines Karzinoms ausschlaggebend sein können, rechnen die Krebsexperten die genetische Ausstattung eines Menschen. Eine bestimmte genetische Disposition kann bewirken, dass das individuelle Risiko, irgendwann an Krebs zu erkranken, merklich erhöht ist. Beim Mammakarzinom etwa (Brustkrebs) ist bekannt, dass nicht wenige Frauen ein spezifisches genetisches Profil aufweisen, das darauf hindeutet, dass die Betreffenden mit höherer Wahrscheinlichkeit als andere Frauen während ihres Lebens an Brustkrebs erkranken. Weil es sich um eine ererbte Disposition zur Krebsentstehung handelt, werden Patientinnen mit Mammakarzinom in der Regel danach befragt, ob in ihrer näheren Verwandtschaft ebenfalls derartige Krankheiten aufgetreten sind.

Zurzeit werden genetische Tests entwickelt, mit deren Hilfe das hereditäre (ererbte) Risiko für eine Brustkrebserkrankung ermittelt werden kann. Inwiefern eine frühzeitige Information über eine spätere mögliche oder wahrscheinliche Brustkrebserkrankung für die betreffenden Frauen Fluch oder Segen bedeutet, ist nach wie vor umstritten.

Denn die genetische Ausstattung eines Menschen stellt nur *einen* Entstehungsfaktor neben anderen für die Genese (Entstehung) eines Malignoms dar. Nicht jeder, der eine genetische Disposition in sich trägt, erkrankt irgendwann an Krebs. Es müssen nicht selten weitere ungünstige Faktoren hinzukommen, um aus einem Risiko und einer Disposition eine manifeste Krankheit erwachsen zu lassen.

So wurden in den letzten Jahren zunehmend Mechanismen des menschlichen Organismus entdeckt, die dazu beitragen, dass genetische Risiken nicht eins zu eins in Krebs oder sonstige Erkrankungen umgesetzt werden. Bei den millionenfachen Zellteilungen, die andauernd in unserem Körper stattfinden, sorgen z.B. Wächter-Gene für die korrekte Abfolge der Teilungsprozesse (bislang beschrieben wurden zum Beispiel Protoonko- und Tumorsupressor-Gene).[3]

Diese komplexen Abläufe in unserem Körper werden als *Repair*-Mechanismen (englisch *repair*: Reparatur) zusammengefasst. Kommt es trotz der Aktivität der Wächter-Gene zur Herausbildung von malignen Zellen, versucht das körpereigene Abwehr- und Immunsystem, die neu gebildeten bösartigen Zellen zu erkennen und zu vernichten. Diese biologische Barriere wird als immunologische *Surveillance* (Überwachung) bezeichnet. Ihre Hauptaufgabe besteht darin, entweder zu verhindern, dass sich trotz genetischer Disposition Krebszellen bilden, oder dieselben in einem frühen Stadium zu eliminieren. Weitere Wirtsfaktoren, die zur Genese von Krebs beitragen, sind permanente Entzündungsreaktionen an bestimmten Organen. So ist seit langem bekannt, dass chronische Darmentzündungen (z.B. Colitis ulcerosa) das Risiko für Dickdarmkrebs enorm erhöhen. Eine Entzündung wie Colitis ulcerosa wird daher als Präkanzerose, als eine Erkrankung also bezeichnet, die über die Jahre betrachtet das Terrain für eine spätere Krebserkrankung bereiten kann. Ähnliche präkanzeröse Verhältnisse wie bei Colitis ulcerosa finden sich bei der Hämochromatose. Bei dieser seltenen Erkrankung wird deutlich zu viel Eisen im Organismus, vorrangig in der Leber, gespeichert. Damit werden in diesem Organ Veränderungen induziert, die ihrerseits zur Entstehung von Leberkrebs beitragen können.

---

[3] Siehe hierzu Hiddemann, W. und Bartram, C. (Hrsg.): Onkologie, 2 Bände, Berlin 2009.

15.3 Die Umwelt

Neben den Wirtsfaktoren kommen für die Genese von Malignomen viele Umweltfaktoren in Betracht. So ist gesichert, dass die verstärkte Sonneneinstrahlung in den letzten Jahren und Jahrzehnten zu einer deutlichen Zunahme von Hautkrebserkrankungen geführt hat. Bei zwei Hautkrebsformen fällt dieser Faktor besonders stark ins Gewicht: beim Basaliom und beim Melanom. Die Entstehung beider Krebsarten hängt mit davon ab, wie hoch die UV-Strahlendosis ist, die von außen auf die Haut von Sonnenanbetern trifft.[4]

Wer in den 80er-Jahren des letzten Jahrhunderts in der Nähe von Tschernobyl gelebt hat, als es dort den verheerenden Reaktorunfall zu beklagen gab, musste eine andere Strahlenbelastung über sich ergehen lassen: massive radioaktive Strahlung. Diese physikalische Belastung trug dazu bei, dass viele Menschen in der Ukraine in den Jahren nach dem Unfall an Schilddrüsenkarzinomen oder an Blutkrebsarten erkrankten. Die Strahlenbelastung war dabei so hoch, dass bei den Betroffenen deren *Repair*- und *Surveillance*-Mechanismen rasch an ihre Grenzen stießen.

Des Weiteren gibt es chemische Stoffe, von denen bekannt ist, dass sie für eine Krebsentstehung mitverantwortlich zeichnen; man nennt sie daher onkogene Stoffe. Ein prominentes Beispiel dafür ist Alkohol, von dem man weiß, dass hochdosierter und längerfristiger Genuss das Risiko, an einem Karzinom der Speiseröhre oder der Bauchspeicheldrüse zu erkranken, drastisch erhöht.

Andere chemische Stoffe, die krebsauslösend wirken, sind Nikotin bzw. die Teerstoffe von Zigaretten. Inzwischen ist belegt, dass Nikotin und Teerstoffe nicht nur für die Entstehung von Lungenkrebs zuständig sind, sondern auch andere Krebserkrankungen mit induzieren. So wurde bei Frauen, die über längere Zeit hinweg viel geraucht haben, eine vermehrte Rate an Brustkrebs nachgewiesen. Asbest gehört ebenfalls zu jenen chemischen Stoffen, bei denen man nach längerer Exposition befürchten muss, an einem Malignom (z.B. der Lunge) zu erkranken.

Neben den physikalischen und chemischen kennen die Onkologen auch biologische Faktoren, welche die Genese von Krebs begünstigen. Bereits vor über 100 Jahren (das erste Mal 1911) gewann der Arzt Francis Peyton Rous (1879–1970) mit feinsten Filtern aus Muskeltumoren einen Extrakt, mit dem er erneuten Muskelkrebs induzieren konnte. Er vermutete zu Recht in dem Extrakt einen Erreger, der später nach ihm als Rous-Sarkom-Virus (RSV) benannt wurde. Rous erhielt in den 60er-Jahren für seine Forschungen den Nobelpreis für Medizin.

Inzwischen ist eine Reihe weiterer Viren als Krebsauslöser überführt. Zur Gruppe der krebsauslösenden Onkoviren zählen etwa die Hepatitis-B- und C-Viren. Wenn diese längere Zeit im Organismus bleiben und eine chronische Entzündung der Leber hervorrufen,

---

[4] Siehe hierzu beispielsweise: https://www.krebsdaten.de/Krebs/DE/Content/Publikationen/Krebs_in_Deutschland/kid_2019/kid_2019_c43_melanom.pdf;jsessionid=618F5208CB9AA-F93E0446960D5088C63.1_cid290?__blob=publicationFile.

kann darüber ein Leberkarzinom entstehen. Ebenso weiß man, dass manche Papillom-Viren Gebärmutterhalskrebs hervorrufen. Wenn diese Virenart, die über Geschlechtsverkehr verbreitet wird, über Monate und Jahre den Gebärmutterhals besiedelt, kann dieser krebsartig verändert werden.

Der Arzt und Nobelpreisträger Harald zur Hausen (geb. 1936), der als einer der Ersten den Zusammenhang von Papillom-Viren und Gebärmutterhalskrebs erforschte, geht davon aus, dass etwa ein Fünftel aller Krebserkrankungen *à conto* entsprechender viraler Erreger geht. Die Amerikanische Krebsgesellschaft gibt mit 17 % ähnliche Dimensionen an und benennt parallel dazu eine beachtliche Liste von Onkoviren.

15.4 Wirt und Umwelt

So sehr es aus didaktischen Gründen sinnvoll erscheint, zwischen Wirts- und Umweltfaktoren bei der Krebsentstehung zu unterscheiden, so sehr muss man betonen, dass es sich beim konkreten Einzelfall immer um ein komplexes Zusammenwirken und Wechselspiel dieser Einflussgrößen handelt. Die genetische Ausstattung eines Menschen unterliegt ebenso wie seine *Repair*-Mechanismen und sein immunologischer Status dauernd eventuellen Veränderungen, die unter anderem von Umweltfaktoren wie physikalischen, chemischen und biologischen Verhältnissen abhängen.

Andererseits entscheiden Individuen darüber mit, inwiefern sie sich bestimmten Umweltfaktoren aussetzen. Nikotin- und Alkoholgenuss, die Intensität der Sonnenbestrahlung oder die Form der Schutzmaßnahmen beim Geschlechtsverkehr sind keine Naturkonstanten oder -ereignisse, die über die Betroffenen hereinbrechen, ohne dass sie eine reelle Chance der Mitgestaltung besäßen. Im Gegenteil: In dieser Hinsicht kommen Affekte, Lebensstil, Charakter, Weltanschauung und Gangart des Einzelnen ganz maßgeblich zum Tragen.

So exponieren sich nicht wenige zu viel an der Sonne, weil sie ihrer Eitelkeit frönen und für sich definiert haben, dass die Qualität einer Urlaubsreise am Gerbungsgrad ihrer Haut abzulesen sei. Und nicht jeder, der Alkohol oder Nikotin zu seinen bevorzugten Genussmitteln zählt, tut dies, nur weil er einer biologischen Disposition zur Suchterkrankung erliegt. Daneben tragen häufig auch die psychosoziale Einstellung und die individuelle Biografie des Einzelnen mit dazu bei, dass er wiederholt zu derartigen Substanzen greift und dadurch das Risiko erhöht, an einem Malignom zu erkranken.[5]

In den letzten Jahrzehnten konnte darüber hinaus gezeigt werden, dass starkes Übergewicht (Adipositas Grad III) zu einer erhöhten Inzidenz (Neuerkrankungsrate) und Mortalität (Sterberate) von Krebserkrankungen beiträgt. Besonders betroffen sind davon die Karzinome von Speiseröhre, Niere, Bauchspeicheldrüse, Eierstöcken, Brust, Dickdarm. Die Onkologen vermuten, dass bis zu 5 % aller neu auftretenden Malignome in einem

---

[5] Siehe hierzu Weiderpass, E.: Lifestyle and Cancer Risk, Journal of Preventive Medicine and Public Health doi: 10.3961/jpmph.2010.43.6.459 November 2010, Vol. 43, No. 6, S. 459–471.

Zusammenhang mit Übergewicht stehen, ohne dass die genauen Patho-Mechanismen hierfür bekannt wären. Auch ist die Wahrscheinlichkeit, an einem Tumor-Rezidiv oder an Metastasen zu erkranken, bei adipösen Krebs-Patienten ausgeprägter als bei normalgewichtigen Betroffenen.[6]

15.5 Psychosoziale Aspekte bei Malignom-Erkrankungen

Mit den letzteren Aspekten – Sonnenbestrahlung, Alkohol- und Nikotingebrauch, Sexualität, Übergewicht – sind wir bei Dimensionen der Krebsentstehung angelangt, die man neben der Biologie gemeinhin in den seelischen, sozialen und geistigen Bereichen des Daseins verortet. In den vergangenen Jahren wurden die Themen unter dem Schlagwort Psychoonkologie subsumiert.

Wenn man zu Beginn des 21. Jahrhunderts seriös Psychoonkologie betreiben will, muss man *nolens volens* zum Anhänger der Philosophie Sir Karl Poppers werden. Popper (1902–1994) war ein Denker, der auf die Erkenntnistheorie entscheidenden Einfluss genommen hat.[7] Er vertrat die Ansicht, dass wissenschaftliche Fortschritte nicht dadurch zustande kommen, dass Forscher Zusammenhänge entdecken und diese daraufhin als Wahrheiten verkaufen. Die entscheidenden Wissenschaftsfortschritte bestehen Popper zufolge vielmehr in dem Nachweis, dass bis anhin als wahr gehandelte wissenschaftliche Erkenntnisse falsch sind und zukünftig keinen Bestand mehr haben. Popper nannte dieses Eliminieren von unrichtigen Meinungen und Überzeugungen Falsifizieren.

Wer heutzutage ernsthafter Psychoonkologe ist, sieht sich mit den Ergebnissen eines umfänglichen Falsifizierungsprozesses konfrontiert. Viele psychoonkologische Modelle und Hypothesen der letzten Jahrzehnte sind in jüngerer Zeit dem Nachweis anheimgefallen, dass sie nicht oder nur zu einem geringen Teil den empirisch überprüfbaren Gegebenheiten entsprechen. Dies betrifft vor allem jene Theorien, die sich in der Vergangenheit mit angeblichen psychosozialen Ursachen und Auslösern von Krebserkrankungen befassten.

15.6 Krebs als Folge von Sexualstauung?

Eine dieser Theorien, die sich in veränderter Form bis auf den heutigen Tag gehalten hat und von manchen Krebs-Patienten immer noch zustimmend zitiert wird, ist jene von Wilhelm Reich. Der Psychoanalytiker Reich (1897–1957) wurde wegen seines Buches *Massenpsychologie des Faschismus* (1933) bekannt. Darin unternahm er als einer der ersten und wenigen Tiefenpsychologen den Versuch, das Phänomen Faschismus mithilfe psychoanalytischer Denkfiguren einzuordnen. Nach seiner Emigration in die USA entwickelte er

---

[6] Siehe hierzu Pischon, T. und Nimptsch, K. (Hrsg.): Obesity and Cancer, New York 2016.
[7] Siehe hierzu Popper, K.: Logik der Forschung (1934), Tübingen 1966.

zunehmend obskure Ideen, die ihn für die einen als kriminell und für die anderen als psychotisch krank erscheinen ließen.

Ausgehend von seiner Orgon-Theorie postulierte Reich, dass eine befriedigende Sexualität des Menschen weit über die Genitalien hinaus im gesamten Organismus günstige Wirkungen nach sich ziehe. So werde durch die Sexualität und besonders in orgiastischen Zuständen im Körper ein Energiefluss induziert, der bis in alle Zellen hinein nachweisbar sei. Komme es selten oder nur in gehemmter Form zu Sexualität, führe dies zu einem Energiestau, der ebenfalls den Gesamtorganismus betreffe.

In seinem Buch *Die Entdeckung des Orgon II – Der Krebs*[8] ging Reich davon aus, dass Menschen, die über längere Zeit hinweg einen derartigen Energiestau erleben und/oder ihn mehr oder minder selbst zu verantworten haben, Gefahr laufen, ihre Körperzellen in eine Art Kümmerdasein zu verbringen. Der zelluläre Energiestau trage dazu bei, dass Zellen maligne entarten und Krebsgeschwüre bilden. Entsprechend müsse die Behandlung von Krebs-Patienten auf eine Revitalisierung ihres Sexuallebens und damit auf eine Auflösung des Energie- und Libidostaus abzielen. Nur so könne dem Krebs als „unbewusstem Selbstmord" (Reich) energisch Paroli geboten werden.

Dieses Konzept vom Malignom als Sexualstauungsneurose wurde in den 1970er-Jahren von einigen Psychoonkologen wie Carl Simonton (1942–2009) oder Lawrence LeShan (1920–2020) weitergeführt und in recht unkonventionelle Psychotherapieschemata bei Malignom-Erkrankten umgewandelt. Mit imaginativen Maßnahmen versuchte Simonton, anarchische Krebszellen seiner Patienten zur Ordnung zu rufen und deren träge Immunzellen zu aktivieren, damit diese ihrer Aufgabe der Attacke von malignem Gewebe im Organismus regelrecht nachkommen. Eine ähnliche Stoßrichtung verfolgte der Medizinsoziologe Ronald Grossarth-Maticek (geb. 1940), der davon ausging, dass blockierte Sexualität sowie gehemmte Aggressivität zu einem erhöhten Krebsrisiko beim Menschen beitragen.

15.7 Krebs als Symbol?

Eine weitere fragwürdige Richtung psychoonkologischen Denkens und Handelns begründete Georg Groddeck (1866–1934). Dieser wilde Analytiker (wie er sich selbst bezeichnete) gilt als ein früher Pionier der Psychosomatik sowie als Erstbeschreiber des Es. In seinem *Buch vom Es*[9] feierte er mit überbordend-poetischer Sprache die Allmacht des Unbewussten. Sigmund Freud übernahm zwar wenig später von ihm den Begriff des Es, ordnete dieses jedoch bei weitem nüchterner als bei Groddeck geschehen in sein eigenes topisches Seelenmodell ein (Es, Ich und Über-Ich).

Eine wesentliche Überzeugung Groddecks lautete: Alles am Menschen – Ideen, Phantasien, Handlungen, Emotionen sowie sämtliche körperlichen Zustände – ist Ausdruck

---

[8] Reich, W.: Die Entdeckung des Orgon II – Der Krebs (1948), Köln 2008.
[9] Groddeck, G.: Das Buch vom Es (1923), Frankfurt am Main 1978.

und Sprache des Es. Damit wurden jegliche Krankheitsbilder bis hin zum Malignom und schließlich sogar der Tod eines Individuums von ihm als Kundgabe des Unbewussten, des Es, interpretiert.

Folgerichtig fragte Groddeck sich und seine Patienten nach den unbewussten Mitteilungen, die verschlüsselt in den diversen körperlichen Symptomen und Zuständen enthalten sein sollten. Krankheit wurde für ihn zum Symbol, und ebenso wie Träume, Assoziationen, Fehlleistungen und neurotische Symptome durfte und sollte nun auch eine Krebserkrankung auf ihre Symbolträchtigkeit hin abgeklopft werden.

Daher nimmt es nicht Wunder, dass Groddeck bei Frauen mit Gebärmutterkrebs von „Sünden wider die Mutterpflicht" sprach oder bei Malignomen im Bereich der Speiseröhre von Versuchen seiner Patienten ausging, irgendetwas ihnen Unangenehmes nicht schlucken zu wollen. Mit dieser Art von Psychoonkologie gab er ein Modell ab für all jene, die heute noch nach dem symbolischen Ausdruck ihrer malignen Erkrankung fragen und damit schlichte und in der Regel falsche Bedeutungszuschreibungen ihres Krebsbefalls vornehmen.

Sandor Ferenczi (1873–1933), ein enger Freund Groddecks, hat in Anlehnung an diesen eine eigene psychoonkologische Theorie entworfen, die ebenfalls vom Symbolisierungsmodell ausgeht. Von Ferenczi stammt die Idee, dass Krebs ein hysterisches Materialisierungsphänomen ist. Die Hysterie ist eine Krankheit, bei welcher die Interpretation von körperlichen Beschwerden als Symbole am ehesten gerechtfertigt ist. Im hysterischen Symptom wird ein Konflikt zum Ausdruck gebracht, der auf psychosozialer Ebene nicht gelöst werden konnte.

Ferenczi nahm bei Krebserkrankungen analoge Verhältnisse ihrer Entstehung an. Unterschiedlich sei allerdings, dass es sich bei einem Malignom nicht wie bei der Hysterie um eine Funktionsstörung (Lähmung, Sensibilitätsstörung, Taubheit oder Blindheit) handelt. Beim Krebs haben wir es mit einer strukturellen Veränderung zu tun; der ungelöste Konflikt drücke sich deshalb nicht nur in funktionellen, sondern auch in organisch-morphologischen Veränderungen aus.

15.8 Krebs als Folge von defizitärer Individuation?

Eine dritte Richtung des psychoonkologischen Denkens geht auf C.G. Jung (1875–1961) zurück. Der Züricher Psychoanalytiker vertrat die Überzeugung, dass Krebs Ausdruck einer reduzierten oder missglückten Individuation oder Personwerdung sei. Vor allem Menschen mit depressiven Erkrankungen seien in ihrer Selbstrealisation gehemmt und gestört, was Jung als wichtigen psychosozialen Risikofaktor ansah, später an Krebs zu erkranken.

Jung erachtete es als eine wesentliche Aufgabe des Menschen, sein ihm innewohnendes Selbst zum Austrag zu bringen (Individuation). Dieser Prozess setzt fortwährendes Wachstum und stete Veränderung voraus. Wenn Einzelne sich dem Auftrag nach Veränderung entziehen und im Status quo verharren, übernehmen Jung zufolge ihre Zellen für sie diese

Entwicklung. Wachstum findet nun auf der zellulären Ebene statt – allerdings um den Preis der malignen Entartung.

Jungs Idee, dass Depressivität bzw. mangelnde Individuation die Entstehung von Krebs befördert, wurde in den 60er-Jahren von George Engel und Arthur Schmale, zwei Psychoanalytikern aus den USA, aufgegriffen. Aufgrund von weitläufigen Untersuchungen bei Krebs-Patienten gingen sie davon aus, dass lange anhaltende Resignation, Hoffnungslosigkeit und vitale Depression wichtige psychosoziale Faktoren bedeuten, die zur Genese von Krebserkrankungen entscheidend beitragen.[10]

Der dänische Psychoonkologe Claus Bahne Bahnson (1922–2008) untersuchte viele Tausend Biographien von Probanden und Patienten, um diese Hypothesen von Schmale und Engel zu überprüfen. Seinen akribischen Forschungen zufolge erleben viele Patienten im Vorfeld ihrer Krebserkrankungen den Verlust von wichtigen, ihnen nahestehenden Personen, den sie nicht hinreichend verarbeiten. Dies führe dazu, dass sich bei ihnen eine vitale, den gesamten Organismus betreffende Depressivität entwickelt, die ihrerseits den Boden bereitet, auf dem Malignomzellen die Chance haben, zu entstehen und sich zu vermehren.

15.9 Die Krebs-Persönlichkeit

Ausgehend von den letztgenannten Untersuchungen kristallisierte sich in den vergangenen Jahren das Konzept der Krebspersönlichkeit oder des Persönlichkeitstypus C (C wie *Cancer*) heraus. Derartige Persönlichkeitsprofile wurden schon früher in der Psychokardiologie formuliert (Typ A und B), um das Risiko einzelner Individuen einschätzen zu können, irgendwann eine koronare Herzerkrankung zu entwickeln.

Der Typ C wurde als Persönlichkeitstypus beschrieben, der sich durch Introvertiertheit, Depressivität, Schuldgefühle, Resignation, soziale Überangepasstheit, sexuelle Hemmungen, masochistische Einstellungen, Hilflosigkeit und ähnliche Wesenszüge auszeichnet. Weist ein Individuum solche Persönlichkeitsmerkmale auf, soll dies auf ein erhöhtes Risiko für eine spätere Krebserkrankung hindeuten.

Seit der Formulierung des Konzepts der Krebspersönlichkeit wurde in diversen Studien versucht, die Gültigkeit der Aussagen nachzuweisen oder (im Sinne Poppers) zu falsifizieren. Eine sorgfältige Untersuchung hierzu führte in den 90er-Jahren in Heidelberg der vor Jahren verstorbene Sozialmediziner Reinhold Schwarz (1946–2008) durch, worüber er in seinem Buch *Die Krebspersönlichkeit – Mythos und klinische Realität*[11] kompetent Auskunft erteilte.

Schwarz konnte zeigen, dass die von ihm befragten Patientinnen mit Mamma-Karzinom zwar mehrheitlich den Kriterien des Persönlichkeitstypus C entsprachen. Patienten mit Bronchial-Karzinom (Lungenkrebs) jedoch wiesen überwiegend Persönlichkeitsprofile

---

[10] Siehe hierzu Meerwein, F. und Bräutigam, W.: Einführung in die Psychoonkologie, Bern 1998.

[11] Schwarz, R.: Die Krebspersönlichkeit – Mythos und klinische Realität, Stuttgart 1994.

auf, welche dem Typus C beinahe diametral entgegengesetzt waren. Demnach ist es nicht opportun, generell von einem Persönlichkeitstypus C als Risikofaktor für Malignom-Erkrankungen zu sprechen.

15.10 Der Coping-Stil

In einem Lehrbuchkapitel (*Onkologie*[12]) bekräftigte Schwarz seine diesbezüglichen Aussagen. Darüber hinaus erteilte er darin auch jenen Psychoonkologen eine Absage, die in den letzten Jahren meinten, einen relevanten Zusammenhang zwischen dem Coping-Stil von Krebs-Patienten und dem Verlauf ihrer Malignom-Erkrankung aufzeigen zu können.

Unter Coping-Stil versteht man die Art und Weise, wie Patienten mit ihrer Erkrankung umgehen. Man hat nicht nur in Bezug auf Krebs-Patienten vier verschiedene Bewältigungsstile beschrieben: aktives Verleugnen, kämpferische Haltung, stoisches Akzeptieren sowie Hilf- und Hoffnungslosigkeit. Erste Studien aus den 70er- und 80er-Jahren des 20. Jahrhunderts deuteten darauf hin, dass Krebs-Patienten mit kämpferischer Haltung oder mit der Tendenz zu aktiver Verleugnung einen günstigeren Krankheitsverlauf (geringere Rezidivrate, längere Überlebenszeit) aufwiesen als die stoisch Akzeptierenden oder die hilf- und hoffnungslos Wirkenden. Damit schien ein Ansatzpunkt gefunden, Krebs-Patienten auf der psychosozialen Ebene je nach ihrem Coping-Stil mitzubetreuen und gegebenenfalls auch zu behandeln.

Als man jedoch daranging, diese ersten Studienergebnisse in größeren Untersuchungen zu replizieren, machte sich zunehmend Ernüchterung breit. Einerseits musste man erkennen, dass sich die Unterschiede zwischen den Untergruppen hinsichtlich der Rezidivraten und Überlebenszeiten nivellierten, sobald man große Patientenkollektive mit differenten Malignom-Arten in die Studien einschloss. Andererseits erkannte man, dass sich Coping-Stile bei ein und demselben Patienten innerhalb seines Krankheitsverlaufs verändern können, sodass eine konstante Zuordnung nur zu einem Bewältigungsverhalten häufig nicht möglich ist.

Damit zerschlugen sich die Hoffnungen der Psychoonkologen, ausgehend von einem per Fragebogen zu ermittelnden Coping-Stil bei Krebs-Patienten gezielte psychosoziale Interventionen vorzunehmen. Nach Jahrzehnten der psychoonkologischen Konzept- und Theorieerstellung sowie der zum Teil groß angelegten und wissenschaftlichen Kriterien vollauf genügenden Studien zum Einfluss psychosozialer Variablen auf die Entstehung und den Verlauf von Krebserkrankungen sehen sich seriöse Vertreter unter ihnen gezwungen, in Bezug auf die oben aufgeführten Hypothesen ein zurückhaltendes Zwischenfazit zu ziehen.[13]

---

[12] Hürny, Chr. und Schwarz, R.: Psychische und soziale Faktoren bei der Entstehung und im Verlauf von Krebserkrankungen, in: Köhle, K. et al. (Hrsg.): Uexküll – Psychosomatische Medizin – Theoretische Modelle und klinische Praxis, 8. Auflage, München 2017.

[13] Siehe hierzu Schwarz, R. und Singer, S.: Einführung psychosoziale Onkologie, München 2008.

15.11 Skeptische Psychoonkologie

Zu Recht fragt man sich, worin denn zukünftig neben der skeptischen Untersuchung tradierter Theorien sowie der Aufklärung von Patienten und Ärzten über die Fragwürdigkeit manch psychoonkologischer Konzepte die sinnvollen Aufgaben für psychosozial interessierte onkologische Forscher, Diagnostiker und Therapeuten bestehen. Bei aller Desillusionierung gibt es klinisch wie wissenschaftlich für Psychoonkologen noch genug zu tun.

Alleine die Aufklärung über die bis heute gesicherten (und vor allem auch nicht gesicherten) Zusammenhänge zwischen Krebserkrankungen und den psychosozialen Gegebenheiten kann beim betroffenen Patienten heilsam wirken. Nicht selten lässt sich beobachten, dass Krebskranke für manche Dimensionen ihrer Erkrankungen Verantwortung übernehmen, an denen sie sich im wahren Sinne des Wortes übernehmen. Aufgrund schiefer psychoonkologischer Prämissen suchen sie bei sich Ursachen für das Malignom (z.B. ein angeblich falsch geführtes Dasein), was häufig zu Schuldgefühlen und Selbstvorwürfen führt, die mehr Schaden (Depression) als Nutzen nach sich ziehen; nur ausnahmsweise mündet derlei in fruchtbare Selbsterkenntnisse.

Des Weiteren dürfen und sollen Psychoonkologen jene Patienten frühzeitig erkennen und behandeln, die aufgrund ihrer Krebserkrankung existenziell derart erschüttert sind, dass sie Depressionen, Angst- und Somatisierungsstörungen oder psychotische Erkrankungen entwickeln. Auch das Thema der günstigen oder ungünstigen Krankheitsverarbeitung (Coping) sowie des individuellen und subjektiven Krankheitskonzepts von Patienten und Ärzten stehen auf der psychoonkologischen Agenda.[14]

15.12 Psychoneuroimmunologie und immunologische Surveillance

Darüber hinaus ist eine intensive psychoneuroimmunologische Forschungstätigkeit hinsichtlich der Zusammenhänge von Stimmung, Affekt, Charakter, Biografie und belastenden Lebensereignissen sowie den zellulären und humoralen Immun- und Abwehrvorgängen beim Gesunden wie Kranken sinnvoll und notwendig. Dieses Wissenschaftsfeld scheint am ehesten geeignet, Antworten auf die Fragen nach einem psychosomatischen Simultangeschehen bei uns Menschen zu geben.

In letzter Zeit sind psychoonkologische Wissenschaftlergruppen mit der Erforschung der immunologischen *Surveillance* befasst, wobei sie interessante Zusammenhänge zwischen der Aktivität des körpereigenen Abwehrsystems (vor allem den zellulären Abwehrvorgängen) und der Stimmungs- und Affektlage der betroffenen Patienten aufdecken konnten. Diese psychobiologischen Forschungen scheinen mehrheitlich einem

---

[14] Siehe hierzu Tschuschke, V.: Psychoonkologie – Psychologische Aspekte der Entstehung und Bewältigung von Krebs, Stuttgart 2006.

wissenschaftlichen Standard zu entsprechen, wie er auch sonst in der Medizin üblich und gefordert ist.[15]

Das Immunsystem und speziell die immunologische Überwachung im Hinblick auf die Erkennung und Eliminierung von Krebszellen scheinen zumindest teilweise von den psychosozialen Verhältnissen mitbeeinflusst, in denen der Einzelne lebt. Ernährung, Bewegung, Schlaf, der Wechsel von Ruhe und Arbeit sowie das Maß an körperlicher und seelisch-geistiger Belastung (Eustress; kurz anhaltender oder aber chronisch aktivierter Disstress) sind den psychoneuroimmunologischen Forschungen zufolge wesentliche Kenngrößen, die über Status und Leistungsfähigkeit unseres Immunsystems mitentscheiden.[16]

Es liefe jedoch auf eine erneut Missverständnisse hervorrufende Psychoonkologie hinaus, aus den bisherigen Forschungsergebnissen der Psychoneuroimmunologie schlicht umsetzbare und allgemeingültige Verhaltensrezepte für die Patienten ableiten zu wollen. Das Immunsystem wirft in Bezug auf seine Funktionen schon beim Gesunden eklatant viele und komplexe Fragen auf, für die es bisher noch kaum befriedigende Antworten gibt. Umso schwieriger ist diese Thematik bei Krebskranken zu beurteilen, deren Abwehrsystem aus sehr unterschiedlichen Ursachen verändert ist; eindimensionale und lineare Kausalitäten stehen dabei nicht zu erwarten.[17]

15.13 Zur Anthropologie des Bösen und der malignen Erkrankungen

Eingangs wurde darauf verwiesen, dass vor allem Krebserkrankungen in der Medizin wie auch in Laienkreisen als bösartig (maligne) charakterisiert werden, obwohl es durchaus andere Krankheitsbilder beim Menschen gibt, die ähnlich destruierend und potenziell gefährlich oder sogar tödlich verlaufen wie Krebs.

Man kann sich fragen, warum gerade Krebs zu einer Metapher für das Böse geworden ist. In ihrem Buch *Krankheit als Metapher*[18] hat die US-amerikanische Schriftstellerin Susan Sontag (1933–2004) diese Problematik breit erörtert. Die Autorin wusste, worüber sie schrieb: In ihren mittleren Jahren war sie selbst an Brustkrebs erkrankt, und ihr Tod im 72. Lebensjahr war durch eine Leukämie verursacht.

In *Krankheit als Metapher* ging Sontag mit einer leichtfertig und wissenschaftsfern argumentierenden Psychoonkologie kritisch ins Gericht. Sie meinte, dass diese mit dazu

---

[15] Siehe hierzu Reiche, E.M.V., Nunes, S.O.V., Morimoto, H.K.: Stress, depression, the immune system, and cancer, The Lancet Oncology (2004), Vol.5, Issue 10, S. 617–625.

[16] Siehe hierzu Brown, K.W et al.: Psychological Distress and Cancer Survival: A Follow-Up 10 Years After Diagnosis, in: Psychosomatic Medicine 65 (2003), S. 636–643.

[17] Siehe hierzu Goodwin, P.J. et al: The Effect of Group Psychosocial Support on Survival in Metastatic Breast Cancer, in: The New England Journal of Medicine 345 (2001), S. 1719–1726.

[18] Sontag, S.: Krankheit als Metapher (1978), Frankfurt am Main 1981.

beigetragen habe, dass Krebs zu einer inzwischen kulturell tradierten Metapher für das Böse, Unheimliche, Schuldbeladene und Heimtückische geworden ist.

Diese Metapher würde ähnlich geringen Erkenntniswert besitzen wie in früheren Zeiten das Bild, das man sich von Tuberkulosekranken machte, die mehrheitlich als angeblich ätherische, sexuell bedürftige und zugleich enttäuschte sowie einer bodenlosen Intellektualität zugeneigte Menschen galten. Was man damals den Tuberkulosekranken und später den Krebskranken angedichtet habe, sei eben Dichtung und keine wissenschaftlich belegte Wahrheit gewesen.

Warum aber hielt sich diese Dichtung so lange, und warum gibt es sie immer noch? Liegt es an der meist lange Zeit unsichtbaren, aber umso destruktiveren Art des Krankheitsprozesses, dass wir Krebs als bösartig bezeichnen? Ist die heimliche und oft auch enorm unheimliche Attacke auf unsere Gesundheit und Unversehrtheit bei Malignom-Erkrankungen für den Metaphern-Inhalt verantwortlich zu machen? Oder erleben wir das Maßlose, Grenzüberschreitende, Ordnungswidrige und Chaotische an der Krebswucherung als maligne? Um diese Fragen zu beantworten, müssen wir den Begriff des Bösen generell kurz streifen. Ausgehend davon lässt sich besser verstehen, warum Krebserkrankungen in der Regel mit dem Bösen assoziiert werden.

15.14 Das Naturböse

Das Phänomen wie auch der Begriff des Bösen weisen eine lange und wechselvolle Tradition in der Menschheitsgeschichte auf. Krankheiten und Naturkatastrophen, Dämonen, Geister, Luzifer und seine Unterteufel, die Hexen und der schwarze Mann, aber auch geschichtliche Ereignisse wie Kriege, der Holocaust oder terroristische Anschläge wurden und werden als Manifestationen des Bösen aufgefasst.[19]

Schon in den sogenannten primitiven Kulturen wurden Überlegungen angestellt und Strategien ersonnen, was denn das Böse sei und wie man sich diesem erwehren könne. Damals erlebte man viele Naturgewalten als böse und bedrohlich: Gewitter, Sturm, Hagel, Überschwemmungen, Blitz und Donner, Feuersbrünste, Erdbeben, Hitze- und Dürreperioden oder Schnee- und Eiszeiten bedeuteten für die Menschen der Frühzeit massive Beeinträchtigungen ihrer Existenz, die nicht selten mit dem Verlust von Besitz, Gesundheit oder dem Leben verbunden waren.

Als Reaktion auf solche Bedrohungen und in Ermangelung wissenschaftlicher Erklärungsmodelle dachten sich die Menschen früher Kulturen archaische und mythologische Modelle aus, in denen sich ihre Vorstellungen über das Wesen der Naturgewalten verdichteten. Nicht selten erfolgte dabei eine Zweiteilung der Natur in gute und böse Mächte, in Fabelwesen und Dämonen, Halbgötter und Götter.

Diese Dichotomisierung (Zweiteilung) der Welt in gute und böse Kräfte und Einflüsse war eine schlichte Art der Weltanschauung, die sich in mancherlei Hinsicht bis in unsere

---

[19] Siehe hierzu Safranski, R.: Das Böse oder Das Drama der Freiheit, München 1997.

Zeit erhalten hat. Sie diente nicht nur dazu, die Naturphänomene mit einem urtümlichen Erklärungsmuster zu versehen; darüber hinaus bot sie den Betreffenden Gelegenheiten, mittels Opfergaben, Gebeten und Unterwerfungsritualen böse Dämonen milde zu stimmen und gute Gottheiten in Bezug auf Schutz und Verteidigung für sich zu gewinnen. Dies erleichterte den Umgang der Menschen mit ihrer Lebewelt; sie wurde vermenschlicht, und damit konnten die Erfahrungen der Ohnmacht angesichts der Naturgewalten abgemildert werden.

Analog wie Hagel, Sturm und Eis wurden auch Krankheiten und der Tod als Phänomene des Bösen interpretiert, die von Dämonen oder zürnenden Gottheiten hervorgerufen wurden. Weit verbreitet war die Vorstellung, dass sich eine übersinnliche Macht oder ein böser Geist des kranken Menschen bemächtigt habe, in ihn gefahren sei. Entsprechend solcher Krankheitskonzepte bestand die Therapie in einer Besänftigung oder Austreibung der bösen Mächte. Rhythmische und ekstatische Tänze und Gesänge, Trance-Zustände, symbolische Opfergaben und Rituale aller Art wurden von Schamanen und Medizinmännern erfunden, um das Böse im Kranken zur Aufgabe und zum Rückzug zu bewegen.

15.15 Das personifizierte Böse

Mit dem Aufkommen der großen Weltreligionen erfuhr das Thema des Bösen eine veränderte Einordnung und Interpretation. So hat das Christentum als die dominierende Religion des Abendlandes das Gute in einem Schöpfergott personifiziert und das Böse als satanische und dämonische Macht dem Guten konträr gegenübergestellt. Vom Bösen durchtränkt war nicht nur der Teufel, sondern als Gegenteil des als geistig gedachten Gottes auch die Materie und Natur. Der Mensch wurde als gut und böse zugleich konzipiert: Sein Leib, die triebhaften Bedürfnisse und seine Leidenschaften und Affekte galten als böse, wohingegen seine Seele als potenziell gut und gottgefällig beschrieben wurde.

Bis über die Renaissance hinaus fanden solche polar angelegten Denkfiguren Eingang in die gelebte Wirklichkeit vieler Menschen. Man erinnere sich nur an die lange Zeit dominierende abstruse Leib- und Frauenfeindlichkeit, der Hunderttausende auf Geheiß der Inquisition zum Opfer fielen, nur um die angebliche Inkarnation des Bösen zu eliminieren. Auf der Jagd nach dem Bösen und beim Versuch, es mit Stumpf und Stiel auszumerzen, erwiesen sich die Anwälte des Heiligen, Reinen und Guten als teuflische Mächte, die Tod und Verderben brachten.[20]

Die Überzeugung, das Böse stelle eine eigenständige Macht dar, führte in der Vergangenheit immer wieder dazu, diese Macht dingfest machen und ausrotten zu wollen. Meist dienten und dienen Außenseiter – Fremde, Andersdenkende und -gläubige, Menschen mit Auffälligkeiten (Haar- oder Hautfarbe, Abstammung, „böser Blick") – als willkommene Möglichkeit, all das Schlechte und Üble in der Welt auf sie zu projizieren.

---

[20] Siehe hierzu Roper, L.: Hexenwahn – Geschichte einer Verfolgung, München 2007.

15.16 Das moralisch Böse

Während der Aufklärungsepoche kam es aufgrund der Aktivitäten englischer, französischer und deutscher Denker zur Entdämonisierung des Bösen sowie zur teilweisen Loslösung der Themen Gut und Böse aus dem religiösen Kontext. Das Böse war nun keine eigenständige Macht, kein Teufel oder Antichrist mehr. Vielmehr rückten das Irrationale, Unvernünftige und ungehemmt Leidenschaftliche des Menschen in die Rolle des Bösen oder Schlechten. Diese Phänomene galten deshalb als problematisch, weil sie häufig zu weit von Vernunft, Maß und Ordnung entfernt waren.

Im Rahmen der Aufklärung wurde auch das sogenannte Naturböse einer Revision unterzogen. 1755 war es in Lissabon zu einem gewaltigen Erdbeben gekommen, dem einige Zehntausend Menschen zum Opfer fielen. Manche Zeitgenossen nahmen diese Naturkatastrophe zum Anlass, an der Güte und Allmacht Gottes ernsthaft zu zweifeln, und nicht wenige Dichter und Philosophen des 18. Jahrhunderts – darunter Goethe, Kant und Voltaire – waren daraufhin geneigt, die Existenz Gottes ganz infrage zu stellen. Ausgehend vom Erdbeben von Lissabon betonten die meisten Aufklärer, dass es das Naturböse nicht gibt. Die Natur und der gesamte Kosmos wollen nichts, verfolgen keine Intentionen und können damit auch nicht böse sein. Bei Naturkatastrophen ergeben sich allerdings nicht selten massive Sinnlosigkeiten und Absurditäten, und dies verleitet die Opfer oder Beobachter dazu, sie mit den Kategorien von Gut und Böse zu belegen.

Nicht um das Naturböse also (das es nicht gibt), sondern um die Frage nach dem moralisch Guten und Bösen sollten sich die Menschen bekümmern. Diese Thematik war den Aufklärern zufolge eng mit der menschlichen Freiheit und Vernunft verknüpft: Nur weil und wenn sich Einzelne zwischen verschiedenen Optionen und Werten entscheiden können, sind sie überhaupt in der Lage, gut oder schlecht zu handeln. Wer lediglich wie die Tiere den Instinkten, Dressuren und Gewohnheiten gemäß agiert, ist zu einem ethisch-moralischen Dasein noch nicht erwacht.

Wesentlich und zugleich problematisch für die Debatte um das moralisch Gute und Böse ist die Perspektivgebundenheit der jeweiligen Person, die sich für oder gegen bestimmte Handlungen und in letzter Konsequenz stets im Sinne ihrer persönlichen Wertehierarchie entscheidet. Selbst jene Menschen, die offensichtlich abgrundtief böse handelten (wie die politischen Massenmörder des 20. Jahrhunderts Hitler, Stalin, Mao Zedong, Pol Pot), erlebten ihr Tun als gut, richtig und einer wichtigen Sache dienend. Es war vor allem Friedrich Nietzsche, der mit Nachdruck auf die von der Perspektive der Einzelnen ausgehenden Schwierigkeiten in der Moraldebatte hingewiesen hat.[21]

---

[21] Siehe hierzu Nietzsche, F.: Zur Genealogie der Moral (1887), in: KSA Band 5, München – Berlin 1988.

15.17 Sigmund Freud und das Böse

Einen nochmals anderen Aspekt zum Thema Gut und Böse brachte Sigmund Freud in die Diskussion ein. In *Jenseits des Lustprinzips*[22] postulierte er in seiner dritten Triebtheorie neben dem Sexualitäts- einen autonomen, in der Biologie des Menschen verankerten Aggressionstrieb. Dieser arbeite ähnlich wie sein sexueller Gegenspieler permanent vor sich hin und produziere aggressiv und destruktiv getönte Energie, die Freud analog zur Libido, also zur sexuellen Energie, als Destrudo bezeichnete.

Freud war davon überzeugt, dass sich mit dem Postulat eines Aggressionstriebes, den er auch Destruktions- und Todestrieb nannte, alle düster-bösen Einstellungen und Handlungen von Menschen – begonnen bei autoaggressiven Stimmungen wie der Melancholie über destruierend verlaufende Erkrankungen (Krebs) bis hin zur kollektiven Aggression des Krieges – hinlänglich erklären lassen.

Den Destruktionstrieb hat Freud ebenso wie die Sexualität in den Rang metaphysischer Prinzipien erhoben; die von ihm dafür gewählten Namen Eros und Thanatos entlehnte er der griechischen Mythologie. Sie bedeuteten ihm zwei grundsätzliche Kräfte, die konträr zueinander wirken; Gesundheit und Krankheit, Glück und Leid, Gut und Böse sowie Leben und Tod seien als Resultate des Ringens zwischen Eros und Thanatos zu verstehen, und alles Leben sei auf den Tod ausgerichtet – auf einen Zustand, der als Sieg von Thanatos über Eros zu verstehen sei.

15.18 Krebs und das Böse

Diese Gedanken Freuds führen zu den Ausgangsfragen zurück. Zusammen mit dem Schwenk in die Frühzeit der Menschheitsgeschichte, als das Naturböse noch eine fixe und nicht hinterfragte Größe bildete, machen die Ausführungen des Gründers der Psychoanalyse zur triebhaften Aggression verständlich, warum gerade das Krankheitsbild Krebs mit den Attributen böse und bösartig belegt wurde.

Das biologische Geschehen Krebs ist für sich genommen ebenso wenig böse wie die Naturphänomene Blitz und Donner, Vulkanausbruch, Erdbeben oder Sturm. Aber ähnlich wie die Menschen vor Jahrtausenden in Bezug auf die Natur große Ohnmacht und Hilflosigkeit empfanden, erleben viele Patienten und manche Ärzte einem Malignom gegenüber mächtigen Respekt, der sich bis zur Angst und Panik vor einem kaum zu durchschauenden Geschehen steigern kann.

Denn trotz aller bisherigen Bemühungen, die Ursachen und den Verlauf von Krebserkrankungen auf biomedizinischer Ebene umfänglich zu verstehen, sind auch im 21. Jahrhundert viele diesbezügliche Fragen ungelöst. Das Unverstandene jedoch lädt, insbesondere wenn es bedrohlich ist, zur Dämonisierung und damit (wie in archaischen Kulturen oft genug geschehen) zur Aufwertung als Inbegriff des Bösen ein.

---

[22] Freud, S.: Jenseits des Lustprinzips (1920), GW Band XIII, Frankfurt am Main 1988.

Aus diesem Grund darf man entschieden für eine wissenschaftlich nüchterne und skeptische Form der Psychoonkologie plädieren, die um die biomedizinischen Prozesse der Krebsentstehung bis hinein in die Molekulargenetik weiß und die Notwendigkeiten und Chancen einer entsprechenden Diagnostik und Therapie realistisch einzuschätzen versteht. Je höher der Wissens- und Erkenntnisstand von Ärzten und Patienten im Hinblick auf die Genese und den Verlauf von Malignom-Erkrankungen ist, umso weniger haben sie es nötig, Krebs zum großen, unbekannten und unberechenbaren Bösen zu dämonisieren.

Eine solche Art der Psychoonkologie verfällt nicht auf den billigen, an religiöse Weltanschauungen erinnernden Trick, den „bösen Leib" mit seinem Malignom mittels einer „guten Seele" und eines noch besseren Geistes therapieren zu wollen. Zu einer derartigen Zuordnung verführt übrigens eine oberflächliche Interpretation der Freud'schen Ansicht, die Biologie eines jeden Menschen führe das Böse in Form des dauernd thanatisch vor sich hinwirkenden Aggressionstriebes mit und in sich.

Von Friedrich Schiller stammt der hochgemute Satz: „Es ist der Geist, der sich den Körper baut."[23] In eine ähnliche Richtung (allerdings völlig ohne den differenzierten Schiller'schen Hintergrund) argumentieren halbseriöse Psychoonkologen, wenn sie ihren Patienten raten, sich auf ganzheitliche, spirituelle oder Seele und Geist heilende Krebstherapien einzulassen. Solche höchst fragwürdigen Psychoonkologen erinnern an Schamanen in mythischen Kulturen, die mit magischen Allmachtsgesten ihre Ohnmacht gegenüber der Natur verscheuchen wollten; oder an die Hohenpriester der Religionen, die eine Aura des Geheimwissens um sich herum erzeugten, mit dem sie dem Bösen in der Welt angeblich Paroli bieten konnten und das sich bei genauer Betrachtung als narzisstischer Popanz herausstellte.

15.19 Krebs und das Tragische

Zuletzt sei noch auf eine Thematik verwiesen, die als exquisite Aufgabenstellung für ernsthafte Psychoonkologen wie für anthropologisch und psychologisch interessierte Ärzte generell verstanden werden kann. Krebserkrankungen sind wie alle anderen Erkrankungen für den Patienten und seine Umwelt eine Herausforderung, dem somatischen Geschehen eine psychosoziale und soziokulturelle Bedeutung zuzuschreiben. Eine solche Zuordnung erfolgt *nolens volens* und meist implizit; sie explizit zu machen und in den Kontext einer Biografie einzuordnen gehört mit zur ärztlichen Betreuung innerhalb einer personalen Medizin.

Wie sehr eine behutsame und zugleich entschiedene Diagnostik und möglicherweise auch Therapie im Rahmen solcher subjektiven Sinn- und Bedeutungszuschreibungen erforderlich ist, soll zum Schluss an einer kurzen Fallvignette verdeutlicht werden. Sie stammt nicht aus der Klinik, sondern aus der Literatur; es handelt sich um Thomas Manns Erzählung *Die Betrogene*.[24]

---

[23] Schiller, F.: Wallenstein (1799), in: Sämtliche Werke Band II, München 2004, S. 472.

[24] Mann, Th.: Die Betrogene (1953), in: Sämtliche Erzählungen, Frankfurt am Main 1988.

Die Geschichte spielt im Rheinland. Die verwitwete Rosalie von Tümmler lebt mit ihrer Tochter Anna und dem Sohn Eduard zusammen. In ihren Haushalt kommt ein junger Amerikaner namens Ken Keaton, der dem Sohn Frau von Tümmlers Englischunterricht erteilen soll. Ken Keaton imponiert aufgrund seiner physischen Statur; seine psychosozialen und intellektuellen Fähigkeiten verblassen demgegenüber.

Frau von Tümmler hat das Klimakterium bereits hinter sich. Nach und nach bemerkt sie, dass Ken Keaton ihr nicht gleichgültig ist, und sie legt es darauf an, dass auch der junge Amerikaner zunehmend von ihr beeindruckt wird. In der etwa 50-jährigen Witwe keimt die Hoffnung, Ken Keaton in sich verliebt zu machen und selbst noch einmal die Macht des Eros bei sich zu erleben. Bestärkt wird sie in ihrem Überschwang, weil sich bei ihr scheinbar die Menstruation wiedereingestellt hat – ein Phänomen, das sie als einen Hinweis darauf interpretiert, im Kontakt mit Ken Keaton emotional jünger geworden zu sein.

Die vaginalen Blutungen nehmen jedoch kein Ende und führen zu einer ärztlichen Untersuchung. Der Arzt diagnostiziert bei der Palpation einen Tumor im Unterleib; beim chirurgischen Eingriff zeigt sich, dass der Bauchraum von Metastasen eines Karzinoms übersät ist. Wenige Tage danach stirbt die Patientin, die von ihrer Krebsgeschwulst betrogen wurde: Ihre vorgebliche Verjüngung war eine Krankheit zum Tode.

Rosalia von Tümmler wird von Thomas Mann als Frau geschildert, die wie wir alle nach Daseinsfülle, -glück und -sinn sucht und körperliche Vorgänge bei sich entsprechend ihrer Lebenssituation der erwünschten Verliebtheit (fehl-)einordnet. Die Bedeutung ihrer Blutung siedelt sie im Erotischen an, wohingegen das Thanatische längst von ihr Besitz ergriffen hat. Weder das Krebsgeschehen noch ihr Irrtum sind dabei als böse zu qualifizieren – aber tragisch sind sie allemal.

Literatur

Brown, K.W. et al.: Psychological Distress and Cancer Survival: A Follow-Up 10 Years After Diagnosis, in: Psychosomatic Medicine 65 (2003), S. 636–643

Freud, S.: Jenseits des Lustprinzips (1920), GW Band XIII, Frankfurt am Main 1988

Goodwin, P.J. et al: The Effect of Group Psychosocial Support on Survival in Metastatic Breast Cancer, in: The New England Journal of Medicine 345 (2001), S. 1719–1726

Groddeck, G.: Das Buch vom Es (1923), Frankfurt am Main 1978

Hiddemann, W. und Bartram, C. (Hrsg.): Onkologie, 2 Bände, Berlin 2009

https://www.krebsdaten.de/Krebs/DE/Content/Publikationen/Krebs_in_Deutschland/kid_2019/kid_2019_c43_melanom.pdf;jsessionid=618F5208CB9AAF93E0446960D5088C63.1_cid290?__blob=publicationFile. Zugegriffen am 30.07. 2021

Köhle, K. et al. (Hrsg.): Uexküll – Psychosomatische Medizin – Theoretische Modelle und klinische Praxis, 8. Auflage, München 2017

Mann, Th.: Die Betrogene (1953), in: Sämtliche Erzählungen, Frankfurt am Main 1988

Meerwein, F. und Bräutigam, W.: Einführung in die Psychoonkologie, Bern 1998

Mukherjee, S.: Der König aller Krankheiten: Krebs – Eine Biographie (2010), Köln 2012

Nietzsche, F.: Zur Genealogie der Moral (1887), in: KSA Band 5, München – Berlin 1988

Pischon, T. und Nimptsch, K. (Hrsg.): Obesity and Cancer, New York 2016
Popper, K.: Logik der Forschung (1934), Tübingen 1966
Reich, W.: Die Entdeckung des Orgon II – Der Krebs (1948), Köln 2008
Reiche, E.M.V., Nunes, S.O.V., Morimoto, H.K.: Stress, depression, the immune system, and cancer, The Lancet Oncology (2004), Vol.5, Issue 10
Roper, L.: Hexenwahn – Geschichte einer Verfolgung, München 2007
Safranski, R.: Das Böse oder Das Drama der Freiheit, München 1997
Schiller, F.: Wallenstein (1799), in: Sämtliche Werke Band II, München 2004
Schmoll, H.-J., Höffken, K. und Possinger, K. (Hrsg.): Kompendium Internistische Onkologie, 3 Bände, 4. Auflage, Berlin 2005
Schwarz, R.: Die Krebspersönlichkeit – Mythos und klinische Realität, Stuttgart 1994
Schwarz, R., Messerschmidt, H. und Dören, M.: Psychosoziale Einflussfaktoren für die Krebsentstehung, in: Medizinische Klinik (2007) 102, S. 967–979
Schwarz, R. und Singer, S.: Einführung psychosoziale Onkologie, München 2008
Schwarz, S.: Psychosoziale Einflussfaktoren für die Krebsentstehung, in: Medizinische Klinik 102 (2007), S. 967–979
Sontag, S.: Krankheit als Metapher (1978), Frankfurt am Main 1981
Tschuschke, V.: Psychoonkologie – Psychologische Aspekte der Entstehung und Bewältigung von Krebs, Stuttgart 2006
Weiderpass, E.: Lifestyle and Cancer Risk, Journal of Preventive Medicine and Public Health doi: https://doi.org/10.3961/jpmph.2010.43.6.459 November 2010, Vol. 43, No. 6

Das Herz ist ein einsamer Jäger – Zur Anthropologie des menschlichen Zentralorgans

Inhaltsverzeichnis

16.1	Der Kreislauf	300
16.2	Arterielle Hypertonie (Bluthochdruck)	302
16.3	Hypertonie als Bereitstellungsreaktion	303
16.4	Die Situationshypertonie	303
16.5	Hypertonie als Abnutzungserkrankung	304
16.6	Hypertonie als menschliche Erkrankung	304
16.7	Hypertonie als existenzielle Klaustrophobie	305
16.8	Zur Anthropologie der Hypertonie	305
16.9	Zur Therapie der Hypertonie	307
16.10	Das Herz	308
16.11	Soziale Risiko-Konstellationen	309
16.12	Psychische Risiko-Konstellationen	310
16.13	Biopsychosoziale Risiko-Konstellationen	311
16.14	Biografische Risiko-Konstellationen	312
16.15	Zur Anthropologie des Herz-Kreislauf-Systems	313
16.16	Anthropo-biologisches Profil des Herzens	314
16.17	Punctum saliens	315
Literatur		317

Im Jahre 1940 publizierte in Boston (USA) eine erst 23-jährige, völlig unbekannte Autorin ihren Debütroman mit dem Titel *The Heart is a Lonely Hunter*. Die deutsche Erstausgabe erschien ein Jahrzehnt später und trug den übersetzten Titel *Das Herz ist ein einsamer Jäger*.[1] Die Verfasserin Carson McCullers (1917–1967) war in der Zwischenzeit weit über

---

[1] McCullers, C.: Das Herz ist ein einsamer Jäger (1940), Zürich 2011.

© Der/die Autor(en), exklusiv lizenziert durch Springer-Verlag GmbH, DE, ein Teil von Springer Nature 2021
G. Danzer, *Personale Medizin*, https://doi.org/10.1007/978-3-662-63135-5_16

die Vereinigten Staaten hinaus berühmt geworden, und manche bezeichneten sie als die großartigste Schriftstellerin Nordamerikas.

Die Figuren, die McCullers in ihrem Roman schilderte, scheitern allesamt. Ihre Sehnsüchte und Wünsche bleiben unerfüllt, und obwohl sie dauernd miteinander zu tun haben, sind sie im Grunde ihres Wesens arm und vereinsamt. Am ehesten noch ist John Singer sozial integriert – ein Mann, der vielen zuhört, wenn sie von sich erzählen, und der dabei tröstlich wirkt, obwohl er taubstumm ist.

Das persönliche Schicksal von Carson McCullers glich in mancher Hinsicht ihrer Hauptfigur John Singer. Ihre (Liebes-)Beziehungen zu anderen Menschen gestalteten sich schwierig, und mehrere Schlaganfälle führten zum frühen Tod der Dichterin. Tennessee Williams urteilte über sie: „Carsons Herz war oft einsam, und es war ein unermüdlicher Jäger auf der Suche nach Menschen, denen sie es anbieten konnte; aber es war ein Herz, das mit einem Licht gesegnet war, das seinen Schatten überstrahlte."[2]

Obwohl das Herz im Roman von McCullers metaphorisch gemeint war und die Figuren ihres Textes gesamthaft charakterisieren sollte, bietet es sich an, den Titel ihres Buches auch für Erkrankungen des konkreten Organs Herz zu verwenden. Untersucht man Herz-Patienten hinsichtlich ihrer psychosozialen Situation etwa vor, während und nach ernsthaften Herzerkrankungen (Infarkten), stellt sich heraus, dass viele an relevanter Vereinsamung laborieren. Diese kann sowohl akuter (Tod des Partners)[3] als auch chronischer Natur[4] sein.

16.1 Der Kreislauf

Sobald man sich kardiologischen Themen zuwendet, geht es weniger romanhaft zu als in diesem Vorspann. Befasst man sich mit Herz-Kreislauf-Erkrankungen, muss man gewärtig sein, auf Daten und Zahlen zu stoßen, die nachdenklich stimmen. Hinter diesen Zahlen und jenseits der Diskussionen um Ursachen, Risikofaktoren, Behandlung und Prävention von Herz-Kreislauf-Erkrankungen verbergen sich jedoch anthropologische Themen, auf die wir gesondert zu sprechen kommen.

Zunächst aber interessiert der Kreislauf des menschlichen Körpers. Der Gedanke, dass der Blutkreislauf das Leben und die Funktion des Organismus aufrechterhält, ist vier Jahrhunderte alt. 1628 veröffentlichte der Brite William Harvey (1578–1657) seine bahnbrechende *Anatomische Abhandlung zur Bewegung des Herzens und des Blutes*. Darin vertrat er die Ansicht, dass das Blut auf einer geschlossenen Bahn durch den Körper bewegt wird; so schrieb er: „Die Bewegung und der Schlag des Herzens sind hierfür die

---

[2] Williams, T.: zit.n. McCullers, C.: Das Herz ist ein einsamer Jäger, a.a.O., U4.
[3] Siehe hierzu Mostofsky, E. et al.: Risk of Acute Moycardial Infarction after Death of a Significant Person in One' Life: The Determinants of MI Onset Study, in: Circulation 125 (2012), S. 491–496.
[4] Siehe hierzu Holt-Lunstad, J. et al.: Social Relationships and Mortality Risk: A Metaanalytic Review, in: PLoS Medicine 7 (2010), e1000316.

einzige Ursache." Und einige Seiten später schlug er vor: „Es sei gestattet, dies einen Kreislauf zu nennen."

Neben der ausgesuchten Höflichkeit dieses Forschers imponierte an ihm seine intellektuelle Innovationskraft, welche die damalige Tradition weit hinter sich ließ. Bis ins 17. Jahrhundert hinein war man sich unter Ärzten und Naturforschern weitgehend einig, dass das Blut in der Leber gebildet, im Gewebe verbraucht und ständig neu nachgebildet wird – was ziemlich unökonomisch wäre. Mit seinem Kreislaufmodell hat sich Harvey gegen den seinerzeitigen *Mainstream* der medizinischen Überzeugungen gestellt, was ebenso zu bewundern ist wie seine Entdeckung selbst.

Obwohl wir inzwischen über den Kreislauf viel mehr Details kennen als William Harvey, haben sich seine Grundannahmen bis heute bestätigt. Im Zentrum des Blutkreislaufs befindet sich das Herz, das sich etwa 100.000-mal in 24 Stunden kontrahiert und bei jeder Kontraktion etwa 100 Milliliter Blut auswirft. In 24 Stunden werden also mindestens 10.000 Liter Blut durch unser Herz bewegt, wobei sich diese Zahl bei schwerer körperlicher Arbeit oder seelischer Anspannung beträchtlich steigert. Rechnet man diese Daten auf ein Leben hoch, kann man feststellen, dass sich in 80 Jahren unser Herz etwa drei Milliarden Mal kontrahiert und dabei etwa 300 Millionen Liter Blut bewegt hat.

Auf den ersten Blick schmeichelt es unserem Denken, dass beim Menschen immerhin 15 % des arteriellen Blutes des Körperkreislaufs ins Gehirn gelangen. Bedenkt man aber, dass 20 % des gesamten Aufwands für die Muskel-, nochmals 20 % für die Nieren- und beinahe 25 % für die Darmtätigkeit anfallen, relativiert sich die angebliche Vorrangstellung des menschlichen Nervensystems etwas.

Damit alle Organe ausreichend mit Blut versorgt werden, muss im Kreislauf ein bestimmter Druck vorhanden sein, den man als Blutdruck bezeichnet. Dieser unterscheidet sich, je nachdem, ob wir ihn im kleinen oder großen Kreislauf, im arteriellen oder venösen System oder (beim stehenden Menschen) an den oberen oder unteren Extremitäten messen. Es hat sich eingebürgert, unter Blutdruck den arteriellen Druck im Bereich des Oberarms zu verstehen, dessen Normwert bei etwa 120/80 mm Quecksilbersäule liegt. Gemessen wird der Blutdruck meist nach jener Methode, die der italienische Arzt Scipione Riva-Rocci (1863–1937) Ende des 19. Jahrhunderts entwickelt hat.

Der Blutdruck setzt sich aus der Menge des Blutes, die vom Herzen durch die Gefäße gepumpt wird, sowie aus der Enge oder Weite einzelner Blutgefäße zusammen. Weil die Blutgefäße keine starren Röhren, sondern aus Muskelwänden aufgebaut sind, die enger oder weiter gestellt werden, verändert sich ihr Durchmesser und damit auch der Blutdruck permanent.

Die Gefäßmuskulatur ist entweder relativ entspannt (relaxiert) oder angespannt. Entscheidend für die Modulation des Spannungszustands ist das vegetative Nervensystem; es regelt die Funktion vieler unbewusst ablaufender Körperprozesse, darunter auch die Blutdruckeinstellung. Der sympathische Anteil des Nervensystems sorgt dafür, den Organismus auf Situationen von Kampf und Flucht vorzubereiten (*fight and flight*); der parasympathische Anteil moderiert dagegen Atmosphären von Rückzug, Ruhe und Entspannung (*conservation and withdrawal*). Überwiegt der Sympathikus, ist dies sehr häufig mit

Bluthochdruck assoziiert; umgekehrt führt ein Überwiegen des Parasympathikus oft zu Blutniederdruck.

Die Ursachen für eine dauerhafte Erhöhung oder Erniedrigung des Blutdrucks gehen selten *à conto* einer organischen Grunderkrankung. In den meisten Fällen handelt es sich um essenzielle Blutdruckkrankheiten, bei denen ursächlich keine primär somatischen Veränderungen zu finden sind. Zu ihrer Entstehung tragen neben biologischen (z. B. Übergewicht) auch charakterliche, biografische und weltanschauliche Faktoren bei.

Da die Häufigkeit von Bluthochdruckerkrankungen (Hypertonus) im Vergleich zu den Blutniederdruckstörungen um ein Vielfaches höher liegt – in der westlichen Welt leiden etwa 15 % der Gesamtbevölkerung und 45 % aller Menschen über 65 Jahren an einer Hypertonie[5] – und weil ihre Folgen gravierend sein können, erläutern wir in der Folge bevorzugt die Psychosomatik und Anthropologie des Bluthochdrucks.

16.2 Arterielle Hypertonie (Bluthochdruck)

Schon in den 30er-Jahren des letzten Jahrhunderts hat der Internist und Psychosomatiker Erich Wittkower (1899–1983) auf Zusammenhänge zwischen Affekten und Hypertonus hingewiesen. An der Charité in Berlin führte er Untersuchungen an Bluthochdruck-Patienten durch und stellte dabei fest, dass die …

> Hypertensionen bei entsprechenden Vorbedingungen als exzessive und protrahierte Affektreaktionen oder … als Dauerfestlegungen von Affektausdrucksbewegungen, als Ausdrucksfixierungen auftreten können.[6]

Wittkower interpretierte die Erhöhung des Blutdrucks als den körperlichen Aspekt eines Affektes, an dem man auch seelische Facetten untersuchen kann. Wenn Menschen in Rage geraten, Ekel, Scham, Angst oder einen anderen Affekt erleben, gehen diese Emotionen mit Veränderungen des psychischen wie auch somatischen Zustands einher. Dabei könne man nicht sagen, dass Affekte eine Veränderung des körperlichen Status nach sich ziehen; beides – Psychisches wie Somatisches – findet parallel und gleichzeitig statt, und das Blutdruckgeschehen ist Teil dieses Affekts.

Eindrucksvoll schilderte Wittkower eine Gruppe von gefäßgesunden Soldaten, die unmittelbar nach einem überstandenen Trommelfeuer ins Lazarett eingeliefert wurden. Bei fast allen stellte man hypertone Werte fest, die sich erst nach Tagen und Wochen normalisierten. Hier waren die Zusammenhänge zwischen situativer Belastung und Bluthochdruck leicht nachvollziehbar.

---

[5] NCD Risk Factor Collaboration (Bin Zhou et al.): Worldwide trends in blood pressure from 1975 to 2015: a pooled analysis of 1479 population-based measurement studies with 19·1 million participants, The Lancet VOLUME 389, ISSUE 10064 (2017), S. 37–55.

[6] Wittkower, E.: Einfluss der Gemütsbewegungen auf den Körper, Wien – Leipzig 1937, S. 39 f.

Schwieriger zu durchschauen sind die Verhältnisse bei anderen Hypertonikern, deren emotionales oder soziales Trommelfeuer, dem sie gerade entronnen sind oder das auf sie wartet, nicht so ohne Weiteres diagnostiziert werden kann. Wittkower sprach in diesem Zusammenhang von Katastrophen-Hypertonien, die sich bei heftigen existenziellen und affektiven Erschütterungen entwickeln.

16.3 Hypertonie als Bereitstellungsreaktion

In den 1950er-Jahren wies der Psychosomatiker Franz Alexander (1891–1964) auf die enge Verknüpfung des vegetativen Nervensystems mit dem Blutdruckverhalten hin. Bei Menschen mit Blutdruckwerten von 160/95 mmHg und mehr vermutete er, dass sie ihren Organismus auf Kampf- oder Fluchtsituationen vorbereiten (Bereitstellungsreaktion), wobei es selten zu realen körperlichen Kampf- oder Fluchthandlungen kommt. Der imaginierte Kampf oder die Vorbereitung zur Flucht beziehen sich oft auf psychosoziale Situationen, in denen körperliche Aktivitäten keinen Sinn ergeben und die physiologischen Veränderungen ins Leere laufen.

Nach Alexander sind es vor allem chronisch gehemmte aggressive Antriebe, die zu einer Erhöhung des Blutdrucks führen. Situationen und Atmosphären, in denen Menschen in Wut geraten, diese Affekte jedoch weder körperlich noch psychosozial ausagieren, können zur Ursache für die Dauererregung des Gefäßsystems werden. Insbesondere übertrieben höfliche und devot-unterwürfige Charaktere, die gleichzeitig Bereitschaft zu Konkurrenz, Neid- und Feindseligkeitsaffekten zeigen, haben ein hohes Risiko, an Bluthochdruck zu erkranken.

16.4 Die Situationshypertonie

In den 1960er-Jahren beschrieb der Psychosomatiker Thure von Uexküll (1908–2004) verschiedene Varianten der Blutdruckerhöhung und bezeichnete manche von ihnen als Situationshypertonie. Unter Situation verstand er Konstellationen, bei der physikalische, physiologische, soziale und psychologische Komponenten ineinandergreifen und sich gegenseitig bedingen. Situationshypertonien entstehen, wenn sich eine oder mehrere dieser Komponenten ungünstig verändern.

Situationen extremer Hitze oder Kälte (physikalische Komponenten) können ebenso zu kurzzeitiger Erhöhung des Blutdrucks führen wie etwa heftige Schmerzen (Physiologie). Soziale Faktoren, die zu Hypertonus Anlass geben, sind Prüfungssituationen aller Art. Mögliche psychologische Facetten, die mit einer Situationshypertonie beantwortet werden, bestehen etwa aus Affekten. Das Zusammenspiel dieser Komponenten lässt für den Einzelnen eine Situation eventuell als so bedrängend erscheinen, dass sein Organismus mit einer Erhöhung des Blutdrucks reagiert.

Uexküll überprüfte diese Theorie an einer Gruppe von gesunden Medizinstudenten, deren Blutdruck er während ihrer Abschlussprüfung messen ließ. Dabei stellte er fest, dass manche Fragen des Prüfers beim Prüfling Blutdruckspitzen bis 200/130 mmHg hervorriefen. Innerhalb von wenigen Minuten nach der Prüfung pendelte sich ihr Blutdruck wieder bei 130/90 mmHg ein, wobei der systolische (höhere) Wert rascher zur Norm zurückkehrte als der diastolische Wert.

16.5 Hypertonie als Abnutzungserkrankung

Anders als Uexküll beforschten die Psychosomatiker der Heidelberger Schule (Richard Siebeck, Viktor von Weizsäcker) vor allem die Chronizität und die in die Biografie des Einzelnen eingeflochtenen Bezüge der Hochdruckkrankheit. Siebeck (1883–1965) sprach in seinem Buch *Medizin in Bewegung*[7] von einem lebensgeschichtlichen Hochdruck, der immer Ausdruck der gesamten kranken Persönlichkeit sei.

Weizsäcker (1886–1957) ordnete die chronische Hypertonie den sogenannten Abnutzungskrankheiten zu und verglich den Tonus der Blutgefäße mit permanent und übermäßig aufgezogenen Uhrfedern, die irgendwann springen – so wie auch Blutgefäße irgendwann ihre Elastizität verlieren und erstarren. Der hohe Spannungszustand der Blutgefäße sei bei vielen Hypertonikern Ausdruck dafür, dass sie ihren Ängsten und Sorgen, vor allem ihren Befürchtungen bezüglich der Endlichkeit des Lebens, mit Willensanstrengung und Anspannung ein energisches Trotzdem entgegenzuhalten versuchen.

16.6 Hypertonie als menschliche Erkrankung

Der Hamburger Internist und Psychosomatiker Arthur Jores (1901–1982) rechnete Kreislaufstörungen zu den menschlichen Erkrankungen. Damit wollte er zum Ausdruck bringen, dass diese Störungen im Tierreich (zumindest in der freien Wildbahn bei nicht domestizierten Tieren) so gut wie nicht vorkommen und dass für ihre Genese vorrangig psychosoziale Faktoren ausschlaggebend sind.

Beispiele für solche menschlichen Erkrankungen finden sich bei Afroamerikanern, die in den USA leben und dort Diskriminierungen und Ressentiments ausgesetzt sind. Diese Bevölkerungsgruppe erkrankt signifikant häufiger und schwerer an Hypertonie als die weiße Bevölkerung in den USA oder auch als die dunkelhäutigen Menschen in Afrika. Jores diagnostizierte bei Hypertonie-Patienten oft rigide Strategien im Umgang mit den sie belastenden Ereignissen. Besonders aggressive und revoltierende Impulse fielen bei ihnen unter das Verdikt des Verbotenen und würden häufig mit Selbstvorwürfen und Schuldgefühlen geahndet. Jores zufolge entwickeln viele Hypertoniker gegenüber den lustbetonten Regungen ihres Organismus Zurückhaltung und Skepsis.

---

[7] Siebeck, R.: Medizin in Bewegung (1949), Stuttgart 1953.

16.7 Hypertonie als existenzielle Klaustrophobie

Wiederum andere Aspekte bei der Entstehung und Chronifizierung von Bluthochdruckerkrankung hob der Daseinsanalytiker Medard Boss (1903–1990) hervor. Für Boss ging es bei Krankheiten des Menschen darum, dessen jeweilige existenzielle Gestimmtheit zu verstehen. Seine zentrale These lautete, dass Konflikte und Probleme, die von Menschen nicht hinreichend gelebt werden, von ihnen geleibt werden (z.B. als Krankheit).[8]

Die spezielle Gestimmtheit vieler Hypertoniker umriss Boss mit einem übermäßigen Gespannt- oder Unter-Druck-Sein. Die Weltbezüge und -kontakte solcher Menschen seien geprägt durch große emotionale Anspannungen und soziale Spasmen, welche der Einzelne nicht adäquat in sein psychosoziales Leben integrieren kann und die auf der leiblichen Ebene zur Tonuserhöhung der Gefäßmuskulatur führen.

Die existenzielle, stimmungsmäßige Verkrampfung bewirke, dass solche Menschen weder einem äußeren noch einem inneren Druck nachgeben können. Statt Rücknahme oder Nachgeben dominieren bei ihnen Kampf, Verteidigung und daraus resultierende Überforderung, nicht aber Flexibilität und Weichheit. Vor allem die Lebensmöglichkeiten von Liebe, Freude, spontaner Vitalität und des epikuräischen und temperamentvollen Pulsierens seien ihnen fremd und verschlossen.

Menschen mit Hypertonie kann man deshalb mit Klaustrophobikern vergleichen. Subjektiv leben sie im übertragenen Sinne in engen Räumen und empfinden sich von diesen eingegrenzt und gefangen gehalten. Im Gegensatz dazu gleichen Hypotoniker den Agoraphobikern, welche den subjektiven Raum meistens als zu weit erleben und daher stets auf der Suche nach Halt, Schutz und Orientierung sind. Den Hypertoniker ängstigt nicht selten die Enge, den Hypotoniker hingegen die Weite.

Analog zum Raum erlebt jeder Mensch auch die Zeit sehr subjektiv. So wie der Raum von Menschen mit Hypertonie meist als zu klein dimensioniert empfunden wird, erleben sie die Zeit als zu kurz und zu wenig bemessen. Zeitdruck, Zeitmangel oder Gehetztsein charakterisieren daher das Lebensgefühl vieler Bluthochdruck-Patienten.

16.8 Zur Anthropologie der Hypertonie

Fasst man die Beobachtungen der Psychosomatiker hinsichtlich der Blutdruck-Patienten zusammen, stellt man fest, dass diese meist als unter hohem Druck stehend beschrieben werden. Dieser Druck setzt sich aus biologischen Faktoren, äußeren und inneren Bedrängnissen sowie aus Charakterzügen, Affekten, Lebensstil-Elementen der Betroffenen zusammen. Heterogene äußere Situationen (von Prüfungssituationen bis zum Trommelfeuer) sowie unterschiedlichste Affekte (Aggression, Angst, Ressentiment) und existenzielle Haltungen tragen zu einer Bluthochdruckerkrankung bei. Man fragt sich, ob dabei Gemeinsamkeiten bestehen.

---

[8] Siehe hierzu Boss, M.: Einführung in die Psychosomatische Medizin, Bern 1954.

Eventuell verbirgt sich als gemeinsamer Nenner hinter allen diesen Situationen und Emotionen die Frage, wie Menschen in ihrem Leben mit Ohnmacht, Angst und Unterlegenheit umgehen. Glück, Zufriedenheit und relative Angstfreiheit stellen sich ein, wenn wir uns als mächtig und potent erleben – wobei sich jeder eigene Methoden und Wege zurechtlegt, wie er diesen Zustand für sich zu realisieren gedenkt. Das Spektrum reicht von der produktiven Beitragsleistung über fragwürdigen Ruhm und Reichtum bis hin zu Destruktivität und kriminellen Machenschaften.

Nun versetzt uns das Dasein immer wieder in Situationen, in denen unsere Strategien nicht die gewünschte Überlegenheit und – verbunden damit – kein hohes Selbstwertgefühl nach sich ziehen und die uns deshalb ängstigen oder in Unruhe versetzen. In solchen Momenten erleben wir uns in der Regel nicht mehr als gestaltende Subjekte, sondern als Objekte, mit denen etwas geschieht: Das Leben macht mit uns, was es will.

In solchen Momenten der existenziellen Unterlegenheit holen sich Menschen nicht selten Hilfe, Kraft und Unterstützung bei ihrem Körper. Weil ihre seelischen, sozialen oder geistigen Fähigkeiten nicht ausreichen, die anstehenden Aufgaben zu meistern, und weil eine Niederlage ihren Selbstwert empfindlich zu erschüttern droht, mobilisieren sie alles an ihrem Organismus, was sich dem entgegenstemmen könnte.

Eine Erhöhung des Blutdrucks wirkt in diesen Situationen wie ein Tonikum, das den Einzelnen aus den Stimmungen und Atmosphären des Nicht-Genügens und des Mangels emporträgt in die luftigeren Gefilde des Überschreitens, Siegens und Triumphes. Der hohe Blutdruck übernimmt, meist als Emotion erlebt, die Rolle eines Anxiolytikums (angstlösendes Mittel), Antidepressivums oder Aphrodisiakums und versetzt Betreffende in einen angstfreieren, expansiveren Zustand. Diese Wirkungen erklären, warum manche Patienten ängstlich, depressiv oder impotent werden, sobald man ihnen mit entsprechenden Medikamenten ihren Bluthochdruck beseitigt. Dies liegt nicht nur an den direkten Nebenwirkungen der Medikamente, sondern ebenso am Entzug ihres Hyper-Tonikums.

Wie bei anderen Aufputschmitteln benötigt der Organismus auch beim Hypertonus häufig immer höhere Dosen, um den erwünschten Effekt zu erzielen. Die Halbwertszeit dieses Tonikums ist nur kurz, und wenn Situationen ängstigender Unterlegenheit anhalten, kann die wiederholte Steigerung des Blutdrucks eine fixierte Bluthochdruckkrankheit induzieren. An dieser Stelle sei betont, dass nicht wenige vereinzelte, sondern wiederkehrende ängstigende oder verunsichernde Situationen (berufliche Forderungen, partnerschaftliche Kalamitäten, Schwellensituationen wie Midlife-Crisis, Altern, gesellschaftliche Diskriminierung oder permanente Frustrationen) auf diese Weise Hypertonie auslösend wirken.

Diese Dynamik erinnert an die Individualpsychologie Alfred Adlers und an dessen Theorie der Kompensation von Minderwertigkeitsgefühlen. Empfindungen der Unterlegenheit rufen nach Adler beim Betreffenden soziale und emotionale Gegenbewegungen hervor, die seinen Selbstwert hoch und stabil halten sollen. Diese Kompensation kommt erst zur Ruhe, wenn sich der Einzelne nicht mehr als ohnmächtig und defizitär erlebt. Der Hypertonus kann also als Versuch des Organismus verstanden werden, aus Situationen ängstigender Ohnmacht in den beruhigenden Zustand von Macht und Überlegenheit zu

16.9 Zur Therapie der Hypertonie

gelangen. Das Kreislaufsystem katapultiert innerhalb kurzer Zeit den soeben noch Unterlegenen in einen Zustand womöglich kraftstrotzender Expansion und kupiert bei ihm Atmosphären der realen oder imaginierten Inferiorität.

16.9 Zur Therapie der Hypertonie

Aus diesen Beschreibungen und Thesen lassen sich therapeutische Überlegungen zum Umgang mit Bluthochdruckkrankheit ableiten. Da man in der Medizin seit langem weiß, dass ein auf Dauer erhöhter Blutdruck zu ernsthaften Erkrankungen führen kann (Arteriosklerose großer und kleiner Blutgefäße, Infarkte von Gehirn und Herz, Schädigung der Nieren), sind die behandelnden Ärzte bemüht, das aufgewühlte Blutdruckgeschehen ihrer Patienten in ruhigere Bahnen zu lenken. In vielen Fällen sind dafür neben einer Beeinflussung des Lebensstils (Ernährung,[9] Bewegung, Schlaf) auch medikamentöse Therapie-Regime sinnvoll und notwendig.[10]

Weil jedoch die Normalisierung von erhöhten Blutdruckwerten für viele Hypertonie-Kranke wie der Entzug eines Tonikums wirkt, sind diese trotz besserer Einsicht oftmals nicht so ohne Weiteres bereit, über längere Zeit auf ihren Hypertonus zu verzichten – die regelmäßige Einnahme von ein oder mehreren Medikamenten (Compliance genannt) ist deshalb bei ihnen oftmals nicht gewährleistet. Außerdem spüren sie, dass nicht nur eine medikamentöse Einstellung des Blutdrucks zum Therapieprogramm zählt; daneben dürfen auch die emotionale und soziale Verfassung sowie die Weltanschauung des Betreffenden als Bluthochdruck mitbedingend verstanden und, wenn möglich, verändert werden.

Bluthochdruck-Patienten sollten sich deshalb bei allen Aufgaben, Chancen und Verlockungen ihres Daseins fragen, mit wie viel innerer und äußerer Bewegtheit sie darauf antworten und wie viel Engagement dafür tatsächlich nötig ist. Generell dürften sie neben der Expansion auch die Haltungen von Rückzug, Innehalten, Stille, Beschaulichkeit, Muße üben. Hierfür wäre eine Orientierung an den stoischen Philosophen der Antike erwägenswert, für die nicht Erfolg, Titel, Geld und Prestige, sondern die Ataraxie (Unerschütterlichkeit des Gemüts) einen hohen Wert darstellte.

Zur stoischen Gelassenheit zählt die Kunst, die Welt zutreffend in bewegliche und unbewegliche Anteile einzuordnen. Wer sich vorrangig an den unbeweglichen Teilen der Welt abarbeitet, landet nicht selten in einem chronischen Kampf- und Überforderungssyndrom, das zum Schluss nur noch den Ausweg der autoplastischen Veränderung des eigenen Körpers anstelle des alloplastischen Bewegens der Welt als Möglichkeit offenlässt. Hypertonie-Patienten sind oftmals mit Themen beschäftigt, deren Widerstandskoeffizient hoch oder zu hoch ist und deren Beweglichkeit und Veränderbarkeit gegen Null tendiert.

---

[9] Adrogué, H.J. et al.: Sodium and Potassium in the Pathogenesis of Hypertension, NEJM (2007), 356, S. 1966–1978.

[10] Williams, B. et al.: 2018 ESC/ESH Guidelines for the management of arterial hypertension. Journal of Hypertension (2018) Volume 36, Issue 10, S. 1953–2041.

Des Weiteren darf bei Patienten mit Bluthochdruck ihr Verhältnis zum Thema Hingabe eventuell modifiziert werden. Menschliches Dasein kennt Phasen von Aktivität und Passivität – es wirkt wie ein Karussell, das anhält und uns einlädt, aufzuspringen und eine Runde mitzufahren; und das uns bisweilen aber auch auffordert, abzusteigen und still zuzusehen. Wer den Wechsel von Expansion und Kontemplation, Systole und Diastole im Rhythmus seines Lebens zulässt, den plagen hypotone Zustände des Ängstlichen, der sich nicht aufzuspringen getraut, wie auch hypertone Situationen desjenigen, der glaubt, er und seine Welt gingen unter, wenn er einmal eine Runde seines Lebens aussetzen muss, deutlich weniger.

Empfehlenswert für Bluthochdruck-Patienten ist ein mittlerer Abstand zur Welt. Aufgrund des Bedürfnisses, möglichst viel und intensiv Leben aufzunehmen und festzuhalten, rücken manche Menschen zu nahe an die Quellen der Lebendigkeit oder an das, was sie dafür halten. Die Folge ist, dass ihnen die Abgrenzung gegenüber den Angeboten und Imperativen ihrer Umwelt nicht mehr gelingt. Sie folgen willig jedem Thema und Motiv, das Aufschwung, Daseinsfülle und Macht verheißt, und lassen sich von der Dynamik, den Aufgeregtheiten oder auch den Verrücktheiten dieser Themen anstecken und beherrschen. Oftmals erwecken die Betreffenden den Eindruck, etwas Fremdes habe in ihrem Zentrum das Regiment übernommen; sie sind nicht mehr Herren, sondern Knechte ihrer Wünsche und Begierden. Beides aber – die unruhige Suche nach Leben ebenso wie die inneren Auseinandersetzungen mit diesen unbequemen Herren – trägt zur Erhöhung des Blutdrucks wesentlich mit bei.

16.10 Das Herz

Obwohl sich in den letzten Jahren die Neurowissenschaften sehr in den Vordergrund gespielt haben, bleiben die Erkrankungen des Herzens zumindest in der westlichen Welt weiterhin im Mittelpunkt des medizinischen Interesses. So erlitten in Deutschland im zweiten Jahrzehnt unseres Jahrhunderts jährlich etwa 300.000 Menschen einen Herzinfarkt, wobei jeweils über 45.000 von ihnen daran starben. Im selben Zeitraum lag die Zahl der Herzkatheter-Untersuchungen weit über 700.000 pro Jahr (nur Linksherzkatheter), die Zahl der Eingriffe an den Herzkranzgefäßen über 300.000, die Zahl der Bypass-Operationen bei etwa 50.000 (Tendenz eher fallend bei den Bypass-Operationen).[11]

Überwiegend sind Stenosen (Verengungen) und Thrombosen (Gefäßverschlüsse, Blutgerinnsel) der Herzkranzgefäße für die akute Entstehung eines Herzinfarkts verantwortlich. Die Vorgeschichte dieser Veränderungen weist häufig weit über das aktuelle Geschehen hinaus. Dabei greifen bei der Entstehung einer koronaren Herzerkrankung (KHK) die Kardiologen auf das Konzept der Risikofaktoren zurück. Gemeinhin unterscheiden sie genetische, biologische, psychologische und soziale Faktoren, die mit jeweils individueller

---

[11] Siehe hierzu Herzbericht 2020 der Deutschen Herzstiftung: https://www.herzstiftung.de/service-und-aktuelles/publikationen-und-medien/herzbericht.

Gewichtung zur Genese einer KHK beitragen. Daneben gilt ihr Augenmerk den biomedizinischen und psychosozialen Auslösesituationen, von denen sie annehmen, dass sie für das Auftreten von Angina-pectoris-Anfällen (häufigstes Symptom verengter Herzkranzgefäße) und Herzinfarkten mit verantwortlich sind.[12]

Menschen, deren nahe Verwandte an KHK erkrankt sind, weisen ein höheres Risiko auf, selbst Durchblutungsstörungen der Kranzgefäße des Herzens zu entwickeln. Ebenfalls erhöht ist das Risiko bei Adipositas, Bewegungsmangel, Nikotin-Abusus, Bluthochdruck, Diabetes mellitus, Fettstoffwechselstörung, hohem Harnsäurespiegel, Gerinnungsstörungen und bei Frauen in der Postmenopause. Die Biologie hat ein gehöriges Mitspracherecht bei der Entstehung der KHK. Dabei muss man bedenken, dass ein Teil dieser biologischen Risikofaktoren (erhöhtes Körpergewicht, Bewegungsmangel, Nikotin-Abusus, Bluthochdruck) seinerseits wiederum Folge von psychosozialen Stressoren und existenziellen Erschütterungen sein kann.[13]

16.11 Soziale Risiko-Konstellationen

Als sozialen Risikofaktor für eine KHK haben vor etwa 60 Jahren die Psychosomatiker Arthur Jores und H.S. Puchta den Pensionierungstod beschrieben. Ihnen war aufgefallen, dass in den Wochen und Monaten nach einer Pensionierung überproportional mehr Menschen sterben, als die Statistik es vermuten lässt; ein nicht geringer Anteil dieser Todesfälle geht dabei auf das Konto der koronaren Herzkrankheit. Jores und Puchta vermuteten, dass der Wegfall der beruflichen Aufgaben und damit eines vorgegebenen Sinnhorizonts zu Krankheit und Tod beiträgt.

Ebenfalls auf berufliche und soziale Aspekte der Genese von KHK hob in den 90er-Jahren des 20. Jahrhunderts der Medizinsoziologe Johannes Siegrist ab. Er sprach von Gratifikationskrisen, die als relevante Risikofaktoren für die Entstehung von verengten Herzkranzgefäßen und die Infarkterkrankung in Betracht kommen. Unter Gratifikationskrisen verstand Siegrist Situationen, bei denen Menschen monate- oder sogar jahrelang Anstrengungen und Überforderungen im Beruf auf sich nehmen, ohne dafür eine adäquate Anerkennung (Lohn, Beförderung, Lob) zu erhalten.[14] Auf ähnliche Zusammenhänge verweisen die Whitehall-Studien I und II, deren erste Ergebnisse von Marmot et al. schon Ende des letzten Jahrhunderts publiziert wurden.[15] Zwei Jahrzehnte lang wurden Tausende Regierungsbeamte und Angestellte britischer Behörden (z. B. Ministerien) daraufhin

---

[12] Siehe hierzu Zipes, D.P. (Hrsg.): Braunwald's Heart Disease: A Textbook of Cardiovascular Medicine, 7. Auflage, Philadelphia 2004.
[13] Siehe hierzu Condrau, G. und Gassmann, M.: Das verletzte Herz, Zürich 1989.
[14] Siegrist, J.: Psychosoziale Einflüsse bei koronarer Herzkrankheit, in: Herz 26 (2001), S. 316–325.
[15] Marmot, M.G. et al. (1984). Inequalities in death – specific explanations of a general pattern? The Lancet 8384, S. 1003–1006; Marmot MG. et al. (1991): Health inequalities among British civil servants: the Whitehall II study. The Lancet 337:1387–1393.

beobachtet, wann und unter welchen sozialen Bedingungen eventuell eine KHK auftritt: Je niedriger der berufliche Status und damit die Möglichkeit von Gestaltung und Kontrolle der Arbeit, umso höher war das betreffende Risiko, manifeste koronare Herzkrankheit zu entwickeln und/oder daran zu versterben. Die Studie war ausgesprochen solide und auf lange Zeiträume hin angelegt, sodass auch heute noch (2021) höchst interessante Ergebnisse daraus publiziert werden können.[16]

16.12 Psychische Risiko-Konstellationen

Eine frühe psychologische Beobachtung bei Herzinfarkt-Patienten stammt von dem Londoner Arzt William Heberden (1710–1801). Diesem war aufgefallen, dass Ärger und andere heftige Affekte oft mit schweren Angina-pectoris-Anfällen assoziiert sind. Heberden empfahl Herzkranken, auf heftige Emotionen möglichst zu verzichten. Diese schlicht klingende Empfehlung fand vor wenigen Jahren in mehreren Studien ihre empirische Bestätigung.[17]

Im 20. Jahrhundert untersuchten Psychosomatiker die seelischen und charakterlichen Eigenschaften von KHK-Patienten. 1943 publizierte die US-amerikanische Ärztin Helen Flanders Dunbar (1902–1959) eine Übersichtsarbeit, in der sie Persönlichkeitsmerkmale von Infarkt-Patienten beschrieb. Ihren Forschungen zufolge waren viele von ihnen im Hinblick auf die Tendenz zur Bagatellisierung ihrer Erkrankung auffällig. Bekannt geworden sind die Arbeiten von Ray Rosenman und Meyer Friedman, die in der *Western Collaborative Group Study* (1966)[18] insgesamt mehr als 3500 Personen über zwei Jahre lang untersuchten. 70 von ihnen entwickelten während dieser Zeit eine koronare Herzerkrankung. Die Forscher zeigten, dass bei ihnen neben einer Fettstoffwechselstörung und einem Bluthochdruck auch einige spezifische psychosoziale Verhaltensmuster als Risikofaktor vorhanden war.

Diese als Typ A bezeichneten Verhaltensmuster (großer Ehrgeiz, Aggressivität, Zeitdruck) sind seit der Publikation der Ergebnisse von Rosenman und Friedman mehrfach nachuntersucht worden. Dabei wurde nachgewiesen, dass sich eine einfache Zuordnung der KHK zum Typ-A-Verhalten nicht aufrechterhalten lässt. Dennoch wird – wohl aufgrund der verlockenden Überschaubarkeit des dichotom angelegten Krankheits-Konzepts

---

[16] Siehe z. B. Dugravot, A. et al.: Social inequalities in multimorbidity, frailty, disability, and transitions to mortality: A 24-year follow-up of the Whitehall II cohort study. Lancet Public Health. 5(1): e42–e50, 2020.

[17] Siehe hierzu Wittstein, I.S. et al.: Neurohumoral Features of Myocardial Stunning Due to Sudden Emotional Stress, in: New England Journal of Medicine 352 (2005), S. 539–548 sowie.
 Wilbert-Lampen, U. et al.: Cardiovascular Events during World Cup Soccer, in: New England Journal of Medicine 358 (2008), S. 475–483.

[18] Rosenman, R.H. und Friedman, M.: Coronary heart disease in the Western Collaborative Group Study, JAMA 1966, 195, S. 130–136.

(Typ A: schlecht; Typ B: gut) – bis zum heutigen Tag unter Patienten wie Ärzten vielerorts daran festgehalten.

16.13 Biopsychosoziale Risiko-Konstellationen

Psychokardiologische Wissenschaftlerteams haben in den letzten Jahren in einer beachtlichen Zahl von Studien psychophysiologische und psychosoziale Facetten und Zusammenhänge namhaft gemacht, die zur Entstehung einer koronaren Herzerkrankung sowie zu deren Verlauf beitragen.[19] In einer Übersichtsarbeit[20] hat der erwähnte Medizinsoziologe Siegrist folgende Einflussgrößen als relevant benannt:

chronischer Ärger (Feindseligkeit); vitale Erschöpfungszustände mit Demoralisierung; Depression und Hoffnungslosigkeit; anhaltende Konflikte im Bereich von Partnerschaft und engen sozialen Beziehungen; Fehlen von stabilen und tragfähigen zwischenmenschlichen Verhältnissen am Arbeitsplatz; sogenannte Sandwichposition (hohe Anforderungen bei gleichzeitig kleinem Entscheidungs- und Gestaltungsspielraum im Beruf); Tendenz, sich zu verausgaben und parallel dazu kaum Belohnung und Anerkennung zu erfahren (Gratifikationskrisen); Unterschätzung von Höhe und Schwierigkeitsgrad von Aufgaben bei Überschätzung der eigenen Kräfte (Unverwundbarkeitsphantasien); geringe Kontrollmöglichkeiten bei beruflichen Aufgaben; Zugehörigkeit zu unteren sozialen Schichten.

Darüber hinaus ist bekannt, dass im Vorfeld von Herzinfarkten oft Erschütterungen emotional wichtiger zwischenmenschlicher Beziehungen zu konstatieren sind. Im Bereich von Paarbeziehungen war festzustellen, dass drohende oder realisierte Trennungen nicht selten dazu beitragen, dass ein oder beide Partner im Laufe der Wochen und Monate danach mit Angina-pectoris-Anfällen oder Herzinfarkten reagieren. Sie geraten in jene Daseinssituation der Vereinsamung, die Carson McCullers in *Das Herz ist ein einsamer Jäger* beschrieben hat und die biomedizinische Änderungen mit sich bringen, die in diversen Studien namhaft gemacht wurden.[21,22]

So werden für Infarktanfälligkeit im Rahmen von Partnerschaftskonflikten (Trennungen) ein veränderter Hormonstatus (Katecholamine, Cortisol), Entzündungsprozesse, neurovegetative Dysbalance zwischen dem sympathischen und parasympathischen Nervensystem, ungünstige Gerinnungsverhältnisse (so etwa Verklumpung der Blutplättchen/Thrombozyten-Aggregation) und reduzierte Variabilität der Herzfrequenz verantwortlich

---

[19] Rosengren, A. et al.: Association of psychosocial risk factors with risk of acute moycardial infarction in 11.119 cases and 13.648 controls from 52 countries (the INTERHEART study): case-control-study, in: The Lancet 364 (2004), S. 953–962.

[20] Siegrist, J.: Psychosoziale Einflüsse bei koronarer Herzkrankheit, in: Herz (2001), 26, S. 316–325.

[21] Mostofsky, E. et al.: Risk of Acute Moycardial Infarction after Death of a Significant Person in One' Life: The Determinants of MI Onset Study, in: Circulation 125 (2012), S. 491–496.

[22] Siehe hierzu Herrmann-Lingen, Chr.: Biopsychosoziale Faktoren in Genese und Manifestation der koronaren Herzkrankheit, in: Zeitschrift für psychosomatische Medizin 46 (2000), S. 315–330.

gemacht. Daneben kommt es zu einer Zuspitzung des biomedizinischen Risikoprofils (Blutdruckerhöhung, Nikotin-Abusus, Verschlechterung von Blutzucker-, Fett-, Harnsäurewerten im Blut, Reduktion der körperlichen Bewegung, Zunahme des Körpergewichts, zu niedrige Inanspruchnahme medizinischer Ressourcen).

16.14 Biografische Risiko-Konstellationen

In Bezug auf die biopsychosozialen Aspekte für die Entstehung von KHK und Herzinfarkt unterscheiden die meisten Psychosomatiker akute und chronisch wirkende Einflussgrößen. Zu den akuten Faktoren zählen heftige Emotionen (Wut, Ärger, Angst, Aggression bis hin zu Hass-Affekten), die ihrerseits wieder mit neurovegetativer Dysbalance und mit einer Aktivierung der hormonellen Stressachse (erhöhte Ausschüttung von Adrenalin, Noradrenalin, Dopamin, Kortisol) einhergehen.[23]

Neben diesen akuten Aspekten müssen auch die biografischen Erfahrungen und die Verhältnisse in der Kindheit von Koronar-Patienten berücksichtigt werden, um die Krankheitsgenese umfassend einzuordnen. In den letzten Jahrzehnten wurde diesbezüglich das Vulnerabilitätsmodell formuliert, das verständlich macht, dass eine Krankengeschichte nie erst mit der jeweiligen Krankheit, sondern in gewisser Weise bereits in Kindheit und Jugend des späteren Patienten beginnt. Jüngst wurde sogar gezeigt, wie pränatale Belastungsfaktoren (Deprivationserfahrungen der Mutter), vermittelt über epigenetische Prozesse, die genetische Ausstattung und Aktivität der Betreffenden ungünstig verändern und zu späterer Krankheit beitragen.[24] Die frühe Kindheit wird durch die Bindungserfahrungen (stabile oder unzuverlässige Beziehungen zu primären Bezugspersonen) und durch Erlebnisse hinsichtlich der Regulation des eigenen Selbstwert-Empfindens (narzisstische Sicherheit oder Bedürftigkeit) wesentlich geprägt. So ergibt die Kombination von unsteten zwischenmenschlichen Beziehungen in den ersten Lebensjahren und von einem überwiegend schwankenden Selbstwertgefühl eine Konstellation, die sich später bei existenziellen Erschütterungen und Krisen als ungünstig erweisen und zusammen mit anderen Risikofaktoren zur Genese von koronarer Herzkrankheit und Herzinfarkten beitragen kann.[25]

Menschen, die hinsichtlich ihrer Bindungserlebnisse zurückhaltend-skeptisch oder sogar traumatisiert und in ihrem Selbstwert verunsichert sind, erweisen sich in ihrem Leben häufig sowohl biomedizinisch als auch psychosozial als vulnerabel (verletzlich, verwundbar). Diese Vulnerabilität empfinden viele von ihnen wie einen *Basso continuo* ihrer

---

[23] Herrmann-Lingen, Chr. und Buss, V.: Angst und Depressivität im Verlauf der koronaren Herzkrankheit, Frankfurt am Main 2002.

[24] Siehe hierzu etwa Radtke, K.M. et al: Transgenerational impact of intimate partner violence on methylation in the promoter of the glucocorticoid receptor, in: Translational Psychiatry (2011), published online 19 July 2011.

[25] Siehe hierzu Bardé B. und Jordan, J.: Psychodynamische Beiträge zu Entstehung, Verlauf und Psychotherapie bei koronarer Herzkrankheit, Frankfurt am Main 2003.

Existenz, gegen den sie oftmals durch übergroße Aktivität und Autonomiebestrebungen anzukämpfen versuchen, ohne ihn effektiv verändern zu können.

Koronar-Patienten kennen diese Vulnerabilität nicht selten aus ihrer Vorgeschichte, und als Folge eines Herzinfarkts begegnet sie ihnen meist erneut. Die Herzkrankheit bedeutet oft eine schwere Beeinträchtigung des Selbstwertempfindens, die man zu Recht als eine narzisstische Krise oder als *Ego-Infarction* (Zusammenbruch des Ich) beschrieben hat. Nicht nur der Herzmuskel, sondern die gesamte Tektonik einer Person wird in und nach einem Myokardinfarkt zutiefst erschüttert.

Geraten derart verunsicherte Patienten an Schwestern oder Ärzte, die solche Dimensionen einer koronaren Herzerkrankung nicht kennen oder in ihre Pflege, Diagnostik und Therapie nicht adäquat integrieren, können die Angst sowie die aus der Vulnerabilität erwachsenden Kompensationsmechanismen der Koronarkranken noch verstärkt werden. Darunter fallen etwa Bagatellisierung, kontraphobische Verhaltensweisen, Witzeln, Aktivitäten zum Nachweis der eigenen (Pseudo-)Autonomie oder technizistisch-rationaler Umgang mit den Messergebnissen des eigenen Körpers (Kommunikation etwa über Stenose-Grade der Herzkranzgefäße, Auswurffraktion der linken Herzkammer, Wattleistung bei Ergometrien).[26]

16.15 Zur Anthropologie des Herz-Kreislauf-Systems

Soweit einige summarische Ausführungen zu den biologischen und psychosozialen Faktoren,[27] die derzeit als relevant für die Entstehung einer koronaren Herzerkrankung diskutiert werden. Darüber hinaus weisen das Herz und seine Krankheiten seit der Antike einen hohen Sinngehalt auf, der über die Biologie dieses bloß einige Hundert Gramm schweren Muskels weit hinausreicht. In vielen Kulturen wurde das Herz zu einem exquisiten Bedeutungs- und Symbolträger für wichtige Bereiche der menschlichen Existenz und zu einer Metapher für das Dasein generell.

Anders als für viele Menschen der Moderne, die das Herz im technischen Sinne als Pumporgan begreifen, galt dieses Organ in der Antike als vital-emotionales Zentrum der leibhaftigen Existenz. Als Sitz der Seele und des Gemüts, als Ursprung von Liebesgefühlen, aber auch als dauernd pulsierende Lebensquelle – so wurde das Herz in früheren Zeiten beschrieben und besungen. In vielen Kulturen wurden und werden immer noch mit dem Herzen die Themen von Liebe, Eros und Emotionalität eng verknüpft.[28] Und weil Gefühle wie Hoffnung, Zuversicht, Güte, Liebe und Großzügigkeit ein *agens movens* darstellen, die Welt in ihrer Vielfalt und Schönheit wahrzunehmen und zu erobern, verwende-

---

[26] Siehe hierzu Ornish, D. et al: Intensive lifestyle changes for reversal of coronary heart disease, in: JAMA (1998) 280, S. 2001–2007.

[27] Albus, C. et al: Psychosoziale Faktoren bei koronarer Herzkrankheit – Wissenschaftliche Evidenz und Empfehlungen für die klinische Praxis, in: Gesundheitswesen 67 (2005), S. 1–8.

[28] Siehe hierzu Berkemer, G. und Rappe, G. (Hrsg.): Das Herz im Kulturvergleich, Berlin 1996.

ten viele das Herz als Symbol für geglückte Bezüge eines Menschen zur Umwelt. So dichtete Goethe in den *Zahmen Xenien* (1827):

> Nur wenn das Herz erschlossen,/Dann ist die Erde schön./Du standest so verdrossen,/Und wusstest nicht zu sehn.[29]

Der Volksmund kennt viele sprichwörtliche Wendungen, in denen auf das Wesen des Herzens als Zentrum einer Person und als Beschreibung einer Situation abgehoben wird. So rutscht dem einen sein Herz in die Hose, dem anderen schlägt es bis zum Halse, und der dritte nimmt es in beide Hände. Einer schüttet sein Herz aus, wohingegen der andere es sicher verschließt. Bisweilen sind wir halbherzig bei einer Sache, und in anderen Situationen sind wir mit ganzem Herzen dabei. Uns rühren die Herzensangelegenheiten unserer Freunde; wenn das Leben glückt, hüpft das Herz vor Freude, und das schwere Herz von gestern gehört der Vergangenheit an.

16.16 Anthropo-biologisches Profil des Herzens

Das Herz ist ein mit lyrischen Metaphern reich gesegnetes Organ, das aufgrund seiner bildhaft-mythischen Zuschreibungen von Sinn und Bedeutung leicht dazu verführt, die verschiedenen Bilder schon für die anthropologische Wahrheit zu nehmen. Was aber kann unter nüchternen Gesichtspunkten als möglicher Ausdruck dieses Organs gelten, der nicht nur die poetischen Bedürfnisse von Dichtern und deren Lesern befriedigt, sondern die existenziellen Gegebenheiten der Betroffenen widerspiegelt?

Im Gegensatz zu anderen Organen des menschlichen Körpers ist das Herz durch seinen autonomen Rhythmus, sein Metrum und seinen Takt charakterisiert; die Faktoren Zeit, Maß und Eigenständigkeit prägen das anthropologisch-biologische Profil dieses Organs. Nur mittelbar und indirekt kann man Einfluss nehmen auf die Autonomie des Herzens und des Kreislaufs und damit auf eine das Leben grundlegend ermöglichende Funktion: die Durchblutung und damit Versorgung des Organismus mit Sauerstoff, essenziellen Nahrungsbestandteilen (Glukose, Aminosäuren) sowie mit wichtigen Botenstoffen (Transmitter, Hormone).

Bereits Goethe hat die Bedeutung von Rhythmus und Metrum nicht nur für den Herzmuskel, sondern für die gesamte menschliche Existenz hervorgehoben, indem er das Dasein unter das Wechselspiel von Systole und Diastole, von Kontraktion und Erschlaffung des Herzmuskels also, gestellt sehen wollte. Auf dasselbe Verhältnis spielte Maurice Merleau-Ponty (1908–1961) an, der in seiner *Phänomenologie der Wahrnehmung*[30]

---

[29] Goethe, J.W.: Zahme Xenien VIII (1827), in: Gedichte und Epen I, Hamburger Ausgabe Band 1, München 1982, S. 315.

[30] Merleau-Ponty, M.: Phänomenologie der Wahrnehmung (1945), Berlin 1966.

sinngemäß meinte, der eigene Leib lebe und befinde sich in der Welt wie das Herz im Organismus.

Das Herz kann als ein Organ beschrieben werden, an dem sich polare Phänomene wie Expansion und Regression, Anspannung und Entspannung, *otium* (Muße) und *negotium* (Arbeit), Weitung und Engung[31] sowie – im übertragenen Sinne – auch Extraversion und Introversion dauernd abwechseln. Es repräsentiert damit Bewegungen, die für das Dasein des Menschen generell von Bedeutung sind. Bei vielen pulsiert ihr Herz im Leibe tatsächlich beinahe analog zu der Art und Weise ihres existenziellen Pulsierens in der Welt.

Im Erlebnis eines Angina-pectoris-Anfalls oder Myokardinfarkts geraten nicht nur der Rhythmus und die Pumpkraft des Herzens mächtig in Unordnung – oftmals steht auch die Ordnung der gesamten Existenz der Patienten zur Disposition. Viele Koronarkranke empfinden den Infarkt dementsprechend als Nichtung, existenzielle Leere und Erschütterung sowie als Verlassenheit, die bei ihnen Panik und Todesangst auslösen. Im Herzschmerz vermittelt sich eindringlich das metaphysische Erlebnis der Endlichkeit und Fragilität des Daseins.

Die biologisch-anthropologische Bedeutung des Herzens kann also zumindest im abendländischen Kulturkreis mit Quelle und Garant von Lebendigkeit umschrieben werden. In gewisser Weise ordnen Menschen (kulturabhängig) jedem ihrer Organe ein spezielles Wesen zu, das sich aus den physiologischen Aufgaben und Möglichkeiten, aber auch aus den tradierten und mythologischen Zuschreibungen zusammensetzt. So wird etwa mit dem Auge das Sehen und Sichtbare, mit dem Ohr das Hören, Horchen und Gehorchen oder mit dem Gehirn der Logos (Wahrnehmen, Denken, Selbstbewusstsein, Distanznahme) assoziiert.

Das „Herzhafte" am Herzen besteht nun in nichts Geringerem als in der Gleichsetzung dieses Organs mit dem Leben generell. Gesunde Menschen erleben ihr Dasein meist in relativer Sicherheit; die Existenz erscheint ihnen mehr oder minder dicht gewoben, lückenlos und fest. Herzinfarkte erschüttern nachhaltig diesen Glauben an die Verlässlichkeit des eigenen Leibes und an die Unantastbarkeit der gesamten Existenz. Überlebt der Patient seine Infarktkrankheit, empfindet er oftmals für lange Zeit, dass das Gewebe seines Daseins zwar noch trägt, sich dessen Textur jedoch gelockert und erste Blicke ins darunter liegende Dunkel freigegeben hat.

16.17 Punctum saliens

Goethe hat in einer naturwissenschaftlichen Schrift das menschliche Herz als den „jüngsten, mannigfaltigsten, beweglichsten, veränderlichsten, erschütterlichsten Teil der Schöpfung"[32] angesehen. Das Herz imponiert wie das *punctum saliens*, der pulsierend springende

---

[31] Siehe hierzu Schmitz, H.: Leibliche Quellen der Herzmetaphorik, in: Berkemer, G. und Rappe, G. (Hrsg.): Das Herz im Kulturvergleich, Berlin 1996, S. 13 ff.

[32] Goethe: Über den Granit (1784), in: Naturwissenschaftliche Schriften I, Hamburger Ausgabe Band 13, München 1981, S. 255.

Punkt, der anzeigt, dass Leben und Bewegung vorhanden sind. Schmerzen und Funktionseinschränkungen dieses Organs werden von vielen Patienten wohl auch deshalb als derart bedrohlich erlebt, weil sich in ihnen eine Reduktion der entfalteten, mannigfaltigen und beweglichen Komplexität nicht nur des biologischen, sondern des gesamten Daseins mit all seinen sozialen, seelischen und geistigen Verästelungen ankündigen kann.

Herzschmerzen wirken daher wie ein Memento, das den Patienten hart und unnachsichtig an das biologische Fundament seines Daseins und an dessen Gesetze erinnert und ihn damit zu einer Form existenzieller Bescheidenheit zwingt. Diese Schmerzen können zu erschütternden Boten des Dunkels und des Nichts werden. Sie künden von einer anderen, von Materie und Biologie dominierten Welt und tragen damit zum Verlust der natürlichen Selbstverständlichkeit, womöglich aber auch zur Verhinderung von metaphysischem Leichtsinn (Max Scheler) des Daseins bei. Im Herzschmerz vermittelt sich für viele das Erlebnis von Endlichkeit und Fragilität des Daseins, und in ihm blitzt, mehr als in anderen Formen von Schmerz, die Ahnung oder Gewissheit auf, dass ein jedes Ich eines Tages genichtet wird.

Anders als der menschliche Intellekt, der einen Hiatus zwischen sich und den Erfahrungen des Körpers errichten und sich teilweise aus bedrängenden oder unangenehmen Situationen zurückzuziehen vermag, kann sich das Herz und mit ihm das leibhaftige Zentrum des Ichs vom Erlebnis des Schmerzes nicht gleichermaßen distanzieren. Im Gegenteil: Es ist Quelle, Schauplatz und Ziel des Schmerzes. Ein Aus- oder Zurückweichen vor dem schmerzenden leibhaftigen Zentrum der Existenz ist kaum möglich, was die Bedrohlichkeit und Heftigkeit des Erlebens nur noch steigert. Auf diese Aspekte der Schmerzgenese und -perpetuierung hat der französische Schriftsteller und Philosoph Paul Valéry in seinen *Cahiers* hingewiesen:

> Im Herzschmerz ringt gleichsam die Freiheit unseres Geistes mit der unerbittlichen und unausweichlichen Materialität unserer Existenz und droht zu unterliegen. Diese Niederlage aber, die unseren Geist (zumindest temporär) unter das Diktat der Biologie und unser Ich an den Rand des Nichts verbringen kann, stellt vielleicht die wuchtigste und bleibendste Erfahrung für denjenigen dar, der sie zu erleben gezwungen ist.[33]

Umso verständlicher, dass nach einem erfolgreich überwundenen Angina-pectoris-Anfall oder Herzinfarkt viele Patienten über ein tiefes Empfinden von Befreiung und Leichtigkeit berichten. Häufig verwenden sie bei ihren Schilderungen Begriffe wie „neu geboren" oder „zweites Leben" – Begriffe, die verdeutlichen, welche zentrale Bedeutung das Herz für die Menschen sowohl in biologischer als auch in metaphorisch-existenzieller Hinsicht einnimmt.

---

[33] Valéry, P.: Cahiers/Hefte 3 (1973/74), Frankfurt am Main 1989, S. 372.

Literatur

Albus, C. et al: Psychosoziale Faktoren bei koronarer Herzkrankheit – Wissenschaftliche Evidenz und Empfehlungen für die klinische Praxis, in: Gesundheitswesen 67 (2005), S. 1–8

Bardé B. und Jordan, J.: Psychodynamische Beiträge zu Entstehung, Verlauf und Psychotherapie bei koronarer Herzkrankheit, Frankfurt am Main 2003

Berkemer, G. und Rappe, G. (Hrsg.): Das Herz im Kulturvergleich, Berlin 1996

Boss, M.: Einführung in die Psychosomatische Medizin, Bern 1954

Condrau, G. und Gassmann, M.: Das verletzte Herz, Zürich 1989

Goethe: Über den Granit (1784), in: Naturwissenschaftliche Schriften I, Hamburger Ausgabe Band 13, München 1981

Goethe, J.W.: Zahme Xenien VIII (1827), in: Gedichte und Epen I, Hamburger Ausgabe Band 1, München 1982

Herrmann-Lingen, Chr.: Biopsychosoziale Faktoren in Genese und Manifestation der koronaren Herzkrankheit, in: Zeitschrift für psychosomatische Medizin 46 (2000), S. 315–330

Herrmann-Lingen, C. und Buss, V.: Angst und Depressivität im Verlauf der koronaren Herzkrankheit, Frankfurt am Main 2002

Holt-Lunstad, J. et al.: Social Relationships and Mortality Risk: A Metaanalytic Review, in: PLoS Medicine 7 (2010), e1000316

McCullers, C.: Das Herz ist ein einsamer Jäger (1940), Zürich 2011

Merleau-Ponty, M.: Phänomenologie der Wahrnehmung (1945), Berlin 1966

Mostofsky, E. et al.: Risk of Acute Moycardial Infarction after Death of a Significant Person in One' Life: The Determinants of MI Onset Study, in: Circulation 125 (2012), S. 491–496

Ornish, D. et al: Intensive lifestyle changes for reversal of coronary heart disease, in: JAMA (1998) 280, S. 2001–2007

Radtke, K.M. et al: Transgenerational impact of intimate partner violence on methylation in the promoter of the glucocorticoid receptor, in: Translational Psychiatry (2011), published online 19 July 2011

Rosengren, A. et al.: Association of psychosocial risk factors with risk of acute moycardial infarction in 11.119 cases and 13.648 controls from 52 countries (the INTERHEART study): case-control-study, in: The Lancet 364 (2004), S. 953–962

Rosenman, R.H. und Friedman, M.: Coronary heart disease in the Western Collaborative Group Study, JAMA 1966, 195, S. 130–136

Siebeck, R.: Medizin in Bewegung (1949), Stuttgart 1953

Siegrist, J.: Psychosoziale Einflüsse bei koronarer Herzkrankheit, in: Herz (2001), 26, S. 316–325

Valéry, P.: Cahiers/Hefte 3 (1973/74), Frankfurt am Main 1989

Wilbert-Lampen, U. et al.: Cardiovascular Events during World Cup Soccer, in: New England Journal of Medicine 358 (2008), S. 475–483

Wittkower, E.: Einfluss der Gemütsbewegungen auf den Körper, Wien – Leipzig 1937

Wittstein, I.S. et al.: Neurohumoral Features of Myocardial Stunning Due to Sudden Emotional Stress, in: New England Journal of Medicine 352 (2005), S. 539–548

Zipes, D.P. (Hrsg.): Braunwald's Heart Disease: A Textbook of Cardiovascular Medicine, 7. Auflage, Philadelphia 2004

17 Der Mensch als Prothesengott – Zur Mythologie und Anthropologie der Hightech-Medizin

Inhaltsverzeichnis

17.1	Die Technik	320
17.2	Beherrsche den Raum, beherrsche die Zeit!	321
17.3	Homo faber und Homo scientificus	322
17.4	Medizin und Technik	323
17.5	Was ist und wie entsteht menschliches Leben?	324
17.6	Gemachtes und Gewordenes	325
17.7	Was ist menschliche Identität?	326
17.8	Das Dorian-Gray-Syndrom	327
17.9	Mein, dein, unser?	328
17.10	Das Eigene und das Fremde	329
17.11	Wer beherrscht wen?	330
17.12	Zur Archäologie des ärztlichen und des Patienten-Blicks	331
17.13	Was ist der menschliche Tod?	333
17.14	Das Anrecht auf den eigenen Tod	334
17.15	Conclusio	335
Literatur		336

Der Begriff des Prothesengottes stammt von Sigmund Freud und findet sich in *Das Unbehagen in der Kultur*.[1] Freud erläuterte darin den aus seiner Sicht nicht zu lösenden Antagonismus zwischen einerseits den Triebansprüchen von Individuen und andererseits den von Gesellschaft und Kultur auferlegten Triebeinschränkungen und Verzichtsleistungen. Beim Einzelnen entstehe angesichts dieses Dilemmas häufig ein merkliches Unbehagen

---

[1] Freud, S.: Das Unbehagen in der Kultur (1930), in: Gesammelte Werke XIV, Frankfurt am Main 1988.

an und in der Kultur, das er mit Entlastungen (Triebdurchbrüche), Betäubung (Alkohol und Drogen) oder (selten genug) mit Sublimierung beantwortet.

Auch die Religionen boten lange Zeit narkotisierende Effekte, die es dem Menschen gestatteten, sich mit seinen irdischen Kümmernissen und Konflikten zu arrangieren – versprachen sie ihm dafür im Jenseits doch ausgleichende Gerechtigkeit und ewiges Leben. Mit den Attributen, die der Mensch den Göttern verlieh (Allmacht, Allwissenheit, Allgüte, Omnipräsenz), konnte er sich identifizieren, und sie boten ihm einen tröstlichen Ausblick bei den Beschränkungen und Ohnmachtsgefühlen, die zumindest in der Frühzeit der Menschheit dominant gewesen sein müssen. Die Götter waren seine Kulturideale, denen sich der Mensch der Neuzeit jedoch angenähert hat:

> (Er) ist beinahe selbst ein Gott geworden. Freilich nur so, wie man nach allgemein menschlichem Urteil Ideale zu erreichen pflegt. Nicht vollkommen, in einigen Stücken gar nicht, in anderen nur so halbwegs. Der Mensch ist sozusagen eine Art Prothesengott geworden, recht großartig, wenn er alle seine Hilfsorgane anlegt, aber sie sind nicht mit ihm verwachsen und machen ihm gelegentlich noch viel zu schaffen ... Ferne Zeiten werden neue, wahrscheinlich unvorstellbar große Fortschritte auf diesem Gebiete der Kultur mit sich bringen, die Gottähnlichkeit noch weiter steigern.[2]

Die fernen Zeiten, von denen Freud hier sprach, sind früher angebrochen, als er es sich vorstellen konnte. Die Trias von Wirtschaft, Wissenschaft und Technik hat in den letzten Jahrzehnten zumindest in der westlichen Welt für Quantensprünge der (technisch-)kulturellen Entwicklung gesorgt, die sich eindrücklich auch im Bereich der Medizin ablesen lassen: Molekulargenetik, Reproduktions-, Intensiv- und Transplantationsmedizin, Strahlen- und Stammzelltherapie, Diagnostik und Eingriffe am menschlichen Genom, Neurowissenschaften mit dazugehörigen diagnostischen und therapeutischen Möglichkeiten, Gehirnschrittmacher und implantierbare Defibrillatoren des Herzens, Telemedizin, Techniken des Klonens, Robotik und so fort.

17.1 Die Technik

Diese zu den Zeiten Freuds kaum auszumalenden medizinischen Realitäten sind möglich geworden, weil es im letzten halben Jahrhundert neben den wissenschaftlichen vor allem auch technische Fortschritte in beachtlichem Ausmaß gegeben hat. Sie trugen dazu bei, die Heilkunde unserer Zeit zur Hightech-Medizin mutieren zu lassen – eine Bezeichnung und eine Spielart der Medizin, denen wir im Hinblick auf ihre anthropologischen und teilweise mythologischen Inhalte nachspüren wollen.

Der Terminus „Technik" leitet sich vom griechischen Wort *techne* ab. Im Griechenland der Antike umfasste *techne* die Bedeutungen Kunstfertigkeit, Kunst, Produkt, Machen und das Gemachte. Ein Techniker im damaligen Sinne war Handwerker und Künstler zugleich

---

[2] Freud, S.: Das Unbehagen in der Kultur, a.a.O., S. 450 f.

und galt vor allem als Mensch mit breit gefächerten Fertigkeiten und Fähigkeiten. Eine engere Verzahnung von Technik und Vorformen der Wissenschaft gab es nicht.

Für uns hat sich der Gehalt dieses Begriffs gewandelt und partiell eingeengt. Heute verstehen wir unter Technik eine bestimmte Weise des Handelns, das geprägt ist vom Gebrauch von Werkzeugen sowie bestimmter Verfahren und Methoden, um das jeweilige Ziel des Handelns zu erreichen. Nicht selten steht die Technik im Dienst der Befriedigung von menschlichen Grundbedürfnissen wie Bewegung, Ernährung, Kommunikation, Kooperation, Sicherung von Gesundheit und Überleben, Beherrschung der Naturmächte oder Abwehr von Feinden.

Dieses Verständnis von Technik geht bis auf die Renaissance zurück. Damals prognostizierten Francis Bacon (*Novum Organon*, 1620) und René Descartes (*Von der Methode des richtigen Vernunftgebrauchs und der wissenschaftlichen Forschung*, 1637) für ihre Zukunft eine fast symbiotische Liaison zwischen den Wissenschaften und der aufkommenden Technik. Isaac Newton (*Mathematische Prinzipien der Naturlehre*, 1687) unterstützte diesen Zukunftstraum nachhaltig mit seinen Forschungsergebnissen.[3]

17.2 Beherrsche den Raum, beherrsche die Zeit!

Die Neuzeit hat der Prognose von Bacon und Descartes Nahrung und Bestätigung zuhauf geboten: Die Technik, bis dahin eher künstlerisch, handwerklich, intuitiv und am Vorbild der Natur orientiert, und die Wissenschaften, bis dahin ihrem Charakter und ihrer Tradition (Naturphilosophie) nach eher kontemplativ und reflexiv geprägt, entdeckten sich als ideale Partner, die sich gegenseitig in die Lage versetzten, zur Ausgestaltung der Industriezivilisationen Wesentliches beizusteuern.

Sie folgten dabei Impulsen, die die Menschheit (in der westlichen Welt) seit der Renaissance bewegen: Verstehe, beherrsche und überwinde Raum und Zeit! Von der Philosophie (Giordano Brunos Unendlichkeitsidee) bis in die Naturwissenschaften (Physik), Technik (Weltraumfahrt) und sogar in die Dichtkunst hinein (Marcel Prousts *Suche nach der verlorenen Zeit*) haben sich in den letzten Jahrhunderten Menschen energisch und mehr oder minder erfolgreich mit diesen Impulsen auseinandergesetzt.

Vor allem im 19. Jahrhundert gab es eine große Technikbegeisterung. Erfindungen und technische Entwicklungen wie Eisenbahn, Dampfschifffahrt, Automobil, Telegrafie und Telefon sowie Elektrizität und Fotografie waren für die meisten Menschen Beweise für die grundsätzliche Beherrschbarkeit (und Überwindbarkeit) von Raum und Zeit. Im 20. Jahrhundert wurde diese Überzeugung durch wissenschaftlich-technische Neuerungen wie Flugzeuge und Raumfähren, Kernenergie, Kommunikations- und Computertechnik sowie

---

[3] Siehe hierzu Rapp, F.: Die Dynamik der modernen Welt – eine Einführung in die Technikphilosophie, Hamburg 1994.

die Biotechnik einerseits bestärkt; man sah in ihnen die nahende Heraufkunft einer besseren Welt und die Verwirklichung eines wunderbaren Utopia.[4]

Andererseits entwickelte sich zum Ende des 20. Jahrhunderts hin eine anschwellende Technikskepsis, die eine bloße Eins-zu-eins-Umsetzung von naturwissenschaftlichen Erkenntnissen in technische Innovationen kritisch beäugte. Günter Anders (*Die Antiquiertheit des Menschen*),[5] Lewis Mumford (*Mythos der Maschine – Kultur, Technik und Macht*)[6] und Ivan Illich (*Selbstbegrenzung – Eine politische Kritik der Technik*)[7] waren und sind prominente Vertreter einer ambivalenten Einstellung zu (Wissenschaft und) Technik. Sie verweisen darauf, dass sich in den letzten Jahrzehnten der Traum von der Beherrschbarkeit umgekehrt hat: Der Mensch beherrscht nicht nur via Technik die Natur – die Technik beherrscht ihrerseits den Menschen und erweist sich (Kernenergieunfälle, Atombomben) als unbeherrschbar. Was in der Regel von Technikskeptikern zu wenig betont wird, ist das Faktum, dass nicht die Technik, sondern die sie bedienenden Menschen für deren Effekte verantwortlich sind. Die Technik ist ebenso wenig wie die Wissenschaften ein Subjekt, dem man ethisches Versagen, Nachlässigkeiten oder Leichtsinn vorwerfen könnte.

17.3 Homo faber und Homo scientificus

Die enge Verbindung zwischen Naturwissenschaft und Technik zeitigte in den letzten Jahrzehnten Wirkungen im Hinblick auf die Sozialisation des wissenschaftlichen und technischen Nachwuchses. Adepten technischer Berufe gerieten und geraten beinahe zwangsläufig zu Vertretern der Gattung *Homo faber*, von denen Qualitäten wie künstlerische Intuition sowie soziale und emotionale Intelligenz nicht mehr erwartet oder gar abgefordert werden.

Zöglinge der naturwissenschaftlichen Zünfte werden analog dazu früh mit den Idealen von Analyse, Machbarkeit, Beherrschung und Überwindung von Natur sowie mit der Effizienz und Relevanz von Forschung für den technisch-industriellen Fortschritt vertraut gemacht, ohne dass sie in einem ähnlich umfangreichen Maße mit den ethischen Fragen ihres Tuns (kulturelle, gesellschaftliche und globale Konsequenzen) konfrontiert würden. Außerdem tendieren sie dazu, Natürliches ähnlich wie Technisches aufzufassen oder als beinahe wesensgleich zu begreifen.[8]

Sie durchschauen meist zu wenig jene Defizite, die Edmund Husserl in seiner Krisis-Schrift[9] schon in den 30er-Jahren des letzten Jahrhunderts beklagt hat. Die von den

---

[4] Siehe hierzu Banse, G. und Grunwald A. (Hrsg.): Technik und Kultur, Karlsruhe 2010 sowie König, W.: Technikgeschichte, Stuttgart 2009.
[5] Anders, G.: Die Antiquiertheit des Menschen (1956), München 2002.
[6] Mumford, L.: Mythos der Maschine – Kultur, Technik und Macht (1970), Frankfurt am Main 1987.
[7] Illich, I.: Selbstbegrenzung – Eine politische Kritik der Technik (1980), München 1998.
[8] Siehe hierzu Recki, B. (Hrsg.): Welche Technik?, Dresden 2020.
[9] Husserl, E.: Die Krisis der europäischen Wissenschaften und die transzendentale Phänomenologie (1936), Hamburg 1992.

Naturwissenschaften vermessene und beschriebene und von der Technik gemachte Welt sei *per se* sinn- und bedeutungsleer. Die exakten Wissenschaften werfen ihr „Ideenkleid" aus physikalischen Modellen, arithmetischen Formeln und geometrischen Mustern über die Phänomene von Kosmos und Natur und blenden gleichzeitig die Lebenswelt aus – jene Welt, in der sich menschliches Dasein mit all seinen schicksalhaften Fragen (Zwischenmenschlichkeit, Tod, Krankheit, Geburt, emotionale und soziale Dramen) ereignet. Husserl wandte sich in seiner Schrift daher entschieden gegen jede reduktive Tendenz, wonach allein wirklich sein darf und soll, was in Maß- und Zahleinheiten exprimierbar ist. Parallel zur Mathematisierung der Wirklichkeit komme es zur Sinnentleerung und Entwertung des Daseins, das zwar in seinen Quantitäten, nicht mehr jedoch in seinen Qualitäten und damit in seinem Wert und seiner Bedeutung erfasst werde. Zuletzt leben Menschen in einer exakt vermessenen, bezogen auf ihren Sinn aber stummen Welt.

17.4 Medizin und Technik

Diese Entwicklungen der Technik haben Relevanz für die Medizin allgemein sowie für Patienten und ärztlich-pflegerische Teams im Speziellen; einige wenige Zahlen verdeutlichen dies: Im Schnitt finden sich weit über 10.000 technische Geräte in jedem Krankenhaus der Maximalversorgung (Uni-Klinik) in Deutschland, Österreich, der Schweiz oder in Skandinavien; in der BRD arbeiten derzeit (2021) mehr Menschen im Bereich der Medizintechnik (etwa 150.000) als im Bereich der Pharma-Branche (120.000); die Umsätze der Medizintechnik in der BRD beliefen sich 2020 auf fast 35 Milliarden Euro (im Inland etwa 12 und im Ausland etwa 23 Milliarden Euro) – in der Pharmazie lagen die Umsätze im selben Zeitraum bei knapp 42 Milliarden Euro.[10]

Hinter diesen Zahlen verbergen sich außergewöhnliche Möglichkeiten der Diagnostik und Therapie von Krankheiten und kranken Menschen, für die eingangs bereits einige Beispiele angeführt wurden. Von der Fertilisations- bis zur Intensiv- und Palliativmedizin, also buchstäblich von der Wiege bis zur Bahre, hat sich die Technik in der Medizin eine zentrale und unbestrittene Bedeutung erobert, die zum überwiegenden Teil von Patienten wie Ärzten wertgeschätzt wird.

Dies spiegelt sich in Umfragen wider, die regelmäßig zur Akzeptanz der Technik in der Bevölkerung durchgeführt werden. In den letzten Jahren ist ein Wandel der Technikskepsis der Deutschen (im Vergleich mit anderen europäischen Ländern) hin zu einer Technik-Philie in manchen Bereichen zu konstatieren – insbesondere, was die Medizintechnik generell anbelangt. In manchen Detailfragen (z. B. in Bezug auf Optionen der Gentherapie) gibt es zwar bei einer Vielzahl der Befragten durchaus skeptisch Zurückhaltung bis Ableh-

---

[10] Siehe hierzu Pharma-Daten 2019 des Bundesverbands der Pharmazeutischen Industrie e.V. https://www.bpi.de/fileadmin/user_upload/Downloads/Publikationen/Pharma-Daten/Pharma-Daten_2019_DE.pdf sowie Statista-Daten 2020 https://de.statista.com/statistik/daten/studie/30062/umfrage/medizintechnik-beschaeftigte-in-deutschland-seit-2004/.

nung.[11] Allerdings würden wohl die meisten von uns die Vorstellung als horribel empfinden, ganz ohne medizinische Hilfsgeräte und Technik leben zu müssen (keine Prothesen, Implantate, Brücken, Kronen, Herzschrittmacher, Hörgeräte, Linsen, Gleitsichtbrillen etc.). Das Gemachte (Technik, Prothetik) ergänzt in sehr vielen Fällen das Gewordene (unseren Körper) zur Ganzheit, Gesundheit, Schönheit und Funktionsfähigkeit.

Neben den Chancen des Technikeinsatzes in der Medizin wirft dieser auch Fragen und Probleme auf. Ohne in larmoyante Technikskepsis verfallen oder gar einer technikarmen Heilkunde (Barfußmedizin) das Wort reden zu wollen, werden im Folgenden einige dieser Problemfelder schlaglichtartig beleuchtet. Dabei wird ersichtlich, dass die Medizintechnik in ihrem Gepäck anthropologisch (und damit auch ethisch) relevante Themen mit sich führt, die teilweise an alte Mythen erinnern oder neue Mythen geboren haben.

17.5 Was ist und wie entsteht menschliches Leben?

Um es gleich vorwegzunehmen: Diese Frage (wie auch die folgenden) kann in unserem Rahmen nicht hinreichend beantwortet werden – was auch nicht beabsichtigt ist. Es geht vielmehr um das Aufweisen anthropologischer und existenzieller Fragen, die sich mit der Hochleistungs- und Hightech-Medizin ergeben und die nicht dadurch gelöst werden, dass man den medizinischen Maschinenpark einer nochmaligen Modernisierungswelle unterwirft oder die technische Ausbildung der Ärzte (die vielerorts bereits hervorragend ist) nochmals verfeinert.

Die hier aufgeworfene Frage stellt sich bevorzugt in der Fertilisations- und Reproduktionsmedizin. Bereits diese Begriffe sind bemerkenswert. Denn eigentlich müsste man von Infertilitätsmedizin, also von einer Heilkunde sprechen, die sich um Paare kümmert, die (aus welchen Gründen auch immer) unfruchtbar sind und seit längerer Zeit einen vergeblichen Kinderwunsch beklagen. Der Terminus der Reproduktion hingegen weckt Assoziationen an eben jene Art von Technik, von der man sich nicht unbedingt allzu warme emotionale Anteilnahme und Verstehens-Akte erwarten muss.

Vertieft man sich noch weiter in die Möglichkeiten und Usancen der reproduzierenden Medizin, eröffnen sich zusätzliche Problemfelder. So hat der Sozialphilosoph und Schriftsteller Andreas Kuhlmann im Sammelband *An den Grenzen unserer Lebensform – Texte zur Bioethik und Anthropologie*[12] plastisch die Denaturierung der menschlichen Fortpflanzung beschrieben, die sich durch die Aktivitäten der Reproduktionsmedizin ergeben kann.

In früheren Zeiten war es ein Gebot der Biologie, dass Fortpflanzung und Sexualität miteinander verbunden waren. Hinzu kam, dass es sich bei den Zeugungswilligen um eine

---

[11] Siehe hierzu die Studie Technik Radar 2020 der Deutschen Akademie der Technikwissenschaften und der Körber-Stiftung https://www.koerber-stiftung.de/fileadmin/user_upload/koerber-stiftung/redaktion/technikradar/pdf/2020/TechnikRadar-2020_Langfassung.pdf.

[12] Kuhlmann, A.: An den Grenzen unserer Lebensform – Texte zur Bioethik und Anthropologie, Frankfurt am Main 2011.

Frau und einen Mann handeln musste, die neben einer hinreichenden sexuellen Aktivität nicht selten auch noch ein Minimum an emotionaler Zuneigung (Liebe) füreinander empfanden und die nach der Geburt häufig als Eltern zeichneten. Selbstverständlich gab es bei diesem Prozess Ausnahmen, die jedoch die biologischen Regeln nicht außer Kraft zu setzen vermochten. Die Reproduktionsmedizin erlaubt nicht nur, sondern fördert regelrecht eine diesbezügliche Dissoziation. Der Akt von Zeugung und Fortpflanzung ist beileibe nicht mehr mit Sexualität assoziiert, sondern findet (in vielen Fällen) extrakorporal in einer Petrischale statt. Eine weibliche Eizelle und männliche Samenzellen finden unter Laborbedingungen zueinander, wobei Eizellen laparoskopisch entnommen und die Samenzellen in einer dafür etablierten Samenbank zwischengelagert werden.

Dass Ei- und Samenzellen von den zukünftigen Eltern stammen, kann, muss aber nicht sein. Denkbar und in anderen Ländern (nicht in Deutschland) auch realisiert sind Varianten der Leihmutterschaft oder des anonymen Samenspenders, bei denen die zukünftigen Eltern nur partiell das biologische Geschehen aktiv mitgestalten. Lesbische Paare oder von vornherein allein erziehen wollende Mütter sind damit ebenfalls in die Lage versetzt, eigene Kinder auszutragen. Sexus, Liebe, Fortpflanzung und Elternschaft sind längst einem Dissoziationsprozess unterworfen, und wie die daraus resultierenden Kinder (sowie eventuelle Leihmütter oder Samenspender) dies alles bei sich zu einem gedeihlichen Assoziieren bringen, ist ein psychosoziales Rätsel oder zumindest eine dementsprechende Aufgabe.

17.6 Gemachtes und Gewordenes

Daneben ist es auch eine anthropologische Herausforderung. In der Biologie, Medizin und Philosophie unterscheidet man lange schon das von Menschenhand Gemachte vom natürlich Gewordenen. Um etwas zu machen, haben Menschen Pläne ausgeheckt und Fertigkeiten entwickelt, sodass zum Schluss ein Produkt, im günstigen Fall nach ihren Wünschen, vorhanden ist. Das Gewordene dagegen hängt nur indirekt von menschlicher Einflussnahme ab; es basiert vielmehr auf glücklichen oder unglücklichen Zufällen, denen der Mensch normalerweise nur bedingt auf die Beine helfen kann.

Zeugung, Schwangerschaft, Geburt, Kinder- und Erwachsenenzeit, Alterungsprozesse – alle diese Phänomene waren seit Menschengedenken Paradebeispiele für Gewordenes und Gewachsenes. Manches davon ließ und lässt sich verhindern (Zeugung) oder verlangsamen (Alterung), aber nur ein geringer Teil unterliegt einem aktiven Machens-Prozess. Werdendes und Gewordenes kann begrüßt, bestaunt, beklatscht oder beklagt werden – es kann häufig jedoch nur in Grenzen gemacht und modelliert werden.

Seit langem gibt es Wünsche und Vorstellungen, wie man der *natura naturans* (schaffenden Natur) beispringen und ihre Resultate verändern, veredeln oder selbst erzeugen könne. Bekannt geworden ist Mary Shelleys Roman *Frankenstein* (1818), der den Untertitel *Der moderne Prometheus* trägt. Der Schweizer Viktor Frankenstein will an der Universität Ingolstadt den alten Menschheitstraum verwirklichen und nicht nur Leben, sondern sogar einen Hominiden schaffen. Dies gelingt, doch es entsteht ein Monster, das eine Spur des Unheils nach sich zieht und zum Schluss den Feuertod stirbt.

Viktor Frankenstein war ein verhinderter Prometheus. Letzterer war ein Titan aus der griechischen Mythologie, der die Menschen aus Erde geformt und ihnen Eigenschaften von verschiedenen Tieren (die Klugheit des Hundes und den Fleiß des Pferdes) gegeben haben soll. Dass derlei titanische Schöpfungsakte nicht immer von Erfolg gekrönt sind, wusste nicht nur Mary Shelley. Eine Anekdote über den Schriftsteller George Bernard Shaw weiß zu berichten, dass ihn (als er berühmt war) eine bildhübsche Schauspielerin bat, sie zu schwängern. Begründung: „Ihre Intelligenz und meine Schönheit – das gäbe ein wunderbares Geschöpf!" Antwort Shaws: „Lieber nicht! Stellen Sie sich die andere Kombination vor: Meine Schönheit und Ihre Intelligenz!"

17.7 Was ist menschliche Identität?

Auch diese Frage erhält keine völlig befriedigenden Antworten; ich nutze sie, um weiteren anthropologischen Themen in der Hightech-Medizin nachzuspüren. Weil die Chirurgie in den letzten Jahrzehnten Fortschritte der Operationstechniken zu verzeichnen hatte, die sich von minimal-invasiven (Schlüsselloch-Chirurgie) bis hin zu plastischen Eingriffen erstrecken, finden in unserem Zusammenhang auch chirurgische Maßnahmen Erwähnung.

Ein operativer Bereich, der sich in den letzten Jahrzehnten mächtig entwickelt hat, ist die Adipositas-Chirurgie, auch als bariatrische Intervention bezeichnet. Dabei kommen diverse Operationstechniken wie Magenband, Entfernungen eines Großteils des Magens (Schlauchmagen) oder Bypass-Operationen des Magens zur Anwendung. Über die Indikation zu solchen Eingriffen sowie über eventuelle somatische Nebenwirkungen soll hier nicht diskutiert werden. Glücken die Operationen, kommt es bei den Betreffenden innerhalb weniger Monate zu eklatanten Gewichtsabnahmen, die nicht selten bis zu einem Drittel des Ausgangsgewichts betragen. Man darf sich fragen, wie die Operierten die massiven Veränderungen nicht nur ihres Gewichts, sondern ihres Körperbildes und damit auch ihrer Identität (Körperselbst) verarbeiten (siehe hierzu auch Kap. 23).

Ähnliche Fragen stellen sich auf dem Terrain der plastischen Chirurgie. Dieser Zweig der operativen Medizin hat beträchtliche Zuwachsraten zu verzeichnen: Jährlich werden in Deutschland zwischen 400.000 und 500.000 kosmetisch-chirurgische Eingriffe durchgeführt, wobei 80% der Patienten Frauen sind. Die Unzufriedenheit mit dem eigenen Körper, die sich auf bestimmte Zonen oder Merkmale fokussiert, und das damit assoziierte mangelnde Selbstwertgefühl stellen die Hauptmotive für den Gang zum plastischen Chirurgen dar.

Zu den inzwischen etablierten Eingriffen der plastischen Chirurgen zählen Verkleinerung oder Vergrößerung der Brüste; Begradigung der Nase; Straffung der Haut von Gesicht, Bauch, Po, Oberschenkel; Fettabsaugung; Krampfader-Entfernung; Faltenbehandlung (Laserchirurgie); Verkleinerung von Schamlippen oder Klitoris. Diese somatischen

Veränderungen sollen dazu beitragen, den Selbstwert und die Lebensqualität der Patientinnen auf einem höheren Niveau zu stabilisieren.

Eine eigene und mit vielen psychosozialen Fragen versehene Gruppe bedeuten jene Patienten, die sich über operative Verfahren eine Veränderung oder Konkretisierung ihres Geschlechts erhoffen. Geschlechtsangleichende Maßnahmen (Rekonstruktion des Genitalbereichs, plastischer Auf- oder Abbau von Penis oder Vagina) wurden in den letzten Jahrzehnten vor allem bei intersexuellen (keine eindeutige Geschlechtsidentität) oder transsexuellen Individuen (keine Identifikation des Betreffenden mit seinem vorgegebenen Geschlecht) durchgeführt. Neben chirurgischen Maßnahmen erfolgt in der Regel auch eine medikamentös-hormonelle Beeinflussung des Organismus der Operierten, die dessen Morphe zusätzlich verändert.

Eine weitere Herausforderung stellen Patienten mit körperdysmorphen Störungen dar. Darunter versteht man die fixe subjektive Überzeugung eines Menschen, an seinem Körper Beeinträchtigungen wahrgenommen zu haben, die von den diagnostizierenden Ärzten so nicht ohne Weiteres nachvollzogen werden können. In der Regel sind derlei kaum korrigierbare Überzeugungen Vorboten oder Symptome anderer Erkrankungen (hypochondrischer Wahn, Hypochondrie, Schizophrenie). Eine chirurgische Maßnahme verbietet sich bei körperdysmorpher Störung, die früher als Thersites-Komplex bezeichnet wurde (Thersites wurde in Homers *Ilias* als der hässlichste Krieger im Heer von Odysseus geschildert).

17.8 Das Dorian-Gray-Syndrom

Wieder kann man sich fragen, welche anthropologischen Themen bei den operativen Eingriffen mit angeschnitten werden. Einerseits taucht hierbei erneut die Prometheus-Thematik des Machens und Modellierens auf: Das Gewordene, der Körper mit seinem Alter, Gewicht, Geschlecht und seinen gewachsenen Formen, das von der Natur Gegebene und von der Biografie im Laufe von Jahren Modulierte, wird via Operation einer raschen, massiven und eventuell nicht mehr zu revidierenden Korrektur unterzogen.[13]

Das korrigierende, kontrollierende und autoplastische (auf den eigenen Körper abzielende) Modellieren unterliegt stark gesellschaftlich und kulturell vermittelten Vorgaben und Leitbildern (Body-Mass-Index, makellose Schönheit, Jugendlichkeit, Gesundheit, Sexappeal).[14] In gewisser Weise unterwerfen sich nicht wenige dieser Patienten einigen der expliziten und (noch häufiger) impliziten Regeln für den Menschenpark,[15] die Peter Sloterdijk schon Ende des 20. Jahrhunderts beschrieben hat. Nicht mehr die faschistische Eugenik, sondern die Biotechnologie und das Biodesign (von molekulargenetischen bis

---

[13] Siehe hierzu Ramsbrock, A.: Korrigierte Körper – Eine Geschichte künstlicher Schönheit in der Moderne, Göttingen 2011.

[14] Siehe hierzu Westerhorstmann, K.: Auf dem Weg zu einem Maß-geschneiderten Körper? Ethische Reflexionen zur ästhetischen Chirurgie, in: Ethica 17 (2009), S. 311–334.

[15] Sloterdijk, P.: Regeln für den Menschenpark, Frankfurt am Main 1999.

hin zu plastisch-chirurgischen Korrekturen) übernehmen seiner Meinung nach im 21. Jahrhundert die heiklen und nicht selten autoritativen Aufgaben der Selbstverbesserung des Menschengeschlechts.

Bei manchen Patienten, die plastisch-chirurgische Maßnahmen über sich ergehen lassen, mag auch das Dorian-Gray-Syndrom eine Rolle spielen. Darunter versteht man die Unfähigkeit von Menschen, mit ihrem Reifen und Altern sowie mit den körperlichen Zeichen ihrer gelebten Biografie (Gesicht) versöhnlichen Umgang zu pflegen.[16] Stattdessen greifen sie auf *Lifestyle*- und *Antiaging*-Angebote (Potenzmittel, ästhetische Chirurgie, Psychostimulanzien) zurück und begreifen die Heilkunde als Jungbrunnen oder als den von Oscar Wilde in *Das Bildnis des Dorian Gray*[17] beschriebenen Speicher, in den sie ihr reales Antlitz abstellen, indes sie mit ihrem jugendlich-makellos wirkenden Körper durch ihr Leben eilen, ohne die Spuren ihrer (wüsten, trägen, öden, langweiligen) Daseinsgestaltung zur Kenntnis nehmen zu müssen; und ohne auf die Alterssteuerung durch ihr Gehirn vertrauen zu dürfen.[18]

Noch ein weiteres Motiv verbirgt sich in den dringlichen Wünschen mancher Patienten nach plastisch-chirurgischen Eingriffen: der Impuls des Anderswerdens und der Metamorphose. Ähnlich wie in den *Metamorphosen*[19] (Das Buch der Mythen und Verwandlungen) des römischen Dichters Ovid (43 v.Chr. bis 17 n.Chr.) das Werden und die dauernde Veränderung als zentrale Bewegung der menschlichen Existenz (ebenso wie der Götterwelt und der gesamten Natur) besungen werden, versuchen sich nicht wenige chirurgisch Modellierte im Aus- und Umbau ihrer Identität. Für dieses Unterfangen greifen sie am Fundament ihrer Identität (eigener Körper) an und konstruieren (mithilfe dreidimensionaler Bilder auf dem Computerdisplay des plastischen Chirurgen), wer, was und wie sie zukünftig sein wollen.

17.9 Mein, dein, unser?

Im Jahr 2019 wurden in Deutschland mehr als 3700 Organe transplantiert. An erster Stelle stehen Nierentransplantationen, gefolgt von Leber-, Herz-, Lungen- und anderen Transplantationen. Seit der ersten Herztransplantation 1967 im Groote-Schuur-Krankenhaus in Kapstadt durch Christiaan Bernard sind in den letzten 50 Jahren weltweit über 100.000 Herzen transplantiert worden. Zu diesen Transplantationen solider Organe sind die

---

[16] Siehe hierzu Euler, S., Brähler, E., Brosig, B.: Das Dorian-Gray-Syndrom als „ethnische Störung" der Spätmoderne, Psychosozial 26 (2003), S. 73–89.

[17] Wilde, O.: Das Bildnis des Dorian Gray (1890), Berlin 2000.

[18] Siehe hierzu Zhang Y, Kim M, Jia B, Yan J, Hertz J, Han C, Cai D: Hypothalamic stem cells control ageing speed partly through exosomal miRNAs. Nature (article), 2017 Aug 3; 548 (7665): S. 52–57.

[19] Ovid: Metamorphosen (ca. 8 n.Chr.), Zürich – München 1989.

Knochenmark- und Stammzelltransplantationen hinzuzurechnen; an größeren Zentren (meist Unikliniken) erfolgen deutschlandweit pro Jahr etwa 3000 solche Therapien.

Die biomedizinischen Probleme, die sich der Transplantationsmedizin stellen, sind überaus komplex: Sie reichen von operationstechnischen bis hin zu Fragen der Immunabwehr respektive von deren partieller Unterdrückung. Für Transplantationseingriffe sowohl von soliden Organen als auch von Knochenmark und Stammzellen sind hochspezialisierte Zentren vonnöten, die neben einer exzellenten technischen Ausrüstung vor allem über ein Team von Spezialisten höchster Güte (Chirurgen, Immunologen, Anästhesisten, Infektiologen, Hämato-Onkologen, Intensivmediziner usw.) verfügen.

Neben den biomedizinischen eröffnet die Transplantationsmedizin eine Fülle weiterer Problemfelder: psychosoziale, ökonomische, rehabilitative, logistische, ethische und letztlich auch anthropologische. Auf einige dieser Aspekte ging Oliver Decker in seinem Buch *Der Prothesengott – Subjektivität und Transplantationsmedizin*[20] ein. Darin wies er anhand von Tagebüchern transplantierter Patienten nach, wie sehr die Betreffenden das neue Organ als Prothese, Ideal und Erlösung erleben – als Qualitäten also, die Sigmund Freud im eingangs erwähnten *Unbehagen in der Kultur* als göttliche und den Religionen immanente Versprechungen für die Menschen charakterisierte.

Es lassen sich eine Reihe weiterer nicht direkt biomedizinischer Fragen formulieren, die sich aus der Transplantationsmedizin ergeben; einen brauchbaren Überblick liefert der Artikel „Transplantationspsychologie".[21] So können sich beim Patienten nach Organverpflanzungen Probleme mit der Akzeptanz des Spenderorgans (tot oder lebendig), bei der Wiederaufnahme der Berufstätigkeit und der Neueingliederung in den Familienverband, mit der Therapieadhärenz (die Betreffenden sollen sich akribisch genau an die verschriebenen Medikamente zur Immunsuppression halten) oder auch mit Angst, Depression und Posttraumatischen Belastungsstörungen ergeben.

17.10 Das Eigene und das Fremde

An anthropologischen Themen sind mit der Transplantationsmedizin unter anderem die Fragen nach dem Eigenen und dem Fremden assoziiert. Normalerweise erleben wir unseren Körper fraglos als das Ureigenste, dem die Mitmenschen sowie die gesamte Welt (Dinge, Natur) als das Fremde und das Nicht-Ich (Johann Gottlieb Fichte) entgegenstehen. Diese Scheidung ist für den Einzelnen in der Regel leicht nachvollziehbar, und Konflikte, die sich aus dem Kontakt von Ich und Du, Ich und der Welt ergeben, sind meist ohne merkliche Schwierigkeiten dem Gegenüber (selten auch der eigenen Person) zuzuschreiben.

---

[20] Decker, O.: Der Prothesengott – Subjektivität und Transplantationsmedizin, Gießen 2004.
[21] Schulz, K.H. und Koch, U.: Transplantationspsychologie, in: Balck, F.: Anwendungsfelder der medizinischen Psychologie, Heidelberg 2005.

Als Subjekte antworten wir einer ganzen Welt von Objekten – als Personen leben wir im Modus der Resonanz (*per-sonare/re-sonare*).[22]

Sobald jedoch das Fremde in Form von Organen oder Knochenmark des Mitmenschen im eigenen Organismus operativ verwurzelt wird oder sich (wie die Stammzellen) Hunderttausende von Nischen sucht, in denen es sich heimisch ausbreitet, wird eine Trennung von eigen und nicht-eigen, Subjekt und Objekt schwierig. Das fremde Organ oder Knochenmark hat den eigenen Körper gerettet – ist es da nicht längst Eigenes geworden?[23]

Weil Transplantationspatienten intuitiv um diese Frage wissen, achten viele von ihnen mit Argusaugen auf mögliche Anzeichen einer Abstoßungs- oder überschießenden Abwehrreaktion ihres Immunsystems. Der Körper verfügt über ein hochdifferenziertes Abwehrsystem, das er mobilisiert, sobald er mit Fremdem in engeren Kontakt gerät. Bei Transplantierten muss dieses System partiell gedämpft werden, damit auf der biologischen Ebene eine erträgliche Akzeptanz des fremden Organs erfolgt.

Mit subtil eingesetzten immunsuppressiv wirkenden Medikamenten lässt sich also das anthropologische Grundgesetz von der Unterscheidung in eigen und fremd zumindest teilweise außer Kraft setzen. Dieses Gesetz meldet sich oftmals auf der psychosozial-geistigen Ebene wieder, wenn der Patient mit der seelischen, sozialen und intellektuellen Aufgabe konfrontiert ist, das Transplantat (das Fremde) irgendwann als das Inkorporierte (das Eigene) und Selbstverständliche begreifen zu lernen.

17.11 Wer beherrscht wen?

Das Thema von Abhängigkeit und Autonomie, Unterwerfung unter das Diktat eines Fremden (das transplantierte Organ; die von den Ärzten verordnete Immunsuppression) oder pseudoautonome Revolte gegen diagnostische und therapeutische Konsequenzen, die aus eigener Krankheit erwachsen, prägt nicht nur die Transplantationsmedizin. Weit darüber hinaus findet es sich in vielen Bereichen der Heilkunde – vor allem auch in jenen, die mit hohem technischen Aufwand komplexe, nur schwer zu durchschauende Maschinen zur Diagnostik und Behandlung ihrer Patienten einsetzen.

In diesen Sparten der Medizin tritt ein weiteres anthropologisches Thema zutage: die Mensch-Maschine-Interaktion. Diese Thematik ist keine genuin medizinische; auch in vielen anderen Sphären der Kultur begegnet uns die Aufgabe, mit Maschinen umzugehen, sie zu bedienen oder sie uns dienstbar zu machen. Dies reicht von den privat genutzten Maschinen in Bad und Küche über die Maschinen an den verschiedenen Arbeitsplätzen bis zu den Spiel- und Kommunikationsmaschinen, die unsere Freizeit prägen.[24]

---

[22] Siehe hierzu Rosa, H.: Resonanz – Eine Soziologie der Weltbeziehung, Berlin 2016.

[23] Siehe hierzu Köchler, H. (Hrsg.): Transplantationsmedizin und personale Identität, Frankfurt am Main 2001.

[24] Siehe hierzu Johannsen, G.: Mensch-Maschine-Systeme, Berlin 1993.

In der Medizin gibt es recht unterschiedliche Perspektiven, die auf den jeweiligen Maschinenpark eines Krankenhauses oder einer Praxis geworfen werden können. Ärzte jubilieren oftmals angesichts moderner Technik (sie bedienen dieselbe im günstigen Fall), Verwaltungsleiter stöhnen ob dieser Maschinen (sie müssen deren Finanzierung sicherstellen), und Patienten entwickeln häufig ein ambivalentes Verhältnis zur Medizintechnik.

Im Rahmen der Diagnostik sind viele von ihnen mit den eingesetzten Maschinen einverstanden oder von ihnen sogar begeistert: in der Radiologie mit der Magnetfeldresonanz- und Computertomographie; in der Kardiologie mit Echokardiographie und Koronarangiographie; in der Gastroenterologie mit Sonographie, Magen-Darm-Spiegelungen und der Darstellung von Galle- und Bauchspeicheldrüsengängen.

Ein für die Patienten essenzieller Gesichtspunkt des maschinellen Technikeinsatzes in der Medizin besteht in der Möglichkeit von umfassender Diagnostik. Je exakter der Befund, desto größer ist die Chance einer zutreffenden, weil die (angenommenen) pathogenen Ursachen oder Symptome beseitigenden Therapie. Der Einsatz von Technik, Gerätschaften und Messinstrumenten vermittelt den Patienten dabei meist das Empfinden von Genauigkeit, Verlässlichkeit und Zielsicherheit, oftmals sogar von Schutz und Beruhigung. Das häufig kolportierte Vorurteil, die technizistische Medizin sei vorrangig angsteinflößend, ist korrekturbedürftig.

17.12 Zur Archäologie des ärztlichen und des Patienten-Blicks

Im Rahmen der Therapie allerdings wirft die Mensch-Maschine-Interaktion für Patienten bisweilen Probleme auf. Man denke an Situationen von Intensivmedizin (Maschinenbeatmung), Kardiologie (Herzschrittmacher, implantierte Defibrillatoren), Neurologie (Gehirnschrittmacher), Nephrologie (Dialyse). In diesen Bereichen der Hightech-Medizin erleben sich manche Patienten als Opfer, ausgeliefert an die unbelebte Mechanik der Maschine, von deren Funktionieren ihr Wohl und Weh und oft genug auch ihr Überleben abhängen. Hier beherrscht nicht der Mensch (Patient) die Maschine – der Takt und die Eigenschaften der Maschine dominieren den Kranken, der sich klug verhält, wenn er sich an die technischen Gegebenheiten anpasst.

Wozu erzieht der medizinische Maschinenpark die Patienten, wenn sie sich denn (bei chronischen Erkrankungen keine Seltenheit) jahrelang auf den Rhythmus und die Gangart ihrer Maschine einstellen müssen (z. B. Dialyse-Patienten)? Bei nicht wenigen dieser Patienten stößt man auf einen auffallend distanzierten Umgang mit den Schädigungen ihres Organismus. Bei kardiologisch Erkrankten etwa hört man Umschreibungen ihres Herzens und der Herzkranzgefäße wie „defekte Pumpe", „Neueinstellung der Ventile", „verstopfte Leitung", „rohrfrei" oder „frisch verkabeln".

Es mag im Einzelfall schwierig sein zu entscheiden, ob eine primär schon vorhandene burschikose, gefühlsarme und (wie die Psychosomatiker es nennen) alexithyme (Unfähigkeit, Emotionen wahrzunehmen und/oder auszudrücken) Form der Krankheitsbewältigung dem jeweiligen Patienten ein derartiges Vokabular bescheren. Unbestritten dürfte es allerdings sein, dass aufgrund des hohen Technikeinsatzes, etwa in der Kardiologie, solche Begriffe und Krankheitskonzepte mächtigen Auftrieb erhalten.

Kardiologen diagnostizieren und therapieren mit ihren Maschinen nicht mehr das von Aristoteles als geheimnisvoll und tiefgründig bezeichnete Zentralorgan des Menschen – sie manipulieren mit ihren Untersuchungs- und Behandlungstechniken (Dilatation von stenosierten Koronarien, Implantation von Stents, Schrittmachern, Schirmchen, Defibrillatoren) ein Organ, das zwar biologische Strukturen aufweist, aber oft wie eine Maschine funktioniert. Der in vielen Fällen segensreiche Einsatz von Technik bei Herzkranken verführt Ärzte wie Patienten nicht selten zur anthropologischen Reduktion bei diesem Organ: Die psychosozialen und geistigen Bedeutungen werden auf Biologie und Mechanik reduziert, um schließlich bei der Formel La Mettries (*l'homme machine*) Zuflucht und die dazu passende Terminologie zu finden.

Michel Foucault hat in *Die Geburt der Klinik*[25] gezeigt, dass und wie sich der ärztliche Blick durch die Etablierung von Spitälern und Kliniken gewandelt hat. Es verspräche lohnend zu sein, die Archäologie des ärztlichen Blicks auch bezüglich des Technikeinsatzes voranzutreiben. So verändert sich die visuelle, auditive und taktile Potenz eines Arztes, sobald er zu technisch-maschinellen Mitteln der Befunderhebung greift. Seine eigenen Sinne werden weniger geschärft und oftmals sogar der Unzuverlässigkeit bezichtigt, weil maschinell generierte Maße und Zahlen über die Unschärfe und Subjektivität seiner sinnlichen Eindrücke obsiegen. Darüber hinaus wird die von Foucault ebenfalls beschriebene leidenschaftslose Distanz der Ärzte zu menschlicher Krankheit und Not (für sehr viele ärztliche Verrichtungen eine *conditio sine qua non*!) durch den Technikeinsatz noch verstärkt.

Edmund Husserl betonte in seiner *Krisis*-Schrift, dass die alleinige oder bevorzugte Beschäftigung von Naturwissenschaftlern (und Technikern) mit den sie interessierenden Tatsachen (Realien) zuletzt Tatsachenmenschen hervorbringt. Wer nur harte Realien gelten und die Welt von Sinn, Wert und Bedeutung links liegen lässt, denkt, fühlt und handelt schlussendlich den Objekten seiner wissenschaftlich-technischen Begierde gemäß.

Analoges lässt sich von Patienten und ihren Ärzten vermuten, die sich gegenseitig in der Begeisterung für die Medizintechnik bestärken und dabei die biologischen, psychosozialen und geistig-kulturellen Dimensionen von Krankheit und Gesundheit hintanstellen. So werden ärztlicherseits wie auch patientenseitig Entwicklungen hin zum medizinischen *Homo faber* befördert, der letztlich die Gesetze der Mechanik, nicht aber die Grammatik des Geistes und die Logik des Herzens (Blaise Pascal) versteht.

---

[25] Foucault, M.: Die Geburt der Klinik (1963), Frankfurt am Main 1988.

17.13 Was ist der menschliche Tod?

Dieser Frage, die in den Jahrhunderten seit der Renaissance unterschiedlich beantwortet wurde, hat die derzeitige Hightech-Medizin einige Antwortkapitel hinzugefügt, die bei Ärzten wie Patienten zu ambivalenten Reaktionen führen. Gemeint ist damit die Hirntod-Debatte, die aufgrund vieler intensivmedizinisch Behandelter (Verzicht auf weiterführende Therapie bei Koma-Patienten) sowie im Rahmen der Transplantationsmedizin (Organentnahme) für erregte Diskussionen sorgt.

Die Definition des Hirntods geht auf eine Formulierung des *Ad hoc Committee of the Harvard Medical School* aus dem Jahr 1968 zurück. Darin heißt es, dass als Hirntod der vollständige und irreversible Zusammenbruch der Gesamtfunktion des Gehirns bei noch erhaltener Kreislauffunktion des übrigen Organismus (durch intensivmedizinische Maßnahmen ermöglicht) zu verstehen sei.

Es gibt (von Land zu Land etwas differente) detaillierte Vorschriften, wie dieser Zustand zu diagnostizieren ist: Null-Linien-EEG (hirnelektrische Stille); Durchblutungsstopp aller Gefäße des Gehirns (sonographisch oder durch Perfusionsszintigraphie nachgewiesen); Ausfall von akustisch oder somatosensibel evozierten Potenzialen (keinerlei Antworten des Gehirns auf Reize von außen). Darüber hinaus müssen bestimmte klinische Kriterien erfüllt und von verschiedenen Ärzten zu verschiedenen Zeitpunkten bei dem betreffenden Patienten festgestellt werden, um bei ihm von Hirntod sprechen zu dürfen.

Seit Einführung des Hirntod-Konzepts gab und gibt es vor allem bei Angehörigen immer wieder Zweifel an seiner Richtigkeit. Dem Augenschein nach lebt der Hirntote – er ist ja warm, sein Herz schlägt, sein Kreislauf ist stabil, und er scheint (durch die maschinelle Beatmung ermöglicht) zu atmen. Etwa 25% der Bevölkerung in Deutschland sind daher der Meinung, dass hirntot nicht den endgültigen Tod bedeutet. Sie favorisieren stattdessen das lange Zeit gültige kardiozentrische Todeskonzept, wonach ein Mensch tot ist, wenn sein Herz zu schlagen aufhört, er nicht mehr atmet und keine spontanen Bewegungen mehr bei ihm zu beobachten sind.

In den *Studien zur Geschichte des Todes im Abendland* unterschied Philippe Ariès (1914–1984) fünf Todeskonzepte und -bilder, die einander im Abendland seit der Renaissance abgelöst haben: 1) der Totentanz; 2) der Tanz des Todes (*danse macabre*); 3) der bürgerliche Tod; 4) der klinische Tod; 5) der natürliche Tod. Diese Konzepte markieren eine zunehmend wichtigere Rolle der Medizin und parallel dazu eine abnehmende Relevanz der Religion im Hinblick auf den Tod des Menschen.[26]

Vor allem der klinische Tod (im 19. Jahrhundert) sowie der natürliche Tod (im 20. Jahrhundert) bedeuteten Todeskonzepte, bei denen den Ärzten wesentliche Funktionen zugewiesen wurden. Im 19. Jahrhundert sollten sie die todbringenden Krankheiten korrekt diagnostizieren und (wenn auch nicht immer erfolgreich) behandeln, und im 20. Jahrhundert

---

[26] Ariès, Ph.: Studien zur Geschichte des Todes im Abendland (1976), München 1981.

gehörte es zu den vornehmen Aufgaben der Mediziner, Krankheiten so weit von den Menschen fernzuhalten, dass sie nicht an ihnen, sondern eben eines natürlichen Todes starben.

17.14 Das Anrecht auf den eigenen Tod

In *Die Nemesis der Medizin* zitierte der österreichisch-amerikanische Schriftsteller Ivan Illich (1926–2002) zustimmend diese Todeskonzepte von Ariés, plädierte jedoch dafür, eine sechste Variante für das letzte Drittel des 20. Jahrhunderts hinzuzufügen: den Tod auf der Intensivstation.[27] Damit umschrieb Illich im Prinzip das Hirntod-Konzept, bei welchem der Einsatz von Medizintechnik im großen Stil erfolgt, um einerseits die Kreislauffunktionen und die Atmung aufrechtzuerhalten und andererseits die Kriterien für den Nachweis des Todes zu erbringen.

Mit diesem Todeskonzept assoziiert ist der anthropologische Schwenk weg von der Kardiozentriertheit hin zur Gehirnzentriertheit. Als Zentralorgan des Menschen imponiert (zumindest in den Wissenschaften und in weiten Teil der westlichen Welt) schon seit Jahren das Gehirn und nicht mehr das Herz – eine Entwicklung, die sich etwa auch im gewaltigen Aufschwung der Neurowissenschaften während der letzten drei Jahrzehnte niederschlägt. Wer wissen will, was den Menschen im Innersten ausmacht und wo sein Wesen, seine Seele und sein Kern (was immer das alles sein mag) zu finden sind, befragt heutzutage Neurologen, Neuroanatomen, -radiologen, -physiologen und keinesfalls mehr jedoch den Kardiologen oder Psychotherapeuten – von Philosophen (der alten Schule) ganz zu schweigen.

Mit dem Tod auf der Intensivstation respektive dem Hirntod ist der Wunsch und das Anrecht auf den natürlichen oder (wie Rainer Maria Rilke es gefordert hat) auf den eigenen Tod merklich ins Hintertreffen geraten. Viele sterben jenen Tod, der ihnen von den Ärzten und deren Technik zugedacht ist;[28] der individuelle Tod wird zur kaum mehr realisierten Rarität.

Eindrücklich ist in diesem Zusammenhang die Krankengeschichte eines älteren Patienten der Kardiologie, der wegen wiederholt aufgetretenem Kammerflimmern (eine potenziell tödliche Herzrhythmusstörung) erfolgreich einen Defibrillator implantiert bekam. Nachdem diese kleine Wundermaschine ihn einige Male gerettet hatte, indem sie mit einem kräftigen Stromstoß seine Rhythmusstörungen beseitigte, stellte der Patient (ein überzeugter Anhänger des kardiozentrischen Menschenbildes) nachdenklich und keineswegs jubilierend fest: „Ich werde wohl nicht natürlich und normal sterben können – mein Herz hört ja wegen des Defibrillators nie mehr auf zu schlagen!"

Man mag dem alten Herrn aus der Kardiologie ein natürliches, soziales und technikarmes Ende wünschen, wie es der französische Schriftsteller Jean Anthelme Brillat-Savarin

---

[27] Siehe hierzu Illich, I.: Die Nemesis der Medizin – Die Kritik der Medikalisierung des Lebens (1975), München 2007, S. 145 ff.

[28] Siehe hierzu Klapp, B.F.: Psychosoziale Intensivmedizin, Berlin – Heidelberg 1985.

(1755–1826) von seiner 93-jährigen Großtante zu berichten wusste. Die alte Dame war zwar bettlägerig, geistig aber rege und an den schriftstellerischen Aktivitäten ihres Großneffen, der sie bisweilen pflegte, noch sehr interessiert:

> „Bist Du da, lieber Neffe?" sagte sie mit kaum hörbarer Stimme. „Ja, liebe Tante, zu Ihrem Befehl. Ich glaube, Sie sollten etwas guten alten Wein nehmen." „Gib immerhin, Flüssigkeit geht noch hinab." Ich beeilte mich, sie sanft aufzuheben, und gab ihr ein halbes Glas meines besten Weines. Sie belebte sich im Augenblick, und indem sie ihre Augen, die einst sehr schön gewesen waren, auf mich richtete, sagte sie: „Vielen Dank für diesen letzten Dienst! Wenn Du so alt wirst wie ich, so wirst Du einsehen, dass der Tod ebenso ein Bedürfnis ist wie der Schlaf." Dies waren ihre letzten Worte, und eine halbe Stunde darauf war sie für immer entschlafen.[29]

17.15 Conclusio

Was tun oder besser nicht tun? Ein bloßes Zurück in die Zeiten eines Brillat-Savarin wird es nicht geben und wäre auch nicht wünschenswert. Vielmehr dürfen Ärzte wie Patienten mit Genugtuung die technischen Fortschritte in der Medizin zur Kenntnis nehmen – erweitern sie doch die diagnostischen und therapeutischen Möglichkeiten bis mindestens ins Prothesen-Göttliche.

Parallel zu dieser Haltung des freudigen Stolzes sollten sich jedoch alle an der Medizintechnik aktiv oder passiv Beteiligten immer wieder einige Gedanken von Philosophen zum Umgang mit der Technik vor Augen führen. So hat Max Scheler den Technikbegeisterten attestiert, dass sie zumeist ein hohes Maß an praktisch-technischer Intelligenz und damit Herrschaftswissen erworben haben, ihre Ausbildung in Empathie, Intuition und Mitgefühl (Basis des Bildungswissens) jedoch nicht immer ein ähnlich hohes Niveau erreicht. Seine Überlegungen gipfeln in der Aufforderung, der Einzelne möge bei sich das Maß an Bildungswissen steigern.

Martin Heidegger bezeichnete in seinen Schriften die Technik als Gestell. Damit wollte er zum Ausdruck bringen, dass sie oftmals die Sicht auf das Sein „verstellt" und zur Seinsvergessenheit beiträgt. Mit diesem Begriff umschrieb der Denker Haltungen und Einstellungen des Menschen, die ihn von ernsten Fragen der eigenen Existenz (Selbstwerdung, Authentizität, Ich-selbst-Sein, Tod) sowie den tiefgründigen Problemen von Natur, Kosmos und Kultur eventuell fernhalten.

Hans Jonas schließlich hat in *Das Prinzip Verantwortung*[30] eine Ethik für die technisch-wissenschaftliche Zivilisation entworfen. Ihre Hauptaussage lautet, dass Menschen aufgrund ihrer naturwissenschaftlichen Erkenntnisse und ihres technischen Know-hows im 20. Jahrhundert in die Lage versetzt wurden, viel mehr zu können, als sie dürfen (die

---

[29] Brillat-Savarin, J.A.: Physiologie des Geschmacks oder physiologische Anleitung zum Studium der Tafelgenüsse (1826), Berlin – Leipzig 1991, S. 287.

[30] Jonas, H.: Das Prinzip Verantwortung (1979), Frankfurt am Main 2005.

Menschheit kann sich und den gesamten Globus vernichten – darf es aber nicht). Die Technik lässt den Menschen eventuell zum entfesselten Prometheus werden, der sich selbst durch Vernunft sowie zwischenmenschliche Kommunikation und Kooperation (*Common sense*) verantwortungsvolle Grenzen des Handelns setzen muss.

Literatur

Anders, G.: Die Antiquiertheit des Menschen (1956), München 2002
Ariès, Ph.: Studien zur Geschichte des Todes im Abendland (1976), München 1981
Balck, F.: Anwendungsfelder der medizinischen Psychologie, Heidelberg 2005
Banse, G. und Grunwald A. (Hrsg.): Technik und Kultur, Karlsruhe 2010
Brillat-Savarin, J.A.: Physiologie des Geschmacks oder physiologische Anleitung zum Studium der Tafelgenüsse (1826), Berlin – Leipzig 1991
Bundesverband der Pharmazeutischen Industrie e.V.: https://www.bpi.de/fileadmin/user_upload/Downloads/Publikationen/Pharma-Daten/Pharma-Daten_2019_DE.pdf. Zugegriffen am 30.07. 2021
Decker, O.: Der Prothesengott – Subjektivität und Transplantationsmedizin, Gießen 2004
Deutsche Akademie der Technikwissenschaften und Körber-Stiftung: https://www.koerber-stiftung.de/fileadmin/user_upload/koerber-stiftung/redaktion/technikradar/pdf/2020/TechnikRadar-2020_Langfassung.pdf. Zugegriffen am 30.07.2021
Euler, S., Brähler, E., Brosig, B.: Das Dorian-Gray-Syndrom als „ethnische Störung" der Spätmoderne, Psychosozial 26 (2003), S. 73–89
Foucault, M.: Die Geburt der Klinik (1963), Frankfurt am Main 1988
Freud, S.: Das Unbehagen in der Kultur (1930), in: Gesammelte Werke XIV, Frankfurt am Main 1988
Husserl, E.: Die Krisis der europäischen Wissenschaften und die transzendentale Phänomenologie (1936), Hamburg 1992
Illich, I.: Die Nemesis der Medizin – Die Kritik der Medikalisierung des Lebens (1975), München 2007
Illich, I.: Selbstbegrenzung – Eine politische Kritik der Technik (1980), München 1998
Johannsen, G.: Mensch-Maschine-Systeme, Berlin 1993
Jonas, H.: Das Prinzip Verantwortung (1979), Frankfurt am Main 2005
Klapp, B.F.: Psychosoziale Intensivmedizin, Berlin – Heidelberg 1985
Köchler, H. (Hrsg.): Transplantationsmedizin und personale Identität, Frankfurt am Main 2001
König, W. (Hrsg.): Technikgeschichte, Stuttgart 2009
Kuhlmann, A.: An den Grenzen unserer Lebensform – Texte zur Bioethik und Anthropologie, Frankfurt am Main 2011
Mumford, L.: Mythos der Maschine – Kultur, Technik und Macht (1970), Frankfurt am Main 1987
Ovid: Metamorphosen (ca. 8 n.Chr.), Zürich – München 1989
Ramsbrock, A.: Korrigierte Körper – Eine Geschichte künstlicher Schönheit in der Moderne, Göttingen 2011
Rapp, F.: Die Dynamik der modernen Welt – eine Einführung in die Technikphilosophie, Hamburg 1994
Recki, B. (Hrsg.): Welche Technik?, Dresden 2020
Rosa, H.: Resonanz – Eine Soziologie der Weltbeziehung, Berlin 2016
Sloterdijk, P.: Regeln für den Menschenpark, Frankfurt am Main 1999
Statista-Daten (2020): https://de.statista.com/statistik/daten/studie/30062/umfrage/medizintechnik-beschaeftigte-in-deutschland-seit-2004/. Zugegriffen am 30.07. 2021

Westerhorstmann, K.: Auf dem Weg zu einem Maß-geschneiderten Körper? Ethische Reflexionen zur ästhetischen Chirurgie, in: Ethica 17 (2009), S. 311–334

Wilde, O.: Das Bildnis des Dorian Gray (1890), Berlin 2000

Zhang Y, Kim M, Jia B, Yan J, Hertz J, Han C, Cai D: Hypothalamic stem cells control ageing speed partly through exosomal miRNAs. Nature (article), 2017 Aug 3 548 (7665): S. 52–57

Teil VI
Psychosozial-funktionelle Störungen

18

Muss Lampe vergessen! – Vom Nutzen und Nachteil des Erinnerns für das menschliche Dasein

Inhaltsverzeichnis

18.1	Die Krankheit des Vergessens	342
18.2	Ich habe mich selbst verloren	344
18.3	Die Krankheit des Erinnerns	344
18.4	Posttraumatische Belastungsstörung	345
18.5	Symptome einer PTSD	346
18.6	Formen und biologische Grundlagen des Gedächtnisses	347
18.7	Psychologie und Anthropologie des menschlichen Gedächtnisses	349
18.8	Vom Nutzen und Nachteil der Erinnerung für das Leben	349
18.9	Habituelles und reines Gedächtnis	351
18.10	Die Selbstvergessenheit	351
18.11	Gedächtnis und Psychoanalyse I	352
18.12	Gedächtnis und Psychoanalyse II	353
18.13	Gedächtnis und Individualpsychologie I	355
18.14	Gedächtnis und Individualpsychologie II	355
18.15	Gedächtnis und Authentizität	356
18.16	Gedächtnis und Weltoffenheit	357
Literatur		358

Vor etwa zweihundert Jahren soll der bekannteste Bürger von Königsberg, der Philosoph Immanuel Kant, eine anekdotenhaft anmutende Geschichte erlebt haben, die unmittelbar unsere Thematik berührt, und die deshalb dieses Kapitel eröffnet.

Bei Kant arbeitete schon lange Jahre ein Diener namens Lampe, mit dem er zunehmend unzufrieden wurde, und den er daher zu entlassen trachtete. Weil Kant ein honoriger Mann mit hohen moralischen Ansprüchen war, machte er sich die Entscheidung, sich von Lampe zu trennen, nicht leicht. Schlussendlich kam es zur Entlassung des Dieners, ohne dass der Philosoph darüber so recht froh zu werden vermochte.

© Der/die Autor(en), exklusiv lizenziert durch Springer-Verlag GmbH, DE, ein Teil von Springer Nature 2021
G. Danzer, *Personale Medizin*, https://doi.org/10.1007/978-3-662-63135-5_18

Bereits wenige Tage, nachdem Lampe aus dem Hause war, quälten Kant nagende Schuldgefühle. Immer und immer wieder musste er an seinen ehemaligen Diener und dessen momentanes Schicksal denken, ohne dass es dabei zu einer Entlastung für das Gemüt des Philosophen gekommen wäre. Schließlich griff Kant in seiner bekannt willensbetonten und konsequenten Art zu einem Trick. Er stellte ein Schild auf seinen Schreibtisch, worauf er in dicken Lettern geschrieben hatte: „Muss Lampe vergessen!"

Es verwundert nicht, dass dieses Manöver nicht zum gewünschten Ziel führte. Was aber zu denken gibt und die Lebensklugheit Kants unter Beweis stellt, ist die Tatsache, dass der Denker nach all den vergeblichen Versuchen, seinen Diener zu vergessen, denselben kurzerhand wieder einstellte und damit seine Seele zurück in ihre gewohnt ausgeglichene Verfassung brachte.

Was in dieser Anekdote aus dem Leben Immanuel Kants anklingt, ist das Verhältnis von Erinnern und Vergessen und ihre Auswirkungen auf die seelische Befindlichkeit eines Menschen. Neben dem erwünschten und gesunden Erinnern scheint es ein unangenehm störendes Erinnern zu geben, das sich nach dem Vergessen sehnt. Andererseits kennen wir neben dem normalen und hilfreichen Vergessen auch die Formen des pathologischen Vergessens, die wir als Krankheiten (Morbus Alzheimer, Demenz) oder auch als Abwehrmechanismen (als eine Art Verdrängung, wie die Psychoanalyse dies nennt) auffassen.

18.1   Die Krankheit des Vergessens

1901 begegnete der Nervenarzt Alois Alzheimer (1864–1915) zum ersten Mal einer eigentümlichen Patientin namens Auguste Deter. Alzheimer war damals als Assistenzarzt in der *Städtischen Anstalt für Irre und Epileptische* in Frankfurt am Main tätig, die von Heinrich Hoffmann begründet worden war. Dieser war bekannt geworden, weil er die psychiatrischen Patienten mit humanen Methoden behandeln wollte. Noch berühmter allerdings machte ihn sein Buch, das nur indirekt mit Psychiatrie zu tun hatte: *Der Struwwelpeter*.

Als Alzheimer Assistent in der *Städtischen Anstalt* wurde, leitete nach Hoffmann bereits ein neuer Chef (Emil Sioli) die Klinik, in der jedoch der tolerant-menschliche Geist des Vorgängers noch deutlich zu spüren war. So kam es, dass Alzheimer seine Patientin Auguste Deter stunden- und tagelange geduldig befragen und beobachten konnte.[1] Dabei fiel ihm auf, dass die etwa fünfzigjährige Frau ausgesprochen große Gedächtnis- und Erinnerungslücken aufwies, wie man sie sonst allenfalls bei sehr alten Menschen erwartet hätte. Sie litt an einer Störung, die man als Amnesie (fehlende Erinnerung) bezeichnet.

Dieser Begriff spielt auf die antik-griechische Göttin Mnemosyne an, die für die Gedächtnisleistungen des Einzelnen ebenso verantwortlich gemacht wurde wie für dessen Kreativität – schließlich galt Mnemosyne als Mutter der Musen. Ein enger Zusammenhang von ausgeprägtem Erinnerungsvermögen und künstlerisch-kultureller Originalität ist in der Tat bei nicht wenigen schöpferischen Menschen zu beobachten.

---

[1] Jellinger, K. (Hrsg.): Alzheimer – Meilensteine aus hundert Jahren Forschung, Berlin 2006.

Als Gegenspieler von Mnemosyne war den Griechen die Gottheit Lethe wichtig, die man sich als eine Art Fluss vorstellte. Lethe stammte aus dem Geschlecht der Nacht, zu dem auch der Schlaf (Hypnos) und der Tod (Thanatos) gehörten. Aus dem Fluss des Vergessens, so wollte es der griechische Mythos, tranken die Seelen der Verstorbenen, damit sie von den Reminiszenzen an ihre frühere Existenz befreit wurden.

Auguste Deter war schon als Lebende diesem Fluss begegnet und hatte viele Details ihrer Biographie vergessen. Außerdem legte sie ein sonderbares Verhalten an den Tag: Sie versteckte Gegenstände, fühlte sich verfolgt, behelligte Mitpatienten und evozierte Attacken der anderen gegen sich selbst. Zu allem Unglück schien sie ihre Defizite irgendwie zu bemerken; immer wieder jammerte sie: „Ich habe mich sozusagen selbst verloren." In ihrem Dasein hatte sich die Nacht breit gemacht.

Ein Jahr nach seinem ersten Kontakt mit Auguste Deter verließ Alzheimer Frankfurt und ging nach Heidelberg, wo er bei Emil Kraepelin, damals eine psychiatrische Koryphäe, seine Assistenzarztzeit fortsetzte. Dieser nahm ihn 1904 mit nach München, wo sich Alzheimer habilitieren konnte. Bei all seiner Karriere hatte er jedoch seine Frankfurter Patientin nicht aus den Augen verloren; er erkundigte sich regelmäßig nach ihrem Befinden, das sich weiter verschlechterte. 1906 erhielt Alzheimer die Nachricht vom Tod Auguste Deters. Er bat um Zusendung von Krankenakte und Gehirn der Patientin, was ihm gewährt wurde. Gestorben war Frau Deter an einer Sepsis (Blutvergiftung) aufgrund von Dekubital-Geschwüren (Wundliegen). Ihr Gehirn, das Alzheimer mikroskopisch untersuchte, wies Besonderheiten auf: Einerseits waren massenhaft Nervenzellen der Großhirnrinde zugrunde gegangen, und andererseits zeigten sich vielerorts diffuse Ablagerungen (Plaques).

Alzheimer bezog die klinischen Symptome der Patientin auf die morphologischen Veränderungen ihres Gehirns. Noch im selben Jahr unterrichtete er auf einer Tagung seine Fachkollegen von dem tragischen Verlauf und dem außergewöhnlichen histologischen (im Mikroskop nachweisbaren) Befund. Aufgrund des relativ jungen Alters von Auguste Deter nannte Alzheimer diese ihre Krankheit des Vergessens präsenile Demenz (präsenil: vor dem Senium; Demenz: abnehmender Verstand, ohne Geist). 1907 publizierte er seine Beobachtungen in einer Fachzeitschrift.[2] Es war Emil Kraepelin, der in der achten Auflage seines *Lehrbuchs der Psychiatrie* (1910) vorschlug, die von seinem ehemaligen Assistenten erstbeschriebene Erkrankung Morbus Alzheimer zu nennen.

In den über einhundert Jahren seit Alzheimers wissenschaftlicher Großtat hat sich das Verständnis für die nach ihm benannte Demenz-Erkrankung vertieft. Inzwischen sind die senilen Plaques wie auch andere (fibrilläre) Ablagerungen im Gehirn hinsichtlich ihrer biochemischen Struktur aufgeklärt. Es gibt erste Überlegungen zur Pathogenese, die verständlicher machen, warum Menschen diese Form des Gehirnabbaus erleiden (genetische Disposition? virale Entzündung?). Mittels verfeinerter neuropsychologischer Testverfahren und mithilfe eleganter Bildgebung des Gehirns (MRT, PET) lassen sich Alzheimer-Patienten heutzutage relativ frühzeitig diagnostizieren.

---

[2] Alzheimer, A.: Über eine eigenartige Erkrankung der Hirnrinde, in: Allgemeine Zeitschrift für Psychiatrische und Psychologisch-Gerichtliche Medizin 64, Nr. 1–2, 1907, S. 146–148.

18.2 Ich habe mich selbst verloren

Daneben sind jedoch wesentlich Fragen dieser Demenzerkrankung weiterhin ungeklärt. Es gibt keine überzeugende Antwort, warum hohes Ausbildungsniveau, anspruchsvolle geistige Tätigkeit sowie niedriger Fernsehkonsum einen relativen Schutz vor Alzheimer-Erkrankung bieten sollen. Auch ist trotz intensiver Bemühungen der Pharma-Industrie bis heute keine wirksame Behandlung für bereits erkrankte Patienten entwickelt worden – für die fast eine Million Betroffenen in Deutschland sowie für die sie Pflegenden (häufig Angehörige) eine Riesenbelastung.

Neben der Alzheimer-Krankheit sind inzwischen weitere chronische Amnesie-Formen beschrieben und erforscht; meist werden sie unter dem Oberbegriff der Demenz subsumiert. Diese umfasst neben dem nachlassenden Gedächtnis auch Symptome wie Störungen der Sprache, des motorischen Antriebs, der Planung und Orientierung sowie der Identifizierung von Gegenständen. Etwa 60 % aller Demenzkranken leiden an Morbus Alzheimer, circa 20 % weisen eine vaskuläre Ursache auf (Durchblutungsstörungen des Gehirns), ungefähr 15 % werden als Mischformen eingeordnet, und die restlichen fünf Prozent werden anderen Grunderkrankungen zugeordnet.

Aufgrund des zunehmenden Alters der Bevölkerung wächst auch die Zahl der Demenz-Kranken. Etwa ein Viertel der über 85-Jährigen und ein Drittel der über 90-Jährigen sind demenziell erkrankt. In Deutschland rechnet man bis zum Jahr 2050 (also in ungefähr einer Generation) mit über 2,7 Millionen Demenz-Kranken (so der Bericht des Dachverbandes nationaler Alzheimer-Gesellschaften im Februar 2020) – es sei denn, die Medizin, die gesamte Kultur und die Masse der Bevölkerung entwickeln bis dahin effektive Strategien in Bezug auf Prävention und Behandlung von Morbus Alzheimer und Durchblutungsstörungen des Gehirns.

Bei allen Veränderungen der letzten einhundert Jahre ist ein Aspekt in Bezug auf die Alzheimer-Erkrankung konstant geblieben: die klinische Symptomatik und ihre verheerenden Auswirkungen auf das Erleben der eigenen Identität. Sie wurde bereits von Alois Alzheimer beschrieben und von Auguste Deter in dem wiederholten Satz „Ich habe mich sozusagen selbst verloren" in ihrer ganzen Tragik zum Ausdruck gebracht. Wer die eigene Geschichte sowie die Bedeutung von Dingen, Menschen und Kultur vergisst, dem zerbrechen sein Ich und seine Person zu Partikeln ohne Zusammenhang.

18.3 Die Krankheit des Erinnerns

Dass es Störungen des Gedächtnisses im Sinne übermäßiger Vergesslichkeit gibt, ist allgemein bekannt. Weniger verbreitet ist die Kenntnis, dass es auch Formen eines Zu-viel-Erinnerns gibt, die bis ins Pathologische reichen können.

Damit sind nicht jene Ausnahme-Individuen gemeint, die fast alle Situationen ihres Lebens photographisch genau memorieren – eine Fähigkeit, die man Hypermnesie (überschießendes Gedächtnis) nennt. Der russische Neurologe Alexander Lurija hat in seiner

Monographie *Ein kleines Büchlein über ein großes Gedächtnis – Der Verstand eines Mnemonisten* detailliert die Geschichte eines Menschen mit Hypermnesie aufgezeichnet.[3]

Der Zeitraum von fast drei Jahrzehnten, in denen der Arzt seinen Patienten beobachtete, erlaubte es Lurija, die Besonderheiten von dessen hypermnestischem Gedächtnis wie auch die daraus resultierenden Folgen für dessen Identitätserleben umfänglich nachzuvollziehen. Der Neurologe machte dabei einen überraschenden Fund: Wer unterschiedslos alles und jedes erinnert, dem ergeht es zum Schluss ähnlich wie Auguste Deter – er verfügt über kein Selbst und über keine unverwechselbare Persönlichkeit, sondern lediglich über einen gigantischen Datenhaufen, dem es an Kontur und Tiefe gebricht.

Doch nicht Lurijas Fallvignette soll hier interessieren, obschon in der wissenschaftlichen Literatur der letzten Jahrzehnte immer wieder von solchen Hypermnestikern berichtet wird. Und auch die Mnemo-Künstler, die sich imposante Techniken angeeignet haben, um Zahlenkolonnen, Telefonbücher oder Gegenstandskataloge im Nu auswendig zu lernen und bei passender Gelegenheit herzusagen, stehen nicht im Fokus unserer Aufmerksamkeit.[4]

18.4 Posttraumatische Belastungsstörung

Unter Krankheit des Erinnerns meinen wir vielmehr Menschen, die unter der Wucht ihrer enervierend sich wiederholenden und imperativen Reminiszenzen leiden, die sie nur zu gerne vergessen würden, und die sich stattdessen mit ihren unangenehmen Inhalten stets aufs Neue ins Bewusstsein schieben. Die meisten dieser Patienten leiden an einer posttraumatischen Belastungsstörung, die in der Fachliteratur gemeinhin mit PTSD (englisch: *posttraumatic stress disorder*) abgekürzt wird.

Als posttraumatische Belastungsstörung wird die Reaktion eines Menschen auf ein Trauma definiert, das jenseits der üblichen Erfahrungen liegt, das jeder Normalsinnige als belastend erleben würde, und das mit Affekten wie massiver Angst, heftigem Schrecken und großer Ohnmacht einhergeht. Solche Traumata sind etwa körperliche und/oder sexuelle Gewalt, Folter, Geiselhaft, Inhaftierung in Konzentrationslagern, Erleben des Holocaust, Kriegserlebnisse, Naturkatastrophen, Unfallereignisse und ähnliche existentielle Erschütterungen.[5,6]

Dass derlei Traumen nicht nur in weit entfernten Kriegsgebieten oder – vor inzwischen acht Jahrzehnten – während der NS-Herrschaft, sondern auch im friedliebenden Deutschland der Gegenwart eine wichtige Rolle spielen, verdeutlichen einige Zahlen.

---

[3] Lurija, A.R.: Kleines Porträt eines großen Gedächtnisses (1968), in: Der Mann, dessen Welt in Scherben ging, Reinbek bei Hamburg 1991.

[4] Siehe hierzu Bien, U.: Einfach. Alles. Merken., Hannover 2012.

[5] Straus, E.: Geschehnis und Erlebnis – Zugleich eine historiologische Deutung des psychischen Traumas und der Renten-Neurose (1930), Heidelberg 1978.

[6] Maercker, A. (Hrsg.): Posttraumatische Belastungsstörungen, Berlin 2009.

In der letzten Dekade wurden in der Bundesrepublik jährlich etwa 30.000 sexualisierte Gewaltdelikte im Erwachsenenalter, 25.000 sexualisierte Gewaltdelikte im Kindes- und Jugendalter[7] sowie 500.000 weitere Gewaltdelikte zur Anzeige gebracht. Hinzu kommen ebenfalls jährlich über 50.000 schwere Raubüberfälle und über 300.000 Verkehrsunfälle mit Personenschaden.

Beileibe nicht alle, aber immerhin genug Opfer dieser Ereignisse erleiden eine PTSD. Die Zahlen der Betroffenen schwanken erheblich zwischen 2 % (schwere Verkehrsunfälle) und 50–60 % (sexualisierte Gewalt, Kindesmissbrauch). Eine nicht kleine Gruppe von Soldaten sowie von Helfern aus technischen und medizinischen Berufen (bis zu 30 %) entwickeln darüber hinaus im Rahmen von Kriegs- oder humanitären Hilfseinsätzen ebenfalls eine posttraumatische Belastungsstörung.

Entscheidend für die Ausbildung einer PTSD sind neben den prätraumatischen Ressourcen (Persönlichkeitsstruktur, Kohärenzsinn) die Schwere und Dauer eines Traumas, der von ihm ausgelöste Schaden sowie die Art und Weise des (professionellen) Umgangs mit der belastenden Situation (frühzeitige Diagnostik und eventuelle Behandlung). Nicht unerwähnt soll bleiben, dass die Überwindung eines Traumas bei manchen Opfern zu einem Reifungsprozess beiträgt. Viktor E. Frankl, der selbst den Holocaust überlebte, hat in *Der Mensch auf der Suche nach dem Sinn*[8] dafür eindrückliche Beispiele vorgelegt.

18.5 Symptome einer PTSD

Was aber sind die wesentlichen Symptome bei einer PTSD? Man fasst zurzeit die Beschwerden der Patienten zu drei größeren Komplexen zusammen: 1) *Intrusionen* – unwillkürlich und zum Teil bruchstückhaft ins Bewusstsein eindringende Erinnerungen an das Trauma (Flashbacks, Albträume, Nachhallerinnerung); 2) *Vermeidungen* – Versuch, die Orte, Situationen oder Personen, die an das Trauma erinnern könnten, zu umgehen (Hemmungen, Meidungsverhalten); 3) *vegetatives Arousal* – Unruhe, Zittern, Schlafstörungen, Konzentrationsmängel, Panik sowie andere massive Affekte (Depression, plötzliche Suizidhandlungen). Erschwerend kann zu diesen Symptomen Drogen- und Alkoholmissbrauch als Form der Selbsthilfe und -medikation hinzutreten.

Von den Betroffenen als zentral werden meist die Symptome der Intrusionen, also der Erinnerungsbruchstücke an die traumatisierend erlebte Situation, benannt. Viele Trauma-Experten charakterisieren diese Erinnerungen als implizit, womit sie zum Ausdruck bringen, dass es sich um Gedächtnisinhalte handelt, die bevorzugt assoziativ und als affektive sowie körperliche Missempfindungen auftauchen. Derartige Erinnerungen sind ein Indikator dafür, dass die zugrundeliegenden Traumatisierungen nicht verdrängt, unbewusst gemacht und vergessen werden konnten. Sie erweisen sich als löschungsresistente Ge-

---

[7] Siehe hierzu https://www.bundesregierung.de/breg-de/aktuelles/missbrauchszahlen-1752038.
[8] Frankl, V.E.: Der Mensch auf der Suche nach dem Sinn, Freiburg 1973.

dächtnisinhalte, die in scheinbar harmlosen Situationen jederzeit ins Bewusstsein der Patienten eindringen und aufs Neue ihr Meidungsverhalten sowie vegetative Übererregbarkeit induzieren können.

Diese Art der impliziten Erinnerungen trägt dazu bei, dass die Betroffenen vor neuerlichen Traumatisierungen nicht hinlänglich geschützt sind. Weil sie sich nur ungefähr und vage an die Bedingungen und den Hergang eines zurückliegenden Traumas erinnern, durchschauen und erkennen sie zu wenig die möglichen Gefahren von aktuellen Situationen – ein Defizit, das sie potenziell wieder in die Opferrolle geraten lässt (Viktimisierung). Ein wesentlicher Aspekt der Behandlung von Patienten mit posttraumatischer Belastungsreaktion besteht deshalb im Versuch, implizite (unbewusste) Inhalte ihres Gedächtnisses (vorrangig affektiv-somatisch) in explizite (also bewusste) Erinnerungen zu transformieren. Damit wird eine Möglichkeit geschaffen, Worte für das lange Zeit als unnennbar Erscheinende (Trauma, Ekel, Panik, Schuld, Scham) zu finden und so erste Schritte seiner Bearbeitung zu gehen.

18.6 Formen und biologische Grundlagen des Gedächtnisses

Mit den Begriffen der impliziten und expliziten Erinnerung sind wir auf dem Terrain der Einteilungen und Definitionen von Gedächtnisleistungen angelangt. Unter Gedächtnis im biologischen Sinn versteht man die Fähigkeit des Nervensystems von Lebewesen, ihre Wahrnehmungen, Sinneseindrücke und Empfindungen zu behalten, zu ordnen und wieder abzurufen.

Die Speicherung dieser Informationen geschieht bewusst und/oder unbewusst. Akzeptiert man diese Definition, kann man selbst einfachen Lebewesen mit schlichten Nervensystemen die Kompetenz zum Lernen und Erinnern attestieren. Die Komplexität und Menge der gelernten und erinnerten Abläufe oder Fakten sind stark evolutionsabhängig und hängen mit der Entwicklung der jeweiligen Nervensysteme zusammen.

Man unterscheidet ein prozedurales von einem deklarativen Gedächtnis. Das Erstere wird auch als unbewusst und implizit bezeichnet. Darunter werden alle Lern- und Erinnerungsvorgänge subsumiert, die als Ergebnisse von Konditionierungs- und Prägungsvorgängen im weitesten Sinne verstanden werden.

Die Erinnerungen des prozeduralen oder impliziten Gedächtnisses reichen von einfachen motorischen Reaktionen bis zu den automatisch ablaufenden Bewegungsmustern beim Spielen einer Beethoven-Sonate auf dem Klavier. Wenn ein Pianist jede einzelne Fingerbewegung bewusst induzieren müsste, würde von ihm niemals ein akzeptables Klavierkonzert zu hören sein. Statt sein Bewusstsein und damit seine Großhirnrinde zu aktivieren, greift er vor allem auf sein Kleinhirn zurück, in welchem die Erinnerungen an komplexe Bewegungsabläufe gespeichert sind.

Neben dem unbewusst ablaufenden impliziten Gedächtnis verfügt der Mensch auch über ein bewusstes Gedächtnis, das als deklarativ oder explizit bezeichnet wird. Dieses Erinnerungsvermögen speichert Fakten und Ereignisse, die bewusst wiedergegeben werden können; manche nennen es deshalb auch das Wissensgedächtnis. Für seine Funktion greift dieses Gedächtnis anders als das prozedurale auf die Großhirnrinde zurück, wobei auch tiefer gelegene Bereiche des Gehirns (Hippocampus, limbisches System) an der Speicherung und Memorierung dieser Gedächtnisinhalte beteiligt sind. Letzteres macht verständlich, warum emotionale Faktoren (die im limbischen System ihre neurobiologische Heimat haben) das Lernen und Erinnern respektive das Vergessen stark mitmodulieren.

Das deklarative oder explizite Gedächtnis wird nochmals in zwei verschiedene Formen unterteilt: Das semantische Gedächtnis enthält die Fülle der Daten, die Menschen während ihres Lebens lernen: die Namen von Ländern, Städten oder Flüssen, die Bezeichnungen für Tage und Monate, die mathematischen Grundrechenarten, physikalische und chemische Formeln, geschichtlich Herausragendes oder auch die einzelnen Strophen von Friedrich Schillers Ballade *Die Glocke*.

Das episodische Gedächtnis ist der zweite Bereich des deklarativen Gedächtnisses. Hier finden sich Erlebnisse, Ereignisse und Tatsachen aus dem eigenen Leben, die eine emotionale Tönung aufweisen. Wenn das semantische Gedächtnis dafür sorgt, die Schiller-Ballade fehlerfrei aufzusagen, so liefert das episodische Gedächtnis die psychosozialen Begleitumstände, die wichtig waren, als der Betreffende versuchte, das Gedicht auswendig zu lernen (Anspannung beim wiederholten Lesen, Freude und Stolz beim gelungenen Rezipieren). Einschränkend muss betont werden, dass dabei keine eins-zu-eins-Abbildung des Vergangenen erfolgt. Die *Rekonstruktion* der eigenen wie der kollektiven Geschichte muss oft genug als eine *Konstruktion* angesehen werden.[9]

Beim menschlichen Erinnerungsvermögen kann man ein Kurzzeit- und ein Langzeitgedächtnis unterschieden. Das Kurzzeitgedächtnis wird von heutigen Neurowissenschaftlern weiter in ein Ultrakurzzeit- oder sensorisches Gedächtnis sowie in das eigentliche Kurzzeit- oder Arbeitsgedächtnis unterteilt. Die erstere Form speichert ihre Inhalte (vor allem visuelle und akustische Wahrnehmungen) Millisekunden lang; das Arbeitsgedächtnis kann Sekunden bis Minuten lang das Gespeicherte präsent halten.[10] Sollen Kurzzeitgedächtnisinhalte länger gespeichert werden, müssen sie in das Langzeitgedächtnis überführt werden. Dafür sind Umbauprozesse an den Verbindungsstellen von Nervenzellen (Synapsen) und im Bereich der Zellkerne (genetische Veränderungen) notwendig. Je komplexer die zu erinnernden Inhalte sind, umso großartiger muss die zugrundeliegende synaptische Effizienz, Kompetenz und Plastizität der Neuronen-Netzwerke sein. Beim menschlichen Gehirn stehen potentiell einige Milliarden Neuronen mit Hunderten Billionen Synapsen hierfür zur Verfügung.

---

[9] Kandel, E.: Auf der Suche nach dem Gedächtnis (2006), München 2007.
[10] Squire, L.R. und Kandel, E.: Gedächtnis – Die Natur des Erinnerns (2009), Heidelberg 2009.

18.7 Psychologie und Anthropologie des menschlichen Gedächtnisses

Diese Zahlen sowie die bisherigen Erkenntnisse der Neurobiologie über den Aufbau und die Funktion des menschlichen Gedächtnisses nötigen uneingeschränkten Respekt ab. Noch größer wird das Staunen, wenn man sich vergegenwärtigt, welche seelischen, sozialen, geistigen und kulturellen Bedeutungen mit der biologischen Fähigkeit des Menschen verknüpft sind, sich zu erinnern und etwas zu vergessen.

Diese Bedeutungen hängen unter anderem mit dem Auswahlmodus zusammen, den unser Gedächtnis permanent an den Tag legt, wenn es erinnert oder vergisst. Von den Hunderttausenden von Ideen, Eindrücken, Wahrnehmungen, Gedanken, Vorstellungen, Erlebnissen, Empfindungen, Affekten, Konflikten, Wünschen, Entscheidungen und Taten, die unser Dasein bestimmen, memorieren wir normalerweise (wenn wir nicht zur seltenen Spezies der Hypermnestiker gehören) jeweils immer nur eine verschwindend geringe Zahl. Warum ist das so?

Dieser Frage ging auch Friedrich Nietzsche nach, der im Rahmen seiner skeptisch-moralistischen Philosophie über die tendenziösen Absichten des menschlichen Gedächtnisses nachdachte. Bekannt geworden ist der Aphorismus aus *Jenseits von Gut und Böse*, in dem es heißt:

„Das habe ich getan" – sagt mein Gedächtnis. Das kann ich nicht getan haben – sagt mein Stolz und bleibt unerbittlich. Endlich – gibt das Gedächtnis nach.[11]

Worauf Nietzsche hier anspielte ist eine Art des Vergessens, welches den Einzelnen in seiner narzisstischen Gewissheit wiegt, dass die Realitäten seiner Person zutiefst den eigenen Illusionen und Idealen entsprechen. Reminiszenzen, die das hehre Bild des eigenen Ich stören könnten, fallen ungehindert durch das grobporige Sieb des Gedächtnisses und werden schlicht vergessen. Das Erinnerungsvermögen eines Menschen steht also unter der Herrschaft seiner Bilder, die er sich von sich und der Welt gemacht hat. Zum Bewusstsein kommen ihm in der Regel jene Gedächtnisinhalte, die diese Vorstellungen, Fiktionen und Konstrukte über sich und die anderen nicht erschüttern, sondern im Gegenteil bekräftigen.

18.8 Vom Nutzen und Nachteil der Erinnerung für das Leben

Nietzsche handelte die Phänomene des Erinnerns und Vergessens aber nicht nur unter fiktionalen Gesichtspunkten ab. Daneben betonte er, dass das Gedächtnis des Menschen nur deshalb so ausgeprägt sei, weil dieser ein historisches und damit zeitliches Wesen

---

[11] Nietzsche, F.: Jenseits von Gut und Böse (1886), in: KSA Band 5, München Berlin 1988, S. 86.

ist. In *Vom Nutzen und Nachteil der Historie für das Leben*[12] meinte er, dass Tiere kurz angepflockt an den Pflock des Augenblicks scheinbar glücklich und selbstvergessen ihr Dasein fristen und im Gegensatz zu den Menschen weder die Last der Vergangenheit noch die Sorgen der Zukunft kennen. Die Fähigkeiten der expliziten und bewussten Erinnerung sind ihnen aufgrund des Verschmolzen-Seins mit dem jeweiligen Augenblick fremd und für ihre Form des Existierens schlechterdings nicht notwendig.

Die Errungenschaft der Erinnerung kann für die Menschen und ihre Kultur zum Zwang und regelrechten Fluch ausarten. Nietzsche sprach in diesem Zusammenhang von der historischen Krankheit und meinte damit ein Übermaß an rückwärtsgewandter, lähmender und wiederkäuender Geschichtsversessenheit. Man solle sich nicht in zu großem Respekt und erstarrender Hochachtung vor der Historie ergehen; vielmehr gelte es, Geschichte zu gestalten und neu zu schreiben.

Am ehesten finden Menschen zu einem produktiven Umgang mit ihrer Vergangenheit, wenn sie zu einer monumentalischen oder kritischen Art der Geschichtsschreibung greifen. Nietzsche verstand darunter eine urteilende und wertende Geschichtsbetrachtung, der nicht das Sammeln von Erinnerungen allein schon als Glückseligkeit gilt. Eine kritische oder monumentalische Form führe zur Emanzipation des Individuums und der Kultur, weil sie dazu beitragen, historische Zusammenhänge aufzuklären, und weil sie den Menschen aus der Vergangenheit heroische Figuren, Taten und Sequenzen vor Augen führen, die als Entwürfe oder Handlungsanweisungen für eine bessere Zukunft dienen.

Statt einer monumentalischen oder kritischen Historiographie treffe man jedoch bedeutend häufiger eine antiquarische Geschichtsschreibung an. Darunter verstand Nietzsche die lückenlos-kumulative und urteilsfreie Form des Sammelns von Gewesenem und Vergangenem. Man findet diese Art des Erinnerns oftmals bei konservativen und gefühlskargen Menschen, denen es vorrangig auf die Größe ihrer Sammlung und kaum auf die Qualitäten ankommt, die den gesammelten Objekten innewohnen.

Nietzsche ließ keinen Zweifel daran, dass ihm im Gegensatz zur antiquarischen eine monumentalische und kritische Form des Erinnerns als die für zukunftsorientierte und schöpferische Menschen adäquateste erschien. Sie sprenge alte Traditionen auf und ermögliche ein Sich – Neuentwerfen des Individuums – eine Haltung, die von Goethe einmal die Gewissenlosigkeit des Handelnden genannt wurde. Kulturelle Innovationen ebenso wie individuelle und innovative Ausgestaltungen einer Existenz brauchen ein Vergessen des Althergebrachten, das neben dem Erinnern an das Monumentalische seinen Platz findet.

---

[12] Nietzsche, F.: Vom Nutzen und Nachteil der Historie für das Leben (1874), in: KSA Band 1, München Berlin New York 1988.

18.9 Habituelles und reines Gedächtnis

Wenige Jahre nach diesen Nietzscheschen Ausführungen erschien in Frankreich Henri Bergsons Buch *Materie und Gedächtnis*,[13] mit dem der Denker einen Beitrag zum Leib-Seele-Problem liefern wollte. Anhand der Phänomene des Erinnerns und Vergessens beabsichtigte er lediglich, die Wechselwirkungen von Materie und Geist darzustellen.

Bergson unterschied zwei Arten von Gedächtnis: Das mechanische oder habituelle Gedächtnis ist als körperliche Gewohnheit zu verstehen, welche den Lebensablauf eines Menschen in Muster und fixierte Formeln verwandelt. Die erlernten Gewohnheiten, die sich aufgrund der gemachten Erfahrungen des Einzelnen gebildet haben, durchziehen und prägen seine Gegenwart und sein momentanes Handeln.

Mit dem reinen Gedächtnis hingegen erinnert der Mensch potentiell alle Situationen seines gelebten Lebens. In ihm gehe nichts verloren, auch wenn meistens weite Bereiche davon nicht direkt zugänglich sind (ein Gedanke, den später Sigmund Freud wieder aufgriff). Unter dem reinen Gedächtnis verstand Bergson die Erinnerung des zusammenhängenden Ganzen einer individuellen Vergangenheit. Dieses Erinnern führe dazu, dass Menschen ihre subjektive Zeit als Dauer (*durée*) und nicht als eine bloße Wiederholung oder Aneinanderreihung von Jetzt-Punkten erleben. Nur jene, die zur *durée* fähig sind, entwickeln ein stabiles Identitäts- und Ich-Empfinden.

Marcel Proust hat in *Auf der Suche nach der verlorenen Zeit*[14] die Gedanken Bergsons über das reine Gedächtnis literarisch bestätigt. Proust, dessen Cousine Louise Neuburger mit Henri Bergson verheiratet war, ließ Swann, die Hauptperson seines Romans, beim Nachmittagstee ein Madeleine-Törtchen in die vor ihm stehende Schale tunken. Bei diesem habituellen Ritual stehen ihm jählings die Bilder, Ereignisse und Atmosphären seiner Vergangenheit als umfassende Gesamtheit und Dauer (*durée*) vor Augen. Obwohl diese Reminiszenzen für Swann lange Zeit hinweg nicht präsent waren, waren sie dennoch nicht verloren. Sie lagerten gleichsam als Spuren in ihm und der ihn umgebenden Materie, und sein reines Gedächtnis (für Bergson gleichbedeutend mit Geist) nutzte diese materiellen Engramme als Matrix für seine Erinnerungen.

18.10 Die Selbstvergessenheit

Noch ein weiterer Philosoph soll an dieser Stelle Erwähnung finden, der sich den Phänomenen von Erinnerung und Vergessen zugewandt und sie mit unterschiedlichen Arten des Zeiterlebens verknüpft hat: Martin Heidegger. In *Sein und Zeit*[15] gestand der Schwarzwälder Philosoph dem Vergessen breiten Raum zu. Anders als in der Umgangssprache üblich,

---

[13] Bergson, H.: Materie und Gedächtnis (1896), Hamburg 1991.
[14] Proust, M.: Auf der Suche nach der verlorenen Zeit (1913–27), Frankfurt am Main 1979.
[15] Heidegger, M.: Sein und Zeit (1927), Tübingen 1986.

verwendete Heidegger diesen Begriff nicht im Sinne von etwas vergessen; bei ihm kann der Mensch vor allem sich selbst vergessen.

Der Mensch oder (in Heideggers Terminologie) das Dasein vergisst dabei seine ursprünglichen Seins-Zusammenhänge ebenso wie originäre Aufgaben und Möglichkeiten seiner Existenz. Diese Selbstvergessenheit nannte Heidegger Uneigentlichkeit. Die meisten Menschen leben fast immer in diesem Status, der dadurch charakterisiert ist, dass sie die individuellen Entwicklungs-Chancen ihres Wesens nicht berücksichtigen und statt im Modus des Ich-selbst-Seins in demjenigen des Man-selbst-Seins existieren. Jahrein, jahraus gestalten sie ihr Leben nach den Schablonen, Formeln, Moden und Metaphern, die ihnen das Man, die Vielen und die Öffentlichkeit vorformulieren.

Nur in Ausnahmesituationen, die geprägt sind von existentieller Erschütterung, erinnern sich Menschen an die Möglichkeiten des Ich-selbst-Seins. Diese seltenen Momente, in denen die Selbstvergessenheit zurücktritt, sind durch ein außergewöhnliches Zeiterleben charakterisiert. Immer nämlich, wenn der Mensch im Modus des Ich-selbst-Seins existiert, synthetisiert er seine gelebte Vergangenheit, seine augenblickliche Gegenwart und die möglichen Entwürfe und Horizonte seiner Zukunft zur Totalität. Im Modus der Uneigentlichkeit aber zerreißt dieser Zeitkonnex.

Der selbstvergessene Mensch lebt entweder als der Vergangenheit verhaftet und erinnert nur die längst verflossenen Verfehlungen, Siege oder Chancen; oder er stürzt sich als ein Niemand ohne Geschichte und Zukunft in das punktuelle Dasein des Moments und des Augenblicks; oder aber er verfällt als Ritter des Möglichen (Sören Kierkegaard) den billig-wohlfeilen Träumereien des Morgens und des Konjunktivs.

Das Vergessen des eigenen Ich und der Suche danach sowie das Verfehlen der Zeit als Totalität und Kontinuum sind eng miteinander verknüpft. Identität und Individualität entstehen nur um den Preis des Zurückdrängens von Selbst- und Zeitvergessenheit sowie aufgrund der Erinnerung an die Umrisse und Potentialitäten des persönlichen Wesens.

18.11 Gedächtnis und Psychoanalyse I

Neben den Philosophen haben sich im 20. Jahrhundert auch die Tiefenpsychologen mit dem Thema des Gedächtnisses beschäftigt. So wandte sich Sigmund Freud dem Phänomen von Erinnern und Vergessen besonders in *Zur Psychopathologie des Alltagslebens*[16] zu. Doch auch die *Studien über Hysterie*[17] und *Die Traumdeutung*[18] beinhalten eine Theorie des menschlichen Gedächtnisses. Diese drei Texte gehören in gewisser Weise zusammen; sie handeln dasselbe Problem unter verschiedenen Gesichtspunkten seiner Lösung ab.

---

[16] Freud, S.: Zur Psychopathologie des Alltagslebens (1904), in: GW Band IV, Frankfurt am Main 1988.

[17] Freud, S.: Studien über Hysterie (1895), in: GW Band I, Frankfurt am Main 1988.

[18] Freud, S.: Die Traumdeutung (1900), in: GW Band II/III, Frankfurt am Main 1988.

In den *Studien über Hysterie* ging Freud der Frage nach, inwiefern körperliche Symptome eine Erinnerungsspur für Konflikte und existentielle Erschütterungen bedeuten, welche das betreffende Individuum vergessen und aus seinem Bewusstsein verdrängt hat. Ausgehend von seinem Triebmodell der menschlichen Seele interpretierte er etwa hysterische Lähmungen oder Sensibilitätsstörungen als Folge der Umwandlung psychischer in somatische Energie. Diese Konvertierung geschieht nach Freud, weil für den Betreffenden die psychosozialen Konflikte als zu belastend erscheinen. Im Moment der Konvertierung vergisst sie der Patient und erfährt eine merkliche Entlastung; allerdings leidet er nun an einem körperlichen Symptom.

Die Krankheit einer Hysterie bedeutet demnach eine empfindliche Störung des Erlebenszusammenhangs. Das vergessene biographische Material zerreißt gleichsam den inneren Kontext der Persönlichkeit, und so kommt es zur *Dissociation mentale*, zum Aufbrechen der Person in einen bewussten und einen unbewussten Anteil, wobei der Letztere die Quelle der Krankheitssymptome bildet.

Erinnerungslücken als Krankheitsfaktor – das war um 1900 ein Novum für die Ätiologie und Psychopathologie. Noch eindrücklicher war das Heilmittel, das Freud bei solchen Krankheitszuständen anwandte: Er empfahl den Patienten eine systematische Erinnerungsarbeit. Wenn es gelang, die vergessene Kindheit und Jugend sowie allfällig verdrängte Traumen zu evozieren, war Besserung möglich. Freud lehrte seine Patienten biographisch zu denken, und er war der Überzeugung, dass die archäologische Ausgrabung der individuellen Vergangenheit ein Heilfaktor hohen Ranges ist.

Damals stellte sich ihm die Frage, ob es im Seelischen überhaupt so etwas wie Vergessen gibt. Das Studium von Neurosen, Träumen und Fehlleistungen legte die Schlussfolgerung nahe, dass das psychische Material nicht einfach verblasst und verkümmert, sondern einem aktiven Verdrängungsprozess unterliegt. Alles, was den Ansprüchen von Ich und Über-Ich nicht genügt, wird im seelischen Untergrund des Unbewussten abgeladen. Weil das Ich und das Über-Ich die idealen Forderungen der Persönlichkeit und der gesellschaftlichen Moral vertreten, wird im Dienste dieser Instanzen sehr vieles im Seelenleben retuschiert.

Nimmt die Verdrängung allzu große Ausmaße an, verarmt die Individualität und mutet eventuell neurotisch oder psychotisch an. Man vergisst und verdrängt nicht ungestraft die eigene Werdens-Geschichte, da diese die Basis bedeutet, von der aus man leben und agieren kann. Von hier aus wurde Freud begreiflich, warum nicht nur Patienten, sondern die allermeisten Menschen weite Partien ihrer Kindheit nicht mehr erinnern.

18.12 Gedächtnis und Psychoanalyse II

Fragt man Erwachsene nach ihren Kinderjahren, erhält man als Antworten in der Regel nur kleine Gedächtnisbruchstücke, die vor das fünfte oder sechste Lebensjahr fallen. Warum diese fast totale Amnesie? Nach Freud rührt das daher, dass wir in der Kindheit prägenitale oder sogar perverse Sexualbedürfnisse haben, die den späteren Standards der

Persönlichkeit nicht genügen. Wir verdrängen die Kinderjahre und mit ihnen ein Stück unserer sexuellen Konstitution. Das macht uns in unserem Verhältnis zum Unbewussten unfrei. Heben wir diese Verdrängungen auf, müssen wir uns zwar zu allerlei befremdlichen Neigungen und Tendenzen bekennen, doch in diesen Persönlichkeitselementen liegen nicht selten auch schöpferische Potenzen.

Anfänglich mittels Hypnose und später mithilfe freier Assoziation versuchte Freud, seine Patienten zur Erinnerung der vergessenen psychischen Kalamitäten und Konflikte zu bewegen. Dabei machte er die Beobachtung, dass die bewusste Erinnerung (Sprache) die körperlichen Erinnerungsspuren (Symptome) überflüssig werden ließ. Die beiden Arten des Gedächtnisses konnten sich einander stellvertretend ablösen.

Dieser Gedanke, dass der menschliche Körper ein unbewusstes Gedächtnis darstellt, spielt in der Psychosomatik bis heute eine zentrale Rolle. Oft trifft man auf Patienten, die weite Bereiche ihrer Existenz nicht oder nur ungenügend in expliziter Sprache und differenzierten Gefühlen ausdrücken. Äußerlich und innerlich verstummt, bleibt vielen nur die Symptomatik des eigenen Leibes, um mit ihrer Umwelt zu kommunizieren und sich schemenhaft und implizit an Biographisches zu erinnern. Für sie kann es einen großen Verlust bedeuten, wenn ihnen (zum Beispiel durch chirurgische Intervention) wichtige Teile des Körpergedächtnisses entfernt und sie damit vordergründig geheilt oder gebessert werden.

Doch nicht nur der Körper erinnert in Form von Aussehen, Haltung und Symptomen an längst vergessene Siege und Niederlagen, Triumphe und Kränkungen, Liebkosungen und Entwertungen der Vergangenheit. Jeder von uns kennt eine weitere Art des Gedächtnisses, das ebenfalls ohne direkte Beeinflussung durch das Bewusstsein funktioniert und nachts seinen höchsten Aktivitätsgrad entwickelt: Es sind dies die Träume.

In *Die Traumdeutung* vertrat Freud die Ansicht, dass sich die Inhalte von Träumen um erlebte Tagesreste gruppieren, die im Träumer infantil-sexuelle Wünsche mobilisieren. Diese Wünsche werden, weil als anrüchig oder unmoralisch erlebt, ins Unbewusste abgedrängt und vom Bewusstsein vergessen. In den Träumen kehren sie symbolhaft zurück und erinnern an die triebhaft eingefärbten Phantasien des Wachzustands. Bei vielen Menschen ist diese Form des Gedächtnisses allerdings so sehr im Unbewussten aktiv, dass sie nach einer durchträumten Nacht nur blasse oder keine Spuren ihrer Träume in bewusster Erinnerung behalten.

In *Zur Psychopathologie des Alltagslebens* wandte sich Freud dem Phänomen des Vergessens von Eigennamen, fremdsprachigen Worten, Eindrücken und Vorsätzen wie auch von Ereignissen und Vorkommnissen zu. Zusammen mit den Phänomenen des Versprechens, Verlesens, Verschreibens oder Verlegens ordnete er diese Formen des Vergessens in die Kategorie der Fehlleistungen ein. Diese bedeuteten für ihn ähnlich wie die körperlichen Symptome bei der Hysterie oder die Träume des Schlafenden Erinnerungsspuren an vergangene Ereignisse, Gedanken, Wünsche oder Phantasien, die von uns als peinlich, schamhaft oder unanständig beurteilt und deshalb von unserem Bewusstsein verdrängt und vergessen wurden.

18.13 Gedächtnis und Individualpsychologie I

Auch Alfred Adler hat sich mit Erinnern und Vergessen auseinandergesetzt. Die von ihm begründete Individualpsychologie geht davon aus, dass der Mensch ein auf die Zukunft hin orientiertes Wesen ist. Sein Streben und seine Aktivitäten sind darauf ausgerichtet, zukünftig in eine Rolle der Macht und Überlegenheit oder zumindest der Sicherheit zu gelangen. Auf dieses Ziel hin werden zumeist sämtliche körperlichen, seelischen, sozialen und geistigen Regungen angelegt.

Je nach Charakter und Werdens-Geschichte malt sich ein jeder auf verschiedene Art und Weise diese mit persönlicher Sicherheit gepaarten zukünftigen Situationen sowie die Schritte aus, die er einschlagen muss, um dorthin zu gelangen. Alle Erinnerungen, insbesondere auch frühe Kindheitserinnerungen, werden nach Adler von uns so ausgewählt, dass sie diese Vorstellungen und Meinungen über uns und unsere Umwelt bestätigen. Wir erinnern uns äußerst tendenziös, um damit den Stil, die Gangart und die Richtung unseres Lebens Mal um Mal argumentativ untermauern zu können. Aus den Tausenden von erlebten Ereignissen der Kindheit und Biographie bleibt uns diejenige Handvoll Reminiszenzen im Gedächtnis, die zum Charakter und zu den Bewältigungsstrategien unseres Lebens passt.

Erinnerungen tragen nach Adler zur Konstruktion unserer Welt- und Lebensanschauung entscheidend bei. Wir stützen uns auf ihr Memento, um unsere vorgefassten Meinungen und Ansichten bestätigen zu lassen, und wir behalten deshalb die Auswahl unserer Reminiszenzen stabil und unverändert. Jede neu auftauchende Erinnerung mit einem veränderten atmosphärischen Inhalt kann daher als Indikator gewertet werden, dass eine Änderung der Lebensbewegung eingetreten ist.

Adlers Psychologie relativierte *in puncto* Erinnerungsarbeit die Freudsche Psychoanalyse. Anstatt sich einem exzessiven Erinnern und Durcharbeiten der Vergangenheit zuzuwenden, begnügte sich Adler mit dem Erfassen einiger weniger biographischer Daten und Reminiszenzen, welche den Lebensstil und das Bewegungsgesetz eines Menschen charakterisieren, und von denen er wusste, dass sie eine Mischung aus Dichtung und Wahrheit darstellen. Nicht das dunkel tastende Hinabsteigen in früheste Kindheitsstadien, sondern die entschiedene Hinwendung zu gegenwärtigen und zukünftigen Themen und Aufgaben eines Menschen und seiner Kultur macht nach Adler den therapeutischen Königsweg der Individualpsychologie aus.

18.14 Gedächtnis und Individualpsychologie II

Adler ging davon aus, dass ein Mensch am ehesten seelisch und körperlich gesund bleibt oder wird, wenn er sich den Lebensaufgaben von Arbeit, Liebe und Partnerschaft, Sozialinteresse sowie Weiterentwicklung der Menschheitskultur zuwendet. Der Begründer der Individualpsychologie subsumierte diese Aufgaben unter den Begriff des

Gemeinschaftsgefühls. Bei vielen lässt sich oft ein erklecklicher Mangel an Gemeinschaftsgefühl diagnostizieren. In Anlehnung an die Terminologie von Martin Heidegger könnte man bei ihnen von Kultur- oder Gemeinschaftsvergessenheit sprechen. Genauso wie bei Heidegger die Selbstvergessenheit ein Modus des Existierens ist, in dem der Einzelne weit hinter seinen Möglichkeiten zurückbleibt, kann auch die Kultur- und Gemeinschaftsvergessenheit als Lebensform bezeichnet werden, bei welcher das Individuum wie auch die Sozietät die Potentialitäten ihres Daseins nicht ausschöpfen.

Aus individualpsychologischer Sicht besteht daher die Aufgabe für jedermann, sich Zugang nicht nur zu seinen persönlichen Erinnerungen, sondern soweit möglich auch zum globalen Weltgedächtnis zu erobern. Die Menschheit trägt ihre Geschichte und die Gedächtnisengramme in Form der Kultur bei sich; Museen, Bibliotheken, Notenblätter, Skulpturen, Gemälde, Bücher, physikalische Formeln und architektonische Baupläne sind Teil dieses grandiosen kulturellen Langzeitgedächtnisses.

Nicolai Hartmann bezeichnete dieses weit dimensionierte Archiv in seiner Philosophie als objektivierten Geist. Immer wieder haben Einzelne gezeigt, wie sie ihren personalen Geist und damit auch das Niveau ihrer Personalität durch Erinnerungen an und Auseinandersetzung mit dem kulturellen Langzeitgedächtnis entwickelt und geschult haben.

18.15 Gedächtnis und Authentizität

Diese beiden eben vorgestellten tiefenpsychologischen Modelle für Erinnern und Vergessen sind noch nicht der Weisheit letzter Schluss. Man kann sich die beschriebenen Vorgänge auch unter den Aspekten einer verallgemeinerten Entwicklungspsychologie vorstellen. Diese geht davon aus, dass Kinder ein reiches Leben und Erleben haben, das durchaus nicht nur polymorph pervers ist. In Gesellschaft und Kultur wird dem Kinderseelenleben jedoch bald nach dem Schuleintritt eine fundamentale Wandlung auferlegt: Das Kind soll oftmals rasch ein kleiner Erwachsener werden, ohne dass ihm dabei immer genügend Möglichkeiten eines Persönlichkeitswachstums eröffnet werden.

Das führt oft genug zu einem Bruch in der inneren Entwicklung. Fast alles, was dem Kind kostbar und teuer war, muss nun vergessen und verdrängt werden – und dies im Dienste einer Anpassung an das Leben und Erleben des Durchschnittsmenschen, der fast nur in Schablonen und Klischees denkt, fühlt und empfindet. Manche Entwicklungspsychologen sind der Meinung, dass bei diesem Prozess wichtige Modalitäten der Erlebniswelt verloren gehen. Was bleibt, ist der entfremdete Mensch der Gegenwart, der als Manselbst-Sein (Heidegger), *Homo consumens* oder Narziss in Erscheinung tritt.[19]

Hier kann man erneut auf schöpferische und autonome Menschen verweisen, die durch Zufall oder innere Stärke diesem Anpassungs- und Verführungsdruck entgehen und eigen bleiben. Das macht ihnen meist frühere Stufen der eigenen Psyche erreich- und verfügbar,

---

[19] Weinrich, H.: Lethe – Kunst und Kritik des Vergessens, München 1997.

wobei das Potential ihrer Originalität nicht selten in der Fähigkeit zur Regression auf diese Stufen liegt, die dem reibungslos funktionierenden Bürger abgeht.

Wer sich an seine kindlichen und oft auch kindischen Lebenswelten erinnert, mag im Alltag da und dort verträumt und hilflos erscheinen, ist aber zur inneren Freiheit und Phantasietätigkeit befähigt. Außerdem ist das Wissen um die eigenen Werdens-Schicksale von der Kindheit bis zum Erwachsensein ein effektives Mittel gegen Eitelkeit, Arroganz und Stolz. Es führt zur Schlichtheit, zum Echt-Sein und zur Identifikation mit jenen Menschen und Außenseitern, denen die selbstentfremdende Angleichung an die Sozietät misslingt.

18.16 Gedächtnis und Weltoffenheit

Daneben ist noch ein weiteres Modell für Erinnern und Vergessen relevant. Martin Heidegger sprach in seiner Spätphilosophie davon, dass der Mensch eine ekstatische Daseinsverfassung hat, also weltoffen lebt und nicht in die Grenzen seines Leibes eingeschlossen ist. Wo es Menschen gibt, eröffnet sich potentiell immer eine ganze Welt – sofern sie nicht durch individuelle und kollektive Werdens-Schicksale in sich selbst eingeengt sind. Letzteres findet jedoch häufig im hohen Maße statt, so dass Jean-Paul Sartre in *Das Sein und das Nichts*[20] sagen konnte und musste, die Ursünde des Menschen sei die Verschlossenheit oder die Einkapselung.

Das Sich-Öffnen gegenüber der Welt in ihrer Totalität wird reduziert durch Verängstigung, gesellschaftliche Tabus, Einpflanzung von Scham und Ekel und durch Skotomisierung des Blicks. Erziehung und Kultur bewirken oftmals eine Blockade des Hineinwachsens in die integrale Wirklichkeit. Wiederum sind es in der Regel die wissenschaftlich, künstlerisch und philosophisch schöpferischen Individuen, die eine Art universeller Ekstase realisieren und dementsprechend weite Bereiche der Welt erleben und geistig durchdringen, die anderen Menschen kaum zugänglich sind.

Was bedeutet nun Verdrängung und Vergessen in dieser Optik? Verdrängt und vergessen werden jene Zonen der Welt, die dem Einzelnen durch pädagogische Prägung, Vorurteile sowie unselige Ereignisse unheimlich geworden sind. Man hütet sich daher, sich in jene Sphären der Realität vorzuwagen, in denen eine Schädigung oder Kränkung des Selbst erlebt wurde oder erwartet werden musste.

Der Mensch kann sich die Wirklichkeit nur dann mehr oder minder umfänglich aneignen, wenn er tapfer und wissbegierig, mutig angesichts seiner Ängste und Unheimlichkeitsgefühle sowie von der Idee der Weltoffenheit beseelt ist; und wenn er – siehe die Patientin Auguste Deter – für alle diese Qualitäten über die nötige biologische Basis verfügt. Aufhebung von Verdrängung und Vergessen sowie Aneignung von individuellen und kulturellen Erinnerungen ist ein ethischer Vorgang, und da derlei auf dem Programm jeder ernsthaften Psychotherapie steht, kann man Letztere als Praxis der Ethik und Selbstverwirklichung definieren.

---

[20] Sartre, J.-P.: Das Sein und das Nichts (1943), Reinbek bei Hamburg 1993.

Literatur

Alzheimer, A.: Über eine eigenartige Erkrankung der Hirnrinde, in: Allgemeine Zeitschrift für Psychiatrische und Psychologisch-Gerichtliche Medizin 64, Nr. 1–2, 1907, S. 146–148
Bergson, H.: Materie und Gedächtnis (1896), Hamburg 1991
Bien, U.: Einfach. Alles. Merken., Hannover 2012
Frankl, V.E.: Der Mensch auf der Suche nach dem Sinn, Freiburg 1973
Freud, S.: Studien über Hysterie (1895), in: GW Band I, Frankfurt am Main 1988
Freud, S.: Die Traumdeutung (1900), in: GW Band II/III, Frankfurt am Main 1988
Freud, S.: Zur Psychopathologie des Alltagslebens (1904), in: GW Band IV, Frankfurt am Main 1988
Heidegger, M.: Sein und Zeit (1927), Tübingen 1986
Jellinger, K. (Hrsg.): Alzheimer – Meilensteine aus hundert Jahren wissenschaftlicher und klinischer Forschung, Berlin 2006
Kandel, E.: Auf der Suche nach dem Gedächtnis – Die Entstehung einer neuen Wissenschaft des Geistes (2006), München 2007
Lurija, A.R.: Kleines Porträt eines großen Gedächtnisses (1968), in: Der Mann, dessen Welt in Scherben ging, Reinbek bei Hamburg 1991
Maercker, A. (Hrsg.): Posttraumatische Belastungsstörungen, Berlin 2009
Nietzsche, F.: Vom Nutzen und Nachteil der Historie für das Leben (1874), in: KSA Band 1, München Berlin New York 1988
Nietzsche, F.: Jenseits von Gut und Böse (1886), in: KSA Band 5, München Berlin New York 1988
Proust, M.: Auf der Suche nach der verlorenen Zeit (1913–27), Frankfurt am Main 1979
Squire, L.R. und Kandel, E.: Gedächtnis – Die Natur des Erinnerns (2009), Heidelberg 2009
Straus, E.: Geschehnis und Erlebnis – Zugleich eine historiologische Deutung des psychischen Traumas und der Renten-Neurose (1930), Heidelberg 1978
Weinrich, H.: Lethe – Kunst und Kritik des Vergessens, München 1997

Oh doch, meine Suppe ess' ich liebend gern! – Zur Anthropologie und Psychosomatik von Essstörungen

19

Inhaltsverzeichnis

19.1	Epidemiologie der Adipositas	360
19.2	Einteilung und Epidemiologie von Essstörungen	361
19.3	Physiologie, Psychologie und Anthropologie des Essens	362
19.4	Anorexia nervosa I: Symptomatologie und Ätiologie	364
19.5	Anorexia nervosa II: Ideale, Werte und Affekte	366
19.6	Bulimia nervosa I: Symptomatologie und Ätiologie	367
19.7	Bulimia nervosa II: Suchtverhalten und Affekt	368
19.8	Bulimia nervosa III: Zeiterleben und Wesensmitte	369
19.9	Bulimia nervosa IV: Der bulimiforme Lebensstil	370
19.10	Adipositas I: Skizzen ihrer Kulturgeschichte	371
19.11	Adipositas II: frühe Ätiologie- und Pathologie-Konzepte	372
19.12	Adipositas III: heutige Anthropologie-, Ätiologie- und Pathologie-Konzepte	373
19.13	Adipositas IV: Konservative Therapie-Ansätze	375
19.14	Adipositas V: Bariatrische Therapie-Ansätze	376
19.15	Adipositas VI: Personale Therapie-Ansätze	377
Literatur		378

Wenn vor Jahrzehnten von Essstörungen die Rede war oder kleine Kinder zum Essen angehalten werden sollten, wurde fast reflexartig der *Struwwelpeter* aus dem Bücherregal geholt und die Geschichte vom *Suppenkaspar* vorgelesen. Es konnte passieren, dass dessen stereotyper Satz „Nein, meine Suppe ess' ich nicht!" mit besonderem Nachdruck zitiert wurde. Noch mehr Gewicht wurde freilich auf die Moral von der Geschichte gelegt: Wer nicht essen will, kommt jämmerlich zu Tode.

Sofern sich der Psychiater Heinrich Hoffmann, der Verfasser des *Struwwelpeter* Mitte des 19. Jahrhunderts, heute eine Story über Essstörungen ausdenken müsste, würde er wahrscheinlich aus seinem Suppenkaspar einen schwerfälligen und pummeligen *Breihannes* machen, der vor seinem Teller sitzt, sich nicht bewegt und immer nur „mehr, mehr, mehr" ruft, bis ihn seine Mutter halb oder ganz zu Tode gefüttert hat.

19.1   Epidemiologie der Adipositas

Auf ähnliche Verhältnisse wie im *Struwwelpeter* stößt jeder, der in Psychosomatik-Lehrbüchern des letzten Jahrhunderts blättert: Er wird unter dem Stichwort Essstörungen in der Regel auf „Meine Suppe ess' ich nicht" (*Anorexia nervosa*) verwiesen. Lange Zeit galt sie als Paradebeispiel für unregelmäßiges und eigentümliches Essverhalten, und nicht wenige Kliniken und Praxen für Psychosomatik sahen es als ihre Hauptaufgabe an, diese Essstörung bei ihren Patienten zu diagnostizieren und zu therapieren. Die Anorexie-Patientinnen (in den meisten Fällen sind bei dieser Krankheit Frauen betroffen) gehörten ganz überwiegend zur Klientel von Psychosomatik-Einrichtungen.

Doch die Zeiten ändern sich. Zum einen erobert sich die Psychosomatik nach und nach ein Selbstverständnis, das deutlich jenseits von *Psychiatrie light* angesiedelt ist und das davon ausgeht, sich nicht nur um Patienten mit Angst, Depression und Untergewicht (im Sinne der Anorexie), sondern bevorzugt um Menschen mit schweren körperlichen Erkrankungen kümmern zu wollen. Als Integrierte Psychosomatik steuert sie auf eine Personale Medizin zu, für die es keine Unterteilung mehr in somatische, psychiatrische und psychosomatische Krankheiten gibt. Stattdessen sucht sie, kranke Personen zu verstehen, die biomedizinisch wie auch psychosozial diagnostiziert und therapiert werden. Die Anorexie ist hierbei lediglich eines unter vielen anderen Krankheitsbildern; der Suppenkaspar hat seine dominierende Rolle in der Psychosomatik verloren.

Zum anderen haben sich in den letzten vier Jahrzehnten andere Formen von Essstörungen in den Vordergrund geschoben. In den 80er- und 90er-Jahren stand die *Bulimia nervosa*, also die Ess-Brechsucht mit ihren Begleitproblemen (ich-strukturelle Störung, Artefaktstörungen, komplexe Sucherkrankungen) im Vordergrund. Seit der Jahrtausendwende ist eine neuerliche Fokusverschiebung zu konstatieren: Nun ist es die Obesitas (Adipositas, Fettleibigkeit, Übergewicht), die mit aller Macht die Aufmerksamkeit des Medizinal-Systems und damit auch der Psychosomatik und Personalen Heilkunde auf sich zieht.

Betrachtet man epidemiologische Daten, überrascht diese Entwicklung nicht.[1] Menschen, die merkliches oder massives Übergewicht aufweisen, sind um Zehnerpotenzen häufiger von dieser Thematik betroffen als Anorexie- oder Bulimie-Patienten. Die Prävalenzraten (Prävalenz: Gesamtzahl der Betroffenen innerhalb einer Population) haben sich in vielen Staaten der westlichen Welt in den letzten Jahrzehnten teilweise verdoppelt (USA 1990: 23 % – 2015: 38,2 %; Deutschland 2000: 12 % – 2015: 23,6 %; Vereinigtes

---

[1] Siehe hierzu Finucane, M.M. et al: National, regional, and global trends in body-mass index since 1980: systematic analysis of health examination surveys and epidemiological studies with 960 country-years and 9,1 million participants, in: The Lancet 377 (2011), S. 557–567.

Königreich 1990: 14 % – 2015: 26,9 %).[2] Außerdem sind das Risiko und die Schweregrade von Zweit- und Dritt-Erkrankungen bei Adipositas (metabolisches Syndrom mit z. B. Diabetes mellitus, Bluthochdruck, Fettstoffwechselstörung, Hyperurikämie; Schlafapnoe-Syndrome; Arteriosklerose; Durchblutungsstörungen und Infarkte am Herzen und Gehirn; Arthrosen der großen Gelenke) derart hoch, dass wissenschaftliche ebenso wie diagnostische und therapeutische Bemühungen der Medizin in Bezug auf Obesitas dringlich indiziert erscheinen.

19.2 Einteilung und Epidemiologie von Essstörungen

Es bietet sich an, die Essstörungen nach ihrem Körpergewicht (bezogen auf die Körpergröße) einzuteilen. So taxiert man die Essstörungen in untergewichtig, norm- und übergewichtig, wobei ein leicht zu ermittelndes Maß (der Body-Mass-Index, BMI) als Kriterium herangezogen wird. Der BMI wird errechnet, indem man das Körpergewicht durch die Körpergröße (im Quadrat) dividiert. Die daraus resultierenden Kenngrößen lassen erkennen, ob der Betreffende unter-, norm- oder übergewichtig ist.

Ein Body-Mass-Index unter 17,5 kg/m^2 zeigt Untergewicht an; der Bereich der Normalität (das Gewicht betreffend) reicht von 18 bis 24,9 kg/m^2; darüber beginnt der Bereich des Übergewichts (bis 29,9 kg/m^2), und dann folgen jene Gewichtsklassen, die als Adipositas Grad I (bis 34,9 kg/m^2), Grad II (bis 39,9 kg/m^2) und Grad III (über 40 kg/m^2) bezeichnet werden. Sehr hohe BMI-Werte werden häufig mit dem Suffix *permagna* (vom Lateinischen *permagnus* = sehr groß) oder *maligne* (vom Lateinischen *malus* = böse, schlecht) versehen.

Ursache eines Untergewichts ist durchaus nicht immer die Anorexie. Es gibt eine Reihe von Krankheiten, bei denen das Untergewicht ein führendes Symptom darstellt, so Infektionen (Tuberkulose), Krebserkrankungen oder (als Differenzialdiagnose zur Anorexie) chronische Entzündungen des Magen-Darm-Trakts (Morbus Crohn, Colitis ulcerosa) sowie Depressionen aller Art. Gewichtsverlust und Untergewicht im Rahmen dieser Erkrankungen werden oft als hyporektische Essstörungen betitelt – im Gegensatz zur anorektischen Essstörung bei der Magersucht. Übersetzt bedeuten Hyporexie so viel wie „zu wenig Appetit" und Anorexie so viel wie „kein Appetit".

Weisen Menschen Normalgewichte auf, kann ihr Essverhalten dennoch gestört sein. Das häufigste Beispiel für eine derartige Essstörung ist die Bulimia nervosa, bei der, äußerlich betrachtet, die Betreffenden keine Auffälligkeiten zeigen und ein normales Körpergewicht auf die Waage bringen. Hinter dieser Fassade der Normalität verbirgt sich jedoch bei der Bulimie nicht selten ein gewaltiges Bündel an Problemen und Störungen, die von ihrem Ausmaß sowie den körperlichen und psychosozialen Konsequenzen ebenso drastisch wie bei der Anorexie oder Adipositas sein können.

---

[2] Siehe hierzu https://de.statista.com/statistik/daten/studie/153908/umfrage/fettleibigkeit-unter-erwachsenen-in-oecd-laendern/.

Auch beim Übergewicht und bei der Adipositas ist es angebracht, einige körperliche Grunderkrankungen im Visier zu behalten, die eventuell für eine Gewichtszunahme verantwortlich zeichnen. Zu denken ist hierbei vor allem an Störungen des Hormonhaushalts, so etwa an Unterfunktionen der Schilddrüse und an Überfunktionen der Nebennierenrinde (Cushing-Syndrom) sowie an gynäkologische Störungen (polyzystisches Ovar, adrenogenitales Syndrom). Insgesamt sind diese Ursachen eines Übergewichts jedoch selten. Häufiger sind Gewichtszunahmen allerdings in Folge der regelmäßigen Einnahme von Medikamenten zu beobachten (z. B. bei Cortison oder bei Psychopharmaka wie Antidepressiva oder Neuroleptika).

Vergegenwärtigt man sich epidemiologische Angaben über die Häufigkeit verschiedener Essstörungen, wird eine Prioritätensetzung in Bezug auf die Adipositas verständlich. In der westlichen Welt kommt die Anorexie schon seit Jahrzehnten stabil bei etwa 0,5 % der Risikopopulation (Mädchen und junge Frauen zwischen 12 und 20 Jahren) vor; Männer sind dabei nur in einem sehr geringen Prozentsatz betroffen (2–5 % aller Anorexie-Patienten).

Verglichen mit der Anorexie gibt es deutlich mehr Bulimie-Kranke. Epidemiologen zeigen, dass von dieser Essstörung etwa 3–5 % aller Frauen im Alter zwischen 18 und 35 Jahren in unserem Kulturkreis befallen waren oder sind. Die Häufigkeit war in den 80er- und 90er-Jahren des letzten Jahrhunderts im Zunehmen begriffen (Fokussierung der Ärzte? Modekrankheit?); im letzten Jahrzehnt scheint die Zahl der Neuerkrankten rückläufig zu sein.

Völlig andere epidemiologische Dimensionen muss man bezüglich der Adipositas gewärtigen. Seit Jahren sind die USA Spitzenreiter, wenn es darum geht, möglichst viele und möglichst schwergewichtige Menschen in Statistiken zu erfassen.[3] Außerdem ist ein enormer Anstieg der Adipositas bei Kindern und Jugendlichen (nicht nur in der USA) zu beklagen (Häufigkeit von Übergewicht einschließlich Adipositas bei Mädchen und Jungen in Deutschland im Alter von 3 bis 17 Jahren 2018: 15,4 %; Adipositas-Prävalenz 2018: 5,9 %).[4]

19.3 Physiologie, Psychologie und Anthropologie des Essens

Bevor wir einzelne Essstörungen erörtern, ist es ratsam, den Bedeutungsgehalt des Essens für den Menschen ins Auge zu fassen. Dabei lassen sich vier Ebenen unterscheiden. Die erste Ebene betrifft physiologische Aspekte. Wie alle Tiere muss auch der Mensch Nahrung zu sich nehmen, um sein inneres Milieu und seine Homöostase aufrechtzuerhalten. Flüs-

---

[3] Hales, C.M. et al.: Prevalence of Obesity and Severe Obesity Among Adults: United States, 2017–2018, NCHS Data Brief No. 360, February 2020, https://www.cdc.gov/nchs/data/databriefs/db360-h.pdf.

[4] Schienkiewitz, A. et al.: Übergewicht und Adipositas im Kindes- und Jugendalter in Deutschland – Querschnittergebnisse aus KiGGS Welle 2 und Trends, Journal of Health Monitoring 2018 3 (1), S. 16–23.

19.3 Physiologie, Psychologie und Anthropologie des Essens

sigkeits-, Energie- und Kalorienzufuhr gehören zu den essenziellen Lebensvorgängen, deren Nicht-Respektierung Krankheit oder Tod des Individuums nach sich zieht.

Darüber hinaus sind mit der Nahrungsaufnahme für den Menschen auch seelische, soziale und geistige Aspekte verknüpft. Sigmund Freud betonte, dass anhand des Essens bereits in der Kindheit ein Modell für Befriedigung, Lust, Fülle und (im weiten Sinne) Sexualität erlernt wird. Diese Qualitäten fasste Freud unter den Begriff der Oralität. Störungen der Nahrungsaufnahme wie Anorexie, Bulimie oder Adipositas könne man besser verstehen, wenn man das jeweilige orale Schicksal des Patienten rekonstruiere. So würden zu frühe Entwöhnung von der Mutterbrust oder auch ungeduldig-ärgerliche Kommentare und Atmosphären beim Essen zur Genese von Essstörungen beitragen.

Auf eine andere psychische Dimension wies Harald Schultz-Hencke hin. Er subsumierte das Essen unter die kaptativen Antriebe und Strebungen. Die Nahrungsaufnahme stelle ein Modell des Haben-Wollens, der Einverleibung und des Behalten-Könners dar. Nur jene, die diese Antriebe für sich befriedigend integrieren, können damit rechnen, in ihrem späteren Leben der Aufgabe des Essens ohne größere Störungen gerecht zu werden.

Wieder einen anderen Gesichtspunkt hob Erik H. Erikson beim Thema des Essens hervor: Für ihn stand dabei die Vermittlung von Urvertrauen im Vordergrund. Das Phänomen, dass eine Mutter ihr Kind regelmäßig und mit Zuwendung füttert, für es sorgt und es beschützt, trägt bei diesem zur Ausbildung eines basalen Urvertrauens bei. Wer jedoch diese ersten Monate seiner Kindheit als wenig Vertrauen erweckend erlebt, hat im Erwachsenenalter mit Haltungen des Misstrauens und des Rückzugs zu kämpfen – Haltungen, die so manche Essstörungspatienten jahrelang begleiten und unterhalten.

Neben physischen und psychischen Aspekten ergeben sich beim Thema des Essens immer auch soziale Gesichtspunkte. Die Nahrungsaufnahme stellt ein erstes wichtiges Feld der Kooperation und der Kommunikation zwischen Erziehern und Kind dar. Anhand dieses interpersonalen Kontakts, meinte Alfred Adler, werden dem Heranwachsenden die Notwendigkeit wie auch Regeln und Gesetze des Gemeinschaftsgefühls vermittelt. Misslingt die Sozialisation, muss mit Trotz, Verweigerung, Resignation und Mutlosigkeit gerechnet werden – mit Charakterzügen, die bei essgestörten Patienten bisweilen zu finden sind.

Ein weiterer sozialer Aspekt der Nahrungsaufnahme, der in Kinderstuben eingeübt werden kann, ist derjenige der Koexistenz. Dass es die anderen gibt, die ähnliche Wünsche und Bedürfnisse aufweisen wie man selbst, wird vielen Kindern spätestens deutlich, wenn das letzte Stück Kuchen aufgeteilt werden muss. Dass dieses Wissen global in viel zu geringem Ausmaß Wirkung zeigt, deutet auf eine Art gesellschaftliche Essstörung hin: Der nördlichen Hemisphäre der Erde muss man eine kollektive „hyperphage Essstörung" (hemmungsloses Essen und Konsumieren) bescheinigen, indes sie weite Bereiche der südlichen Hemisphäre skrupellos dem Schicksal einer „hyporektischen Essstörung" (Hunger!) überlässt.

Über das Essen wird der Kontakt des Einzelnen zur Sozietät noch auf eine weitere Art moduliert. Das Essen sollte, selbst wenn dies in Zeiten von *fast food* nur noch selten der Fall ist, Gelegenheit zum Innehalten, zur Ruhe und zur Muße bieten und ein Modell für Selbstbewahrung abgeben. Rhythmus, Maß und Metrum für den Wechsel von *Otium* und

Negotium, von Arbeit und Freizeit, von öffentlicher und privater Existenz werden oft über die zäsurierende und Entspannung verheißende Wirkung der Nahrungsaufnahme moderiert. Solche Fähigkeiten werden bei vielen Patienten mit Essstörungen (aber nicht nur bei ihnen) schmerzlich vermisst.

Wie bei allen menschlichen Existenzvollzügen muss auch beim Thema der Nahrungsaufnahme dessen geistiger Bedeutungsgehalt ins Auge gefasst werden. Der Soziologe Norbert Elias hat in seinem Buch *Der Prozess der Zivilisation*[5] vielfältige Folgen und gegenseitige Abhängigkeiten benannt, die spezielle Essverhaltensweisen auf Kulturen und umgekehrt zeitigten.

So ist aus der ägyptischen, griechischen und römischen Geschichte der Metaphern-, Symbol- oder Zeremoniengehalt bekannt, welchen das Essen für die Beteiligten erhielt. Auch heute noch schreiben wir dem Hochzeitsmahl, der Henkersmahlzeit, dem Silvesterbüffet, dem Staatsbankett oder Arbeitsessen unterschiedliche kulturelle, symbolische und damit geistige Bedeutungen zu.[6]

Über das Essen werden bestimmte Werte, Normen und Rituale vermittelt und hochgehalten. Stil, Schönheit, Ästhetik und Geschmack beispielsweise sind Werte, auf die hin so manches Menü konzipiert wird. Daneben erlernen Menschen anhand der Nahrungszubereitung und -aufnahme die Mechanismen und Regeln von Distanzierung, Sublimierung und Verfeinerung. Darin klingt der Wert eines reflektierten, überlegten und nicht nur von direkter Triebbefriedigung geprägten Daseinsvollzugs an. In den letzten Jahrzehnten fand jedoch in den westlichen Ländern eine beachtliche Entwertung und Egalisierung von Essen und Nahrung statt. Fast jede Stadt wirbt mit ihrer Schlemmerpassage, in der stets alles und in beliebiger Menge gegessen werden kann. Und jeder Landwirt der Europäischen Union kennt die rechtlichen Vorschriften, nach denen er zuerst zu viel an Nahrung produzieren muss, um hinterher Prämien dafür zu kassieren, den Überschuss ins Meer zu kippen.

19.4   Anorexia nervosa I: Symptomatologie und Ätiologie

Die Anorexie ist ebenso wie die Bulimie eine Erkrankung vorrangig des weiblichen Geschlechts. Die Ursachen hierfür sind vielfältig und reichen von der Genetik bis zu kulturellen und gesellschaftlichen Verhältnissen, in denen Frauen und Männer heranwachsen und sozialisiert werden. Eine im Auftrag des Bundesministeriums für Gesundheit durchgeführte FORSA-Studie aus dem Jahre 2000 zeigte, dass eine geschlechtsspezifische Orientierung hin zu den Themen von Ernährung und Körpergewicht in Deutschland bereits in den frühen Kinder- und Jugendlichenjahren erfolgt. Eine Studie aus dem Jahr 2005 bestätigte *cum grano salis* die Umfragezahlen von FORSA: Jede zweite Frau zwischen 20 und 60 Jahren möchte weniger wiegen; jede zweite Frau hat bereits eine längerfristige

---

[5] Elias, N.: Über den Prozess der Zivilisation (1939), Frankfurt am Main 1976.
[6] Siehe hierzu Schuller, A. und Kleber, J.A. (Hrsg.): Verschlemmte Welt – Essen und Trinken historisch-anthropologisch, Göttingen 1994.

Diät gemacht; für etwa 50 % der Frauen gibt es „verbotene Lebensmittel"; 30 % der Mädchen unter 10 Jahren und 60 % der Mädchen unter 15 Jahren haben Diät-Erfahrungen. Verglichen mit männlichen Kohorten ergeben sich signifikante Unterschiede.[7]

Bezogen auf mögliche genetische und biomedizinische Faktoren, die ein Auftreten der Anorexie begünstigen, hat sich in den letzten Jahrzehnten vor allem Heinz Schepank (Psychosomatiker aus Mannheim) in einer Studie an 100 Zwillingspaaren um Aufklärung bemüht. Er konnte zeigen, dass eine genetische Disposition zumindest bei einem Teil der Anorexie-Patientinnen wahrscheinlich ist.[8] Vor einigen Jahren (2007) hat die finnische Arbeitsgruppe um Anna Keski-Rahkonen ebenfalls in einer Zwillingsstudie nachgewiesen, dass die Prävalenz von Anorexia nervosa in dieser Kohorte bei über 2% lag.[9]

Neben den genetischen Faktoren gilt in der letzten Zeit vor allem den Hormonen und Transmittern, die an der Hunger-Sättigungs-Regulation beteiligt sind (z. B. Leptin, Ghrelin, Nesfatin, Neuropeptid Y),[10] die Aufmerksamkeit jener Psychosomatiker, welche die biomedizinischen Abläufe und Mechanismen bei der Anorexia nervosa erforschen. So interessant ihre Forschungsergebnisse sind, so sehr ringen diese Wissenschaftler noch um umfassende Ätiologie-Modelle für die Essstörungen generell.[11] Von einigen Neuropeptiden (Ghrelin) weiß man inzwischen, dass sie nicht nur auf die Hunger-Sättigungs-Regulation, sondern auch auf vegetative und affektive Regelkreise des Organismus Einfluss nehmen.[12] Umfängliche Vorstellungen zur Entstehung der Anorexie wurden in den letzten Jahrzehnten auch von tiefpsychologisch, verhaltenstherapeutisch und kulturanalytisch orientierten Psychosomatikern entwickelt.[13] Die Symptome der Magersucht – selbstinduziertes Untergewicht (BMI unter 17), Gewichtsphobie, Wachstumsstörungen, Körperschemastörung, mangelnde Krankheitseinsicht, primäre oder sekundäre Amenorrhö – wurden ansatzweise bereits im 17. und ausführlicher Ende des 19. Jahrhunderts beschrieben.[14]

---

[7] Zipfel, S. und Groß, G.: Epidemiologie, Diagnostik und Differenzialdiagnostik von Essstörungen, In: Psychotherapie in Psychiatrie, Psychotherapeutischer Medizin und Klinischer Psychologie 10 (2005), S. 54–60.

[8] Schepank, H.: Zwillingsschicksale (1987), Stuttgart 1991.

[9] Keski-Rahkonen, A. et al: Epidemiology and Course of Anorexia Nervosa in the Community, in: American Journal of Psychiatry (2007) 164, S. 1259–1265.

[10] Kobelt, P.: Nahrungsregulation durch ausgewählte gastrointestinale Peptidhormone: Regulation der Nahrungsaufnahme, Riga 2013.

[11] Cummings, D.E.: Ghrelin and the short- and long-term regulation of appetite and body weight, in: Physiology & Behavior 89 (2006), S. 71–84.

[12] Steiger, A. et al.: Ghrelin in mental health, sleep, memory, in: Molecular and Cellular Endocrinology 340 (2011), S. 88–96.

[13] Habermas, T.: Zur Geschichte der Magersucht, Frankfurt am Main 1994.

[14] Brumberg, J.J.: Todeshunger – Die Geschichte der Anorexia nervosa vom Mittelalter bis heute (1988), Frankfurt am Main 1994.

19.5 Anorexia nervosa II: Ideale, Werte und Affekte

Im 20. Jahrhundert haben Psychoanalytikerinnen wie Hilde Bruch (1904–1984)[15] und Familientherapeutinnen wie Mara Selvini-Palazzoli (1916–1999)[16] dazu beigetragen, psychosoziale Genesefaktoren der Anorexie besser zu verstehen. Unter anderem benannten sie folgende Aspekte, die bei den Patientinnen unterschiedlich stark mit Entstehung und Verlauf ihrer Erkrankung assoziiert sind: Abwehr von weiblichen Bedürfnissen und deren Rollenübernahme; Kontrolle von und Distanz zu Antrieben (Hunger, Sexualität, Ruhebedürfnis); Kampf um (Pseudo-)Autonomie; Askese (Vorstellung von Heiligkeit – Beispiel der heiligen Katharina von Siena); Autodestruktion und indirekter Suizid (Mortalität abhängig von den Studien zwischen 10 % und über 20 %); Verneinung der Abhängigkeit von der Natur (Energiezufuhr); hybrides Schlankheitsideal (Schönheitsideal); Versuch der ätherischen Reinheit (nur Geist, keine Materie); Auto- statt Alloplastizität; Affekte wie Ekel, Geiz, Trotz und Stolz. Den letzteren Gesichtspunkt hat Franz Kafka in seiner Erzählung *Ein Hungerkünstler* bereits intuitiv erfasst. Bei ihm heißt es über einen Mann (den Hungerkünstler), den ähnliche Motive umtreiben wie viele Anorexie-Kranke:

> „Du hungerst noch immer?" fragte der Aufseher, „wann wirst du endlich aufhören?" „Verzeiht mir alle", flüsterte der Hungerkünstler; nur der Aufseher, der das Ohr am Gitter hielt, verstand ihn … „Immerfort wollte ich, dass ihr meinen Hunger bewundert", sagte der Hungerkünstler. „Ihr sollt ihn aber nicht bewundern!" „Nun, warum sollen wir es denn nicht bewundern?" sagte der Aufseher. „Weil ich hungern muss, ich kann nicht anders", sagte der Hungerkünstler … „Weil ich nicht die Speise finden konnte, die mir schmeckt. Hätte ich sie gefunden, glaube mir, ich hätte kein Aufsehen gemacht und mich vollgegessen wie du und alle." Dies waren seine letzten Worte, aber noch in seinen gebrochenen Augen war die feste, wenn auch nicht mehr stolze Überzeugung, dass er weiter hungere.[17]

Neben dem Stolz kommt in Kafkas Text auch Zwang, Ehrgeiz und die tiefe Überzeugung, nicht verstanden zu werden, als Beweggrund für das Hungern seines Künstlers in Betracht. Solche Phänomene sind bei Anorektikerinnen als die Krankheit perpetuierend anzusehen. Vor allem die Tatsache, dass die ursprünglich kontrollierte Gewichtsabnahme irgendwann dazu tendiert, sich zu verselbstständigen, wird von den Patientinnen fast regelmäßig unterschätzt. Das scheinbar souveräne Spiel mit Kalorien, Strategien des Abnehmens (z. B. Hungern, Sport, Laxantien, Erbrechen) und selbstgewählten Gewichtsgrenzen mündet nicht selten in eine Dynamik von Sucht und Zwang, die von den Betreffenden nicht mehr gesteuert werden und in vitale Bedrohung einmünden kann.

Dieser *Switch* vom Nicht-Wollen zum Nicht-mehr-Können muss in der Behandlung von Anorexie-Patienten berücksichtigt werden. Es wäre überaus sträflich, schwerstkranke Magersüchtige lediglich mit tiefenpsychologischen Methoden zu therapieren; daneben

---

[15] Bruch, H.: Der goldene Käfig – Das Rätsel der Magersucht (1978), Frankfurt am Main 1998.
[16] Selvini-Palazzoli, M.: Magersucht – Von der Behandlung einzelner zur Familientherapie (1963), Stuttgart 2003.
[17] Kafka, F.: Ein Hungerkünstler (1922), in: Erzählungen, Frankfurt am Main 1993, S. 199 f.

sind verhaltensmodifizierende, strukturierende und medikamentöse Maßnahmen häufig unerlässlich. Das Gehirn von Anorexie-Kranken weist teilweise enorme (meist reversible) Abbauprozesse auf, die es verständlich werden lassen, warum die Patienten einem abwägend-reflexiven Psychotherapieprozess nur partiell oder gar nicht gewachsen sind.

Auch sollten nicht allein die Anorexie-Kranken als die offensichtlichen Symptomträger behandelt werden. Selvini-Palazzoli hat an vielen Fallbeispielen demonstriert, dass Magersüchtige immer wieder die Rolle von Index-Patienten einnehmen und als solche stellvertretend für ein nicht intaktes familiäres System stehen. Daher darf und soll deren gesamte Familie mit diagnostiziert und bei Bedarf auch therapiert werden.

19.6 Bulimia nervosa I: Symptomatologie und Ätiologie

Ähnlich wie bei der Anorexie sind die Symptome einer Bulimie (der Begriff bedeutet Ochsenhunger) schon seit langem bekannt. Wie der Name es vermuten lässt, zeichnen sich die Patienten durch immense Essattacken (bis zu 10.000 Kilokalorien innerhalb von 24 Stunden) aus. Um nicht zuzunehmen, kommen parallel Methoden wie etwa Erbrechen, Medikamenten-Missbrauch (Abführmittel, Wassertabletten, Schilddrüsenmedikamente) oder exzessiver Sport zum Einsatz. Trotz massiver Kalorienzufuhr bleibt das Körpergewicht bei den Betreffenden damit in der Regel konstant und normal.

Ein ähnliches Essverhalten wird aus der römischen Antike berichtet. Die Römer benutzten nach Festgelagen *Vomitoria* (Brechmittel), die es ihnen erlaubten, ohne Reue zu sündigen. Mithilfe dieser *Vomitoria* war es möglich, Abende und Nächte hindurch ungeheure Mengen an kulinarischen Genüssen und Getränken zu verkraften. Einen Krankheitswert besaßen diese Praktiken im damaligen kulturellen Kontext allerdings nicht.

Die erste Falldarstellung eines Bulimie-Syndroms als psychosozial bedingte Essstörung stammt aus dem Jahre 1932. Damals veröffentlichte der Psychoanalytiker Moshe Wulff (1878–1971) einen Aufsatz mit dem Titel *Über einen interessanten oralen Symptomkomplex und seine Beziehung zur Sucht*,[18] wobei er unter den oralen Symptomenkomplex Beschwerden wie zwanghaftes und gieriges Essen, Schlafsucht, stumpfe Depression sowie Ekel vor der eigenen Körperlichkeit subsumierte.

Lange Zeit wurden die bulimiformen Störungen des Essverhaltens als Spielformen der Anorexie angesehen. Das überrascht nicht, da Magersucht-Patienten im Laufe ihrer Therapie oft bulimische Symptome mit Essanfällen und eventueller Gewichtszunahme entwickeln. Andererseits gibt es viele Bulimiker mit anorektiformen Phasen in ihrer Vorgeschichte. Erst in den 1980er-Jahren wurde die Bulimia nervosa als eigenständige Krankheitsentität in die medizinischen Diagnose- und Klassifikationsmanuale eingeführt.[19] Zurzeit wird (analog wie in den 80er-Jahren in Bezug auf die Bulimie) diskutiert, ob die

---

[18] Wulff, M.: Über einen interessanten oralen Symptomkomplex und seine Beziehung zur Sucht, in: Internationale Zeitschrift für Psychoanalyse (1932) XVIII, Heft 3, S. 281–302.
[19] Siehe hierzu Schulte, M. und Böhme-Blohm, Chr.: Bulimie – Entwicklungsgeschichte und Therapie aus psychoanalytischer Sicht, Stuttgart – New York 1995.

binge eating disorder (Essattacken ohne Erbrechen) ein ähnliches Schicksal erleben und zukünftig als separate Essstörung gelten soll.

Wie aber lässt sich verstehen, dass die Bulimie einige Jahre lang in der westlichen Welt derart viele Frauen (Männer sind wie bei der Anorexie deutlich in der Unterzahl) „befallen" konnte? Zur Beantwortung dieser Frage werden die wichtigsten Strukturelemente der Bulimie benannt, um das Wesen (die Struktur) dieser Essstörung besser einordnen zu können.

19.7 Bulimia nervosa II: Suchtverhalten und Affekt

Viele Bulimikerinnen berichten im Zusammenhang mit ihren Ess-Brech-Anfällen von Affekten wie Ekel, Scham und Schuld. Sie schämen sich wegen oder ekeln sich vor ihrer Gier, ihrer Impuls- und Triebhaftigkeit. Und sie erleben Schuldgefühle, weil sie immer wieder auf ihr mangelndes Kontrollvermögen den eigenen Antrieben und Impulsen gegenüber gestoßen werden. Diese Affekte führen dazu, dass sich Bulimie-Patienten oft einsam und alleine fühlen. Hinzu kommt, dass sie aus ihrer Erkrankung oftmals ein Geheimnis machen, von dem selbst nächste Angehörige wie der eigene Partner nichts ahnen. Geheimnisse aber verstärken das verkapselt-vereinsamte Lebensgefühl.

Häufig tragen Schwellensituationen zur Erstmanifestation einer Bulimie bei. Pubertät, Auszug aus dem Elternhaus, Beendigung einer Ausbildung oder erste Partnerschaftsversuche stellen Anforderungen an die Wachstums- und Wandlungsfähigkeit eines Individuums. Bei ungenügender Autonomie des Einzelnen kommt es nicht selten zu pseudoautonomen Bewegungen und Handlungen. Bulimie kann als verzweifelter und vergeblicher Versuch verstanden werden, für sich Freiheit und Autonomie zu erobern.

Eine ähnliche Verzweiflung teilt sich mit, wenn Bulimikerinnen ihr Leben als leer, langweilig und unstrukturiert schildern. Das Thema des Essens und Erbrechens, mit dem sie sich über Monate und Jahre hin beschäftigen, wirkt da wie eine Hilfe zur Strukturierung und Rhythmisierung und wie eine inhaltliche Füllung und Bereicherung. Freilich hält dieses Empfinden jeweils nur kurze Zeit an und muss durch stete Wiederholung erneuert werden.

Ein weiteres Strukturelement bei Bulimie stellt das süchtige Verhalten und Erleben dar. Suchtartig werden nicht nur Lebensmittel, sondern oftmals auch Alkohol und andere Drogen konsumiert. Bei vielen Bulimikerinnen fällt auf, dass sie suchtartig lesen, schreiben oder reden. Sie verschlingen Bücher oder Illustrierte, schreiben ganze Romane und erzählen (fast analog dem Erbrechen) ihre Lebensgeschichte sturmflutartig und ohne Punkt und Komma.

Süchtig wirkt auch die Kontaktaufnahme bei Bulimie-Patienten. Oftmals werden von ihnen viele Ärzte und Psychotherapeuten in kurzer Zeit konsultiert und konsumiert, ohne dass es zu Verbindlichkeit und Nähe kommt. Ähnlich verfahren manche unter ihnen mit sexuellen Kontakten, die bisweilen als *One-Night-Stands* und manchmal sogar im prostitutiven Verhalten enden. Die Angst vor Festlegung, Intimität und Hingabe überspielen viele Bulimikerinnen mit dem Rausch des immer Neuen, der schließlich im Beliebigen endet. Oftmals ist das promiskuitive Verhalten Reaktion auf frühkindliche Deprivationserlebnisse.[20]

Zur flüchtigen Kontaktaufnahme von Bulimiekranken passt auch ihre Skepsis, sich mit der Welt zu vermischen und sich von ihr beeinflussen und affizieren zu lassen. Wer Nahrung – egal ob biologischer, seelischer oder geistiger Natur – nur kurz auf sich wirken lässt und rasch wieder ausstößt, hat daraus keine Einwirkungen auf den eigenen Leib, die eigene Psyche oder die eigene Weltanschauung zu gewärtigen. Das Fremde und das andere bleiben außen vor, das Eigene, das Innen bleibt unberührt, aber auch unverändert. Daraus resultiert oftmals Stagnation statt Wachstum sowie Wiederholung statt Metamorphose.

Wie andere Süchte beinhaltet auch die Bulimie eine Wendung gegen Normen, Maß und Limitierungen. Menschliches Dasein ist daraufhin angelegt, Grenzen anzuerkennen und sie bisweilen auch überschreiten zu wollen. Die Transzendenz des Gegebenen, die Grenzerfahrung und die Herausforderung des Neuen und Unerhörten gehören zur *Conditio humana*. Wenn die Existenz zu wenige Möglichkeiten produktiver Transzendenz bietet, greifen manche zu Mechanismen, die eine anstrengungsarme und rasche Grenzüberschreitung verheißen. Jede Sucht (so auch die Bulimie) verspricht Grenzenlosigkeit und daraus resultierende Weite und Fülle des Daseins. Doch jede Sucht (so auch die Bulimie) endet zumeist in Katerstimmung und Katzenjammer, die oft genug als Anlass dienen, erneut zur Droge zu greifen.

19.8 Bulimia nervosa III: Zeiterleben und Wesensmitte

Alle Süchte inklusive der Bulimie weisen ein eigenartiges Verhältnis zur Zeit auf. Der Arzt und Anthropologe Erwin Straus war einer der ersten, die auf die engen Zusammenhänge zwischen seelischer und somatischer Krankheit einerseits und dem Zeiterleben andererseits hingewiesen haben. Nach Straus stellt das Menschenleben eine historische Gestalt dar. Die Zeit als innere Substanz der Existenz und als Grundlage der Identität kann allerdings nur befriedigend gelebt werden, wenn es gelingt, Vergangenheit, Gegenwart und Zukunft zu einer Synthese zu bringen.

Genau dies geschieht bei der Bulimie häufig nicht. Bei ihr schieben sich vielmehr, weil die Zukunft als trist, leer und ziellos und die Vergangenheit als belastend, unverstanden und beschwerend empfunden wird, die Gegenwart und der Augenblick in den Vordergrund, und der Zeitkonnex zerreißt. Im Ess-Brech-Anfall blähen sich der Moment und das punktuelle Dasein auf, ohne in eine historische Gestalt der Dauer und Konstanz überzugehen. So leben Bulimikerinnen gleichsam saltatorisch ihre Existenz von Moment zu Moment, ohne in der Lage zu sein, diese Augenblicke auf eine verbindende Schnur der Identität zu ziehen. Ein Dasein aber, dem die verbindenden und verbindlichen Elemente fehlen, gerät kaum je zu einer guten oder prägnanten Gestalt und bleibt daher dauernd von Sinn- und Bedeutungslosigkeit bedroht.

---

[20] Siehe hierzu Klotter, Chr.: Der geraubte Körper – verführt und zugerichtet, Pfaffenweiler 1993.

Diese nihilistischen Qualitäten kommen spätestens zum Vorschein, wenn Bulimiekranke jählings auf ihre Ess-Brech-Anfälle als Kompensation des punktuellen Existierens verzichten. Man muss dann damit rechnen, dass aus einer scheinbar unbeschwert heiteren Bulimikerin eine schwer depressive Patientin wird, die mit autodestruktiven Handlungen bis hin zum Suizid reagiert. Die Schwere einer Depression aber ist unter anderem ein Gradmesser für die Abwesenheit von Sinn, Wert und Bedeutung eines Daseins.

Wie bei der Anorexie und früher bei der Hysterie beobachtet man auch bei der Bulimie die Wahl des eigenen Körpers als Schauplatz und Bühne für Lustgewinn und Kampf, Triumph und Niederlage, Introversion und Expansion, Selbstverwirklichung und Selbstverlust. Die Bulimie bietet damit vorrangig den Frauen Möglichkeiten an, einige der ihnen seit Jahrhunderten vom Patriarchat zugedachten Themen nicht zu leben, sondern zu leiben. Männern stehen andere Möglichkeiten offen, einen bulimiformen Lebensstil zu realisieren; auch deshalb greifen sie seltener auf diese Essstörung zurück.

Fasst man die aufgeführten Strukturelemente der Bulimie zusammen, lässt sich als gewichtiges Problem dieser Erkrankung ein Verlust oder die Abwesenheit von Wesensmitte bei den Betroffenen diagnostizieren. Darunter versteht die Psychosomatik und Anthropologie so viel wie Ich-Stärke, Autonomie, Selbstrealisation, Authentizität, Personalität und Individualität. In der Medizin, speziell in der Psychiatrie, wird eine fragile Wesensmitte auch bei anderen Störungsbildern als krankheitsbedingender und -unterhaltender struktureller Mangel vermutet.

Diesen Mangel erleben viele Bulimikerinnen als die schon beschriebene Leere und Langeweile, als Orientierungs- und Sinnlosigkeit und als Nihilismus. Sie begegnen ihm mit dem Versuch des Füllens, wobei es fast beliebig ist, was als Füllmaterial gelten soll: Süßigkeiten, Alkohol, Kontakte, Gespräche oder Sexualität. Weil die Betreffenden spüren, dass dieses Material nicht wirklich zur Personwerdung beiträgt und wegen der Maßlosigkeit, der Beliebigkeit und des Kontrollverlusts den eigenen Selbstwert eher schmälert denn hebt, trennen sie sich rasch wieder davon. Doch damit meldet sich das alte Defizit erneut, und der Zirkel von Essen und Erbrechen beginnt von vorne.

19.9 Bulimia nervosa IV: Der bulimiforme Lebensstil

Wir säßen jedoch einem diagnostisch-therapeutischen Skotom auf, wenn wir die Bulimie zum individuellen Problem einzelner Frauen und ihrer jeweiligen Therapeuten deklarierten. Die Zunahme der Erkrankungsfälle während der letzten Jahrzehnte lässt vermuten, dass es neben individuellen auch kollektive, kulturell und Zeitgeist-vermittelte Ursachen gibt, die als auslösende oder die Krankheit mitbedingende Faktoren einzuordnen sind.

So ist ein bulimiformer Lebensstil nicht nur bei den betroffenen Frauen, sondern auch in weiten Bereichen der westlichen Gesellschaften zu finden. Unter diesen Kautelen betrachtet sind Bulimikerinnen lediglich Symptomträger, denen Diagnostik und Therapie widerfährt. Parallel dazu dürften ebenso Teile der Sozietät in den USA und in Europa einem diagnostischen und eventuell therapeutischen Prozedere unterworfen werden.

So kann und muss der Charakter und das Geschäftsgebaren vieler Medien (Fernsehen, Illustrierte, die sogenannten sozialen Medien) als potenziell bulimiform bezeichnet werden. Für Abermillionen Menschen produzieren sie im großen Stil Füllmaterial, dessen Beliebigkeit umso weniger geleugnet wird, je mehr sich das Angebot an Sendern oder Zeitschriften auf drei- und sogar vierstellige Zahlen hinbewegt.

Als bulimiform imponiert auch ein Teil des Wissenschaftsbetriebs, der von seinen Adepten fordert, täglich Dutzende *Abstracts* aus *Journals* rasch zu sich zu nehmen, um sie ebenso schnell wieder – frisch drapiert mit eigenen Zahlen – als Kurzmitteilung, *Paper*, *Poster* oder *letters to the editor* von sich zu geben. Dass Wissenschaftler ganze Bücher mehrmals lesen, tagelang darüber nachdenken und sich anmuten und berühren lassen, mag zwar als romantische Vorstellung noch gewisse Sympathien zu erwecken, gilt aber als wenig DFG- oder Drittmittel-tauglich.

Ähnlich kann unser Freizeit- und Kulturverhalten charakterisiert werden. Oftmals ist es daraufhin angelegt, sich an verschiedenen Orten gleichzeitig mit möglichst vielen Erlebnissen zu berauschen – gleichgültig, ob es sich dabei um Last-minute-Flüge zu Opernfestivals oder zum Golf-Kurs, zum Helikopter-Skiing oder zum Shopping in New York handelt. Einem solchen Leben haftet wie der Bulimie etwas Saltatorisches an, das nur den Augenblick und das Jetzt gelten lässt, an denen es lediglich nippt, ohne sich von ihnen prägen und beeinflussen lassen zu können.

Als überaus bulimiform schließlich darf auch der Umgang mit dem Gott der Neuzeit, dem Geld, bezeichnet werden. Die wirtschaftlichen Spielregeln der Globalisierung und der weltumspannenden Börsen zwingen die Teilnehmer, Geld und Güter rasch zu akquirieren und ebenso rasch wieder abzustoßen, ohne dass für den Einzelnen oder für größere Gruppen durchschaubar würde, für welchen Wert (oder Unwert) die jeweilige Valuta steht oder gehandelt wird. Das Geld hat sich im großen Stil von seinem ihn stellvertretenden Gegenwert gelöst und führt eine eigenständige Existenz. Oft genug stellt sich dann bei Nachfragen und Kontrollen heraus, dass das Geld geradezu einen Popanz und ein Nichts repräsentiert und dass dieser Gott nicht tot, aber hohl ist.

19.10 Adipositas I: Skizzen ihrer Kulturgeschichte

In und hinter dieser Essstörung, die auf der nördlichen Halbkugel der Erde zum Massenphänomen geworden ist, verbergen sich physiologische, psychosoziale, anthropologische und kulturelle Themen, denen wir zum Teil bereits bei der Anorexie und Bulimie begegnet sind. Ausführlicher als bei der Besprechung der letzteren Krankheiten berücksichtigen wir bei der Adipositas eine kulturgeschichtliche Perspektive. Bei einer historischen Betrachtung des Phänomens der Fettleibigkeit wird rasch offenkundig, dass die Leibesfülle lange Zeit kaum als Problem oder Krankheit galt. Im Gegenteil: Wer dick war, konnte es sich allem Anschein nach aufgrund seiner wirtschaftlichen Verhältnisse und seiner Vorsorge-Strategien leisten und wurde für die Fettdepots, die er sich angegessen hatte, regelrecht bewundert.

Bekannt geworden ist in diesem Zusammenhang eine kleine Kalkstein-Figur, die vor etwa 100 Jahren bei Bauarbeiten in Willendorf (Wachau in Österreich) gefunden wurde und der man den Namen Venus von Willendorf gegeben hat. Die überaus korpulente Figur ist über 25.000 Jahre alt. Sie soll der Interpretation der Archäologen gemäß als Fruchtbarkeitsgöttin das Ideal der Fülle verkörpert haben – ein Ideal, das ziemlich hoch eingestuft wurde, weil in der damaligen Zeit und Gegend Nahrungsmangel herrschte.

Während der griechischen Antike wurde Dickleibigkeit anders beurteilt. Nun galten beleibte Menschen als maßlos, und ihr Hauptproblem bestand in ihrer angeblichen oder tatsächlichen mangelhaften Selbstbeherrschung. Eine wiederum andersgeartete Konnotation erhielt die Adipositas im Mittelalter: Jetzt wurden „die Dicken" der Völlerei bezichtigt, was gleichbedeutend mit einer der sieben Todsünden war.

Wie sehr die Wertschätzung oder Entwertung der Obesitas kultur- und zeitgeistabhängig war, kann man auch an der Renaissance und am Barock verdeutlichen. Beide Epochen galten als sinnen- und antriebfreundlich, und dementsprechend attestierte man korpulenten Menschen entweder eine ausgewogene *Work-Life-Balance* (rechtes Verhältnis von Arbeit und Freizeit) oder (vor allem im Barock) ein hohes Maß an Macht und Potenz. Kritische Töne bezüglich der Dickleibigkeit waren damals kaum zu vernehmen.

Dies änderte sich im 18. Jahrhundert. Die Aufklärungsepoche zeichnete sich durch einen hohen pädagogischen Impetus aus, der vor den Fragen von Ernährung, Lebensstil und Gesundheit nicht Halt machte. Es überrascht daher nicht, dass die damaligen Ärzte und Philosophen in Bezug auf die Adipositas erste Vermutungen hinsichtlich eventuell krank machender Effekte anstellten. Als ein Beispiel für mehrere sei auf Malcolm Flemyngs (1700–1764) *Abhandlung von der Natur, Ursache und Heilung der übermäßigen Fettigkeit des Körpers* (1769) verwiesen.

19.11 Adipositas II: frühe Ätiologie- und Pathologie-Konzepte

Im 19. Jahrhundert eroberten die Naturwissenschaften und die Medizin zunehmend die Deutungshoheit bezüglich des menschlichen Körpers und seiner diversen Zustände. Die Physiologen begannen, somatische Abläufe zu vermessen, und in diesem Zusammenhang wurde es möglich, den Energie- und Grundumsatz eines Menschen mit Maß und Zahl zu bestimmen. Dies gestattete eine nochmals veränderte Sicht auf das Phänomen der Dickleibigkeit und eine mit exakten Messungen untermauerte Kritik daran.

Parallel zur Pathologisierung der Adipositas fand in Zentraleuropa und in den USA zu Beginn des 20. Jahrhunderts eine Debatte über das Vorkommen von Fettsucht in Bezug auf die Schichtzugehörigkeit der Betroffenen statt. Seit dieser Zeit werden adipöse Menschen nicht mehr wie in früherer Vergangenheit als besonders mächtig, potent und vorsorgend angesehen; vielmehr gilt seither die Obesitas als ein Phänomen der Unterschicht.

Daran hat sich bis heute wenig geändert. Die regionale Verteilung von Adipositas(-Patienten) in Deutschland zeigte in den letzten Jahren konstant ein Überwiegen in jenen Bundesländern, in denen das mittlere zur Verfügung stehende Einkommen der Bevölkerung vergleichsweise gering war und ist (Sachsen-Anhalt, Mecklenburg-Vorpommern, Brandenburg). Je niedriger die ökonomische Ausstattung der betreffenden Individuen ist, umso höher stellt sich der durchschnittliche Body-Mass-Index dar.

Neben den sozioökonomischen Gesichtspunkten schoben sich in den ersten Jahrzehnten des 20. Jahrhunderts auch psychologische Aspekte der Entstehung und Perpetuierung von Adipositas in den Vordergrund. Die oben erwähnten Psychoanalytiker und Tiefenpsychologen (Sigmund Freud, Harald Schultz-Hencke, Erik H. Erikson, Hilde Bruch) leisteten mit ihren Hypothesen und Untersuchungen großenteils wertvolle Pionierarbeit. Mit ihrer Hilfe ließ sich das Innenleben so mancher dickleibigen Menschen deutlich besser verstehen, und auch ihre Schwierigkeiten, die einmal erworbenen Pfunde wieder zu verlieren, konnten aufgrund tiefenpsychologischer Konstrukte (z. B. Oralität, narzisstische Bedürftigkeit, Ich-Schwäche) besser eingeordnet werden.[21]

Diese zweifellos hilfreichen psychologischen Erklärungsansätze wurden von einer Reihe vulgärpsychologischer Ansätze konterkariert, die entwertende und despektierliche Töne hinsichtlich der Beurteilung von Adipositas an den Tag legten. Hierzu zählten Begriffe und Konzepte wie Faulheit, Verflachung des Gefühlslebens, geistige Stumpfheit, Lust- und Kummervöllerei oder auch das (nach dem Roman des russischen Schriftstellers Iwan Gontscharow benannte) Oblomow-Syndrom.[22] In solchen Urteilen kommt eine aggressiv getönte Grundstimmung den adipösen Menschen gegenüber zum Ausdruck; in der Tiefenpsychologie spricht man in diesem Zusammenhang von einer negativen Gegenübertragung.

19.12 Adipositas III: heutige Anthropologie-, Ätiologie- und Pathologie-Konzepte

In den letzten Jahrzehnten haben sich die ätiologischen Konzepte bei der Adipositas ähnlich wie bei der Anorexie merklich geweitet. Die meisten Experten gehen von einem Bündel möglicher Ursachen für die Entstehung und Chronifizierung der Dickleibigkeit aus: Genetische und epigenetische Faktoren, hormonelle Veränderungen, frühkindlich erworbene Essgewohnheiten, soziale und seelische Belastungen (Essen beruhigt; wer isst, ist im übertragenen Sinne nicht allein), verminderte körperliche Aktivität, ungünstige Zusammensetzung der Nahrung (Fast Food und Lebensmittel mit hoher Kaloriendichte sind relativ preiswert und damit für ökonomisch schlechter Gestellte erschwinglich), ein fast süchtig imponierendes Gehirn,[23] das vom Organismus ein immer höheres Maß an Kalorienzufuhr abfordert (Theorie des *selfish brain*) – alle diese Faktoren tragen bei den Betref-

---

[21] Siehe hierzu Bruch, H.: Essstörungen – Zur Psychologie und Therapie von Übergewicht und Magersucht (1973), Frankfurt am Main 1991.

[22] Gontscharow, I.: Oblomow (1859), München 2012.

[23] Siehe hierzu Schüssler, P. et al.: Ghrelin Levels Increase after Pictures Showing Food, in: Behavior and Psychology, online publication 12. January 2012.

fenden unterschiedlich stark zur Ausbildung ihrer Obesitas bei und bedingen sich gegenseitig oft in unguter Art und Weise.

Die Adipositas kann daher als gemeinsame Endstrecke verschiedener biologischer, psychosozialer, soziokultureller sowie geistig-weltanschaulicher Voraussetzungen und Probleme angesehen werden. Die existenziellen Fragen, die dabei verhandelt werden, sind allgemeinmenschlicher Natur; die Antworten darauf haben allerdings spezifischen Charakter und sind von den Zwängen und Möglichkeiten geprägt, die durch eine Obesitas mehr oder minder vorgegeben werden. Daseinsrelevante Themen, für die nicht nur essgestörte Menschen eine Lösung finden müssen, sind etwa folgende Fragen: Wie bewahre ich mich? Wie setze ich mich durch? Wer bin ich und wie gewichtig bin ich? Wie steigere ich meine Macht und meinen Einfluss? Wie verlängere ich mein Leben? Welche Dimensionen von Sinn, Wert und Bedeutung weist mein Leben auf? Wie finde ich Urvertrauen sowie tragfähige Kontakte zu den Mitmenschen und zur Welt? Wie erobere ich Lebenslust, -glück und -fülle? Wie erobere ich ein erträgliches Gleichgewicht zwischen der Sicherheit des Seins und den Unsicherheiten des Werdens?

Ein Teil dieser Fragen beantwortet sich von selbst, sobald Menschen auf ihre eventuell vorhandene immense Körperfülle zurückgreifen. Macht, Einfluss, Geltung und Durchsetzungsfähigkeit, aber auch Schutz und Geborgenheit des eigenen Ich scheinen mithilfe eines massigen Körpers viel eher gesichert und gesteigert als mit einem norm- oder untergewichtigen Leib. Das hohe konkrete Gewicht des Körpers ersetzt nicht selten das fragile Gewicht eines Selbst, von dem der Betreffende bisweilen nicht so recht weiß, wie er es anders denn mit Nahrungszufuhr stabilisieren kann und soll.

Auch die Themen von Selbstfürsorge, Lustgewinn und Weltkontakt sind vordergründig über die Nahrungszufuhr gelöst. Wie schon vor Jahrtausenden eine Venus von Willendorf greifen Menschen mit Adipositas häufig zum Essen, um sich etwas Gutes zu tun und Vorsorge für schlechtere Zeiten zu treffen. Das Essen beruhigt ihr Gemüt und versichert ihnen, dass ihnen Welt zur Verfügung steht und sie genügend Welt in sich aufnehmen. Eine solche Form der Selbstfürsorge schlägt jedoch oftmals in Selbstverwöhnung um und tendiert zur suchtartigen Wiederholung.

In gewisser Weise erfährt die Existenz eines korpulenten Menschen eine zunehmende Materialisation, die bisweilen nach dem Motto „Ich esse, also bin ich – und je mehr ich esse, desto sicherer bin ich!" verfährt. Im Gegensatz zu anorektisch Erkrankten, deren hauptsächliche Daseinsausrichtung häufig in Vergeistigung und ätherischer Unabhängigkeit besteht, nähern sich manche Obesitas-Patienten der Petrifikation (Versteinerung) an. Die Ersteren beruhigt und euphorisiert ein Leben ohne Bios und Materie, indes die Letzteren ihre existenzielle Sicherheit exakt aus dem Gegenteil zu ziehen versuchen. Der Leib schiebt sich bei ihnen so sehr in den Vordergrund, dass er Seele und Geist seines Bewohners zu dominieren scheint.

Wie bei der Anorexie kann sich auch bei der Adipositas die körperliche Dynamik irgendwann verselbstständigen. Das Körpergewicht erreicht manchmal Ausmaße, bei denen der Bewegungsapparat sowie die Lungen- und die Herzfunktion derart beeinträchtigt sind, dass sich die Patienten nicht mehr ausreichend bewegen. Dieser Mangel führt oft dazu, dass ihr Gewicht nochmals ansteigt und einen *Circulus vitiosus* in Gang setzt. Ähnliche Mechanismen spielen sich ab, wenn aufgrund des Übergewichts ein Diabetes mellitus aufgetreten ist, der mit Insulin behandelt wird. Nicht selten kommt es unter der Insulin-Therapie zu einer neuerlichen Gewichtszunahme (Insulin-Mast), die eine Steigerung der Insulin-Dosierung zur Folge hat – *ad infinitum*.

19.13 Adipositas IV: Konservative Therapie-Ansätze

Dies leitet zum heiklen Thema der Behandlung von Adipositas über. Die bisher erprobten Methoden sind in ihrem Ergebnis überwiegend ernüchternd – gleichgültig, ob es sich um diätetische, medikamentöse, psychotherapeutische, chirurgische oder Rabiatstrategien handelte. Viele Patienten, die irgendeine Form der Gewichtsreduktion versucht haben, müssen sich eingestehen, dass sie nach einiger Zeit letztendlich ebenso viel oder sogar mehr gewogen haben als zuvor (Jojo-Effekt). Ihnen ergeht es in vielen Fällen wie dem ehemaligen österreichischen Bundeskanzler Fred Sinowatz, der über eine imposante Leibesfülle verfügte und den man einmal fragte, warum er denn keine Abmagerungskur mache. Seine Antwort lautete: „Das habe ich schon oft mit großem Erfolg gemacht. Ich habe im Laufe meines Lebens mehr als 400 Kilogramm abgenommen. Aber sie kamen alle wieder!"

Weil Essen zur Spannungsverminderung und Angstreduktion beiträgt, werden viele Menschen gereizt und angespannt, sobald sie merklich Gewicht verlieren. Außerdem erleben sie sich (zumindest anfänglich) weniger expansiv, weil die scheinbar mühelose Überwindung von Grenzen und Grenzsituationen (Transzendenz) durch Nahrungszufuhr reduziert ist. Damit aber setzen sich adipöse Menschen einer Art Dauerfrustration aus, wenn sie versuchen, über Diäten ihr Körpergewicht zu verringern – eine Frustration, die in den meisten Fällen kompensiert wird, indem die Betreffenden letztendlich doch wieder beim Essen Trost und Zuflucht suchen.

Das hohe Gewicht des Körpers und seine damit häufig verbundenen unschönen Proportionen wie auch die vergeblichen Versuche des Abnehmens hinterlassen bei vielen Patienten Schuld- und Schamaffekte. Oft führt dies dazu, dass sich beleibte Menschen kaum akzeptieren und mit sich und ihrem Körper wie über Kreuz leben. Die daraus resultierenden Spannungen zwischen dem realen und dem idealen (Körper-)Selbst tragen nicht unwesentlich dazu bei, dass die Betreffenden mittels Essattacken und anderen Beruhigungsmitteln ihre Selbstzweifel dämpfen und ihre Selbstvorwürfe überspielen. Eine grundlegende Akzeptanz des *Status quo* (und sei er mit noch so großem Übergewicht verbunden) ist demnach eine unabdingbare Voraussetzung für eine erfolgreiche und länger anhaltende Gewichtsreduktion.

Ein weiteres Problem bei vielen Abnehme-Willigen ist ihre Einstellung zum Körpergewicht und zu ihrem Leben generell. Ein Zuviel an Essen hat dazu beigetragen, aus ihnen adipöse Menschen werden zu lassen – nun wollen sie oft mit derselben Maßlosigkeit an die Aufgabe des Hungerns gehen. Sie folgen damit dem radikalen Motto des Alles oder

Nichts, das durch eigene Ungeduld sowie durch überzogene Ansprüche an sich und die Therapeuten noch weiter angeheizt wird. Vor dem Hintergrund dieser Einstellung wird ein moderater und langsamer Gewichtsverlust, der mittelfristig bedeutend günstiger zu bewerten ist als ein überstürzter, von den Patienten meist zu wenig wertgeschätzt.

Diese ungeduldige Haltung der Patienten trifft nicht selten auf die oben bereits erwähnte negative Gegenübertragung der Behandler. Beides kann dazu führen, dass die Therapie der Obesitas bei vielen Betroffenen drastischer und invasiver ausfällt, als es für sie günstig ist. So wurden vor Jahrhunderten manche fettleibigen Menschen in Zellen verbracht, wo man ihnen den Brotkorb von der Decke herab so hoch hing, dass sie nur mit Mühe und unter Aufbietung aller ihrer körperlichen Kräfte hochspringen konnten, um an die im Korb befindlichen Nahrungsmittel zu gelangen.

Dieser Sadismus im Umgang mit esssüchtigen Patienten hat sich in der Neuzeit gewandelt. Zwar müssen adipöse Menschen nicht mehr in Zellen an die Decke springen, um sich zu ernähren. Es haben sich jedoch andere Therapiemethoden etabliert, die einer negativen Gegenübertragung manchmal freie Bahn bieten. Begonnen bei eigentümlichen und kostspieligen Diäten über die fragwürdige Behandlung mit Appetitzüglern und Schilddrüsenhormonen bis hin zu chirurgischen (Fettabsaugung) und kieferorthopädischen Interventionen (vertikale Verdrahtung der Kiefer) reicht das therapeutische Spektrum, in das problematische Affekte der Behandler eventuell unreflektiert investiert werden.

19.14 Adipositas V: Bariatrische Therapie-Ansätze

Eine gesonderte Betrachtung verdienen bariatrische Eingriffe bei Adipositas-Patienten. Bariatrie bedeutet (aus dem Griechischen) so viel wie die Behandlung der Schwere – wobei heutzutage unter bariatrischen Interventionen vorrangig Adipositas-chirurgische Therapiestrategien verstanden werden. Dazu zählen restriktive und malabsorptive Verfahren. Bei Ersteren wird der Magen verkleinert (Schlauchmagen) oder umgangen (Magenbypass) – dies reduziert die Möglichkeiten der Nahrungsaufnahme deutlich. Beim Magenbypass wird der Zwölffingerdarm umgangen, und dies zieht hormonelle Umstellungen im Körper nach sich (vermittelt über die für die Hunger-Sättigungs-Regulation wichtigen, eingangs erwähnten biogenen Amine), wovon z. B. Diabetes-Patienten oft schon bald nach der Operation profitieren. Bei den letzteren Verfahren, den selteneren malabsorptiven Eingriffen, wird die Aufnahmestrecke für Nahrung im Dünndarm verringert.

So segensreich die bariatrischen Interventionen für Adipositas-Patienten sind, die aufgrund etwa ihres metabolischen Syndroms ein hohes Risiko für Durchblutungsstörungen des Herzens (Herzinfarkt) und Gehirns (Schlaganfall) aufweisen, so wesentlich ist es, die betreffenden Patienten vor einem solchen Eingriff ausführlich biomedizinisch wie auch psychosozial zu diagnostizieren und nach der erfolgten Intervention über lange Zeit bi-perspektivisch weiter zu behandeln. Nur so lässt sich verhindern, dass entweder (in der Vergangenheit immer wieder geschehen) in eine psychosozial delikate Situation hineinoperiert oder postoperativ eine herausfordernde psychosoziale Entwicklung bei den

Betreffenden übersehen wird (z. B. hinsichtlich einer Veränderung des Körper-Bildes und damit des Körper-Selbst – bei rascher Gewichtsabnahme in keiner Weise eine Seltenheit).

Wie sehr biomedizinisch erfolgreiche Bariatrie eventuell zu psychosozial überraschenden Konsequenzen beiträgt, verdeutlichte eine schwedische Studie aus dem Jahr 2018. Forscher aus dem Karolinska-Institut in Stockholm zeigten an zwei Kohorten (bariatrisch versorgte Patienten einerseits und gematchte adipöse Patienten andererseits), die sie zehn Jahre lang untersuchten, dass die operierten Patienten eine durchschnittlich 28%ig höhere Scheidungsrate aufwiesen; die Rate von neu eingegangenen Liebesbeziehungen lag bei den bariatrisch therapierten Patienten um etwa 50% höher im Vergleich mit den Nicht-Operierten.[24]

19.15 Adipositas VI: Personale Therapie-Ansätze

Noch ein letztes Problem der Behandlung von Adipositas wie auch von Essstörungen generell soll hier erwähnt werden: die Therapiemotivation. Viele Patienten mit Adipositas ebenso wie mit Bulimie sind bestrebt, aufgrund ihres Leidensdrucks ihre Essstörung behandeln zu lassen. Bei Anorexie-Patienten geschieht dies aufgrund mangelnder Krankheitseinsicht deutlich seltener; ihre Therapiemotivation bezieht sich, wenn überhaupt, auf körperliche Symptome wie Müdigkeit oder nachlassende Leistungsfähigkeit.

So sehr der Leidensdruck und die damit verbundenen Wünsche nach Überwindung der zugrundeliegenden Essstörung nachvollziehbar sind, so sehr ist bekannt, dass diese Motivation allein für eine erfolgreiche Behandlung von Adipositas, Bulimie und Anorexie nicht ausreichend ist. Wer sich lediglich um des Abnehmens, Zunehmens oder Regulierens seines Essverhaltens willen in eine Therapie begibt, bewegt sich seelisch und intellektuell häufig weiterhin in den monomorphen Themenzirkeln von Essen und Essstörungen. Das mag für erste Schritte der Behandlung ausreichen, trägt aber erfahrungsgemäß nicht weit und nicht lange genug.

Eine effektive Therapie von Essstörungen benötigt oftmals (ähnlich wie die Behandlung vieler anderer Krankheiten, insbesondere anderer Süchte) überpersönliche soziale und/oder kulturelle Zielsetzungen und Horizonte, auf die hin der Patient sich und seine Gesundung ausrichten kann. Sinn-, wert- und bedeutungsvolle Zielsetzungen sind das Alpha und Omega einer erfolgreichen Überwindung von Anorexie, Bulimie und Adipositas ebenso wie einer zufriedenstellenden Lebensgestaltung. Friedrich Nietzsche hat dies in einem oft zitierten Aphorismus zum Ausdruck gebracht: „Hat man sein Warum des Lebens, so verträgt man sich fast mit jedem Wie."[25]

---

[24] Bruze, G. et al.: Associations of Bariatric Surgery with Changes in Interpersonal Relationship Status – Results From 2 Swedish Cohort Studies, JAMA Surg. (2018); 153 (7): S. 654–661, doi:10.1001/jamasurg.2018.0215.

[25] Nietzsche, F.: Götzendämmerung (1889), in: KSA Band 6, München – Berlin 1988, S. 60 f.

So bleibt als wesentliches therapeutisches Agens auch bei Essstörungen die Entwicklung der eigenen Person, ohne die sich eine Behandlung nicht selten nur als mehr oder minder heftiges Strohfeuer erweist. Sehr wohl darf und muss man vor allem im stationären Rahmen einer Essstörung mit Elementen der Therapie begegnen, die das Verhalten der essgestörten Patienten direkt modifizieren: Esstagebuch, Gewichtskontrollen, Essgruppe, Diätanpassung und Bewegungstherapie. Diese und andere Therapiestrategien haben jedoch nur Aussicht auf längerfristige Erfolge, wenn es gelingt, im Patienten den Mut und die Hoffnung zu wecken, sein Leben zukünftig authentischer und mit dem Anspruch zu gestalten, die in den Essstörungen investierten autoplastischen Energien in alloplastische Aktivitäten umzuwandeln.

Literatur

Bruch, H.: Essstörungen – Zur Psychologie und Therapie von Übergewicht und Magersucht (1973), Frankfurt am Main 1991

Bruch, H.: Der goldene Käfig – Das Rätsel der Magersucht (1978), Frankfurt am Main 1998

Brumberg, J.J.: Todeshunger – Die Geschichte der Anorexia nervosa vom Mittelalter bis heute (1988), Frankfurt am Main 1994

Bruze, G. et al.: Associations of Bariatric Surgery with Changes in Interpersonal Relationship Status – Results From 2 Swedish Cohort Studies, JAMA Surg. (2018); 153 (7): S. 654–661, https://doi.org/10.1001/jamasurg.2018.0215

Cummings, D.E.: Ghrelin and the short- and long-term regulation of appetite and body weight, in: Physiology & Behavior 89 (2006), S. 71–84

Elias, N.: Über den Prozess der Zivilisation (1939), Frankfurt am Main 1976

Finucane, M.M. et al: National, regional, and global trends in body-mass index since 1980: systematic analysis of health examination surveys and epidemiological studies with 960 country-years and 9,1 million participants, in: The Lancet 377 (2011), S. 557–567

Gontscharow, I.: Oblomow (1859), München 2012

Habermas, T.: Zur Geschichte der Magersucht, Frankfurt am Main 1994

Hales, C.M. et al.: Prevalence of Obesity and Severe Obesity Among Adults: United States, 2017–2018, NCHS Data Brief No. 360, February 2020, https://www.cdc.gov/nchs/data/databriefs/db360-h.pdf. Zugegriffen am 30.07.2021

Kafka, F.: Ein Hungerkünstler (1922), in: Erzählungen, Frankfurt am Main 1996

Keski-Rahkonen, A. et al: Epidemiology and Course of Anorexia Nervosa in the Community, in: American Journal of Psychiatry (2007) 164, S. 1259–1265

Klotter, Chr.: Der geraubte Körper – verführt und zugerichtet, Pfaffenweiler 1993

Kobelt, P.: Nahrungsregulation durch ausgewählte gastrointestinale Peptidhormone: Regulation der Nahrungsaufnahme, Riga 2013

Nietzsche, F.: Götzendämmerung (1889), in: KSA Band 6, München – Berlin 1988

Schepank, H.: Zwillingsschicksale (1987), Stuttgart 1991

Schienkiewitz, A. et al.: Übergewicht und Adipositas im Kindes- und Jugendalter in Deutschland – Querschnittergebnisse aus KiGGS Welle 2 und Trends, Journal of Health Monitoring 2018 3 (1), S. 16–23

Schüssler, P. et al.: Ghrelin Levels Increase after Pictures Showing Food, in: Behavior and Psychology, online publication 12. January 2012

Schuller, A. und Kleber, J.A. (Hrsg.): Verschlemmte Welt – Essen und Trinken historisch-anthropologisch, Göttingen 1994

Schulte, M. und Böhme-Blohm, Chr.: Bulimie – Entwicklungsgeschichte und Therapie aus psychoanalytischer Sicht, Stuttgart New York 1995

Selvini-Palazzoli, M.: Magersucht – Von der Behandlung einzelner zur Familientherapie (1963), Stuttgart 2003

Wulff, M.: Über einen interessanten oralen Symptomkomplex und seine Beziehung zur Sucht, in: Internationale Zeitschrift für Psychoanalyse (1932) XVIII, Heft 3, S. 281–302

Zipfel, S. und Groß, G.: Epidemiologie, Diagnostik und Differenzialdiagnostik von Essstörungen, In: Psychotherapie in Psychiatrie, Psychotherapeutischer Medizin und Klinischer Psychologie 10 (2005) S. 54–60

Die sedierte Republik – Zur Biologie, Psychologie und Anthropologie von Ekstase, Rausch und Sucht

Inhaltsverzeichnis

20.1	Epidemiologische Daten zur Sucht	382
20.2	Neurobiologische Grundlagen der Sucht	383
20.3	Was ist und was bedeutet Sucht?	384
20.4	Ekstase und Rausch: Dionysos	384
20.5	Das Ordinäre und das Extraordinäre	386
20.6	Der Höfling und der Bauer	386
20.7	Ideologische Narkotika und Konsumrausch	387
20.8	Sucht und Sexualität	389
20.9	Bewusstseinserweiterung und Sucht	389
20.10	Abhängigkeit und Sucht	391
20.11	Gourmet und Gourmand	391
20.12	Sucht und das existenziell-humanistische Gewissen	392
20.13	Hic et nunc – Hier ist Rhodos, jetzt wird getanzt	394
20.14	Sucht und Transzendenz	395
20.15	Sucht und magisches Denken	395
20.16	Sucht und radikale Einsamkeit	396
20.17	Legalisierung von Drogen?	397
20.18	Sucht und Werthorizont	398
20.19	Conclusio	399
Literatur		399

Um zu verdeutlichen, dass diese Überschrift nicht dem Diktat schamloser Übertreibung gehorcht, werden den Gedanken zur Biologie, Psychologie und Anthropologie von Abhängigkeits- und Suchtkrankheiten einige epidemiologische Zahlen vorangestellt.[1]

---

[1] Die Drogenbeauftragte der Bundesregierung beim Bundesministerium für Gesundheit (Hrsg.): Drogen- und Suchtbericht 2019, https://www.drogenbeauftragte.de/assets/Service/DSB_2019_mj_barr.pdf.

© Der/die Autor(en), exklusiv lizenziert durch Springer-Verlag GmbH, DE, ein Teil von Springer Nature 2021
G. Danzer, *Personale Medizin*, https://doi.org/10.1007/978-3-662-63135-5_20

20.1 Epidemiologische Daten zur Sucht

Dem Bericht der Drogenbeauftragten der Bundesrepublik Deutschland zufolge wiesen 2019 in unserem Land rund 18 % der Männer und 14 % der Frauen einen riskanten Alkoholkonsum auf. Durchschnittlich liegt der Pro-Kopf-Verbrauch von Reinalkohol der Bevölkerung in der BRD (ab 15 Jahren) bei etwa 11 Liter reinen Alkohol pro Jahr – ein beachtlicher Wert; in der Europäischen Union bewegen die Deutschen sich damit in der Spitzengruppe mit dem Bevölkerungsdurchschnitt in Frankreich, Belgien, Österreich, Luxemburg, Estland und Litauen.

Zwischen 25 und 30 % aller Erwachsenen in Deutschland gehören zur Gruppe der Tabakraucher. Pro Jahr versterben in der BRD etwa 120.000 Menschen aufgrund ihres Tabakkonsums. Das Risiko, an Lungenkrebs zu erkranken, beträgt bei Rauchern das 26- bis 27-Fache im Vergleich mit Nichtrauchern. Die direkten (z. B. Behandlung, Pflege) und die indirekten Krankheitskosten (Arbeitsunfähigkeit, vorzeitige Todesfälle) betrugen 2019 geschätzte 95 Milliarden Euro; die Werbekosten in der Tabakindustrie betrugen 2017 eine knappe Viertelmilliarde Euros.

Knapp zwei Millionen Erwachsene in Deutschland werden als medikamentenabhängig eingestuft. An erster Stelle rangieren die Schlaf- und Entspannung-induzierenden Medikamente vom Benzodiazepin-Typ und die Z-Substanzen (Zolpidem, Zopiclon) sowie Schmerzmedikamente vom Opiat-Typ. 2018 wurden in der BRD über 26 Millionen Packungen Schlafmittel vom Benzodiazepin-Typ oder Z-Substanzen sowie weitere sieben Millionen Tranquilizer (ebenfalls Benzodiazepine/Z-Drugs) verkauft – dies entspricht einer Tablettenanzahl zwischen einer Viertel und einer halben Milliarde Einzeltabletten.

Einer Studie aus dem Jahr 2019 zufolge[2] wurde unter den illegalen Drogen in Deutschland Cannabis mit einer 12-Monats-Prävalenz von 7,1 % (das entspricht 3,7 Mio. Personen) am häufigsten konsumiert. Im Schnitt entwickeln etwa 10 % der Cannabis-Konsumenten eine Abhängigkeit. Etwa 170.000 Personen nehmen andere illegale Drogen (Opiate, Heroin, Kokain) zu sich, und etwa 80.000 Menschen werden in Substitutionsprogrammen mit opiatähnlichen Medikamenten statt illegaler Drogen versorgt.

Besorgniserregend sind in letzter Zeit darüber hinaus die Entwicklung und Verbreitung von Designer-Drogen. Bekannt geworden ist Ecstasy, gefolgt von einer breiten Palette unterschiedlichster Substanzen, die nicht selten verharmlosend als Badesalze oder Kräutermischungen deklariert oder aber – wie Methamphetamin (Crystal Meth) – vor allem lokal (in den Nachbarländern zu Tschechien) konsumiert werden. Diese bevorzugt unter Jugendlichen beliebten Drogen induzieren neben Rausch- und Ekstase-Empfindungen bisweilen massive und gefährliche Nebenwirkungen wie Psychosen, Muskelzerfall oder Nieren-/Kreislaufversagen.

---

[2] Atzendorf, J., Rauschert, C., Seitz, N.-N., Lochbühler, K., Kraus, L.: Gebrauch von Alkohol, Tabak, illegalen Drogen und Medikamenten. Schätzungen zu Konsum und substanzbezogenen Störungen in Deutschland (2019), Deutsches Ärzteblatt International, 116 (35–36), S. 577–584. DOI: 10.3238/arztebl.2019.0577.

Bezüglich nichtstofflichen Abhängigkeits- und Suchtverhaltens sei angemerkt, dass über die Hälfte aller in Deutschland lebenden Menschen mehr oder minder regelmäßig an Glücksspielen (Lotto, Kasinobesuche, Wetten, einarmige Banditen) teilnimmt. Immerhin 1 % davon (etwa 400.000 Menschen) zählt zur Gruppe mit problematischem oder aber pathologischem Glücksspielverhalten.

Vermehrt untersucht wurden in den letzten Jahren jene Personen, von denen man annimmt, dass sie ein süchtiges Verhalten hinsichtlich ihres Medienkonsums (Internetspiele und Social-Media) entwickelt haben. Neben der Dauer der Internetnutzung werden vor allem der Mangel an realen sozialen Kontakten sowie das Auftreten eventueller Entzugssymptome als Kriterien für süchtiges Medienverhalten gewertet. So geht man derzeit von einer riskanten Nutzung von Computerspielen am Arbeitsplatz von bis zu 2,6 Millionen Beschäftigten sowie von *Internet Gaming Disorder* (bei 0,4 Millionen) aus. 0,4 % der Beschäftigten erfüllen die Kriterien einer *Social Media Disorder* (das entspricht etwa 160.000 Beschäftigten).

20.2 Neurobiologische Grundlagen der Sucht

In den letzten Jahren wurden vermehrt neurobiologische Grundlagen und Mechanismen für das Zustandekommen von Glücksempfindungen, Ekstase und Rauschzuständen sowie für die Genese von Abhängigkeits- und Suchterkrankungen beim Menschen untersucht. Dabei wurden sowohl neuroanatomische Strukturen (Kerngebiete, Bahnen von Nervenzellen) als auch Transmitter (Überträgerstoffe) beschrieben, welche die biologische Grundlage für das Erleben von Kick- und High-Momenten bedeuten. Diese Strukturen werden zusammen mit den Überträgerstoffen als Belohnungs- und Verstärkungssystem des menschlichen Gehirns bezeichnet.

An diesem Belohnungs- und Verstärkungssystem wirken mehrere Gebiete entscheidend mit, die man ventrales tegmentales Areal (VTA), Nucleus accumbens sowie präfrontalen und orbitofrontalen Kortex nennt. Botenstoffe (Transmitter, Neurohormone), die bei Glücks-, Lust- und Ekstase-Zuständen sowie bei der Suchtentstehung eine wichtige Rolle spielen, sind vor allem Dopamin, Endorphine (morphinartige Stoffe, vom Organismus selbst produziert) sowie Oxytozin.

Mit vielfältigen experimentellen Untersuchungen konnte sowohl bei Tieren als auch beim Menschen gezeigt werden, dass das neuronale Belohnungssystem in unterschiedlichsten Situationen aktiviert wird: durch Alkohol und Nikotin ebenso wie durch Benzodiazepine, Morphium oder Ecstasy. Daneben führen jedoch auch die Wahrnehmung von Schönheit (Bilder, Gerüche, Melodien) sowie realisierter Genuss und Lustgewinn (Sexualität, Essen, Erfolg) zur Aktivierung des Belohnungssystems.

Dies macht auf neurobiologischer Ebene verständlich, warum das Phänomen Sucht durch unterschiedliche Drogen oder Verhaltensweisen hervorgerufen und unterhalten werden kann. Die häufige Beobachtung, dass bei Abhängigkeitserkrankten eine Droge durch eine andere abgelöst wird und die neue Substanz die Effekte der altgewohnten Droge häufig unterschiedslos auszulösen imstande ist, kann dadurch biologisch erklärt werden. Zugleich eröffnet die Kenntnis neurobiologischer Mechanismen die Aussichten auf zukünftige medikamentöse und nichtmedikamentöse Behandlungsformen von Süchten – ein Feld, das in der Vergangenheit nur spärliche Früchte abgeworfen hat.

20.3 Was ist und was bedeutet Sucht?

Dass es sich bei Sucht um kein triviales medizinisches Phänomen handelt, bestätigt auch ein Blick in das *Deutsche Wörterbuch* von Jacob und Wilhelm Grimm (1852–1942).[3] Auf 37 eng bedruckten Spalten (Seiten) erörterten die Nachfolger der Brüder Grimm die Herkunft des Begriffes „Sucht" sowie die verschiedenen Spielarten seines Gebrauchs. Obwohl ihre Ausführungen nur teilweise die aktuellen Aspekte von Suchterkrankungen betreffen, eignen sie sich als Illustration mancher anthropologischer und psychologischer Zusammenhänge bei Sucht.

Der Terminus „Sucht" stammt etymologisch nicht (wie man meinen könnte) von suchen, sondern von siech (im Sinne von krank, schwach) ab. Lange Zeit wurde Sucht als Synonym für Krankheit generell gebraucht, was heute noch in Begriffen wie etwa Schwindsucht (Tuberkulose), Wassersucht (Ödeme, etwa bei Pumpschwäche des Herzens), Fallsucht (Epilepsie), Gelbsucht (Hautverfärbung, häufig bei Leberkrankheiten) oder Fettsucht (Adipositas) anklingt.

Neben diesen auf körperliche Erkrankungen anspielenden Termini kennt die deutsche Sprache eine Reihe von Süchten, die charakterliche und psychosoziale Krankheiten oder eigentümliche Verhaltensweisen zu ihrem Inhalt haben: Herrschsucht, Tobsucht, Sehnsucht, Trunksucht, Zanksucht, Eifersucht, Spielsucht, Mondsucht, Schlafsucht, Gefallsucht, Sensationssucht, Habsucht und andere mehr. Manche davon haben sich als Süchte und Krankheiten auch in unserem Sinne erhalten (Trunk- und Spielsucht), andere wiederum gelten inzwischen längst nicht mehr als krankhafte, sondern allenfalls als (vor allem für die Umwelt) unangenehme Akzentuierungen einer Persönlichkeit.

Diese Erläuterungen des Grimm'schen Wörterbuchs zum Begriff der Sucht lassen es sinnvoll erscheinen, diverse Ausprägungen, Ursachen, Symptome und Behandlungsformen dieser Krankheit von vorneherein auf mehreren Ebenen (Körper, Seele, soziale und geistige Einstellungen) zu verorten. Und sie legen es nahe, dass viele (oder sogar die meisten?) menschliche Verhaltensweisen zu Süchten mutieren können.

20.4 Ekstase und Rausch: Dionysos

Ein Phänomen, das im Rahmen der Sucht eine zentrale Rolle spielt, ist die Ekstase oder der Rausch. Die Suche nach rauschartigen Zuständen lässt sich geschichtlich in vielen frühen Kulturen nachweisen. Bereits in der Steinzeit tranken Menschen Bier und Met, und

---

[3] Grimm, J. und W.: Deutsches Wörterbuch (1852–1942), München 1984.

20.4 Ekstase und Rausch: Dionysos

seit etwa 7000 Jahren ist der Genuss von Fliegenpilz und Cannabis bekannt. Bei manchen Völkern war es üblich, neben Tabak auch Opium zu konsumieren; in der altägyptischen Kultur setzte man neben dem schmerzstillenden Effekt des Schlafmohns auch dessen euphorisierend-entspannende Wirkung ein.

Die griechische Mythologie der Antike entwickelte regelrecht eine Gottheit des Rausches, der sie den Namen Dionysos gab. Neben dem Rausch war Dionysos noch für Freude, Ekstase, Fruchtbarkeit und Wein zuständig. In der griechisch-antiken Literatur wurde er bisweilen auch als Lyäus, als der Sorgenbrecher bezeichnet. Dionysos war ein rasender, maßloser, euphorisierender Gott, ein „Urbild des unzerstörbaren Lebens".[4] dem zu dienen Lust und Laster zugleich bedeutete.

Wie sehr in Dionysos ein ambivalenter Gott verehrt wurde, wird auch daran ersichtlich, dass u. a. auf ihn die Kunstform der griechischen Tragödie zurückgeführt wird. Tragödie heißt übersetzt Bocksgesang – ein Begriff, der auf den Dionysos-Kult anspielt, bei dem bocksbeinige Satyrn (Dämonen, Faune) auftraten und phallozentrische Umzüge veranstalteten. In den griechischen Dramen wurde gelacht und geweint, manchmal gesiegt und viel häufiger aber noch die Schmerzlichkeit der menschlichen Existenz ergreifend zur Schau gestellt.

Menschen scheinen mehrheitlich schon lange gewillt gewesen zu sein, die Härten und Unannehmlichkeiten ihres Daseins durch Alkohol und andere Drogen in ihrem Erleben zumindest passager abzumildern. Zudem versprachen Rausch und Ekstase eine Aufgipfelung, Vertiefung, Weitung oder Intensivierung ihrer Existenz und damit ein Plus an Lustgewinn. Sowohl die Verringerung an empfundener Beeinträchtigung als auch die Mehrung von angenehmen und gehobenen Stimmungszuständen machte den Rausch zu einer weit verbreiteten Strategie der Daseinsbewältigung.

Die meisten Kulturen kannten bestimmte Orte und Zeiten, an und zu denen Rausch, Ekstase, Ausgelassenheit, Raserei erlaubt und gewollt waren. Dionysische Feste, Bacchanale, die Walpurgisnacht, der Karneval, Silvester oder der Tanz in den Mai sind Beispiele für derartige Momente, bei denen es zur großen Euphorie des Menschen, zur Überwindung von Dissonanzen und Gegensätzen sowie zur Verschmelzung des Einzelnen mit den vielen und mit der gesamten Natur kommen sollte und durfte. Friedrich Nietzsche, der in seinen Schriften öfter das Pro und Contra des dionysischen Prinzips bedacht hat, meinte in *Die Geburt der Tragödie aus dem Geiste der Musik* (1870/71) hierzu:

> Unter dem Zauber des Dionysischen schließt sich nicht nur der Bund zwischen den Menschen wieder zusammen, auch die entfremdete und feindlich unterjochte Natur feiert wieder ihr Versöhnungsfest.[5]

---

[4] Kerényi, K.: Dionysos – Urbild des unzerstörbaren Lebens (1976). Stuttgart 1994.
[5] Nietzsche, F.: Die Geburt der Tragödie aus dem Geiste der Musik (1870/71), in: KSA Band 1, Berlin – München 1988, S. 29.

20.5 Das Ordinäre und das Extraordinäre

Man kann verstehen, dass diese chthonische Gottheit Dionysos und die von ihm repräsentierten Zustände von Rausch und Ekstase die Menschen seit Generationen faszinierten. Weil sie (der Rausch und die Ekstase) in der Regel seltener vorkamen oder erlaubt waren als der nüchterne Alltag, wurden sie als das Außergewöhnliche und Extravagante empfunden und wertgeschätzt. Dementsprechend groß waren (und sind) bei vielen die Sehnsucht und die Vorfreude auf jene Momente, zu denen bei ihnen Dionysos wieder die Regentschaft über das Gewöhnliche und Alltägliche antreten sollte.

Bei Suchtkranken darf man mutmaßen, dass viele von ihnen dem illusionären Motiv folgen, diese Sehnsucht nicht nur einige wenige Male, sondern stetig stillen und dem Gott Dionysos bedingungslos und dauernd dienen zu können. Allerdings kehrt sich dadurch das Verhältnis von gewöhnlich und außergewöhnlich nach und nach bei ihnen um: Die Zustände von Entspannung, Euphorie und Ekstase werden zum häufig oder dauernd erlebten Alltag und die Momente der Nüchternheit zur raren und gemiedenen Seltenheit.

Je mehr sich also eine Sucht etabliert, desto weniger bleibt von dem ursprünglichen Rauscherlebnis und der Suche nach dem Extraordinären. Die häufigen Wiederholungen des süchtigen Verhaltens entwerten das ehemals Exzeptionelle und machen es zum Faden und Gemeinen. Eine Weile versuchen Süchtige, diesem Phänomen durch Dosissteigerungen oder durch noch gewagtere Verhaltensweisen entgegenzuwirken. Zum Schluss gelingt es jedoch selbst mittels dieser Strategie kaum mehr, das erhoffte Thrill- und Kick-Erlebnis des Außergewöhnlichen zu induzieren.

20.6 Der Höfling und der Bauer

Während der letzten Jahrhunderte war und ist im Abendland im Hinblick auf die gesellschaftliche Beurteilung von Rausch und Ekstase eine Veränderung festzustellen. Zu Zeiten des frühen und hohen Mittelalters gab es zwei kulturell präformierte und akzeptierte Modelle der Existenz, die unter anderem den Umgang mit Drogen und Rauschmitteln regelten: Zum einen war dies der Höfling, zum anderen der Bauer.

Angehörige des Hofes (Ritter, Edelleute) sollten sich an Courtoisie-Vorschriften halten, also an jene Regeln, die sich über Generationen an den Höfen Europas herausgebildet hatten und in diversen Schriften (etwa zur Tischzucht, Bettzucht, Höflichkeit) niedergelegt waren. Norbert Elias hat in seinem oft zitierten *Prozess der Zivilisation*[6] einen repräsentativen Überblick über diese Benimmregeln gegeben und dabei betont, wie sehr die Ideale von Mäßigung und Zucht bei den Angehörigen der damaligen Oberschicht eine Rolle spielten oder spielen sollten. Im Gegensatz dazu durften Nicht-Höflinge (also die Bauern) ihren Impulsen und Bedürfnissen freien Lauf lassen. Sie lebten nicht dem apollinischen, sondern dem dionysischen Prinzip gemäß, und keiner erwartete von ihnen feine Sitten, edles Betragen oder tu-

---

[6] Elias, N.: Über den Prozess der Zivilisation (1939), Frankfurt am Main 1976.

gendhaft hochstehende Moralität. Statt Minne gab es bei ihnen den derben Sexus, und statt an einem Glas Wein zu nippen, stürzten sie gerne eine ganze Bouteille in sich hinein.

Mit der Renaissance trat insofern eine Veränderung auf den Plan, als nunmehr nicht einige wenige (die Höflinge, die Oberschicht), sondern zunehmend alle Menschen Manieren lernen und sich an sie halten sollten. Aus den Courtoisie- wurden allmählich Zivilisationsvorschriften, deren Zielgruppe neben der Aristokratie vor allem das aufstrebende Bürgertum darstellte. Die tradierte soziale Stände-Distinktion wurde damit verwischt, und parallel dazu kam es zu einer Neubewertung von Normübertretung, Maß- und Zügellosigkeit und damit auch von (übermäßigem) Rausch und süchtigem Verhalten.

Nun waren es nicht mehr die fidelen Bauern, sondern die angeblich halt- und charakterlosen, nur am Rande von Gesellschaft und Zivilisation stehenden Underdogs, die allem Anschein nach keinen oder viel zu wenig souveränen Umgang mit Rauschmitteln zuwege brachten und deshalb dem Suff und der sozialen Ausgrenzung anheimfielen. Allenfalls noch als karikierend und komisch dargestellte Figuren, wie sie François Rabelais in seinem fulminanten Renaissance-Epos *Gargantua und Pantagruel*[7] geschildert hat, waren diese triebhaften, maß- und zuchtlosen Menschen salonfähig. Rabelais bot literarische Möglichkeiten der Identifikation zuhauf mit dem Typus des Fress-Sacks, Hurenbocks und Trunkenbolds, die im Alltag jedoch zunehmend von einer distanzierenden Entwertung ersetzt wurden.[8]

20.7 Ideologische Narkotika und Konsumrausch

Rausch und Ekstase werden normalerweise durch Alkohol und Drogen aller Art herbeigeführt. Daneben gibt es die erwähnten Verhaltensweisen wie Spielen oder Internet-Aktivitäten, die zu (nichtstofflichen) Rausch- und Ekstase-Zuständen beitragen können. Hingewiesen werden darf in diesem Zusammenhang aber auch auf Narkotika und Relaxationsmittel, die unter die Rubrik der Normalität und keineswegs zu Suchtstoffen oder zu den süchtigen Verhaltensweisen gerechnet werden und gleichwohl ein Suchtpotenzial im übertragenen Sinne in sich bergen. Gemeint sind damit etwa der Kauf- und Konsumrausch, die Sex-, Ess- und Eventsucht, aber auch religiöse oder pseudoreligiöse Weltanschauungen.

So haben Religionskritiker wie Karl Marx[9] oder Sigmund Freud[10] betont, dass Menschen durch religiöse Weltanschauungen in ihrer Denk- und Handlungsfreiheit ähnlich

---

[7] Rabelais, F.: Gargantua und Pantagruel (1532–1564), Frankfurt am Main 1974.
[8] Siehe hierzu Bachtin, M.: Rabelais und seine Welt – Volkskultur als Gegenkultur (1965), Frankfurt am Main 1987.
[9] Siehe hierzu: Marx, K.: Zur Kritik der Hegelschen Rechtsphilosophie (1843/44), in: Die Frühschriften, Stuttgart 1985.
[10] Siehe hierzu: Freud, S.: Die Zukunft einer Illusion (1927), in: Gesammelte Werke Band XIV, sowie: Das Unbehagen in der Kultur (1930), in: Gesammelte Werke Band XIV, Frankfurt am Main 1988.

beeinträchtigt werden wie durch Alkohol oder andere Drogen. Religionen sorgen nicht selten dafür, die Tristesse des Alltags zumindest teilweise vergessen zu machen und die Gläubigen auf ein Jenseits zu vertrösten, das ihnen so attraktiv erscheinen soll wie den Süchtigen die Verheißungen ihrer Droge. Karl Marx brachte dies in seiner bekannten Formulierung „Religion ist Opium des Volkes" auf den Punkt. Und Sigmund Freud schrieb in *Das Unbehagen in der Kultur* ganz im selben Tenor zu den verschiedenen Strategien der Unlustvermeidung und des Lustgewinns:

> Die Leistung der Rauschmittel im Kampf um das Glück und zur Fernhaltung des Elends wird so sehr als Wohltat geschätzt, dass Individuen wie Völker ihnen eine feste Stellung in ihrer Libido-Ökonomie eingeräumt haben ... Besondere Bedeutung beansprucht der Fall, dass eine größere Anzahl von Menschen gemeinsam den Versuch unternimmt, sich Glücksversicherung und Leidensschutz durch wahnhafte Umbildung der Wirklichkeit zu schaffen. Als solchen Massenwahn müssen wir auch die Religionen der Menschheit kennzeichnen.[11]

Neben den ideologischen Narkotika haben sich in den letzten Jahrzehnten in der westlichen Welt weitere Rausch- und Suchtmittel durchgesetzt, die auf den ersten Blick harmlos oder gesellschaftlich sogar erwünscht wirken, letztlich aber aufgrund mancher Langzeit-Konsequenzen und Sekundär-Erkrankungen durchaus mit etlichen Effekten von Alkohol und Drogen verglichen werden können. Dabei ist an Kauf-, Konsum- und Eventrausch oder an süchtiges Verhalten in Bezug auf Arbeiten, Medienkonsum, Essen oder Sexualität zu denken.

Für die Diagnose etwa des pathologischen Kaufens, Arbeitens oder Medienkonsums ist wesentlich, dass es dabei nicht um die Tätigkeiten an sich geht, sondern darum, dass die Betroffenen einem inneren Imperativ Folge leisten, obwohl sie die Unsinnigkeit ihres Tuns durchaus bemerken. Beim rausch- und suchtartigen Kaufen (medizinische Terminologie: Oniomanie) werden beispielsweise wahl- und maßlos Waren gekauft, ohne dass sie zu Hause überhaupt ausgepackt oder gebraucht werden. In den etablierten Diagnosemanualen wird die Oniomanie unter die Impulskontroll- oder aber die Zwangsstörungen subsumiert. Studien sprechen in Deutschland und Österreich von bis zu 8 % aller Käufer, die unter imperativem Kaufen leiden.[12]

Werden solche Menschen an der Realisierung ihrer rausch- oder suchtartigen Verhaltensweisen gehindert (z.B. weil sie zu hohe Schulden verursacht haben, der Vorgesetzte sie in Zwangsurlaub schickt oder ihre Internetverbindung defekt ist), empfinden sie massive Leere, Angst und Langeweile und erleben vegetative Störungen (Herzrasen, Bluthochdruck, Schlaf- und Essstörungen), die an Entzugssymptome von Alkohol- und Drogenabhängigen erinnern. Nicht selten entwickeln die Betroffenen depressive Erkrankungen.

---

[11] Freud, S.: Das Unbehagen in der Kultur, in: Gesammelte Werke Band XIV, Frankfurt am Main 1988, S. 436 ff.

[12] Siehe hierzu: Müller, A., de Zwaan, M., Mitchel, J.E.: Pathologisches Kaufen – Kognitiv-verhaltenstherapeutisches Manual, Köln 2008.

20.8 Sucht und Sexualität

Eine besondere Beziehung besteht zwischen Rausch, Ekstase, Sucht und Sexualität. Der schwedische Arzt und Psychoanalytiker Poul Bjerre (1876–1964) war der erste Tiefenpsychologe, der auf die große Ähnlichkeit bezüglich des subjektiven Erlebens und der beobachteten Symptome zwischen rauschhafter Ekstase und Orgasmus hingewiesen hat. Die eingangs erwähnten neurobiologischen Befunde bestätigen diese These: Beim Orgasmus wird ziemlich analog wie beim Konsum von Drogen oder bei suchtartigen Verhaltensweisen das Belohnungszentrum im Gehirn aktiviert, wobei es inzwischen sogar möglich ist, aufgrund der Diagnose von neuronalen Aktivierungsmustern zwischen einem tatsächlichen und einem vorgespielten Orgasmus zu unterscheiden.

Ausgehend von der Verwandtschaft zwischen Rausch, Ekstase und Sexualität (Orgasmus) hat Viktor Emil von Gebsattel einige Parallelen von ihnen benannt, wobei er sich vorrangig auf sexuelle Perversionen bezog. Ihm zufolge ist ein wesentliches Merkmal von Perversionen (Paraphilien) deren suchtartiger Charakter. In seinem Aufsatz *Süchtiges Verhalten im Gebiet sexueller Verirrungen*[13] erwähnte er Don Juan oder die *Femme fatale* als Beispiele für suchtartiges Sexualleben. Einem Don Juan ebenso wie einer *Femme fatale* wird die Zahl ihrer erotischen Eroberungen nie genug, und eine Dosissteigerung (im Sinne von noch mehr Eroberungen) gehört zu ihrem Lebensprogramm.

Daneben verwies Gebsattel noch auf weitere Gesichtspunkte, die er bei sexuellen Perversionen wie bei Suchterkrankungen als gemeinsam ansah. Bei beiden ist eine Wendung gegen Norm und Maß vorherrschend: Menschen mit paraphilen Sexualpraktiken beziehen ihren Lustgewinn nicht selten aus der Tatsache, dass sie die üblichen Grenzen von Scham und Sitte überschreiten und sich damit eine Freiheit gestatten, welche dem biederen Normalbürger verschlossen bleibt. Um das Erlebnis der Grenzüberschreitung stets aufs Neue erfahrbar zu machen, greifen die Betreffenden zu immer gewagteren Formen schamloser, extraordinärer oder sittenwidriger Sexualität. Auch diese Dynamik findet ihr Analogon in der Dosissteigerung bei Suchterkrankungen. Bei diesen lässt sich ebenso wie bei Menschen mit paraphilen Neigungen die Tendenz zur Maßlosigkeit nachweisen, was allein schon in der treffenden Kurzcharakteristik des „Zuviel" für Süchte aller Art zum Ausdruck kommt.

20.9 Bewusstseinserweiterung und Sucht

Ein zentrales Motiv vieler Suchtkranker ist die durch Drogen mögliche Sprengung von Limitierungen; sie können sich auf körperliche Begrenzung ebenso wie auf seelische, soziale, ökonomische oder intellektuelle Hürden und Hindernisse beziehen. Diesen Aspekt machte Aldous Huxley zum Inhalt seiner Bücher *Die Pforten der Wahrnehmung* (1954) sowie *Himmel und Hölle* (1956). Darin schilderte er seine eigenen Erfahrungen mit und

---

[13] Gebsattel, V.E.v.: Süchtiges Verhalten im Gebiet sexueller Verirrungen, in: Prolegomena einer medizinischen Anthropologie, Berlin – Göttingen 1954.

nach der Einnahme von Meskalin. Diese halluzinogene Droge induzierte bei ihm tatsächlich – wie im Voraus vermutet – eine Bewusstseinserweiterung, die er allerdings im Nachhinein als nicht begrüßenswert einschätzte.[14]

So gab Huxley angesichts seines drogeninduzierten intensiven Erlebens eines Blumenstraußes (von dessen *Istigkeit* er sich kaum mehr losreißen konnte) zu bedenken, dass das nüchterne menschliche Gehirn normalerweise wie ein Filter wirke, der aus der Fülle von Empfindungen und Wahrnehmungen nur einige wesentliche zum Bewusstsein vordringen lässt. Diese Filterwirkung stellt eine Voraussetzung für die erfolgreiche Gestaltung des Daseins dar; fehlt sie, verlieren sich die Einzelnen an zum Teil völlig belanglose Themen und Motive ihres Lebens.

Ähnliche Erfahrungen wie Huxley machten viele Schriftsteller und Künstler, die meinten, mittels Drogen eine Bewusstseinserweiterung und damit eine Steigerung von Kreativität und Originalität zu erreichen. Anders als Huxley war es den meisten von ihnen jedoch nicht möglich, es bei einigen wenigen Selbstversuchen zu belassen und danach wieder zu drogenfreier literarischer oder künstlerischer Arbeit zurückzukehren.

Charles Baudelaire, Arthur Rimbaud, Paul Verlaine, Ernst Ludwig Kirchner, Jean Cocteau, Eugene Delacroix, Ernest Hemingway, John Keats, Anais Nin, Klaus und Erika Mann, Edgar Allen Poe, Jean-Paul Sartre, Sir Walter Scott, Percy Shelley, Vincent van Gogh, Emile Zola waren abhängig von Absinth, Opium, Cannabis, LSD, Meskalin, Heroin, Alkohol oder Amphetaminen, von denen sie sich viele Inspirationen und Schaffensimpulse versprachen. Früher oder später mussten die meisten zugeben, dass sie die drogeninduzierten Grenzüberschreitungen durch neue Limitierungen ihrer Existenz (Sucht, Abhängigkeit, ökonomischer Ruin, körperlicher Verfall, soziale Isolierung) teuer erkauft hatten.

Alfred Adler diagnostizierte bei derartig Suchterkrankten oftmals charakterliche und weltanschauliche Einstellungen, die ihn an verwöhnte Kinder erinnerten: eine hohe Anspruchshaltung bei gleichzeitig niedriger Frustrationstoleranz. Dementsprechend neigen nicht wenige von ihnen zu Affektbereitschaft, Ungeduld und narzisstischer Bedürftigkeit, die durch den Drogenkonsum noch akzentuiert werden. Darüber hinaus vermutete Adler bei vielen Sucht-Patienten ein fragiles Selbstwertgefühl. Selbst wenn sie – wie die meisten der eben erwähnten Künstler und Schriftsteller – bedeutende kulturelle Leistungen zustande bringen, reicht dies nicht hin, nagend-kritische Selbstzweifel und Schuldgefühle bei ihnen völlig zum Verstummen zu bringen:

> Insbesondere von den Morphinisten habe ich den Eindruck, dass sich unter ihnen häufig hochstehende, erfolgreiche Menschen befinden, die den Durchschnitt sicherlich überragen, aber sie erreichen den Erfolg bedingungsweise, mit dem Gift im Leibe. Wenn wir ganz unvoreingenommen, ohne Formel, ohne Herumraten erfassen wollen, was mit ihnen vorgeht, so müssen wir sagen, sie glauben oder handeln, als ob sie glaubten, dass erst die Kraft, die sie mitbringen, plus dem Rausch, ihnen eine erfolgreiche Lösung verspricht.[15]

---

[14] Siehe hierzu: Huxley, A.: Die Pforten der Wahrnehmung (1954), München 1970.
[15] Adler, A.: Rauschgift, in: Internationale Zeitschrift für Individualpsychologie, 10. Jahrgang 1932, Heft 1, S. 2.

20.10 Abhängigkeit und Sucht

An manchen dieser Künstler- und Schriftstellerbiografien ließe sich daneben auch zeigen, dass bei ihnen rauschartiger Alkohol-, Drogen- und Medikamentenkonsum abwechselnd mit Größenphantasien sowie mit Unterlegenheitsgefühlen einhergehen. Allein das Faktum, neuerlich zur Droge gegriffen zu haben, löst bei nicht wenigen Suchtkranken danach ein Empfinden von Versagen aus, das oft genug zum Anlass genommen wird, neuerlich zur psychotropen Substanz Zuflucht zu suchen.

Denn bei jedweden Erlebnissen von Inferiorität, Nichtkönnen und Niederlagen verspricht die Droge Entlastung, passageres Vergessen und den sofortig-jähen, wenngleich illusionären Aufschwung zu Größe und narzisstischer Bedeutsamkeit. Obwohl die Einzelnen meistens um diese Mechanismen ebenso wie um die Risiken von Abhängigkeit und Sucht wissen, greifen sie zu Stimulanzien, Narkotika und euphorisierenden Substanzen, nicht selten mit der festen Überzeugung, dass sie das Geschehen überschauen und im Griff behalten können.

In Verkennung der Gefahren experimentieren Kinder, Jugendliche und Erwachsene dann mit Drogen, deren Abhängigkeitspotenzial zumeist unterschätzt und bagatellisiert wird. Umgekehrt proportional dazu erleben sich die Betreffenden als kraftstrotzend, abenteuerlustig, heroisch und unsterblich. Als ob sie mit dem Daseinsprogramm angetreten sind, es titanengleich mit abstrusen Mengen an Alkohol, Drogen, Medikamenten oder suchterzeugenden Verhaltensweisen aufnehmen zu können, stürzen sie sich ins Meer toxisch-psychotroper Substanzen, nicht selten noch mit dem Kommentar versehen, dies alles stünde ihnen in gewisser Weise auch zu und entspräche ihrem Wesen.

Doch die Verhältnisse von Herr und Knecht verkehren sich bei der Sucht. Nicht das Individuum jongliert souverän mit dem Stoff – der Stoff dominiert den Abhängigen. Dieser ist aufgrund seiner (zum Teil biologisch durch Veränderungen des Gehirnstoffwechsels mitbedingten) Impulskontrollstörung, Ich-Schwäche und Ungeduld kaum je in der Lage, den Verlockungen von Droge und Dosissteigerung (scheinbare Kompensation von Unterlegenheit, Reduktion von Spannung und Unruhe, schnelle Induktion von Freiheits- und Glücksempfindungen) zu widerstehen.

Häufig geäußerte Fehleinschätzungen von Suchterkrankten lauten daher, sie wären imstande, Abhängigkeit erzeugende Substanzen gezielt, maßvoll und lediglich zum Zwecke des Genusses zu konsumieren. Bisweilen sind in diesem Zusammenhang sogar Verweise auf den Epikureismus zu vernehmen, auf jene Philosophie der Freude und der Daseinslust also, die in der griechischen Antike vor allem von Epikur (341–271 v. Chr.) vertreten wurde.

20.11 Gourmet und Gourmand

Süchte jedoch sind im Grunde genussfeindlich. Das wusste bereits Epikur, dessen Gedanken in der Geistes- und Kulturgeschichte zu Unrecht als Hedonismus bezeichnet wurden. Der griechische Denker trat zwar für ein möglichst angst-, schmerz- und sorgenfreies sowie freud- und lustvolles Leben ein, war aber überzeugt, dass dies nur gelingt, wenn sich der Einzelne ein hohes Maß an Selbstbeherrschung und Autarkie erwirbt, um sich nicht in den materiellen, sozialen und ideellen Angeboten um ihn her zu verlieren. In seiner *Philosophie der Freude* finden sich Passagen über Daseinslust und Genuss, die Phänomenen wie Rausch, Ekstase und Sucht regelrecht diametral entgegenstehen:

> Die Selbstgenügsamkeit halten wir für ein großes Gut, doch nicht, damit wir uns unter allen Umständen am Wenigen genügen lassen, sondern damit wir mit wenigem zufrieden sind, wenn wir nicht viel haben. Dabei leitet uns die Überzeugung, dass der einen reichen Aufwand am stärksten genießt, der seiner am wenigsten bedarf, dass alles Natürliche leicht zu beschaffen ist, das Sinnlose aber schwer, und dass schließlich die schlichten Genüsse ebenso viel Freude bereiten wie der größte Luxus.[16]

Ein wesentlicher Unterschied zwischen Sucht und Genuss besteht auch im Grad der Wachheit und bewussten Erlebensfähigkeit. Genießend ist der Mensch imstande, einen Schluck Wein zu sich zu nehmen, ohne seine Vigilanz und emotional-kognitive Auffassungsgabe merklich zu schmälern. Steigerung von Lustempfindungen ohne Reduktion des Denk-, Fühl- und Handlungsvermögens – das ist das Motto von Genuss, das diesen vom Rausch und von der Sucht unterscheidet.

Man differenziert gemeinhin ästhetische, sinnliche und körperliche Genüsse. Die Ersteren entstehen bei der Lektüre anregender Bücher, bei der Betrachtung bildender Kunstwerke (Architektur, Skulpturen, Malerei) oder beim Hören eines Konzerts. Neben dem Kulturschönen kann auch das Naturschöne ästhetischen Genuss bereiten.

Sinnliche und körperliche Genüsse werden anders als ästhetische vorrangig durch Nahsinne (Riechen, Schmecken, Tasten, Propriozeption) vermittelt. Als sinnliche Genüsse gelten vor allem orale Befriedigungen wie Essen und Trinken; somatische Genüsse entstehen beispielsweise bei körperlicher Bewegung (Sport), Massage, Zärtlichkeit und Sexualität.

Allen diesen Genussmöglichkeiten ist neben der Souveränität des Genießenden auch der jeweilige Wertaspekt des Genussmittels gemein. Wird dieser erkannt und geschätzt (z.B. beim Feinschmecker oder *Gourmet*), handelt es sich um Genuss; wird er verkannt oder nicht adäquat beachtet (z.B. beim Vielfraß oder *Gourmand*), entwickelt sich aus dem Genuss- nicht selten ein Rausch- oder Suchtmittel.

20.12 Sucht und das existenziell-humanistische Gewissen

Was ist das Fazit der bisherigen Erläuterungen, und welche Themen verbergen sich hinter Ekstase, Rausch, Sucht? Um dies zu beantworten, greifen wir auf die in Kap. 2 erläuterten Strukturelemente der Personalität zurück und zeigen an ihnen auf, inwiefern diese bei süchtigen Menschen auf spezifische Art und Weise verändert sind.

---

[16] Epikur: Brief an Menoikeus, in: Philosophie der Freude, Stuttgart 1973, S. 44 f.

20.12 Sucht und das existenziell-humanistische Gewissen

Ein wesentliches Merkmal einer Person ist ihre Neigung zum Wachstum und zur dauernden Metamorphose. Personen sind ein Werden und kein Sein; oder umgekehrt: Wo immer sich Menschen in ihrem *Status quo* heimelig einrichten und wann immer bei ihnen Beharrungstendenzen dominieren, droht eine Regression ihres personalen Niveaus. Das Leben generell und dasjenige von Personen speziell ist auf Veränderung hin angelegt; Arretierungen aller Art (biologisch, psychosozial, intellektuell) zeigen nicht selten den Ursprung von Störungen oder Erkrankungen an und gehören gleichzeitig zu deren Ausdrucks- und Symptomrepertoire.

Im Rausch wie in der Sucht kehrt das Motiv der Metamorphose wieder. Suchtkranke Menschen erleben wie alle anderen auch bei sich den Imperativ des Werdens und der Veränderung, doch sie beantworten ihn auf eine sehr eigene Weise. Statt sich mit den Mühen, Anstrengungen und häufig nicht zu vermeidenden Niederlagen eines Werdens-Prozesses zu arrangieren, nutzen sie lieber das angebliche Veränderungspotenzial der Droge.

Diese gaukelt ihnen vor, innerhalb kürzester Zeit und ohne merkliche körperliche oder seelisch-geistige Investitionen ein anderer zu werden: Der Schüchterne wird expansiv, der Wenig-Wissende klug, der Impotente mutig und der Depressive wird stimmungsaufgehellt. Es gibt kein Ziel und keinen Horizont, die nicht im Nu mithilfe berauschender Substanzen oder analoger Verhaltensweisen erreichbar scheinen – wobei die Abkürzung des Prozesses und die Minimierung des Aufwands die hohe Attraktivität von Alkohol und Drogen und einen Teil des mit ihnen assoziierten Lustgewinns verständlich machen.

Bei nachlassender Drogenwirkung kommt es häufig zur Dysphorie und Katerstimmung, in extremeren Fällen zur Entzugssymptomatik mit eventuell massiver vegetativer Symptomatik (Bluthochdruck, Schwitzen, Herzrasen, Zittern, Brechreiz, Schmerzen, Schlafstörungen, imperativer Drang nach neuerlicher Droge). Oftmals treten dabei Selbstvorwürfe und Schuldgefühle auf, die von vielen Betroffenen auf den zurückliegenden Substanzmissbrauch oder auf das Faktum ihrer Suchterkrankung generell bezogen werden.

Unter personalistischer Perspektive lassen sich diese Schuld- und Defizitempfindungen jedoch mindestens so sehr auch auf das Ausbleiben tatsächlicher Werdens- und Veränderungsprozesse zurückführen – was den Befund Alfred Adlers vom prinzipiell fragilen Selbstwertgefühl der allermeisten Suchtkranken bestätigt. Wer sich dem Gebot der faktischen, tatsächlichen Wandlung und Entwicklung entzieht, hat mit dem Empfinden eines reduzierten oder unsteten Selbstwerts zu rechnen.

In der Terminologie des Neopsychoanalytikers Erich Fromm ausgedrückt, meldet sich bei Süchtigen deren humanistisch-existenzielles Gewissen, das ihnen (mit leiser und kaum vernehmbarer Stimme unter die brüllend lauten Schuldgefühle gemischt) kundtut, dass sie so manche Chancen der Entfaltung ihrer Persönlichkeit verstreichen ließen und dass sie sich zukünftig dieser Aufgabe zuwenden sollten.

Wenn demnach abhängige oder süchtige Menschen nach einer durchzechten oder gedopten Nacht angesichts herannahender Dysphorie und Entzugssymptome erneut zur Droge greifen, lässt sich dies zum einen biologisch nachvollziehen: Das Belohnungssystem ihres Gehirns meldet imperativ seinen Bedarf an. Darüber hinaus kann man jedoch mit Recht mutmaßen, dass sie mit dem Griff zur Flasche oder Spritze auch die Mahnungen des existenziell-humanistischen Gewissens zum Verstummen bringen wollen. Das Gewissen respektive Über-Ich eines Menschen ist alkohollöslich! (Sigmund Freud).

20.13 Hic et nunc – Hier ist Rhodos, jetzt wird getanzt

Metamorphose, Wachstum und Veränderung sind Voraussetzungen eines stabilen Selbstwertgefühls und einer geglückten Person-Werdung. Des Weiteren braucht es dafür das Erleben einer kontinuierlichen Identität, die ihrerseits von einem geordneten Empfinden der drei Zeitdimensionen Vergangenheit, Gegenwart und Zukunft abhängt. Nur wer seine Zukunft ausgehend von den Erfahrungen seiner Vergangenheit entwirft und die Gegenwart als einzig reale Möglichkeit der effektiven Daseinsgestaltung begreift, kann bei sich mit einem verlässlichen Fundament seiner Identität rechnen.

Ekstase, Rausch und Sucht sprengen dieses Zeitkontinuum und damit die Grundlage der Identität auf. Statt sich dem individuellen und kollektiven Vergangenen nüchtern und mit ungetrübtem Blick zu stellen und die eigene Zukunft als Möglichkeit zu verstehen, für sich und die Mitmenschen realistische Pläne eines besseren Lebens zu skizzieren, bläht sich bei den zu Sucht und Rausch Neigenden der momentane Augenblick auf und erhält eine Bedeutung, die ihm nicht zusteht.

Nach dem Motto „Hier ist Rhodos, jetzt wird getanzt!" verschwinden beim suchtkranken Menschen die Argumente von Vergangenheit und Zukunft beinahe vollständig im Nebel der Intoxikation. Woher er kommt und wohin er geht, ist für den zum Rausch Entschlossenen oder aber Getriebenen sekundär. Sein primäres Interesse gilt dem *hic et nunc*, dem Hier und Jetzt. Den Augenblick zu weiten, auszukosten, zur Dauer werden zu lassen – das ist sein Begehr, ein Begehr, von dem schon Goethes Faust („Zum Augenblicke dürft' ich sagen: Verweile doch, du bist so schön!") ebenso wie Nietzsches erwachender Mensch („Doch alle Lust will Ewigkeit, will tiefe, tiefe Ewigkeit!") eindringlich zu berichten wussten.

Doch ein bevorzugt auf den Augenblick hin orientiertes Dasein birgt seine Risiken. Suchtkranke Menschen erleben ihre Existenz meistens nur punktuell und saltatorisch (vom Lateinischen *saltare* = springen, tanzen). Sie hüpfen gleichsam von einem Moment zum nächsten, und ihnen macht es große Mühe, die Summe dieser Daseinsmomente in eine zeitliche und existenzielle Ordnung und Dauer (*durée*, Henri Bergson) einzureihen, die als Basis ihrer Identität dienen könnte.

Der oft zu konstatierende Verlust von Persönlichkeitsprofil, hohem personalen Niveau, weitem Erinnerungsvermögen sowie kühnem und zugleich realitätsadäquatem Zukunftsdenken, den viele Süchtige nach Jahren ihrer Krankheit zu beklagen haben, ist ursächlich einerseits auf den neurobiologisch relevanten Abbau von Gehirnsubstanz (z.B. bei Alkoholmissbrauch) zurückzuführen. Andererseits wird dieser Verlust durch das punktuell-augenblicksbezogene Existieren der Betroffenen noch verstärkt und akzentuiert.

20.14 Sucht und Transzendenz

Ein weiteres Strukturmerkmal einer Person ist die Notwendigkeit zur Transzendenz. Dieser Begriff bedeutet so viel wie Grenzüberschreitung; er bezieht sich in unseren Zusammenhängen nicht auf religiös-theologische Konstrukte (das Jenseitige, das Göttliche).

Menschen sind seit ihren ersten Säuglingstagen mit der Aufgabe konfrontiert, die Grenzen ihres Noch-nicht-Könnens und -Wissens immer wieder (schmerzlich) zu erfahren und, wenn möglich, durch Lernprozesse zu überschreiten. Solche Limitierungen gibt es zuhauf für jedes Individuum auf der körperlichen, psychosozialen und geistig-kulturellen Ebene. Nur wenn der Einzelne mit diesen Grenzen produktiv verfährt, gelingt ihm der erwähnte Werdens- und Entwicklungsprozess.

Produktiver Umgang mit Limitierungen zeigt sich etwa darin, nach und nach die Größe und den Schwierigkeitsgrad von Lebensaufgaben und -hürden richtig einzuschätzen und darauf adäquat mit einem Zuwachs an Kompetenzen zu reagieren. Wer etwa den Widerstandskoeffizienten einer Aufgabe als zu gering erachtet, wird mit hoher Wahrscheinlichkeit an ihr scheitern; wer ihn als deutlich zu hoch empfindet, wird eventuell entmutigt und weigert sich, die Aufgabe überhaupt anzugehen.

Ekstase, Rausch und Sucht tragen das Thema der Grenzerfahrung wie auch -überschreitung gleichsam exquisit mit sich – obschon auf eine fragwürdige und problematische Manier. Weiter oben wurde ausgeführt, dass Alkohol und Drogen häufig als alle Grenzen sprengende Strategien Anwendung finden; das Grenzenlose gehört wie das Maßlose zu ihrem versprochenen Programm. Suchtkranke Menschen greifen gerne und oft auf dieses Versprechen der Droge zurück, sobald sie mit unangenehmen und bedrängenden Aufgaben in ihrem Leben in Kontakt kommen.

Der Griff zu Rausch- und Sucht-induzierenden Substanzen oder Verhaltensweisen verhilft dem Einzelnen nun tatsächlich zu einer Art von Transzendenz, wobei es sich um einen Grenzübertritt aus der spröden, zähen und rigiden Wirklichkeit ins Reich der widerstandsarmen Phantasie handelt. Das Imaginäre, der Tagtraum, die illusionäre Verkennung und die Welt der Halluzinogene bilden hierbei einen verlockenden Existenzraum, in den Menschen mittels Ekstase, Rausch und Sucht geraten und in dem sie für Minuten oder Stunden die scheinbare Freiheit und Grenzenlosigkeit ihres Daseins zelebrieren. Der Katzenjammer danach wird unter anderem durch das jähe Erwachen in der erdenschweren Realität hervorgerufen, in der sich die Betreffenden frustriert wiederfinden, wie Adam und Eva nach der Vertreibung aus dem Paradies.

20.15 Sucht und magisches Denken

Zur Aufblähung des Augenblicks sowie zur scheinbaren Transzendenz des *Status quo* passt das häufig magische Denken, das nicht wenige Suchtkranke auszeichnet. Magisches Denken findet sich gemeinhin bei kleinen Kindern – Jean Piaget sprach regelrecht von einer animistisch-magischen Entwicklungsphase des 2- bis 5-jährigen Kindes. Des Weiteren beschreiben Ethnologen das magische Denken bei Angehörigen früher Kulturen.

Das magische Denken im Zusammenhang mit Suchtkrankheit bezieht sich auf die feste Überzeugung der Betreffenden, lediglich unter Zuhilfenahme von Drogen oder von süchtigem Verhalten (etwa bei der Spielsucht) die Realität in ihrem Sinne verändern zu können. Besonders eindrücklich schilderte Fjodor Dostojewski in seinem Roman *Der Spieler*[17] diese Haltung, die oft mit Aberglauben, Zauberei und Wunschdenken verschwistert ist.

Statt auf einen wirklichkeitsadäquaten und geduldigen Auf- und Ausbau der eigenen Person greifen magisch denkende Süchtige auf die angeblichen Chancen des Moments zurück, um sich Aufschwung, Glück und Metamorphose zu erobern. So wie Dostojewskis Romanfiguren in Roulettenburg teilweise ihr gesamtes Vermögen auf eine Zahl oder Karte setzen, um schlagartig-jählings dem drohenden Ruin oder Niedergang zu entrinnen, katapultieren sich Drogen- und Alkoholabhängige aus den Niederungen ihres Daseins ins – noch größere – Unglück. Ihre Sucht ist fast zwanghaft mit der unwiderstehlichen Neigung zum Niedergang assoziiert – als ob sie sich innerlich längst mit der Abwärtsspirale ihres Lebens abgefunden haben und den Tanz auf dem Vulkan als letzte Möglichkeit begreifen, sich lustvoll und mit masochistischer Begierde Moros, dem Gott des Untergangs, in die Arme zu werfen.

20.16 Sucht und radikale Einsamkeit

Essenziell für den Aufbau und Erhalt der Personalität ist des Weiteren der intensive Austausch mit anderen Menschen (Personen) und mit der umgebenden Kultur. Der Mensch ist nach Martin Buber ein Du-sagendes Ich, dem es leicht an Personalität gebricht, sobald ein wertschätzender Kontakt mit den Mitmenschen und ihrer geistig-kulturellen Welt über längere Zeit hinweg nicht mehr gewährleistet ist.

Auch diesbezüglich können Ekstase, Rausch und Sucht ernsthafte Probleme aufwerfen. Zwar hat Nietzsche in *Die Geburt der Tragödie aus dem Geiste der Musik* auf das Verschmelzungserlebnis abgehoben, das es im Rahmen dionysisch-ekstatischer Feste dem Einzelnen erlaubte, sich als Glied in der Gemeinschaft der vielen zu erleben. Zugleich ist bekannt, dass dieses Zusammengehörigkeitsempfinden meistens unter Preisgabe hochdifferenzierter Bewusstseinstätigkeit entstanden ist.

Viel häufiger jedoch als diese *unitas multiplex* (Vieleinheit, William Stern) rufen Drogen das ängstigende Erlebnis radikaler Einsamkeit hervor. Charles Baudelaire erwähnte unter anderen Wirkungen auch ein enormes Kälteempfinden nach dem Konsum von Haschisch, dem er auch deshalb bescheinigte, dass es zur „Klasse der einsamen Freuden" gezählt werden muss.[18] Ähnliche emotional-vegetative Effekte (Angst, Einsamkeit, Kälte)

---

[17] Dostojewski, F.: Der Spieler (1866), in: Der Spieler – Späte Romane und Novellen, München 1992.
[18] Siehe hierzu Jünger, E.: Annäherungen – Drogen und Rausch, Stuttgart 1970, S. 42.

werden von vielen Suchtkranken bei und nach ihrem Drogenkonsum als unangenehme Begleitsymptome bestätigt.

Dass sich die einsame Welt des Süchtigen kaum oder gar nicht mit der gemeinsamen Welt des Wir überlappt, überrascht nicht. Ekstase, Rausch und Sucht stellen Erlebnisweisen dar, die weiter oben mit dem Tagtraum, der Phantasie und dem Imaginären verglichen wurden. Ähnlich wie im Traum ist der Einzelne auch im berauschten Zustand auf sich zurückgeworfen und kann seine durch Halluzinogene hervorgerufenen und oftmals bizarr verzerrten Emotionen, Impulse, Wahrnehmungen und Gedankenfetzen nur unzulänglich mit anderen teilen.

Die soziale Isolierung wird nicht selten noch dadurch verstärkt, dass bestimmte Drogen hierzulande als illegal (Opiate, Heroin, Kokain) oder als unterschichtspezifisch (Fusel, billiger Schnaps) gelten. Sowohl deren Beschaffung (durch Kriminalität, Prostitution) als auch deren Konsum stempelt den Betreffenden zum *Outsider* oder sogar zum *Outlaw*. Solange Sucht und Abhängigkeit des Einzelnen in seinem sozialen Umfeld nicht offenkundig geworden sind, unternimmt er in der Regel alles, um sie zu verheimlichen. Dies distanziert den Süchtigen immer mehr von seinen Mitmenschen, und er gerät in einen Zirkel aus Sucht und Geheimnis, der die Einsamkeit des Süchtigen nochmals steigert.

20.17 Legalisierung von Drogen?

Aufgrund dieser bei vielen Suchtkranken zu beobachtenden Dynamik hat schon vor Jahrzehnten der US-amerikanische Psychiater Thomas S. Szasz (1920–2012) dafür plädiert, die Drogenpolitik in den westlichen Staaten einer kritischen Revision zu unterziehen. In seinem Buch *Das Ritual der Drogen*[19] trat er für eine Legalisierung aller Drogen ein, um die durch illegale Substanzen ausgelöste Beschaffungskriminalität und -prostitution überflüssig werden zu lassen. Außerdem machte er auf die gesellschaftlich seit langem tolerierte Widersprüchlichkeit aufmerksam, dass in der westlichen Welt Alkohol als Genussmittel gilt und fast überall frei käuflich ist, obwohl die Zahl der Alkoholkranken um Zehnerpotenzen über derjenigen von anderen Drogenkonsumenten liegen.

So werden etwa in den Vereinigten Staaten von Amerika und in den meisten europäischen Staaten einige Hunderttausend Drogenabhängige in die Sündenbock- und Außenseiterrolle gedrängt, um die vielen Millionen sonstigen Süchtigen zu entlasten und den Fokus der Aufmerksamkeit auf einige wenige zu richten. Zählt man die eingangs erwähnten nichtstofflich und weltanschaulich vermittelten Abhängigkeitssyndrome hinzu, verfestigt sich der Eindruck, die gesellschaftlich-politische Beurteilung von Drogen folge dem Muster kollektiver Projektionen. Einige wenige dienen dabei als Projektionsfläche für die Majorität, die ihre eigenen Abhängigkeitswünsche und -probleme an einer Minorität abreagiert.

---

[19] Szasz, Th: Das Ritual der Drogen (1974), Frankfurt am Main 1980.

20.18 Sucht und Werthorizont

Es wäre allerdings ein Missverständnis, den Liberalisierungsgedanken von Szasz als Einladung zur Resignation oder Beliebigkeit hinsichtlich der Drogenproblematik zu interpretieren. In ihr verbergen sich noch weitere, vor allem auch unter personalistischer Perspektive relevante Themen, die keinesfalls mit einem gleichgültigen Achselzucken abgetan werden dürfen.

So kann man Suchterkrankungen über die hier bereits erfolgten Einordnungs- und Verstehensversuche hinaus auch als eine Störung der Wertwahrnehmung und Wertrealisierung begreifen. Diese axiologische Sicht auf Ekstase, Rausch und Sucht ist insofern von Wichtigkeit, als das personale Niveau eines Individuums maßgeblich von dessen Fähigkeit zur Wahrnehmung, Anerkennung und Verwirklichung von möglichst vielen und hohen Werten abhängt.

Im günstigen Fall entwickeln Menschen durch Erziehung, Bildung und Eigeninitiative ein subtiles Sensorium für Werte aller Art. Dieses Sensorium besteht großenteils aus einem differenzierten Gefühlsleben, das es dem Einzelnen erlaubt, Sachwerte (z. B. Dinge, Geld, Materie) von Vitalwerten (Gesundheit, Lebendigkeit), Person-Werten (z. B. Würde) und überpersonalen Werten (Gerechtigkeit, Schönheit usw.) zu diskriminieren.

Diese Werte sind nach Ansicht mancher Philosophen (Max Scheler, Nicolai Hartmann) hierarchisch geordnet, sodass niedere von höheren Werten unterscheidbar werden. Je umfassender und höher angesiedelt der Werthorizont eines Individuums ist, desto stabiler und ausgereifter ist seine Personalität.

Bei Süchtigen muss man häufig feststellen, dass sich sowohl ihre Wertwahrnehmung als auch die Wertrealisation im Laufe ihrer Krankheit auf wenige Werte eingeengt haben. Diese betreffen in der Regel Sach- und Vitalwerte; Person-Werte und überpersonale Werte werden von vielen Sucht-Patienten kaum mehr empfunden oder verwirklicht. In der Regel sind Geld (zur Drogenbeschaffung), Unlustvermeidung sowie Lustgewinn die leitenden axiologischen (die Werte betreffenden) Fixsterne, auf die das Leben von süchtigen Menschen hauptsächlich ausgerichtet ist.

Diese drastische Reduktion des Werthorizonts macht verständlich, warum über dem Dasein nicht weniger Abhängigkeitskranker ein Schleier von Nihilismus und Tod liegt. Oft entsteht der Eindruck, dass hier ein Verzweifelter und Ertrinkender mit Nichtigkeiten (Drogen, Medikamente, Alkohol) dem drohenden Zerfall seiner Persönlichkeit, seines Lebens und seines Sinnhorizonts begegnen und damit dem Nichts Paroli bieten will – und mit dieser Strategie doch nur immer noch tiefer im Sumpf der Wert-, Sinn- und Bedeutungslosigkeit versinkt. Man kann von einer regelrechten axiologischen Abwärtsspirale sprechen.

In gewisser Weise imponiert ein Sucht- und Abhängigkeitssyndrom wie eine *Krankheit zum Tode*.[20] Mit diesem Titel versah der dänische Philosoph Sören Kierkegaard ein Buch,

---

[20] Kierkegaard, S.: Krankheit zum Tode (1849), Hamburg 2002.

worin er sich dem Thema der Verzweiflung zuwandte. Die große und verzweifelte Not von Suchtkranken besteht darin, zu wenige probate Mittel und Wege zu kennen, um die Leere, Langeweile und Wertarmut ihres Lebens wirksam zu bekämpfen. Die eintönige, monomorphe, nihilistische Antwort auf die axiologischen Herausforderungen ihrer Existenz ist die Droge, die in einer erschreckend hohen Zahl von Krankheitsfällen letztlich tatsächlich zum Tode führt.

20.19 Conclusio

Diese Ausführungen zu den personalen Defiziten im Gefolge von Suchtkrankheiten machen verständlich, warum sich ihre Therapie in der Regel als langwierig und komplex erweist und trotz großer Anstrengungen des Sozial- und Medizinal-Systems (Entzugsbehandlung, oftmals mehrmonatige stationäre Entwöhnungsbehandlung, teilstationäre und ambulante Einzel- und Gruppentherapie, Selbsthilfegruppen, medikamentöse Unterstützung) häufig unbefriedigende Erfolgsraten mit sich bringt.

Die Behandlung sollte von der Biologie (Belohnungssystem) bis in die geistige Dimension der Patienten reichen, wobei beide Ebenen unter Experten als überaus inerte Systeme gelten. Dennoch darf und muss eine therapeutische Beeinflussung vom Patienten wie vom Medizinal-System trotz vielfacher Rückschläge (hohe Rückfallquote) immer wieder versucht werden – man sollte sich dabei nur des Schwierigkeitsgrades der Aufgabe bewusst sein. Es genügt nicht, lediglich einige Hunderttausend Drogen- und etwa 1,5 Millionen Alkoholsüchtige in unserer Republik zu behandeln – eine Aufgabe, die durchaus nicht trivial anmutet. Darüber hinaus darf man sich fragen, welche gesellschaftlich tolerierten Abhängigkeiten im viel größeren Ausmaß den Hintergrund für jenes Vordergrundgeschehen abgeben, das von der Drogenbeauftragten der Bundesregierung in ihrem Drogen- und Suchtbericht penibel gelistet wird.

Berücksichtigt man derlei Zusammenhänge, brauchte es neben Drogen- auch Kulturbeauftragte der Bundesregierung, die periodisch über die Entwicklung und den Zuwachs oder aber die Defizite von Aufklärung, Bildung, Erziehung, Humanismus und freiheitlicher Gesinnung in unserer Republik Bericht erstatten. Dies könnte dazu beitragen, den Blick auf die Suchtkranken zu keiner bloßen Projektionsveranstaltung und die Sicht auf Struktur-, Sinn- und Wertprobleme unserer Kultur transparenter werden zu lassen.

Literatur

Adler, A.: Rauschgift, in: Internationale Zeitschrift für Individualpsychologie, 10. Jahrgang 1932, Heft 1

Atzendorf, J., Rauschert, C., Seitz, N.-N., Lochbühler, K., Kraus, L.: Gebrauch von Alkohol, Tabak, illegalen Drogen und Medikamenten. Schätzungen zu Konsum und substanzbezogenen Störungen in Deutschland (2019), Deutsches Ärzteblatt International, 116 (35–36), S. 577–584. https://doi.org/10.3238/arztebl.2019.0577

Bachtin, M.: Rabelais und seine Welt – Volkskultur als Gegenkultur (1965), Frankfurt am Main 1987

Die Drogenbeauftragte der Bundesregierung beim Bundesministerium für Gesundheit (Hrsg.): Drogen-und Suchtbericht 2019, https://www.drogenbeauftragte.de/assets/Service/DSB_2019_mj_barr.pdf. Zugegriffen am 30.07.2021

Dostojewski, F.: Der Spieler – Späte Romane und Novellen, München 1992

Elias, N.: Über den Prozess der Zivilisation (1939), Frankfurt am Main 1976

Epikur: Philosophie der Freude, Stuttgart 1973

Freud, S.: Die Zukunft einer Illusion (1927), in: Gesammelte Werke Band XIV, Frankfurt am Main 1988

Ders.: Das Unbehagen in der Kultur (1930), in: Gesammelte Werke Band XIV, Frankfurt am Main 1988

Gebsattel, V. v.: Prolegomena einer medizinischen Anthropologie, Berlin – Göttingen 1954

Grimm, J. und W.: Deutsches Wörterbuch (1854 ff.), München 1984

Huxley, A.: Die Pforten der Wahrnehmung (1954), München 1970

Ders.: Himmel und Hölle (1956), München 1970

Interdisziplinäres Zentrum für Historische Anthropologie der Freien Universität Berlin (Hrsg.): Rausch – Sucht – Ekstase, in: Paragrana, Band 13, Heft 2, Berlin 2004

Jünger, E.: Annäherungen – Drogen und Rausch, Stuttgart 1970

Kerényi, K.: Dionysos – Urbild des unzerstörbaren Lebens (1976), Stuttgart 1994

Kierkegaard, S.: Krankheit zum Tode (1849), Hamburg 2002

Marx, K.: Zur Kritik der Hegelschen Rechtsphilosophie (1843/44), in: Die Frühschriften, Stuttgart 1985

Mitscherlich, A.: Vom Ursprung der Sucht (1947), in: Gesammelte Schriften Band 1, Frankfurt am Main 1983

Müller, A., de Zwaan, M., Mitchel, J.E.: Pathologisches Kaufen – Kognitiv-verhaltenstherapeutisches Manual, Köln 2008

Nietzsche, F.: Die Geburt der Tragödie aus dem Geiste der Musik (1870/71), in: KSA Band 1, Berlin – München 1988

Rabelais, F.: Gargantua und Pantagruel (1532–1564), Frankfurt am Main 1974

Schlimme, J.: Sucht – Zur philosophischen Anthropologie eines „misslingenden" Selbst, Würzburg 2000

Schuller, A. und Kleber, J.A. (Hrsg.): Gier – Zur Anthropologie der Sucht, Göttingen 1993

Szasz, Th. S.: Das Ritual der Drogen (1974), Frankfurt am Main 1980

21

Kurz ist die Freude, und ewig währt der Schmerz! – Zur Biologie, Psychologie und Anthropologie von Schmerzzuständen

Inhaltsverzeichnis

21.1	Zur Biologie von Schmerzzuständen	402
21.2	Rezeptoren, Transmitter und Kerngebiete	403
21.3	Spinales Gate-Control-System	404
21.4	Zur Psychologie von Schmerzzuständen	405
21.5	Schmerz und Affekt	405
21.6	Schmerz und Lust	406
21.7	Schmerz und Depression	407
21.8	Schmerz und Dissoziation	408
21.9	Schmerz und Selbstwertregulation	408
21.10	Schmerz und Alexithymie	409
21.11	Schmerz und Krankheitsgewinn	410
21.12	Schmerz und Kommunikation	410
21.13	Subjektivität des Schmerzes	411
21.14	Zur Anthropologie des Schmerzes	412
21.15	Schmerz und exzentrische Positionalität	413
21.16	Schmerz und die Conditio humana	414
21.17	Zur Therapie von Schmerzzuständen	415
21.18	Personale Aspekte der Schmerztherapie	416
21.19	Kulturelle Aspekte der Schmerztherapie	417
Literatur		418

„Kurz ist der Schmerz, und ewig ist die Freude!" – mit diesem Satz lässt Friedrich Schiller sein Drama *Die Jungfrau von Orleans*[1] enden. Es sind dies die letzten Worte von Johanna, nachdem sie wegen einer Liebe zu einem Mann ihre Mission des Kampfes

---

[1] Schiller, F.: Die Jungfrau von Orleans (1801), in: Sämtliche Werke Band II, München 2004, S. 812.

nicht mehr erfüllt, verbannt wird und schließlich mit der Vision des himmlischen Reiches vor Augen stirbt.

„Kurz ist die Freude, und ewig währt der Schmerz!" – so oder so ähnlich lauten entgegengesetzt zur Jungfrau von Orleans die Aussagen vieler Schmerz-Patienten, wenn man sie über ihr Lebensgefühl und den Inhalt ihrer Existenz befragt. In Arztpraxen, Krankenhäusern, Schmerz-Ambulanzen hört man solche Sätze inzwischen zehntausendfach. Unter Ärzten, Psychologen und Schmerztherapeuten gilt es als ausgemachte Sache, dass Schmerz und Schmerzstörungen in den letzten zwei Jahrzehnten zu einem der am häufigsten diagnostizierten und therapierten Syndrome innerhalb der Medizin geworden sind. Dementsprechend hoch liegt der Verbrauch von Schmerzmitteln. So wurden allein in Deutschland in der letzten Dekade über fünf Milliarden Schmerztabletten pro Jahr verkauft – und es steht zu vermuten, dass ein Großteil davon auch konsumiert wurde.

Wenn Schmerz und Schmerzstörungen zu Massenphänomenen geworden sind, liegt die Frage nahe, wie derlei einzuordnen ist. Um verständlich zu machen, warum so viele Menschen an Schmerzen leiden und sie behandeln lassen wollen, müssen wir klären, wie Schmerz und Schmerzstörungen entstehen und was sie zu bedeuten haben. Dazu sind biologische, psychologische und anthropologische Überlegungen nötig.

21.1 Zur Biologie von Schmerzzuständen

Schmerz ist ein Phänomen, das in der Medizin wie im Alltag permanent als Symptom, Unpässlichkeit oder Befindensstörung eine Rolle spielt. Bei vielen Krankheitsbildern gehört Schmerz zu den Kardinalsymptomen, und einige Erkrankungen sind regelrecht nach dem Schmerz als führende Beschwerde benannt – man denke etwa an Spannungs- oder Clusterkopfschmerzen oder an die somatoforme Schmerzstörung. Andere Begriffe wie Thoraxschmerz oder Rückenschmerz gelten in der Medizin gemeinhin als Aufforderung zur umfänglichen differenzialdiagnostischen Abklärung.

Schmerzen sind jedoch nicht immer Vorboten von Gefahren oder Symptome ernsthafter Krankheitszustände. In vielen Fällen handelt es sich um Befindensstörungen, die sich – häufig über eine Erhöhung des muskulären Spannungszustandes ausgelöst – in diffusen Schmerzen, aber auch in allgemeiner Schwäche, in Unwohlsein, Abgeschlagenheit oder affektiver Labilität äußern können.

Des Weiteren ist es sinnvoll, zwischen akuten und chronischen Schmerzen zu unterscheiden. Obwohl zu ihrer Beschreibung dieselben Begriffe verwendet werden, sind die Bedingungen ihrer Entstehung wie auch ihre Behandlung recht unterschiedlich. Vor allem bei chronischen Schmerzen sind neben den im engeren Sinne schmerzleitenden biologischen Strukturen auch jene Zentren des Gehirns beteiligt, welche die Emotionalität, das Gedächtnis, die Aufmerksamkeit sowie die Intentionalität eines Menschen modulieren. Diese Aspekte spielen deshalb in der Therapie chronischer Schmerzzustände eine wesentliche Rolle.

21.2 Rezeptoren, Transmitter und Kerngebiete

Auf welche biologischen Strukturen und Mechanismen greift nun der menschliche Organismus zurück, wenn in ihm Schmerz entsteht? Zur Beantwortung dieser Frage bietet es sich an, zwischen zellulären (Nervenzellen und Kerngebiete des Gehirns) und humoralen Anteilen (Hormone und Überträgersubstanzen) zu unterscheiden.

Zu den biologischen Grundlagen für die Entstehung, Ausbreitung und Verarbeitung von Schmerzen zählen periphere (im gesamten Körper befindliche) und zentrale (im Zentralnervensystem befindliche) neuronale Strukturen; diese werden weiter in hemmende und erregende unterteilt. Unter neuronalen Strukturen versteht man Nervenzellen (Neurone) mit ihren Ausläufern (Axone) und Verbindungsstellen (Synapsen) ebenso wie die Ansammlung von Nervenzellen (Kerngebiete des Gehirns).

Zum peripheren Schmerzapparat rechnet man Nozizeptoren, also spezielle Rezeptoren, die in der Haut und den Schleimhäuten angesiedelt sind und besonders auf mechanische Belastung sowie auf Hitze und Kälte reagieren. Nozizeptoren finden sich aber auch an den inneren Organen; hier sind sie für Dehnung, chemische Reize und Blutmangel sensibel. Eine Erregung der Nozizeptoren ist gleichbedeutend mit einer Veränderung der elektrischen Spannung, die von den Nozizeptoren über Nervenfasern zum Rückenmark weitergeleitet wird. Damit findet ein Informationsaustausch zwischen der Peripherie und dem zentralen Nervensystem (ZNS) statt.

Im Rückenmark erfolgt bereits eine erste Verarbeitung dieser von peripheren Rezeptoren eingehenden Informationen. Zum einen werden sie an höhere Schaltzentren und Kerngebiete des Gehirns weitervermittelt. Zum anderen reagieren ab einer gewissen Reizintensität die sogenannten Motoneurone des Rückenmarks – Nervenzellen, welche die Muskulatur in der Peripherie erregen. Dies macht verständlich, warum wir blitzschnell unsere Hand von einer heißen Herdplatte ziehen, noch bevor wir bewusst ein abwägendes Urteil über diese Gefahrenquelle getroffen haben.

Zu diesen Reaktionen auf die von den Nozizeptoren ausgehenden Informationen trägt außerdem ein Kerngebiet unseres Gehirns bei, das auf den Namen Thalamus hört. Dieser Begriff bedeutet so viel wie Kammer oder Schlafgemach; von manchen wird der Thalamus auch als Tor zum Bewusstsein bezeichnet. Und in der Tat übernimmt dieses Kerngebiet in gewisser Weise die Funktion eines Türwächters, der entscheidet, welche Gäste (Informationen) bis in oberen Etagen (Großhirnrinde) vorgelassen und welche zurückgewiesen werden. Außerdem nimmt der Thalamus erste Einordnungen von Schmerzen in Bezug auf Raum, Zeit, Intensität vor und induziert eventuellen Rückzug aus der schmerzenden Situation.

Neben dem Thalamus spielen auch der Hypothalamus (unter dem Thalamus gelegen) und das limbische System als motivierend-affektive Systeme beim Schmerzerleben eine wichtige Rolle. Diese Regionen des Gehirns wandeln Schmerzinformationen der Peripherie zu unangenehmen Empfindungen wie Plage und Pein um. Außerdem entstehen hier neuronale Erregungsmuster für Affekte (Angst, Wut, Trauer) und Bewegungsimpulse (Kampf, Flucht) als Reaktionen auf den Schmerz.

Auf der Ebene des Bewusstseins schließlich (Großhirnrinde) findet eine Verarbeitung jener verschiedenen Informationen statt, welche den Thalamus passiert haben. Damit kommt es zur Modulation und Bewertung des Schmerzerlebens, das von Erfahrungen, emotionaler Befindlichkeit, Aufmerksamkeit, Intentionalität, Erinnerungen an Schmerzsituationen oder auch vom Werterleben der jeweiligen Person beeinflusst wird.

21.3 Spinales Gate-Control-System

Diesem zentralen Kontrollsystem zur Seite steht das sogenannte spinale *Gate-Control*-System. Erste Hypothesen zu diesem Schmerz modulierenden Gatter-Kontroll-System gab es bereits in den 60er-Jahren des letzten Jahrhunderts. Inzwischen konnten Zellen im Rückenmark identifiziert werden (Substantia-gelatinosa-Zellen), die für diese spinale (im Rückenmark gelegene) Schmerzkontrolle verantwortlich gemacht werden. Sind diese Zellen aktiv, werden weniger Schmerzen aus der Peripherie an das ZNS weitergegeben, und der Betreffende erlebt daher ein geringeres Schmerzlevel.

Neben den neuronalen Strukturen gibt es einige Hormone und Transmitter (Überträger- und Botenstoffe), die in das Schmerzgeschehen eingreifen. Zu erwähnen sind etwa Kallikrein, Bradykinin, Prostaglandin E2 und Substanz P, die direkt oder indirekt die Schmerzrezeptoren zu erhöhter Aktivität stimulieren. Andererseits sorgen die Überträgerstoffe Serotonin und Endorphin dafür, dass das Schmerzerleben gedämpft wird. Endorphine erregen spezielle Rezeptoren des Gehirns und bewirken, dass die Betreffenden statt Schmerzen eher Glücks- und Euphoriegefühle empfinden. Eine analoge Wirkung erzielt man mit der Gabe von Opiaten (Morphium).

Vom Überträgerstoff Serotonin ist bekannt, dass er die Substantia-gelatinosa-Zellen des spinalen *Gate-Control*-Systems aktiviert und so die erlebte Schmerzintensität reduziert. Weist das Gehirn eines Menschen zu wenig Serotonin auf, wie dies bei vielen depressiven Erkrankungen der Fall ist, tendiert der Betreffende allein aufgrund der biologischen Situation seines Gehirns dazu, Schmerz und Depression als parallele oder einander stellvertretende Symptome zu erleben.

In der Vergangenheit wurden etliche Medikamente entwickelt, die antagonistisch (als Gegenspieler) oder agonistisch (als Verstärker) im Hinblick auf jene Hormone und Überträgerstoffe wirken, die bei der Schmerzentstehung und -verarbeitung eine wichtige Rolle spielen. Damit steht Schmerz-Patienten und Therapeuten ein breites medikamentöses Spektrum der Behandlung von akuten und teilweise auch von chronischen Schmerzen zur Verfügung.[2]

---

[2] Siehe hierzu etwa Lüllmann, H. Mohr, K. und Hein, L.: Pharmakologie und Toxikologie, 17. Auflage, Stuttgart 2010.

21.4 Zur Psychologie von Schmerzzuständen

Schon bei kleinen Kindern lässt sich beobachten, dass Schmerzen für sie wichtig sind, um sich in ihrer Umwelt zurechtzufinden. Schmerzen deuten auf Gefahren hin, oder sie machen dem Betreffenden deutlich, dass er eine Grenze, z.B. seiner körperlichen Leistungsfähigkeit, erreicht hat. Außerdem ist Schmerz ein Stimulus für Veränderung, Bewegung, Angriff oder Flucht.

Manche Menschen lernen in ihrer Kindheit und Jugend zu wenig, Schmerzen bei sich wahrzunehmen und adäquat darauf zu reagieren. Nicht selten handelt es sich dabei um Kinder, die Vernachlässigung oder Deprivation über sich ergehen lassen mussten. Während ihrer Kinderzeit und später auch als Erwachsene bemerken sie aufgrund ihrer habituellen Analgesie (erlernte Schmerzunempfindlichkeit) Bedrohungen und Grenzen nicht früh genug und erleiden aufgrund ihrer inadäquaten Schmerzfreiheit überdurchschnittlich häufig Unfälle aller Art.

Die Psychosomatikerin Helen Flanders Dunbar (1902–1959) aus den USA sprach in diesem Zusammenhang schon in den 30er- und 40er-Jahren des letzten Jahrhunderts von Unfallpersönlichkeiten, die sich durch risikofreudige Hobbys und Lebensstile sowie durch ein herabgesetztes Schmerzerleben auszeichnen. In *Emotions and Bodily Changes – A Survey of Literature on Psychosomatic Interrelationships*[3] erläuterte sie, wie es aufgrund dieser Faktoren bei den Unfallpersönlichkeiten signifikant häufig zu schwerwiegenden Unfallereignissen kommt. Normalerweise aber erleben die meisten Menschen Schmerz im ausreichenden Maße, was in der Regel mit Empfindungen von Unlust und Leid sowie mit dem Impuls verknüpft ist, die schmerzauslösende Situation schnellstmöglich zu verlassen.

Viktor von Weizsäcker rechnete in *Pathosophie*[4] den Schmerz neben dem Schwindel, der Schwäche und der Angst zu den vier Grundformen des Pathischen. Solche Symptome seien schwer oder überhaupt nicht in Maß und Zahl zu erfassen. Sie (die Symptome) erinnern nach Weizsäcker den Menschen daran, dass Leid und Leiden aus seinem Leben nicht zu eliminieren sind. Früher oder später wird jedermann mit dem Pathischen, also dem zu Erduldenden, konfrontiert. Der Schmerz ist demnach als eine Art Memento zu interpretieren, welches den Betreffenden an die *Conditio humana* gemahnt.

21.5 Schmerz und Affekt

Viele Menschen reagieren auf Schmerzen jedoch nicht im Sinne einer dankbar registrierten Erinnerung, sondern mit Affekten. Vor allem Wut, Ärger, Ängste, Depression und Resignation sind hierbei als häufige emotionale Begleiterscheinungen zu benennen. Schmerzgeplagte werden fast immer dysphorisch, wobei bekannt ist, dass die dabei auftretenden

---
[3] Flanders Dunbar, H.: Emotions and Bodily Changes – A Survey of Literature on Psychosomatic Interrelationships, New York 1935.
[4] Weizsäcker, V.v.: Pathosophie (1956), in: Gesammelte Schriften 10, Frankfurt am Main 2005.

Affekte den Schmerz respektive das Schmerzerleben steigern und noch unerträglicher werden lassen.

Schmerz und Affekt bedingen sich oft gegenseitig, und vor allem bei Patienten mit chronischen Schmerzstörungen muss häufig parallel auch eine Affektstörung diagnostiziert werden. In den meisten Fällen handelt es sich um Depressionen; jüngst wurde gezeigt, dass auch Situationen der sozialen Ausgrenzung mit den dabei auftretenden Affekten (Ärger und Angst) das Schmerzempfinden ungünstig beeinflussen.[5]

Auf derartige Verhältnisse bei Schmerzen hat bereits Sigmund Freud hingewiesen. Für ihn war es keine Frage, dass seelisch-geistiger Schmerz (Angst, Leid, Kummer, Trauer, Wut und Verzweiflung) durchaus als Körperschmerz in Erscheinung treten kann. Die Psychoanalyse hat für diesen Tatbestand die Theorie der Konversion vorgelegt. Freud meinte hiermit, dass eine spezifische psychosoziale Not in unlustbetonte Leibempfindungen umgewandelt werden kann. Der Schmerz bedeutet die andere Valuta, in welche die Seelenkalamität konvertiert wird.

Der Physiologe Walter B. Cannon (1871–1945) hat vor Jahrzehnten bemerkt, dass sich die physiologischen Veränderungen bei Schmerz und Hunger sowie bei Affekten wie Angst und Wut ähneln.[6] Schmerzen führen zu ergotropen Reaktionen des vegetativen Nervensystems, wobei der Sympathikus die Führung übernimmt, indes der Parasympathikus in den Hintergrund tritt – eine Reaktion, die nachvollziehbar wirkt, da sich der Organismus ja in Situationen von Frustration oder Gefahr befindet. In solchen Momenten bereitet sich der Körper darauf vor, im Sinne eines *Fight-and-flight*-Musters[7] ums Überleben zu kämpfen. Schmerzen sind allein schon durch diese psychophysiologischen Simultan-Veränderungen nicht selten mit Formen von Aggression verschwistert.

21.6 Schmerz und Lust

Außerdem erklären uns die vegetativen Veränderungen zumindest teilweise, warum manche Menschen Schmerzen mit Zuständen von Erregung oder sogar Lust assoziieren. Oft zitiert werden in diesem Zusammenhang die *Bekenntnisse*[8] von Jean-Jacques Rousseau (1712–1778), in denen er freimütig schilderte, wie er als Kind die körperlichen Züchtigungen seiner Gouvernante nach und nach als sexuell stimulierend empfand, was bei ihm zur Entstehung seines sexuellen Masochismus beigetragen hat. Allerdings darf man ergänzen, dass in der Regel noch weitere Sozialisationseinflüsse, damit verbundene Erlebnisse und

---

[5] Eisenberger, N.: The Neural Bases of Social Pain: Evidence for Shared Representations With Physical Pain, in: Psychosomatic Medicine 74 (2012), S. 126–135.
[6] Cannon, W.B.: Bodily Changes in Pain, Hunger, Fear and Rage, New York 1927.
[7] Alexander, F.: Psychosomatische Medizin – Grundlagen und Anwendungsgebiete (1950), Berlin New York 1985.
[8] Rousseau, J.-J.: Bekenntnisse (1782), Leipzig 1971.

daraus abgeleitete Haltungen und Einstellungen nötig sind, bis das Vollbild des sexuellen Masochismus entsteht.

Die Verbindung von Unlust, Schmerz und Lust hat schon Friedrich Nietzsche bedacht. In seinen Schriften findet sich die These, dass Lust und Unlust nicht unbedingt Gegensätze sind. Oft führt der Weg zur Lust über die Unlust, die nach Nietzsche als ein Element der Lustsuche bejaht werden muss. In *Die fröhliche Wissenschaft* attestierte er dem Schmerz für das Überleben der Menschengattung ähnliche Funktionen wie der Lust:

> *Weisheit im Schmerz.* – Im Schmerz ist soviel Weisheit wie in der Lust: Er gehört gleich dieser zu den arterhaltenden Kräften ersten Ranges. Wäre er dies nicht, so würde er längst zugrunde gegangen sein; dass er weh tut, ist kein Argument gegen ihn, es ist sein Wesen. Ich höre im Schmerz den Kommandoruf des Schiffskapitäns: „Zieht die Segel ein!" Auf tausend Arten die Segel zu stellen, muss der kühne Schifffahrer „Mensch" sich eingeübt haben, sonst wäre es gar zu schnell mit ihm vorbei, und der Ozean schlürfte ihn zu bald hinunter.[9]

21.7 Schmerz und Depression

Viele Schmerz-Patienten verbinden jedoch Schmerz kaum je mit Lust oder Weisheit. Für sie stellt er vielmehr eine existenzielle Frustration dar, die sie mit Affekten oder Verstimmungen beantworten. Manche von ihnen bewerten Schmerzen aber auch als eine mehr oder minder berechtigte Strafe. Insbesondere Menschen mit ausgeprägten Schuldgefühlen erleben Schmerzen wie eine Form von Selbstbestrafung. Das Schmerzempfinden bedeutet für sie eine Art Entlastung und Buße für imaginiertes oder tatsächliches Fehlverhalten.

Nicht selten reagieren depressiv verstimmte Menschen nach diesem Muster. Sie neigen aufgrund düsterer Beurteilungen der eigenen Person ohnehin dazu, sich intrapunitiv – also selbstbestrafend – zu verhalten. Schmerzen kommen in diesem Kontext gerade recht und dienen als Nach- oder Hinweis für angebliche Schuld. Sie unterstützen die autoaggressiven sowie die Rückzugstendenzen des Depressions-Patienten und tragen so zu einer Verstärkung depressiver Verstimmungen bei.

Daneben können bei depressiv Erkrankten körperliche Schmerzen, von welcher Grunderkrankung her auch immer sie stammen mögen, als Ausdruck und Symbol von seelischen und sozialen Schmerzen dienen. In das somatische Symptom mengen sich psychische Nöte und Sorgen, die selten oder nie direkt angesprochen werden. Vor allem bei Patienten mit chronischen Schmerzen hat sich zwischen dem auslösenden Geschehnis (z. B. Unfall, Infektion) und dem Jahre später immer noch vorhandenen Schmerzzustand eine Fülle biografischer Ereignisse und existenziell bewegender Themen geschoben, die ihrerseits Schmerz auslösend oder unterhaltend wirken.

Wenn Menschen mit chronischer Schmerzstörung von den Jahre oder Jahrzehnte zurückliegenden Ursachen ihrer Erkrankung berichten, darf man sicher sein, dass neben den erwähnten eine Menge nicht geschilderter Motive für die aktuelle Schmerzproblematik

---

[9] Nietzsche, F.: Die fröhliche Wissenschaft (1882), in: KSA Band 3, München – Berlin 1988, S. 550.

des Patienten mitverantwortlich zu machen sind. Der Psychiater Erwin Straus hat in *Geschehnis und Erlebnis*[10] diese Zusammenhänge lichtvoll erörtert.

21.8 Schmerz und Dissoziation

Schmerzen sind jedoch nicht nur im Zusammenhang mit depressiven Erkrankungen zu beobachten. Bei dissoziativen Störungen, die früher als Hysterien bezeichnet wurden, dienen Schmerzzustände oft als Möglichkeit der Konfliktlösung. Bei Menschen mit expressiv-schauspielerischer Lebensform fällt auf, dass Schmerzen regelrecht inszeniert und in Form kleinerer oder größerer Dramen aufgeführt werden. Leidet ein depressiver Mensch in sich gekehrt vor sich hin, leiten Individuen mit dissoziativer Störung aus harmlosen Schmerzen für sich und ihre Umwelt nicht selten den Nachweis großer Gefahren ab, und dementsprechend demonstrieren sie ihre Schmerzen akzentuiert und für ihre Mitmenschen spürbar.

Häufig evozieren Menschen mit histrionischem Lebensstil mittels ihrer Schmerzen Mitleid, Trost, Zuwendung und Entlastung vonseiten ihrer Umwelt. Ohne diese Effekte direkt einzufordern, kommunizieren sie mittels ihrer Symptomatik so effektiv, dass Anreize zu verbaler Äußerung kaum mehr bestehen. Sind die Schmerzen längere Zeit vorhanden, bildet sich ein Kommunikationsstil zwischen allen Beteiligten aus, der seinerseits die Aufrechterhaltung der Schmerzen begünstigt.

Doch nicht nur bei depressiv oder dissoziativ erkrankten Patienten lassen sich spezifische Funktionen von Schmerzen beobachten. So können bei ängstlichen Menschen Schmerzen hypochondrische Sorgen und Befürchtungen auslösen und steigern. Bereits kleinste Irritationen des Körpererlebens genügen als Anlass, neuerlich die Überzeugung von eigenen ernsthaften Erkrankungen zu untermauern. Ein zu solchen Überlegungen neigender Mensch fällt meistens widerstandslos in sein Schmerzerleben hinein, wohingegen weniger ängstliche Individuen ihren Schmerzen emotionalen Widerstand entgegensetzen.

21.9 Schmerz und Selbstwertregulation

In den letzten Jahren ist sowohl in Kliniken und Praxen als auch in der Fachliteratur gehäuft von narzisstischen Störungen die Rede. Dabei hat man es mit Menschen zu tun, deren Selbstwerterleben prekär und fragil ist und die auf häufig eigentümliche Art und Weise versuchen, ihren Selbstwert hoch und stabil zu halten. Eine mögliche Variante der Selbstwertregulation besteht nun darin, Schmerzen mit einem bestimmten Verarbeitungsmodus zu beantworten.

---

[10] Straus, E.: Geschehnis und Erlebnis – Zugleich eine historiologische Deutung des psychischen Traumas und der Rentenneurose (1930), Berlin 1978.

Wer immer wieder heftige Schmerzen erleidet, kann sich dem Eindruck hingeben, ein vom Durchschnitt abgehobenes und heroisches Leben zu führen. Außerdem kann der Schmerz-Patient sein Leiden für sich als Generalentschuldigung für allfälliges existenzielles Versagen oder Scheitern verbuchen. Darüber hinaus sind Schmerzen nicht selten Anlass für ein Rentenbegehren, das, für sich genommen, ebenfalls eingesetzt werden kann, um das eigene Selbstwertgefühl zu erhöhen.

Wiederum eine andere Rolle spielen Schmerzen für Menschen, die parallel dazu eine Suchterkrankung aufweisen. Die Schmerzstörung wird von ihnen meist als Argument verwendet, zur Droge greifen zu dürfen, weil damit dem Schmerz in seiner Intensität und Dauer begegnet werden kann. Des Weiteren dienen Schmerzen zur Entlastung und Sühne nach dem neuerlichen Drogengebrauch. Im Erleben der Betreffenden halten sich in diesem Falle die Lust (durch die Drogen) und das Leid (durch den Schmerz) die Waage – eine Situation, die unter psychohygienischen Gesichtspunkten häufig als Reduktion und Bewältigung von Schuld- und Schamgefühlen verrechnet wird.

21.10 Schmerz und Alexithymie

Einen besonderen Stellenwert nehmen Schmerzen bei Menschen ein, die in der Psychosomatik als alexithym bezeichnet werden. Übersetzt bedeutet dieser Begriff so viel wie die Unfähigkeit, Emotionen bei sich selbst wahrzunehmen und adäquat auszudrücken. Seit Jahrzehnten dreht die wissenschaftliche Debatte sich um die Fragen, ob es eine derartige Störung als Risikofaktor für körperliche Krankheiten gibt oder ob es sich dabei nicht vielmehr um Reaktionen der Betreffenden auf ihre Krankheiten handelt.

Wie dem auch sei: Menschen mit alexithymem Lebensstil haben Mühe, die Ereignisse und Geschehnisse ihrer Existenz mit den dazugehörigen Emotionen zu verknüpfen. Stattdessen berichten sie im Stil von Technikern oder Buchhaltern über die Erschütterungen ihres Daseins, verwenden dabei kaum das Wort „ich" und überaus häufig das Wort „man" und kommunizieren mit ihrer Mitwelt vorrangig oder ausschließlich mithilfe körperlicher Symptome und Sensationen.

Es ist eindrücklich, wie unterschiedlich die Emotionen und Konflikte sind, die von alexithymen Schmerz-Patienten in ihren Beschwerden zum Ausdruck gebracht werden. Der monomorphe Schmerz beinhaltet zumeist deren polymorphes Leben, und es gehört mit zu den Hauptaufgaben in der Diagnostik und Behandlung dieser Patienten, mit ihnen zusammen in der Eintönigkeit ihres Beschwerdebildes die bunte Vielfalt ihrer Biografie freizulegen. Zugleich muss man häufig konstatieren, dass der körperliche Schmerz den seelischen und sozialen Schmerz überdeckt und dass es in der Entscheidungsmacht der Betreffenden steht, ob sie den einen Schmerz tatsächlich gegen den anderen einzutauschen bereit sind.

21.11 Schmerz und Krankheitsgewinn

Noch ein weiterer Aspekt ist im Hinblick auf Schmerzsyndrome erwähnenswert. Die Psychoanalyse spricht seit langem vom primären und sekundären Krankheitsgewinn und meint damit Kurzzeit- wie auch Langzeiteffekte, die von Krankheitszuständen evoziert werden. So ist bekannt, dass Schmerzattacken (etwa Migräne-Anfalle) dazu beitragen können, akute psychosoziale Krisen- und Konfliktsituationen zu „lösen" (Entschärfung eines Konflikts beispielsweise durch Rückzug).

Neben diesem primären Krankheitsgewinn erleben die Betreffenden nicht selten einen sekundären in Form von psychosozialen Gratifikationen, die sie bei fortbestehenden Schmerzstörungen (z.B. rezidivierend auftretende Migräne-Anfälle) erhalten. Diese Gratifikationen können sich auf ein allgemeines Schonklima in der Familie ebenso wie auf Berentung oder andere sozialmedizinische Erleichterungen beziehen.

Sind primärer und sekundärer Krankheitsgewinn für den Patienten groß und attraktiv genug, ist er (unbewusst) bereit, dafür den hohen Preis einer teilweise äußerst unangenehmen und ihn quälenden chronischen Schmerzstörung zu entrichten. Bei jedem Versuch einer therapeutischen Beeinflussung von länger bestehenden Schmerzerkrankungen darf daher die diagnostisch wie auch therapeutisch relevante Frage nach eventuellen Krankheitsgewinnen aufgeworfen werden.

21.12 Schmerz und Kommunikation

Der ungarisch-amerikanische Psychiater Thomas S. Szasz hat vor Jahrzehnten ausgeführt, dass jedes Krankheitssymptom und damit auch der Schmerz in einen Kommunikationsnexus des Betroffenen eingebaut werden.[11] Nach und nach lernen Schmerz-Patienten mithilfe ihrer Schmerzen derart elegant und effektiv zu kommunizieren, dass ihnen andere kommunikative Verhaltensweisen abhandenkommen oder von ihnen erst gar nicht eingeübt werden.

Die Familien- und Systemtherapeuten behaupten, dass derartige Kommunikationsstile vorrangig in den Sanatoriums-Familien zu studieren sind. Darunter versteht man Familien, in denen alle Mitglieder große Angst vor Erkrankungen haben und dementsprechend schon die Kinder auf Ängstlichkeit hin erzogen werden. Krankheiten nehmen den Stellenwert kleinerer oder großer Tragödien an. Das Kind erlebt Kranksein als einen dramatischen Höhepunkt des Lebens, und seine allfälligen Schmerzen werden von der Familie extrem beachtet und gewürdigt. So kommt es zu einer assoziativen Verknüpfung: Der Heranwachsende empfindet sich als besonders ernstgenommen, wenn er oder sie in irgendeiner Form leidet. Das Leiden ermöglicht die Aufwertung der eigenen Person und die Kompensation von Minderwertigkeitsgefühlen. Nicht selten stammen Schmerz-Patienten

---

[11] Szasz, Th. S.: Geisteskrankheit – Ein moderner Mythos? Grundzüge einer Theorie des persönlichen Verhaltens (1961), Olten und Freiburg 1972.

aus Sanatoriums-Familien, in denen Atmosphären von übergroßer Sensibilität und Schonung täglich erfahrbar waren.

Ludwig Wittgenstein hat vor dem Hintergrund dieser komplexen kommunikativen Verhältnisse den Schmerz einmal als den Prototyp eines Sprachspiels bezeichnet.[12] Er meinte, dass die Menschen ihre jeweiligen Sprachen als Oberflächen- und Tiefengrammatik lernen. Die Oberfläche einer Sprache bilden die Worte und Sätze und ihre Verknüpfungsformen, die allesamt mehr oder minder den allgemeingültigen Regeln gehorchen. Die Tiefengrammatik jedoch besteht aus einem oftmals unentwirrbaren Knäuel an Verhaltens- und Reaktionsweisen, die mit den Begriffen verknüpft und von Individuum zu Individuum, von Familie zu Familie sehr verschieden sind. Wer daher seine Mitmenschen kennenlernen will, muss ihre jeweils sehr eigenen Sprachspiele und Sprachstile erkunden, die weit über das alltägliche Sprechen hinaus auf ziemlich komplexe emotionale, soziale und geistige Inhalte abzielen.

21.13 Subjektivität des Schmerzes

Zusammengefasst bedeutet dies: Es gibt weder eine allgemeingültige Einheit noch ein objektives Maß des Schmerzes, sondern immer nur eine hypothetische Affektion, aus welcher der Betroffene je nach der Beschaffenheit seiner Person für sich und seine Umwelt etwas macht und die er gemäß seiner biografischen Situation und Zukunftserwartungen einordnet und interpretiert. Man nennt dies den finalen Gesichtspunkt des Schmerzes, der einer bloßen Kausalbetrachtung manchmal diametral gegenübersteht und sie auf alle Fälle ergänzt. Schmerzen haben meist eine benennbare Ätiologie, aus deren Komponenten sich der Betreffende eine Teleologie schafft. Die Elemente seines Schmerzsyndroms – auslösende Situation, Ursachen, Schmerzqualität, Diagnostik, Behandlung, Krankheitsgewinn, Bewertung durch Mitmenschen und Medizinal-System, Chronifizierung – werden von ihm in die subjektive Geschichte von Bedeutung, Ziel und Zweck seines Daseins eingebaut.

Noch deutlicher wird dieser Gesichtspunkt, wenn man wie Kurt Lewin (1890–1947) aristotelische und galileische Kausalität unterscheidet. Erstere besagt: Wenn a, dann b, und zwar in einer zeitlichen Folge. So kann eine Schmerzursache einige Tage zurückliegen, aber den daraus entstandenen Schmerz fühle ich noch hier und heute. Beispiel: Beinbruch vor vier Tagen, aber immer noch anhaltende Schmerzen im Bein.

Die galileische Kausalität jedoch zielt darauf ab, dass ein Insgesamt von Bedingungen hier und jetzt bestimmte Phänomene produziert, fast ungeachtet dessen, was in der Vergangenheit geschah. Oftmals ist das beim Schmerz so. Zugegeben, dass irgendwann ein schmerzhafter Vorfall war, der Dysfunktionen und andere Schmerzvoraussetzungen schuf. Der aktuelle Schmerz aber ist eine Überlagerung des Ursprungsgeschehens durch Charakter, Lebensstil und Gesamtpersönlichkeit des Patienten.

---

[12] Wittgenstein, L.: Philosophische Untersuchungen (1953), Frankfurt am Main 1977.

21.14 Zur Anthropologie des Schmerzes

Eine interessante anthropologische Überlegung zum Schmerzgeschehen lieferte Henri Bergson in *Materie und Gedächtnis*: „Jeder Schmerz besteht aus Anstrengung, und zwar aus einer ohnmächtigen Anstrengung."[13] Schmerz bedeutet eine Erfahrung von Ohnmacht, in der Regel von großer Unabwendbarkeit, verbunden mit einem merklichen Ausgeliefertsein.

Derartige Erfahrungen sind für manche Schmerzgeplagte Anlass zur philosophischen Reflexion. Lust und Glück verführen nach einem Wort von Max Scheler zum metaphysischen Leichtsinn (also zu einer existenziellen Oberflächlichkeit), wogegen Unlust und Schmerz zum Nachdenken und Fragen stimulieren. Das gilt ähnlich auch für Hunger, Durst, Müdigkeit, Beengtheit und Unwohlsein in ihren verschiedensten Gestalten. Nicht nur das Staunen ist der Ursprung der Philosophie – auch diese Notlagen provozieren das Denken. Wir würden wohl kaum je tiefer nachdenken, wenn wir nur von Lust zu Lust schritten.

Im Schmerz überfällt uns die Disharmonie des Daseins. Zwischen unserer Person-Erfahrung und unserer Leibexistenz klafft mit einem Male eine Spaltung, die bisweilen unüberbrückbar scheint. Dagegen revoltieren wir, was vor allem darauf zurückzuführen ist, dass der Schmerz uns lehrt, wie unfrei, vergänglich und ohnmächtig wir sind und wie sehr das Leben in seiner Grundverfassung endlich und dem Tode verfallen ist.

Weiter oben wurde auf die Überzeugung von Friedrich Nietzsche und Sigmund Freud verwiesen, dass die Menschen Lust suchen und Unlust sowie Frustrationen aller Art vermeiden wollen. Erwin Straus korrigierte und ergänzte in seinem Buch *Vom Sinn der Sinne*[14] diese Ansicht, indem er den Menschen nicht nur als einen Lustsucher, sondern auch als einen Sucher nach Seins-, Sinn- und Bedeutungsfülle charakterisierte. Glück und Zufriedenheit stellen sich vollumfänglich nur ein, wenn das letztgenannte Bedürfnis befriedigt wird.

Derlei wird jedoch durch Schmerzen empfindlich infrage gestellt. Ähnlich wie Krankheiten allgemein künden sie die sinnwidrige Möglichkeit des Nicht- oder Nicht-mehr-Seins an. Als quälend wird auch die Tatsache erlebt, dass Schmerzen nicht selten als sinnarm erscheinen und den Betroffenen einem – um mit Viktor E. Frankl zu sprechen[15] – existenziellen Vakuum übergeben. Weiß man jedoch um die Bedeutung von Schmerzen und kann ihnen eine Funktion zuordnen, kann man auch einen Standpunkt und eine Haltung einnehmen, welche das Schmerzhafte und das häufig mit ihm verbundene Absurde und Nihilistische relativieren.

---

[13] Bergson, H.: Materie und Gedächtnis (1896), Hamburg 1991, S. 42.

[14] Straus, E.: Vom Sinn der Sinne – Ein Beitrag zur Grundlegung der Psychologie (1935/1956), Berlin 1978.

[15] Frankl, V.E.: Der Mensch auf der Suche nach Sinn – Zur Rehumanisierung der Psychotherapie (1959), Freiburg 1975.

Mit Friedrich Nietzsche lässt sich die Meinung vertreten, dass die unterste Schicht des Lebensvorganges, seine ontologische Basis, vom Willen zur Macht imprägniert ist. Man möge sich durch diese gewaltsame Formulierung nicht irritieren lassen. Nietzsche meinte damit keineswegs primär Brutalität und Gewalttätigkeit, sondern das Expansions- und Entwicklungsbedürfnis des Lebendigen, seinen Willen zum Ergreifen und Assimilieren der Umwelt.

Auch in der Sinnsuche, so lässt sich vermuten, ist dieser Wille am Werk. Denn in der Atmosphäre von Sinnhaftigkeit floriert das Lebewesen am stärksten und eindrücklichsten. Der Mensch ist mehr oder minder dazu verurteilt, immer und überall das Sinnvolle zu suchen und zu wollen, weil das sein Lebensgefühl erhöht. Schmerzen frustrieren diesen Lebens- oder Machtwillen. Sie behindern die freie Daseinsexpansion und tauchen als chronischer Schmerz den Lebensvorgang in Sinnarmut ein, die bis zu Suizidimpulsen oder -handlungen reichen kann.

21.15 Schmerz und exzentrische Positionalität

Interessante anthropologische Überlegungen zum Phänomen des Schmerzes bieten auch die Schriften Helmuth Plessners (1892–1985). Ausgehend von Schmerzen bei Tier und Mensch postulierte Plessner, dass es Unterschiede im Schmerzerleben gibt, die auf die grundlegenden Wesensverschiedenheiten von Mensch und Tier zurückzuführen sind.

Nach Ansicht Plessners will das unter seinen Schmerzen leidende Tier wohl aus der Haut fahren, aber es kann dies prinzipiell nicht. Denn das Tier steckt völlig in seinem Leib – es ist leibzentriert. Anders der Mensch: Seine Wesensverfassung beschreibt Plessner als exzentrische Positionalität; diese erlaubt es ihm, nicht nur zentrisch in seinem Leib, sondern auch exzentrisch seinem Körper gegenüber zu existieren.[16] Damit gewinnt der Mensch Abstand zu sich selbst, womit oftmals auch Distanz zur Welt eintritt. Aus dieser Konstellation heraus kann und muss der Mensch stets Stellung zu sich beziehen. Selbst wenn er Kummer, Leid und Schmerz empfindet, beurteilt er dieses Phänomen und ordnet es in irgendwelche Zusammenhänge ein. Diese Interpretation vermittelt dem Leib und seinen Zuständen (z. B. Schmerz) jeweils individuell spezifische Qualitäten.

Die Exzentrizität des Menschen bedeutet Größe und Komplikation zugleich. Abstand zum Leib einzulegen heißt immer auch, eine gewisse Distanz zur Situation zu suchen, in der man sich gerade befindet. Daraus kann Souveränität erwachsen, die den Menschen im Gegensatz zum Tier auszeichnet: Der Mensch verfügt über sich und die Umwelt. Andererseits kann die Exzentrizität aber auch zu einem belastenden Getrennt-Sein von Leiblichkeit, Natur und Welt beitragen, das trotz aller Sehnsüchte und Bemühungen nie ganz überwunden wird.

Bisweilen ist die Lage des Menschen für ihn derart bedrängend, dass seine Exzentrizität an Grenzen gerät. Dann bleibt dem Menschen nach Plessner übrig, auf zwei Arten sein

---

[16] Plessner, H.: Die Stufen des Organischen und der Mensch (1928), Berlin 1975.

Scheitern zu dokumentieren. Er kann sich triumphierend in seinen Leib fallen lassen und seine Ratlosigkeit in eine Machtgebärde umwandeln: Er fängt an zu lachen. Oder aber er resigniert in der Situation und übergibt sich dem Weinen.

Weinend kapitulieren wir angesichts vielfältiger Bedrängnisse; wir geben nach, und manchmal geben wir uns sogar auf. Wir sind in eine Grenzsituation der Existenz gedrängt, in der uns nichts mehr zu tun bleibt. Wenn eine schmerzende Region des Leibes übergroß zu werden und die übrigen Regionen mehr oder minder zu verdrängen scheint, bestehen wir gleichsam nur noch aus dem schmerzenden Organ. Brennend, bohrend, schneidend, stechend, klopfend oder ziehend wirkt der Schmerz als Einbruch, Zerstörung oder Desorientierung und bedroht unsere personale Integrität. Man kann verstehen, dass wir entweder exzentrisch den Leib fliehen und versuchen, unseren Körper als Gegenüber zu behandeln; oder aber, dass unsere Tränen von unserem resignierenden Zurückfallen ins zentrische Leibsein künden.

21.16 Schmerz und die Conditio humana

Der niederländische Physiologe Frederik Buytendijk (1887–1974), der mit Helmuth Plessner eng befreundet war, hat in seinem Buch *Über den Schmerz* (1948) die Gedanken seines Freundes zur exzentrischen Positionalität weiter auf das Schmerzthema angewandt. Er charakterisierte den Schmerz als ein Phänomen, das den Betreffenden ins Hier und Jetzt zwingt. Ein schmerzfreier Organismus erlaubt den Menschen, geistig weit ins Vergangene oder Zukünftige abzuschweifen. Schmerzen hingegen bewirken, dass der Augenblick aufgebläht und dominant wird.

Des Weiteren rufen Schmerzen bei den Betroffenen nicht selten Empfindungen der Kränkung und Empörung hervor. Dies lasse sich als Reaktion darauf verstehen, dass sich Schmerzgeplagte in ihrer vitalen Ordnung und in ihren Autonomiegraden beeinträchtigt erleben. Diese Ohnmacht kann sich bis zur Bedrohung des Ich und seiner Integrität steigern, worauf die meisten mit Angst und Panik reagieren.

Man könne verstehen, dass Menschen ihre Schmerzen und ihr Leid als Übelstand betrachten, den sie nach Möglichkeit sofort und radikal bekämpft wissen wollen. Das sei jedoch eine einseitige Einstellung zum Schmerzphänomen, da man damit jene Aspekte des Schmerzerlebens nicht erkennen könne, die etwas über die *Conditio humana* aussagen. Buytendijk bewertete daher den nachvollziehbaren Wunsch nach rascher Analgesie (Schmerzfreiheit) kritisch:

> Die Bekämpfung [von Schmerz, Anm. d. A.] erfordert, so glaubt man, keinerlei Besinnung auf die Erscheinung selbst. Für das geistige Leiden ist aber eine derartige Besinnung sehr wohl vonnöten. Es entspringt so offensichtlich menschlichen Beziehungen, Recht und Sitte, Hass und Liebe, sozialen Verhältnissen, Erziehung, Familien- und Arbeitsgemeinschaft, dass es zum Nachdenken zwingt und dies wieder zur Linderung des Kummers, zur Versöhnung mit

21.17 Zur Therapie von Schmerzzuständen

dem Unvermeidlichen beiträgt. Selbst das Leiden an Krankheit und Tod steht heute noch im Lichte einer Idee: der Brüchigkeit alles Menschlichen.[17]

21.17 Zur Therapie von Schmerzzuständen

Mit diesem Zitat sind wir bei der Problematik der Behandlung von Schmerzen angelangt. Im ersten Teil der Abhandlung wurde bereits auf die Entwicklung von medikamentösen Schmerzmitteln hingewiesen, die über eine direkte Beeinflussung der Schmerzrezeptoren sowie über eine Modulation des Schmerzerlebens effektiv zu einer Schmerzlinderung beitragen können.

Vor allem bei akut auftretenden Schmerzen (z. B. bei Unfällen oder nach Operationen) sind Anästhesisten, die sich aufgrund ihrer Facharzt-Ausbildung in der Regel als Hauptverantwortliche um eine adäquate Schmerzmedikation bemühen, zu der Überzeugung gelangt, dass eine ausreichend hohe Dosierung von Schmerzmitteln verabreicht werden sollte, um tatsächliche Analgesie (Schmerzfreiheit) beim Patienten zu erreichen. So sei am ehesten gewährleistet, dass sich bei ihm kein sogenanntes neuronal verfestigtes Schmerzgedächtnis ausbildet, das zu späterer großer Schmerzempfindlichkeit oder eventuell sogar zu Schmerzstörungen beitragen kann.

Ähnliches gilt für Schmerzen im Rahmen von Tumorerkrankungen (z. B. Knochenschmerzen bei Metastasen). Auch hier sind Anästhesisten und Schmerztherapeuten gefordert, für den Patienten eine möglichst umfassende Schmerzarmut oder -freiheit zu gewährleisten. Oftmals sind hierfür Medikamente aus der Familie der Opiate angebracht.

Anders stellt sich die Situation häufig bei Patienten mit chronischen Schmerzen dar, bei denen organpathologische Grunderkrankungen (wie etwa rheumatische Erkrankungen), die man behandeln könnte und sollte, nicht vorliegen; oder bei denen sich jenseits oder auf dem Boden der Grunderkrankung eine hartnäckige Schmerzstörung entwickelt hat, die therapeutisch eigens angegangen werden muss.

In solchen Fällen sind herkömmliche Schmerzmittel oft wirkungslos oder sogar kontraindiziert. Häufig muss auf Medikamente zurückgegriffen werden, welche die Stimmung des Patienten verbessern (Antidepressiva) oder stabilisieren (*Mood-Stabilizer*). Entspannungsverfahren sowie die ganze Breite der physikalisch-medizinischen Maßnahmen kommen dabei ebenfalls in Betracht. Auch Akupunktur und Akupressur erweisen sich bei nicht wenigen dieser Schmerzgeplagten als hilfreich.[18]

Neben diesen biomedizinischen Angeboten ist es jedoch bei vielen Schmerz-Patienten notwendig, die psychosozialen Begleitumstände ihrer Schmerzerkrankung umfassend zu

---

[17] Buytendijk, F.J.J.: Über den Schmerz, Bern 1948, S. 13.
[18] Egle, U.T., Hoffmann, S.O., Lehmann, K.A. und Nix, W.A. (Hrsg.): Handbuch chronischer Schmerz – Grundlagen, Pathogenese, Klinik und Therapie aus biopsychosozialer Sicht, Stuttgart New York 2003.

diagnostizieren und womöglich analog auch zu therapieren. Dazu sind neben den eben aufgezählten medikamentösen und körperzentrierten Verfahren oftmals psychotherapeutische und/oder sozialmedizinische Interventionen nötig. Ob die Betreffenden von einem derartigen Angebot Gebrauch machen wollen, ist allerdings nicht immer ausgemachte Sache.

21.18 Personale Aspekte der Schmerztherapie

Da sich unsere Abhandlung auf biomedizinische, psychosoziale und anthropologische Aspekte von Schmerzen bezieht, werden hier noch einige Gedanken zur Schmerzbehandlung geäußert, welche die gesamte Person des Schmerz-Patienten mitsamt seiner Geistigkeit berücksichtigt. Was Personalität ist, wurde in Kap. 2 ausführlich erörtert. Ein Aspekt besteht in der exzentrischen Positionalität, die uns als Personen erlaubt, unser vitales Geschehen zu kommentieren, einzuordnen und zu bewerten.

Man kann daher durch vielfältige Überlegungen und Anstrengungen lernen, dem Körper und seinen Leiden gleichsam zuzusehen und mit einer gewissen Freiheit dem Schmerz eine Bedeutung zu verleihen. Ausgehend davon lässt sich in manchen Situationen zum eigenen Schmerz eine Haltung gewinnen, der Tapferkeit und Souveränität nicht fremd sind.

Wie sehr solche personalen Qualitäten das eigene Schmerzerleben positiv beeinflussen können, wird an einer Mitteilung Immanuel Kants über seine eigene Gichterkrankung deutlich.[19] Der Philosoph litt etliche Jahre an Podagra und kannte die überaus peinigenden und heftigen Schmerzen bei Gichtanfällen aus eigener Anschauung. In seinen anthropologischen Schriften beschrieb er, wie er, wenn ihn die Schmerzen heimsuchten, an sein Bücherregal trat, die Reden Ciceros hervorholte und diese im lateinischen Original so lange las, bis die Schmerzen nachließen.

Obwohl man diese Form von Therapie nur wenigen Patienten direkt empfehlen kann, scheint es sinnvoll und berechtigt, eine gewisse stoische Haltung den Schmerzen gegenüber als *einen* möglichen Baustein der Schmerzbehandlung ins Auge zu fassen. Daneben trägt auch die Methode der Aufmerksamkeitsverschiebung in vielen Fällen erfolgreich dazu bei, die Beeinträchtigung durch Schmerzen positiv zu beeinflussen. Die stoische Philosophie bietet jedenfalls einige Anhaltspunkte, Schmerzen mit Würde und Bewusstheit ertragen und eventuell auch überwinden zu lernen und sich zumindest nicht widerstandslos dem Schmerzgeschehen zu ergeben.

Die Stoiker forderten vom Menschen weitgehende Unabhängigkeit von seinem Schicksal. Was immer den Menschen trifft: Er kann und soll die *Apathie* (relative Abwesenheit von Leidenschaften und Affekten) sowie die *Ataraxie* (Meeresstille des Gemüts) aufrechterhalten. Stoiker wissen, dass ihnen nichts endgültig gehört. Was die Natur dem Menschen verliehen hat (Gesundheit, Schmerzfreiheit, das Leben), wird sie ihm eines Tages auch

---

[19] Kant, I.: Anthropologie in pragmatischer Hinsicht (1798), in: Werke in sechs Bänden, Band VI, Darmstadt 1998.

wieder nehmen. Protest dagegen ist lächerlich, und der weise Mensch kann den Stoikern zufolge sogar im Unglück Haltung bewahren. Hierzu ein Zitat von Epiktet (60–138 n. Chr.), einem der bekanntesten Stoiker der Antike:

> Die Krankheit ist ein Unglück für den Körper, für den Willen aber nicht, wenn er nicht selber es will. Lähmung ist ein Unglück für den Schenkel, für den Willen aber nicht. Das sage dir bei allem, was dich trifft; dann wirst du finden, dass es für irgendetwas ein Unglück sein kann, für dich aber nicht.[20]

21.19 Kulturelle Aspekte der Schmerztherapie

Die Medizin im Kulturvergleich zeigt, dass Menschen verschiedener Zeiten und Zonen in ihrer Einstellung zum Schmerz sehr variierten.[21] Das Epiktet-Zitat gibt einen Hinweis darauf, dass die Menschen im Altertum Schmerzempfindungen vermutlich anders erlebt haben als wir. Dies hängt unter anderem von der Vorstellungswelt sowie der Wertorientierung der jeweiligen Kulturen ab. Bei den Spartanern etwa wurden die Kinder gedrillt, Schmerzen jeglicher Art zu ertragen. Das war eine Vorschulung für die höchst problematische Tapferkeit des späteren Kriegers. Wo immer in der bisherigen Geschichte der Militarismus und Fanatismus in exzessiver Weise Gestalt annahmen, findet man eine fast spartanische Haltung zum Leiden und sogar zum Tode. Mittels Erziehung und entsprechender Indoktrination gelingt es durchaus, eine schmerzverachtende Haltung zu erzeugen.

Soll man demnach Kinder oder Patienten gemäß dem Muster und Modell von spartanischen Hopliten oder römischen Legionären, hunnischen oder mongolischen Reitern, der Kreuzzugfahrer oder anderer fanatischer Militaristen heranbilden? Das wäre absurd, denn damit ist unweigerlich eine Barbarisierung der Menschen verbunden.

Es gehört zu den Errungenschaften der neuzeitlichen Kultur, dass der Wert des individuellen Menschenlebens respektiert wird. Auch hat man seit dem 18. Jahrhundert zunehmend den Humanitätsgedanken auf die Medizin und Pädagogik angewendet. Man erzieht Kinder und man behandelt Patienten mit einer (gewissen) Achtung vor dem Eigenwert und der Eigenwüchsigkeit ihrer Person. Die Gesellschaften (von Diktaturen abgesehen) wagen es nicht mehr, von den Individuen die Opferung ihrer Persönlichkeit und ihrer psychophysischen Integrität zu verlangen.

Im Zuge der veränderten Wertorientierung ist man mancherorts ins andere Extrem verfallen. Individualismus und Egozentrismus mündeten in manchen westlichen Kulturen der letzten Jahrzehnte in einen Narzissmus ein, durch den der Einzelne sein persönliches Wohl und Wehe ungemein hoch zu bewerten lernte. In der Erziehung kam es nach Generationen der Strenge, Härte und Dressur parallel zu einer Verwöhnungstendenz, die aus vielen Familien den Typus der oben erwähnten Sanatoriums-Familie entstehen ließ.

---

[20] Epiktet: Handbüchlein der Moral und Unterredungen, Stuttgart 1984, S.14.
[21] Morris, D.B.: Geschichte des Schmerzes (1991), Frankfurt am Main 1994.

Alfred Adler war der Meinung, dass Verzärtelung in der Kindheit eine der Hauptquellen späterer neurotischer Störungen sei. Überträgt man diesen Gedanken auf unsere Thematik, kann man mutmaßen, dass unter chronischen Schmerz-Patienten bisweilen auch ehemals Verwöhnte zu finden sind, die den Auftakt der Verzärtelung während ihrer Kindheit und Jugend durch Selbstverwöhnung fortgesetzt haben. Sie sind zu wenig auf das Ertragen von Unlust, Belastung und Leid eingerichtet, und indem sie ihren Schmerz hoch- und überbewerten, gewinnen sie abseits vom sozial und kulturell wert- und sinnvollen Leben einen privaten Kriegsschauplatz, auf dem sie sich abkämpfen und ihr Selbstwertgefühl via Krankheits-Heroismus hoch und stabil halten.

Wie ist dem abzuhelfen? In der Pädagogik wie in der Medizin kann direkt nicht viel ausgerichtet werden, weil verzärtelt erzogene Eltern ihre Kinder stets nach dem Vorbild ihres eigenen Kinderlebens erziehen und die Tradition der Sanatoriumsatmosphäre weiterreichen. Eher schon wird sich das individuelle Verhältnis zum Schmerz verändern, wenn die Kultur auf höhere und andere Werte als nur das persönliche Wohlbefinden hin orientiert wäre. Menschen mit ausgeprägtem Sozial- und Kulturinteresse werden Ängste, Qualen und Nöte anders bewerten und einstufen als jene, die lediglich ihr eigenes Ich als Höchstwert kennen.

Literatur

Alexander, F.: Psychosomatische Medizin – Grundlagen und Anwendungsgebiete (1950), Berlin New York 1985
Bergson, H.: Materie und Gedächtnis (1896), Hamburg 1991
Buytendijk, F.J.J.: Über den Schmerz, Bern 1948
Cannon, W.B.: Bodily Changes in Pain, Hunger, Fear and Rage, New York 1927
Egle, U.T., Hoffmann, S.O., Lehmann, K.A. und Nix, W.A. (Hrsg.): Handbuch chronischer Schmerz – Grundlagen, Pathogenese, Klinik und Therapie aus biopsychosozialer Sicht, Stuttgart New York 2003
Eisenberger, N.: The Neural Bases of Social Pain: Evidence for Shared Representations With Physical Pain, in: Psychosomatic Medicine 74 (2012), S. 126–135
Epiktet: Handbüchlein der Moral und Unterredungen, Stuttgart 1984
Flanders Dunbar, H.: Emotions and Bodily Changes – A Survey of Literature on Psychosomatic Interrelationships, New York 1935
Frankl, V.E.: Der Mensch auf der Suche nach Sinn – Zur Rehumanisierung der Psychotherapie (1959), Freiburg 1975
Kant, I.: Anthropologie in pragmatischer Hinsicht (1798), in: Werke in sechs Bänden, Band VI, Darmstadt 1998
Lüllmann, H. Mohr, K. und Hein, L.: Pharmakologie und Toxikologie, 17. Auflage, Stuttgart 2010
Morris, D.B.: Geschichte des Schmerzes (1991), Frankfurt am Main 1994
Nietzsche, F.: Die fröhliche Wissenschaft (1882), in: KSA Band 3, München – Berlin 1988
Plessner, H.: Die Stufen des Organischen und der Mensch (1928), Berlin 1975
Rousseau, J.-J.: Bekenntnisse (1782), Leipzig 1971
Schiller, F.: Die Jungfrau von Orlean (1801), in: Sämtliche Werke Band II, München 2004

Straus, E.: Geschehnis und Erlebnis – Zugleich eine historiologische Deutung des psychischen Traumas und der Rentenneurose (1930), Berlin 1978

Straus, E.: Vom Sinn der Sinne – Ein Beitrag zur Grundlegung der Psychologie (1935/1956), Berlin 1978

Szasz, Th. S.: Geisteskrankheit – Ein moderner Mythos? Grundzüge einer Theorie des persönlichen Verhaltens (1961), Olten und Freiburg 1972

Weizsäcker, V.v.: Pathosophie (1956), in: Gesammelte Schriften 10, Frankfurt am Main 2005

Wittgenstein, L.: Philosophische Untersuchungen (1953), Frankfurt am Main 1977

Teil VII

Soziokulturell-geistige Störungen

22

Partout das eigene Selbst nicht wahrhaben wollen – Über das allgemeinste Mangelsyndrom im menschlichen Dasein

Inhaltsverzeichnis

22.1	Das Thema der Selbstverwirklichung	424
22.2	Res non naturales	425
22.3	Tugend und Maß	425
22.4	Existenzielle Bedürfnisse und Selbstverwirklichung	426
22.5	Der Mensch ist ein Werden und kein Sein	427
22.6	Montaignes Turm	428
22.7	Allgemeine und individuelle Lebensaufgaben	429
22.8	Besondere Lebensaufgaben	429
22.9	Die anthropologische Proportion	430
22.10	Peer Gynt und das Problem der Selbstrealisation	431
22.11	Frau Alving und das Problem der Selbstrealisation	432
22.12	Selbsterkenntnis und Selbstrealisation bei S. Freud und J.-F. Sartre	433
22.13	Selbstverwirklichung und Weltoffenheit	434
22.14	Selbstverwirklichung und autonome Urteilskraft	435
22.15	Selbstverwirklichung und das reale Leben	436
22.16	Selbstverwirklichung: Leben und gelebt werden	437
22.17	Selbstverwirklichung: Ideale und Werte	437
22.18	Das allgemeine Ich	438
22.19	Das seltene Ich	439
Literatur		440

In den letzten Jahren gingen einige Naturwissenschaften intensiv dem Problem nach, wie Leben entstanden ist und immer wieder neu entsteht. Trotz vielfältiger Erkenntnisse auf den Gebieten der molekularen Biologie, Biochemie und Genetik wurde diese Frage bis heute nicht endgültig geklärt. Dem Sprung von der unbelebten Materie zur Natur und schließlich zur menschlichen Existenz haftet bisher immer noch etwas Rätselhaftes und Geheimnisvolles an.

Mindestens ebenso interessant und ungeklärt wie das Thema der Entstehung von Leben ist auch dasjenige seiner Gestaltung. In diesem Zusammenhang wird mit dem Begriff „Leben" auf das menschliche Dasein abgezielt, von dem allgemein bekannt ist, dass es mitnichten leicht und selbstverständlich zu führen ist. Im Gegenteil: Die meisten Menschen berichten von mittleren bis großen Schwierigkeiten, wenn sie die Frage beantworten, wie sie ihr Leben zufriedenstellend gestalten.

Noch komplexer wird die Aufgabe, sobald man das menschliche Dasein mit der Idee der Selbstverwirklichung verknüpft. Diese Thematik bedeutet mächtige Anforderungen für den Einzelnen, und weil sich viele denselben nicht gewachsen fühlen, gehen sie dem Begriff und Problem der Selbstrealisation nicht selten aus dem Wege. Damit haben sie zwar eventuell mit Belastungen weniger zu kämpfen und wirken (oberflächlich betrachtet) oftmals ausgelassener und entspannter als jene, die vom Gedanken der Selbstverwirklichung geplagt sind und deshalb in ihrem Leben immer wieder dem Imperativ der Selbst- und Person-Werdung begegnen. Warum ein Dasein ohne das Motiv der Selbstrealisation dennoch kein unbedingt erstrebenswertes Ziel ist und eventuell sogar in Störungsmuster oder Krankheiten einmündet, wird im Folgenden erläutert.

22.1   Das Thema der Selbstverwirklichung

Das Thema der Selbstverwirklichung stellt sich nur dem Menschen. Bei Tieren treffen wir auf Lebewesen, die aufgrund ihrer biologischen Baupläne und Entwicklungen sowie ihrer Ausstattung mit Instinkten nicht in die Verlegenheit kommen, sich zwischen verschiedenen Wachstums- und Reifungsalternativen groß entscheiden und damit ihrer Existenz Stil und Gestalt geben zu sollen. Tiere sind stets – sie müssen nicht erst werden.

Ebenso deutlich kann man diese Verhältnisse des immer schon Fertig- und Vollkommenseins bei Pflanzen studieren, die im Gegensatz zu den Tieren über kein zentrales Nervensystem sowie kaum über Motorik und freie Beweglichkeit verfügen. Auch Pflanzen kennen wahrscheinlich wenig Impulse der Selbstausgestaltung. Ihr Wachstum wie ihre spätere Form und Funktion werden von ihren genetischen Rahmenbedingungen und den auf sie einwirkenden Umweltfaktoren (Licht, Klima, Nährstoffe) determiniert; sie selbst setzen hierbei wohl nur begrenzt eigenen Akzente.

Mit dem Menschen, dem ersten Freigelassenen der Schöpfung,[1] wie Johann Gottfried Herder ihn charakterisierte, taucht das Thema der relativen Instinkt-Entbundenheit und damit sowohl die Möglichkeit als auch die Notwendigkeit zur (teil-)autonomen Gestaltung seines Daseins auf. Dem Menschen sind von seiner Biologie her nur wenige fixe

---

[1] Herder, J.G.: Ideen zur Philosophie der Geschichte der Menschheit (1784 ff.), Bodenheim 1995, S. 119.

Verhaltensmuster und stattdessen die Disposition zur Entwicklung von Freiheit und Vernunft vorgegeben – eine Situation, die Fluch und Segen zugleich bedeutet.

22.2 Res non naturales

Bereits in der griechischen und römischen Antike wurde intensiv darüber spekuliert, wie Einzelne mit diesen Freiräumen ihres Daseins umgehen können und sollen. Diesbezüglich bekannt geworden sind die sechs vom Arzt Galen beschriebenen *Res non naturales*, die sechs nichtnatürlichen Aspekte des menschlichen Lebens, von denen man zu Recht annahm, dass jedermann (damals allerdings nur die Freien) die dafür je individuellen Gestaltungslösungen finden müsse.

Zu den *Res non naturales* zählten die Ärzte und Philosophen im alten Griechenland und in Rom die Fragen nach Ruhe und Bewegung respektive Muße und Arbeit (*otium et negotium*), Schlafen und Wachen, Essen und Trinken, nach der Regulierung von Körperausscheidungen (Verdauung, Transpiration, Sexualität) sowie nach den klimatischen (Luft, Wärme, Kälte, Feuchtigkeit, Wohnverhältnisse) und nach den affektiven Verhältnissen (rechter Umgang mit sich selbst; soziale Kontakte; Affekte).

Es ist unschwer zu erkennen, dass es sich dabei um grundlegende und zentrale Themen der menschlichen Existenz handelt. Wer bei einem oder mehreren von ihnen längere Zeit fehlgeht, Maßlosigkeiten an den Tag legt oder größeren Irrtümern unterliegt, gefährdet womöglich seine körperliche und seelische Gesundheit.

22.3 Tugend und Maß

Es überrascht daher nicht, dass ärztlich-philosophische Bemühungen in der Antike dahin gingen, sich über die Inhalte von Maß und Tugend zu verständigen. Antike Ärzte, Dichter und Philosophen sahen die Gefahren, die von den menschlichen Freiheitsgraden der Selbstgestaltung ausgehen können. Selbst wenn nicht wenige von ihnen ein direktes Einwirken von Gottheiten auf die Existenz des Menschen als gegeben annahmen, bestand Einigkeit darin, dass die verschiedenen Lebensfragen der *Res non naturales* maßvoll und tugendhaft beantwortet werden sollten.

Einig war man sich allerdings keineswegs, wenn es darum ging, wie Maß und Tugend inhaltlich auszusehen hatten, um die Gesundheit beim Einzelnen zu gewährleisten. Nach Aristoteles bestand das Maß in der Mitte zwischen zwei Extremen (z.B. war Sparsamkeit zwischen Geiz und Verschwendungssucht angesiedelt); für Platon galt es, Weisheit, Tapferkeit, Besonnenheit sowie Gerechtigkeit zu beachten; die Stoiker plädierten für die Umsetzung von Autarkie, Ataraxie (Gleichmut der Seele) und Apathie (Freiheit von Leidenschaften); Galen wiederum formulierte individuell sehr unterschiedliche Diätvorschriften.

Viele dieser Gedanken aus der Antike finden sich in der Medizin bis weit über die Renaissance hinaus als Ratschläge zur Gesunderhaltung. Im 18. Jahrhundert wurden sie von Christoph Martin Hufeland (1762–1836) in *Makrobiotik oder Die Kunst, das menschliche Leben zu verlängern*[2] aufgegriffen. In diesem Text vertrat er wie seine antiken Vorläufer die Ansicht, dass das menschliche Dasein ohne Berücksichtigung der mit den *Res non naturales* aufgeworfenen Fragen kaum lange währen kann. Weil so viele Menschen hinsichtlich ihrer Lebensgestaltung zu wenig Tugend, Maß und Vernunft entwickeln, seien Krankheiten, Gebrechen, frühzeitiges Altern und zu früher Tod so häufig zu beklagen.

Die Kunst, das menschliche Leben zu verlängern, ist nicht nur erstrebenswert, um gesund zu bleiben. Daneben ermöglicht erst eine weit dimensionierte Lebensspanne dem Einzelnen, Selbstrealisation ernsthaft ins Auge zu fassen. Man muss alt werden, um sein Selbst umfänglich zu verwirklichen. Hufeland hatte derlei im Sinn, wenn er in seinem Buch neben den *Res non naturales* auch die geistigen und kulturellen Aspekte der Lebensverlängerung angemessen würdigte.

22.4 Existenzielle Bedürfnisse und Selbstverwirklichung

Als einen späten Nachfahren der antiken Ärzte und Philosophen kann man auch Abraham Maslow (1908–1970) ansehen. Der US-amerikanische Psychologe gilt als eine Gründerfigur der Humanistischen Psychologie, die gemeinhin als dritte Kraft neben Psychoanalyse und Tiefenpsychologie auf der einen und Lernpsychologie (Behaviorismus) auf der anderen Seite positioniert wird. Maslow wurde vor allem mit seiner Bedürfnispyramide bekannt, die er in Büchern wie *Psychologie des Seins*[3] und *Motivation und Persönlichkeit*[4] erläutert hat. Darin stellte er die menschlichen Bedürfnisse als hierarchisch gegliedert vor, wobei die verschiedenen Bedürfnisebenen von ihm in einem Stufenmodell als aufeinander aufbauend gedacht waren.

Zuunterst beschrieb Maslow die Grund- und Existenzbedürfnisse (Essen, Trinken, Schlafen, Wohnen), deren Thematik sich mit einigen der *Res non naturales* deckt. Die zweite Stufe bilden die Bedürfnisse nach Schutz und Sicherheit (Geborgenheit, Angstfreiheit, Ordnung, Struktur); auch diese Ebene weist Ähnlichkeiten mit Fragestellungen auf, die schon in der Antike eine wesentliche Rolle bei der Gestaltung des menschlichen Daseins spielten. Auf der dritten Stufe finden sich soziale Bedürfnisse nach Anerkennung und Wertschätzung, und die Spitze der Pyramide bildet schließlich das Bedürfnis nach Selbstverwirklichung.

Für Maslow bedeutete die Selbstverwirklichung des Menschen ein regelrechtes Bedürfnis, das sich aber anders als die Grundbedürfnisse nicht als physiologisches Defizit (Müdigkeit, Hunger, Durst) bemerkbar macht – Maslow bezeichnete die Selbstverwirkli-

---

[2] Hufeland, Chr. M.: Makrobiotik oder Die Kunst, das menschliche Leben zu verlängern (1797), Frankfurt am Main 1992.
[3] Maslow, A.: Psychologie des Seins (1962), Frankfurt am Main 1985.
[4] Maslow, A.: Motivation und Persönlichkeit (1970), Olten 1977.

chung deshalb als ein Wachstumsbedürfnis. Eine Befriedigung desselben trage zwar zu einem höheren Maß an Individualität bei; eine Nichtberücksichtigung führe jedoch zumindest kurzfristig kaum je zu Mangelerscheinungen oder Leidenszuständen.

Womöglich trägt das Faktum, dass im Moment der ausbleibenden Selbstverwirklichung oder reduzierten Personalität keinerlei körperliche Symptomatik wie Juckreiz, Schwindel, Schwäche, Schmerz oder Übelkeit zu erwarten steht, mit dazu bei, dass Menschen dieses Bedürfnis bei sich so selten wahrnehmen und realisieren; Maslow vermutete höchstens 1–2% der Menschheit, die sich ganz explizit dieser Thematik zuwenden.

Neben der Symptomfreiheit machte er für diese geringe Zahl vor allem aber die Tatsache verantwortlich, dass die Grundbedürfnisse sehr vieler Menschen nicht befriedigend gesichert sind und deshalb die Betreffenden keine Zeit und Energie für die Beschäftigung mit höheren Wachstumsbedürfnissen aufbringen können. Dass sich Einzelne im Status einer bloß mangelhaften Sicherung von existenziellen Bedürfnissen ihrer Selbstverwirklichung dennoch widmen, sei eine große Rarität.

Übernimmt man Maslows Begriff des Wachstumsbedürfnisses, wird an diesem Terminus deutlich, dass es sich bei Selbstverwirklichung um ein dynamisches Geschehen handelt. Ohne im Detail die möglichen Inhalte eines solchen Prozesses schon beschrieben zu haben, kann man sichergehen, dass Selbstrealisation mit Fortschritt und Entwicklung, nicht aber mit Statik oder Regression verbunden ist. Das bedeutet nicht, dass es bei sich selbst verwirklichenden Menschen nicht auch Phasen der scheinbaren oder tatsächlichen Stagnation, Muße, Ruhe gibt. Während solcher Phasen, in denen – von außen betrachtet – kaum Bewegung und wenige Veränderungen wahrnehmbar sind, kommt es nicht selten zu maßgeblichen innerlichen Umbauprozessen, die die späteren Schritte einer Expansion vorbereiten.

Entscheidend für die Persönlichkeitsentwicklung ist also oftmals die innere Bewegtheit, Wachheit und Offenheit des Einzelnen. Von manchen Autoren wird diese Haltung auch als eine Art wartende Bereitschaft beschrieben; bei André Gide heißt es in *Uns nährt die Erde, uns nährt die Hoffnung*: „Warten gibt es zur Nacht, wer weiß, auf welche Liebe."[5] Analog kann man im Hinblick auf die Selbstverwirklichung formulieren: „Zu warten gilt es, wer weiß, auf welchen Entwicklungsimpuls."

22.5 Der Mensch ist ein Werden und kein Sein

Wachstum, Dynamik, Fortschritt, Entwicklung – derartige Begriffe rufen bei aller Attraktion auch Assoziationen von Unsicherheit, Wagnis und Angst hervor. Das Althergebrachte, Bewährte und Tradierte garantiert Empfindungen von Angstfreiheit, Schutz und Geborgenheit, womit soziale Bedürfnisse (Maslow) befriedigt werden. Verlässt man hingegen

---

[5] Gide, A.: Uns nährt die Erde, uns nährt die Hoffnung (1897), in: Romane und lyrische Prosa, München 1973, S. 39.

den sicheren Hafen des bisherigen Lebens und segelt aufs hohe Meer der Innovationen und Veränderungen, hat man mit Beeinträchtigungen durch Wetter, Wind und stürmische See sowie mit Havarien aller Art zu rechnen, von den Unwägbarkeiten der Route und den vagen, diffusen und unklaren Zielvorgaben ganz zu schweigen.

Doch der sich selbst realisierende Mensch ist ein Werden und kein Sein, und nur wer sich den oftmals widrigen Umständen der Veränderung überlässt, wird mit Selbstauszeugung seiner Person (Alexander Pfänder) belohnt. Auf diesen Zusammenhang hat bereits Michel de Montaigne (1533–1592) hingewiesen, der das Thema der Selbstverwirklichung in seinem Dasein umfänglich berücksichtigte. In seinen *Essais* findet sich der programmatische Satz: „Ich schildere nicht das Sein, ich schildere das Unterwegssein."[6]

Wie sehr Montaigne das Unterwegssein auf sein Denken, Fühlen und Empfinden und weniger auf Umzugs- oder Reisetätigkeiten bezog, wird an seinem Lebensstil ersichtlich. Einer überschaubar kleinen Zahl von äußerlichen Expansionsschritten (einige Dienstreisen nach Paris; eine einzige weite Reise nach Italien zur Behandlung seiner Nierensteine; kurze Zeit Bürgermeister von Bordeaux) stand ein weitdimensionierter und anspruchsvoller innerer Wandlungs- und Erkenntnisprozess gegenüber.

22.6 Montaignes Turm

An Montaignes Biografie findet man den Gedanken bestätigt, dass Selbstverwirklichung und Selbsterkenntnis Hand in Hand gehen. Nachdem 1568 sein Vater gestorben war, wurde er Eigentümer des Schlosses und Lehens Montaigne. Er zog sich auf sein Anwesen zurück, richtete sich in einem Turm der Schlossmauer eine Bibliothek ein und nutzte diese als anregende Fundgrube für sein Nachdenken über sich und die Welt. Die Resultate seiner Überlegungen legte er in den *Essais* nieder, die er in drei Bänden ab 1580 veröffentlichte.

Montaignes Turm-Pensum bestand in nichts Geringerem als in der Kunst des rechten Lebens und Sterbens, und er wartete den jeweils fruchtbaren Moment ab, in dem ihm die dafür passenden Gedanken in den Sinn kamen. Dabei entstand eine Art Selbstgespräch und Selbstporträt, denen narzisstische Selbstbespiegelung fremd war.

Die Beschäftigung mit der eigenen Person, die ihm wichtig war, diente Montaigne vielmehr als Möglichkeit, Anthropologie zu betreiben. Wer an *einem* Menschen etwas Relevantes erkennt, kann dies auf viele oder *die* Menschen übertragen – vorausgesetzt, die Beobachtungen und Beschreibungen des Betreffenden sind nüchtern, subjektiv-objektiv und ehrlich genug. Diese Qualitäten finden sich in den *Essais* von Montaigne wiederholt, sodass viele Leser noch nach über 400 Jahren, die seit ihrer Abfassung vergangen sind, mit großer Zustimmung auf die darin ventilierten Gedanken reagieren.

---

[6] Montaigne, M. de: Essais (1580 ff.), Frankfurt am Main 1998, S. 398.

22.7 Allgemeine und individuelle Lebensaufgaben

Noch ein weiterer Aspekt der Selbstverwirklichung wird an Montaignes Leben offenkundig: Sich selbst zu realisieren gelingt, wenn man das eigene Dasein mit sozial und kulturell wertvollen Aufgaben verknüpft. Wer meint, in der alleinigen Beschäftigung mit sich selbst eine Auszeugung der eigenen Person (Begriff und Konzept des Phänomenologen Alexander Pfänder für Selbstverwirklichung) zuwege zu bringen, landet allenfalls in der selbstverliebten Nabelschau, nicht aber bei Entwicklung, Wachstum und Veränderung des Ich.

Wie diese Aufgaben beschaffen sind, ist jedem selbst überlassen. Für die Selbstrealisation als günstig erweisen sich jedoch jene Berufs- und Tätigkeitsfelder, für die der Einzelne aufgrund von Geburt, Temperament, Biografie, Körperbau und Charakter gewisse Neigungen und Interessen mitbringt. Dazu gesellen sich diverse Ziel- und Wertvorstellungen, die er als sinnvoll und bedeutsam einschätzt und ihn dazu animieren, eine Aufgabe anzugehen.

Daneben ist noch eine weitere Facette bedenkenswert. Das innige Sich-Einlassen auf eine Lebensaufgabe induziert besonders eindrückliche Ergebnisse der Selbstverwirklichung, wenn dabei die individuellen Talente angesprochen und – wie der norwegische Dichter Henrik Ibsen (1828–1906) dies ausgedrückt hat – das ureigenste Metall zum Schmelzen und Legieren gebracht werden.

Demnach sollte man nicht x-beliebige Aufgaben übernehmen, selbst wenn sie von den lieben Mitmenschen als noch so interessant und wichtig angepriesen werden. Um sein Ich zu realisieren, darf man sich fragen, was die ureigenste Persönlichkeitsentwicklung ausmacht. Für die Sozietät und die Kultur leistet man am meisten, wenn man seine Person zu individueller Höhe und Breite wachsen lässt. Oder wenn man (um eine Metapher zu verwenden, die sich in einem Brief Goethes an Caspar Lavater findet) die Pyramide des Daseins möglichst hoch zu spitzen versucht (Ehrgeizpläne) – was zugleich bedeutet, eine solide Basis dafür anzulegen (die soziale Verbundenheit). Denn im Wesen einer Pyramide liegt es, dass sie nur auf einem breiten Fundament Höhe gewinnen kann.

22.8 Besondere Lebensaufgaben

Goethes Biografie hält eine Bestätigung für den Gedanken bereit, dass jeder seine sehr individuellen Kräfte und Talente entwickeln und sich dementsprechende Aufgaben suchen sollte. Als junger Mann wollte Goethe einmal wissen, ob auch er in der Lage war, genialisch innerhalb einer Woche ein Drama zu verfassen. Er war es: Nach acht Tagen war *Clavigo* fertig – nicht gerade sein bestes Stück.

Goethes Freund Johann Heinrich Merck erkannte dies und gab ihm den Ratschlag, solcherlei nicht wieder zu versuchen. Genialische Aktionen beherrschten andere ebenfalls gut oder sogar noch besser; er, Goethe, solle sich lieber auf jene Probleme konzentrieren, die nur er lösen könne. Goethe hielt sich an diese wohlmeinende Kritik seines Freundes – die Ergebnisse dieser Einstellung sind bekannt.

Jeder darf also nach seiner Façon nicht nur glücklich werden, sondern auch dazu beitragen, dass die Menschheit bestehen bleibt, die Kultur sich entwickelt und die Erde sich weiterdreht. Eine sozial und/oder kulturell wertvolle Beitragsleistung ist die beste Gewähr für ein sinnvoll geführtes Dasein und eine erfolgreiche Verwirklichung des eigenen Selbst. Dabei bleibt zugegebenermaßen das Problem ungelöst, welche Aufgaben für den Einzelnen die passenden und ihn förderlichen sind.

Wer zu leichte und unterfordernde Aufgaben wählt, erhält kaum Wachstumsimpulse, und wer zu hoch hinauswill und sich so überfordert, scheitert womöglich kläglich an seinen Größenideen. Im Gedicht *Grenzen der Menschheit* (1781) spielte Goethe auf jene an, die Person-Realisation mit hypertropher Selbstüberschätzung verwechseln:

> Denn mit Göttern/Soll sich nicht messen/Irgendein Mensch./Hebt er sich aufwärts/Und berührt/Mit dem Scheitel die Sterne,/Nirgends haften dann/Die unsichern Sohlen,/Und mit ihm spielen/Wolken und Winde.[7]

22.9 Die anthropologische Proportion

Es könnte die irrige Ansicht entstanden sein, Selbstverwirklichung sei lediglich eine Frage von Arbeit, Aufgaben, beruflicher Expansivität. Nichts wäre falscher als das. Der Daseinsanalytiker Ludwig Binswanger (1881–1966) betonte in seinen Schriften, dass das menschliche Leben meistens nur gelingt, wenn der Einzelne die anthropologische Proportion berücksichtigt. Mit diesem Begriff wollte Binswanger das Verhältnis von Höhenwachstum (Ehrgeizziele) und Breitenwachstum (soziale Einbettung) umschreiben. Selbstverwirklichung werde in der Regel als befriedigend erlebt, wenn sie beide Gesichtspunkte gleichermaßen ins Visier nehme.

In dem Text *Drei Formen missglückten Daseins – Verstiegenheit, Verschrobenheit, Manieriertheit*[8] zeigte Binswanger anhand eigenartiger Lebensstile, wie diese die Entwicklung der Persönlichkeit verunmöglichen und stattdessen zu psychosozialen Störungen oder Krankheiten beitragen. In unserem Zusammenhang interessiert vor allem die Verstiegenheit, da sie oft mit ungenügender sozialer Verbundenheit assoziiert ist.

Unter Verstiegenheit verstand Binswanger eine Daseinsbewegung, bei welcher der Einzelne das Höhenwachstum seiner Person vorantreibt, ohne die Entwicklung in die Breite angemessen zu berücksichtigen. Derart Verstiegene haben, weil das soziale Fundament ihrer Existenz zu schmal angelegt ist, einen prekären Stand im Leben. Allenfalls versuchen

---

[7] Goethe, J.W.: Grenzen der Menschheit (1781), in: Gedichte und Epen I, Hamburger Ausgabe Band 1, München 1981, S. 146.

[8] Binswanger, L.: Drei Formen missglückten Daseins – Verstiegenheit, Verschrobenheit, Manieriertheit (1956), in: Ausgewählte Werke in vier Bänden, Heidelberg 1992 ff.

sie sich in Pseudoselbstverwirklichung, die jedoch oft substanzlos bleibt und keine bleibenden Resultate zeitigt.

So kommt es immer wieder vor, dass Einzelne zwar Stufe um Stufe ihrer Karriereleiter erklimmen und, mit prominenten Titeln und Orden versehen, auf hohen gesellschaftlichen Plätzen rangieren. Sieht man jedoch näher zu, mangelt es ihnen nicht selten an soliden, gewachsenen emotionalen und sozialen Strukturen, und selbst ihre Intellektualität weist womöglich etwas Brüchiges, Fahriges oder Hohles auf. Die Fassade ihrer Persönlichkeit mag (wie bei manchen Intellektuellen) auf den ersten Blick glänzen – einer kritischen Überprüfung oder einer heftigeren existenziellen Erschütterung hält sie jedoch nicht immer stand.

22.10 Peer Gynt und das Problem der Selbstrealisation

In dem schmalen, gehaltvollen Buch *Henrik Ibsen und das Problem der Selbstrealisation in der Kunst*[9] hat sich Binswanger der Thematik der Person-Werdung noch ausführlicher zugewandt. Anhand der Biografie und des Werks von Ibsen wollte er den Terminus der anthropologischen Proportion sowie die Unterschiede zwischen gelungener und gespielter Selbstverwirklichung näher beleuchten.

Binswanger ging davon aus, dass sich anhand der dramatischen Figuren, die Ibsen im Laufe seines Künstlerlebens entworfen hat, das Problem der Selbstauszeugung erörtern lasse. Fast alle Bühnengestalten bei Ibsen ringen um die eigene Individualität und verkörpern Chancen wie Schwierigkeiten der Selbstverwirklichung. Als Beispiele greife ich zwei heraus: Peer Gynt aus dem gleichnamigen Stück (1876) und Frau Alving aus dem Drama *Gespenster* (1882).

Der junge Peer Gynt wird als ein Mann geschildert, der von seinen Ideen, Wünschen und Begierden getrieben ist und dauernd versucht, jeder Festlegung und Entscheidung für Situationen, Menschen und seine eigene Identität aus dem Weg zu gehen. Damit fehlt ihm das stabile Fundament (Breitenwachstum) für die Selbstwerdung. Eindrücklich hat Ibsen dies in einer Szene zum Ausdruck gebracht, in der Peer eine Zwiebel schält. Ihm fällt auf, dass diese nur aus Schalen besteht und keinen Kern besitzt. In diesem Moment vergleicht er sich mit der Zwiebel und muss zugeben, dass auch er nur eine Ansammlung von Schalen ist.

Fünf Akte lang zerstreut und verausgabt sich Peer an hunderterlei Themen und Motiven, ohne dass er die Kraft und den Impuls in sich spürt, sich ernst- und dauerhaft auf einen oder wenige Topoi seines Lebens zu konzentrieren. In gewisser Weise bleibt er beinahe bis zum Schluss des Dramas ein Junge im pubertären Aufbruch, ein lustiger Geselle, der sich aus jeder Bedrängnis mit einem Jokus oder einer kleinen Flunkerei zu befreien versteht und der sich deshalb weder am Gewicht noch am Widerstandskoeffizienten des Lebens wirklich abarbeitet.

---

[9] Binswanger, L.: Henrik Ibsen und das Problem der Selbstrealisation in der Kunst, Heidelberg 1949.

Als ihm jedoch zum Ende des Stückes hin die strenge Figur des Knopfgießers begegnet, werden ihm die Haltlosigkeit seiner Existenz und der eklatante Mangel an Selbst bewusst. Er ist kein unverwechselbares Ich geworden, das seine Talente und Metalle zur ureigensten Legierung verschmolzen hat. Binnen eines Tages soll er nun herausfinden, wer er denn ist – ansonsten müsse er sterben und, wie der Knopfgießer es verharmlosend ausdrückt, „zurück in den Ausschusstopf".

In dieser Notlage trifft Peer auf seine Jugendliebe Solveig, die all die Jahre auf ihn gewartet und den Glauben an ihn nicht verloren hat. Sie verwirklichte damit für ihn jenen Teil der Identität, den er bis dahin Mal um Mal verfehlt hatte. Intuitiv hatte sie ihn mit seinen Schwächen und Flausen verstanden und sein eigentümliches Lebensgesetz toleriert.

Das Ende des Dramas war von Ibsen nicht kitschig konzipiert. Mit ihm wollte er vielmehr seiner Überzeugung Ausdruck verleihen, dass die Selbstwerdung von Menschen nur im liebenden Miteinander gelingt und dass der Einzelne dazu Verbindlichkeit, Akzeptanz von Situationen sowie enge Verschränkungen mit den Mitmenschen entwickeln muss.

22.11 Frau Alving und das Problem der Selbstrealisation

Mit einer derartigen Leistung hat Frau Alving, die Hauptperson in *Gespenster*, oberflächlich betrachtet keine Mühe. Im Gegenteil: Sie hält an der einmal getroffenen Entscheidung für ihren Ehemann fest, selbst als sie bemerkt, dass dieser alles andere als ein vornehmer Herr ist. Für diesen Ehebund war sie bereit, ihre ehemalige und große Liebe zu einem Pastor zu opfern – ein Opfer, von dem sie im Alter erkennen muss, dass es ein falsches war und dass es für eine Revision dieser Wahl zu spät ist.

So lebt Frau Alving ähnlich wie Peer Gynt, aber aus einem anderen Ursachen- und Motivgeflecht heraus, ebenfalls in einem Zustand der Selbstentfremdung, den man sich bei ihr schon als Jahrzehnte andauernd vorstellen muss. Ihre Selbstrealisation beginnt erst in jenem Moment, in dem sie beschließt, mit den Unwahrhaftigkeiten und Lebenslügen ihres Daseins aufzuräumen.

Nach und nach findet Frau Alving den Mut und die Sprache zur Erinnerung, und sie erzählt sich und ihren allernächsten Mitmenschen, wie ihr Leben hinter der Fassade der wohlbestallten Bürgerlichkeit tatsächlich abgelaufen ist. Selbst als der unverstellte Blick auf die Fakten für sie und die anderen schmerzlich wird, zuckt sie vor weiteren Enthüllungen nicht zurück. Mit ihren Reminiszenzen benennt und verscheucht Frau Alving die Gespenster, die sich als Folge verdrängend-unredlicher Schönfärberei in ihr Dasein eingenistet hatten. Die entlarvende Konfrontation mit Wahrheit und Wirklichkeit ihrer Geschichte ist für sie erschütternd und aufwühlend. Gleichzeitig emanzipiert sie sich damit von den Illusionen, die sie lange unter Aufbietung aller ihrer Kräfte aufrechterhalten wollte, und schafft sich Möglichkeiten, die Umrisse ihrer Person zumindest zu erkennen, wenn auch nicht mehr ausführlich zu leben.

22.12 Selbsterkenntnis und Selbstrealisation bei S. Freud und J.-P. Sartre

Selbsterkenntnis und -verwirklichung sind Prozesse, die ein relativ hohes Maß an Redlichkeit und Wahrhaftigkeit voraussetzen, wenn sie gelingen sollen. Neben und nach Ibsen haben Sigmund Freud und Jean-Paul Sartre in ihren Schriften auf diesen Zusammenhang hingewiesen.

Freud war überzeugt, dass die psychoanalytische Kur glückt, wenn sich der Patient wie auch der Analytiker auf rückhaltlose Ehrlichkeit im Therapiegespräch einstellen. Psychische Krankheitszustände führte der Begründer der Psychoanalyse auf Verdrängungen, Erinnerungslücken und Amnesien der Betroffenen zurück, und eine Besserung der Symptome stand zu erwarten, wenn die vergessenen und exkommunizierten Anteile der Lebensgeschichte des Patienten durch kathartische Mitteilungen an den Arzt erinnert und damit in ihrer pathogenen Wirkung revidiert wurden.

Mit ähnlicher Intention argumentierte Jean-Paul Sartre. In seiner Philosophie trifft man auf den Begriff der *mauvaise foi*, der Unredlichkeit, die bei vielen Menschen anzutreffen sei. Mit Unredlichkeit charakterisierte Sartre eine Haltung und Einstellung, die dem Einzelnen vorgaukelt, er sei seinen inneren Gegebenheiten (Stimmungen, Affekten, Assoziationen) und äußeren Verhältnissen (Abstammung, soziale Schichtzugehörigkeit) vollständig ausgeliefert.

In Wirklichkeit jedoch erlebt nach Sartre jedermann neben den determinierenden Aspekten seiner Existenz immer auch Phänomene von Freiheit und Verantwortung. Sie zu leugnen sei zwar bequem, aber unwahrhaftig, und es grenze an wohlfeile Ausreden, im Hinblick auf den Verlauf einer Lebensgeschichte auf ungünstige Umstände zu verweisen und den eigenen Gestaltungsspielraum geflissentlich zu übersehen.

Freud wie Sartre waren der Ansicht, dass Verdrängungen und Unredlichkeiten keine tragfähige Basis darstellen, um darauf das Gebäude eines sich selbst verwirklichenden Daseins zu errichten. Wer solide in die Höhe und die Breite zugleich bauen will, tut gut daran, das Ausmaß von Vergessen, Verdrängen und *mauvaise foi* überschaubar zu halten.

Dies betrifft nicht nur Inhalte der persönlichen Biografie, sondern auch diejenigen von Weltanschauungen. Manche Ideologien erlauben sich ein hohes Niveau an Unwahrhaftigkeiten und Mogeleien, die sie über Generationen hinweg tradieren und als gesicherte Wahrheiten deklarieren. Als Beispiele können diverse Religionen sowie politische Ideologien wie Absolutismus, Diktaturen, Kommunismus, Kapitalismus angeführt werden. Nach Freud ist am ehesten eine wissenschaftliche Weltanschauung auf Echtheit und Wahrhaftigkeit hin orientiert.

Als Elemente der Unredlichkeit verwenden Ideologien in der Regel Vorurteile aller Art. Rassismus, Chauvinismus, Nationalismus, Patriarchat, Antisemitismus, Unterschiede der Klassen- und Schichtzugehörigkeit, Entwertung von Leib und Natur, Militarismus, sexuelle Diffamierung (z. B. bei Homophilie) sowie Autoritäts- und Staatsgläubigkeit sind einige dieser problematischen Überzeugungen, die sich oft genug zu unwahrhaftigen Weltanschauungen kondensieren.

Mit ihren Schriften haben Freud und Sartre Anschluss an die Tradition der Ideologiekritik gefunden, die von Francis Bacon über Arthur Schopenhauer, Ludwig Feuerbach, Karl Marx und Friedrich Nietzsche bis zu manchen Tiefenpsychologen und Soziologen der Neuzeit reicht. Sie alle behaupteten, dass das Bewusstsein unter dem Einfluss kollektiver Unehrlichkeiten in seiner Entwicklung fehlgeleitet und damit das Selbst der Menschen einem massiven Entfremdungsprozess ausgesetzt wird. Eine recht verstandene Ideologiekritik mündet daher immer in die Überwindung von Selbstentfremdung, und umgekehrt ist Selbstrealisation nur vorstellbar unter der Berücksichtigung einer grundlegenden Skepsis und Kritik den verschiedenen Weltanschauungen gegenüber.

22.13 Selbstverwirklichung und Weltoffenheit

Die eben erwähnten Ideologien sind charakterisiert durch prinzipielle Enge und Begrenztheit und weisen oftmals ein manichäisches Welt- und Menschenbild auf. Der Begriff Manichäismus geht auf die Lehre des persischen Gelehrten Mani (216–276 n. Chr.) zurück. Er ging davon aus, dass die Welt von zwei gleich starken Grundkräften beherrscht wird: dem Guten und dem Bösen, die stets gegeneinander im Kampf liegen.

Manichäische Weltanschauungen weisen die Tendenz auf, strikt zwischen gut und böse zu diskriminieren, wobei die Insider die Guten, die Outsider die Bösen repräsentieren. Dementsprechend bedeutsam und hart werden Grenzziehungen zwischen „uns" und den „anderen", zwischen Gläubigen und Nichtgläubigen, Anhängern und Gegnern, Freunden und Feinden, Verschworenen und Verrätern erlebt.

Mitglied- und Anhängerschaft in derartigen Weltanschauungs-Clubs bringt daher *nolens volens* Limitierungen mit sich, von denen sich der Einzelne fragen darf, inwiefern er sie akzeptiert oder ob er sie zum Anlass nimmt, die jeweilige Ideologie hinter sich zu lassen. Im Sinne der hier avisierten Selbstverwirklichung bestehen wenige Zweifel, dass die letztere Reaktion womöglich die adäquatere ist.

Derartige Emanzipationsbewegungen zeugen von einer Haltung der Weltoffenheit. Damit ist die Bereitschaft des Einzelnen gemeint, die kleinen und vertrauten Verhältnisse (primäres Zuhause, Weltanschauung der Kindheit und Jugend, Primärfamilie) zu verlassen und den Aufbruch ins Weite und Ungewisse zu wagen.

Weltoffenheit ist aber auch ein Begriff aus der Philosophie von Heidegger und Sartre und bedeutet dort so viel wie die Fähigkeit eines Menschen, sich für die Totalität der Welt in allen ihren Facetten zu öffnen. Der heute modern gewordene Terminus der Globalität meint Ähnliches; allerdings wird er oftmals auf ökonomische oder ökologische Aspekte verengt. Der Heidegger'sche und Sartre'sche Begriff „Weltoffenheit" bezieht hingegen historische, gesellschaftliche, soziale, politische und kulturelle Gesichtspunkte mit ein.

Weltoffene Einstellungen als Voraussetzung für gelingende Person-Realisation wurden bereits vor einem Jahrhundert auch von Alfred Adler gefordert. Der Begründer der Individualpsychologie bezeichnete solche Haltungen und Einstellungen mit dem Terminus des Gemeinschaftsgefühls – wobei er mit Gemeinschaft die gesamte Menschheit und nicht Gruppen, Klassen oder Cliquen meinte.

In reziproker Ergänzung zu Goethe, der davon ausgegangen war, dass man der Menschheit am besten diene, indem man seine Person zielstrebig fortentwickelt, argumentierte Adler, dass die Verwirklichung des eigenen Selbst am schönsten floriert, wenn man die Interessen der Welt- und Menschheitsgemeinschaft tief ins Gemüt aufgenommen hat. Es steht zu vermuten, dass beide Sichtweisen Berechtigung für sich reklamieren dürfen.

22.14 Selbstverwirklichung und autonome Urteilskraft

Weltoffenheit im Sinne von Hinauswachsen über Gruppeninteressen, Kirchen-, Partei- und Lobbyarbeit sowie Staatsangelegenheiten bedeutet eventuell auch, dass man mit mehr oder minder großer Einsamkeit für die eigene Person rechnen muss. Im glücklichen Fall kennt der Betreffende einige Freunde, die seinen Weg mit ihm gehen; im unglücklicheren Fall steht der sich selbst Verwirklichende zum Schluss alleine da.

Man nennt eine derartige Position des Alleine- und Aufrecht-Stehens Selbstständigkeit oder Autonomie; übersetzt heißt dieser Begriff so viel wie eigenes Gesetz. Ein Mensch mit dem Ziel der Selbstrealisation verfolgt den Anspruch, sich eigene Werdens-, Schaffens- und Lebensgesetze zu geben. Damit sind keine Willkür-Akte oder Gesetzesübertretungen des bestehenden rechtlichen Kodex gemeint. Vielmehr geht es dem autonom existierenden Individuum darum, womöglich auch gegen die Meinung der Majorität seine Richtung der Selbstauszeugung zu verfolgen.

In einem Aphorismus in *Götzendämmerung* hat Nietzsche indirekt auf diesen Gesichtspunkt der Selbstverwirklichung angespielt. Darin stellte er die existenziell gemeinte Frage: „Willst du mitgehen oder vorangehen oder für dich gehen?"[10] Unschwer lässt sich aus dieser Frage der biografische Hintergrund Nietzsches erahnen, der halb freiwillig und halb gezwungenermaßen zu einem Denker wurde, der fast vollständig auf sich alleine gestellt war. Mit seinem Konzept des Übermenschen hat er eine literarisch-philosophische Figur geschaffen, die ebenfalls das Schicksal des Alleine-Gehens als das ihrige begreift.

In gewisser Weise kann man diese drei Nietzsche'schen Formen des Gehens und Lebens auch als Etappen der Selbstverwirklichung verstehen. Kinder, Jugendliche und junge Menschen sind gut beraten, sich anderen anzuschließen, von ihnen zu lernen, deren Inhalte und Richtungen des Lebens zu assimilieren und mit ihnen zu gehen. Tun sie es nicht oder nur punktuell, laufen sie Gefahr, versteigen, verschroben oder maniert zu werden oder in ihrer Entwicklung völlig zu verkümmern.

Ältere Erwachsene finden sich immer wieder in Situation, in denen sie für andere ein Modell sein und ihnen etwas zeigen sollen, in denen sie etwas lehren oder andere erziehen und in denen sie Verantwortung für Mitmenschen übernehmen. Sie sind gezwungen,

---

[10] Nietzsche, F.: Götzendämmerung (1889), in: KSA Band 6, München – Berlin 1988, S. 65.

voranzugehen – oder sie bleiben in der Kind-Rolle, was nicht selten als Regression und Statik, kaum aber als Selbstrealisation imponiert.

Bisweilen spielt uns das Leben auch noch die Rolle desjenigen zu, der alleine stehen muss. Meist suchen die Betreffenden nicht aktiv und bewusst nach solchen Rollensegmenten, sondern sind – siehe Friedrich Nietzsche – an diesem Prozess aktiv *und* passiv beteiligt. Oft geben Krankheiten oder andere Formen von existenziellen Niederlagen und Erschütterungen Anlass zu einem derartigen Schritt der freiwilligen und erzwungenen Selbstverwirklichung. Dabei kann man noch häufiger als auf der Stufe davor beobachten, dass Menschen vor diesem Entwicklungsstadium zurückschrecken.

Die Menschen reagieren seit Jahrtausenden verständlicherweise mit Angst und Zurückhaltung auf das Alleine-Stehen und -Gehen, und die Erfahrung unserer Vorfahren, dass Einsamkeit oft genug mit Krankheit und Tod bezahlt werden musste, steckt als Memento uns allen irgendwie im Gemüt. Wer dennoch den Schritt zum Alleine-Gehen wagt oder dazu gezwungen ist, übertritt in gewisser Weise ein uraltes Gesetz der Menschengemeinschaft.

22.15 Selbstverwirklichung und das reale Leben

Dies leitet über zu einem weiteren Aspekt der Person-Werdung: Sie findet nur im wirklichen Leben statt. So sehr man es erstrebenswert finden mag, am grünen Tisch oder im bequemen Fauteuil über das Dasein, die Welt und die eigene Entwicklung zu sinnieren und sich für die eigene Existenz die großartigsten Heldengeschichten auszumalen, so sehr bleibt man mit solchen Strategien lediglich ein „Ritter des Möglichen" (Sören Kierkegaard), der im Imaginären wächst und in der Realität stagniert oder verdorrt.

Reales Leben meint auch, dass Selbstverwirklichung kein Akt von Narzissmus und Selbstbeweihräucherung ist. Ästhetizismus hinsichtlich der Gestaltung des eigenen Daseins, wie man ihn bei nur oberflächlicher Betrachtung von Künstlerbiografien eines Oscar Wilde oder eines Rainer Maria Rilke vermuten könnte, reicht in der Regel nicht hin, das Werden einer Persönlichkeit zu induzieren.

Hierzu ist ein ernsthafter und um reichen Kontakt mit der Totalität der Welt bemühter Lebensstil vonnöten. Wer Selbstverwirklichung ins Auge fasst, muss sich auf das Leben und auf Situationen einlassen, und dies mit dem Wissen, dass jeder Moment immer nur einmal gelebt und nie repetiert werden kann. Hier gilt das Diktum Friedrich Schillers: „Was man von der Minute ausgeschlagen, gibt keine Ewigkeit zurück."[11]

Sich in der Wirklichkeit zu bewegen bringt häufig Erfahrungen von Widerstand mit sich. Dieser kann sich auf Materie und Dinge beziehen, aber auch auf Mitmenschen, Kultur, Gesellschaft, Wirtschaft und Politik. Jeder seriöse Versuch der Beeinflussung von Wirklichkeit – pädagogisch, handwerklich, künstlerisch, kurierend, regierend, wissenschaftlich, technisch – offenbart spezifische Widerstandskoeffizienten. Nur wer in Traum-

---

[11] Schiller, F.: Resignation (1786), in: Sämtliche Werke Band I, München 2004, S 133.

und Märchenwelten, in Rausch- und Ekstasezuständen oder in Verliebtheitsmomenten lebt oder aber psychiatrisch erkrankt ist (Manie), spürt derlei nicht und viel zu wenig.

22.16 Selbstverwirklichung: Leben und gelebt werden

Selbstrealisation bedeutet des Weiteren, sowohl zu leben als auch gelebt zu werden. Aktivität und Passivität, Gestalten und Erdulden geben sich munter einander die Hand, ohne dass man sich längere Zeit auf das eine oder das andere versteifen dürfte. Hinzu kommt, dass das aktive Eingreifen in die Realität stets mit den Möglichkeiten von Irrtum und Fehlschlag assoziiert ist. Nur wer nichts tut, macht auch nichts verkehrt – ihm gebricht es aber auch am Fundament jeglicher Selbstwerdung: an Entscheidung und Tat, an Freiheit, Handlung und Verantwortung.

Selbstverwirklichung ist ein riskantes Unterfangen, an dem man scheitern und gegen dessen Risiko man sich nicht versichern lassen kann. Der Einsatz bei diesem Spiel ist die eigene Existenz, der mögliche Gewinn eine Annäherung an sich selbst. Und obwohl es keine Garantie für das Gelingen dieses Unterfangens gibt, scheint es wenig Sinnvolleres zu geben, als aus diesem einen Leben, in das wir per Zufall hineingeraten sind, eine individuelle, unverwechselbare, unserem Wesen entsprechende Gestalt werden zu lassen.

22.17 Selbstverwirklichung: Ideale und Werte

Weil Selbstverwirklichung aufgrund des notwendigen intensiven Welt- und Realitätskontakts immer auch mit Desillusionierungen verknüpft ist, wird sie von vielen von vornherein gemieden. Die wenigen, die es dennoch mit ihr versuchen, laufen Gefahr, dabei nicht nur ihre Illusionen, sondern auch einen Teil ihrer Ideale zu verlieren.

Ideale und Werte sind das wichtigste Kapital, das dem Einzelnen zur Verfügung steht, um hochgesteckte Ziele wie die Auszeugung der eigenen Person anzugehen und zu erreichen. Wenn man wissen will, warum Menschen sich auf sozial und kulturell schwierige Aufgaben einlassen, stößt man auf deren Werterleben als entscheidendes *Agens movens*. Von Werten geht ein Imperativ aus, sie zu realisieren und sie in die spröde Wirklichkeit einzubauen. Wer über ein differenziertes und weit dimensioniertes Wertsensorium verfügt, nimmt viele solche Imperative wahr und reagiert entsprechend. Jedem Wert wohnt ein Soll-Sein inne, und sobald man Werte erkennt und anerkennt, steht man unter dem Diktat dieses Soll-Seins: Man will und muss sie verwirklichen.

In den axiologischen (die Wertlehre betreffenden) Texten von Max Scheler und Nicolai Hartmann werden niedere, hohe und höchste Werte unterschieden. Zu den niederen gehören den beiden Philosophen zufolge die Sachwerte. Verglichen mit diesen sind die Vitalwerte (Kraft, Leben, Überlegenheit) deutlich höher taxiert. Nochmals darüber angesiedelt sind personale Werte wie Freiheit, Würde und Selbstverwirklichung. Diese Wertebene lässt sich noch weiter in ästhetische (Schönheit, Anmut) und ethische Werte (Gerechtigkeit, Güte, Solidarität) differenzieren.

Idealistische Menschen haben oft schon in Kindheit und Jugend im konkreten oder kulturell vermittelten Umgang mit Vorbildern ein hohes Maß an Wertorientierung erlebt. Wer an einem oder mehreren Menschen gesehen hat, dass das Leben auf Werthorizonte und Selbstverwirklichung hin ausgerichtet sein darf und kann und wer sich mit diesen Beispielen identifizierte, besitzt für sein Dasein einen unverlierbaren Schatz an Zuversicht, Mut und Entwicklungsfreude. Wenn es ihm gelingt, auch im Erwachsenenleben auf ihn zurückzugreifen, wirkt dies wie eine nicht versiegende Energiequelle, aus der er schöpfen kann, um selbst gesetzte oder von außen vorgegebene Ziele zu verwirklichen.

Womöglich machen diese Zusammenhänge ebenso sehr wie die von Maslow beschriebenen Ursachen verständlich, warum oft so wenige Menschen die Kraft und den Spannungsbogen aufbringen, über Jahre hinweg geduldig und unverdrossen am Aufbau und an der Stilisierung ihrer Persönlichkeit festzuhalten. Man benötigt ein enorm hohes Maß an Idealismus und Wertsensibilität, um sich Selbstverwirklichung zuzutrauen und sie gegen die Widerstände der stumpfen Welt durchzusetzen.

22.18 Das allgemeine Ich

Wer aufgrund seiner Kindheit und Jugend und seines Charakters von vornherein zu wenig Idealismus mitbringt oder Einiges von ihm aufgrund unguter Erfahrungen eingebüßt hat, lebt sein Dasein meist ohne merkliche Bezugnahme zu jenen Wertdimensionen, die ihm eine Realisierung seiner Person als attraktiv erscheinen lassen könnten. Doch auch Idealisten sind vor dem Vergessen differenzierterer Werthorizonte nicht immer gefeit.

Von manchen Autoren (z.B. Henrik Ibsen) wird ein solcher Existenzmodus als alltägliches Ich bezeichnet. Sören Kierkegaard (1813–1855) hat in *Krankheit zum Tode*[12] den Status dieses alltäglichen Ich als eine Art verzweifelten Daseins charakterisiert, wobei sich die Verzweiflung darauf bezieht, partout nicht bemerken zu wollen, dass es die Aufgabe der Selbstverwirklichung geben könnte.

Menschen unternehmen viel, um nicht an eine ihrer vornehmsten Aufgaben erinnert zu werden: ihr Selbst zu suchen und dieses zur Blüte zu bringen. Der Sinn von Zerstreuungen, Events, zu großer Arbeitsbelastung oder auch von Streit und Hader in Partnerschaft und anderen engen Beziehungen liegt unter anderem darin, die Selbstverwirklichung zu einem Anathema zu machen und es schlicht zu verdrängen.

Neben dieser Haltung, die Möglichkeiten eines eigenen Selbst verzweifelt nicht wahrhaben zu wollen, beschrieb Kierkegaard noch zwei weitere Spielarten von Verzweiflung: „Verzweifelt nicht man selbst sein wollen; verzweifelt man selbst sein wollen."[13] Was meinte er damit?

---

[12] Kierkegaard, S.: Die Krankheit zum Tode (1849), Hamburg 1991.

[13] Kierkegaard, S.: Die Krankheit zum Tode (1849), Hamburg 1991, S. 48.

Bei der ersteren Form von Verzweiflung spürt der Einzelne zwar, dass er sich zu einer Persönlichkeit entwickeln könnte, deren Umrisse und Inhalte ihn jedoch sehr irritieren und erschrecken. Als Reaktion darauf mobilisiert er alle seine Energien, um das sich abzeichnende Ich nicht zu realisieren: Er will verzweifelt nicht er selbst sein.

Ein literarisch bekannt gewordenes Beispiel dafür findet sich im Roman *Stiller*[14] von Max Frisch. Darin versucht der Bildhauer Anatol Stiller mit aller Macht, seine Identität hinter sich zu lassen. Schon der erste Satz des Romans gibt das Motto des verzweifelt Nicht-er-selbst-sein-Wollens vor: „Ich bin nicht Stiller!" Zwischen diesem ersten Satz und seiner Erkenntnis einige Hundert Seiten später (Ich kann nicht Nicht-Stiller sein, ich muss meine Identität, ich muss mich, auch wenn es mir schwerfällt, annehmen) liegen für den Bildhauer Stiller große innere Kämpfe und Erkenntnisleistungen.

Die letztere Art der Kierkegaard'schen Verzweiflung hat mit dem Erleben von Lücken und Schwächen bei der bisherigen Selbstrealisation zu tun. Ein Mensch empfindet bei nüchterner Bestandsaufnahme seiner Person, dass er bisher zu wenig eigenes und unverwechselbares Ich wachsen ließ und dass er – ähnlich wie Peer Gynt – den kritischen Fragen eines Knopfgießers keine guten Argumente entgegensetzen könnte.

Dieses erlebte Defizit beantwortet der Betreffende mit fieberhaft verzweifelten Aktivitäten, endlich er selbst zu werden. In diese Kategorie der Verzweiflung fallen auch all jene, die sich nach vergeblichen Anläufen zur Selbstsuche von derselben abwenden und sie als lediglich modische Forderung der Jetztzeit abtun; oder die sich in Selbsterfahrungs- oder Selbstverwirklichungswochenendseminare stürzen, um endlich und rasch nachzuholen, was ihnen bisher vorenthalten blieb: ein eigenes Ich.

22.19 Das seltene Ich

Nach Kierkegaard entgeht der Mensch also der Verzweiflung nicht – er kann sich lediglich aussuchen, welche Spielart er wählt. Diese Ansicht darf jedoch infrage gestellt werden, selbst wenn die Kierkegaard'sche Diagnose stimmen mag, dass diejenigen in der heikelsten Situation leben, die noch nicht einmal einen Mangel an Selbstrealisation empfinden.

Denn jenseits der Verzweiflung tun sich weite Felder möglicher Einstellungen, Haltungen und Situationen auf, die zur Selbstverwirklichung beitragen und die Aufgabe der Selbstsuche als eine lösbare erscheinen lassen. Die Selbstwerdung mit den Vokabeln der Verzweiflung und des Scheiterns zu beschreiben mag den Lebenserfahrungen Kierkegaards entsprechen, ist aber beileibe nicht auf das Thema generell übertragbar.

So kann man sich Zeiten der Muße und des *dolce far niente* (des süßen Nichtstuns) vorstellen, in denen überraschende Vorstellungen über die eigene Person geboren werden. Auch Begegnungen mit Mitmenschen, die neue Seiten an uns wahrnehmen und uns darüber hinaus zutrauen, diese zu entwickeln, sind für den Prozess der Selbsterkenntnis und der Selbstverwirklichung außerordentlich hilfreich.

---

[14] Frisch, M.: Stiller (1954), Frankfurt am Main 2004.

Daneben bedeutet in gelingenden erzieherisch-pädagogischen oder psychotherapeutischen Beziehungen das Erlebnis der uneingeschränkten Akzeptanz von Wachstum und Entwicklung ein mächtiges Stimulans für die Realisation des eigenen Ich.

Und zuletzt darf noch darauf verwiesen werden, dass uns auch Eros und Sexus, die Leiblichkeit und das innige Zusammensein mit einem geliebten Du, an unser oftmals verschüttetes, nichtalltägliches Ich erinnern – an jenes seltene Ich, das neben und hinter dem alltäglichen Ich den Zugang zu Fragen von Sinn und Bedeutung der eigenen Existenz eröffnet und das Leben immer wieder als eine Möglichkeit begreift, Werte wie Freiheit, Schönheit, Personalität und Solidarität zumindest für Augenblicke Wirklichkeit werden zu lassen.

Literatur

Binswanger, L.: Henrik Ibsen und das Problem der Selbstrealisation in der Kunst, Heidelberg 1949
Binswanger, L.: Drei Formen missglückten Daseins – Verstiegenheit, Verschrobenheit, Maniertheit (1956), in: Ausgewählte Werke in vier Bänden, Heidelberg 1992 ff.
Frisch, M.: Stiller (1954), Frankfurt am Main 2004
Gide, A.: Uns nährt die Erde, uns nährt die Hoffnung (1897), in: Romane und lyrische Prosa, München 1973
Goethe, J.W.: Gedichte und Epen I, in: HA Band 1, München 1981
Herder, J. G.: Ideen zur Philosophie der Geschichte der Menschheit (1784 ff.), Bodenheim 1995
Hufeland, Ch. M.: Makrobiotik oder Die Kunst, das menschliche Leben zu verlängern (1797), Frankfurt am Main 1992
Kierkegaard, S.: Krankheit zum Tode (1849), Hamburg 1991
Maslow, A.: Psychologie des Seins (1962), Frankfurt am Main 1985
Maslow, A.: Motivation und Persönlichkeit (1970), Olten 1977
Montaigne, M. de: Essais (1580 ff.), Frankfurt am Main 1998
Nietzsche, F.: Götzendämmerung (1889), in: KSA Band 6, München – Berlin 1988
Schiller, F.: Resignation (1786), in: Sämtliche Werke Band I, München 2004

23 Haben, Werden, Sein – Über individuelle und kulturelle Hürden der Person-Werdung

Inhaltsverzeichnis

23.1	Arthur Schopenhauer: Aphorismen zur Lebensweisheit	442
23.2	Friedrich Nietzsche und der zukünftige Mensch	443
23.3	Henri Bergson: Elan vital	444
23.4	Ernst Bloch: Das Prinzip Hoffnung	445
23.5	Gabriel Marcel: Sein und Haben	446
23.6	Jean-Paul Sartre: Das Sein und das Nichts	447
23.7	Sigmund Freud: Triebschicksal und Sublimierung	448
23.8	Carl Gustav Jung: Individuation und das kollektive Unbewusste	450
23.9	Hans im Glück	451
23.10	Wie scheint doch alles Werdende so krank	452
23.11	Werden, Wachsen und Vergehen	453
23.12	Geld, Besitz und Analität	453
23.13	Geld – ein mysterium tremendum et fascinans	454
23.14	Homo faber und Homo ludens	455
23.15	Homo viator	455
23.16	Archaischer Torso Apollos	456
23.17	Das erschöpfte Selbst	457
23.18	Alfred Adler: Common sense	458
23.19	Denken, Sprechen und Verstehen	459
23.20	Eros, Sexus und Gefühl	460
Literatur		461

In den 70er-Jahren des letzten Jahrhunderts machte der Psychoanalytiker und Sozialpsychologe Erich Fromm (1900–1980) mit einem Buchtitel von sich reden, der für einen Teil unserer Überschrift Pate stand: *Haben oder Sein*.[1] Als Fromm 1976 diesen Text publizierte,

---

[1] Fromm, E.: Haben oder Sein (1976), München 2010.

wurde er als ein Autor gelesen, der an der Besitz- und Konsumorientierung (Haben) vieler seiner Zeitgenossen Kritik übte und parallel dazu bei ihnen einen Mangel an personaler Substanz (Sein) diagnostizierte. Es herrschte damals in Europa noch der Kalte Krieg, und Fromm bezog seine Formel vom *Haben oder Sein* deshalb nicht nur auf Einzelne, sondern auch auf die politisch-gesellschaftlichen Systeme Kapitalismus und real existierender Kommunismus. Beiden attestierte er, dass sie sich fast ausschließlich mit der Thematik des Habens beschäftigten (wenn auch aus polaren Positionen heraus) und das Thema des Seins sträflich vernachlässigten.

An Lösungsvorschlägen für diese prekäre Situation unterbreitete Fromm neben den Gedanken von Philosophen und Tiefenpsychologen auch diejenigen von Religionsstiftern (Jesus, Buddha) sowie von religiösen Mystikern (Meister Eckhart) und Schriften (Altes und Neues Testament, Talmud) – ein Angebot, das die Kritik von skeptischen und aufgeklärten Geistern provozierte. Daneben hielt man dem Autor vor, dass er mit seiner dichotom formulierten Alternative *Haben oder Sein* ein Welt- und Menschenbild vertrat, das den Differenzierungsgrad der menschlichen Existenz nicht hinlänglich widerspiegelte. Diese Beurteilung ist einerseits gerechtfertigt und andererseits um kritische Aspekte zu ergänzen. Nicht nur erscheint das Dasein der Menschen beträchtlich vielschichtiger, als es der Titel *Haben oder Sein* suggeriert. Darüber hinaus sind auch Inhalt und Stoßrichtung dieser Alternative fragwürdig: Nicht das Haben, sondern das Werden bedeutet den eigentlichen Gegensatz zum Sein.

23.1 Arthur Schopenhauer: Aphorismen zur Lebensweisheit

Einen Hinweis dafür liefert etwa die Philosophie Arthur Schopenhauers (1788–1860). In den *Aphorismen zur Lebensweisheit*, die den populärsten Teil seiner *Parerga und Paralipomena* (1851) ausmachen, finden sich drei Kapitel, die überschrieben sind mit: Von dem, was einer ist; Von dem, was einer hat; Von dem, was einer vorstellt. Darin ging der Philosoph der Frage nach, woraufhin das menschliche Leben ausgerichtet sein muss, wenn es denn gelingen soll.

Glück und Zufriedenheit waren für Schopenhauer keine Ziele, die die Menschen direkt anstreben können: „Das Glück ist keine leichte Sache; es ist sehr schwierig, es in uns selbst, und unmöglich, es anderswo zu finden" – so zitierte er den französischen Moralisten Nicolas Chamfort. Es sei bereits als günstiges Schicksal anzusehen, wenn der Einzelne ohne Erschütterungen durch Unglück, Krankheit oder langwierige Schmerzen leben kann. Zu einer solchen Sichtweise sind jedoch nur jene in der Lage, die den Schwerpunkt ihres Daseins nicht bevorzugt den Werten von Besitz (was einer hat) oder öffentlicher Geltung (was einer vorstellt) widmen, sondern sich stattdessen um den Auf- und Ausbau ihrer Persönlichkeit kümmern (was einer ist):

> Der normale Mensch ist hinsichtlich des Genusses seines Lebens auf Dinge außer ihm angewiesen, auf Besitz, Rang, auf Weib und Kinder, Freunde, Gesellschaft usw., auf diese stützt

sich sein Lebensglück: Darum fällt es dahin, wenn er sie verliert. Dies Verhältnis auszudrücken, können wir sagen, dass sein Schwerpunkt außer ihm fällt. Eben deshalb hat er auch stets wechselnde Wünsche und Grillen: Er wird, wenn seine Mittel es erlauben, bald Landhäuser kaufen, bald Pferde, Feste geben, bald Reisen machen, überhaupt großen Luxus treiben.[2]

Körperlich-seelische Gesundheit und Ausbildung der geistigen Fähigkeiten bildeten für Schopenhauer die Grundlage der Persönlichkeitsentwicklung. Des Weiteren solle man sich über seine Vergangenheit Rechenschaft ablegen und die aktuellen Ereignisse von Tagen oder Wochen in einen größeren Zusammenhang einordnen; nur so entstehe aus den Fragmenten der jeweiligen Augenblicke die Kontinuität einer Identität.

Als töricht empfand der Philosoph jene Menschen, die dem Schein den Vorzug vor dem Sein geben. Wenn die Meinung der Mitmenschen für den Einzelnen relevanter als die Substanz seiner Persönlichkeit ist, wird er geneigt sein, ihnen zu gefallen und ihren Applaus zu erringen. Nicht selten übt sich der Betreffende dann darin, seine Zeitgenossen zu blenden; was ihm dabei versagt bleibt, ist der Aufbau solider Tugenden und Fertigkeiten.

Andere Menschen mögen sich bezüglich unserer charakterlichen und intellektuellen Fähigkeiten täuschen lassen – uns selbst gegenüber versagen jedoch solche Manöver. Im Grunde nämlich spürt jeder, was er ist und kann, und nur derjenige mit tatsächlichen Leistungen sozialer oder kultureller Natur verfügt über ein stabiles Selbstwertgefühl. Entsprechend unserer Selbstwahrnehmung gehen wir im Alltag mit uns selbst um:

> Dem gemäß wird jeder in genauer Proportion zum Wert seines eigenen Selbst die Einsamkeit fliehen, ertragen oder lieben. Denn in ihr fühlt der Jämmerliche seine ganze Jämmerlichkeit, der große Geist seine ganze Größe, kurz: Jeder sich, als was er ist.[3]

Was oder wer aber sind wir? Und landen wir bei der Beantwortung dieser Frage nicht wieder im statischen Seinszustand statt im dynamischen Werdensprozess? Schopenhauer selbst hätte darauf mit dem schlichten Verweis auf sein Hauptwerk *Die Welt als Wille und Vorstellung* (1819) geantwortet: Er sei derjenige geworden, der dieses Buch ausgedacht und in die Welt gesetzt hat – nicht mehr, aber auch nicht weniger.

23.2 Friedrich Nietzsche und der zukünftige Mensch

Auf grundsätzliche Bejahung stieß der Gedanke der Evolution auch bei Friedrich Nietzsche (1844–1900). Er war der Überzeugung, dass sich die Weltgeschichte in gigantischen Zyklen ereigne, die einerseits die ewige Wiederkehr des Gleichen bereithalte, andererseits jedoch Entwicklungen wie diejenige vom Affen zum Menschen und – so seine Vorstellung – vom Menschen zum Übermenschen ermögliche. Insbesondere in *Also sprach Zarathustra* (1883ff.) erläuterte er seine diesbezüglichen Überlegungen.

---

[2] Schopenhauer, A.: Parerga und Paralipomena I (1851), Zürich 1994, S. 336.
[3] Schopenhauer, A.: Parerga und Paralipomena I, a.a.O., S. 416.

Völlig konträr zum Nationalsozialismus, der Nietzsches Philosophie missbrauchte und zu eigenen Zwecken fehlinterpretierte, verstand der Autor des *Zarathustra* unter Übermensch keine aggressiv-blonde Bestie, die sich darin gefällt, andere zu attackieren und zu unterjochen und den Willen zur Macht nur als billiges und plumpes Dominanzverhalten auszuleben.

Vielmehr charakterisierte Nietzsche den Menschen der Zukunft als ein Wesen, das sich durch Überwindung, Selbsterziehung, Vornehmheit, Erkenntnisdrang, Leibfreundlichkeit und kosmopolitisches Kulturinteresse auszeichnet. Der Übermensch finde sich in einem regelrechten Ozean des Werdens vor, und seine ureigenste Aufgabe bestehe darin, das Leben als stete Herausforderung zu geistigen Abenteuern und zur stilvollen Selbst- und Kulturgestaltung zu begreifen:

> Der Mensch ist ein Seil, geknüpft zwischen Tier und Übermensch, – ein Seil über einem Abgrunde. Ein gefährliches Hinüber, ein gefährliches Auf-dem-Wege … Was groß ist am Menschen, das ist, dass er eine Brücke ist und kein Zweck: was geliebt werden kann am Menschen, das ist, dass er ein *Übergang* und ein *Untergang* ist.[4]

23.3 Henri Bergson: Elan vital

Ein Denker, den man wie Nietzsche zur Gruppe der Lebensphilosophen zählt, war Henri Bergson (1859–1941). Auch Bergson befasste sich mit dem Antagonismus von Werden und Sein, wobei er in *L'Evolution créatrice* (*Schöpferische Entwicklung*)[5] originelle Beiträge zu dieser Thematik formulierte. Darin postulierte er als Erklärung für die Evolution eine Urkraft, die er *élan vital* nannte.

Diese Lebensschwungkraft wurde von Bergson als schöpferisches Prinzip interpretiert, das vegetatives (pflanzliches), instinktives (tierisches) und intelligentes (menschliches) Leben hervorbringen soll. Die Aktivitäten des *élan vital* sind mit analytischer Vernunft und Reflexion allein kaum, wohl aber mit Intuition begreiflich, die nicht auf Maß und Zahl, sondern auf Bilder und Atmosphären als Ausdrucksformen zurückgreift.

Die Entfaltung des Lebens bis zu den höchsten Formen der Kultur kann nach Bergson nicht lediglich aus den Naturgesetzlichkeiten erklärt werden. Entscheidend sei vielmehr ein kosmisch-dynamischer Prozess, bei dem sich der *élan vital* quasi in die träge Materie einbohre und sie belebe, beseele und begeistige. Diese schöpferische Entwicklung stehe im dauernden Widerstreit mit der Tendenz zur Erstarrung, welche die Materie und teilweise auch das Leben kennzeichne. Ohne Materie könne sich der *élan vital* nicht als Aufschwung manifestieren; ein Überwiegen der Materie führe allerdings zu Fixierungen, Arretierungen und zum Tod.

---

[4] Nietzsche, F.: Also sprach Zarathustra (1883ff.), in: KSA 4, München Berlin 1988, S. 16 f.
[5] Bergson, H.: Schöpferische Entwicklung (1907), Jena 1912.

Der *élan vital* bedeutete für Bergson nicht nur ein metaphysisches Prinzip, welches die Evolution des Lebens verständlich machen sollte. Die Einflüsse der Lebensschwungkraft waren für ihn auch bei jedem einzelnen Menschen nachweisbar. Bergson unterschied in diesem Zusammenhang ein konventionelles Ich (*le moi conventionnel*) von einem fundamentalen, wahren (Tiefen-)Ich (*le moi intérieur*). Das konventionelle Ich sei nach außen hin sicht- und beschreibbar sowie den jeweiligen Verhältnissen angepasst. Dieses Ich kann von der analytischen und akademischen Psychologie erfasst und vermessen werden. Anders hingegen das Tiefen-Ich, das uns und den anderen nur intuitiv gegeben und in Maß und Zahl nicht konvertierbar, nach Bergson also *inexprimable* (unausdrückbar) ist.

Dieses Tiefen-Ich zeichnen die Eigenschaften des *élan vital* aus: Schöpferkraft, Freiheit, innere Lebendigkeit. Es existiert in kreatürlicher Entwicklung und entfaltet sich gemäß der eigenen Lebensschwungkraft. Das Wachstum der personalen Identität verstand Bergson als Funktion des *élan vital*; Persönlichkeitsentwicklung ist möglich, wenn der Einzelne mittels Intuition auf die Impulse des *élan vital* in seinem Inneren achtet.

23.4 Ernst Bloch: Das Prinzip Hoffnung

Eine zu Bergson differente Position zu Fragen von Werden oder Sein nahm Ernst Bloch (1885–1977) ein. Bloch wurde mit seinem Hauptwerk *Das Prinzip Hoffnung*[6] über die Philosophie hinaus als ein Denker von Utopien bekannt. Er beschrieb den Menschen nicht nur, wie im Marxismus (dem Bloch nahestand), als ein Wesen, dessen Bewusstsein vom umgebenden Sein (historisch-epochale, gesellschaftliche, ökonomische Verhältnisse) determiniert wird. Daneben konstatierte Bloch am Menschen die Tendenz, sich über sich selbst hinaus zu entwerfen; das menschliche Bewusstsein weise einen Überschuss und Möglichkeitssinn (Robert Musil) sowie die Fähigkeit zum Konjunktiv auf.

Dieser Überschuss des menschlichen Bewusstseins manifestiert sich in sozialen, ökonomischen, weltanschaulich-religiösen Utopien wie auch in den verschiedenen Spielarten der Kunst oder in den Sehnsüchten und Tagträumen von Individuen. Alle realen Verhältnisse sind von einem Bedeutungshof der noch nicht realisierten Möglichkeiten umgeben, und alles Sein enthält in sich ein Noch-nicht-Sein, das potenziell irgendwann Wirklichkeit werden könnte.

Jeden einzelnen Menschen zeichnet ein zukünftiges Noch-Nicht aus, das für sein jeweiliges Jetzt maßgeblich ist. Weil er den Mangel der von ihm noch nicht realisierten Möglichkeiten spürt, macht er sich auf den Weg, aus Potenzialitäten endlich Realitäten entspringen zu lassen. Das Werden des Menschen ist demnach ein Ausschreiten des Bedeutungshofs seiner realen und momentanen Existenz und ein Entdecken des Novums, des Neuen: „Ich bin. Aber ich habe mich nicht. Darum werden wir erst" – so brachte Bloch

---

[6] Bloch, E.: Das Prinzip Hoffnung (1954–59), Frankfurt am Main 1985.

diesen Sachverhalt in seiner *Tübinger Einleitung zur Philosophie*[7] auf jenen Punkt, der bereits in der griechischen Antike mit der Formel „Werde, der du bist!" umschrieben wurde.

Überträgt man diese Gedanken auf die Identität eines Menschen, wird nochmals deutlicher, was Bloch damit gemeint haben könnte. Jeder erlebt bei sich das paradoxe Phänomen, dass wir einerseits immer dieselben sind und andererseits dauernd andere werden. Unsere Identität ist zum einen derart fixiert, dass wir vom Staat eine *Identity card*, einen Personalausweis erhalten, der zehn Jahre Gültigkeit aufweist. Im Hinblick auf unsere Steueridentitätsnummer sind die Verhältnisse noch extremer: Sie gilt ein Leben lang. Für die Behörden bedeutet unsere Identität ein beinahe unverrückbares Sein, das aus einigen biometrischen Daten und vertrackten Zahlenfolgen besteht, die ehernen Bestand haben.

Zum anderen können sich hinter einem Personalausweis und einer Steuernummer beachtliche Entwicklungspotenziale verbergen, die von der biologischen Basis bis weit in die emotionalen, sozialen und geistigen Dimensionen der menschlichen Existenz reichen. Der Mensch ist ein Werden und kein Sein, und sobald man ihn auf Äußerlichkeiten, auf seine Vergangenheit oder auf den Status quo seines Daseins fixiert, verfehlt man ihn in seinen Potenzialitäten und Entfaltungsmöglichkeiten.

Wie sehr sich mancher durch die offiziösen Aspekte seiner Identität beeinträchtigt und in seinem Werdensprozess gehemmt erleben kann, hat unter anderen Max Frisch in seinem (in Kap. 22 bereits zitierten) Roman *Stiller*[8] ausgeführt. Bekannt geworden sind die Anfangssätze des Romans, mit denen sich der Maler Anatol Stiller (die Hauptperson des Textes) dagegen wehrt, auf seine Geburts-, Wohn-, Arbeits- und Freizeitdaten reduziert zu sein: „Ich bin nicht Stiller!" In der Folge nimmt er viel Ungemach in Kauf, um zu beweisen, dass er nicht derjenige ist, für den ihn alle halten.

In der Diktion Ernst Blochs hätte er argumentieren können: „Für euch bin ich zwar Stiller, und mein Pass, meine Urkunden, mein gelebtes Leben sowie meine Freunde und Verwandten bestätigen diese Identität. In mir lebt jedoch eine große Menge an unsagbaren und auch mir selbst nur teilweise bewussten Wünschen, Vorstellungen, Impulsen, Strebungen und Werdenshorizonten, auf die hin ich ausgerichtet war oder zukünftig sein werde und die mich am ehesten als Rätsel, Abenteuer, Überraschung und als ein großes Noch-Nicht charakterisieren."

23.5 Gabriel Marcel: Sein und Haben

Beeinflusst durch Henri Bergson, beschäftigte sich der französische Philosoph Gabriel Marcel (1889–1973) in den 30er-Jahren des letzten Jahrhunderts ausführlich mit der Thematik des Werdens. Marcel war ein Denker, der (schon Jahre, bevor Jean-Paul Sartre seine

---

[7] Bloch, E.: Tübinger Einleitung zur Philosophie (1963), Frankfurt am Main 1985.
[8] Frisch, M.: Stiller (1954), Frankfurt am Main 2004.

atheistische Philosophie formulierte) einen christlich getönten Existenzialismus entwarf. Für unsere Belange ist besonders seine Publikation *Sein und Haben*[9] relevant.

In diesem Text unterschied Marcel hinsichtlich des Begriffs „Haben" ein possessives (besitzendes) von einem eher existenziellen Haben. Man kann ein Haus, einen Hund, ein Auto, ein Buch und vieles andere mehr haben, womit Besitzverhältnisse gemeint sind. Derselbe Terminus wird jedoch häufig verwendet, um existenzielle und interpersonelle Verhältnisse auszudrücken: Ich habe Hunger; ich habe Freizeit; ich habe eine Frau und zwei Kinder etc.

Aussagen wie „Ich habe Hunger oder Freizeit" kann man durch Sätze wie „Ich bin hungrig" oder „Vor mir liegt freie Zeit" ersetzen. Solche existenziellen Habens-Modalitäten verweisen auf ein Phänomen, das sich prägnant im Satz „Ich habe einen Leib" widerspiegelt. Am eigenen Körper, so Marcel, könne man ersehen, dass jeder Mensch diesen sowohl hat (im Sinne von Besitz) als auch, dass er dieser Körper ist (im Sinne von Erleben). In der deutschen Sprache kann man diesen Sachverhalt in die elegante Formel kleiden: „Ich habe einen Körper und ich bin ein Leib" – eine Formulierung, die sich etwa bei Helmuth Plessner in *Die Stufen des Organischen und der Mensch*[10] (1928) findet.

Sätze wie „Ich habe eine Frau; ich habe zwei Kinder" verweisen nach Marcel auf eine nochmals ganz andere Problematik. Mittels solcher Sätze verwandeln wir eine Ich-Du-Beziehung flugs in eine Ich-Es-Beziehung. Die Gattin oder die Kinder werden zumindest expressiv zu einer Art Besitz, über den man ähnlich spricht wie über andere Besitztümer. Korrekter wäre es, zu sagen, dass zwei Menschen verheiratet sind oder dass Herr X der Vater von zwei Kindern ist. Womöglich aber drücken Sätze wie „Ich habe eine Frau" eine tatsächliche Einstellung des Sprechenden aus, die es wert ist, beim Wort genommen zu werden. Nicht selten vermittelt die Sprache psychosoziale Diagnosen, die offenkundig werden, sobald man beginnt, mit einem dritten Ohr (Theodor Reik) zuzuhören.

23.6 Jean-Paul Sartre: Das Sein und das Nichts

Mit nochmals anderer Stoßrichtung als Marcel ging Jean-Paul Sartre (1905–1980) auf die Habens-, Seins- und Werdensbedingungen von Menschen ein. In seiner Philosophie spielen Begriffe wie „Freiheit" und „Kontingenz" (Zufall), „Existenz" und „Essenz" eine zentrale Rolle. Mit Existenz bezeichnete Sartre etwa das neugeborene oder frühkindliche menschliche Sein, das noch keine selbst zu verantwortende Geschichte aufweist und zufällig in eine historisch-gesellschaftliche Situation hineingeboren wurde.

Erwacht der Einzelne nach und nach zum Selbstbewusstsein, findet er sich zufällig in einer Welt, deren Verhältnisse er primär nicht gestaltet hat, die ihn und sein zukünftiges Leben aber maßgeblich determinieren: Hautfarbe, Geschlecht, Ort und Zeit seiner Geburt, familiäre und politische Rahmenbedingungen sowie biologische und ökonomische

---

[9] Marcel, G.: Sein und Haben (1935), Paderborn 1968.
[10] Plessner, H.: Die Stufen des Organischen und der Mensch (1928), Berlin 1975.

Gegebenheiten sind prägende Stellgrößen für das Dasein eines Individuums, deren Einflüssen es sich kaum entziehen kann.

Und doch, so meinte Sartre in seinem ersten Hauptwerk *Das Sein und das Nichts*,[11] gibt es für jeden Menschen gewisse Freiräume des Kommentars und der Reaktion auf diese Variablen. So gering sich der Freiheitsgrad für den Einzelnen auch darstellen mag, ist Letzterer doch stets dazu aufgefordert, auf gegebene Umstände zu reagieren und sie in seinem Sinne eventuell zu verändern – wobei auch Nichtreaktionen und Passivität für den Philosophen als vollgültige Reaktionen einzuordnen waren.

Die Summe der bewussten und halbbewussten Entscheidungen, Handlungen, Haltungen und Unterlassungen eines Menschen ergibt nach Sartre die Essenz des gelebten Daseins. Am Ende seiner Lebensspanne ist der Mensch das- oder derjenige geworden, was er tat oder unterließ. Aus der unüberschaubaren Menge kleinerer, scheinbar harmloser oder als gewichtig imponierender Werdensprozesse resultieren das Wesen und die Biografie jener Individualität, die sich (in Maßen) selbst geschaffen hat, und für deren Profil und Substanz sie mit verantwortlich zeichnet.

23.7 Sigmund Freud: Triebschicksal und Sublimierung

Mit Schopenhauer, Nietzsche, Bergson, Bloch, Sartre sind Philosophen erwähnt, die mit ihren Gedanken zum menschlichen Haben, Werden und Sein entweder Vorarbeiten für die entsprechenden tiefenpsychologischen Modelle im 20. Jahrhundert geleistet oder auf sie zurückgegriffen haben. Aus der Fülle der Konzepte werden vorerst diejenigen von Sigmund Freud und C.G. Jung vorgestellt.

Im Grunde waren und sind alle maßgeblichen Tiefenpsychologen vom Werde-Charakter des Menschen überzeugt. Psychoanalyse (Freud), Individualpsychologie (Alfred Adler), Komplexe Psychologie (C.G. Jung) und die von ihnen abstammenden tiefenpsychologischen Schulrichtungen kommen darin überein, dass der Mensch eine Richtung und kein Ding (Max Scheler), ein Werden und kein Sein ist.

Eklatante Unterschiede gibt es allerdings bei ihnen hinsichtlich der Beschreibung jener Kräfte und Bedingungen, die Prozesse von Werden und Wachsen ermöglichen und modifizieren. Dafür wurden biologische Triebe (Psychoanalyse), soziale Interaktionen (Individualpsychologie) oder die Auseinandersetzung des Individuums mit Mythen und Archetypen (Komplexe Psychologie) namhaft gemacht.

Sigmund Freud (1856–1939) ging davon aus, dass antagonistisch wirkende Triebe wie Sexualität (Libido, Eros) und Aggressivität (Destrudo, Thanatos) das biopsychologische Koordinatensystem für Wachstum und Entwicklung eines Menschen abgeben. Mit Eros bezeichnete Freud jene Antriebe, welche die Grundlage für Entwicklung und Wachstum bedeuten. Überwiegen erotische Strebensanteile eines Menschen, schafft er immer größere und stabilere biologische, psychosoziale und kulturelle Einheiten und Verhältnisse.

---

[11] Sartre, J.-P.: Das Sein und das Nichts (1943), Reinbek bei Hamburg 1993.

23.7 Sigmund Freud: Triebschicksal und Sublimierung

Körperlich-seelische Gesundheit, Kooperation und Kommunikation, Liebe und Sexualität sowie kulturelle Beitragsleistungen aller Art (Resultate von sublimierter Libido) deuteten für Freud auf eine überwiegend erotische Daseinsgestaltung hin.

Dominieren hingegen aggressive und thanatische Triebanteile bei einem Individuum, läuft es Gefahr, in einen Status der Entdifferenzierung und der Werdenshemmung zu geraten und dort zu verharren. Indikatoren oder Symptome für diesen Zustand waren für Freud massive und länger anhaltende Affekte, vor allem aber Erkrankungen wie Süchte, Neurosen, Psychosen und Perversionen. Auch in körperlichen Krankheiten vermutete er ein Überwiegen von Destrudo, und im Tod obsiegt Thanatos.

Wie sehr Freud Eros und Werden als konkordant erachtete, wird an seiner Entwicklungs- und Sublimierungslehre deutlich. Erstere besagt, dass sexuelle Triebanteile eine umfängliche Evolution und Sozialisation durchlaufen müssen, bevor sie als Genitalität in Erscheinung treten (das Phasenmodell mit den Stufen polymorph-pervers, oral, anal, phallisch-ödipal, genital). Ähnliche Anstrengungen der Veränderung und (Selbst-)Erziehung sind nötig, um Libidoquanten zu sublimieren und sie in sozial und/oder kulturell wertvolle Beiträge zu verwandeln.

Verglichen damit hat Freud dem Thanatischen im Menschen keine eigene Entwicklungslehre (Phasenmodell) gewidmet, und ob und inwiefern die Destrudo überhaupt sublimiert werden kann, war für den Begründer der Psychoanalyse zeitlebens eine offene Frage. Die Aggression verstand er zwar ebenso wie die Sexualität als Triebgeschehen – eine Zuordnung zum Werdensprozess erschien ihm jedoch zweifelhaft. Auf das Konto von Thanatos verbuchte er statt der Progression die Regression und damit die Gefährdung von Wachstum und Entwicklung.

Für Freud bedeutete sein Triebmodell eine Art Metaphysik, die ihm das Werdenspotenzial von Individuen ebenso wie deren Krankheits- und Gesundheitsgeschichte oder auch die historisch auffällige Neigung der bisherigen Menschheit zu Gewalt und Krieg verständlich machen sollte. Die menschliche Existenz, Historie und Kultur sah er als Ergebnisse des Ringens zwischen Eros und Thanatos an – ein Ringen, das bereits in der griechischen Antike vom vorsokratischen Denker Empedokles als der Kampf zwischen den Prinzipien Liebe und Hass beschrieben worden ist.

Das etwas triste Menschenbild der frühen Psychoanalyse besagte, dass in jedem von uns Destrudo still und heimlich vor sich hinwirkt und dass das Ziel des Lebens letztendlich der Tod ist. Die Hauptaufgabe des Menschen besteht demnach darin, das Maß und Niveau an Eros zu steigern sowie hoch und stabil zu halten, um dem Thanatischen möglichst lange und effektiv Paroli zu bieten. Dynamisches Werden, Wachsen und Entwickeln sind nur unter der Herrschaft von Eros vorstellbar, indes Thanatos immer zum Stillstand und zum statischen Sein hintendiert.

Dies macht die Angst und Sorge von Menschen verständlich, wenn sie in Existenzzustände von Erstarrung und Fixierung hineingeraten. Nicht wenige reagieren regelrecht panisch darauf und haschen nach allen sich bietenden Möglichkeiten, wieder Bewegung und Veränderung in ihr Leben zu holen. Neben fragwürdigen Angeboten (Drogen, Konsum, Events) sind es vor allem sozial und kulturell wert- und anspruchsvolle Aufgaben, mit denen wir uns Lebendigkeit erobern und teilweise sichern können. Die Choreografin Pina Bausch muss wohl Ähnliches gespürt haben, als sie ihre Arbeit als *Tanzen gegen die Angst*[12] charakterisiert hat.

23.8 Carl Gustav Jung: Individuation und das kollektive Unbewusste

Ähnlich wie Freud war auch C.G. Jung (1875–1961) davon überzeugt, dass das Werden und die Entwicklung zu den Hauptaufgaben eines jeden Menschen gehören. Den Prozess wie das Ziel des Werdensvorgangs bezeichnete er als Individuation:

> Individuation bedeutet: zum Einzelwesen werden und, insofern wir unter Individualität unsere innerste, letzte und unvergleichbare Einzigartigkeit verstehen, zum eigenen Selbst werden. Man kann Individuation darum auch als „Verselbstung" oder als „Selbstverwirklichung" übersetzen.[13]

Wer sich auf die Suche nach diesem Selbst begibt, wird nach Jung mit einer Fülle von Aufgaben konfrontiert. So ist es notwendig, dass sich der Einzelne mit Normen und Anforderungen des Kollektivs kritisch befasst – vorausgesetzt, er hat sich zuvor ausreichend mit ihnen identifiziert und sie assimiliert. Unterbleibt dieser erste Schritt, verfängt sich der Betreffende entweder in der Bravheit oder im Trotz: Er *ist* und *bleibt* dann folgsam oder aufmüpfig, ohne dass er ein Selbst *wird*.

Eine zweite Gefahr besteht in der Hervorhebung von individuellen Eigenarten und Egoismen. Hierbei verwechselt der Selbstsucher seine Individualität mit narzisstischen Arrangements, auf die sich sein Stolz und seine Aufmerksamkeit richten: Tics, Aussehen, Moden, Besitz, Prestige, Titel, betontes Outsidertum, kurz: mit jenen Qualitäten, die Schopenhauer unter „was einer hat" und „was einer vorstellt" subsumierte.

Weitere Herausforderungen bestehen in Aufbau und Relativierung der sogenannten Persona. Jung verstand darunter implizite Übereinkünfte zwischen Individuum und Sozietät über das, was Einzelne darzustellen haben (als Arzt, Lehrer, Beamter, Dozent, Bäcker, Soldat, Pilot etc.). Fehlt Persona (Uniform, Verhaltensrituale, Accessoires), ist der Betreffende den Unbilden des Daseins mehr oder minder nackt und hilflos preisgegeben – ein Umstand, auf den schon Nietzsche in *Jenseits von Gut und Böse* aufmerksam machte: „Alles, was tief ist, liebt die Maske."[14] Stützt sich der Einzelne aber lediglich auf seine Persona, erstarrt er zur Hülsen- und Maskenexistenz, ohne dass er je Person, Selbst oder Individualität wird.

---

[12] Jochen Schmidt: Pina Bausch – Tanzen gegen die Angst, Berlin 2002.

[13] Jung, C.G.: Die Beziehungen zwischen dem Ich und dem Unbewussten (1928), in: Gesammelte Werke Band 7, Olten 1995, S. 65.

[14] Nietzsche, F.: Jenseits von Gut und Böse (1886), in: KSA 5, München Berlin 1988, S. 57.

Essenziell bei der Individuation war für Jung auch die Konfrontation eines Menschen mit seinem Schatten. Damit bezeichnete der Schweizer Psychologe jene Anteile im Unbewussten, die nur ungern wahrgenommen und akzeptiert werden. Dazu zählen persönliche Niederlagen und Schwächen ebenso wie kollektive Vorurteile und Projektionen. Gibt man sich darüber Rechenschaft, gewinnt man ein realistischeres Selbstbild und stärkt das eigene Ich, das weniger Verdrängungsarbeit zu verrichten hat.

Neben dem individuellen Unbewussten postulierte Jung noch das kollektive Unbewusste, das in jedem Menschen nachweisbar sei. Zu den kollektiv unbewussten Seeleninhalten rechnete Jung die weiblichen Züge beim Mann (Anima) und männlichen Züge bei der Frau (Animus) sowie archetypische Vorstellungen und Bilder (der alte Weise, die große Mutter, der Zauberer usw.). Mit diesem für die meisten Menschen unbewussten psychischen Material sollen sich Individuationswillige eingehend befassen. Dies geschieht im Umgang mit Märchen, Mythen und Religionen (mit dem Numinosen), aber ebenso im Kontakt mit Kunstwerken, in ekstatischen Zuständen (Rausch) und in Träumen.

Ziel und Lohn all dieser Bemühungen ist ein weit dimensioniertes, rundes und in sich ruhendes Selbst, dessen Tiefe jedoch nie zur Gänze ausgelotet werden kann. Das Ich als bewusster Anteil des Selbst kann diesen Werdensprozess nur kommentieren. Das Ziel der Individuation ist in Sicht, wenn sich das Selbst von den starren Hüllen der Persona, von der Suggestivgewalt unbewusster archetypischer Bilder und von den Vorschriften und Normen des Kollektivs zunehmend emanzipiert.

23.9 Hans im Glück

Bei so überzeugenden Plädoyers für die Möglichkeiten des Werdens liegt die Frage nahe, warum viele Menschen dieser Thematik dennoch ausweichen. Statt Entwicklung hin zu größerer Vollkommenheit (Eros) dominieren bei ihnen nicht selten Stagnation oder Regression (Thanatos), und statt des Topos Werden stehen bei ihnen häufig die Topoi Haben, Machen oder Sein im Mittelpunkt ihres Interesses. Was liegt da vor?

Sobald wir bei der Beantwortung dieser Frage die eurozentristische Perspektive verlassen, stoßen wir auf Fakten, die verständlich machen, warum sich ein großer Teil der Menschheit dem hehren Ziel des Werdens nicht mit der gebotenen Aufmerksamkeit widmet. So konfrontiert uns das aktuelle Hunger-Portal der FAO (*Food and Agriculture Organization* der Vereinten Nationen) mit erschütternden und irritierenden Zahlen: Alle zehn Sekunden verhungert ein Kind; jeden Tag verhungern 24.000 Menschen; etwa 690 Millionen Menschen sind dauernd massiv unterernährt.[15]

Ergänzt man diese Daten um die vielen Millionen von Obdachlosen, unter der Armutsgrenze Lebenden, Vertriebenen, Kriegsgeschädigten, Flüchtlingen, unter epidemischen Krankheiten Leidenden, Analphabeten sowie jenseits aller existenziellen Sicherheiten Dahinvegetierenden, wird rasch ersichtlich, dass der Großteil dieser Menschen tagtäglich um

---

[15] Hungerportal der FAO: http://www.fao.org/hunger/en/.

sein Überleben kämpft und sich um reichlich akademisch wirkende Debatten über Haben, Werden oder Sein in keiner Weise kümmern kann.

Wer werden will, braucht ein Minimum an Haben (ökonomische Ausstattung) und an Sein (halbwegs menschenwürdige Verhältnisse). Den Bewohnern von Slums und Hungercamps das hohe Lied vom Werden vorzupfeifen und gleichzeitig über deren Haben oder Sein zu schnöden zeugt von perfidem Sarkasmus oder aber von Teil- und Schwachsinnigkeit des Dozenten.

Derlei Reden und Gesänge gleichen in ihrer Intention dem Märchen *Hans im Glück*, von dessen zweifelhafter Moral sich die Klügeren unter uns inzwischen nicht mehr überrumpeln lassen. Das Glück des Werdens nämlich ist sehr wohl mit einem Goldklumpen vereinbar, und auch das Pferd, die Kuh, das Schwein, die Gans und der Schleifstein (die jeweiligen Tauschwerte aus dem Märchen *Hans im Glück*) schmälern es in keiner Weise. Es handelt sich um kaum verbrämte masochistische Moral, kleinen Kindern weismachen zu wollen, dass Menschen glücklich werden, wenn sie mittellos geworden sind.

23.10 Wie scheint doch alles Werdende so krank

Warum aber sind selbst jene, die in Frieden, Wohlstand und sicheren Verhältnissen leben, nur bedingt für Entwicklung und Vervollkommnung der eigenen Persönlichkeit wie auch der sozialen und kulturellen Welt zu begeistern? Und warum kommen sie dem – wie Rilke es in den *Duineser Elegien* (1923) ausdrückte – „drängenden Auftrag nach Veränderung" nicht nach?

Ein erster Befund, der diesen Mangel erklären hilft, lautet: Viele Menschen sind hinsichtlich ihres möglichen Werdensprozesses ungeübt und entmutigt. Häufig beginnt diese Entmutigung bereits in ihrer Kindheit und Schulzeit, und bisweilen schwören sich die Betreffenden als Reaktion auf ungute Bildungserlebnisse, später nie mehr lernen, wachsen und sich entwickeln zu wollen.

Wenn einem als Kind und Jugendlicher aus welchen Gründen auch immer das Lernen und die Veränderung verleidet wurden, reagiert man als Erwachsener geradezu phobisch auf die Forderungen und Angebote des Werdens. Diese skeptische Zurückhaltung wird noch gesteigert durch ein spezifisches Inferioritätserleben, dem jeder begegnet, der Neues bei sich und seiner Umwelt erkennen, erobern und integrieren will. Er ist mit einem Nochnicht-Wissen und Noch-nicht-Können konfrontiert, und dieses Noch-Nicht (Ernst Bloch) weckt in ihm eher Abneigung denn Sehnsüchte, eher Meidungs- denn Appetenz-Verhalten.

Der Salzburger Dichter Georg Trakl fand für diese Empfindungen die poetische Umschreibung: „Wie scheint doch alles Werdende so krank!" Wer keinen ausreichenden Vorrat an Mut, Zuversicht, Selbstvertrauen und Selbstwertgefühl in sich trägt, dreht angesichts der bei jeder Entwicklung zu erwartenden Schwäche-Erlebnisse klein bei und lässt die Schaluppen seines Daseins lieber im sicheren Hafen von Haben oder Sein ankern, anstatt sie auf rauer See den Risiken des Werdens auszusetzen.

23.11 Werden, Wachsen und Vergehen

Eine weitere Ursache für die Zurückhaltung vieler Menschen in Bezug auf ihr Werdensprogramm liegt im Faktum begründet, dass jedes Werden mit Vergehen assoziiert ist. Die meisten wären wohl mit Hermann Hesses „Und jedem Anfang wohnt ein Zauber inne" einverstanden, wenn denn die Themen von Neubeginn, Wandel, Geburt und Metamorphose nicht auch unauflöslich mit den Phänomenen von begrenzter Dauer, von Abschied, Ende, Tod und Zur-Neige-Gehen verschränkt wären.

Nicht selten erwecken deshalb die so entschieden aufs Beharren ausgerichteten Menschen den Eindruck, als ob sie mittels ihrer Weigerung und Hemmung des Werdens ihren einmal erreichten Status quo sichern und behalten und/oder den unangenehmen Emotionen beim Erleben von Limitierungen (Schmerz, Trauer, Enttäuschung) ausweichen wollen. So versuchen manche Frauen, die mädchenhafte Schönheit zu konservieren, indem sie durch Essstörungen (Anorexia nervosa) ihrer Entwicklung einen Riegel vorschieben. Ähnliche Motive treiben zwangsgestörte Menschen um: Sie meinen, mittels ihrer Symptome den Wandlungsprozess ihres Daseins umgehen und aus der zeitlichen Verfassung ihrer Existenz aussteigen zu können. Der dabei auftretende Wiederholungszwang macht besonders deutlich, inwiefern es sich um eine Arretierung und Fixierung des Daseins und nicht um dessen Werden und Verändern handelt.

Derartige Beobachtungen haben dazu beigetragen, dass der Arzt und Psychotherapeut Viktor Emil von Gebsattel den tieferen Gehalt und Zweck von Neurosen generell mit dem Begriff der Werdenshemmung belegte. Er war überzeugt, dass in allen neurotischen Arrangements ein phobisches Ausweichen vor den Imperativen des Wachsens und Werdens und damit vor der Übernahme von Verantwortung und Gestaltungswille für sich, für andere und für die Kultur nachweisbar ist.

23.12 Geld, Besitz und Analität

Eine andere häufig praktizierte Strategie, sich gegen Vergänglichkeit und die Unwägbarkeiten des Daseins abzusichern, besteht in der von Fromm formulierten Alternative *Haben oder Sein* (Sein verstanden als statisches Existieren des Menschen). Vor allem Geld und Besitz spielen in diesem Zusammenhang eine große Rolle. Die Kulturhistoriker verweisen darauf, dass seit Anbruch der Neuzeit das Verhältnis der Menschen zum Geld (zumindest in westlichen Zivilisationen) eine Zuspitzung erfahren hat. Mit dem Aufkommen des Handels während der Renaissance änderten sich die ökonomischen Rahmenbedingungen und damit die Beziehungen der Individuen zum universell pekuniären Tauschmedium Geld: Für viele rückte es in den Mittelpunkt ihrer Interessen.

Hinzu kam, dass damals manche Religionen (z. B. der Calvinismus) den materiellen Besitz als Zeichen der persönlichen Auserwähltheit durch Gott ansahen. Max Weber hat in seiner Studie *Die protestantische Ethik und der Geist des Kapitalismus*[16] eindrücklich beschrieben, wie sich in diesem Rahmen die religiösen und kapitalistischen Weltanschauungen und Daseinsgestaltungen gegenseitig stützten und in ihrer Entwicklung mächtig förderten.

Parallel dazu entstanden die ersten Naturwissenschaften und die Technik. Analog den Ökonomen kennen auch Naturwissenschaftler und Techniker die Tendenz, das Leben in Maß und Zahl zu fassen und durch Zählen, Wiegen und Messen auf den Punkt zu bringen. Das Ideal der Genauigkeit gesellte sich zu demjenigen von Sparen, Haben und Horten – eine Wertorientierung, die im psychoanalytischen Jargon mit dem Begriff der Analität belegt wird. Man kann daher jenen Psychoanalytikern und Soziologen zustimmen, die den westlichen Sozialisationstypus der letzten Jahrhunderte als anal charakterisierten und die behaupteten, dass dieser den oralen Sozialisationstypus des Mittelalters abgelöst hat.

23.13 Geld – ein mysterium tremendum et fascinans

Die kaptativen Strebungen des Haben- und Behaltenwollens sind wohl auch deshalb für das Gros der Menschen so zentral geworden, weil sie in gewisser Weise wie eine Art Gottes- und Götzendienst wirken. Wer sich um die Anhäufung und Mehrung von Besitztümern kümmert, wendet sich automatisch jener Gottheit und Religion zu, die die alten Götter und ihre Verehrung in den letzten Jahrzehnten abgelöst haben: dem Geld.

Dem Religionswissenschaftler Rudolf Otto (1869–1937) zufolge wird das Erleben und Verhalten von religiös Gläubigen nur verständlich, wenn man es unter den Kautelen des Irrationalen und Numinosen einordnet. In seinem Hauptwerk *Das Heilige*[17] erläuterte Otto, dass im Zentrum jeder Religion ein *mysterium tremendum et fascinans* anzutreffen sei – also ein Geheimnis, das sowohl Schrecken als auch Faszination auslöst. Die Gottheit werde entweder als überwältigend-unheimliche Macht oder als beglückende Erfahrung erlebt und dementsprechend (wie es schon bei Martin Luther heißt) gefürchtet oder geliebt.

Geld und Besitz sind seit geraumer Zeit vollumfänglich in die Rolle dieses Mysteriums gerückt und lösen Schrecken und Faszination oder (in der Sprache der Börsianer) Angst und Gier aus. In Geldfragen beweisen Menschen ähnliche Hingabebedürfnisse, wie man sie in früheren Epochen bei Kreuzgängen und Kirchenfesten beobachten konnte. Geldverehrung wird zum kaum verkennbaren Gottesdienst, die Bankhäuser imponieren als die architektonischen Kathedralen unserer Zeit, die Investmentberater sind die Hohenpriester dieses Kultes, und die Herren am Kassenschalter gerieren sich als ihre Ministranten. Der englische Schriftsteller George Orwell (1903–1950) hat in seinem Roman *Die Wonnen der Aspidistra* eine Persiflage des ersten *Korinther-Briefes* von Paulus eingefügt, in der er diese Verhältnisse aufs Korn nahm:

---

[16] Weber, M.: Die protestantische Ethik und der Geist des Kapitalismus (1904/05), München 1995.

[17] Otto, R.: Das Heilige – Über das Irrationale in der Idee des Göttlichen und sein Verhältnis zum Rationalen (1917), München 2004.

Wenn ich mit Menschen- und Engelszungen redete und hätte des Geldes nicht, so wäre ich ein tönend Erz ... Das Geld ist langmütig und freundlich; es eifert nicht, treibt nicht Mutwillen, es blähet sich nicht. Es stellet sich nicht ungebärdig, es suchet nicht das Seine, es lässt sich nicht erbittern, es rechnet das Böse nicht zu ... Es verträgt alles, es glaubet alles, es hoffet alles, es duldet alles ... Nun aber bleibt Glaube, Hoffnung und Geld, diese drei; aber das Geld ist das größte unter ihnen.[18]

23.14 Homo faber und Homo ludens

Doch selbst wenn Menschen veränderungswillig und von der Religion des Geldes nicht besessen sind, geraten sie oft an eine hohe Hürde des Werdens: Sie leben ihr Dasein bevorzugt als *Homo faber* und nicht als *Homo ludens*. Der erstere Begriff zielt auf die praktisch-handwerkliche Vernunft des Menschen ab, die es ihm ermöglicht, seine Existenz im Sinne des Machens zu gestalten. Nicht selten mutiert der Einzelne dabei zum *animal laborans* (Hannah Arendt), also zu einem arbeitenden Tier, dessen Dasein sich auf vorrangig automatisch ablaufende Verrichtungen beschränkt und deshalb zu wenig Muße und Freiheitsgrade für die Selbstauszeugung der eigenen Person (Alexander Pfänder) aufweist.

Das Werden aber ist kein Prozess, den man machen oder erledigen könnte. Voraussetzung dafür sind vielmehr kreatürliche und künstlerische Freiräume, wie sie Friedrich Schiller in seinen Briefen *Über die ästhetische Erziehung des Menschen*[19] als wesentlich für die Selbstverwirklichung des Einzelnen benannt hat. Ähnlich argumentierte der Niederländer Johan Huizinga (1872–1945) in *Homo ludens*.[20] Huizinga war überzeugt, dass die Kultur ebenso wie die Person nur aus dem Geiste des Spiels heraus entstehen kann. Obwohl Spiele auf Regeln und Rituale zurückgreifen, ermöglichen sie innerhalb ihrer festgesetzten Rahmenbedingungen immer wieder Momente des Neuen, Kreativen und Spontanen, ohne die jedes Dasein zur Monotonie des Wiederholens verurteilt ist.

23.15 Homo viator

Der Mensch ist nicht nur *Homo faber* oder *ludens*, sondern auch *Homo viator*. Im Mittelalter bezeichnete dieser Begriff den Pilgerer oder Reisenden, der sein Dasein als eine Art Bewegung von der Wiege bis zur Bahre und noch darüber hinaus verstehen sollte. Ziel dieser Reise war ein gottgefälliges Leben, das in die ewige Seligkeit einmündete.

In der Neuzeit haben sich zwar die inhaltlichen Akzentsetzungen dieses Terminus verschoben, die Aufforderung zum dauernden Werden und zur Metamorphose hat sich jedoch nicht verändert. Der Mensch muss sich damit abfinden oder anfreunden, dass er in vielen

---

[18] Orwell, G.: Die Wonnen der Aspidistra (1936), Zürich 1983, S. 5.

[19] Schiller, F.: Über die ästhetische Erziehung des Menschen (1801), in: Sämtliche Werke Band V, München 2004.

[20] Huizinga, J.: Homo ludens (1938), Reinbek bei Hamburg 1988.

Situationen seines Lebens nur eine Gastrolle spielt und sich eigentlich stets auf dem Sprung zur nächsten Aufgabe befindet.

Die Tatsache, dass wir uns als *Homo viator* auf der Erde vorfinden, muss durchaus nicht zu derart melancholischen Überlegungen Anlass geben, wie sie Wilhelm Müller in seinem Gedichtzyklus *Die Winterreise*[21] zum Ausdruck gebracht hat. Diese Poeme, die in der Vertonung von Franz Schubert (1827) bekannt wurden, suggerieren, dass sich die Lebensreise in frostiger Atmosphäre ereignet und von einer Heimatlosigkeit in die nächste führt: „Fremd bin ich eingezogen, fremd zieh' ich wieder aus!"

Man darf und muss jedoch Wilhelm Müller insofern Recht geben, als dass alle Vorstellungen der Menschen, sie könnten ihr Dasein gegen schicksalhafte Verluste und Willfährigkeiten durch irgendwelche Garantie- und Ausfallbürgschaften absichern, einem metaphysischen Irrtum und Übermut entspringen. So sehr wir es auch ersehen – wir sind nie wirklich in der Lage, momentanes Glück, augenblicklichen Erfolg und passagere Zufriedenheit in jene Formen des Habens oder Seins zu überführen, die uns vollumfänglich beruhigen und anhaltend sichere Wärme in unser Leben bringen könnten.

Erwähnt werden soll an dieser Stelle noch, dass manche Menschen die Nöte des *Homo-viator*-Daseins für sich zu einer fast regelrechten Tugend umwandeln: Sie mutieren zu hauptamtlichen Reisenden. Indem sie als Touristen unterwegs sind, greifen sie zwar die Themen von existenzieller Bewegung und Veränderung auf, beantworten sie aber auf konkretistische Art und Weise und gleichsam kontraphobisch. Das *Homo-viator*-Motiv wird damit von der existenziellen auf eine Event-Ebene verbracht und dessen Lösung oftmals den Sonderangeboten von Reisebüros überantwortet.

23.16 Archaischer Torso Apollos

Neben dem Machen und Reisen greifen viele Menschen auf Konsum, Zeitvertreib, Süchte, Zerstreuung und Vergnügungen zurück, um entweder den Imperativ des Werdens nicht zu vernehmen oder um sich Bewegung und Veränderung vorzugaukeln und damit ihre Ängste und Sorgen vor Stagnation und Rückschritt zu vertreiben, obwohl realiter kein Werden und Wachsen ihrer Person zu verzeichnen ist.

Das Angebot von Surrogaten eines Pseudo-Werdens ist bunt und vielfältig. Die westlichen Zivilisationen kennen seit Anbeginn der Neuzeit einen beinahe unerschütterlichen Glauben an Wandel und Fortschritt, die sich in den verschiedensten Bereichen niederschlagen: wissenschaftliche Erkenntnisse, technische Möglichkeiten, das Bruttosozialprodukt, globale Kommunikation, Handel und Verkehr, Pluralität von Moden und Medien, Trends und Meinungen – wo immer der Einzelne an diesen Phänomenen aktiv oder passiv beteiligt ist, löst dies Empfindungen von Bewegung und Veränderung in ihm aus, ohne dass der individuelle Personkern davon betroffen sein muss.

---

[21] Müller, W.: Die Winterreise (1823/24), Zürich 1999.

Das große Karussell der ordinären Weltkultur dreht sich behände und unaufhörlich, und ein Aussteigen, Innehalten oder Verlangsamen ist für den Einzelnen kaum möglich. Solange er mitfährt, hat er guten Grund, die kreisenden Bewegungen für das Wachsen und Werden der eigenen Person zu halten. Doch erst wenn er absteigt und eine Weile zusieht, wird er mit seiner originären Wandlungsfähigkeit, eventuell aber auch mit innerer Leere, Langeweile und aufwühlenden Fragen konfrontiert.

Solche Momente der Nachdenklichkeit oder auch der existenziellen Erschütterung können dazu beitragen, dass Menschen in eine Situation geraten, auf die Rainer Maria Rilke in seinem Gedicht *Archaischer Torso Apollos* (in: *Der neuen Gedichte anderer Teil*) angespielt hat. Der Dichter spürte beim Betrachten der Steinfigur die Vollkommenheit des Kunstwerks (selbst wenn es sich nur um einen Torso handelt), was ihn an die eigene Vervollkommnung gemahnte. In gewisser Weise forderte der Marmor den Betrachter zur Verschönerung seiner Persönlichkeit und zum Werden auf:

> … denn da ist keine Stelle,/die dich nicht sieht. Du musst dein Leben ändern.[22]

23.17 Das erschöpfte Selbst

In den letzten Jahrzehnten begegneten nicht wenige Individuen dieser Aufforderung entweder betäubend mit Drogen und suchtartigem Verhalten oder mit hektischem Aktionismus oder aber mit einer Art Depression, die der französische Soziologe Alain Ehrenberg als *fatigue d'être soi* (1998), als Müdigkeit des Selbstseins und der Selbstverwirklichung bezeichnete. In seinem Buch *Das erschöpfte Selbst* (so die deutsche Übersetzung) ging er davon aus, dass diese Form der depressiven Erschöpfung in den letzten Jahrzehnten im Zunehmen begriffen sei.

Ehrenberg charakterisierte die Menschen in der westlichen Welt überwiegend als emanzipiert von verbindlichen Normen und Vorschriften. Anders als noch vor 100 Jahren haben die meisten nicht mehr mit einem repressiven Verhaltenskodex zu kämpfen; vielmehr sind sie auf sich selbst und ihre persönliche Initiative der Daseinsgestaltung verwiesen und mit dieser Aufgabe oftmals überfordert. Ohne rechte Vorstellung von den Möglichkeiten der Selbst-Werdung taumeln sie von einem Angebot der Individuation zum nächsten, um letztlich erschöpft von der Anstrengung, das eigene Leben autonom gestalten zu wollen und zu sollen, resigniert klein beizugeben:

> Die Depression ist die Krankheit des Individuums, das sich scheinbar von den Verboten emanzipiert hat, das aber durch die Spannung zwischen dem Möglichen und dem Unmöglichen zerrissen wird.[23]

---

[22] Rilke, R.M.: Archaischer Torso Apollos, in: Der neuen Gedichte anderer Teil (1908), in: Die Gedichte, Frankfurt am Main 1986, S. 503.

[23] Ehrenberg, A.: Das erschöpfte Selbst (1998), Frankfurt am Main 2008, S. 22 f.

23.18 Alfred Adler: Common sense

Dies wirft abschließend die Frage auf, auf welche Ziele und Horizonte hin sich der Einzelne entwickeln kann, ohne dass sein Werden und seine personale Entwicklung in Selbstentfremdung, in chaotische Umstürze oder in depressive Erschöpfung einmünden. Obwohl es hierfür keine fixen und verbindlichen Empfehlungen gibt, kann man doch günstige und weniger günstige Richtungen unterscheiden.

Unter den vielen Varianten von sinn- und wertvollen Werdensideen greifen wir jene heraus, auf die Alfred Adler vor beinahe 100 Jahren hingewiesen hat: das Gemeinschaftsgefühl oder den *Common sense*. Der Begründer der Individualpsychologie erläuterte wiederholt die Dialektik von Minderwertigkeitsempfindungen und Überlegenheitsstreben, in die jeder Mensch hineingeboren wird und in der er sich bewähren muss. Menschsein hieß für Adler sich unterlegen fühlen – wobei sich dieses Unterlegenheitsgefühl auf andere Menschen, auf die Natur oder auch auf die Kultur beziehen kann.

Als Reaktionen auf diesen *Basso continuo* des Kleinheitserlebens greifen viele Menschen zu Macht- und Überlegenheitsattitüden, mit denen sie ihr Unterlegenheitsgefühl kompensieren und überwinden wollen. Oft führt dies aber lediglich zu unguten Schaukelbewegungen zwischen unten und oben und nicht zu wirklichen Werdensprozessen.

Als Ausweg aus dieser Dynamik von Inferioritäts- und Größenideen verwies Adler auf das Gemeinschaftsgefühl – ein Terminus, von dem bis heute nicht endgültig geklärt ist, was er im Detail zu bedeuten hat. Für unseren Zusammenhang soll der Hinweis genügen, dass es sich beim Gemeinschaftsgefühl um eine ethische Haltung handelt, die den Schutz und die evolutionäre Entfaltung von Kosmos (Natur), Menschen und Kultur zu ihrem Ziel hat.

Man nähert sich daher unweigerlich dem Gemeinschaftsgefühl an, wenn man versucht, eine Rolle als Beschützer, Helfer und Förderer von Menschen, Kosmos und Kultur zu übernehmen. Alle Bestrebungen, die in irgendeiner Weise diese Fähigkeiten steigern, sind unter den Kautelen des *Common sense* zu begrüßen – auch wenn sie primär eine Steigerung des persönlichen Selbstwerts intendieren. Bei Goethe etwa entstanden seine sozialen und kulturellen Beitragsleistungen stets fast wie nebenbei, als Parallelprodukte seiner Person-Werdung:

> Ich habe in meinem Beruf als Schriftsteller nie gefragt, was will die große Masse und wie nütze ich dem Ganzen, sondern ich habe immer nur dahin getrachtet, mich selbst einsichtiger und besser zu machen, den Gehalt meiner eigenen Persönlichkeit zu steigern, und dann immer nur auszusprechen, was ich als gut und wahr erkannt hatte.[24]

Als Beispiele für erfolgreich praktizierte Formen des *Common sense*, die mit persönlichem Werden und Wachsen der Einzelnen Hand in Hand gingen, gelten neben der Biografie

---

[24] Eckermann, J.P.: Gespräch mit Goethe vom 20. Oktober 1830, in: Gespräche mit Goethe in den letzten Jahren seines Lebens (1836), Leipzig – Frankfurt am Main 1992, S. 700.

und dem Werk von Goethe auch diejenigen von Heinrich Heine, Arthur Schopenhauer, Friedrich Nietzsche, Charles Darwin, Albert Einstein, Jean-Paul Sartre, Simone de Beauvoir, Bertrand Russell und anderen Künstlern, Forschern und Philosophen. Untersucht man ihre Lebensläufe, stößt man neben einer beachtlichen Menge von Unterschieden doch auf eine Gemeinsamkeit, die zu unserer Überschrift zurückführt. Diese sozial und kulturell innovativ-beweglichen Menschen nahmen ihren Werdensprozess wichtiger als Haben oder Sein. Und sie folgten bewusst oder unbewusst einer Empfehlung des deutschen Barocklyrikers und Theologen Angelus Silesius (1624–1677), die er 1675 in seiner Gedichtsammlung *Der cherubinische Wandersmann* formulierte:

> Freund, so du etwas bist, so bleib doch ja nicht stehn:/Man muss aus einem Licht fort in das andre gehn.[25]

23.19 Denken, Sprechen und Verstehen

Es ist jedoch durchaus nicht jedermanns Sache, sich mit prominenten Beispielen zu belasten. Daher erwähne ich zum Schluss noch einige Alltagssituationen, in denen das Werden eine zentrale Rolle spielt und die mit Haltungen des Habens oder Seins allein nur schwer zu bewältigen sind. Zu diesen Situationen zählen z.B. das Verstehen (Fremd- und Selbstverstehen, Verstehen von Schöpfungen und Erkenntnissen aus Wissenschaft, Philosophie, Kunst), das authentische Denken und Sprechen sowie eine gelingende personale Sexualität.

Sobald Menschen sich selbst, einen Mitmenschen oder ein Kulturgebilde aus Wissenschaft, Kunst und Philosophie verstehen wollen, werden sie mit nichttrivialen Problemen konfrontiert. Die eigene ebenso wie die fremde Person ist eine mehr oder minder große *terra incognita*, und Kunstwerke wie wissenschaftliche oder philosophische Erkenntnisse sind mit beachtlichen Schwierigkeitsgraden und Widerstandskoeffizienten im Hinblick auf das Verstehen versehen, sodass zu Beginn der meisten Verstehensbemühungen in der Regel ein Nicht- oder Missverstehen steht.

Jeder Verstehensprozess erfordert daher vom Verstehen-Wollenden eine Art Wachstumsbewegung, mit deren Hilfe er sich in das jeweilige Gebiet hinein- und auf die Höhe der jeweiligen Aufgabe hinaufarbeitet. Ohne Weitung des Verstehenshorizonts und ohne Werdensbemühungen bleibt der Betreffende einem Bündel kruder Vorurteile, bloßer Meinungen und halbgarer Vermutungen verhaftet. Umgekehrt geht jede erfolgreich vollzogene Verstehens- und Erkenntnisleistung mit emanzipatorischen Veränderungen der Person Hand in Hand.

Ähnliche Verhältnisse herrschen hinsichtlich des Denkens und des Sprechens. Wirkliches Denken (Problemlösen und Erkenntniszuwachs) und authentisches Sprechen (Existenzmitteilung) sind Wilhelm Wundt zufolge vor allem eines: selten. Diese Seltenheit

---

[25] Angelus Silesius: Der cherubinische Wandersmann (1675), Wiesbaden 2002, Band 3, S. 103.

gründet im Faktum, dass Denken und Sprechen nur in Erscheinung treten, wenn ein hohes Maß an Weltoffenheit, Flexibilität, Interesse und sozialer Gewandtheit sowie die Abwesenheit von Rechthaberei und Dominanzstreben beim Einzelnen und bei den Kommunikationspartnern vorhanden sind.

Denken und Sprechen greifen auf Fragen und Antworten als ihre grundlegenden Elemente zurück. Ernstgemeinte und tiefgehende Fragen erkennt man an ihrem dialogischen Charakter, und hilfreiche Antworten sind ihrer Natur nach dialektisch. Beides, Dialog wie Dialektik, sind infinite (unabschließbare) Prozesse, deren Realisierung nur gelingt, wenn sich die Beteiligten auf das Abenteuer des Werdens und Entstehens einlassen und vor dem Neuen und Überraschenden nicht zurückschrecken.

Geglückte Gespräche und Denkbewegungen ereignen sich, wenn sich die Beteiligten auf das dialogisch-dialektische Spiel von Fragen und Antworten einlassen und nicht als Sieger, sondern als Wachsende aus dem Spiel hervorgehen wollen. Gespräche und Denkbewegungen ähneln Kunstwerken, die (wie man im Mittelalter sagte) *ineffabile* (unauslotbar) und potenziell grenzenlos sind und für deren Interpretation deshalb das stete Werden und Wachsen des Interpreten unerlässlich ist.

23.20 Eros, Sexus und Gefühl

Dasselbe gilt für die personale Sexualität als eine der exquisitesten Formen der menschlichen Kommunikation und Kooperation. Narzissmen, Verschlossenheit, Sturheit und Fixierungen aller Art verunmöglichen den erotischen Dialog und die sexuelle Hingabe oder lassen sie in Richtung Paraphilien entarten, für welche die Stereotypie und damit die statische Wiederholung konstitutiv sind.

Geradezu katastrophal für Eros und Sexus wirkt sich der Ersatz von gegenseitigem Werben und aufeinander bezogener Emotionalität durch die Überlegenheitsattitüde des Geldes und damit des bloßen Habens aus: Wer etwa Sexualität als prostitutive Ware kauft, mietet sich lediglich die Verfügungsgewalt über einen Körper, dessen Bewohner sich trotz aller gegenteilig scheinenden Lust- und Erregungsanzeichen niemals vollgültig und leibhaftig dem Geschehen hingibt.

Sexualität vor dem Hintergrund von gegenseitiger Wertschätzung und Achtung als Personen gelingt am ehesten auf der Basis gemeinsamer Werdensbewegungen. Die Gemeinsamkeiten des Werdens können dabei sehr unterschiedliche Formen annehmen: Sie reichen vom allmählichen Aufeinander-Zuwachsen über den eher energischen Prozess des Hinauflebens (Max Scheler) bis hin zur situativen und momentanen Daseinseinigung und Daseinsmehrung, die sich in Stimme, Gestus und im Blick einen vielsagenden Ausdruck verschaffen und über die schon Goethe in seinen *Römischen Elegien* (1788) schrieb: „In der heroischen Zeit, da Götter und Göttinnen liebten, folgte Begierde dem Blick, folgte Genuss der Begier."[26]

---

[26] Goethe, J.W.: Römische Elegie III (1788), in: Hamburger Ausgabe Band 1, a.a.O., S. 158.

Literatur

Angelus Silesius: Der cherubinische Wandersmann (1675), Wiesbaden 2002
Bergson, H.: Schöpferische Entwicklung (1907), Jena 1912
Bloch, E.: Das Prinzip Hoffnung (1954–59), Frankfurt am Main 1985
Bloch, E.: Tübinger Einleitung zur Philosophie (1963), Frankfurt am Main 1985
Eckermann, J.P.: Gespräche mit Goethe in den letzten Jahren seines Lebens (1836), Leipzig – Frankfurt am Main 1992
Ehrenberg, A.: Das erschöpfte Selbst (1998), Frankfurt am Main 2008
Frisch, M.: Stiller (1954), Frankfurt am Main 2004
Fromm, E.: Haben oder Sein (1976), München 2010
Goethe, J.W.: Römische Elegien (1788/90), in: Hamburger Ausgabe Band 1, München 1981
Huizinga, J.: Homo ludens (1938), Reinbek bei Hamburg 1988
Hungerportal der FAO: http://www.fao.org/hunger/en/. Zugegriffen am 31.07.2021
Jung, C.G.: Die Beziehungen zwischen dem Ich und dem Unbewussten (1928), in: Gesammelte Werke Band 7, Olten 1995
Marcel, G.: Sein und Haben (1935), Paderborn 1968
Müller, W.: Die Winterreise (1823/24), Zürich 1999
Nietzsche, F.: Also sprach Zarathustra (1883ff.), in: KSA 4, München Berlin 1988
Ders.: Jenseits von Gut und Böse (1886), in: KSA 5, München Berlin 1988
Orwell, G.: Die Wonnen der Aspidistra (1936), Zürich 1983
Otto, R.: Das Heilige – Über das Irrationale in der Idee des Göttlichen und sein Verhältnis zum Rationalen (1917), München 2004
Plessner, H.: Die Stufen des Organischen und der Mensch (1928), Berlin 1975
Rilke, R.M.: Die Gedichte, Frankfurt am Main 1986
Sartre, J.-P.: Das Sein und das Nichts (1943), Reinbek bei Hamburg 1993
Schiller, F.: Über die ästhetische Erziehung des Menschen (1801), in: Sämtliche Werke Band V, München 2004
Schmidt, J.: Pina Bausch – Tanzen gegen die Angst, Berlin 2002
Schopenhauer, A.: Parerga und Paralipomena I (1851), Zürich 1994
Weber, M.: Die protestantische Ethik und der Geist des Kapitalismus (1904/05), München 1995

24 Macht der, der nichts macht, wirklich nichts verkehrt? – Der Hamlet-Komplex

Inhaltsverzeichnis

24.1	Melancholie in Kunst und Literatur	464
24.2	Wer war Hamlet?	465
24.3	War Hamlet melancholisch?	466
24.4	Hamlets zögernde Attitüde	467
24.5	Wie aber Hamlet, seinen Charakter und das ganze Drama verstehen?	467
24.6	Hamlet in Sigmund Freuds Traumdeutung	468
24.7	Hamlet und der männliche Protest (Alfred Adler)	468
24.8	Hamlet und die psychologische Typenlehre C.G. Jungs	469
24.9	Hamlet und die ödipale Konfliktsituation (Otto Rank)	471
24.10	War Hamlet ein femininer Homosexueller (Ernest Jones)?	472
24.11	Hamlet als Subjekt in der Krise	472
24.12	Affektive Tönung I: Rache	474
24.13	Affektive Tönung II: Misstrauen und Paranoia	474
24.14	Affektive Tönung III: Hetero- und Autodestruktion	475
24.15	Affektive Tönung IV: Alle und alles verschlingender Wahn	475
24.16	Shakespeare und sein Hamlet	476
24.17	Hamlets tragisches Schicksal	477
24.18	War Hamlet krank, und wenn ja, woran litt er?	478
24.19	Der Hamlet-Komplex I	478
24.20	Der Hamlet-Komplex II	479
24.21	Der Hamlet-Komplex III	480
24.22	Überwindung und Überwachsen des Hamlet-Komplexes	481
Literatur		482

Seit der griechischen Antike ist das Krankheitsbild und Temperament der Melancholie bekannt. Der Begriff bedeutet übersetzt schwarze Galle. Man weiß von Ärzten, die vor Jahrtausenden schon beobachteten, dass traurig-melancholisch verstimmte Menschen immer wieder einmal schwarz verfärbte Flüssigkeit erbrachen. Sie interpretierten diese im

Sinne der Vier-Säfte-Lehre als schwarze Galle und waren überzeugt, dass das Zuviel dieser Flüssigkeit die Melancholie hervorruft.

Die heutigen Ärzte nennen dasselbe Phänomen Hämatemesis (Bluterbrechen). Wenn frisches Blut mit der Säure des Magens in Kontakt kommt, verfärbt es sich schwarz; Hämatemesis ist daher meistens als ein Symptom zu interpretieren, das auf eine aktuelle Blutung im Magen (z.B. bei einem Magengeschwür) hinweist. Das zeitgleiche Auftreten etwa von Depression (Melancholie) und Ulcus ventriculi (Geschwür des Magens) ist keine Seltenheit, und daher war die Beobachtung (nicht jedoch die Interpretation) der antiken Ärzte im Hinblick auf das Erbrechen von schwarzer Flüssigkeit (Hämatemesis) und der parallel vorhandenen gedrückten Stimmung durchaus korrekt.

Seit den Zeiten von Hippokrates und Galen haben sich die Modelle und Vorstellungen, wie Melancholie entsteht und was sie auszeichnet, ziemlich verändert. Ein Meilenstein für eine modernere Beurteilung dieses Krankheitsbildes bildete *Die Anatomie der Melancholie*[1] des britischen Gelehrten Robert Burton, der neben einer exakten Beschreibung von Symptomen auch fortschrittlichere Überlegungen zur Ätiologie (Vererbung, Konstitution) und Behandlung lieferte.

Im späten 19. sowie im 20. Jahrhundert wurden hinsichtlich des Verständnisses von Melancholie und Depression regelrechte Durchbrüche erzielt. Diese reichen von tiefenpsychologischen Interpretationen (Freud, Adler, Jung und ihre Schüler) über verhaltenspsychologische Modelle (M. Seligman: erlernte Hilflosigkeit) bis hin zu neurobiologischen Befunden (z.B. veränderte Transmitterkonstellationen im Gehirn). Ausgehend von diesen Vorstellungen und wissenschaftlichen Erkenntnissen haben sich auch die Diagnostik und Therapie von Melancholie grundlegend verändert.

24.1 Melancholie in Kunst und Literatur

Da die Krankheitsbilder von Melancholie und Depression weit verbreitet sind, überrascht es nicht, dass sie nicht nur die Medizin, sondern auch andere Wissenschaften sowie die Literatur und Kunst beschäftigten. In den letzten Jahrhunderten wurden melancholisch verstimmte Menschen immer wieder zu Hauptfiguren und -themen auf der Bühne, in Gedichten oder in Romanen. Man denke nur an Andreas Gryphius *Dissertationes funebres* (1666), Goethes *Die Leiden des jungen Werthers* (1774) und *Torquato Tasso* (1790), Karl Philipp Moritz' *Anton Reiser* (1785–90), Paul Verlaines *Saturnische Gedichte* (1866) oder an die Poeme Georg Trakls *Melancholie I* (1913) und *Melancholie II* (1914).

In der bildenden Kunst wurde vor allem Albrecht Dürers Kupferstich *Melencolia I* bekannt, den er 1514 anfertigte und auf den sich mehrfach Dichter und Philosophen bezogen. Vier Jahrhunderte später wollte Jean-Paul Sartre seinen Erstlingsroman *Der Ekel* (1938) eigentlich nach dem berühmten Dürerstich *Melancholia* nennen – ein Unterfangen, das sein Verleger Gallimard verhinderte. In Thomas Manns *Doktor Faustus* (1946) taucht

---

[1] Burton, R.: Die Anatomie der Melancholie (1621), Mainz 1988.

das Motiv des Dürerstichs mehrfach auf, und in dem monumentalen Überblickswerk *Saturn und Melancholie*[2] handelt ein ausführliches Kapitel von der Dürer'schen Darstellung.

Die Dichter und Künstler haben hinsichtlich der Beschreibung und Interpretation von Krankheiten und psychosozialen Auffälligkeiten im Vergleich zu den Experten vom Fach (Ärzte, Psychologen, Soziologen) vielfach griffigere Formulierungen, lebensnähere Erklärungen und einen unverstellten, nicht durch Fachwissen skotomisierten Blick. Bei ihnen lässt sich beispielsweise für das Verständnis von depressiven Haltungen und Erkrankungen bisweilen Wesentlicheres lernen als in so manchen Lehrbüchern oder Journalbeiträgen von ärztlichen oder psychologischen Fachleuten.

Als ein sehr prominentes Beispiel hierfür gilt William Shakespeare, dessen Bühnenpersonal einem Kompendium der Tiefenpsychologie und Psychiatrie entsprungen sein könnte. Besonders eindrücklich lassen sich die psychologischen und psychopathologischen Qualitäten seiner Figuren an *Hamlet* aufzeigen – ein Drama, das im Hinblick auf anthropologische und psychosoziale Aussagen im Folgenden erörtert wird.

24.2 Wer war Hamlet?

Warum der junge Hamlet aus Dänemark nach Wittenberg gegangen war – an die Universität Martin Luthers und Philipp Melanchthons? Wollte er Texte von Reformatoren und Humanisten studieren? Oder faszinierten ihn die Fachwerkkaschemmen, in denen er bis spät nachts mit seinem Freund Horatio pichelte? Träumte er noch von Ophelia im Norden oder schon von den Mädchen im Süden, in Italien?

Warum kam er nicht bis Bologna, Venedig oder Florenz, bis ins Herz der Renaissance? Mochte er die Welt von Erasmus und Montaigne, die Stiche von Dürer (als Raubdrucke unter der Hand erschwinglich) und die neuartigen Ansichten von Kopernikus? War er tatsächlich einer, der (so wollen es die meisten Shakespeare-Experten und Hamlet-Exegeten) Wissen, Erkenntnis suchte, Ursachen, Hintergründe, Zusammenhänge? Hatte er das Zeug zum fragenden, sinnierenden Kopf? Und reichte sein melancholisches Temperament hin, um ein Denker zu werden, womöglich sogar einer auf dem dänischen Königsstuhl?

Oder war er nicht vielmehr ein verbummelter Student, etwas willen- und orientierungslos, der gern so tat, als ob ihn die *Essais* von Montaigne bewegten, obschon ihn mindestens so sehr die Fräuleins von nebenan bekümmerten? Hat ihn Shakespeare nicht als einen gezeichnet, der den Wahnsinn und die Melancholie *spielen* konnte wie kein zweiter? War er tiefsinnig, leichtsinnig oder trübsinnig? War er gehemmt und antriebsarm wie ein Depressiver, oder stellten seine Symptome – Zweifel, Ambivalenz, Zögern und Zaudern, bohrende Fragen – nur Maskerade, Tand und Spiel dar, hinter denen sich ein schalkhafter, zerbrechlicher Hamlet verbarg?

Verständlich, dass ihn der überraschende Tod seines Vaters, des Königs von Dänemark, aus Wittenberg in den Norden nach Helsingör eilen ließ; und ebenso verständlich, dass er

---

[2] Klibansky, R., Panofsky, E. und Saxl, F.: Saturn und Melancholie (1964), Frankfurt am Main 1990.

auf das Absurde des Todes – eine giftige Schlange soll den alten Hamlet im Schlaf gebissen haben – verwirrt und erschrocken reagierte. Aber dass er wochen- und monatelang auf Schloss Kronborg in Helsingör blieb und kaum Anstalten machte, wieder zurück nach Wittenberg zu gehen, war eigentümlich.

24.3 War Hamlet melancholisch?

Noch eigentümlicher war, dass bei ihm die Trauer um seinen Vater nicht abnehmen wollte. Oder waren es die familiären Umstände, die ihn nicht mehr so recht froh werden ließen? Da war die delikate eheliche Verbindung von Mutter Gertrude mit Onkel Claudius, dem Bruder seines Vaters. Keine vier Wochen nach dem Tod ihres Gatten heiratet diese Frau ihren Schwager – mit herkömmlicher Elle gemessen, ein ausgemachter Skandal. Und damit das Maß der Zumutungen voll wird, besteigt Onkel Claudius gleich noch den dänischen Thron – eine Position, auf der man sich nach dem Tod des Vaters auch den Sohn hätte vorstellen können.

Waren es diese Machinationen, die Hamlet Trübsinn blasen ließen? Wonach stand ihm eigentlich der Sinn? Wäre er nach dem Tod des Vaters lieber König denn Prinz gewesen, und hätte er sich in dieser Rolle um Geschichte, Politik und das Schicksal Dänemarks effektiv gekümmert? Die Händel der Erwachsenen – wären sie eine reizvolle Herausforderung für ihn gewesen oder nicht doch lästige Pflichten, von denen er froh war, dass sie ihn nicht ereilten? Und schließlich immer wieder die Frage: Warum blieb er angesichts trister Verhältnisse in Helsingör und ging nicht zurück nach Wittenberg; warum klebte er an den Familiengeschichten wie eine Fliege auf dem dafür präparierten Streifen?

Antworten darauf schiebt man gerne jenem Geist zu, der Hamlet nachts erschien und der dem verstorbenen Vater ähnelte. Nicht ein Schlangenbiss, so der Geist, sondern Claudius habe den König vergiftet, indem er ihm im Schlaf einen Extrakt von Bilsenkraut ins Ohr träufelte. Er, Hamlet, solle den Mord ebenso wie die ruchlose Ehe von Claudius mit der Königin rächen. Der reichlich derangierte Sohn versah diese Aufforderung mit dem lakonischen Kommentar: „Es gibt mehr Dinge zwischen Himmel und Erde, als Eure Schulweisheit sich erträumen lassen."

Um sicherzugehen, dass die ihm vom väterlichen Geist zugespielte Ungeheuerlichkeit den Tatsachen entspricht, greift Hamlet zu einer List: Er schlüpft in die Rolle eines Wahnsinnigen, um Frau Gertrude und Oheim Claudius in Sicherheit zu wiegen und diese umso besser beobachten zu können. Außerdem beauftragt er eine Schauspielgruppe am Hofe von Helsingör, den vermuteten Königsmord auf der Bühne nachzuspielen. Als im Stück dem schlafenden König Gift ins Ohr geträufelt wird, springt Claudius erregt auf und verlässt überstürzt den Zuschauerraum – eine Reaktion, die Hamlet als eindeutige Schuldbestätigung seines Onkels interpretiert.

24.4 Hamlets zögernde Attitüde

Obwohl Hamlet nun überzeugt ist, dass Claudius der Mörder seines Vaters ist, zögert er mit seiner Rache. Versehentlich ersticht er vorerst den obersten Staatsrat Polonius, den Vater seiner Geliebten Ophelia und von deren Bruder Laertes. Ophelia wird nach dieser Tat gemütskrank und ertränkt sich, wohingegen Laertes den Tod von Polonius rächen will und Hamlet zum Duell fordert, angeblich mit stumpfen Degen.

Mit Claudius jedoch hat Laertes ein Komplott geschmiedet, sodass seine Degenspitze nicht nur spitz, sondern auch in Gift getränkt ist. Beim Duell wird zuerst Hamlet, dann auch Laertes durch seinen eigenen Degen verletzt. Todgeweiht verrät er Hamlet die heimtückische Hinterlist, der daraufhin seinen Onkel tötet, bevor er selbst mit den Worten „Der Rest ist Schweigen" dem Gift zum Opfer fällt. Auch Königinmutter Gertrude stirbt, weil sie unbeabsichtigt den vergifteten Inhalt eines Kelchs auf das Wohl ihres Sohnes trinkt.

Am Ende des Dramas ist der Großteil des Bühnenpersonals tot, und der Satz Hamlets hat sich bestätigt, dass die Zeit aus den Fugen ist. Dänemark, von dem es heißt, etwas sei faul in diesem Staate, fällt in die Hände des jungen Norwegerprinzen Fortinbras und seines Heeres, das auf Helsingör vorrückt. Im Schloss findet Fortinbras nur noch die Leichen seiner Feinde vor, von deren Schicksal ihm Horatio Kunde gibt.

24.5 Wie aber Hamlet, seinen Charakter und das ganze Drama verstehen?

Der polnische Theatermann Jan Kott hat darauf hingewiesen, dass die Geschichte der Deutungen lang und die gesammelte Sekundärliteratur zu *Hamlet* dicker als das Telefonbuch von Warschau ist. *Hamlet* sei wie ein Schwamm, der sich seit 400 Jahren mit Themen und Problemen der jeweiligen Zeit vollsauge. Interpreten wringen diesen Schwamm so lange aus, bis aus ihm stets neue und andere Flüssigkeit tropft.

An *Hamlet* haben sich neben Literaturwissenschaftlern auch Ärzte, Psychologen, Philosophen, Schriftsteller, Dichter, Biografen, Historiker, Anthropologen und natürlich Theaterleute versucht. Außerdem gibt es seit der Erstaufführung (1602) Hunderte Inszenierungen, die das Stück etwa in einem politischen, soziologischen, historischen, psychologischen oder anthropologischen Licht erscheinen lassen. Voltaire, Lessing, Goethe, Kuno Fischer, Victor Hugo, Nietzsche, Georg Brandes, Sigmund Freud, Alfred Adler, Ernest Jones, Karl Jaspers, Gustav Landauer, Ernst Bloch, Theodore Lidz, Otto Rank, James Joyce und viele andere haben sich zu *Hamlet* geäußert – was gibt es da an Sinnvollem noch hinzuzufügen?

Bei solch hochkarätigen Interpreten empfiehlt es sich, bei den eigenen Leisten zu bleiben und bevorzugt auf tiefenpsychologische sowie anthropologische Konzepte und Perspektiven abzuheben. Außerdem ist es angebracht, den Schwamm Hamlet so auszudrücken, dass aus ihm die Themen unserer und nicht vergangener Zeiten tropfen.

24.6 Hamlet in Sigmund Freuds Traumdeutung

Über Hamlet, sein Zögern, seine Tendenz zur Grübelei und seine Neigung zu Selbstvorwürfen findet sich bei Freud in *Die Traumdeutung* (1900) eine tiefenpsychologische Interpretation. Am Prinzen meinte Freud, die ödipale Konfliktsituation, in die jedes Kind verwickelt wird, ziemlich anschaulich demonstrieren zu können. Die psychoanalytische Entwicklungslehre geht davon aus, dass Kinder im Alter von etwa fünf Jahren mit dem gleichgeschlechtlichen Elternteil rivalisieren (bis hin zur Vorstellung von deren Eliminierung) und vom unbewussten Wunsch beherrscht sind, den geschlechtlich entgegengesetzten Elternteil sexuell zu begehren.

Bei Hamlet nahm Freud an, dass Shakespeare ihn als eine Figur mit ödipalen Wünschen und Konflikten konzipiert hat. Der Tod des Vaters induzierte bei ihm aufgrund dieser unbewussten Vorstellungen Schuldgefühle – als ob seine Tötungsphantasien dem Vater gegenüber den tatsächlichen Mord ermöglichten. Daneben spürte er Hemmungen, seinen Vater zu rächen und Claudius zu töten, weil er in seinem Onkel sich und seine ödipalen Impulse und Begierden wiedererkannte. So wie Claudius gehandelt hat, so wollte eigentlich auch Hamlet agieren. Seine unbewusste Identifikation mit Claudius verunmöglichte einen schlichten Racheakt und rief stattdessen Zögern und Zaudern hervor:

> Hamlet kann alles, nur nicht die Rache an dem Mann vollziehen, der seinen Vater beseitigt und bei seiner Mutter dessen Stelle eingenommen hat, an dem Mann, der ihm die Realisierung seiner verdrängten Kinderwünsche zeigt. Der Abscheu, der ihn zur Rache drängen sollte, ersetzt sich so bei ihm durch Selbstvorwürfe, durch Gewissensskrupel, die ihm vorhalten, dass er, wörtlich verstanden, selbst nicht besser sei als der von ihm zu strafende Sünder.[3]

Dem psychoanalytischen Konzept gemäß könnte man Hamlet als jungen Mann charakterisieren, der sich mit familiären Problemen beschäftigt, ohne über sie hinauszuwachsen. Die Identifikation mit der väterlichen Erwachsenenrolle gelingt ihm nicht; stattdessen sucht er bei der Mutter, was ihm nur der Vater bieten könnte: eine stabile männliche Identität.

24.7 Hamlet und der männliche Protest (Alfred Adler)

Das Festhalten an der ödipalen Thematik bedeutet ein Ausweichen vor den anspruchsvolleren Aufgaben der Erwachsenenwelt. Diese Hemmung wird durch Argumente und Affekte gestützt, die Hamlet als Zögern, Zaudern, Zweifel, Schuldgefühl und als immer wieder aufgeschobenen Racheimpuls erlebt.

Ausgehend von der instabilen Männlichkeit Hamlets und seiner Tendenz zum ausweichenden Verhalten, hätte Alfred Adler ihm wohl eine zögernde Attitüde sowie einen

---

[3] Freud, S.: Die Traumdeutung (1900), in: Gesammelte Werke Band II/III, Frankfurt am Main 1999, S. 272.

ausgeprägten männlichen Protest attestiert. In seiner Abhandlung *Der psychische Hermaphroditismus im Leben und in der Neurose* (1910) erläuterte Adler sein Modell einer innerseelischen Dynamik, die sich aus Minderwertigkeitsgefühlen (Inferiorität, Weiblichkeit als kulturell vermittelter niedriger Wert) und kompensatorischem Streben nach Überlegenheit (Dominanz, Größengefühl, Männlichkeit als kulturell vermittelter hoher Wert) speist. Die Kompensationsbemühungen benannte Adler als männlichen Protest – eine Bemühung, die auf die Formel gebracht werden kann: Ich will ein ganzer Mann sein, selbst wenn ich eine Frau oder lediglich ein Mann mit Schwächen bin.

Der männliche Protest kann nach Adler in verschiedenem Gewande auftreten: als hypertrophe Männlichkeitsattitüde und als Kampfgebaren, aber auch als Weibchenschema (infantil-feminines Verhalten, Masochismus, scheinbare Unterwerfung). Je mehr primär Weibliches (in patriarchalisch geprägten Kulturen) beim Einzelnen eine Rolle spielt, umso mehr ist bei ihm sekundär verstärkter männlicher Protest zu erwarten.

Eine Zuspitzung erfährt diese Dynamik, wenn Menschen gehäuft in unterlegene Positionen geraten, z.B. durch übersteigerte Ehrgeiz- und Protestziele oder durch reduzierte Aktivität hervorgerufen. Daneben erwähnte Adler als mögliche Ursache für das Scheitern des männlichen Protests auch das Hamlet-Schicksal:

> Ein aus der Kindheit überkommendes, reges, leicht verschiebliches Schuldgefühl protegiert die weiblichen Züge und schreckt den Patienten mit möglichen Folgen seiner Tat (Hamletnaturen).[4]

Die Hemmungen und das Zaudern des Dänenprinzen wären demnach als misslungene Entwicklung zum männlichen Erwachsenen zu deuten, als ein Überwiegen weiblicher Persönlichkeitsanteile (im Sinne von betonter Unterwerfung und Unterlegenheit) und als eine Lebenshaltung, die Adler mit dem Begriff der zögernden Attitüde belegte. Damit charakterisierte er Menschen, die sich angesichts von allfälligen Lebensschwierigkeiten und Widerständen der stumpfen Welt auf Privates zurückziehen und deshalb den Herausforderungen ihrer Existenz nicht voll gewachsen sind.

24.8 Hamlet und die psychologische Typenlehre C.G. Jungs

1921 publizierte C.G. Jung *Psychologische Typen* – ein Buch, in dem er eine tiefenpsychologische Typologie entwarf. Dabei unterschied er Denk-, Fühl-, Intuitions- und Empfindungstypen sowie die Haltungen von Intro- und Extraversion. Bei Menschen lassen sich dominante psychische Grundfunktionen (wie etwa Denken und Fühlen) und Einstellungen (z. B. Introversion) beobachten; sobald diese verfestigt sind, sprach Jung von einem Typus.

---

[4] Adler, A.: Der psychische Hermaphroditismus im Leben und in der Neurose (1910), in: Studienausgabe Band 1, Göttingen 2007, S. 110.

Der Denktypus etwa setzt einen Großteil seiner seelischen Energie dafür ein, mit seinem Intellekt die Welt in begrifflichen Zusammenhängen zu erfassen und zu gestalten. Diese Funktion wird entscheidend von den Einstellungen Extraversion und Introversion moduliert. Unter Extraversion verstand Jung die Auswärtswendung der Libido eines Menschen hin auf seine Umwelt. Die Interessen des Extravertierten sind auf Mitmenschen, Situationen und Dinge gerichtet, wohingegen Introvertierte die Libido nach innen wenden und sich von der Welt und ihren Aufgaben zurückziehen.

Bei Hamlet haben wir es dieser Einteilung Jungs zufolge mit einem überwiegend introvertierten jungen Mann zu tun, der sich vor allem auf die seelische Funktion des Denkens verlässt. Jung betonte, dass eine grobe Einteilung in Typen das je Individuelle eines Menschen verfehlen kann. Hamlet als introvertierten Denktypus zu klassifizieren spiegelt aber einen Teil des von Shakespeare geschaffenen Charakters korrekt wider:

> Das introvertierte Denken orientiert sich in erster Linie am subjektiven Faktor ... Es führt also nicht aus der konkreten Erfahrung wieder in die objektiven Dinge zurück, sondern zum subjektiven Inhalt. Die äußeren Tatsachen sind nicht Ursache und Ziel dieses Denkens, obschon der Introvertierte sehr oft seinem Denken diesen Anschein geben möchte, sondern dieses Denken beginnt im Subjekt und führt zum Subjekt zurück ... Dieses Denken verliert sich leicht in die immense Wahrheit des subjektiven Faktors.[5]

In seinen Schriften beschrieb Jung mehrfach die Entwicklung sogenannter Introversionsneurosen. Damit hob er auf die Gefahren ab, die in alleiniger und zu früher Orientierung eines Menschen auf den introvertierten Pol hin liegen. Für die Jugend und die jungen Erwachsenenjahre postulierte Jung, dass die Extraversion eine diesem Lebensalter adäquate Einstellung bedeutet; normalerweise sei erst in der zweiten Lebenshälfte mit einem Überwiegen der Introversion zu rechnen.

Wer wie Hamlet schon in der zweiten oder dritten Lebensdekade eine bevorzugt introvertierte Einstellung entwickelt, geht ein hohes Risiko ein, irgendwann seelische Störungen oder Krankheiten auszubrüten. Dazu rechnete Jung frühzeitig auftretende Formen der Melancholie und der Schizophrenie. Dass Hamlet von Shakespeare als krank oder verrückt konzipiert wurde, wird von den meisten Experten für unwahrscheinlich gehalten. Wie sehr er aber als Introvertierter nah an den Grenzen zum Wahn lebte und mit ihm ein Spiel trieb, bei dem er riskierte, nicht immer nur souveräner Akteur, sondern eventuell auch gefährdetes Opfer zu sein, verdeutlichen manche seiner Skurrilitäten:

> Ich bin nur irr bei Nordnordwest. Kommt der Wind südlich, kann ich einen Bussard von einem Besenstiel unterscheiden.[6]

---

[5] Jung, C.G.: Psychologische Typen (1921), in: Gesammelte Werke Band 6, Solothurn 1971, S. 407 ff.
[6] Shakespeare: Hamlet (1602), deutsch von Frank Günther, München 1995, S. 113.

24.9 Hamlet und die ödipale Konfliktsituation (Otto Rank)

Das Verharren in einer kindlichen (ödipalen) Situation lässt sich den Tiefenpsychologen zufolge auch daran ablesen, dass die Ernsthaftigkeit des Daseins nur partiell anerkannt wird. Wünsche und Wirklichkeit, Schein und Sein werden nicht immer säuberlich getrennt, und oft genug schieben sich statt eines nüchternen Realitätsprinzips wohlfeile Vorstellungen, bunte Phantasien und das Lustprinzip in den Vordergrund.

Auf diese Aspekte hob Otto Rank in *Psychoanalytische Beiträge zur Mythenforschung* (1919) ab. Die ödipale Konfliktsituation Hamlets lässt sich Rank zufolge einerseits an dessen reger Phantasietätigkeit ablesen („nur reden will ich Dolche, keine brauchen"). Andererseits unterlaufen ihm aufgrund seiner unzureichenden Verankerung in der Wirklichkeit fatale Fehlleistungen wie die versehentliche Tötung von Polonius. Bei einem Gespräch Hamlets mit Gertrude bemerkt er, dass sich hinter dem Vorhang ein Lauscher befindet. Ohne nachzusehen, ob es Claudius ist, sticht er zu und tötet seinen potenziellen Schwiegervater. Seine Reaktion darauf ist eher lapidarer Natur:

> Du ärmster, vorschnell-naseweiser Narr, leb wohl. / Ich hielt dich für wen Höhern. Nimm dein Los: / Du siehst, zu emsig sein, das bringt Gefahr.[7]

Rank bezeichnete die Tötung von Polonius als Surrogat für jene Tat, vor der Hamlet Mal um Mal zurückschreckt. Immerhin ist es eine Vaterfigur, die er ins Jenseits befördert – aber es ist eben nicht der ihm vom väterlichen Geist aufgegebene und von seinem Bewusstsein akzeptierte Racheakt, vor dem ihn sein Unbewusstes immer wieder ausweichen lässt.

Ein weiterer Ersatz für tatsächlich vollzogene Handlungen stellt das Spiel im Spiele dar. Für Rank bedeutete die Schauspieltruppe im *Hamlet* eine Möglichkeit für den Dänenprinzen, nicht nur die Reaktion des Königs auf einen Bühnenmord zu beobachten, der dem vermuteten Brudermord in seinem Ablauf ähnelte. Daneben konnte sich Hamlet von den dabei evozierten Hassaffekten stimulieren lassen und sich mit den vorgespielten Handlungen so weit identifizieren, dass er sich im Gefühl wiegen durfte, bereits genug „getan" zu haben:

> Insoweit ersetzt ihm also das Schauspiel ... außer der Tötung des Vaters auch den Sexualakt mit der Mutter, im Sinne der Vorbildlichkeit des elterlichen Verkehrs. Andererseits versetzt ihn diese Bedeutung des Schauspiels in die infantile Rolle des Zuschauers der elterlichen Zärtlichkeiten, welche als Urtrauma seiner Ödipuseinstellung zugrunde liegt.[8]

---

[7] Shakespeare: Hamlet (1602), deutsch von Frank Günther, München 1995, S. 185.
[8] Rank, O.: Psychoanalytische Beiträge zur Mythenforschung (1919), Hamburg 2010, S. 83 f.

24.10 War Hamlet ein femininer Homosexueller (Ernest Jones)?

In der griechischen Mythologie wird Ödipus als junger Mann dargestellt, der zu seinen Taten getrieben und verführt wird, weil er nicht weiß, von wem er abstammt und wer er ist. Eine ähnliche Unsicherheit hinsichtlich der eigenen Identität diagnostizieren die Psychoanalytiker bei jenen, die in der ödipalen Situation verfangen sind. Zur Schar dieser Analytiker zählte auch Ernest Jones, der mit seiner Freud-Biografie bekannt wurde. In seinem Text *Hamlet and Oedipus* (1949) ergänzte er die Freud'sche These vom Ödipuskomplex Hamlets um die Thematik der (sexuellen) Identitätssuche. Für Jones hatte der Bruderzwist zwischen Claudius und dem König ein aggressives wie auch ein erotisches Motiv – Motive, die er mithilfe der psychoanalytischen Symbollehre nachweisen wollte.

Für diese bedeutet etwa Gift eine mit böser Absicht aufgeladene Körperflüssigkeit, wohingegen die Schlange angeblich einen Phallus symbolisiert. Beides manipuliere in der Schilderung Shakespeares das Ohr von Hamlet dem Älteren (dem König), was Jones zufolge zweifelsfrei und eindeutig nur einen interpretatorischen Schluss nahelegt:

> Der Mordanschlag hatte darum sowohl aggressive wie erotische Komponenten … Dass weiter das Ohr ein unbewusstes Äquivalent für den Anus ist, ist eine These, für die ich an anderer Stelle ausführliche Beweise beigebracht habe. So müssen wir Claudius' Attacke gegen seinen Bruder sowohl eine mörderische Aggression wie einen homosexuellen Anschlag nennen.[9]

Nimmt man dann noch die Freud'sche These für bare Münze, dass sich Hamlet der Jüngere mit seinem Onkel Claudius identifizierte, landet man bei einer Diagnose, welche das Zögern und Zaudern des Dänenprinzen nochmals verständlicher zu machen scheint: Hamlet war demnach ein femininer Homosexueller, der seine sexuelle Orientierung vor sich selbst und seiner Umwelt geheim halten wollte und musste.

24.11 Hamlet als Subjekt in der Krise

Es ist durchaus nicht nach jedermanns Geschmack, aus Ohren im Handumdrehen einen Anus und aus dem Beinahehelden Hamlet ebenso flugs einen Homosexuellen femininer Bauart werden zu lassen. Diese Stoßrichtung einer psychoanalytischen Literaturinterpretation wurde in der Vergangenheit zu Recht kritisiert, und Ernest Jones hat mit manchen Aspekten seiner Hamlet-Deutung das gallige Urteil von Karl Kraus bestätigt, dass die Psychoanalyse jene Krankheit sei, die sie zu behandeln vorgibt. Aber eben nur hinsichtlich mancher Aspekte. Übersetzt man das Vokabular der Psychoanalyse in die Sprache des *Common sense*, ergibt sich ein Bild Hamlets, das seine Gefährdung in Bezug auf seelische Krankheiten (Wahn, Melancholie) sowie seine Neigung zu eigentümlichen Handlungen (von ihm selbst als wunderliches Wesen tituliert) verständlich werden lässt.

---

[9] Jones, E.: Der Tod von Hamlets Vater (1949), in: Kaiser, J. (Hrsg.): Hamlet heute – Essays und Analysen, Frankfurt am Main 1965, S. 49.

Fasst man wesentliche Aussagen von Freud, Adler, Jung, Rank, Jones über Hamlets Charakter, Lebensstil, Konfliktlage und psychosoziale Belastungen zusammen, entsteht das Psychogramm eines Menschen, der aufgrund seiner Kindheit, Jugend und Adoleszenz nicht ausreichend auf die Rolle eines erwachsenen Mannes vorbereitet ist und der sich in einer feindseligen, an Macht und Ranküne orientierten Welt unsicher und mit Skrupel behaftet bewegt.

Hinzu kommt die Erschütterung über den Tod seines Vaters, mit dem er sich, anders als mit Claudius, nachhaltig identifiziert hatte, und die maßlose Enttäuschung über seine Mutter, die sich ihrem Schwager kurz nach dem Ableben ihres Gatten regelrecht an den Hals geworfen haben muss. Als ihm dann noch offenbart wird, dass der alte König von dessen eigenem Bruder und im Wissen der Königinmutter ermordet wurde, gerät für den von Hause aus nicht gerade cäsarenhaft-robusten Hamlet seine Welt massiv ins Schwanken.

Allein diese Belastungen hätten bei den meisten Menschen eine schwerwiegende seelisch-geistige Krise oder Erkrankung ausgelöst. Dass der zur (wenn auch witzigen) Introversion neigende Hamlet nun auch noch mit der nicht ganz trivialen Aufgabe der Rache an Claudius betraut wird, lässt sein bisheriges Dasein als fragwürdig, seine Identität als porös und seine Zukunft als nahezu katastrophal erscheinen. Der US-amerikanische Psychiater und Psychoanalytiker Theodore Lidz meinte dazu:

> Hamlet ... befindet sich in einer Lage, deren Probleme nicht durch Nachdenken oder philosophische Überlegungen gelöst werden können ... Sich selbst gegenüber ist er verpflichtet, wieder eine Richtung, eine stabile Identität und einen Sinn im Leben zu finden, nachdem die Grundlagen seines Vertrauens in die Welt und die Menschen seiner Umgebung zerstört worden sind. Er kann nicht länger der Hamlet sein, der Wittenberg zwei Monate vor Beginn der Handlung verließ, er kann nicht der Hamlet sein, der er vermutlich geworden wäre.[10]

Ohne im Detail entscheiden zu können, an welchen Stellen Shakespeare seinen Protagonisten als im Wahn befindlich oder nur mit einer Maske versehen wissen wollte, kann man feststellen, dass Hamlet wahnhaft war und/oder wunderlich agierte, um seinen Personkern zu schützen und um einen Rest von Handlungsspielraum zu verteidigen. Damit reagierte er wie manche psychiatrischen Patienten, die über zu wenige Möglichkeiten verfügen, ihr Dasein zu ordnen und zu gestalten. Worin er sich von ihnen allerdings unterschied, war die Kraft seiner Worte, um zu sagen, was er leidet und wie sehr er dabei seine Person in ein Innen und ein Außen teilen musste:

> War's Hamlet, der Laertes Unrecht tat? Nicht Hamlet! / Wenn Hamlet von sich selbst getrennt ist und / Als nicht er selbst Laertes Unrecht tut, / Dann tut es Hamlet nicht, Hamlet bestreitet's. / Wer tut es dann? Sein Wahnsinn. Wenn dies so ist, / So ist auch Hamlet wer, dem Unrecht widerfuhr. / Sein Wahnsinn ist des armen Hamlet Feind.[11]

---

[10] Lidz, Th.: Hamlets Feind – Mythos und Manie in Shakespeares Drama (1975), Frankfurt am Main 1980, S. 74 f.

[11] Shakespeare: Hamlet (1602), deutsch von Frank Günther, München 1995, S. 291.

24.12 Affektive Tönung I: Rache

Shakespeares Drama ist nach seiner Hauptperson *Hamlet* benannt – es hätte jedoch ebenso gut nach den darin dominierenden Affekten als *Das Misstrauen* oder *Die Rachsucht* oder nach den dargestellten psychiatrischen Krankheitsbildern als *Die Melancholie* oder *Der Wahn* bezeichnet werden können. Shakespeare bewies Menschenkenntnis und psychologische Intuition, als er diese Affekte und Krankheitsbilder nicht einer einzelnen Bühnenfigur alleine zuschrieb. Bis auf wenige Ausnahmen sind in *Hamlet* alle handelnden Personen von Misstrauen und Rachsucht, Wahn und Melancholie betroffen, wobei die Ausprägungsgrade und die Bedingungen ihrer Genese unterschiedlich sind. Das Stück wirkt wie ein Kompendium dieser psychopathologischen Phänomene, und gleichzeitig verdeutlicht es wesentliche Gesichtspunkte von Affekten und seelischen Krankheiten: Sie wirken ansteckend, und ihre Entstehung betrifft nie nur das Individuum allein, sondern stets auch dessen Umgebung.

So findet sich das Motiv der Rache nicht nur bei Hamlet, sondern auch bei Fortinbras und Laertes. Hamlet soll den Mord an seinem Vater rächen, und ebenso sehen sich Fortinbras und Laertes mit einer solchen Aufgabe konfrontiert. Der Vater von Fortinbras wurde schon Jahrzehnte vor der aktuellen Handlung von Hamlets Vater im Kampf besiegt und erschlagen – eine Geschichte, für die Fortinbras mit seinem Kriegszug gegen Dänemark Rache nehmen will. Das Rache-Motiv für Laertes hingegen speist sich aus dem Tod von Polonius, den Hamlet auf dem Gewissen hat.

Die Söhne werden von ihren verstorbenen Vätern für Taten und schicksalhafte Entwicklungen direkt (wie bei Hamlet) oder indirekt (wie bei Fortinbras und Laertes) in Haftung genommen, für die sie kaum oder gar keine Verantwortung übernehmen können. Ungewollt, ungefragt erhalten sie Aufträge (zur Rache und Rehabilitierung) von ihren Altvorderen, die ihr eigenes Dasein verändern und zerstören. So vererben sich Hass, Neid, Missgunst, Rachsucht und Entwertung über die Generationen hinweg, ohne dass sich die Nachfolgenden gegen diese Erbschaft nachhaltig zur Wehr setzen können.

24.13 Affektive Tönung II: Misstrauen und Paranoia

Ähnlich weit wie das Rache-Motiv hat Shakespeare das Misstrauen und die Paranoia in *Hamlet* gestreut. Der dänische Prinz gerät in Helsingör in ein Gespinst paranoider Ängste und Verdächtigungen, von denen fast alle am Hofe betroffen sind. Dass Claudius nach seinem Mord am Bruder keinem trauen darf, ist allzu verständlich, und dass auch seine Mitwisserin Gertrude ängstlich wird, überrascht keineswegs: Beide haben berechtigte Sorge, dass sich ihre Aggression irgendwann gegen sie selbst richten könnte – eine Sorge, die sich letztlich auch in ihre eigene Beziehung einnistet und sie (im wahren Sinne des Wortes) vergiftet.

Misstrauisch sind des Weiteren Polonius und nach und nach auch seine Kinder Ophelia und Laertes. Dem alten Staatsrat hat Shakespeare die Rolle des Lauschers hinter der Wand zugedacht, der nicht nur seine eigene, sondern auch die Schande der anderen vernimmt und eine dazu entsprechende Misanthropie entwickelt. Bei seiner Tochter sät er den Keim des Zweifels an Hamlet, der sich zum Misstrauen und zur Distanz auswächst und jegliche erotischen Empfindungen unterminiert. Laertes schließlich misstraut nach dem Tod seines Vaters zuerst Claudius, der dessen Aggression jedoch geschickt auf Hamlet lenkt und so das finale Duell vorbereitet.

Hamlet selbst hat letztlich guten Grund, allen zu misstrauen: Seine Mutter, Claudius und Polonius, aber auch der Geist des Vaters, die beiden Beamten Rosenkranz und Güldenstern und sogar Ophelia – wer von ihnen sagt die Wahrheit, wem kann er vertrauen, wer steht wirklich zu ihm? Am ehesten noch bleibt Freund Horatio auf der Habenseite – alle anderen rutschen für ihn ins emotionale Obligo. Kein Wunder, dass er auf einem derart wackligen sozialen Fundament eine paranoide Haltung entwickelt, die leicht in einen manifesten Wahn kippen könnte.

24.14 Affektive Tönung III: Hetero- und Autodestruktion

Relevant wahnkrank wurde jedoch nicht Hamlet, sondern Ophelia. Hamlets Geliebte wirkt wie eine Symptomträgerin, die für das familiäre System (den dänischen Hof) jene Krankheitszeichen, Beschwerden und Phänomene übernimmt und an den Tag legt, an denen eigentlich alle zu leiden hätten: massive Ängste, Zusammenbruch zwischenmenschlicher Beziehungen, Verlust der Realitätsorientierung, Depressivität, Auflösung der Ich-Grenzen, Suizidimpulse und schließlich der vollzogene Suizid.

In gewisser Weise waren oder sind sämtliche signifikanten Figuren auf Schloss Kronborg verrückt: der alte König, der vor langer Zeit schon den norwegischen Herrscher erschlug; Claudius und Gertrude, die sich des Königs mittels Mord entledigten; Polonius, der notorische Intrigant und Lauscher hinter der Wand; die Söhne Laertes, Fortinbras und Hamlet, die vom Rachaffekt infiziert sind und (trunken und vollkommen verwirrt durch diesen Affekt) der Destruktivität freien Lauf lassen – der eine (Fortinbras) in Form eines Krieges, die anderen beiden in Form eines tödlichen Duells. Sie alle sind vergiftet (Gift spielt im Stück eine sehr zentrale Rolle) durch Misstrauen, Hass, Machtstreben und paranoide Ängste, und keiner von ihnen kennt und verfügt über die hilfreichen und heilenden Antidote Eros, Vernunft und Solidarität.

24.15 Affektive Tönung IV: Alle und alles verschlingender Wahn

Shakespeare hat mit *Hamlet* ein Drama der Wiederholungen, der Doppelungen und Spiegelungen geschaffen: Drei Söhne verlieren ihre Väter; alle Hauptpersonen sind in spannungsreiche Dreiecksbeziehungen involviert (der König, Claudius und Gertrude; Hamlet,

Claudius und Gertrude; Hamlet, Ophelia und Polonius; Hamlet, Laertes und Ophelia; Hamlet, Rosenkranz und Güldenstern); Rache, Misstrauen, Machtstreben und Wahn bilden das bevorzugte psychosoziale Koordinatensystem ihres Daseins; ein Aussteigen aus der destruktiven Dynamik gelingt keinem von ihnen. So sehr die Einzelnen während des Stücks auch versuchen, sich gegen das nahende Unheil zu stemmen und Pläne für die Vernichtung des Feindes und die Rettung der eigenen Haut zu entwerfen, so sehr erweisen sich diese Versuche als null und nichtig. Zum Schluss verheddern sich alle in den Fängen ihrer eigenen Intrigen, Listen und Hinterhalte, aus denen es kein Entrinnen gibt.

Am meisten Energie und Phantasie hinsichtlich von Plänen scheint Hamlet aufzubringen, wobei auch er wiederholt der unsichtbaren Regie des Zufalls oder Schicksals unterliegt. An ihm wollte Shakespeare allem Anschein nach ebenso wie an anderen Figuren seines Dramas zeigen, dass nicht sie, sondern das Stück über jenen Generalplan verfügt, der über Wohl und Wehe der Protagonisten entscheidet. Der Mensch denkt, aber der Zufall (oder das Schicksal?) lenkt.

„*Hamlet* ist ein Drama der aufgezwungenen Situationen"[12], meinte Jan Kott in *Shakespeare heute*. Alle Personen stecken in ihren Rollen und in deren Dynamik wie in Zwangsjacken, die sie nicht ablegen können. Allenfalls gelingt es ihnen, über ihre Determiniertheit nachzudenken und sie zu kommentieren, nicht aber, sie zu überschreiten. Mit Hamlet schwankt Jan Kott deshalb zwischen dem Zugeständnis einer relativen Freiheit und Verantwortung des Individuums für sein Leben und einer radikalen Absage an diese Möglichkeit.

Am ehesten war Hamlet noch frei in seinen Entscheidungen, als er in Wittenberg überlegte, ob und für wie lange er nach dem Tod seines Vaters nach Helsingör reisen werde. Spätestens aber mit dem Moment, in dem er sich von Claudius und seiner Mutter zu einem längeren Bleiben überreden ließ, verringerte sich der Spielraum seines Denkens, Fühlens und Verhaltens merklich. Von nun an zog ihn die Situation mit unheimlich anmutender Unnachsichtigkeit in ihren Bann.

24.16 Shakespeare und sein Hamlet

Interessant ist, dass Shakespeare seinen *Hamlet* wahrscheinlich als Reaktion auf ein biografisches Ereignis entwarf, das ihm die eigene Ohnmacht in Bezug auf die Lebensgestaltung drastisch vor Augen führte und ihm zu verstehen gab, dass das menschliche Dasein von Zufällen und Schicksalsschlägen geprägt und determiniert wird. 1594, als der Autor 30 Jahre alt war, starb sein einziger Sohn namens Hamnet mit elf Jahren. Nicht wenige Shakespeare-Biografen sind der Meinung, dass die Auseinandersetzung mit dieser erschütternden Verlusterfahrung in den Jahren danach wesentlich zur Ausarbeitung der Hamlet-Figur beigetragen hat. Ähnlich urteilte James Joyce, der im *Ulysses* (1918 ff.)

---

[12] Kott, J.: Der Hamlet der Jahrhundertmitte, in: Shakespeare heute (1965), Berlin 1989, S. 81.

seinen Helden Stephen Dedalus über die biografischen Hintergründe Shakespeares bei der Entstehung des *Hamlet*-Dramas spekulieren lässt:

> Ist es möglich, dass dieser Schauspieler Shakespeare, ein Geist durch Abwesenheit, ... ein Geist durch Tod, der seine eigenen Worte zu seines eigenen Sohnes Namen spricht (hätte Hamnet Shakespeare gelebt, er wäre Prinz Hamlets Zwillingsbruder gewesen), ist es möglich, will ich wissen, oder auch nur wahrscheinlich, dass er den logischen Schluss aus diesen Prämissen nicht zog oder doch vorhersah: du bist der enterbte Sohn: ich bin der ermordete Vater: deine Mutter ist die schuldige Königin: Ann Shakespeare, geborene Hathaway?[13]

24.17 Hamlets tragisches Schicksal

Dass Hamlet trotz aller Aktivitäten und Pläne in einen Strudel der Ereignisse gezogen wird, der ihn schließlich verschlingt, hat verschiedene Ursachen: ödipale Verstrickung, zögernde Attitüde, das Überwiegen eines introvertierten Lebensstils, eine unsichere männliche Identität. Neben den charakterlichen sind weitere Gesichtspunkte für das tragische Schicksal Hamlets namhaft zu machen, die nur indirekt mit seinem Lebensstil, seiner Gangart zusammenhängen. Vor allem an situative Momente ist in diesem Zusammenhang zu denken, vor denen sich Hamlet nicht wirkungsvoll genug abgrenzen konnte.

Führen wir uns nochmals das Leben Hamlets vor Augen, bevor er nach Helsingör zurückging und das Verhängnis seinen Lauf nahm. Ein junger Mann, Student in Wittenberg, keine 30 Jahre alt, der sich (so konzipierte es Shakespeare) gerne mit Montaigne und seinem Buch (also den *Essais*) beschäftigte und der über das menschliche Dasein altkluge und bisweilen auch witzige Kommentare abgab, ohne dass er bis dahin von ihm, dem Dasein, sonderlich heftig gestreift oder erschüttert worden wäre. Er kommt mit manchen damals fortschrittlichen Gedanken und Existenzformen in Kontakt – die Probleme und Konflikte seiner feudalen Vorfahren scheinen Äonen weit hinter ihm zu liegen.

Nun reist er in seine Vergangenheit nach Helsingör, beerdigt seinen Vater und ist eigentlich schon wieder auf dem Sprung nach Wittenberg zurück. Da stolpert er über die Mesalliance von Mutter Gertrude mit Onkel Claudius, über die Skrupellosigkeit, mit der sein Oheim den dänischen Thron okkupierte, und über das Mordkomplott, dem sein Vater zum Opfer gefallen ist. Die Schatten der Verstorbenen sowie die verbrecherischen Schemen der Lebenden halten ihn fest und betrauen ihn mit der Aufgabe, ihre tragischen Konflikte und Probleme zu erkennen, zu verstehen und, wenn möglich, sogar zu lösen.

Anstatt nun den Geist seines Vaters einen lieben Mann sein sowie Mutter Gertrude und Onkel Claudius mit ihrem Verbrechen und dem daraus resultierenden Gebräu aus Schuldgefühlen, paranoiden Ängsten und neuerlichen Aggressionen alleine zu lassen, fühlt sich Hamlet, der Student, berufen, Hamlet, der Held, zu werden und Ordnung ins dänische Chaos zu bringen – womit er sich, seine Talente und Fähigkeiten und sein Wesen vollkommen fehleinschätzt. Er wird zum Berufenen, der vergisst oder vergessen muss,

---

[13] Joyce, J.: Ulysses (1918 ff.), Frankfurt am Main 1997, S. 265.

wozu er geboren und wer er bis anhin geworden ist – eine Thematik, die Thomas Mann aus autobiografischen Erfahrungen heraus in seine Erzählung *Tonio Kröger* (1903) einfließen ließ:

> Der Fall Hamlets, des Dänen, dieses typischen Literaten. Er wusste, was das ist: zum Wissen berufen werden, ohne dazu geboren zu sein. Hellsehen noch durch den Tränenschleier des Gefühls hindurch, erkennen, bemerken, beobachten und das Beobachtete lächelnd beiseite legen müssen noch in Augenblicken, wo Hände sich umschlingen ...[14]

24.18 War Hamlet krank, und wenn ja, woran litt er?

Vorschnelle Antworten im Sinne von Wahnsinn und Melancholie verbieten sich nach alledem, was auf den letzten Seiten ausgeführt und in der Sekundärliteratur über *Hamlet* diskutiert wurde. Zugleich liegt es nahe, bei ihm von einer Störung oder Krise auszugehen und das Leiden und die Tragik seiner Existenz nicht gering zu schätzen.

Aufgrund der schicksalhaften Abläufe im Shakespeare'schen Drama kann man die Konflikte Hamlets um Liebe und Hass gegenüber den Eltern analog zum Ödipuskomplex als einen Hamlet-Komplex bezeichnen. Im Unterschied zu seinem antiken Vorläufer versucht Hamlet allerdings, seine Triebe und Affekte primär zu kontrollieren und nicht auszuagieren. Seine Problematik besteht nicht in einer realen Schuld wie bei Ödipus, sondern in einem umso mächtigeren Schuldgefühl, das ihn wiederholt daran hindert, entschieden und beherzt zu handeln.

Tragisch ist, dass aus Hamlets Hemmungen, Zweifeln, Zögern und Nichthandeln letztlich ähnlich großes Leid entsteht wie aus den Taten des Ödipus. Fast könnte man meinen, dass diese Unterlassungen die gleichen fatalen Ergebnisse zeitigen wie destruktive Handlungen, und wer eng mit vertrackten Situationen verwoben ist, kann sich zuletzt verhalten, wie er will – nicht er, sondern soziale und historische Umstände, die psychischen Determinanten der involvierten Personen, ökonomische und strukturelle Rahmenbedingungen sowie Sitte, Brauchtum und Traditionen (in den Worten der Alten: die Götter oder das Schicksal) führen Regie.

24.19 Der Hamlet-Komplex I

Den Hamlet-Komplex kann man jedoch noch anders denn als eine Ergänzung zum Ödipuskomplex verstehen. So imponiert der Dänenprinz als ein Mensch, der sich eine Heroenaufgabe zumutet, ohne ihr wirklich gewachsen zu sein. Alles an ihm – Kindheit und Jugend, Ausbildung, Studium, Charakter und Gangart, Talente und Neigungen, Wesen und Gemüt – war darauf ausgerichtet, ein Leben zu führen, das aus Elementen wie Bildung,

---

[14] Mann, Th.: Tonio Kröger (1903), in: Erzählungen I, Berlin 1975, S. 310.

Freundschaften und Erotik bestehen sollte; Rache, Kampf, Hass, Niedertracht und Destruktivität waren da eigentlich nicht vorgesehen.

In dem Moment aber, als er der abgelegten Stimme seines toten Vaters Raum und Geltung in seinem Gemüt zugestand, entschied er sich für eine Form der Existenz, für die er eine andere, gröbere, kräftigere Bau- und Web-Art seiner Person bitter nötig gehabt hätte. Hamlet spürte diese Defizite, die er einerseits ironisch kommentierte und andererseits durch kraftvolle Vorsätze überspielen und kompensieren wollte.

Damit geriet er jedoch zunehmend in eine Spannung und Spaltung seines Ich, das aus einem reflektierenden Kommentator und dem zögernd und zaudernd Handelnden bestand – die grundlegende Distanz und das Ungeeignet-Sein gegenüber der ihm vom väterlichen Geist übermittelten Aufgabe ließ sich dadurch jedoch in keiner Weise abbauen. Goethe hat diese Verhältnisse in *Wilhelm Meisters Lehrjahre* (1795/96) geradezu als den Schlüssel zum Verständnis von Shakespeares *Hamlet* bezeichnet:

> Eine große Tat auf eine Seele gelegt, die der Tat nicht gewachsen ist ... Hier wird ein Eichbaum in ein köstliches Gefäß gepflanzt, das nur liebliche Blumen in seinen Schoß hätte aufnehmen sollen; die Wurzeln dehnen sich aus, das Gefäß wird zernichtet. Ein schönes, reines, edles, höchst moralisches Wesen, ohne die sinnliche Stärke, die den Helden macht, geht unter einer Last zugrunde, die es weder tragen noch abwerfen kann; jede Pflicht ist ihm heilig, diese zu schwer. Das Unmögliche wird von ihm gefordert, nicht das Unmögliche an sich, sondern das, was ihm unmöglich ist.[15]

Hamlet war ein Ausbund an Hemmung, Skrupel und Schuldgefühl, weil er sich in einer Situation bewähren wollte und sollte, die nicht die seine war und die ihm während des Stücks, das ihm zu spielen aufgetragen war, immer fremder wurde. Seine Interpreten betonen, dass er nicht *per se* handlungsunfähig war; ihn machten vor allem die Konstellation und der Inhalt seiner nicht selbst gewählten, wohl aber von ihm akzeptierten Aufgabe zum Zweifler und Melancholiker und letztlich zu einer Gefahr für die anderen wie für sich selbst.

24.20 Der Hamlet-Komplex II

Der Komplex, an dem Hamlet litt und der ihn und andere leiden ließ, war nicht allein durch Selbstvorwürfe und zögernde Attitüde gezeichnet. Neben seinem Pflichtgefühl und der Erkenntnis, dieser Pflicht nicht so ohne Weiteres nachkommen zu können, darf man bei ihm auch eine Art Größenidee annehmen, die ihm suggerierte, dass er sich der Herkules-Aufgabe, den Augiasstall des dänischen Königshauses auszumisten, nicht entziehen dürfe und dass er allen Vorbehalten zum Trotz dieses ihm wesensfremde Mandat annehmen müsse:

---

[15] Goethe, J.W.: Wilhelm Meisters Lehrjahre (1795/96), in: Werke Band 7, Hamburger Ausgabe, München 1994, S. 245 f.

> Die Zeit ist aus den Fugen. Fluch Schicksals Spottgeschenken, / Dass ich geboren wurde je, sie einzurenken.[16]

Doch weder Hamlet noch sonst ein Mensch wurden je geboren, um Zeit, Welt, Kosmos, Menschheit und Kultur wieder einzurenken – das wären Göttertaten, die jedermann komplett überforderten. Bei der Auswahl von Lebensaufgaben sind wir gut beraten, uns an menschlichen Maßstäben zu orientieren und Herkules einen lieben Mann sein zu lassen. Ein Hamlet-Komplex bedeutet, aus Pflichtgefühl, Eitelkeit oder Selbstüberschätzung falschen Rat- und Auftraggebern sein Ohr zu leihen und deren Mandate anzunehmen, obwohl sie dem eigenen Wesen nicht entsprechen und zu Selbstentfremdung und Ich-Schwächung beitragen. Solche unpassenden Aufgaben können sowohl über- als auch unterfordern, wobei anhaltende Unterforderung ebenfalls zu einem Selbstverlust beitragen kann.

Wer handeln will, darf und muss sich jenen Schwierigkeitsgraden des Daseins zuwenden, die er mit seinen biologischen, psychosozialen und geistigen Fertigkeiten unter Aufbietung seiner Kräfte und Ausnutzung ihm zur Verfügung stehender Wachstumspotenziale bewältigen kann. Damit wird er weder Gott noch Halbgott, aber ein akzeptabler Mitmensch, der gefeit ist vor dem Inhalt von Hamlets bekanntestem Monolog:

> So macht Bewusstsein Memmen aus uns allen, / So wird die angeborne Farbe der Entschlusskraft / Siech überkränkelt von Gedankens Blässe, / Und Unterfangen großen Wurfs und Werts / Kehrn dieses Grunds halb ihre Schwungkraft seitwärts, und / Verlieren so den Namen „Tat".[17]

24.21 Der Hamlet-Komplex III

Noch ein letzter Aspekt sei erwähnt, der als Baustein eines Hamlet-Komplexes verstanden werden kann: die Neigung, als Kommentator und kritisch urteilender Betrachter des eigenen Lebens ein (viel zu) hohes Maß an nüchternem und desillusionierendem Welt- und Weitblick zu entwickeln, der ein Handeln und Eingreifen verkompliziert oder sogar verunmöglicht.

Auf diesen Zusammenhang von Erkenntnis und eingeschränktem Tatendrang hat Friedrich Nietzsche in *Die Geburt der Tragödie aus dem Geiste der Musik* (1872) hingewiesen. Anders als landläufig gedacht, sind Menschen, die ein umfängliches Verständnis von Geschichts-, Lebens- und Kulturabläufen gewonnen haben, dadurch nicht immer in die Lage versetzt, entschlossener zu handeln. Im Gegenteil: Weil sie die Relativität oder Vergeblichkeit von Taten richtig prognostizieren und durchschauen, werden sie nur selten oder überhaupt nicht mehr aktiv. Ihre Weigerung zur Tat entspringt einem die Verhältnisse dekuvrierenden Erkenntnisakt:

---

[16] Shakespeare: Hamlet (1602), deutsch von Frank Günther, München 1995, S. 75.

[17] Shakespeare: Hamlet (1602), deutsch von Frank Günther, München 1995, S. 137.

In diesem Sinne hat der dionysische Mensch Ähnlichkeit mit Hamlet: Beide haben einmal einen wahren Blick in das Wesen der Dinge getan, sie haben *erkannt*, und es ekelt sie zu handeln; denn ihre Handlung kann nichts am ewigen Wesen der Dinge ändern, sie empfinden es als lächerlich oder schmachvoll, dass ihnen zugemutet wird, die Welt, die aus den Fugen ist, wiedereinzurichten. Die Erkenntnis tötet das Handeln, zum Handeln gehört das Umschleiert-Sein durch die Illusion – das ist die Hamletlehre … Die wahre Erkenntnis, der Einblick in die grauenhafte Wahrheit überwiegt jedes zum Handeln antreibende Motiv, bei Hamlet sowohl als bei dem dionysischen Menschen.[18]

24.22 Überwindung und Überwachsen des Hamlet-Komplexes

So sehr sich Nietzsche als junger Mann mit Hamlet und dem dionysischen Menschen identifizierte, so sehr überwand er während der folgenden Jahre die Einstellung eines Hamlet-Komplexes. Zum Ende seiner wachen Lebenszeit, kurz bevor er in Turin zusammenbrach und die letzten elf Jahre seines Daseins im Dämmerzustand des Wahns zubrachte, plädierte er dafür, dem Menschen nicht dessen letzten Schleier abzuziehen, um zu Wahrheiten um jeden Preis vorzudringen. Statt Hamlets Erkenntnisdrang erschien ihm nun jene antike griechische Existenzform als angemessen, die zwar die Tragik der menschlichen Verhältnisse ahnt und diesen gleichwohl ihr Geheimnis und den Glanz ihrer Oberfläche belässt:

Heute gilt es uns als eine Sache der Schicklichkeit, dass man nicht alles nackt sehen, nicht bei allem dabei sein, nicht alles verstehen und „wissen" wolle … Oh diese Griechen! Sie verstanden sich darauf, zu *leben*! Dazu tut Not, tapfer bei der Oberfläche, der Falte, der Haut stehen zu bleiben, den Schein anzubeten, an Formen, an Töne, an Worte, an den ganzen *Olymp des Scheins* zu glauben! Die Griechen waren oberflächlich – aus Tiefe.[19]

Übertragen auf den Dänenprinzen Hamlet bedeuten diese Gedanken ein anderes Ende seines Dramas. Vieles auf Schloss Kronborg in Helsingör hätte er wohl intuitiv ahnend erfasst und verstanden: den Mord an seinem Vater; die delikate Beziehung seiner Mutter zu Claudius; dessen scham- und skrupellose Art des Machtgewinns; die problematische Persönlichkeit von Polonius; die hinterlistig verschlagene Gangart von Rosenkranz und Güldenstern – aber auch die Treue von Horatio und die zugewandte Liebe von Ophelia.

Nichts von alledem hätte bei ihm jedoch Melancholie und Wahnsinn ausgelöst, und nie und nimmer hätte er sich auf die Einladung von Mutter Gertrude und Oheim Claudius eingelassen, länger in Helsingör zu bleiben – wenn er denn ein Grieche im Nietzsche'schen Sinne gewesen wäre. Und der Geist seines Vaters? – nun, womöglich hätte Hamlet ihn kurzerhand gerächt und wäre munteren Herzens wieder abgereist. So aber war er Witten-

---

[18] Nietzsche, F.: Die Geburt der Tragödie aus dem Geiste der Musik (1872), in: KSA 1, München Berlin 1988, S. 56 f.

[19] Nietzsche, F.: Nietzsche kontra Wagner – Aktenstücke eines Psychologen (1889), in: KSA 6, München Berlin 1988, S. 438 f.

berger Student, dem es statt griechischer Oberfläche um tiefe Wahrheiten ging, der viel zu viel Geist der Reformation und zu wenig Unbekümmertheit der Renaissance im Gemüte trug und der deshalb Held einer Tragödie und nicht glücklicher Überlebender einer Komödie wurde.

Literatur

Adler, A.: Der psychische Hermaphroditismus im Leben und in der Neurose (1910), in: Studienausgabe Band 1, Göttingen 2007
Burton, R.: Die Anatomie der Melancholie (1621), Mainz 1988
Freud, S.: Die Traumdeutung (1900), in: Gesammelte Werke Band II/III, Frankfurt am Main 1999
Goethe, J.W.: Wilhelm Meisters Lehrjahre (1795/96), in: Werke Band 7, Hamburger Ausgabe, München 1994
Jones, E.: Der Tod von Hamlets Vater (1949), in: Kaiser, J. (Hrsg.): Hamlet heute – Essays und Analysen, Frankfurt am Main 1965
Joyce, J.: Ulysses (1918 ff.), Frankfurt am Main 1997
Jung, C.G.: Psychologische Typen (1921), in: Gesammelte Werke Band 6, Solothurn 1971
Kaiser, J. (Hrsg.): Hamlet heute – Essays und Analysen, Frankfurt am Main 1965
Klibansky, R., Panofsky, E. und Saxl, F.: Saturn und Melancholie (1964), Frankfurt am Main 1990
Kott, J.: Der Hamlet der Jahrhundertmitte, in: Shakespeare heute (1965), Berlin 1989
Lidz, Th.: Hamlets Feind – Mythos und Manie in Shakespeares Drama (1975), Frankfurt am Main 1980
Mann, Th.: Tonio Kröger (1903), in: Erzählungen I, Berlin 1975
Nietzsche, F.: Die Geburt der Tragödie aus dem Geistes der Musik (1872), in: KSA 1, München Berlin 1988
Nietzsche, F.: Nietzsche kontra Wagner – Aktenstücke eines Psychologen (1889), in: KSA 6, München Berlin 1988
Rank, O.: Psychoanalytische Beiträge zur Mythenforschung (1919), Hamburg 2010
Shakespeare: Hamlet (1602), deutsch von Frank Günther, München 1995

25

Die Schweizer Krankheit – Versuche über Heimweh, Sehnsucht, Utopie

Inhaltsverzeichnis

25.1	Zur Symptomatologie des Heimwehs und des Fernwehs	484
25.2	Sehnsucht in der Psychoanalyse (S. Freud)	485
25.3	Sehnsucht in der Psychoanalyse (O. Rank)	486
25.4	Sehnsucht in der Romantik	487
25.5	Sehnsucht in der Klassik	488
25.6	Sehnsucht bei Heinrich Heine	489
25.7	Sehnsucht, Sucht und Schmerz	490
25.8	Sehnsucht in der Philosophie Platons	491
25.9	Sehnsucht in der Philosophie Friedrich Nietzsches	492
25.10	Sehnsucht in der Philosophie Ernst Blochs	493
25.11	Utopia – Sehnsucht nach einer besseren Welt	493
25.12	Dystopia – Aus Sehnsucht wird Horror	494
25.13	Sehnsucht, Kunst und Kultur	495
25.14	Sehnsucht nach Überwindung des Seins-Mangels	496
25.15	Sehnsucht nach Selbstwerdung und Identität	497
25.16	Sehnsucht in Goethes *Faust*	498
25.17	Sehnsucht in Hartmann von Aues *Erec*	498
25.18	Conclusio	499
Literatur		499

Durchforstet man Register und Inhaltsverzeichnisse üblicher Lehrbücher für Pathologie, Allgemeine oder Innere Medizin, finden sich neben den geläufigen auch jede Menge seltener und wenig bekannter Erkrankungen. Eine Entität jedoch fehlt regelhaft in diesen Kompendien: die Schweizer Krankheit. Sie scheint ausgestorben oder zumindest als Begriff nicht mehr präsent zu sein, und die wenigsten Ärzte heutzutage wüssten mit dieser Diagnose noch etwas anzufangen.

Im 18. und 19. Jahrhundert hingegen war nicht nur die Krankheit, sondern auch die Bezeichnung dafür weit verbreitet. Ihre hauptsächlichen Symptome bestanden in Trauer, Grübeln, Appetitlosigkeit, Abmagerung und Auszehrung bis hin zu eventuell sogar tödlichen Verläufen. Weil viele damalige Mediziner mit der Symptomatologie und den Ursachen dieser rätselhaften Störung vertraut waren, reagierten sie meist mit dem einzigen passenden Therapievorschlag: Sie schickten die betreffenden Patienten so rasch wie möglich nach Hause.

Dieses Krankheitsbild trat nämlich im Gefolge von Heimweh auf. Wie dieser Terminus nahelegt, handelt es sich um ein Weh, also um eine Art Schmerz und Kummer, die entstehen, weil sich der Einzelne in der Fremde und nicht in seiner Heimat befindet. Folgerichtig wurde dieser Zustand mit dem Begriff der Nostalgie belegt – eine Wortneuschöpfung, die aus den griechischen Termini für Heimkehr (*nostos*) und Schmerz (*algos*) gebildet wurde.

25.1 Zur Symptomatologie des Heimwehs und des Fernwehs

Doch warum erhielt dieses Leiden an der Fremde den Namen der Schweizer Krankheit? Seit Beginn des 16. Jahrhunderts war und ist es üblich, dass die Armee des Vatikans in Rom von Schweizer Söldnern gestellt wird; sie heißt dementsprechend Schweizergarde. Auch weltliche Herrscher (z. B. die Kaiserin Maria Theresia in Österreich) hatten Söldner aus der Schweiz für ihre Armeen angeheuert. Diese Männer, die oft aus ländlichen Gegenden der Schweiz stammten, erlebten nicht selten massive Heimweh-Attacken mit den oben beschriebenen Symptomen. Die einzig wirksame Behandlung bestand darin, die an der Schweizer Krankheit Leidenden nach Hause zu schicken, wo es innerhalb kürzester Zeit zu einer *restitutio ad integrum* (Wiederherstellung der Gesundheit) kam.

Weil diese ernsthaften Krankheitsverläufe bekannt waren, war es in der französischen Armee während des 18. Jahrhunderts verboten, den Kuhreihen (ein von Schweizern oft gesungenes Hirtenlied) anzustimmen. Man wusste, dass damit Schweizer Söldnern innerhalb von Minuten schweres, nicht beherrschbares Heimweh drohte und dass nicht wenige von ihnen von der Fahne gingen, nur um wieder nach Hause zu kommen.[1]

Die Schweizer Krankheit ist demnach eine Heimweh-Erkrankung, und diese kann man als verzehrende Sehnsucht nach zu Hause begreifen.[2] Wie sehr Sehnsüchte somatische Missempfindungen, Funktionsstörungen und morphologische Krankheiten nach sich ziehen können, kommt auch im Begriff des Fernwehs zum Ausdruck. Dieser Terminus umschreibt eine Form der Sehnsucht, die vorrangig Matrosen, LKW-Kapitäne und anderes fahrendes Volk befällt, sobald sie für längere Zeit der Sesshaftigkeit ausgeliefert sind.[3]

---

[1] Siehe hierzu Bunke, S.: Heimweh – Studien zur Kultur- und Literaturgeschichte einer tödlichen Krankheit, Freiburg 2009.

[2] Siehe hierzu Ernst, F.: Vom Heimweh, Zürich 1949.

[3] Siehe hierzu Leed, E.J.: Die Erfahrung der Ferne (1991), Frankfurt am Main 1993.

Diese Immobilität wird von den meisten von ihnen als Unfreiheit und mangelnde Lebendigkeit erlebt und mit drängenden Wünschen nach der alten Beweglichkeit beantwortet. Wenn dieser Zustand längere Zeit über vorhält, reagieren derart unfreiwillig sesshaft Gewordene mit körperlicher Unruhe, Gereiztheit, depressiver Verstimmung, Kreislaufdysregulation, Schlafstörungen und Appetitlosigkeit. Man kann nachvollziehen, warum solche Phänomene als Fernweh (also als ein Leiden) bezeichnet werden. Um Heimweh oder Fernweh jedoch angemessen zu verstehen, ist eine Klärung des dahinterstehenden Phänomens der Sehnsucht nötig.

25.2 Sehnsucht in der Psychoanalyse (S. Freud)

Bei einer ersten Annäherung an das Thema Sehnsucht macht man ähnliche Erfahrungen wie bei der Schweizer Krankheit: In vielen Wörter- und Lehrbüchern der Psychologie oder Philosophie taucht dieser Begriff nicht auf oder führt ein Fußnotendasein, um lediglich als *Sehnsucht nach* unter Gefühlen wie Liebe, Glück und Freiheit abgehandelt zu werden.

In der psychoanalytischen Literatur wird der Leser eher fündig. So hat sich Sigmund Freud in mehreren Essays zumindest am Rande zur Sehnsucht geäußert. In seiner *Analyse der Phobie eines fünfjährigen Knaben*[4] (1909) führte er aus, dass es sich bei manchen Ängsten des von ihm untersuchten kleinen Hans um verdrängte oder ungestillte Sehnsucht nach seiner Mutter handele. Der Begriff wurde von Freud dabei im Sinne der psychosexuellen Entwicklungslehre als Synonym für die Verliebtheit respektive die infantile Sexualität des kleinen Hans gebraucht, den das ödipale Schicksal ereilt hat und der seine eigene Mutter begehrt.

Den Kern der sehnsüchtigen Wünsche des kleinen Hans machen seine Vorstellungen aus, immerzu bei seiner Mutter und in der Familie bleiben zu wollen und die Expansion in eine fremde Welt nicht vollziehen zu müssen. Die in der ödipalen Konfliktsituation schlummernde Sehnsucht kann als Wunsch nach perpetuierter Kindheit und Verwöhnung übersetzt werden.

In den *Vorlesungen zur Einführung in die Psychoanalyse*[5] definierte Freud die Sehnsucht als seelisches Phänomen, das immer dann entsteht, wenn Menschen ihre libidinösen Bedürfnisse nicht befriedigen können und trotz fehlender Befriedigung nicht im Sinne einer Neurose erkranken. Solche Menschen ertragen ihre Triebversagungen, sind dabei aber meist nicht sonderlich glücklich: Sie entwickeln ihre Sehnsucht als ein Leiden ohne Neurose. Diese Form des Triebverzichts erinnert an eine andere, ebenfalls von Freud beschriebene Form der selbstauferlegten Versagung: die Sublimierung. Mögliche Parallelen von Sehnsucht und Sublimierung werden weiter unten gesondert besprochen.

---

[4] Freud, S.: Analyse der Phobie eines fünfjährigen Knaben (1909), in: Gesammelte Werke VII, Frankfurt am Main 1988.

[5] Freud, S.: Vorlesungen zur Einführung in die Psychoanalyse (1917), in: Gesammelte Werke XI, Frankfurt am Main 1988.

Einige Jahre später erwähnte Freud erneut die Sehnsucht, diesmal im Zusammenhang mit Angst und Schmerz. In *Hemmung, Symptom und Angst*[6] verließ er die Ebene der bloßen Triebpsychologie und siedelte die Sehnsucht als seelische Regung im Bereich der Objektpsychologie an. Je sehnsüchtiger Menschen für sie wichtige, geliebte Mitmenschen (Objekte) mit seelischer Energie „besetzen", umso ängstigender und schmerzhafter erleben sie einen möglichen Verlust dieses Objekts.

Paradebeispiel dafür ist die Mutter-Kind-Beziehung. Für ein kleines Kind bedeutet seine Mutter normalerweise diejenige Person, auf die es am dringendsten angewiesen und daher am intensivsten bezogen ist. Die fürsorgende Anwesenheit der Mutter stellt die Grundbedingung des Existierens für das Kind dar, und dementsprechend wichtig, wertvoll und sehnsüchtig definiert und erlebt ein Kind daher diese Person.

Neben der Sehnsucht nach der Mutter erwähnte Freud in *Die Zukunft einer Illusion*[7] auch die Vatersehnsucht. Sie bedeute den Kern und die Wurzel aller Religionsbildungen und manifestiere sich daher meist als Gottessehnsucht oder in einem weiteren Sinn als eine Sehnsucht nach Erlösung und Gehalten-Werden durch eine transzendente Instanz, der die Menschen die Attribute von Allmacht, Allwissenheit, Güte, Ewigkeit und ausgleichender Gerechtigkeit zuschreiben.

Sowohl die in *Hemmung, Symptom und Angst* erwähnte Sehnsucht nach der Mutter als auch die Vatersehnsucht zielen auf einen Zustand ab, den man als paradiesisch bezeichnen kann. Kinder wie Erwachsene ahnen nach Freud jedoch diffus, dass das ozeanische Gefühl der großen und dauernden Symbiose ausgesprochen fragwürdig ist. Je seelisch labiler Menschen sind, umso mehr beantworten sie allerdings die sie umgebende Realität, die ihnen Vereinzelung, Reifung und Verantwortung abverlangt, mit der regressiven Sehnsucht nach dem heimelig-schützenden Mutterschoß und der väterlichen Allmacht.

25.3 Sehnsucht in der Psychoanalyse (O. Rank)

Diesen Gedanken verfolgte der Psychoanalytiker Otto Rank weiter. In *Das Trauma der Geburt und seine Bedeutung für die Psychoanalyse*[8] interpretierte er die Sehnsucht der Menschen als Reaktion auf das Urtrauma der Geburt. Rank ging davon aus, dass die intrauterinen Zustände für jeden von uns in gewisser Weise paradiesisch gewesen sein müssen. Der Geburtsvorgang sowie die Erfahrung des Getrennt-Werdens von der Mutter und des Hineingeworfen-Seins in eine kalte, widerständige Welt wirke für die Menschen schockartig und sei mit der Vertreibung aus dem Paradies zu vergleichen.

Als fundamentale Emotion und als existenziellen *Basso continuo* entwickeln wir derart Vertriebene eine immerwährende Sehnsucht nach den intrauterinen Verhältnissen. In den

---

[6] Freud, S.: Hemmung, Symptom und Angst (1926), in: Gesammelte Werke XIV, Frankfurt am Main 1988.

[7] Freud, S.: Die Zukunft einer Illusion (1927), in: Gesammelte Werke XIV, Frankfurt am Main 1988.

[8] Rank, O.: Das Trauma der Geburt und seine Bedeutung für die Psychoanalyse (1924), Gießen 2007.

Sitten, Bräuchen, Kulthandlungen oder auch Fehlleistungen der Menschen spiegle sich dieser Wunsch nach einem intrauterinen Status wider. So könne in der Architektur (Höhlenbau) ebenso wie in Mythen, Religionen, Künsten und Wissenschaften das Motiv der sehnsuchtsvoll erwarteten Rückkehr in die Gebärmutter nachgewiesen werden. Alle Kulturen sind nach Rank letztlich auf dem Boden dieser Sehnsucht entstanden und interpretierbar. Aber auch in Neurosen und in anderen seelischen Erkrankungen sei diese Dynamik zwischen Urtrauma und daraus abgeleiteter Sehnsucht nachweisbar.

25.4 Sehnsucht in der Romantik

Diese Hinweise, wie dem Thema Sehnsucht in der Tiefenpsychologie begegnet wurde, mögen genügen. Ich wende mich der Romantik zu, die dem Gefühl der Sehnsucht breiten Raum geboten hat. Dichter wie Joseph von Eichendorff, Novalis, Adalbert von Chamisso, August Wilhelm Schlegel und Ludwig Tieck sowie Maler wie Caspar David Friedrich und Carl Blechen haben sowohl in ihrer Biografie als auch in ihrem Werk das Motiv der Sehnsucht weitdimensioniert erlebt, erlitten und künstlerisch überhöht. Bei manchen von ihnen konnte man den Eindruck gewinnen, als sehnten sie sich nach der Sehnsucht – als so zentral und unverzichtbar für ihr Leben und den künstlerischen Prozess galt vielen diese Emotion in der Zeit um und nach 1800.

Eindrücklich kommt die Sehnsucht im Motto Novalis' zum Ausdruck, das dieser als charakteristisch für die Epoche der Romantik formuliert hat: „Nach innen führt der Weg!" Novalis schwebte ein Weg, eine Richtung und ein Ziel vor: Erkenntnis, Wahrheit, Sinn, Wert, Identität, Lebendigkeit, Rettung, Heil waren für ihn nur um den Preis der Innenschau und damit der Eroberung eigener Seeleninhalte zu realisieren. Die Tatsache, dass dieses Innen ein Mysterium abgab, das in seiner Vielschichtigkeit den Orakelsprüchen von Delphi nahekam, steigerte nur noch die Sehnsucht nach verstehender Aufklärung dieser Regionen.

Hinzu kam, dass für viele Romantiker der Innenraum der Seele mit dem Außenraum der umgebenden Natur korrespondierte. Die schon aus der Antike her bekannte Idee, dass der Mikrokosmos (Psyche) und der Makrokosmos (Natur, Weltall) einander entsprechen und im Makrokosmos die Strukturen und Gesetzmäßigkeiten des Mikrokosmos widergespiegelt werden, erlebte in der Romantik eine fulminante Neuauflage.

Dies erklärt die große Zahl von Landschaftsdarstellungen, die die Sujets der Künstler jener Epoche dominieren. Carl Blechen, Caspar David Friedrich, Carl Gustav Carus, Philipp Otto Runge, Johan Christian Dahl bildeten einsame Küstengegenden, weite Blicke auf Gebirge, Eis, Schnee, einzelnstehende Bäume, undurchdringlich dichte Wälder und unendlich hohe Himmel ab, die als pure Elemente respektive nicht enden wollender Raum dem Auge des Betrachters die Möglichkeiten des Hinein-Steigens und des Sich-darin-Verlierens bieten sollten. Gleichzeitig rufen die Bilder Fernweh sowie die Verheißung wach, in dieser weiten und elementaren Fremde so etwas wie Erfüllung lange gehegter Wünsche und Phantasien zu erfahren.

Meist wird in die unverstellte, von Menschenhand nicht deformierte Natur das ursprüngliche, tiefe, dramatische, noch nicht entfremdete Leben verlagert, dem man die Nähe zu vegetativen Prozessen ebenso wie zu naturhaften Gewalten anmerkt und das (wenn eine Verschmelzung mit ihm gelänge) das eigene Lebensgefühl mit ähnlichen Attributen bereichern könnte. Um dieser Verheißungen willen sehnte sich der romantische Mensch in die weiten Räume von Kosmos und Natur, in denen er Fülle, Weite, Ganzheit, Echtheit und Rousseau'sche Ursprünglichkeit anzutreffen hoffte. Der heutige Typus des Abenteuer-Urlaubers sucht häufig, ähnlich wie in der Romantik, diese Qualitäten in der Natur zu erobern.[9]

25.5 Sehnsucht in der Klassik

Auch Goethe, der die Romantik skeptisch bis ablehnend beurteilte und sie im Kontrast zur Klassik einmal sogar als das Kranke bezeichnet hat, kannte einige der eben aufgezählten Aspekte der Sehnsucht von sich selbst. Der vor-italienische Goethe projizierte eine Menge von Wünschen, Sehnsüchten, idealen Hoffnungen und kühnen Entwürfen auf eine weit entfernte und bunt schillernde Fläche, die er Arkadien nannte:

> Kennst du das Land, wo die Zitronen blühn,/Im dunkeln Laub die Goldorangen glühn,/Ein sanfter Wind vom blauen Himmel weht,/Die Myrte still und hoch der Lorbeer steht,/Kennst du es wohl? Dahin! Dahin/Möcht' ich mit dir, o mein Geliebter, ziehn![10]

Diese erste Strophe aus dem *Lied der Mignon*, das sie Wilhelm Meister, der Hauptfigur des Romans, mit (wie Goethe schrieb) unwiderstehlicher Sehnsucht vorsingt, bezieht sich auf Italien, das für den Dichter während seiner italienischen Reise zur Erfüllung vieler lange gehegter Wünsche geworden war. In Rom empfand er seine Identität nicht nur als Dichter, sondern auch (so stellen es die meisten Goethe-Biografen dar) als Mann und ein leibhaftig Liebender.

In den Jahren zuvor, die ihn in Weimar bevorzugt als Beamten und gescheiterten Liebhaber, nicht aber als erfolgreichen Künstler und Erotiker sahen, quälten ihn Empfindungen des Mangels und der Defizite, die bei ihm den Boden für Sehnsüchte aller Art abgaben. Arkadien als Metapher für das Gesamt seiner Sehnsüchte bedeutete ihm eine Mischung aus realistischen und irrealen Träumen, aus Vagem und Konkretem, Diffusem und Machbarem, dem Konjunktiv ebenso wie dem Imperativ.

In der Zeit nach seiner italienischen Reise imponierte Goethe als handfester und diesseitig orientierter Mensch, der sich keine phantastisch anmutenden oder nostalgischen Sehnsüchte und Illusionen mehr erlaubte und sie nicht mehr nötig hatte. Die romantische

---

[9] Siehe hierzu Köck, Chr.: Sehnsucht Abenteuer, Berlin 1990.
[10] Goethe. J.W. v.: Wilhelm Meisters Lehrjahre (1795/96), Hamburger Ausgabe Band 7, München 1982, S. 145.

Weite und Unbestimmtheit so mancher Phantasiegespinste war eingetauscht gegen die Nüchternheit des Machbaren und die Gebote des Augenblicks, die ihm als Programm seines Schaffens zwar enge, dafür aber zielgerichtete Zügel anlegten.

So verwundert es nicht, wenn in einem Gespräch des alten Goethe mit dem Kanzler Müller (1823) über das Thema Sehnsucht nicht mehr der überschwängliche Ton des Mignon-Liedes, sondern die kargere Melodie der desillusionierten Weisheit dominierte, die der Sehnsucht lediglich als vorwärts gerichtetes Streben einen Platz im Seelenhaushalt zubilligte:

> Es gibt kein Vergangnes, das man zurücksehnen dürfte, es gibt nur ein ewig Neues, das sich aus den erweiterten Elementen des Vergangenen gestaltet, und die echte Sehnsucht muß stets produktiv sein, ein neues Bessres schaffen.[11]

Bis jedoch eine derart abgehangene und nüchterne Haltung unser Gemüt durchzieht, brauchte es bei den meisten von uns nicht eine, sondern viele italienische Reisen. Und selbst dann wäre es alles andere als gewiss, ob wir unsere rückwärtsgewandten und illusionären Sehnsüchte tatsächlich gegen die abgespeckten, realitätsgerechten und progressiveren Varianten einzutauschen bereit wären.

25.6 Sehnsucht bei Heinrich Heine

Ein weiterer Dichter, dem ein selbstkritischer Umgang mit seinen Sehnsüchten gut gelang, war Heinrich Heine. Aufgrund seiner politischen Überzeugungen war er gezwungen, über viele Jahre im Exil in Paris zu leben. Diese Stadt schätzte er aufgrund ihrer Vitalität und Intellektualität; gleichzeitig sehnte er sich oft nach Deutschland zurück, obgleich ihn sein Vaterland alles andere als nobel behandelt hatte.

Vor allem im Gedichtzyklus *Deutschland – ein Wintermärchen* klingt das Heimweh Heines an. Doch auch in anderen Gedichten verlieh der exilierte Dichter seiner Sehnsucht Ausdruck, wobei er sich nur wohldosiert seinen Empfindungen hingab. Mindestens so sehr wie das Sehnen nach Deutschland spielte die spöttische Kritik an seinem Vaterland eine Rolle, sodass schließlich ein meisterhaftes lyrisches Spiel von Annäherung und Abstand entstand, das dem ursprünglichen Heimweh nur noch die Rolle einer Metapher zuwies, die für ihn (z. B. im Gedicht *Heimweh – Paris anno 1839*) zum Anlass für weitreichende Überlegungen wurde:

> O, Deutschland, meine ferne Liebe,/Gedenk ich deiner, wein' ich fast!/Das muntre Frankreich scheint mir trübe,/Das leichte Volk wird mir zur Last./Nur der Verstand, so kalt und trocken,/Herrscht in dem witzigen Paris –/Oh, Narrheitsglöckchen, Glaubensglocken,/Wie klingelt ihr daheim so süß! …/Lächelnde Weiber! Plappern immer,/Wie Mühlenräder stets

---

[11] Goethe, J.W. v.: Gespräch mit Kanzler Müller vom 04.11. 1823, in: Goethe im Gespräch, hrsg. von Korrodi, E., Zürich 1944, S. 141.

bewegt!/Da lob ich Deutschlands Frauenzimmer,/Das schweigend sich zu Bette legt./Und alles dreht sich hier im Kreise,/Mit Ungestüm, wie'n toller Traum!/Bei uns bleibt alles hübsch im Gleise,/Wie angenagelt, rührt sich kaum.../Dem Dichter war so wohl daheime,/In Schildas teurem Eichenhain!/Dort wob ich meine zarten Reime/Aus Veilchenduft und Mondenschein.[12]

25.7 Sehnsucht, Sucht und Schmerz

Wohl nur wenige vermögen so gekonnt wie Heine ihre Sehnsucht in Schach zu halten und sie als Kunst zu sublimieren. Die meisten leiden seelisch und/oder körperlich, wenn sie mit ihren unerfüllten Sehnsüchten (nach Heimat, Schutz, Verständnis, Sicherheit, Geborgenheit, Symbiose) konfrontiert werden. Wie sehr dieses Weh und Ach seelischen Schmerz bis hin zu körperlichen Symptomen bereitet, bestätigen Alltagserfahrungen ebenso wie psychosomatische Anamnesen von Schmerz- und anderen Patienten. Auch in einem Gedicht Goethes wird derlei ausgedrückt, das in *Wilhelm Meisters Lehrjahre* zu finden ist. Wieder ist es Mignon, die im Roman als Figur mit den größten Sehnsüchten und den geringsten Erfüllungen gezeichnet ist und folgendes Lied singt:

> Nur wer die Sehnsucht kennt,/Weiß, was ich leide!/Allein und abgetrennt/Von aller Freude,/ Seh' ich ans Firmament/Nach jeder Seite./Ach! der mich liebt und kennt,/Ist in der Weite./Es schwindelt mir, es brennt/Mein Eingeweide./Nur wer die Sehnsucht kennt,/Weiß, was ich leide![13]

Den Zusammenhang von Sehnsüchten und Schmerz, den hier Mignon beklagt, hat Sigmund Freud in *Hemmung, Symptom und Angst* ebenfalls beschrieben. Angst und Schmerz entstehen, wenn die Sehnsucht nach Geliebt- und Gehalten-Werden von wichtigen Bezugspersonen enttäuscht wird. Solche Enttäuschungen beklagen oftmals Patienten mit chronischem Schmerz. Bei ihnen werden Schmerzen eventuell zum stellvertretenden Ausdruck tiefgreifend-zentraler Sehnsüchte. Die körperlichen Schmerzen verdecken dann die zugrundeliegenden Emotionen und Frustrationen und helfen dem Betreffenden, seelische Schmerzen (Trauer, Enttäuschung) über unerfüllte Träume und Sehnsüchte nicht bewusst und direkt erleben zu müssen.

Ähnliche Verhältnisse kann man bei Sucht-Patienten konstatieren. Die alten Psychiater prägten die Formel, dass auf dem Boden jeder Sucht eine Sehnsucht zu finden ist. Meist halten die Sehnsüchte für den Betreffenden in irgendeiner Weise Erinnerungen an oder Aufforderungen zu bestimmten existenziellen Aufgaben und Themen (Sexualität, Veränderung, Aufbruch, Liebe, Expansion) bereit, die als schmerzlich, bedrängend, unangenehm erlebt und entsprechend dem Prozess des Verdrängens und Vergessens anheimgestellt werden.

---

[12] Heine, H.: Heimweh (1839), in: Sämtliche Gedichte, Frankfurt am Main 2005, S. 338.
[13] Goethe. J.W. v.: Wilhelm Meisters Lehrjahre (1795/96), Hamburger Ausgabe Band 7, München 1982, S. 240 f.

Die Sucht verspricht nun beides: eine Art Befriedigung wie auch ein Vergessen von zugrundeliegenden Sehnsüchten. Das Suchtmittel bringt den Betreffenden in einen Zustand, in dem er im Nu die paradiesischen Verhältnisse und intrauterinen Atmosphären, die grenzüberschreitenden Expansionsschritte und die Stimmungen der überbordenden Lebensfülle, nach denen er sich oft und innig sehnt, zu erreichen scheint. Gleichzeitig ermöglichen Suchtmittel ein kurzfristiges Vergessen von Lebensaufgaben und das damit verknüpfte Scheitern. Sie gaukeln Größe, Souveränität und Gelassenheit vor, wo im nüchternen Zustand eher Minderwertigkeit, Ohnmacht und Ungenügen schmerzhaft zu spüren wären.[14]

Neben den stoffgebundenen Suchtformen hat sich in den letzten Jahrzehnten zunehmend auch die Abenteuer-, Reise- und Urlaubssucht in den Vordergrund gespielt. Auch diese Varianten versprechen wesentliche Sehnsüchte des Menschen zu erfüllen, wobei die Dimensionen solcher Freizeitbeschäftigungen gewaltig sind: Die Zahl der Abhängigen umfasst die Größenordnung von Völkerwanderungen. Die Reisetätigkeit sehr vieler Zeitgenossen dient nicht selten der Selbsterfahrung, Grenzüberschreitung und Identitätsstiftung. Urlaube mit Abenteuerangeboten (bis hin zum Kitzel der Todesnähe) verheißen Vitalisierung und heroischen Daseinsvollzug. Daneben wird oft genug auch die Sehnsucht nach Lebensfülle und orgiastischen Kick-Erlebnissen (inklusive Sex-Arrangements) bedient.[15]

25.8 Sehnsucht in der Philosophie Platons

Die Sehnsucht als anthropologisches Thema hat bisweilen auch die Philosophen beschäftigt. Ein früher Denker, der sich mit ihr befasste, war Platon; deutlich wird dies im *Gastmahl*.[16] Dort lässt Platon verschiedene Dichter und Denker über die Frage debattieren, was denn das Wesen des Eros sei. Aristophanes erzählt hierfür den Mythos, wie aus dem Urwesen Mensch, das vier Arme, vier Beine und zwei Gesichter gehabt und sich radschlagend und ausgelassen durch die Gegend bewegt haben soll, Mann und Frau geworden sind. Zeus, dem dieses Urwesen zu mächtig und autark geworden war, teilte es mittendurch, sodass Mann und Frau mit zwei Beinen und Armen und einem Gesicht entstanden. Immerhin ließ er sich dazu herbei, die Geschlechtsteile so zu positionieren, dass bei Umarmungen eine Zeugung von Nachkommen möglich wurde.

Seit dieser Trennung, so Aristophanes, kennen Mann und Frau die immerwährende Sehnsucht, einander zu finden und so zu umarmen, dass aus den beiden Hälften wieder eine Einheit entsteht. Diese Sehnsucht sei eines der Hauptcharakteristika der Liebe und des Eros und als solches für das dauernde Suchen der Menschen nach Ergänzung verantwortlich. Das Streben nach Nähe, Verschmelzung und Ganzheit sei auf die Sehnsucht

---

[14] Siehe hierzu Häfner, A.: Sehnsucht – Affekt und Antrieb, Freiburg 1993.
[15] Siehe hierzu Kufeld, K.: Reisen – Ansichten und Einsichten, Frankfurt am Main 2007.
[16] Platon: Das Gastmahl, in: Sämtliche Dialoge Band III, Hamburg 1988.

zurückzuführen, den ursprünglichen Zustand wiederherstellen und die Trennung aufheben zu wollen.

Bei diesen Dialoganteilen des Aristophanes kann man sich in gewisser Weise an psychoanalytische Ausführungen Otto Ranks über die Sehnsucht erinnert fühlen. Dieser Eindruck wird durch die Auslassungen des Sokrates jedoch revidiert. Für Sokrates entspringt die Sehnsucht des Gottes Eros einer anderen Mangelsituation als jener, die Aristophanes propagierte. Nicht die Trennung von einem konkreten Gegenüber, sondern die Trennung von der Welt der Ideen und Werte lässt Eros zu einer göttlichen Kraft werden, die permanent darauf ausgerichtet ist, den Menschen mit dieser idealen Welt wieder in Kontakt zu bringen. Eros war für Sokrates (und Platon) eine Gottheit, die größere geistige Einheiten schafft und dem Einzelnen einen Zugang zum Schönen, Guten, Wahren und zur Weisheit ermöglicht.

Fasst man die verschiedenen Aspekte von Eros zusammen, muss diese Gottheit als eine Kraft vorgestellt werden, welche die Sehnsucht des Menschen nach Aufhebung seiner körperlichen, seelischen und geistigen Trennung von anderen Menschen und vom Weltganzen und nach einer Überwindung seiner Vereinzelung zu erfüllen verspricht. Platon meinte, dass diese Sehnsucht eine wesentliche Seite des Menschseins generell repräsentiere.

25.9 Sehnsucht in der Philosophie Friedrich Nietzsches

Ein anderer Philosoph der Sehnsucht war Friedrich Nietzsche. In *Also sprach Zarathustra*[17] findet sich ein Abschnitt, der überschrieben ist mit *Von der großen Sehnsucht*. Diese Sehnsucht hat nur noch wenig mit den bisher besprochenen Spielarten dieser Emotion zu tun, insbesondere wenig mit vergangenheitsbezogener Nostalgie oder einem Sehnen nach verlorenen Paradiesen der Kindheit.

Nietzsches große Sehnsucht zielte auf anderes ab. Sein Sehnen und Trachten bezog sich auf jenen Menschen, der zukünftig seinen ihm eigenen Potenzialitäten gemäß leben kann und wird. Dieser Mensch ist kraftvoll und unbelastet von der Idee der Sünde, frei und ungebunden, fähig zum Ja wie zum Nein, zur großen Liebe wie zur großen Verachtung. Er lebt ohne Herren und Götter über sich, er ist sich sein eigenes Gesetz und Schicksal und schafft sich fruchtbar und reich immer wieder neu.

Die Seele dieses Menschen der Zukunft singen zu hören – danach sehnt sich Zarathustra-Nietzsche. Der Denker, der sich immer wieder von der Mediokrität von Philistern, Mitläufern und Kleinbürgern distanzierte, um den Menschen von morgen überhaupt vor sein geistiges Auge treten lassen zu können, kannte keine größere Sehnsucht als diejenige, den Menschen endlich mit seinem ganzen Wesen aufrecht gehen zu sehen. Nietzsche war ein Philosoph, der energisch und intensiv an eine andere und großartigere Zukunft für die

---

[17] Nietzsche, F.: Also sprach Zarathustra (1883/84), in: KSA Band 4, München – Berlin 1988.

Menschen geglaubt hat. Der Mensch der Jetztzeit sei lediglich auf dem Sprung zum Morgen, das für ihn neuartige Formen der Existenz bereithält.

25.10 Sehnsucht in der Philosophie Ernst Blochs

Der Terminus der Sehnsucht taucht im philosophischen Schrifttum des 20. Jahrhunderts unter anderem auch bei Ernst Bloch auf, der besonders mit *Das Prinzip Hoffnung*[18] bekannt geworden ist. In seinem Hauptwerk widmete er einige Kapitel dem Sehnen und der Sehnsucht von Menschen. Unter Sehnsucht verstand er ein gefühltes Streben, das seinen Ursprung im lebendigen Leib hat und sich als vages, unbestimmtes Drängen meldet. Dieses Drängen ist gleichbedeutend mit Lebendig-Sein: „Vom Dass des Drängens kommt kein Lebender los, so müde er auch davon geworden sein mag. Dieser Durst meldet sich stets und nennt sich nicht."[19]

Wenn das Drängen sich nach außen über den eigenen Leib, das bloße Innere hinaus richtet, nannte Bloch es Streben, und wenn dieses Streben mehr oder minder bewusst erlebt, gespürt und gefühlt wird, hieß er es Sehnsucht. Diese Sehnsucht kann sich blind und leer schweifend, gleichsam frei flottierend und suchtartig, in sich selbst verbohren und wird dann zu dem, was weiter oben als die Sehnsucht der Romantiker nach der Sehnsucht beschrieben wurde.

Die gerichtete und nicht mehr nur sich selbst suchende Sehnsucht imponiert nach Bloch je nach Richtung und Objekt als Tagtraum, Wunsch, Begierde, Trieb, Vorstellung, Wille, Leidenschaft. Triebe und Begierden sind gleichermaßen bei Menschen wie auch bei Tieren, Wunsch, Leidenschaften, Vorstellung, Tagtraum und Wille dem Denker zufolge nur beim Menschen zu beobachten. Vorstellungen, Wünsche, Tagträume sowie der Wille seien geprägt davon, dass sie stets Vorstellung, Wunsch, Wille eines besseren Etwas darstellen.

Mit diesem besseren Etwas sind letztlich Werte und Ideale gemeint, auf die unsere Vorstellungen, Wünsche und unser Wille hintendieren und die mehr oder minder klar, deutlich ihre Inhalte bilden. Dieses zukünftige bessere Etwas haben Menschen schon seit Jahrhunderten in Bildern und Systemen organisiert, die sie Utopien nennen und denen sie sich mit dem Prinzip Hoffnung auf Umsetzung und Realisierung annähern.

25.11 Utopia – Sehnsucht nach einer besseren Welt

Die Sehnsucht nach einer besseren Welt ist bei vielen politisch und sozial interessierten Philosophen, Künstlern, Intellektuellen beheimatet. Seit Thomas Morus (1477–1535) belegt man diese Haltung mit dem Begriff der Utopie. Morus publizierte 1516 *Utopia*, das er

---

[18] Bloch, E.: Das Prinzip Hoffnung, zwei Bände, Frankfurt am Main 1959.
[19] Bloch, E.: Das Prinzip Hoffnung, Band 1, Frankfurt am Main 1959, S. 49.

mit dem Untertitel *Ein wahrhaft goldenes Büchlein von der besten Staatsverfassung und von der neuen Insel Utopia* versah.

Darin entwickelte er neben einer Sozial- und Gesellschaftskritik den Gedanken einer kommunistischen Republik, der er den Namen Utopia verlieh. Obwohl dieser Name so viel wie kein Ort oder nirgends bedeutet, beschrieb Morus recht konkret die Umrisse, Gesetze und Regeln sowie den Charakter dieser zukünftigen Republik, in der alle Utopier mit gleichen Rechten und Pflichten und mit gleichem Eigentum versehen sein sollten.

Diese Schrift gab den Anstoß für weitere Entwürfe politisch- und sozialutopischen Charakters. Erwähnenswert sind Francis Bacons *Nova Atlantis* (1627) sowie Robert Owens *A New View of Society* (1812) und *Essays on the Formation of Human Character* (1813). Bei letzterem Autor tauchte 1827 das erste Mal der Terminus Sozialismus als Sammelbegriff für gesellschaftliche Konzepte auf, die auf einen humanen, friedlichen und gerechten Modus des Zusammenlebens der Menschen abzielen.

Modernere utopische Autoren aus Großbritannien waren Bertrand Russell (1872–1970), Oscar Wilde (1854–1900) sowie Alexander S. Neill (1883–1973), der Begründer der Schule von Summerhill. Diese Männer einte die sehnsuchtsvolle Überzeugung, dass den Individuen im Verhältnis zu Kirche, Staat, Militär irgendwann und irgendwo der Primat zukommen solle und werde.

Neben England waren es Frankreich, Spanien, Deutschland und Russland, die in den letzten Jahrhunderten utopische Denker mit großen Sehnsüchten nach einer besseren Welt hervorgebracht haben. Zu ihnen zählen unter anderen Saint-Simon (1760–1825), Charles Fourier (1772–1837) und Pierre-Joseph Proudhon (1809–1865), der mit seiner Broschüre *Qu'est-ce que la propriété?* (Was ist das Eigentum?) und mehr noch mit seiner Antwort: „*La propriété, c'est le vol!*" (Eigentum ist Diebstahl!) bekannt geworden ist.

Ähnlich wie Proudhon und im Gegensatz zu Marx, Engels und dem staatsgläubigen Kommunismus fühlten sich spanische Syndikalisten (z. B. Francesco Ferrer), russische Edelanarchisten wie Leo Tolstoi (1828–1910) und Peter Kropotkin (1842–1921) sowie die deutschen libertären Sozialisten Max Stirner (1806–1856) und Gustav Landauer (1870–1919) utopischen Ideen von Gesellschaft verpflichtet. Ihre Namen stehen für die Sehnsucht, ein Zusammenleben der Menschen zu organisieren, in dem der Einzelne (so wie Immanuel Kant es in seinen Schriften gefordert hat) nicht mehr Mittel zum Zweck eines anderen oder von Institutionen (Staaten) ist, sondern Zweck für sich selbst sein darf.

25.12 Dystopia – Aus Sehnsucht wird Horror

Wie schnell jedoch Utopien in ihr Gegenteil umschlagen und die sie unterhaltenden Sehnsüchte pervertiert werden, sobald einige wenige aus ihren Träumen und Wünschen autoritär-erzwungene Realität für die vielen zu machen bereit sind, kann man anhand zweier utopischer Romane und der politischen Großexperimente des 20. Jahrhunderts studieren. Bei den beiden Romanen handelt es sich um *Brave New World* (1932) von Aldous Huxley und *1984* (1950) von George Orwell. In beiden Texten begegnet dem Leser eine Welt der Tyrannei und Unfreiheit, die entweder durch biologistisch-technizistische Argumente (bei Huxley) oder kollektivistisches Denken (bei Orwell) legitimiert wird.

Huxleys zukünftige Menschen sind genmanipuliert und in ihrem Tun und Lassen vollständig von chemischen Substanzen determiniert. Nicht sehr viel attraktiver erscheinen die Verhältnisse in Orwells Welt, die vom großen Bruder und seiner Allgegenwart geprägt sind und in welcher die Menschen jeglicher Möglichkeit eines privaten Lebens verlustig gegangen sind. Man kann nicht gerade behaupten, dass Huxley und Orwell mit ihren poetisch ausgemalten Zukunftsszenarien ganz falsch lagen.

Weil die Sehnsucht nach einem glücklicheren und erfüllteren Leben sowie einer besseren Welt zu den essenziellen seelischen Regungen der Menschen gehört, sind diese (das lehrt die jüngste Geschichte) anfällig für politische oder technokratische Rattenfänger, die ihnen befriedigende Erfüllung ihrer Träume „schon für morgen" versprechen und ihnen dafür „nur noch heute" den Preis des Unglücks und Verderbens abverlangen.

25.13 Sehnsucht, Kunst und Kultur

Nach diesen Ausflügen in die Welt der politischen Utopien wenden wir uns einem weniger problematischen Feld der Sehnsüchte zu: der Kultur. Künstler, Wissenschaftler, Philosophen und die vielen an Kultur (und nicht nur an ihrem Betrieb) Interessierten arbeiten ebenfalls an der Entwicklung eines neuen Besseren – dies häufig allerdings nicht in den vorgegebenen politischen oder staatlichen Strukturen.

Vor allem in der Kunst kann die Sehnsucht nach den Werten von Schönheit, Echtheit, Authentizität, Wahrhaftigkeit, Freiheit, Solidarität und Humanität dem jeweiligen Künstler die Feder oder den Pinsel führen. Er befriedigt damit zumindest teilweise seine (und unsere) Sehnsüchte nach Heimat, Ganzheit, Überwindung von Zerrissenem und Zerbrochenem, nach Verstehen, Verständigung, Übereinstimmung, Grenzüberschreitung, Einigung und Daseinsfülle. Diese Sehnsüchte spielen bei allen Menschen eine gewaltige Rolle; an ihrem Ausmaß lässt sich das Maß von Mängeln, Enttäuschungen und Defiziten des realen Daseins erahnen.

Viele Menschen beantworten solche Mangelzustände jedoch nicht mit kulturellen oder sozialen Leistungen oder mit sonstigen Formen des Sublimierens, sondern mit dem Griff zu Alkohol, Drogen oder benebelnden Aktivitäten (siehe hierzu Kap. 20). Im Unterschied zu den regressiven Tendenzen von Ekstase, Rausch und Sucht befriedigen die Künste, die Wissenschaften und die Philosophie aber mehr im apollinischen denn im dionysischen Sinne.

25.14 Sehnsucht nach Überwindung des Seins-Mangels

Nicht der rauschhafte Zustand des Augenblicks (Dionysos), dem fast regelhaft die Kälte der Ernüchterung folgt, sondern in die Zukunft und auf Werthorizonte hin orientierte kulturelle Werke und soziale Handlungen bedeuten einen verlässlichen Weg, wie Menschen mit ihrem generell nicht aus der Welt zu schaffenden Seins-Mangel (Jean-Paul Sartre) produktiv und klug umgehen können.

Mit Seins-Mangel bezeichnete Sartre in *Das Sein und das Nichts*[20] das Erleben des Menschen, sobald er sich mit Dingen und der Materie um sich her vergleicht. Diese imponieren als fest, solide, unverwüstlich, opak, wohingegen vor allem das menschliche Bewusstsein als fragil, luzide und vulnerabel erscheint. Das Für-Sich (Bewusstsein) empfinde sich dem An-Sich (Materie) gegenüber zwar als frei, aber hinsichtlich seiner Solidität im Nachteil und sehne sich danach, am liebsten an-sich und für-sich zu sein – ein Status, der nur einem Gotte zukäme.

Diese Sehnsucht nach Gottähnlichkeit und das *Heimweh nach Sein*[21] kann jedoch niemand stillen, und aus dem Seins-Mangel werden wir ebenso wenig erlöst wie aus der grundsätzlichen Situation biologischer Verletzlichkeit und der Limitierung durch den Tod. Allenfalls Religionen oder die schon erwähnten Drogen versprechen hierfür Lösungen, deren Halbwertszeiten sich zwischen einer angeblichen Ewigkeit (Religion) und einem Abend (Vollrausch) bewegen. Viel mehr darf man da auf Kunst, Wissenschaften und Philosophie sowie auf die unbezweifelbare Tatsache bauen, dass es zwischen den Menschen immer wieder gegenseitige Hilfe und den Versuch des Einander-Verstehens gibt. All das erlöst uns zwar nicht, aber es tröstet.

In diesem Sinne werden Worte und Berührungen, Strophen eines Gedichts, Figuren eines Dramas, Melodien einer Fuge und Rundungen einer Skulptur zu von Menschen geschaffenen Heimaten, zu Zeichen, Metaphern und Entwürfen des menschlichen Schicksals und zu einer handfesten Realität, die aus den Phantasie- und Vorstellungswelten von Künstlern oder aus dem liebenden Blick eines Mitmenschen erwachsen sind, die sich alle nach einem neuen Besseren sehnen.

Die *Duineser Elegien* Rainer Maria Rilkes sind zwar Ergebnisse der ekstatischen Tage von Muzot, als solche jedoch schon seit Jahrzehnten für jedermann zugänglich und nachzuerleben. Und die *Pastorale* von Beethoven ebenso wie Goethes *Marienbader Elegie*, Rodins *Bürger von Calais* oder die Serie der Engel von Paul Klee künden von einer Welt der Kunst, Kultur und des Verstehens, in der die Stummheit der Tiere, die als Spur in uns überdauert,[22] und die Einsamkeit unserer Existenz in beredte Zeichen und damit in Beziehung verwandelt wurden und werden.

---

[20] Sartre, J.-P.: Das Sein und das Nichts (1943), Reinbek bei Hamburg 1993.
[21] Kracauer, S.: Heimweh nach Sein – Rezension (1929), in: Schriften Band 5.2 – Aufsätze 1927–1931, Frankfurt am Main 1990.
[22] Steiner, G.: Gedanken dichten (2011), Berlin 2011, S. 118.

25.15 Sehnsucht nach Selbstwerdung und Identität

Von Jean-Paul Sartre stammt die Formel, Jugend sei Heimweh nach der Zukunft. Analog dazu will ich eine spezielle Form der Sehnsucht als das Heimweh nach Person-Sein skizzieren – ein Heimweh, das als Fusion diverser Sehnsüchte imponiert. Fasst man die verschiedenen Formen der Sehnsucht zusammenfassen, lassen sich zwei Richtungen unterscheiden, in welche sich die Sehnsucht normalerweise erstreckt: in eine regressive, rückwärtsgewandte und vergangenheitsbezogene sowie in eine vorwärts gewandte, zukunftsorientierte und progressive Richtung.

Die erste Richtung, die etwa in den Schriften Otto Ranks oder bei manchen Romantikern zum Tragen kommt, bedeutet dem Sehnsüchtigen, er könne partielle Befriedigung seiner Wünsche und Träume in einer Bewegung zurück oder nach innen erlangen. Solchen Sehnsüchten wohnt als kleinster gemeinsamer Nenner der Wunsch nach Atmosphären von ozeanischem Gefühl, Geborgenheit, Sicherheit, Verstanden-Werden, Ein-Echo-Haben und Eins-mit-sich-und-seiner-Umwelt-Sein inne.

Die zweite Richtung, in die sich Sehnsucht erstreckt, ist dieser ersteren scheinbar diametral entgegengesetzt und kann mit Veränderung, Aufbruch, fernen Ufern und Abenteuern beschrieben werden. Nicht die Heimat, sondern die Fremde, nicht der Uterus, sondern die Weite des Kosmos, nicht die Reise nach innen und gestern, sondern die Gestaltung des Außen und Morgen sind Ziel und Inhalt dieser verlangenden Wünsche und Vorstellungen. Viele Utopien und Zukunftskonzepte fallen unter diese Rubrik des menschlichen Sehnens.

Nun lassen sich jedoch auch Sehnsüchte diagnostizieren, die diese beiden Richtungen umfassen und überwölben; man kann sie als Sehnen nach Selbst- oder Person-Werdung, nach Identität sowie einem erfüllten und wesentlichen Dasein charakterisieren. Unter Selbstwerdung versteht man die Suche eines Menschen nach Aufgabe, Gangart, Stil und Wesen seiner Existenz. Normalerweise leben die meisten Individuen mehr oder minder selbstentfremdet die Stile, Gesetze und Vorstellungen der vielen mit. Nur selten finden sie den Mut und die Gelegenheit, eigene Anteile ihres Daseins zu entdecken und ihnen zum Austrag zu verhelfen. Das Ich-selbst-Sein ist das Seltenste und Kostbarste, das es in unserem Leben zu erobern gilt, und dementsprechend groß (wenngleich in der Regel nur halbbewusst) sind unsere Sehnsüchte danach, als authentischer Mensch zu existieren.

Die Sehnsucht nach Selbstwerdung und Identität beinhaltet oft die Erwartung, einen stabilen Zustand zu erreichen, in dem die Ambivalenzen zwischen Heimat[23] und Fremde, Aufbruch und Regression, morgen und gestern aufgehoben und zum Ausgleich gelangt sind. Wenn die Realitäten der Vergangenheit und die Potenzialitäten der Zukunft zusammenfallen, wenn kein Vorwärts und kein Rückwärts mehr gewünscht wird und die Sehnsucht sowohl nach dem Nicht-Mehr als auch nach dem Noch-Nicht keine Gewalt mehr über uns hat – dann, ja dann imaginieren viele sich als heil und ganz, als glücklich und identisch mit ihrem Wesensgrund.

---

[23] Heimaten – Sehnsucht nach irgendwo: Titel und Schwerpunktthema des du-Heftes Dezember 2001/Januar 2002, Zürich 2001.

25.16 Sehnsucht in Goethes *Faust*

Literarisch anschaulich kommt die Unbedingtheit dieses Strebens in Goethes Figur des Faust zum Ausdruck. Faust leidet durch viele Szenen hindurch an seiner Sehnsucht, einen Moment absoluter und wunschloser Daseinsfülle und fragloser Identität erleben zu wollen. Der Pakt mit Mephisto und die abgeschlossene Wette drehen sich um die Frage, ob und wo es einen derartigen Augenblick für Faust gibt, zu dem er spontan und aus vollem Herzen sagen kann: „Verweile doch, du bist so schön!"

Dieser Utopie jagt Faust, angefeuert durch Mephisto, über viele Akte hinweg nach. Weder in Auerbachs Keller noch in der Walpurgisnacht, weder bei Gretchen noch bei Helena, noch sonst irgendwo findet der Viel-Studierte jedoch Atmosphären und Situationen vor, die seinem Maßstab der Unbedingtheit und der Sehnsucht nach Sehnsuchtslosigkeit gerecht werden könnten. Das Glück ist immer da, wo er noch nicht oder nicht mehr ist, und lässt sich nicht behalten. Immerfort ungesättigt, stirbt er zum Schluss mit dem Vorgefühl von solch hohem Glück und der Erkenntnis, dass nur der sich Freiheit und Leben verdient, der sie sich täglich erobert.

So mächtig die Sehnsucht nach dem unbedingten Augenblick, der zur Ewigkeit werden dürfte, und nach dem Selbst und der Person, die ganz geworden ist und keine weiteren Sehnsüchte mehr kennt, das Leben eines jeden prägen und bewegen mag, so sehr bleibt das Ziel dieser Sehnsucht ein Traum und eine Illusion. Der gefühlte und erlebte Mangel an Freiheit, Glück, Identität und Personalität wirkt wie ein Sprungbrett zu immer neuen Sehnsüchten und Zielen, die unsere Seele permanent in Schwung und Spannung halten. In diesem Spannungsfeld zwischen dem Nicht-Mehr und den Verheißungen der Zukunft entstehen Wünsche und Phantasien, Entwürfe und die dazugehörigen Gefühle, die uns seelisch-geistig mit unseren Zielen verknüpfen. Die Sehnsucht nach einem von Selbstentfremdung, Leid und Mangel freieren Leben kann als wesentlicher Bestandteil des menschlichen Gefühlslebens verstanden werden.

25.17 Sehnsucht in Hartmann von Aues *Erec*

Wie sehr die Sehnsucht nach dauerndem Glück und fortwährender Daseinsfülle die Herzen der Menschen schon seit Jahrhunderten bewegt, wird an einem mittelalterlichen Epos deutlich, das Hartmann von Aue verfasst hat und den Titel *Erec*[24] trägt. Dem jungen Ritter Erec wird am Artus-Hof im Beisein der Königin von einem vorbeireitenden Zwerg mit einer Geißel ins Gesicht geschlagen – eine Herausforderung, die Erec prompt und ganz im Stil seiner Zeit mit Aufbruch und Rache beantwortet. Dabei gewinnt er die Liebe der schönen Enite, Tochter eines verarmten Grafen, die er zur Frau nimmt und mit der er sich an den Artus-Hof zurückbegibt. So weit, so gut.

---

[24] Hartmann von Aue: Erec (um 1180/90), mittelhochdeutscher Text und Übersetzung, hrsg. von Thomas Cramer, Frankfurt am Main 2007.

Nach der Hochzeit fällt Erec jedoch komplett aus dem Rahmen des damaligen Protokolls. Statt, wie es sich für einen jungen Ritter geziemt, weiterhin auf *aventiure* (Abenteuer) zu gehen und die Händel der Welt auch als seine eigenen zu begreifen, behält Mal für Mal seine Sehnsucht nach Heimat, Geborgenheit und liebendem Umsorgt-Sein die Oberhand. Erec *verliget* (verliegt) sich bei Enite, genießt das Glück maßloser Minne, versäumt seine Pflicht als Herr des Hofes und gefährdet damit die Ehre und das Wohl der Gesellschaft.

Letztlich ist es Enites kluger Argumentation und Tat zu verdanken, dass Erec doch noch zu einem Ritter reift und die Welt der *aventiure* als notwendiges Pendant zur Welt der Minne akzeptiert. Der ans *verligen* gewöhnte Erec bricht erst auf, als Enite schweigend voranreitet und ihm schließlich als Pferdeknecht dient. Zusammen bestehen sie so manche Abenteuer, und als sie nach langer Zeit wieder zu Hause angekommen sind, bekennt Erec:

> Ich wusste wohl, der Weg zum Glück/ging irgendwo in dieser Welt,/ich wusste aber nicht recht, wo:/so konnte ich nur reiten/und ihn in großer Ungewissheit suchen.[25]

So sehr Erec in vielen Überlegungen und Verhaltensweisen ein Mensch des Mittelalters ist, der dem damaligen Sitten-, Ehren- und Moralkodex unterworfen war, so sehr trägt er manche Züge von uns Heutigen, die wir in unserer Sehnsucht nach Glück und Daseinsfülle allzu gerne ebenfalls die Bequemlichkeiten des *verligens* gegen die Ungewissheiten der *aventiure* eintauschen. Doch nicht jedem von uns reitet eine Enite voran, der es zu danken wäre, dass wir die Welt der *aventiure* und die Welt der Minne miteinander versöhnen. Und nicht jeder von uns bringt schließlich den Mut auf, den Weg zum Glück wie zum eigenen Ich irgendwo unsicher weit draußen in der Welt zu suchen.

25.18 Conclusio

Unsere Sehnsucht nach einem erfüllten und wesentlichen Dasein wird am ehesten befriedigt, wenn wir wie Erec unseren Weg nicht nach innen, sondern weitausholend rund um den Globus führen lassen. Dieser Weg heißt bei Platon Eros, bei Hartmann von Aue *aventiure*, bei Goethe Faust, bei Nietzsche der Mensch von morgen (Übermensch) und bei Bloch das Prinzip Hoffnung. Am Ende dieses Buches überrascht es wohl kaum, wenn ich meinerseits für diesen Sachverhalt Begriffe wie Person und Personalität vorschlage.

Literatur

Bloch, E.: Das Prinzip Hoffnung, zwei Bände, Frankfurt am Main 1959

---

[25] Hartmann von Aue: Erec (um 1180/90), mittelhochdeutscher Text und Übersetzung, hrsg. von Thomas Cramer, Frankfurt am Main 2007, S. 407.

Bunke, S.: Heimweh – Studien zur Kultur- und Literaturgeschichte einer tödlichen Krankheit, Freiburg 2009
Du-Heft: Heimaten – Sehnsucht nach irgendwo, Zürich 2001
Ernst, F.: Vom Heimweh, Zürich 1949
Freud, S.: Analyse der Phobie eines fünfjährigen Knaben (1909), in: Gesammelte Werke VII, Frankfurt am Main 1988
Freud, S.: Vorlesungen zur Einführung in die Psychoanalyse (1917), in: Gesammelte Werke XI, Frankfurt am Main 1988
Freud, S.: Hemmung, Symptom und Angst (1926), in: Gesammelte Werke XIV, Frankfurt am Main 1988
Freud, S.: Die Zukunft einer Illusion (1927), in: Gesammelte Werke XIV, Frankfurt am Main 1988
Goethe. J.W. v.: Wilhelm Meisters Lehrjahre (1795/96), Hamburger Ausgabe Band 7, München 1988
Goethe, J.W. v.: Goethe im Gespräch, hrsg. von Korrodi, E., Zürich 1944
Häfner, A.: Sehnsucht – Affekt und Antrieb, Freiburg 1993
Hartmann von Aue: Erec (um 1180/90), mittelhochdeutscher Text und Übersetzung, hrsg. von Thomas Cramer, Frankfurt am Main 2007
Heine, H.: Sämtliche Gedichte, Frankfurt am Main 2005
Köck, Chr.: Sehnsucht Abenteuer, Berlin 1990
Kracauer, S.: Schriften Band 5.2 – Aufsätze 1927–1931, Frankfurt am Main 1990
Kufeld, K.: Reisen – Ansichten und Einsichten, Frankfurt am Main 2007
Leed, E.J.: Die Erfahrung der Ferne (1991), Frankfurt am Main 1993
Nietzsche, F.: Also sprach Zarathustra (1883/84), in: KSA Band 4, München – Berlin 1988
Platon: Das Gastmahl, in: Sämtliche Dialoge Band III, Hamburg 1988
Rank, O.: Das Trauma der Geburt und seine Bedeutung für die Psychoanalyse (1924), Gießen 2007
Sartre, J.-P.: Das Sein und das Nichts (1943), Reinbek bei Hamburg 1993
Steiner, G.: Gedanken dichten (2011), Berlin 2011

Autorenverzeichnis

A

Adler, Alfred 5, 37, 51, 56, 79, 92, 100, 130, 154, 165, 274, 355, 363, 390, 418, 434, 458, 468
Alexander, Franz 6, 303
Alzheimer, Alois 342
Angelus Silesius 459
Antonovsky, Aaron 35
Arendt, Hannah 205, 455
Ariès, Philippe 333
Aristophanes 491
Aristoteles 27, 136, 163, 218, 425
Augustinus 27

B

Bachelard, Gaston 202
Bachmann, Ingeborg 224
Bacon, Francis 7, 321, 494
Balint, Michael 82, 158, 176, 177
Baudelaire, Charles 396
Beckett, Samuel 235
Beethoven, Ludwig van 496
Behring, Emil Adolf 69
Benn, Gottfried 272
Bergmann, Gustav von 6, 86
Bergson, Henri 4, 27, 28, 61, 74, 220, 226, 351, 412, 444
Bertalanffy, Ludwig von 45
Binswanger, Ludwig 6, 18, 34, 49, 430
Bjerre, Poul 389
Bloch, Ernst 205, 233, 445, 493
Blumenberg, Hans 234
Boccaccio, Giovanni 250
Böcklin, Arnold 216

Boss, Medard 6, 39, 49, 305
Brecht, Bertolt 37
Brillat-Savarin, Jean Anthelme 334
Broch, Hermann 75
Bruch, Hilde 366, 373
Brugsch, Theodor 4
Buber, Martin 33, 171, 203, 207, 396
Bühler, Karl 58, 163
Bulgakow, Michail 176
Burton, Robert 464
Buytendijk, Frederik 5, 88, 414

C

Camus, Albert 35, 243, 248, 253
Canguilhem, Georges 72
Cannon, Walter B. 6, 406
Carus, Carl Gustav 68, 147
Cassirer, Ernst 39, 98, 109, 178, 212, 241, 245
Chamfort, Nicolas 442
Comte, August 124
Cushing, Harvey 108

D

Dante 7
Darwin, Charles 31, 50, 57, 124
Decker, Oliver 329
Dejerine, Jules 233
Descartes, René 44, 48, 53, 185, 321
Dilthey, Wilhelm 4, 24, 29, 117, 119, 144, 189
Dörner, Klaus 152
Dostojewski, Fjodor 81, 396
Driesch, Hans 5
Dürer, Albrecht 464

E
Ehrenberg, Alain 457
Eliade, Mircea 212
Elias, Norbert 364, 386
Ende, Michael 230
Entralgo, Pedro Laín 158
Epiktet 417
Epikur 391
Erasistratos 145
Erasmus von Rotterdam 7
Erikson, Erik H. 5, 131, 363

F
Ferenczi, Sándor 287
Feuerbach, Ludwig 7
Fichte, Johann Gottlieb 329
Flanders Dunbar, Helen 6, 310, 405
Flemyng, Malcolm 372
Foucault, Michel 219, 332
Frankl, Viktor 36, 346, 412
Freud, Sigmund 5, 7, 29, 50, 60, 87, 90, 109, 129, 148, 154, 176, 242, 274, 295, 319, 352, 363, 387, 406, 433, 448, 468, 485
Frisch, Max 439, 446
Fromm, Erich 5, 393, 441
Fromm-Reichmann, Frieda 5

G
Gadamer, Hans-Georg 24, 70, 195, 248
Galen 425
Gebsattel, Viktor Emil von 6, 76, 225, 389, 453
Gehlen, Arnold 5
Gide, André 427
Goethe, Johann Wolfgang 7, 45, 58, 87, 99, 102, 236, 247, 314, 429, 460, 464, 479, 488, 490, 498
Goldstein, Kurt 6, 74, 76
Gontscharow, Iwan 373
Groddeck, Georg 6, 109, 158, 286
Gryphius, Andreas 464

H
Habermas, Jürgen 24
Hahnemann, Samuel 68, 147
Hartmann, Nicolai 4, 18, 22, 23, 36, 49, 63, 138, 398, 437
Hartmann von Aue 498

Harvey, William 300
Heberden, William 310
Hegel, Georg Wilhelm Friedrich 36, 52, 127
Heidegger, Martin 4, 27, 32, 39, 44, 50, 100, 134, 170, 220, 228, 335, 351, 434
Heine, Heinrich 17, 489
Herder, Johann Gottfried 7, 50, 424
Hippokrates 145, 234
Hobbes, Thomas 125
Hoffmann, Heinrich 359
Hofmannsthal, Hugo von 225, 230
Homer 327
Horaz 224
Horkheimer, Max 7
Horney, Karen 5, 132
Hufeland, Christoph Wilhelm 68, 147, 171, 229, 233, 426
Huizinga, Johan 26, 455
Hume, David 125, 185
Husserl, Edmund 4, 52, 60, 108, 192, 202, 223, 322, 332
Huxley, Aldous 389, 495

I
Ibsen, Henrik 429, 431, 436
Illich, Ivan 334

J
Jaspers, Karl 4, 80, 100
Jiankui, He 246
Jonas, Hans 335
Jones, Ernest 472
Jores, Arthur 6, 304, 309
Joyce, James 243, 476
Jung, Carl Gustav 5, 287, 450, 469

K
Kafka, Franz 235, 366
Kant, Immanuel 38, 116, 126, 341, 416
Keski-Rahkonen, Anna 365
Kierkegaard, Sören 4, 398, 436, 439
Klages, Ludwig 48
Klee, Paul 496
Klemperer, Viktor 172
Kopernikus 50
Kott, Jan 467
Kraepelin, Emil 343

Kraus, Friedrich 4
Kraus, Karl 172, 472
Krehl, Ludolf von 6
Kropotkin, Peter 128
Kuhlmann, Andreas 324

L
Laing, Richard D. 248
La Mettrie, Julien Offray de 45, 68, 332
Lazarus, Richard 6
Leonardo da Vinci 58
Lessing, Gotthold Ephraim 7
Lewin, Kurt 203, 411
Lidz, Theodore 473
Locke, John 185
Löwith, Karl 18
Lown, Bernard 113, 152, 169
Lurija, Alexander Romanowitsch 345

M
Mani 434
Mann, Thomas 60, 121, 209, 227, 254, 296, 464, 478
Marcel, Gabriel 446
Marx, Karl 387
Maslow, Abraham 426
McCullers, Carson 299, 311
Mendelssohn-Bartholdy, Felix 165
Menninger, Karl 276
Merleau-Ponty, Maurice 4, 6, 21, 26, 53, 63, 100, 166, 203, 314
Mesmer, Franz Anton 68, 147
Minkowski, Eugen 6, 203
Mitscherlich, Alexander 6
Molière 71
Montaigne, Michel de 7, 428, 465
Moritz, Karl Philipp 464
Morus, Thomas 7, 493
Mounier, Emmanuel 4, 18, 22
Müller, Wilhelm 456
Mukherjee, Siddhartha 279
Musil, Robert 445

N
Neill, Alexander Sutherland 494
Nestle, Wilhelm 250

Newton, Isaac 321
Nietzsche, Friedrich 4, 7, 28, 47, 60, 62, 67, 73, 78, 89, 96, 133, 159, 274, 349, 377, 385, 396, 407, 413, 435, 443, 450, 480, 492
Novalis 69, 147, 487

O
Orwell, George 454, 495
Otto, Rudolf 212, 454
Ovid 240, 328
Owen, Robert 494

P
Panofsky, Erwin 174
Paracelsus 146, 248
Péguy, Charles 151
Piaget, Jean 395
Pico della Mirandola 7
Platon 425, 491
Plessner, Helmuth 5, 18, 25, 53, 54, 270, 413, 447
Popper, Karl 36, 148, 285
Portmann, Adolf 5, 51, 221
Proust, Marcel 27, 55, 229, 351

R
Rabelais, François 387
Rank, Otto 204, 246, 471, 486, 497
Rattner, Josef 9, 10
Reich, Wilhelm 285
Reik, Theodor 58, 96, 167, 447
Rickert, Heinrich 117
Rilke, Rainer Maria 49, 452, 457, 496
Riva-Rocci, Scipione 301
Rodin, Auguste 496
Rous, Peyton 283
Rousseau, Jean-Jacques 7, 126, 406
Russell, Bertrand 494

S
Sartre, Jean-Paul 4, 7, 30, 97, 357, 433, 447, 464, 496, 497
Scheler, Max 4, 18, 22, 30, 46, 56, 133, 398, 412, 437, 460

Schelling, Friedrich Wilhelm Joseph 68, 147
Schepank, Heinz 365
Schiller, Friedrich 7, 26, 31, 201, 225, 296, 401, 436, 455
Schmidbauer, Wolfgang 133
Schmitz, Hermann 23
Schopenhauer, Arthur 46, 248, 442
Schubert, Franz 456
Schultz-Hencke, Harald 5, 363
Schwarz, Oswald 4, 22
Selye, Hans 6
Schwarz, Reinhold 288
Shakespeare, William 465
Shelley, Mary 325
Siebeck, Richard 29, 304
Siegrist, Johannes 309
Sloterdijk, Peter 327
Sokrates 492
Sontag, Susan 75, 291
Sophokles 276
Spinoza, Baruch de 127
Stern, William 4, 18, 396
Sterne, Lawrence 68
Stirner, Max 7
Straus, Erwin 6, 22, 50, 56, 76, 101, 203, 408, 412
Sullivan, Harry Stack 5, 33, 131
Sydenham, Thomas 73
Szasz, Thomas S. 166, 397, 410

T
Theunissen, Michael 18
Tolstoi, Leo 76, 215

Tomasello, Michael 51
Tournier, Paul 4, 22
Trakl, Georg 452, 464
Tschasow, Jewgeni 152
Tschechow, Anton 143, 161, 176
Tucholsky, Kurt 188

U
Uexküll, Johann Jakob von 5, 46, 52
Uexküll, Thure von 303

V
Vaihinger, Hans 185
Valéry, Paul 316
Verlaine, Paul 464
Virchow, Rudolf 69, 86, 151

W
Weber, Max 453
Weiner, Herbert 150
Weizsäcker, Viktor von 6, 24, 27, 48, 79, 80, 88, 101, 116, 118, 304, 405
Wieland, Christoph Martin 7
Wilde, Oscar 140, 328, 493
Windelband, Wilhelm 117
Winnicott, Donald 5
Wittgenstein, Ludwig 98, 164, 411
Wittkower, Erich 302
Wulff, Moshe 367

Z
zur Hausen, Harald 284

Stichwortverzeichnis

A

Abhängigkeit 155, 330, 381
Abhängigkeitspotenzial 391
Abstammungslehre 50
Abwehrreaktion 77
Abwehrsystem 77
Adipositas 360, 371
Altruismus 124
Amour de soi 126
Amour propre 126
Anagogische Diagnostik 121
Analyse des Raums 202
Anamnesegespräch 113
Anamnese und Geschichtlichkeit 110
Angina-pectoris-Anfall 315
Animal symbolicum 98, 178
Anorexia nervosa 38, 260, 360, 364, 453
Anthropinon 80
Anthropologie 5, 18, 225, 428
Anthropologie der Hypertonie 305
Anthropologie des Ausdrucks 57
Anthropologie des Herz-Kreislauf-Systems 313
Anthropologie des Schmerzes 412
Anthropologische Proportion 430
Anti-Aging-Verfahren 233
Antike Rhetorik 163
Antisoziale Tendenz 267
Artefakt-Erkrankungen 261
Arterielle Hypertonie 302
Arzt-Patienten-Beziehung 161
Arzt-Patienten-Kommunikation 156, 162, 193
Arzt-Patienten-Kontakt 206
Arzt-Patienten-Verhältnis 157
Aspekt-dualistische Einstellung 89
Autodestruktion 260, 475
Autodestruktionserkrankung
  Fallbeispiel 263
Autonome Urteilskraft 435
Autonomie 155, 330, 370

B

Bagatellsymptome 154
Bariatrie 376
Bedeutungsgehalt des Essens 362
Bedürfnispyramide 426
Befund und Befindlichkeit 107
Belohnungssystem 383
Bewusstseinserweiterung 389
Biografische Medizin 111
Biologische Funktionen 88
Bi-perspektivische Simultandiagnostik 117
Blutdruck 301
BMI 361. *Siehe auch* Body-Mass-Index
Body-Mass-Index 361
Büchse der Pandora 249
Bulimia nervosa 367
Bulimiformer Lebensstil 370
Burn-out 38

C

Chronische Darmentzündungen 282
Chronische Entzündungen 361
Chronobiologie 218
Chronologie 218
Chronos 217
Common sense 458

Coping-Stil 289
Corona-Pandemie 250
Covid-19-Erkrankung 249
Cushing-Syndrom 362

D

Darwinismus 124
Defizitäre Individuation 287
Depression 28, 38, 268, 361, 407, 464
Deprivation 369, 405
Desillusionierung 437
Diagnostik 105
Dorian-Gray-Syndrom 327
Drittes Ohr 167, 447
Drogen 385
Dystopia 494

E

EBM 187. *Siehe auch* Evidenzbasierte Medizin
Einspringende Fürsorge 134
Ekstase und Rausch 384
Embodiment 26
Emotionalität 30
Empathie 123, 135, 137
Empfindungsräume 203
Empiriker 146
Empirismus 185
Endlichkeit 230
Entwicklung der Personalen Medizin 8
Eros und Sexus 59, 440, 460
Eros und Thanatos 252, 448
Erschöpftes Selbst 457
Erzähl-Ebene 173
Ess-Brech-Anfälle 368, 369
Essstörungen 266, 359, 453
Essverhaltensweisen 364
Evidenz 184
Evidenzbasierte Medizin 147, 172, 184, 187
Existenzielle Klaustrophobie 305
Exzentrische Positionalität 413

F

Fernweh 484
Fürsorge 128
Funktionalisten 86

G

Geburtsmedizin 204
Geburtstrauma 486
Gedächtnis 28
Gedächtnis des Körpers 272
Gefäßmuskulatur 301
Gefühlsansteckung 135
Geistige Funktionen 90
Geld 454
Gemachtes und Gewordenes 325
Gemeinschaftsgefühl 34, 130, 152, 458
Gestalt-Wahrnehmung 98, 139
Gourmand 391
Gourmet 391

H

Hamlet-Komplex 463, 478
Hans im Glück 451
Heimweh 484
Heldenmythen 246
Helfen 123
Hemmung des Werdens 453
Hermeneutik 24, 118, 189
Hermeneutischer Zirkel 119, 189
Hermeneutische Situation 190
Herzerkrankungen 308
Herz-Kreislauf-Erkrankungen 300
Heterodestruktion 475
Hightech-Medizin 319
Hilflosigkeit 213
Hilfsbereitschaft 123
Hirntod 333
Homo faber 322, 455
Homo homini lupus 125
Homo ludens 455
Homo scientificus 322
Homo viator 455
Humanismus 7
Hunger-Sättigungs-Regulation 365

I

Ichbewusstsein 19
Ich-selbst-Sein 228
Ideale und Werte 437
Identifikation 136

Identität 226, 326
Idiographisch-verstehende Diagnostik 116
Individualität 26, 147, 191, 370, 431, 448
Individualpsychologie 91, 448
Individuation 450
Individuelle Gesundheit 72
Individuelle Krankheit 72
Insulin-Mast 375
Intentionalität 46
Interpersonelle Solidarität 169

K
Kairologie 219
Kairos 217, 251
Kategorischer Imperativ 126
Körper und Leib 53
Körperzentrierte Kommunikation 166
Komparatistik 191
Konsumrausch 387
Krankheitsgewinn 154
Krebserkrankungen 279, 361
Krise 231
Kulturanalyse 12

L
Lebensaufgaben 429
Leib 44
Leib als Natur 47
Leib-Seele-Geist-Einheit 49
Leib-Sein 53
Leib und Raum 60
Leib und Selbst-Sein 62
Leib und Zeit 61
Lernpsychologie 426
Liebender Blick 138

M
Männlicher Protest 468
Magersucht 365
Magisches Denken 395
Makrobiotik 229, 426
Makrokosmos 487
Malevolent Transformation of Personality 131
Maligne Erkrankungen 291
Malignome 280
Malignom-Erkrankungen
    Psychosoziale Aspekte 285

Manipulierter Körper 54
Man-selbst-Sein 228
Maschinenmodell 68
Materialismus 68, 147
Medizin und Philosophie 152
Medizin und Politik 151
Medizin und Technik 323
Melancholie 463
Mikrokosmos 487
Misstrauen 474
Missverstehen 196
Mitleidsneurosen 133
Moi conventionnel 227
Moi intérieur 227
Molekularbiologie 12
Morphologen 86
Münchhausen-by-proxy-Syndrom 263
Münchhausen-Syndrom 259
Mythen in der Literatur 242
Mythen in der Medizin 243
Mythen in der Philosophie 241
Mythen in der Psychoanalyse 241
Mythologische Weltsicht 240
Mythos 239

N
Narkotika 387
Narrativbasierte Medizin 172, 188
Narzissmus 129, 417
Naturböse 292
Nihilismus 153
Nocebo-Effekte 169
Nomothetisch-erklärende Diagnostik 114
Normalität 72
Normativität 71

O
Obesitas 374
Ödipale Konfliktsituation 471
Ohnmächtiger Körper 274
Organdialekt 79, 165
Organsprache 79, 165

P
Papillom-Viren 284
Paranoia 474, 477
Paraphilien 266

Partizipation 169
Patho-Anatomie 219
Patienten-Blick 331
Patientenrolle 154
Patientensicht 153
Peripherer Schmerzapparat 403
Persönlichkeitsentwicklung 445
Person 18
Personalismus 11, 22
Personalismus-Debatte 4
Personalität 18, 370, 396
Person-Sein 27
Person-Werdung 441
Pflege 128
Pflege nahestehender Personen 134
Philosophische Reflexion 239
Physikalische Zeit 220
Placebo-Effekte 145, 169
Plastische Chirurgie 326
Positivismus 147
Prävention 150
Prognose 231
Promiskuität 266
Prostitution 266
Prothesengott 319
Pseudo-Werden 456
Psychoanalyse 90, 106, 149, 202, 426, 433, 448, 468
Psychologische Medizin 148
Psychologische Typenlehre 469
Psychologische Zeit 220
Psychoneuroimmunologie 290
Psychosomatik 6, 21, 111, 149, 305, 359, 365
Psychosoziale Funktionen 89
Psychosoziale Heilfaktoren 145
Punctum saliens 315

R
Radikale Einsamkeit 396
Räume der Diagnostik 208
Räume der Separation 213
Räume der Therapie 210
Räume des Abschieds 215
Räume für die Zentralorgane 211
Räumliche Gegebenheiten 201
Rationalismus 184
Rausch und Ekstase 387
Real-Welt 102

Reiner Altruismus 134
Reproduktionsmedizin 324
Res non naturales 425
Rhetorik 162
Romantische Medizin 147
Rous-Sarkom-Virus 283

S
Schamanismus 145
Schmerz 401, 402, 490
Schmerzstörungen 402
Schmerzsyndrome 410
Schmerztherapie 415, 416
Schmerz und Affekt 405
Schmerz und Alexithymie 409
Schmerz und Depression 407
Schmerz und Dissoziation 408
Schmerz und Kommunikation 410
Schmerz und Krankheitsgewinn 410
Schmerz und Lust 406
Schmerz und Selbstwertregulation 408
Schuldgefühle 477
Schweizer Krankheit 483
Schwellensituationen 368
Sehnsucht 485
Selbsterkenntnis 433
Selbstrealisation 432
Selbstschädigung 276
Selbstverwirklichung 424
Selbstwahrnehmung 443
Selbstwerdung 431
Selbstwerdung und Identität 497
Serotonin 404
Sinn der Sinne 100
Sinnesorgane 95
Sinnreservoir 36
Situationshypertonie 303
Skeptische Psychoonkologie 290
Solidarität 128
Sozialinteresse 130
Sozialisation des Organismus 93
Sozialmedizin 150
Spiegelneurone 136
Spinales Gate-Control-System 404
Sprache 78
Sprache des Körpers 273
Sprachkritik 171
Sprachspiele 164

Sprachstile 164
Stimme und Blick 57
Subjektivität des Schmerzes 411
Sublimierung 448
Substantia-gelatinosa-Zellen 404
Sucht 382, 490
Sucht und Sexualität 389

T
Technikbegeisterung 321
Technizistische Medizin 156
Therapie der Hypertonie 307
Tiefenpsychologie 5, 465
Tod des Individuums 75
Transplantationsmedizin 329
Transzendenz 30, 375, 395
Traumdeutung 468
Tugend und Maß 425

U
Universalhermeneutik 198
Utopia 493

V
Vatersehnsucht 486

Verborgene Gesundheit 70
Verborgene Krankheit 70
Verstärkungssystem 383
Verstehende Medizin 183
Verstehensprozess 459
Vom Mythos zum Logos 250
Vorausspringende Fürsorge 134

W
Wächter-Gene 282
Wartesaal des Lebens 234
Weltoffenheit 434
Werdens-Prozess 225
Werte-Welt 102
Werthorizont 398
Wertorientierung 132
Wirt und Umwelt 284

Z
Zeit der Reifung 221
Zeitdimensionen 222
Zivilisationsvorschriften 387
Zwischenraum 203

If you have any concerns about our products,
you can contact us on
ProductSafety@springernature.com

In case Publisher is established outside the EU,
the EU authorized representative is:
**Springer Nature Customer Service Center GmbH
Europaplatz 3, 69115 Heidelberg, Germany**

Printed by Libri Plureos GmbH
in Hamburg, Germany